Der große Ratgeber

Vitamine
Mineralstoffe
Nahrungsergänzungsmittel

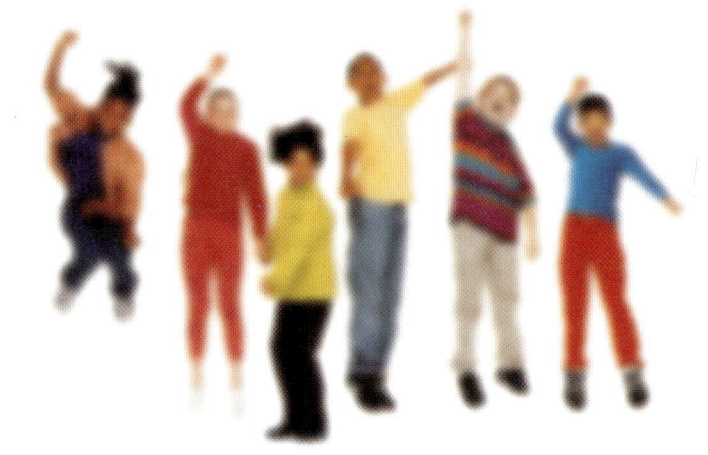

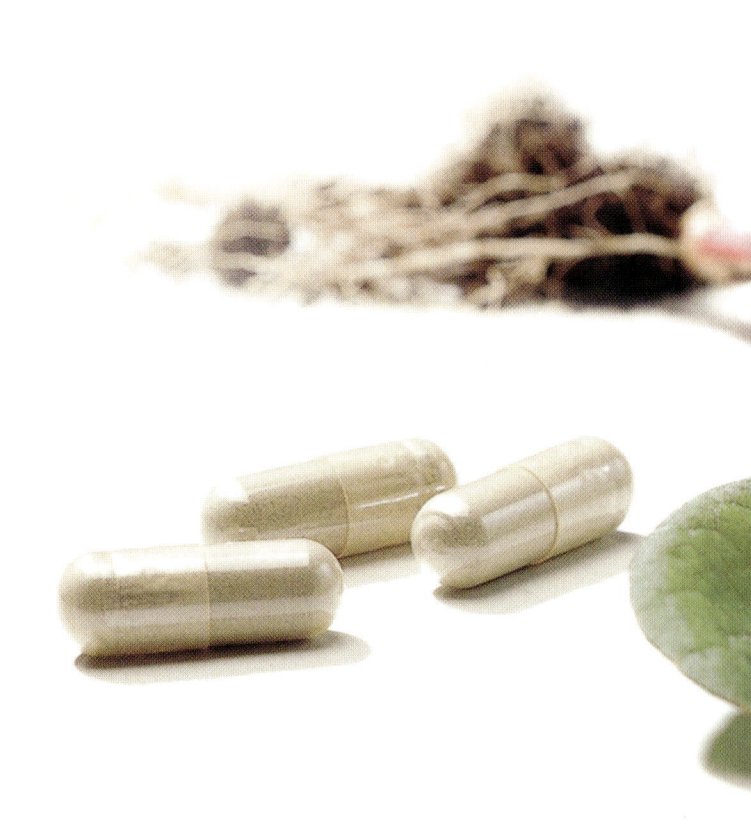

Der große Ratgeber

Vitamine

Mineralstoffe

Nahrungsergänzungsmittel

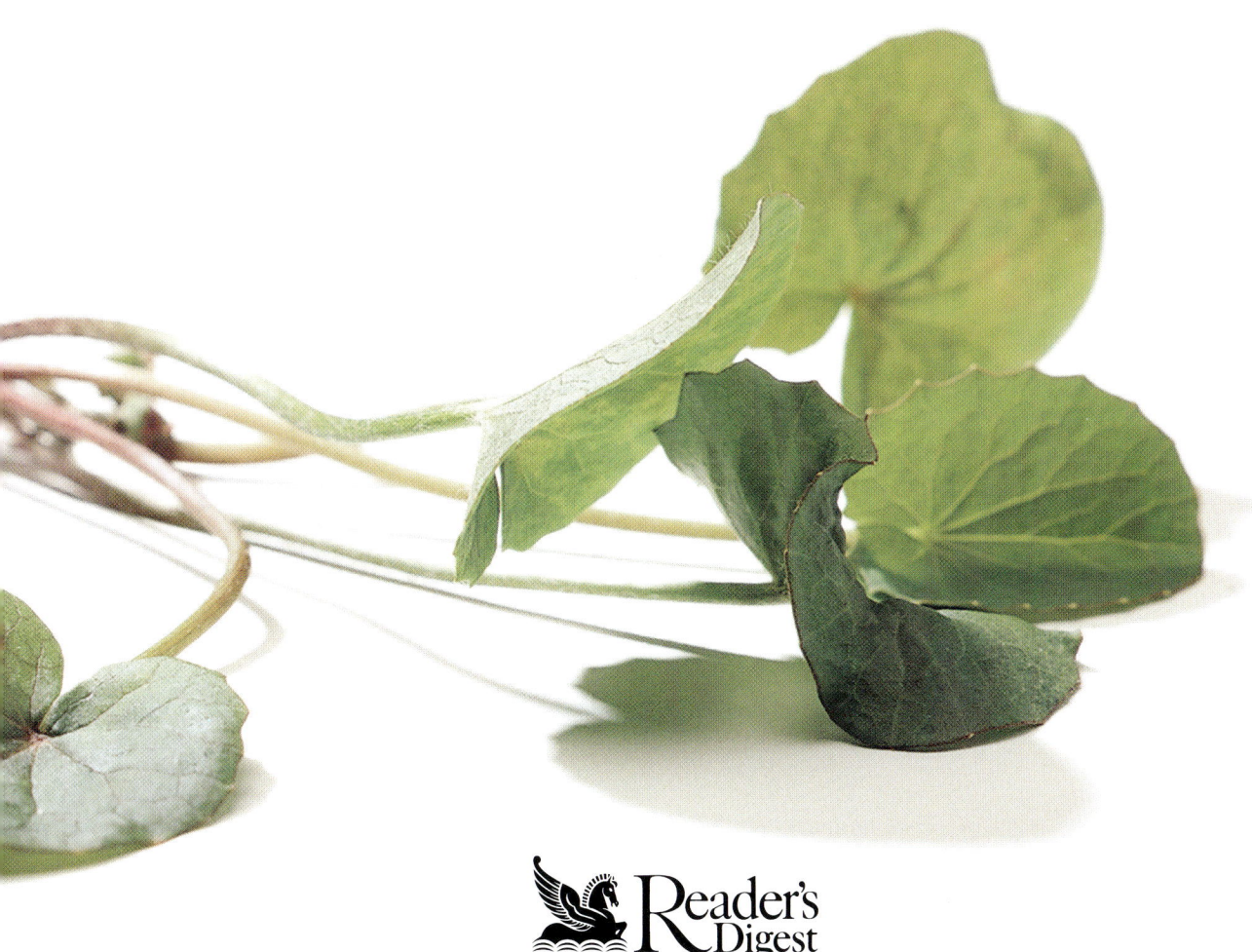

Reader's Digest

DEUTSCHLAND · SCHWEIZ · ÖSTERREICH

**Der große Ratgeber
Vitamine, Mineralstoffe und
Nahrungsergänzungsmittel**

Titel der englischen Originalausgabe:
Reader's Digest Guide to
Vitamins, Minerals and Supplements
First edition Copyright © 2000
The Reader's Digest Association Ltd., London

Autoren der Originalausgabe:
Margaret Ashwell, Gaynor Bussell, Liz Clasen,
Jane Egginton, Sigrid Gibson, Azmina Govindji,
Jane McClenaghan, Fiona Wilcock

© der deutschsprachigen Ausgabe:
2001 Reader's Digest
Deutschland Schweiz Österreich
Verlag Das Beste GmbH
Stuttgart, Zürich, Wien

www.readersdigest.de

Deutsche Ausgabe:
Übersetzung aus dem Englischen:
Imke Brodersen, Anne Weiland
Koordination und Lektorat: Verlagsbüro
Kopal, Leinfelden-Echterdingen
Wissenschaftliche Redaktion:
Maria Flothkötter, Köln
Autorin neuer Texte: Imke Brodersen
Satz: Cyclus Media Production, Stuttgart

**Reader's Digest
Deutschland, Schweiz, Österreich**
Projektleitung: Erwin Tivig
Grafik: Thomas Maier
Prepress: Andreas Engländer
Produktion: Hans-Peter Ullmann

Ressort Buch
Redaktionsdirektorin: Suzanne Koranyi-Esser
Redaktionsleiterin: Dr. Renate Mangold
Art Director: Rudi K. F. Schmidt

Operations
Leitung Produktion Buch: Joachim Spillner

Druck und Binden: Brepols, Turnhout

Printed in Belgium

SA 0205/UK

ISBN 3 87070 958 8

VORWORT

Vitamine, Mineralstoffe sowie Heilpflanzen werden unter dem Begriff Ergänzungsmittel zusammengefasst. Diese Präparate sind keineswegs eine neue Erscheinung: Seit Jahrtausenden werden Heilpflanzen in der Medizin eingesetzt, und Vitamintabletten gibt es auch schon seit Jahrzehnten.

Wer gesund lebt – also nicht raucht, wenig Alkohol trinkt, sich viel bewegt und auf eine ausgeglichene Ernährung mit reichlich frischem Obst und Gemüse achtet –, der benötigt eigentlich keine Ergänzungsmittel, um seine Gesundheit zu erhalten. Doch heute leben die wenigsten Menschen so. Unser Alltag ist zunehmend durch Stress, Hektik, Fast-food und Bewegungsmangel geprägt.

Das vorliegende Buch möchte Ihnen den Weg zu einer gesunden Lebensweise aufzeigen. Es erklärt, welche Präparate lebensnotwendig sind und wieviel man davon braucht, was Antioxidanzien sind und wie sie wirken, was man unter funktionellen Lebensmitteln versteht, und welche Heilkräuter die chinesische Medizin einsetzt. Von Aloe vera bis hin zu Zink werden Präparate und ihre vielfältigen Wirkungen vorgestellt, die Beschwerden nicht nur lindern, sondern oft sogar heilen können und so zur Stärkung unseres Wohlbefindens beitragen.

Inhalt

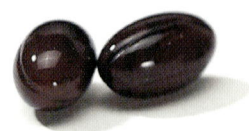

Einführung

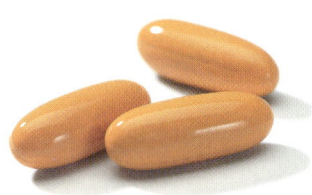

Teil 1 Ergänzungsmittel

Diese Farben stehen für:

● Vitamine ● Mineralstoffe ● pflanzliche Heilmittel ● andere Ergänzungsmittel

Teil 2 So bleiben Sie gesund

Ein Führer zur Behandlung und Vorbeugung häufiger Erkrankungen

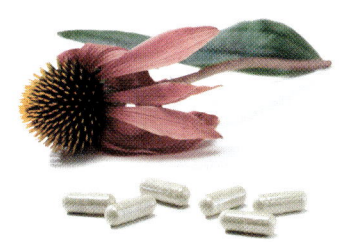

Zu diesem Buch

Unsere Lebenserwartung ist zu Beginn des 21. Jahrhunderts höher denn je, Dank der Eindämmung vieler Infektionskrankheiten. Trotzdem: Unsere Lebensqualität und auch unsere Lebenserwartung könnten weitaus besser sein, wären da nicht an die Stelle der früher oft mit tödlichem Ausgang verlaufenen Infektionen nun chronische Krankheiten getreten wie Herzleiden, Diabetes und Krebs. Inzwischen stellen sie die Haupttodesursachen dar und nur den wenigsten Menschen ist klar, dass all diese chronischen Erkrankungen durch Änderungen in der Ernährung und Lebensweise weitgehend vermeidbar wären.

Das Interesse an Nahrungsergänzungsmitteln und Heilpflanzen zur Verbesserung der Gesundheit wird bei vielen Menschen erst dann geweckt, wenn sie an schwer therapierbaren Krankheiten leiden wie beispielsweise an dem chronischen Müdigkeitssyndrom.

Oft kommen diese Menschen dann über viele Umwege zu einem Phytotherapeuten, einem Arzt, der sich auf den Einsatz von pflanzlichen Heilmitteln spezialisiert hat, und lernen erst dann, welchen kraftvollen, heilenden Impuls die richtige Kombination von guter Ernährung, Nahrungsergänzungsmitteln und Heilpflanzen bei vielen Gesundheitsstörungen geben kann – dies möchte auch das Buch vermitteln.

Obwohl eine gesunde Ernährung die Grundlage unserer Gesundheit ist, nehmen viele Menschen nicht die empfohlenen Tagesmengen an Vitaminen und Mineralstoffen zu sich. Untersuchungen zeigen Jahr für Jahr: Die Nahrungsaufnahme wird geringer, aber das durchschnittliche Körpergewicht steigt. Erklärung hierfür ist der Bewegungsmangel. Um kein Übergewicht zu bekommen, essen die Menschen weniger, nehmen damit aber auch weniger Vitamine und Mineralstoffe zu sich. Verschärft wird das Problem, wenn in unserer Nahrung nährstoffreiches Obst und Gemüse sowie Vollkornprodukte zu kurz kommen.

TESTEN SIE IHRE ERNÄHRUNG!

Bemerken Sie Gesundheitsprobleme wie Müdigkeit, Niedergeschlagenheit oder gehäufte Infektionen, ist der erste Schritt zur Besserung, Ihre Ernährungsweise zu überprüfen:

■ Essen Sie genügend Obst und Gemüse? Die empfohlenen fünf Portionen pro Tag liefern Kalium, Vitamine und sekundäre Pflanzenstoffe in sochen Mengen wie sonst keine andere Nahrungsgruppe. Besonders wichtig sind die antioxidativen Eigenschaften dieser Nahrungsmittel. Trotzdem, die meisten Menschen nehmen nicht einmal die Hälfte der empfohlenen Menge zu sich.

■ Essen Sie ausreichend Vollkornprodukte? Sie sind wichtige Quellen für Magnesium, Spurenelemente und Vitamine aus dem B-Komplex. Der Verzehr von Weißmehlprodukten kann die Zufuhr dieser lebenswichtigen Nährstoffe einschränken.

■ Sind Ihre essenziellen Fettsäuren im Gleichgewicht? Wir benötigen essenzielle Fettsäuren aus zwei Gruppen: Omega-6 und Omega-3. Wer reichlich ungesättigte Omega-6-Fettsäuren zu sich nimmt (Margarine), aber zu wenig Omega-3-Fettsäuren (fetter Fisch) erzeugt ein Ungleichgewicht. Eine Folge davon können Entzündungen sein.

Wenn Sie eine der Fragen mit „Nein" beantworten, sollten Sie Ihre Ernährung umstellen. Die in diesem Buch dargestellten Supplemente ergänzen eine gute Ernährung, können sie aber nicht ersetzen. Täglich ein Multivitamin- und Multimineralstoffpräparat einzunehmen ist eine kluge Entscheidung für Menschen, die wenig Bewegung oder leichte Gesundheitsprobleme haben oder älter sind. Auch eine erhöhte Zufuhr bestimmter Nährstoffe empfiehlt sich.

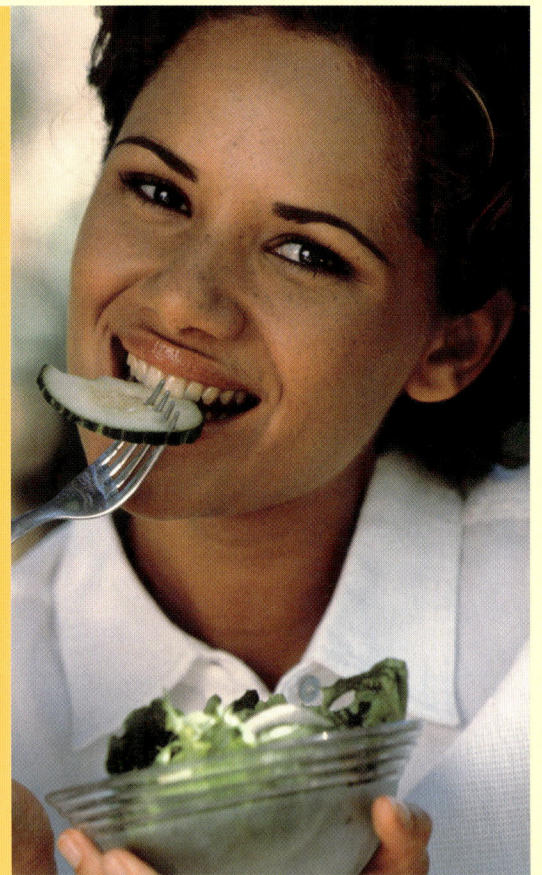

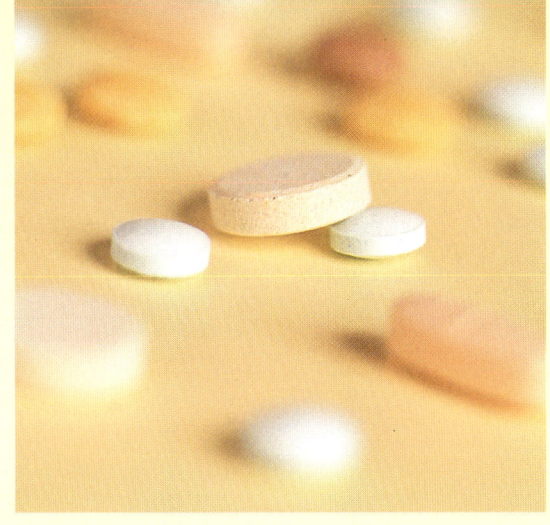

Gesundheitliche Probleme gehen häufig mit einer geringen Zufuhr lebenswichtiger Nährstoffe einher. Besonders empfindlich reagieren die Zellen des Immun- und des Nervensystems. Die Fähigkeit des Körpers, normale, gesunde Zellfunktionen zu gewährleisten, ist von der Homöostase, seiner Selbstheilungsfähigkeit, abhängig. Ein wichtiger Bestandteil der Homöostase ist die Versorgung jeder Zelle mit über 40 verschiedenen Nährstoffen und den sekundären Pflanzenstoffen – schützende, natürlicherweise in pflanzlichen Nahrungsmitteln vorkommende Stoffe.

Ein weiterer wichtiger Faktor ist die Beseitigung der giftigen Stoffwechselprodukte aus der Zelle. Hierfür ist ein gesunder Kreislauf ebenso notwendig wie die gute Funktion von Leber und Nieren. All dies wird mit der angemessenen Zufuhr von Vitaminen, Mineralstoffen und sekundären Pflanzenstoffen möglich. Einseitige Ernährung oder ein mangelhafter Abtransport von Endprodukten stresst die Zellen und macht sie schließlich arbeitsunfähig. Dauert diese Situation länger an, dann bricht schließlich die normale homöostatische Kontrolle zusammen und es kommt zur Erkrankung.

Viele chronische Erkrankungen beruhen auf einer jahrelangen Fehlernährung. Wechselt man auf eine gesunde, durch Nahrungsergänzungsmittel unterstützte Ernährung, lässt sich somit die Gesundheit schnell wieder herstellen. Zum Beispiel verringert sich die Entzündungsbereitschaft des Körper im Zusammenhang mit Asthma, Schuppenflechte und Rheuma schneller bei Gaben von Vitamin C und E sowie Omega-3-Fettsäuren als bei alleiniger Ernährungsumstellung – auch wenn die Besserung durch richtige Ernährung das langfristige Ziel bleibt. Vielleicht stellen Sie auch fest, dass Ihre Symptome schneller verschwinden, wenn Sie ein Kombinationspräparat einnehmen. In diesem Fall benötigen die Zellen Ihres Körpers alle Nährstoffe gleichzeitig.

Die Empfehlungen für die Anwendung der in diesem Buch beschriebenen Vitamine und Mineralstoffe, beruhen auf Studienergebnissen an Menschen. Die oberen Grenzwerte für die Einnahme sind dem Standardwerk „Referenzwerte für die Nährstoffzufuhr" der Deutschen Gesellschaft für Ernährung und anderer deutschsprachiger Fachgesellschaften entnommen. Es handelt sich dabei um sichere Grenzwerte für die Selbstmedikation.

Wirkstoffe aus Heilpflanzen sind, in richtiger und angemessener Dosierung, mild und können ihren therapeutischen Nutzen besser entfalten, wenn sie kombiniert eingenommen werden. Zur Beschleunigung des Heilungsprozesses sind die pflanzlichen Mittel mit Vitaminen und Mineralstoffen kombinierbar. Wissenschaftliche Untersuchungen bestätigen den überlieferten Gebrauch der in diesem Buch beschriebenen Heilpflanzen: Sie enthalten zahlreiche Wirkstoffe und haben wie die Nährstoffe heilende Wirkungen auf alle Körperzellen und auch auf spezifische Organe.

Seit prähistorischer Zeit haben Naturheilkundige erfolgreich Pflanzenmischungen zur Behandlung der unterschiedlichsten Leiden eingesetzt. Dieses überlieferte Wissen kann in einem Buch wie diesem nicht bis ins Detail wiedergegeben werden – eine Zusammenfassung finden Sie im Kapitel „Kombinationspräparate" (siehe S. 118–119). Beschrieben wird aber die Verwendung der einzelnen Heilpflanzen. Meist reichen deren Wirkstoffe aus, um eine Vielzahl leichterer Gesundheitsprobleme ausreichend zu behandeln und zu heilen, insbesondere, wenn neben den pflanzlichen Mitteln noch Vitamine und Mineralstoffe eingenommen werden. Trotzdem gilt: Verwenden Sie Ergänzungsmittel nicht, ohne zuvor Rücksprache mit Ihrem behandelnden Arzt gehalten zu haben. Spricht Ihre Erkrankung auf die Selbstbehandlung nicht an, dann könnte ein Besuch beim Phytotherapeuten durchaus weiterhelfen.

Es ist zu hoffen, dass die Fülle der hier vorgestellten Informationen vielen Menschen hilft, ihr Wohlbefinden und ihre Lebensqualität zu steigern.

Die Herausgeber

Das neue Zeitalter der Ernährungs- und Pflanzenmedizin

Nur ein kleiner Nieser – und schon folgen Empfehlungen zur richtigen Einnahme von Vitamin C oder Echinacea. Klagt eine Frau über prämenstruelle Beschwerden, ist es sehr wahrscheinlich, dass ihr eine Freundin zu Nachtkerzenöl rät.

Jeder dritte Deutsche setzt mittlerweile auf Vitamine, Mineralstoffe und andere Nahrungsergänzungsmittel, wenn es um seine Gesundheit geht.

Fehlernährung und Ängste

Ausgeprägte Ängste um die Sicherheit von Nahrungsmitteln haben in letzter Zeit deutlich gezeigt: Eine gesunde Ernährung ist von weit mehr Faktoren abhängig als vom richtigen Essen.

Ob moderne Anbaumethoden den Nährwert unserer Nahrungsmittel verändert haben, ist nicht bewiesen. Außer Frage steht jedoch, dass sich unsere Ernährungsweise verändert.

Schon heute verzehren wir Obst- und Gemüsearten, die auf hohen Ertrag, gute Lagereigenschaft und einheitliches Aussehen hin gezüchtet wurden – der Gehalt an Nährstoffen war weniger von Belang.

Diese neuen Sorten sind häufig weniger farbintensiv und haben keinen so ausgeprägten Geschmack wie ihre Vorgänger, was die Vermutung nahe legt, dass sie weniger sekundäre Pflanzenstoffe enthalten.

Es gibt jedoch weitere negative Entwicklungen. So wird der Gehalt an Spurenelementen in den Nahrungsmitteln vom Boden beeinflusst, auf dem diese angebaut werden. In den meisten Düngemitteln sind diese lebenswichtigen Mineralstoffe allerdings nicht enthalten. Dabei sind alle mitteleuropäischen Länder und auch Skandinavien für ihre selenarmen Böden bekannt.

In der Schweiz ist die Selenversorgung besser als in Deutschland, da selenreiches Getreide aus den USA importiert wird. In Finnland begegnet man dem Problem mit Selen versetztem Düngemittel.

SCHLECHTE GEWOHNHEITEN

Das Bewusstsein über die Bedeutung einer gesunden Ernährung wächst. Schlechte Ernährungsgewohnheiten bleiben aber trotzdem die Regel. Untersuchungen in den deutschsprachigen Ländern zeigen immer

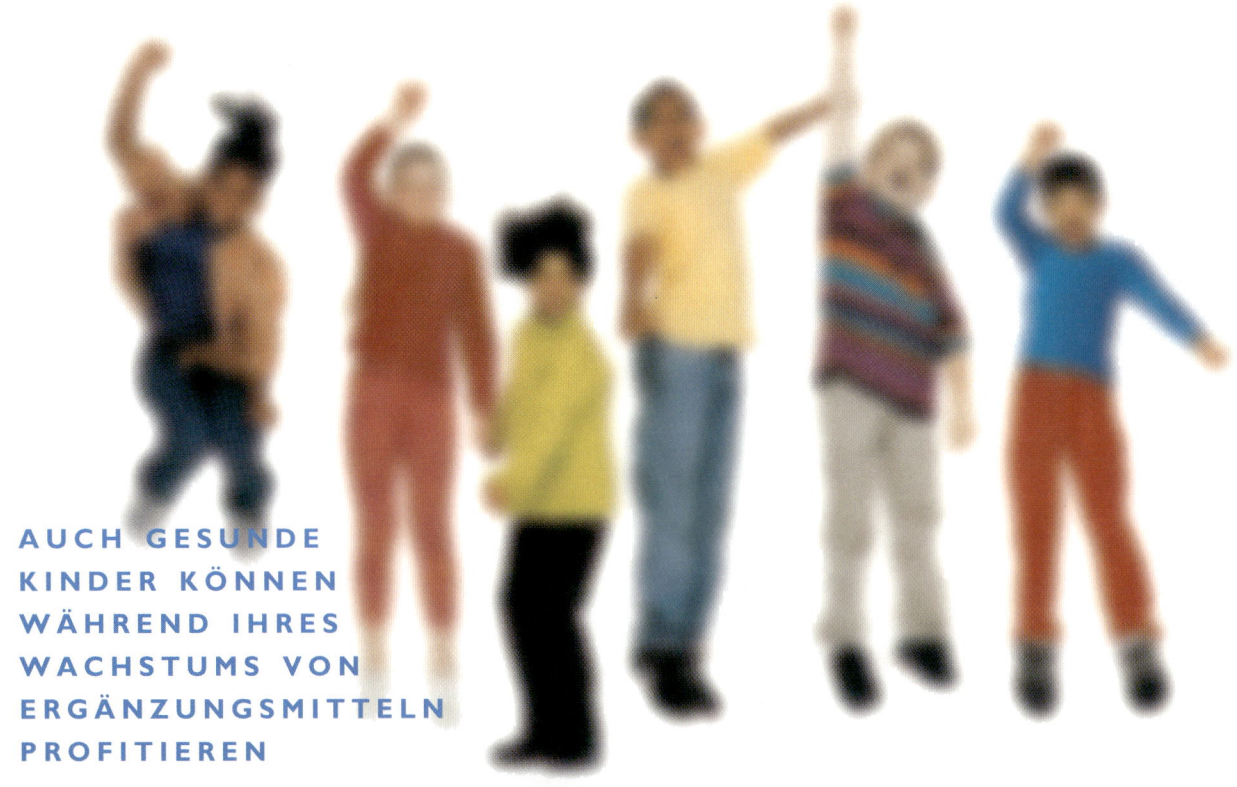

AUCH GESUNDE KINDER KÖNNEN WÄHREND IHRES WACHSTUMS VON ERGÄNZUNGSMITTELN PROFITIEREN

wieder: Menschen jeden Alters erreichen mit ihrer Nahrung nicht die Empfehlungen für die Aufnahme wichtiger Nährstoffe. Kaum jemand isst die empfohlenen fünf Portionen Obst und Gemüse pro Tag.

Unser Wohlbefinden wird aufgrund dieser Fehler einmal leiden – dies ist absehbar. Für alle, die bereits mit Gesundheitsproblemen kämpfen, ist dies jedoch ein aktuelles Problem, besonders wenn sie bestimmte Nährstoffe benötigen, die den Heilungsprozess fördern können. Auch ältere Menschen zählen zum gefährdeten Personenkreis, weil sie die Nährstoffe oft schlechter aufnehmen.

Ergänzungsmittel sind en vogue

Nahrungsergänzungsmittel wie etwa Vitamine und Mineralstoffe sowie Heilpflanzen werden unter dem Begriff Ergänzungsmittel zusammengefasst. Solche Präparate sind weder eine neue noch eine ungewöhnliche Erscheinung. Seit über 50 Jahren finden sich Vitamintabletten im Handel und seit Jahrtausenden werden Heilpflanzen zum Kochen und in der Medizin verwendet. Nach Angaben der Weltgesundheitsorganisation (WHO) nutzen 80 % der Weltbevölkerung Pflanzen zur Gesundheitspflege. Wir können daher viel von den Erfahrungen anderer Länder beim Einsatz von Ergänzungsmitteln lernen.

WISSENSZUWACHS

Noch vor 10 Jahren basierten die meisten Nahrungsergänzungsmittel auf Nährstoffen wie Vitamin C und den Vitaminen des B-Komplexes sowie auf den Mineralstoffen Eisen und Kalzium, die in der Ernährung vieler Menschen oft nur unzureichend vorhanden waren. Die pflanzlichen Heilmittel mussten oft zu Hause zubereitet oder in Apotheken und Reformhäusern gekauft werden. Aufgrund der Ernährungsforschung kennen wir inzwischen viele Ernährungs-

ERGÄNZUNGSMITTEL UND DIE MEDIZIN

Ärzte und andere Vertreter der Schulmedizin sind alternativen Therapien gegenüber teilweise sehr skeptisch, obwohl viele von ihnen selbst Nahrungsergänzungsmittel einnehmen. Eine Studie aus den USA an 181 Kardiologen ergab: Fast die Hälfte nahm regelmäßig antioxidative Vitamine wie Vitamin C und E ein, die bei der Vorbeugung gegen Krebs und Herzerkrankungen eine Rolle spielen, aber nur 37 % empfahlen ihren Patienten routinemäßig Antioxidanzien. Und eine Studie unter 665 Ernährungsfachkräften in Washington zeigte, dass nahezu 60 % von ihnen täglich oder zumindest gelegentlich Nahrungsergänzungsmittel einnehmen.

formen, bei denen zahlreiche wichtige Nährstoffe, einschließlich der Spurenelemente, zu kurz kommen. Außerdem häufen sich auch die Hinweise, dass sekundären Pflanzenstoffen in Obst und Gemüse bislang zu wenig Aufmerksamkeit geschenkt wurde.

Heute gibt es aus diesen Gründen eine enorme Bandbreite an Ergänzungsmitteln, die gezielt an den individuellen Bedarf angepasst werden können. Kaufen kann man sie in Supermärkten, Drogerien und Apotheken, oder auch über den Versandhandel und das Internet. Ständig steigt die Nachfrage.

EINSTELLUNGSWANDEL

Die Medien spiegeln das gesteigerte Interesse an Ergänzungsmitteln wider. Verleger und Leser interessiert, ob Ginkgo Demenzkranken helfen kann oder wie die Frucht der Sägepalme in vielen europäischen Ländern gegen Prostatavergrößerung routinemäßig zum Einsatz kommt.

Parallel zum Zuwachs über das Wissen um die Ergänzungsmittel findet eine Veränderung in der Arzt-Patienten-Beziehung statt. Eine entscheidende Rolle fällt dabei der Wahlfreiheit der Patienten zu, die sich zunehmend Gedanken über Alternativen zu verschreibungspflichtigen Mitteln machen. In Anbetracht der explodierenden Kosten im Gesundheitswesen erscheint es volkswirtschaftlich durchaus sinnvoll, die Menschen zu mehr Eigenverantwortung für ihr Wohlbefinden zu ermutigen.

Neue Erkenntnisse

Gleich einer Flut kommen die Studien der jüngsten Ernährungsforschungen über uns. Sie bringen zwingende Beweise über die Wirkung bestimmter Nahrungsmittel und Nährstoffe mit sich, die dazu beitragen können, schwere Krankheiten zu vermeiden, ihr Fortschreiten zu verlangsamen oder sie gar zu bessern. So ist zum Beispiel mittlerweile allgemein anerkannt, dass sich durch die Gabe von Folsäure an

Schwangere Fehlbildungen beim Ungeborenen verhindern lassen. Obwohl Nahrungsergänzungsmittel bei einer ausgewogenen Ernährung überflüssig sind, wird Frauen heute immer noch empfohlen, schon vor der Empfängnis und während des ersten Drittels der Schwangerschaft Folsäurepräparate einzunehmen.

In Europa werden Heilpflanzen seit über 70 Jahren gründlich untersucht, katalogisiert und es wurden Standards für ihre Wirksamkeit und Sicherheit entwickelt. In Deutschland prüft seit 1978 die Kommission E, ein Gremium von Wissenschaftlern und Gesundheitsexperten, die Nützlichkeit und Sicherheit von Pflanzen als Heilmittel. Wissenschaftliche Informationen über Versuche und klinische Studien aus der ganzen Welt werden ausgewertet und die Kommission E hat Berichte über mehr als 200 Pflanzen herausgebracht, die sich als sicher und wirksam erwiesen haben.

Anhaltende Skepsis

Trotz allem steckt die Forschung über Heilpflanzen noch in den Kinderschuhen und es wird viel Arbeit kosten, den seit Jahrhunderten traditionell angewandten Pflanzen auch nur die wichtigsten ihrer gesundheitsfördernden Wirkungen nachzuweisen.

Viele Ärzte und Forscher bemängeln die Studien über alternative Heilmittel als nicht streng genug. Enorme Kritik rufen auch unrealistische Heilversprechen hervor, die oft den Eindruck erwecken, alles „Natürliche" sei unschädlich – was keinesfalls immer zutrifft. Derzeit sind die Studien über Ergänzungsmittel oft noch von geringem Umfang und die meisten von ihnen bieten auch keine langfristige Auswertung über Nutzen und Nebenwirkungen. Da jedoch immer mehr Studien durchgeführt werden, gibt es auch immer wieder beeindruckende Wirksamkeitsnachweise. Bei Johanniskraut zeigten Untersuchungen, dass es bei der Behandlung leichter bis mäßiger Symptome einer Depression wirksamer ist als ein Placebo und sich zur Behandlung von leichten

Depressionen ebenso eignet wie Standardmedikamente. Wurde die empfohlene Dosis eingenommen, traten nur selten, wenn überhaupt, leichte Nebenwirkungen auf – eine angenehme Eigenschaft vieler Heilpflanzen.

Prinzip Vorbeugung

Richtige Ernährung, ausreichende Bewegung, Gewichtskontrolle, reduzierter Alkoholkonsum und Verzicht auf das Rauchen – all diesen Faktoren kommt eine Schlüsselrolle bei der Gesundheit zu. Eine Veränderung der Lebensweise kann nicht nur dazu beitragen, häufige Beschwerden wie Rückenschmerzen und Verstopfung zu vermeiden oder zu lindern, sondern auch das Risiko für ernste Erkrankungen wie Herzleiden und Krebs senken.

Vitamine, Mineralstoffe und andere Nahrungsergänzungsmittel können den Nutzen des eigenverantwortlichen Umgangs mit der Gesundheit erhöhen. Ziel sollte aber nicht nur die Vermeidung von Krankheit sein, sondern die Perspektive, ein erfülltes, vitales und produktives Leben zu führen.

Integratives Heilen

Die medizinische Wissenschaft hat Behandlungsverfahren für viele ernste Gesundheitsprobleme gefunden, darunter etliche Infektionskrankheiten, die häufig zu Erkrankungen und vorzeitigem Tod führten. Leider war sie beim Kampf gegen chronische Beschwerden wie Herzerkrankungen, Krebs und Diabetes nicht so erfolgreich und viele wirksame, moderne Heilmittel bergen das Risiko heftiger Nebenwirkungen.

Die Erzählung einer Heilpraktikerin ist eindrucksvoll: Als sie mit der Behandlung eines Patienten begann, der eine Kombination von zehn verschiedenen Medikamenten einnahm, stellte sie fest, dass jedes Medikament die Nebenwirkungen eines anderen bekämpfen sollte.

BEIM GANZHEITLICHEN ANSATZ WIRD DER GANZE MENSCH MIT EINBEZOGEN

Fragen Sie sich, ob Sie einen Schulmediziner oder einen Heilpraktiker aufsuchen sollten? Dann berücksichtigen Sie am besten folgende Hinweise:

- Stellen Sie keine Selbstdiagnose. Wenn Sie Symptome bemerken, die auf eine Erkrankung hindeuten, dann sollten Sie zunächst einen Arzt aufsuchen, der eine genaue Diagnose, auch mithilfe von Laboruntersuchungen, stellen kann. Die modernen Diagnosemethoden sind sehr zuverlässig, und wer zu ihnen Zugang hat, der sollte dies auch nutzen. Steht die Diagnose fest, dann können Sie eine ergänzende Therapie in Betracht ziehen.

- Sprechen Sie mit Ihrem Arzt und achten Sie darauf, ihm alle Symptome zu schildern. Informieren Sie ihn unbedingt über Ergänzungsmittel, die Sie bereits einnehmen, da manche die Wirkung der Medikamente, die Ihnen vielleicht verordnet werden, beeinflussen könnten (siehe S. 394 – 397).

- Auch wenn Ihr Arzt kein Verfechter der Phyto- oder Ernährungstherapie ist, sprechen Sie dennoch alle Präparate an, die Sie einnehmen oder deren Einnahme Sie in Betracht ziehen. Dies gilt besonders, wenn Sie ein chronisches Leiden wie Asthma, Diabetes, Herzkrankheiten oder hohen Blutdruck haben.

- Setzen Sie verschriebene Medikamente nicht eigenmächtig ab. Manche Praparate können Pharmazeutika auf Dauer zwar ergänzen oder gar ersetzen, trotzdem sollten Sie keinesfalls ein von Ihrem Arzt verschriebenes Medikament absetzen oder die Dosierung verändern, ohne zuvor mit Ihrem Arzt darüber gesprochen zu haben.

- Akzeptieren Sie, dass die medizinischen Methoden mitunter die besten sind.

Seit die Grenzen der Schulmedizin sichtbarer werden, zeigen sich die Verbraucher alternativen Behandlungsansätzen gegenüber aufgeschlossener. Im Allgemeinen hält man diese Methoden – darunter Akupunktur, Chiropraktik, Homöopathie und Aromatherapie sowie Phytotherapie und Ernährungstherapie – für weniger aggressiv, für sicherer und „ganzheitlicher" als konventionelle Behandlungen. Beim ganzheitlichen Ansatz konzentriert sich die Behandlung auf den gesamten Menschen, nicht nur auf die Krankheitssymptome.

DER GANZHEITLICHE ANSATZ

Neben den Informationen über geeignete Ergänzungsmittel finden Sie in diesem Buch auch Tipps, wie Sie durch Veränderungen Ihrer Lebensweise bestimmte Beschwerden lindern können. Die Vorstellung, gegen jede Krankheit eine Pille, wurde mittlerweile weitgehend von ganzheitlichem Denken abgelöst. So ist beispielsweise bei Müdigkeit nicht nur eine Tablette mit Vitaminen des B-Komplexes sinnvoll, sondern es sind auch tägliche Bewegung und eine gesunde Ernährung wichtig.

Alternative Heilmethoden fallen meist kostengünstiger aus als eine schulmedizinische Behandlung und insbesondere Ergänzungsmittel sind oft preisgünstiger als verschreibungspflichtige oder frei verkäufliche Medikamente. Manche alternative Methoden wie Akupunktur werden teilweise sogar von den Krankenkassen erstattet – fragen Sie Ihren Arzt oder Ihre Kasse. Die Kosten von Nahrungsergänzungsmitteln werden nur in Ausnahmefällen übernommen.

Vielen alternativen Behandlungsansätzen ist eine Grundeinstellung gemein: Der menschliche Körper verfügt über bemerkenswerte Selbstheilungskräfte. Dieser Einstellung zufolge können ergänzende Präparate – richtig ausgewählt – unser Immunsystem stärken und Krankheiten vorbeugen oder die Selbstheilung fördern und beschleunigen.

Bei der Lektüre der einführenden Kapitel werden Sie feststellen, dass Ergänzungsmittel häufig die körpereigenen Abwehrkräfte stärken. Im Gegensatz zu einem Antibiotikum bringen die Heilkräuter beim Kampf gegen Infektionen die Bakterien nicht um sondern kräftigen das Immunsystem des Körpers, damit es aktiv werden kann.

ZUGANG ZU ERGÄNZENDEN HEILVERFAHREN

Beim integrativen Ansatz entscheiden im Idealfall Patient und Arzt gemeinsam, welches ergänzende Präparat oder welche Therapie für das spezielle Gesundheitsproblem eingesetzt werden sollte.

Da viele Ärzte jedoch den ergänzenden Heilmethoden gegenüber noch skeptisch sind, ist es enorm schwer, einen zuverlässigen Ansprechpartner zu finden, der einen bezüglich dieser Methoden berät. In der Regel bleibt einem selbst überlassen, sich mit den unterschiedlichen Formen der ergänzenden Heilverfahren, einschließlich der Ergänzungsmittel, auseinander zu setzen.

Patient und Arzt

Die Zahl derer, die bei Gesundheitsproblemen einen integrativen oder ergänzenden Behandlungsansatz wählen, steigt – unter Ärzten und Patienten. Vermehrt werden schulmedizinische und alternative Methoden sorgfältig gegeneinander abgewogen, um eine Strategie zu finden, die den Bedürfnissen des Patienten am besten gerecht wird. Leidet beispielsweise ein Patient unter den Nebenwirkungen eines Medikaments gegen Bluthochdruck, so könnte der Arzt stattdessen eine Kombination von Ergänzungsmitteln und Entspannungsübungen vorschlagen.

In Deutschland haben sich mittlerweile zahlreiche Ärzte auf Naturheilverfahren spezialisiert und auch entsprechende Zusatzqualifikationen erworben. Die Kassenärztliche Vereinigung ermuntert die Ärzte auch, gezielt auf „Hausmittel" hinzuweisen.

BESUCH BEIM HEILPRAKTIKER

Auch wenn viele Allgemeinmediziner den Naturheilverfahren offen gegenüberstehen, so haben sie doch selten die Zeit, sich eingehend mit den aktuellen Entwicklungen der ergänzenden Heilverfahren zu befassen. Die Ernährungslehre nimmt im Rahmen der ärztlichen Ausbildung oft nur wenige Stunden ein und über alternative Schlüsseltherapien wie die Heilpflanzentherapie oder Homöopathie wird oft noch wenig oder nichts gelehrt. Ärzte, die sich nicht genügend mit der Ernährungsmedizin oder den Heilpflanzen beschäftigt haben, können ihren Patienten jedoch raten, eine professionelle Ernährungsberatung (Diplom-Oecotrophologin, Diätassistentin) oder einen Heilpraktiker aufzusuchen. Dies ist besonders sinnvoll, wenn ein medizinisches Problem vorliegt, das auf diese Therapieansätze anspricht.

Sollten Sie feststellen, dass Ihr Arzt einem integrativen Ansatz skeptisch gegenübersteht, dann können Sie vielleicht einen zweiten Arzt zu Rate ziehen, der diesbezüglich offener ist. Auch ein Gespräch mit einer Ernährungsberaterin, einem Phytotherapeuten oder einem Heilpraktiker kann von Nutzen sein. Die auf den Seiten 398–399 aufgelisteten Verbände und Organisationen können bei der Suche nach einem qualifizierten Therapeuten behilflich sein.

ZU IHRER SICHERHEIT

Es kann gefährlich sein, alternative Heilmethoden bei Erkrankungen anzuwenden, die von der Schulmedizin ausgezeichnet behandelt oder vermieden werden können. Hierzu zählen medizinische Notfälle, Notoperationen, Verletzungen, akute Infektionen wie Lungenentzündungen, Geschlechtskrankheiten, Nierenentzündungen, plastische Chirurgie und Impfungen gegen schwere Krankheiten wie Kinderlähmung und Diphtherie.

Jeder Abschnitt in Teil 1 und 2 dieses Buches führt bestimmte Symptome und Ursachen auf, bei denen ärztlicher Rat einzuholen ist.

MEDIKAMENT ODER LEBENSMITTEL?

Es ist gesetzlich nicht eindeutig geregelt, wie Nahrungsergänzungsmittel einzustufen sind. Je nach Dosierung unterliegen die Nahrungsergänzungsmittel den Bestimmungen des Lebensmittelrechts (LMBG) oder dem Arzneimittelgesetz. So werden etwa Vitaminpräparate mit einer Dosis oberhalb der dreifachen empfohlenen Tagesdosis als Arzneimittel und unterhalb davon als Nahrungsergänzungsmittel eingestuft.

Die meisten Ergänzungsmittel gelten als Nahrungsmittel und unterliegen nicht den strengen Testanforderungen von Medikamenten. Mit Aussagen über eine vorbeugende oder heilende Wirkung darf nicht geworben werden. Erlaubt sind nur Aussagen wie „verdauungsfördernd" oder „für die cholesterinbewusste Ernährung", sofern dies wissenschaftlich gesichert ist. Medizinische Wirkungen dürfen nur Produkte versprechen, die als Arzneimittel zugelassen sind (siehe S. 33).

Gesund leben

Sich ständig bester Gesundheit zu erfreuen ist erstrebenswert, aber leider nicht immer zu erreichen. Während wir jedoch über manche Faktoren, die uns für Erkrankungen anfällig machen, kaum oder keine Kontrolle haben, sind andere durchaus individuell beeinflussbar. So zeigt sich zunehmend, dass wir über Essen und Trinken unsere Anfälligkeit für viele degenerative Erkrankungen beeinflussen können.

Welche Faktoren beeinflusen die Gesundheit?

Weltweite Forschungen über Krankheiten verschiedener Bevölkerungsgruppen haben gezeigt: Manche Erkrankungen hängen mit spezifischen Merkmalen und Faktoren zusammen – auch mit der Ernährung.

So ist zum Beispiel Magenkrebs in Japan verbreiteter als in England, da die Japaner viel mehr gepökelte, also stark salzhaltige Speisen verzehren. Werden solche Verbindungen zwischen Ernährung und Krankheit entdeckt, lassen sich Schlüsse oft durch Laborversuche und klinische Studien belegen.

Weiterer Faktor für bestimmte Erkrankungen ist die genetische Veranlagung. In England lebende Inder sind beispielsweise anfälliger für koronare Herzkrankheiten als andere Bevölkerungsgruppen, auch wenn sie sich ähnlich wie diese ernähren. Die Zugehörigkeit zu einer ethnischen Gruppe lässt sich eben nicht ändern. Um unsere Gesundheit zu verbessern, ist es daher wichtig zu wissen, was sich ändern lässt und was nicht.

NICHT BEEINFLUSSBARE GESUNDHEITSFAKTOREN

Körpergröße Kleinere Männer leiden häufiger an koronaren Herzkrankheiten als größere.

Geschlecht Frauen neigen eher zu Osteoporose.

Alter Männer haben in Deutschland eine geringere Lebenserwartung als Frauen.

Soziale Schicht In niedrigeren Einkommensgruppen ist Übergewicht verbreiteter.

Abstammung Menschen afro-karibischer Herkunft, die in England leben, haben ein höheres Schlaganfallrisiko, aber ein geringeres Risiko für koronare Herzkrankheiten als andere Bevölkerungsgruppen.

Umgebung Stadtbewohner leiden häufiger an Atemwegsproblemen als Landbewohner.

Geburtsgewicht Ein niedriges Geburtsgewicht und eine vorzeitige Geburt erhöhen das spätere Risiko für Krankheiten wie Typ-II-Diabetes und koronare Herzkrankheit.

BEEINFLUSSBARE GESUNDHEITSFAKTOREN

Während es unmöglich ist, Körpergröße, Geschlecht, Alter und Geburtsgewicht zu ändern, gibt es Dinge, die wir durchaus beeinflussen können. Wer die Risikofaktoren minimiert, über die er Kontrolle hat, erhöht seine Chancen auf ein gesundes Leben: So spielt die Ernährung eine wichtige Rolle bei der Entstehung von koronaren Herzkrankheiten, Krebs, Schlaganfall und anderen bedrohlichen Erkrankungen. Wenn Sie sich ausgewogen ernähren, sorgen Sie für Ihre Gesundheit und schützen sich auch bestmöglich vor solchen Krankheiten.

Unter den beeinflussbaren Gesundheitsfaktoren gibt es vier mit grundlegender Bedeutung:

Rauchen Zigarettenrauch wirkt sich sehr nachteilig auf die Gesundheit der Raucher und auch der Passivraucher aus. In Deutschland werden 16 % aller Todesfälle direkt dem Rauchen zugeschrieben, und langjähriges Rauchen ist zu 90 % die

Ursache von Lungenkrebs. Zudem verdoppelt sich das Risiko koronarer Herzkrankheiten, und bei Ungeborenen, deren Mütter rauchen, steigt das Risiko, kleinwüchsig zu bleiben und später eine chronische Krankheit zu entwickeln.

GESUNDHEITSSTRATEGIE: Geben Sie das Rauchen auf.

Stress Anhaltender Stress, ob zu Hause oder am Arbeitsplatz, kann die Gesundheit beeinträchtigen, da er die Aktivität des Immunsystems reduziert und das Risiko für Schlaganfall oder Herzinfarkt steigert.

GESUNDHEITSSTRATEGIE: Finden Sie heraus, wie Sie den Stress in Ihrem Leben abbauen können.

Bewegungsmangel Regelmäßige Bewegung erhält alle körperlichen Organe gesund und steigert unser Wohlbefinden. Wer sich wenig bewegt, ist doppelt so gefährdet, einen Herzinfarkt zu erleiden, wie jemand, der regelmäßig Sport treibt. Eine deutsche Studie unter 8 500 Arbeitnehmern ergab jedoch, dass weniger als 5 % davon mit einem maßvollen Ausdauertraining für einen sportlichen Ausgleich zu ihrem bewegungsarmen Berufsalltag sorgen. Dabei profitieren nicht nur die Muskeln, sondern auch Herz und Arterien von Bewegung, die Knochen werden gefestigt, und das Lungenvolumen vergrößert sich.

GESUNDHEITSSTRATEGIE: Sorgen Sie 5-mal pro Woche für mäßige Anstrengung – zum Beispiel 30 Minuten lang schnell Spazierengehen.

Fehlernährung Was wir täglich essen, das hat auch Einfluss auf unsere Gesundheit. Geringe Unterschiede in der Auswahl der Lebensmittel können entweder eine für den Körper passende Mischung an Nährstoffen ergeben, einen Mangel an Vitaminen und Mineralstoffen oder ein Ungleichgewicht zwischen Fetten und Kohlenhydraten erzeugen. Falsche Ernährung ist für mindestens ein Drittel aller Krebserkrankungen und für die meisten Herzerkrankungen verantwortlich.

GESUNDHEITSSTRATEGIE: Ernähren Sie sich ausgewogen und abwechslungsreich. Halten Sie das für Ihre Größe optimale Gewicht.

Was ist eine ausgewogene Ernährung?

Eine optimale Ernährung sollte dem Körper alle notwendigen Vitamine und Mineralstoffe in ausreichender Menge zur Verfügung stellen. Auch die richtige Anzahl an Kalorien darf nicht fehlen, richtig verteilt auf die Nährstoffe Eiweiß, Fett und Kohlenhydrate.

Es gibt viele Ansätze, eine ausgewogene Ernährung zu erreichen, die Grundaussagen westlicher Länder ähneln sich allerdings. In Deutschland gibt es den Ernährungskreis mit 10 Regeln zur gesunden Ernährung und die Ernährungspyramide. Der fortschrittlichste Ansatz der letzten Jahre stammt aus den USA. Dort haben sich einige Institutionen, einschließlich des Landwirtschafts- und Gesundheitsministeriums, auf eine Reihe einfacher Regeln für eine gesundheitsbewusste Ernährung geeinigt:

- Streben Sie ein gesundes Gewicht an.
- Sorgen Sie jeden Tag für ausreichende körperliche Bewegung.

DAS GLEICHGEWICHT EINER GESUNDEN ERNÄHRUNG

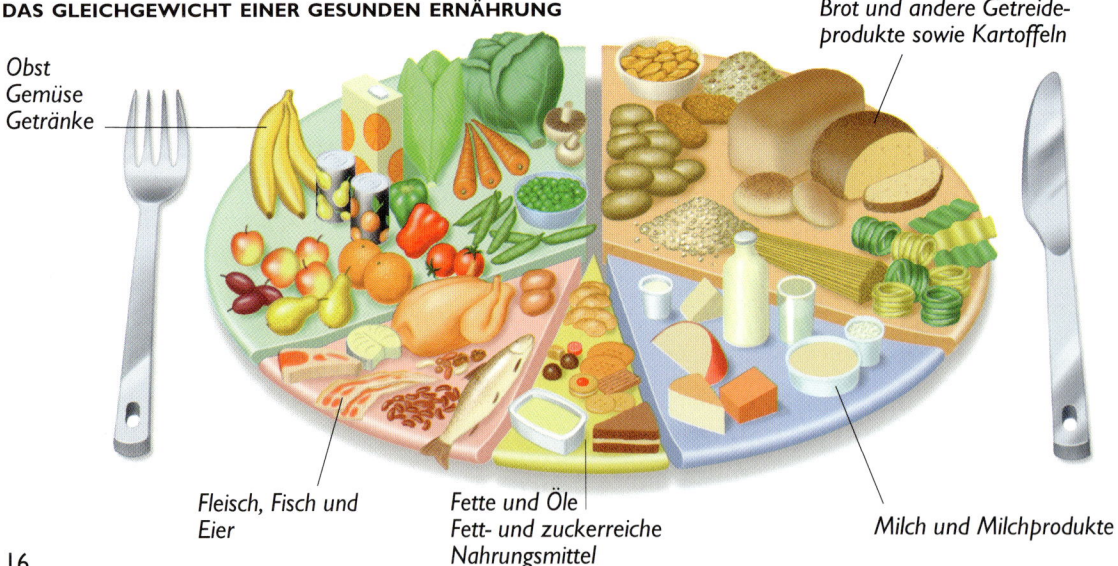

*Obst
Gemüse
Getränke*

Brot und andere Getreideprodukte sowie Kartoffeln

Fleisch, Fisch und Eier

*Fette und Öle
Fett- und zuckerreiche Nahrungsmittel*

Milch und Milchprodukte

- Getreide, Obst und Gemüse sollten die Grundlage Ihrer Ernährung sein.
- Essen Sie jeden Tag unterschiedliche Getreideprodukte, vor allem Vollkornprodukte.
- Verzehren Sie jeden Tag Obst und Gemüse.
- Achten Sie bei der Zubereitung auf Hygiene.
- Bevorzugen Sie fettarme und auch cholesterinarme Lebensmittel.
- Wählen Sie vermehrt zuckerarme Getränke und Lebensmittel.
- Kaufen und kochen Sie Lebensmittel, die nur wenig Salz enthalten.
- Mäßigen Sie Ihren Alkoholkonsum.

Alle Empfehlungen sind ähnlich, aber keine sagt, wieviel von einem Nahrungsmittel verzehrt werden sollte. Hilfreicher sind da die Ernährungsmodelle, bei denen das Verhältnis der einzelnen Nahrungsgruppen zueinander dargestellt wird. In den USA benutzt man hierzu eine Pyramide, in Deutschland sowohl die Pyramide als auch einen Ernährungskreis (siehe S. 16). Diese Diagramme gelten für alle Menschen, jedoch nicht für Säuglinge, die sich in den ersten 4 bis 6 Lebensmonaten ja nur von Milch ernähren. Mit der Zeit finden dann die anderen Lebensmittelgruppen allmählich Aufnahme in den Speiseplan.

INHALTSSTOFFE UND EMPFOHLENE TAGESMENGEN DER EINZELNEN NAHRUNGSGRUPPEN

NAHRUNGS-GRUPPEN	BROT, GETREIDE UND KARTOFFELN	OBST UND GEMÜSE	MILCH UND MILCH-PRODUKTE	FLEISCH, FISCH UND EIER	FETTE UND ÖLE	FETT- UND ZUCKERHAL-TIGE SPEISEN
Was gehört dazu?	Brot und Brötchen, Frühstücksflocken, Weizen, Roggen, Dinkel, Haferflocken, Reis, Mais, Hirse und anderes Getreide, Pasta, Nudeln, Kartoffeln	Obst und Gemüse (frisch, tiefgekühlt oder in Dosen); Salat; Hülsenfrüchte wie Erbsen, Bohnen, Linsen; Fruchtsaft; Trockenobst	Milch, Joghurt, Buttermilch, Kefir, Quark, Käse	Fleisch von Geflügel, Rind, Schwein, Lamm, Fleisch- und Wurstwaren, Innereien, Fisch und Fischprodukte, Eier	Butter, Margarine, Pflanzenöl, Schmalz	Kartoffelchips, Salzgebäck, Pommes Frites, Kekse, Kuchen und Pudding, Eis, Schokolade und Süßigkeiten, Zucker, gesüßte Getränke
Empfehlung	Greifen Sie zu. Diese Gruppe sollte ein Drittel Ihrer Nahrung ausmachen	Essen Sie mindestens fünf Portionen Obst oder Gemüse am Tag; auch sie sollten ein Drittel der Nahrung stellen	Essen oder trinken Sie in Maßen davon. 250 g Milch oder Joghurt und zwei dünne Scheiben Käse reichen aus	Verzehren Sie alle Nahrungsmittel dieser Gruppe in Maßen	Mit Fett und Öl sparsam umgehen	Fettes oder Süßes nicht zu oft genießen
Anmerkungen	Bevorzugen Sie Vollkornprodukte. Diese stärkehaltigen Nahrungsmittel liefern Energie und Ballaststoffe, sie sättigen und können das Bedürfnis nach Fettem und Süßem verringern	Obst und Gemüse liefern Vitamine, Mineralstoffe, Ballaststoffe und andere Substanzen, die der Stoffwechsel braucht. Hülsenfrüchte sind reich an B-Vitaminen, Ballaststoffen und sekundären Pflanzenstoffen	Kaufen Sie möglichst fettarme Produkte. Gewöhnlich enthalten diese vergleichbare Mengen an B-Vitaminen und Kalzium, liefern jedoch teilweise weniger Vitamin A und D	Nehmen Sie mageres Fleisch, von dem Sie das Fett – bei Geflügel die Haut – abschneiden. Pro Woche sollte 2-mal (fetter) Fisch auf den Tisch kommen	Versuchen Sie, mit wenig Fett auszukommen und bevorzugen Sie pflanzliche Fette und Öle	Greifen Sie möglichst zu fettarmen Artikeln und verzehren Sie nicht zu viel Salzgebäck und Süßes. Diese Nahrungsmittel enthalten kaum Vitamine oder Mineralstoffe

Das Verhältnis der einzelnen Lebensmittelgruppen zueinander variiert geringfügig mit dem Lebensalter. So sollten Kleinkinder weniger stärkehaltige Nahrungsmittel verzehren als Erwachsene.

Die Lebensmittelgruppen

GETRÄNKE

Wasser ist der wichtigste aller Nährstoffe – zu 60 % besteht unser Körper daraus. Schon ein geringer Verlust von 2–4 % führt zu erheblichen Einschränkungen der Leistungsfähigkeit und des Wohlbefindens. Täglich sollte man deshalb mindestens 1,5 Liter trinken. Gute Durstlöscher sind Leitungswasser, Mineralwasser, Kräuter- und Früchtetee. Obstsaft (100 % Fruchtanteil) mit Wasser verdünnt und Gemüsesäfte liefern zusätzlich wertvolle Vitamine, Mineralstoffe und sekundäre Pflanzenstoffe.

BROT, GETREIDE UND KARTOFFELN

Diese Gruppe zählt zur Hauptquelle der B-Vitamine. Vollkornprodukte enthalten reichlich Ballaststoffe, sie versorgen uns mit Vitaminen und Mineralstoffen, liefern viel Magnesium sowie die Spurenelemente Chrom und Mangan. Auch Frühstücksflocken, die bei der Verarbeitung teilweise mit Vitaminen angereichert werden, können zur Deckung des Vitaminbedarfs beitragen. In Großbritannien ist es gesetzlich vorgeschrieben, Weißmehl mit den Nährstoffen Thiamin, Niacin, Eisen und Kalzium anzureichern. In Deutschland wird über eine Anreicherung von Getreideprodukten mit Folsäure nachgedacht.

Obwohl unsere Kartoffel nur mäßige Mengen an Vitamin C enthält, ist ihr Beitrag zur Vitamin-C-Versorgung aufgrund der großen Mengen, die gegessen werden, nicht zu verachten.

OBST UND GEMÜSE

Täglich fünf Portionen Obst und Gemüse benötigen wir, um die für uns notwendigen Vitamine und Mineralstoffe aufzunehmen. Besonders viel Vitamin C enthalten rote Paprika, Erdbeeren, Kiwis und Zitrusfrüchte. Möhren, Mangos und Papayas liefern reichlich Betakarotin, das der Körper in Vitamin A umwandeln kann. Obst und Gemüse versorgen uns aber zudem mit B-Vitaminen, Spurenelementen und löslichen Fasern sowie mit sekundären Pflanzenstoffen wie Karotinoiden, Flavonoiden und Phytoöstro-

WERTE FÜR DIE TÄGLICHE NÄHRSTOFFZUFUHR			
NÄHRSTOFF	D-A-CH-WERT MÄNNER (25–50)	D-A-CH-WERT FRAUEN (25–50)	RDA-WERT
Thiamin (mg)	1,2	1,0	1,4
Riboflavin (mg)	1,4	1,2	1,6
Niacin (mg)	16	13	18
Vitamin B_6 (mg)	1,5	1,2	2,0
Vitamin B_{12} (µg)	3,0	3,0	1,0
Folsäure (µg)	400	400	200
Vitamin C (mg)	100	100	60
Vitamin A (mg)	1,0	0,8	0,8
Kalzium (mg)	1000	1000	800
Phosphor (mg)	700	700	800
Magnesium (mg)	350	300	300
Eisen (mg)	10	15	14
Zink (mg)	10	7	15
Jod (µg)	200	150	150
Vitamin E (mg)	14	12	10
Selen (µg)	30–70	30–70	k. A.*
Vitamin D (µg)	5	5	5
Natrium (mg)	550	550	k. A.
Kalium (mg)	2000	2000	k. A.
Chlorid (mg)	830	830	k. A.
Kupfer (mg)	1,0–1,5	1,0–1,5	k. A.
(* k. A. = Keine Angabe)			

genen. Diese antioxidativen Substanzen unterstützen den Körper bei seinem Kampf gegen freie Radikale – instabile Moleküle im Blutkreislauf – und sie sind verantwortlich für Farbe, Aroma und Geschmack dieser Lebensmittelgruppe. Um eine gute Mischung der sekundären Pflanzenstoffe zu erreichen, sollte eine gesunde Ernährung auch Brokkoli, dunkelgrünes Blattgemüse sowie rotes, oranges und gelbes Obst und Gemüse enthalten – je kräftiger die Farben, desto besser.

FLEISCH, FISCH UND EIER

Diese Gruppe liefert neben Eiweiß (Protein) auch bestimmte Nährstoffe, die in anderen Gruppen selten vorkommen. Rotes Fleisch ist eine wichtige Quelle für leicht aufnehmbares Eisen. Manche Pflanzenarten enthalten zwar auch viel Eisen, doch ist dies schlechter verwertbar. Fetter Fisch liefert als einziges Nahrungsmittel die essenziellen Omega-3-Fettsäuren, die nicht nur das Risiko für Herzerkrankungen senken, indem sie das Blut verdünnen, sondern auch andere gesundheitliche Vorteile bieten.

Fleisch, vor allem rotes Fleisch, und Fleischwaren sind außerdem gute Zinkquellen.

MILCHPRODUKTE

Abgesehen von Fischkonserven (insbesondere Sardinen) enthält kein Nahrungsmittel so viel Kalzium wie Milchprodukte. Da es aus ihnen zudem leicht aufgenommen werden kann, sind Milchprodukte für eine ausreichende Kalziumzufuhr besonders wichtig. Neben anderen Vitaminen wie Riboflavin versorgen uns Milchprodukte mit den fettlöslichen Vitaminen A und D sowie mit Vitamin B_{12}, das fast ausschließlich in tierischen Lebensmitteln vorkommt. Wenn Sie fettarme Milchprodukte wählen, die gleich viel oder mehr Kalzium und B-Vitamine, aber weniger Vitamin A und D enthalten, senken Sie die Zufuhr an gesättigten Fettsäuren.

FETTE UND ÖLE

Die Deutschen essen zu viel Fett – ein Risikofaktor vieler chronischer Erkrankungen. Aber auch ohne Fett geht es nicht, denn der Körper braucht die fettlöslichen Vitamine A, D, E und K sowie bestimmte Fettsäuren. Reichlich von diesen essenziellen Fettsäuren und auch Vitamin E, das als Antioxidans für ein gesundes Herz-Kreislauf-System wichtig ist, liefern uns pflanzliche Öle und Fette.

SÜSSES UND FETTIGES

Diese Lebensmittel haben häufig nur einen geringen Nährwert. Zwar liefern sie Energie in Form von Fett oder Zucker, aber nur geringe Mengen an Vitaminen und Mineralstoffen. Ein hoher Fett- und Zuckergehalt der Nahrung verschlechtert zudem die Aussichten darauf, die empfohlenen Mengen lebensnotwendiger Nährstoffe zu sich zu nehmen.

Nährstoffempfehlungen in Deutschland

Trotz vieler Forschungsarbeiten wird über die optimale Vitamin- und Mineralstoffversorgung noch immer debattiert. Die in Deutschland, Österreich und der Schweiz gültigen Referenzwerte (D-A-CH-

Referenzwerte) wurden aus Untersuchungen zum physiologischen Bedarf gesunder Menschen berechnet (siehe S. 26). Diese Untersuchungen lassen viel Raum für Interpretationen, weshalb sich auch von Land zu Land die Werte unterscheiden. Die Europäische Union verlangt auf den Etiketten von Lebensmitteln und Nahrungsergänzungsmitteln, den RDA-Wert (RDA = Recommended Daily Allowance, die empfohlene Tagesmenge) anzugeben, einen Richtwert, der für den „durchschnittlichen Erwachsenen" gilt.

Die Tabelle auf der Seite gegenüber zeigt, wie sich die Empfehlungen der EU und die D-A-CH-Referenzwerte bei manchen Vitaminen und Mineralstoffen unterscheiden. Wird keine Zahl genannt, ist der Wert für die empfohlene Zufuhr unbekannt.

Essen ist mehr als nur Ernährung

Essen kann höchst angenehm sein. Die Lust am Essen ist überaus wichtig, und eine angenehme Umgebung bei den Mahlzeiten erhöht den Genuss. Nahrungsmittel entdecken, die schmecken und gut tun, kann den Spass an gutem Essen erhöhen, ganz gleich, ob Sie alleinstehend sind oder in einer Familie leben.

Alle Nahrungsmittel setzen sich aus Nährstoffen und anderen Substanzen zusammen. Ein Nahrungsmittel, das viel von einem bestimmten Nährstoff enthält, hat oft auch andere gesundheitsfördernde Substanzen zu bieten. So versorgt uns Vollkornbrot nicht nur mit Ballaststoffen, sondern auch mit B-Vitaminen, Magnesium, Eisen und Zink.

ESSEN SIE TÄGLICH FÜNF PORTIONEN OBST UND GEMÜSE

ERNÄHRUNG UND ERGÄNZUNGSMITTEL

Nahrungsergänzungsmittel sollten eine gute Ernährung optimieren, nicht einen zu geringen Verzehr von Obst, Gemüse und Vollkorngetreide ersetzen. Diese Lebensmittel mit ihrer ungeheuren Vielfalt an Inhaltsstoffen liefern uns nämlich nicht nur reichlich Vitamine und Mineralstoffe, sondern auch unzählige sekundäre Pflanzenstoffe, von denen wir mit der

Nahrung etwa 10 000 verschiedene aufnehmen. Diese Komplexität erreichen selbst noch so gute Präparate nicht. Die sekundären Pflanzenstoffe in Obst und Gemüse wirken möglicherweise ebenso gesundheitsfördernd wie die anderen Nährstoffe.

Andererseits können Nahrungsergänzungsmittel die stark schwankenden Nährstoffgehalte der Nahrungsmittel und deren Bioverfügbarkeit – die Fähigkeit der Nährstoffe, in den Körper aufgenommen und genutzt zu werden – ausgleichen. Wechselwirkungen eines Nährstoffs mit anderen Komponenten können dessen Bioverfügbarkeit herabsetzen. Eisen zum Beispiel kommt in vielen Nahrungsmitteln vor. Im Weizen ist es jedoch an Phytate gebunden, in Eiern an Phosphoproteine, im Tee an Phenole, im Spinat an Oxalsäure und Polyphenole und in der Milch an Kalzium und Phosphat. Der Stoff, der das Eisen bindet, verschlechtert immer die Verfügbarkeit dieses Mineralstoffs für den Körper. Jedoch nicht alle Wechselwirkungen sind negativ: Wird Vitamin C zusammen mit Eisen aufgenommen, steigert es dessen Aufnahme (Resorption).

Wem können Nahrungsergänzungsmittel nützen?

Die Zufuhr von Vitaminen und Mineralstoffen ist sehr individuell. Untersuchungen in Deutschland belegen: Ein beträchtlicher Teil der Bevölkerung erreicht die empfohlenen Tagesmengen nicht und viele könnten von Vitamin- und Mineralstoffpräparaten profitieren, vor allem Menschen mit einseitiger Nahrungsmittelauswahl und Bewegungsmangel.

Manche Bevölkerungsgruppen sind gefährdeter als andere, zu wenig Vitamine und Mineralstoffe aufzunehmen. Männer sind insgesamt weniger betroffen, da sie einen höheren Energieverbrauch

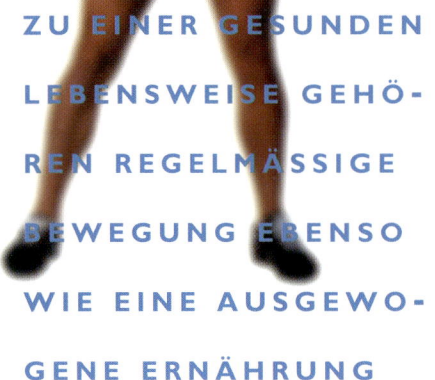

ZU EINER GESUNDEN LEBENSWEISE GEHÖREN REGELMÄSSIGE BEWEGUNG EBENSO WIE EINE AUSGEWOGENE ERNÄHRUNG

haben und deshalb mehr essen. Dagegen neigen Frauen im Laufe ihres Lebens zu einem Nährstoffmangel, da sie durchschnittlich weniger Kalorien aufnehmen, ihr Bedarf an Nährstoffen jedoch kaum von dem der Männer abweicht. Dies gilt besonders für Frauen, die regelmäßig Diät halten.

Da die Referenzwerte für Vitamine und Mineralstoffe auf Untersuchungen an Gesunden basieren, treffen sie für kranke Menschen, deren Bedarf höher sein kann, unter Umständen nicht zu. Auch Stress und eine hohe toxische Belastung durch Pestizide, Umweltgifte und verschriebene Medikamente können den Nährstoffbedarf erhöhen.

Wer einem der zuvor beschriebenen gesunden Ernährungsmodelle folgt, kann eine angemessene Zufuhr erzielen. Nur wenn auch dann keine optimalen Werte erreicht werden, können Nahrungsergänzungsmittel eine wertvolle Unterstützung für die Gesundheit vieler Menschen darstellen.

HÄUFIGE SCHLANKHEITSKUREN

Wer abnehmen möchte und deshalb häufig seine Nahrungszufuhr einschränkt, riskiert eine mangelhafte Nährstoffzufuhr.

Obwohl Menschen, die abnehmen wollen, gewöhnlich mehr Obst und Gemüse essen und somit eine gute Versorgung mit Vitamin C, Betakarotin, Folsäure, Magnesium und Kalium erreichen, kommt es bei anderen Mikronährstoffen wie Eisen, Zink, Riboflavin, Jod und Kalzium zu einem Mangel. Wer zum Beispiel im Rahmen einer Diät alle Milchprodukte aus dem Speiseplan streicht, kann nur schwer genügend Kalzium zu sich nehmen.

EMPFEHLUNG: *Vermeiden Sie Blitzdiäten. Eine kalorienreduzierte Diät sollte viele Nahrungsmittel enthalten, auch mageres Fleisch, das Eisen, Selen und Zink liefert, sowie kalziumreiche fettreduzierte Milchprodukte, stärkehaltige Lebensmittel mit vielen B-Vitaminen und reichlich Obst und Gemüse. Ein Multivitamin- und Mineralstoffpräparat ist eine kluge Vorsichtsmaßnahme für Diätwillige, und wer nicht regelmäßig fetten Fisch verzehrt, sollte Fischöl – Vegetarier Leinöl – einnehmen.*

VEGETARIER

Eine sorgfältig geplante vegetarische Ernährung kann alle Mikronährstoffe enthalten und unter Umständen sogar mehr liefern als die nicht vegetarische Kost. Manche Vitamine und Mineralstoffe kommen jedoch bevorzugt in tierischen Lebensmitteln vor und sind daraus besser verfügbar. Bei Veganern – strenge Vegetarier, die auch Milch und Eier meiden – ist das Risiko für einen Nährstoffmangel am größten: Kritisch sind Vitamin B_{12}, Riboflavin, Kalzium, Vitamin D, Eisen, Zink und Jod. Alle Vegetarier, besonders Frauen, neigen wegen der geringeren Eisenaufnahme zu Blutarmut, denn das Hämeisen aus Fleisch steht leichter und in größerer Menge zur Verfügung als das Eisen aus Pflanzen.

EMPFEHLUNG: *Verwenden Sie ein speziell für Vegetarier zusammengestelltes Multivitamin- und Mineralstoffpräparat.*

WÄHLERISCHE KINDER

Kinder sind in ihren Essgewohnheiten oft eigen. Verweigern sie ganze Nahrungmittelgruppen, kann ihre Ernährung schon aus dem Gleichgewicht geraten. Ernährungspyramide und -kreis zeigen die verschiedenen Nahrungsmittelgruppen (siehe S. 16), die jeweils ganz bestimmte Nährstoffe liefern. Meidet ein Kind eine der Gruppen (Ausnahme: Süßes und Fettiges), muss das Ungleichgewicht durch Nahrungsmittel ausgeglichen werden, in denen die fehlenden Vitamine und Mineralstoffe enthalten sind, oder durch Nahrungsergänzungsmittel. Kindern, die keine Milch mögen, kann man Joghurt, Milchpudding, Cremespeisen und fettarmen Käse anbieten. Lehnen sie jedoch alle Milchprodukte ab, benötigen sie möglicherweise Kalziumtabletten. Nahrungsmittel für Kinder sollten eine hohe Nährstoffdichte haben, also viele Vitamine und Mineralstoffe bezogen auf eine bestimmte Kalorienmenge aufweisen. Bei Kin-

VERWEIGERT EIN KIND MILCH-PRODUKTE, BRAUCHT ES VIELLEICHT ERGÄNZUNGSMITTEL

dern, die zu Lasten gesunder Lebensmittel zu viel Süßigkeiten, Knabberartikel und andere nährstoffarme Lebensmittel zu sich nehmen, sind ergänzende Multivitamin- und Multimineralstoffgaben ratsam.

EMPFEHLUNG: *Beziehen Sie Ihre Kinder in Planung und Zubereitung der Mahlzeiten mit ein – dies kann Appetit machen –, aber zwingen Sie sie nicht zum Essen.*

BEI STRESS

In Stressperioden steigt der Bedarf an B-Vitaminen, weil sich der Stoffwechsel in allen Zellen, auch in Nerven- und Immunzellen, beschleunigt. Vitamin C hilft, die Anfälligkeit gegen Erkältungs- und Grippeviren zu senken und verkürzt die Krankheitsdauer.

Schleichen sich unter Stress schlechte Essgewohnheiten ein, steigt die Natriumzufuhr und damit auch der Blutdruck. Kaliumreiches Obst und Gemüse kann ein Zuviel an Natrium ausgleichen.

EMPFEHLUNG: *Ziehen Sie bei Fehlernährung und Dauerstress Ergänzungsmittel mit antioxidativen Vitaminen in Betracht. Die Präparate sollten auch Zink, Selen und Mangan enthalten.*

KALZIUMBEDARF

Der Referenzwert für die tägliche Aufnahme von Kalzium liegt für 10- bis12-jährige Mädchen bei 1100 mg. Um diesen Bedarf zu decken, benötigen sie reichlich Milchprodukte oder ein Kalziumpräparat. Die folgende Tabelle zeigt, wie schwer es ist, genügend Kalzium aufzunehmen, wenn keine Milchprodukte verzehrt werden.

NAHRUNGSMITTEL UND PORTION	KALZIUM-GEHALT (mg)
1 Glas fettarme Milch (200 ml)	246
1 Scheibe Edamer (30 g)	203
1 Becher fettarmer Fruchtjoghurt (150 g)	150
2 Weizenbrötchen (90 g)	24
100 g Brokkoli	87
100 g Spinat	126
Getrocknete Aprikosen (50 g)	51
100 g Lachs in Dosen	185
100 g Ölsardinen in Dosen	330
1 EL Sesamsamen (12 g)	94
1 mittelgroße Orange (150 g)	63

RAUCHER

Zigarettenrauch stimuliert die Produktion freier Radikale – instabile Moleküle, die im Blutkreislauf zirkulieren und die Zellen schädigen können. Mithilfe von Vitamin C und anderen Antioxidantien kann der Körper gegen diese Stoffe vorgehen und sie unschädlich machen.

Studien zufolge essen Raucher weniger Obst und Gemüse als Nichtraucher, obwohl ihr Bedarf eigentlich weitaus höher ist. Hier sind Antioxidanzien angebracht, doch kein Präparat kann den Schaden ausgleichen, der durch das Rauchen angerichtet wird. Rauchen während der Schwangerschaft scheint eine Ursache für Totgeburten und niedriges Geburtsgewicht bei Säuglingen zu sein.

EMPFEHLUNG: *Raucher sollten mindestens 150 mg Vitamin C pro Tag zu sich nehmen. Wer allerdings regelmäßig mehr als 1 g pro Tag zu sich nimmt, riskiert Nierensteine.*

ALKOHOLIKER

Ersetzt Alkohol einen Teil der Nahrung, dann kann die Nährstoffversorgung gefährdet sein. Die Deutsche Gesellschaft für Ernährung empfiehlt Männern, maximal 0,5 l Bier oder 0,25 l Wein am Tag zu trinken. Frauen sollten sich mit der Hälfte begnügen. Ein Glas Rotwein am Tag kann das Herz schützen – aber nur bei Männern über 40 Jahren und bei Frauen nach der Menopause.

Jedes Zuviel an Alkohol kann das Risiko für Mund-, Kehlkopf- und Speiseröhrenkrebs erhöhen.

EMPFEHLUNG: *Wer viel Alkohol trinkt, der isst oft zu wenig Obst und Gemüse, was die Nährstoffbalance stört. Daher sollten Vitamin C und die B-Vitamine, die bei hohem Alkoholkonsum rasch verbraucht sind, zusätzlich eingenommen werden.*

PATIENTEN MIT VERSCHREIBUNGS-PFLICHTIGEN MEDIKAMENTEN

Durch verschreibungspflichtige Medikamente – von der Anibabypille bis hin zu Antidepressiva – kann der Bedarf an Nährstoffen steigen (siehe S. 394–397).

EMPFEHLUNG: *Wenn Sie regelmäßig Medikamente einnehmen oder ein neues Präparat bekommen, fragen Sie Ihren Arzt nach eventuellen Auswirkungen auf Ihre Nährstoffversorgung.*

Veränderter Nährstoffbedarf

Die erforderliche Nährstoffmenge verändert sich im Laufe des Lebens. So variiert der Kalziumbedarf je nach Alter, da er von Wachstum und Entwicklung abhängig ist. Stillen zehrt sehr an den Kalziumreserven.

SCHWANGERSCHAFT

Während der Schwangerschaft steigt der Bedarf an einigen Vitaminen und Mineralstoffen. Eine optimale Versorgung mit Folsäure reduziert beim Fetus das Risiko eines Neuralrohrdefekts. Es wird daher geraten, 4 Wochen vor und bis zum Ende des ersten Drittels der Schwangerschaft zusätzlich 400 µg Folsäure pro Tag (Grundbedarf 300 µg) mithilfe von Präparaten einzunehmen. Um diese Folsäuremenge über die Nahrung aufzunehmen, müsste eine Schwangere zum Beispiel täglich vier Schalen von mit Folsäure angereicherten Frühstücksflocken essen oder 6 1/2 Gläser Orangensaft trinken.

EXTRAGABEN VON FOLSÄURE SCHÜTZEN IHR BABY

KRANKHEITEN UND GESUNDHEITSSTÖRUNGEN

Manche Erkrankungen wie Colitis ulcerosa und Morbus Crohn, bei denen die Nahrung nicht richtig vom Darm aufgenommen wird, können einen Nährstoffmangel herbeiführen.

Das kann besonders bei Vitamin B_{12} der Fall sein. Bei anhaltendem Durchfall verliert der Körper Zink, Natrium und Kalium, bei Blutungen geht Eisen verloren und bei manchen Erkrankungen wie Diabetes verliert der Körper aufgrund der erhöhten Harnmengen Mineralstoffe wie zum Beispiel Zink.

Für die Gesundheit der Zellen benötigt der Körper bestimmte Fettsäuren – Omega-6-Fettsäuren aus Pflanzenöl und Omega-3-Fettsäuren aus Fischöl. Viele Menschen mit entzündlichen Erkrankungen (Schuppenflechte, Rheuma, Colitis, Asthma) sprechen auf eine ergänzende Zufuhr von Omega-3-Fettsäuren an. Diese Anwendungen sollten Sie mit einem in diesen Fragen kompetenten Arzt besprechen.

Wie können Sie von Ergänzungs-mitteln profitieren?

Um einem Nährstoffmangel vorzubeugen, wird häufig zu Multivitamin- und Multimineralstoffpräparaten gegriffen, aber auch Heilpflanzen sollten zur Vorbeugung und Heilung von Krankheiten genutzt werden, wie neuere Forschungen zeigen. Wahrscheinlich liegen die optimalen Werte für die Nährstoffzufuhr zudem höher als bisher angenommen.

Ist es demnach für an sich gesunde Menschen sinnvoll, regelmäßig Ergänzungsmittel einzunehmen? Können diese Mittel bei Krankheiten oder Befindlichkeitsstörungen wirklich helfen? Im Folgenden sind die wichtigsten positiven Wirkungen vorgestellt, die die meisten Menschen – orientiert man sich an der wissenschaftlichen Forschung – von den in diesem Buch aufgeführten Mitteln erwarten können. Genauere Informationen über die therapeutischen Wirkungen bestimmter Substanzen finden Sie auf den Seiten 40–194.

Wer braucht Präparate?

Die Schulmedizin ist der Meinung, gesunde Menschen mit abwechslungsreicher Ernährung benötigen keine zusätzlichen Präparate, und die Ernährung sollte lediglich den D-A-CH-Referenzwerten folgen (siehe S. 26). Allerdings, die offiziell genannten Referenzwerte für die Vitamin- und Mineralstoffzufuhr werden von einem Großteil der Bevölkerung nicht annähernd erreicht.

Die meisten von uns essen nicht genügend Obst und Gemüse – auf die anzustrebenden fünf Portionen am Tag bringen es nur die wenigsten. Statt den von der Deutschen Gesellschaft für Ernährung (DGE) empfohlenen 650 g werden pro Tag durchschnittlich nur 290 g Obst und Gemüse verzehrt.

Häufig wählen wir Nahrungsmittel mit einer geringen Nährstoffdichte. So ziehen wir Pom-

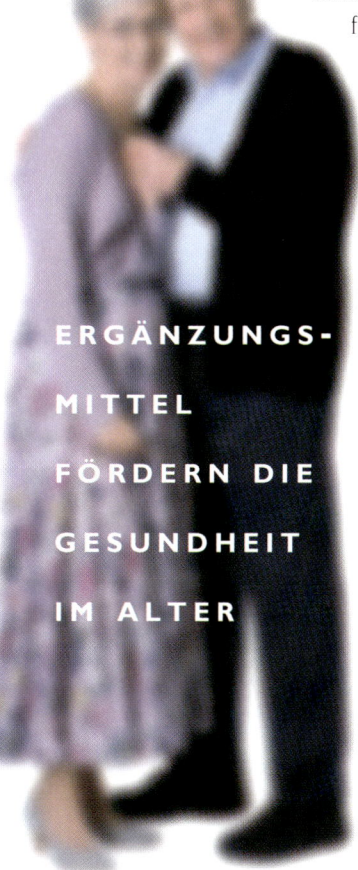

ERGÄNZUNGS-MITTEL FÖRDERN DIE GESUNDHEIT IM ALTER

mes frites als Beilage gekochten Kartoffeln vor und trinken lieber Limonade als ein Glas fettarme Milch. Diese Nahrungsmittel liefern aber unter Umständen nicht nur zu viel Fett und Zucker, sondern können auch dazu führen, dass wir deutlich weniger Vitamine, Mineralstoffe und sekundäre Pflanzenstoffe zu uns nehmen, als wir eigentlich brauchen.

Wie gelingt eine optimale Ernährung?

Die Nahrung der Deutschen – quer durch alle Altersgruppen – enthält durchweg zu wenig Folsäure und Jod. Etwa 75 % der Mädchen und Frauen zwischen 10 und 51 Jahren nehmen nicht die empfohlene Kalziummenge auf, sondern oftmals deutlich weniger.

Unsere Nahrung ist meistens ballaststoffarm, und auch die Versorgung mit den Vitaminen D und E sowie mit Magnesium könnte besser sein. Aber selbst bei der besten Ernährungsplanung fällt es oft schwer, alle Nährstoffe in der gewünschten Menge aufzunehmen. Vegetarier zum Beispiel, die insgesamt gesünder leben als Fleischesser, können trotzdem mit Nährstoffen wie Eisen und Vitamin B_{12} unterversorgt sein.

Menschen, die sich fettarm ernähren, nehmen möglicherweise nicht genug Vitamin E aus der Nahrung auf, weil eben die meisten Vitamin-E-reichen Nahrungsmittel fettreich sind. Einer solchen Ernährung können aber auch bestimmte gesundheitswirksame Substanzen wie beispielsweise Fischöl, Isoflavone aus Soja oder Alphaliponsäure fehlen.

Sind Sie gesund, können sich aber nicht jeden Tag ausgewogen ernähren, dann könnte ein Ergänzungsmittel durchaus Nährstofflücken füllen oder eine ausreichende Zufuhr auf ein Optimum steigern.

Umweltrisiken

Es gibt zahlreiche Gründe, weshalb auch Menschen mit gutem Ernährungsverhalten von der täglichen Einnahme eines Ergänzungsmittels profitieren können.

Manche Mediziner gehen davon aus, dass Umweltgifte – von Autoabgasen bis hin zu industriellen Chemikalien und Abfällen – im Körper auf der Zellebene großen Schaden anrichten können. Sie zerstören Gewebe und entziehen Nährstoffe. Ebenso können bestimmte Medikamente, übermäßiger Alkoholkonsum oder anhaltender Stress die Aufnahme von bestimmten Schlüsselnährstoffen in den Körper beeinträchtigen.

Einem Großteil dieser schädigenden Auswirkungen lässt sich heute mit gezielten Ernährungsprogrammen entgegenwirken. So können zum Beispiel viele Ergänzungsmittel, besonders Antioxidanzien (siehe S. 46–47) dem Körper helfen, Zell- und Gewebeschäden zu beheben, die durch den Kontakt mit Giftstoffen entstanden.

Krankheiten vorbeugen

Früher glaubte man, ein Mangel an Nährstoffen bedinge nur bestimmte Mangelerkrankungen wie etwa Skorbut – Zahnfleischentzündungen und Zahnausfall aufgrund von Vitamin-C-Mangel. In den letzten 30 Jahren machten Wissenschaftler jedoch erstaunliche Entdeckungen: Viele Nährstoffe sind auch bei der Vorbeugung chronisch degenerativer Erkrankungen wichtig, die gerade in den westlichen Gesellschaften weit verbreitet sind.

Neuere Studien beleuchten das Potenzial verschiedener Nährstoffe zur Krankheitsvorsorge, die auch in diesem Buch erwähnt werden. Die meisten Arbeiten zeigen: Der Nährstoffbedarf zu Präventionszwecken übersteigt die Referenzwerte oft so weit, dass diese vorbeugenden Nährstoffmengen von den Studienteilnehmern nur durch die Einnahme von Ergänzungsmitteln und nicht allein durch die Ernährung erreicht werden konnten.

Nährstoffe (insbesondere die Antioxidanzien), so vermuten manche Ärzte, können die Entstehung einer Krankheit verlangsamen oder verhüten und sogar den Alterungsprozess selbst hinauszögern, indem sie dem Körper helfen, Zellschäden zu reparieren. Vitamin E oder Coenzym Q10 sind nun zwar kein Jungbrunnen, aber bei aktuellen Untersuchungen wurde festgestellt, dass sowohl durch die Einnahme einzelner Nährstoffe wie Vitamin E als auch durch Multivitamin- und Multimineralstoffpräparate die Immunfunktion älterer Menschen verbessert werden kann.

Alterserscheinungen

Eine groß angelegte wissenschaftliche Studie mit älteren Personen zeigte Erstaunliches: Senioren, die Vitamin E einnahmen, starben nur halb so oft an Herzerkrankungen wie Menschen, die keine Präparate nahmen. Nachweislich sind Antioxidanzien in der Lage, das Risiko für grauen Star und Makuladegeneration zu senken – beides altersabhängige Leiden, bei denen sich das Sehvermögen allmählich verschlechtert.

Hochwirksame Antioxidanzien gegen Alterserscheinungen sind die Nahrungsergänzungsmittel Selen, Karotinoide, Flavonoide, bestimmte Aminosäuren und Coenzym Q10. Klinische Forschungen zeigen beispielsweise, dass der Ginkgobaum viele Alterserscheinungen bessern kann, besonders solche, die durch reduzierte Blutzufuhr entstehen, also Schwindel, Impotenz oder Verlust des Kurzzeitgedächtnisses.

Substanzen, die in Echinacea und anderen Heilpflanzen nachgewiesen wurden, stärken Berichten zufolge das Immunsystem, und Phytoöstrogene wie Sojaisoflavone können bei Problemen mit den Wechseljahren helfen und auch Krebs und Herzerkrankungen vorbeugen. (Mehr über das Altern erfahren Sie auf den Seiten 204–205.)

Behandlung von Beschwerden

Viele Vertreter ergänzender Heilverfahren empfehlen Präparate für ein breites Spektrum an Gesundheitsproblemen, die praktisch jedes Körpersystem betreffen. Schulmediziner dagegen verschreiben lieber

ANTIOXIDANZIEN KÖNNEN VIELE BESCHWERDEN ABWEHREN

Medikamente gegen ganz bestimmte Erkrankungen, behandeln aber auch die eine oder andere Krankheit mit Ergänzungsmitteln. So wird zum Beispiel Eisen bei bestimmten Anämien verschrieben, Vitamin A bei schwerer Akne eingesetzt, und hohe Dosen des B-Vitamins Niacin sollen helfen, den Cholesterinspiegel zu senken.

In diesem Buch werden bestimmte Vitamine und Mineralstoffe zur Behandlung verschiedener Gesundheitsprobleme empfohlen. Bei schweren Erkrankungen ist die Therapie mit Nahrungsergänzungsmitteln jedoch sehr umstritten. Schulmediziner zweifeln in diesen Fällen oft an ihrer Wirksamkeit und halten es mitunter sogar für gefährlich, sich auf sie zu verlassen. Orthomolekular orientierte Ärzte und Heilpraktiker halten den Einsatz dieser Präparate dagegen aufgrund veröffentlichter Daten und eigenen klinischen Beobachtungen für gerechtfertigt und sehen es als Zeitverschwendung an, jahrelang auf eindeutige Beweise zu warten.

Bis es eindeutige, unanfechtbare Beweise gibt, sollten Sie sich jedoch besser nicht allein auf Nahrungsergänzungsmittel verlassen, um eine Krankheit oder Verletzung zu behandeln

Traditionelle Heilpflanzen

In zahlreichen Kulturen werden seit Jahrtausenden Heilpflanzen zur Beruhigung, Linderung oder Heilung vieler Gesundheitsprobleme eingesetzt. Von der Schulmedizin wird dies durchaus beachtet – schließlich entstand die pharmazeutische Industrie aus der traditionellen Anwendung von Heilpflanzen.

Aktuelle Studien belegen die Wirksamkeit vieler Heilpflanzen. Die pharmakologischen Wirkungen der Kräuter, die in diesem Buch besprochen werden, sind häufig sowohl durch klinische Studien als auch durch die Erkenntnisse unserer Vorfahren gut belegt. Eine Reihe von Arzneipflanzen, einschließlich Johanniskraut, Ginkgobaum und Sägepalme, sind inzwischen als Arzneimittel anerkannt und werden gegen Krankheiten wie Allergien, Depressionen, Impotenz und Herzerkrankungen verordnet. Aber selbst Kräuter mit nachgewiesener therapeutischer Wirkung sollten zur Behandlung einer Krankheit wohl überlegt eingesetzt werden. Richtlinien für den sicheren und wirkungsvollen Umgang mit diesen Mitteln finden Sie auf den Seiten 35–36.

ETIKETTENSCHWINDEL?

Wenn Sie auf dem Etikett eines Ergänzungsmittels eine Vielzahl positiver Wirkungen einer einzigen Pflanze oder Substanz entdecken, dann fragen Sie sich vielleicht, ob dies wirklich der Wahrheit entspricht oder eher Werbezwecken dient. Aber dabei haben manche Ergänzungsmittel tatsächlich eine ganze Reihe von Wirkungen, die auch durchaus sehr genau dokumentiert sind.

Als Beispiel sei der grüne Tee genannt. Zu dem ihm nachgesagten Wirkungen gehört zum Beispiel, dass er bei verschiedenen Krebsarten hilft, das Herz schützt, das Wachstum von Bakterien stoppt, Karies entgegenwirkt und zudem auch noch das Immunsystem stärkt. Da mittlerweile zahlreiche aktive Komponenten im grünen Tee nachgewiesen wurden, überrascht es kaum, dass er all diese Wirkungen wirklich haben mag.

Viele geläufige Arzneimittel wurden zunächst entwickelt, um nur eine bestimmte Wirkung zu entfalten. Je mehr Menschen diese Mittel dann einnahmen und je mehr deren Wirkungen dann untersucht wurden, desto mehr Anwendungsmöglichkeiten kamen somit auch mit der Zeit ans Licht.

Stellen Sie sich beispielsweise eine Substanz vor, die Kopfschmerzen vertreibt, Arthritis lindert, Herzkrankheiten vorbeugt, die Schmerzen bei Sportverletzungen erträglicher macht und auch das Risiko für Dickdarmkrebs senkt. Genau: Es ist die Acetylsalicylsäure (Aspirin®). Der Vorläufer dieses Mittels entstammt einer pflanzlichen Quelle, der Rinde der Silberweide.

Was leisten Ergänzungsmittel nicht?

Trotz der positiven Eigenschaften der Präparate ist es wichtig, sich ihrer Grenzen bewusst zu sein – und einiger fragwürdiger Behauptungen.

■ Wie schon das Wort Ergänzungsmittel verrät, sind diese Präparate nicht dazu gedacht, die in der Nahrung enthaltenen Nährstoffe zu ersetzen. Sie kompensieren keine falsche Ernährung: Weder können die Ergänzungsmittel einen hohen Verzehr an gesättigten Fetten wettmachen (der das Risiko für Herzerkrankungen erhöht) noch können sie jeden Nährstoff aus den Nahrungsmittelgruppen ersetzen, der nicht in Ihrer Nahrung auftaucht. Denn obwohl die Wissenschaft viele gesundheitsfördernde Substanzen aus Obst, Gemüse und anderen Nahrungsmitteln isoliert hat, dürften zahllose weitere noch unentdeckt sein, die man nur direkt aus der Nahrung erhält. Manche der bekannten Wirkstoffe wirken zudem nicht so gut als Einzelbestandteil eines Präparats, sondern brauchen das Zusammenspiel mit anderen Wirkstoffen aus den unterschiedlichen Nahrungsmitteln.

■ Ergänzungsmittel können gesundheitsschädigende Gewohnheiten wie Rauchen oder Bewegungsmangel nicht ausgleichen. Eine optimale Gesundheit erfordert einen ganzheitlichen Lebensstil (siehe S. 14–21) – besonders im Alter.

■ Während manche der positiven Wirkungen, die den Ergänzungsmitteln zugeschrieben werden, unbewiesen aber plausibel sind, sind andere Behauptungen weit hergeholt, besonders bei den Schlankheitsmitteln. Es ist doch sehr fragwürdig, ob diese – speziell Produkte, die angeblich das Fett verbrennen – beim Abnehmen helfen, ohne dass man gleichzeitig seine Ernährung umstellt und Sport treibt.

■ Ähnlich schwer nachzuweisen sind Behauptungen, nach denen Ergänzungsmittel die geistige oder körperliche Leistungen steigern können. Zumal, da ohnehin jede Steigerung schon bei gesunden Menschen allenfalls begrenzt ausfallen kann. Bestimmte Mittel können zwar bei Patienten mit leichten bis schweren Gedächtnisstörungen die geistigen Funktionen verbessern, bei den meisten Erwachsenen haben sie jedoch kaum eine Wirkung auf das Gedächtnis oder die Konzentrationsfähigkeit. Auch mit einem Präparat, das nachweislich gegen Müdigkeit hilft, wird eben aus einem Freizeitjogger kein Marathonläufer. Ebenso fraglich bleibt, ob aphrodisiakahaltige Präparate tatsächlich die sexuelle Leistungsfähigkeit steigern.

■ Es sind keine Ergänzungsmittel bekannt, die so ernste Leiden wie Krebs, Herzerkrankungen, Diabetes und HIV/Aids heilen können. Andererseits kann das richtige Präparat ein chronisches Leiden durchaus bessern und Symptome wie Schmerzen oder Entzündungen lindern. Ehe Sie jedoch beginnen, Ihre Krankheiten mit Ergänzungsmitteln zu behandeln, sollten Sie auf jeden Fall immer zuerst mit Ihrem Arzt sprechen.

REFERENZWERTE – WAS BEDEUTEN DIE ZAHLEN?

■ Im deutschsprachigen Raum haben sich im Jahr 2000 die deutschen, österreichischen und schweizerischen Gesellschaften für Ernährung (DEG, ÖEG, SEG und SVE) erstmals auf gemeinsame Werte für die Nährstoffzufuhr verständigt. Diese werden „Referenzwerte für die Nährstoffzufuhr" genannt oder in Anlehnung an die international üblichen Länderkennzeichen der beteiligten Nationen auch „D-A-CH-Referenzwerte".

■ Referenzwerte kennzeichnen die Menge eines Nährstoffs, die täglich zugeführt werden sollte, um bei gesunden Personen die lebenswichtigen physischen, psychischen und Stoffwechselfunktionen sicherzustellen und sowohl Mangelkrankheiten als auch Mangelsymptome zu verhüten. Je nach Bevölkerungsgruppe können die Werte stark variieren. So liegt der Referenzwert für Eisen für Frauen zwischen 19 und 50 Jahren bei 15 mg und für Männer derselben Altersgruppe nur bei 10 mg.

■ Die Referenzwerte werden aus Studien über den physiologischen Bedarf von gesunden Menschen gewonnen. Der Wert eines Vitamins kann beispielsweise danach bestimmt werden, welche Menge dieses Nährstoffs nötig ist, um bei einer Testgruppe einen physiologischen Blutspiegel aufrechtzuerhalten.

■ Solche Studien lassen viel Raum für Interpretationen, weshalb die Referenzwerte für bestimmte Nährstoffe auch von Land zu Land schwanken können. So wirken einige D-A-CH-Referenzwerte sehr bescheiden gegenüber entsprechenden Werten aus den USA.

■ Dosierungen, die präventive Wirkungen erzielen sollen, liegen über den Referenzwerten, die ja nur den physiologischen Bedarf wiedergeben. Im Blickpunkt stehen dabei Vitamine und Mineralstoffe, die degenerativen Erkrankungen wie Krebs oder auch Arteriosklerose vorbeugen sowie das Immunsystem stärken können. Trotz vieler Forschungen liegt aber noch keine einheitliche Vorstellung über eine solche optimale (präventive) Vitamin- und Mineralstoffaufnahme vor.

■ Richtlinien für eine optimale Versorgung sind umstritten, wenngleich von maßgeblichen Wissenschaftlern ausgearbeitet. So gilt beipielsweise, dass nicht über 30 % der totalen Energiezufuhr aus Fett stammen sollte und nicht über 10 % aus gesättigten Fettsäuren.

■ Wo nicht genügend Informationen zur Festlegung des physiologischen Bedarfs für einen bestimmten Nährstoff vorliegen, da wurden Schätzwerte festgesetzt wie beispielsweise für Biotin, Chrom und Mangan sowie für Molybdän, Pantothensäure und die Vitamine E und K.

Verschiedene Arten von Ergänzungsmitteln

Wer ein Reformhaus betritt oder vor den Regalen mit Ergänzungsmitteln in Supermarkt, Drogerie oder Apotheke steht, wird die immense Produktvielzahl auf dem Markt registrieren. Bezieht man verschiedene Marken und Nährstoffkombinationen mit ein, so stehen buchstäblich Tausende zur Wahl. So viele werden Sie zwar nicht an einem Ort vorfinden, aber selbst die Auswahl in Ihrem Supermarkt kann verwirrend sein.

Unablässig versuchen die Hersteller, sich mit ihren Marken von den anderen abzuheben und entwickeln deshalb immer wieder unterschiedliche Dosierungen und neue Kombinationen für ihre Produkte, die sie dann mit kreativen Formulierungen anpreisen. Parallel dazu entdecken Wissenschaftler neue, bessere Möglichkeiten, um den Pflanzen ihre Nährstoffe zu entziehen oder synthetische Nährstoffe im Labor zu erzeugen, was zu vielen neuen, reineren Produkten führt.

Wie wählen Sie richtig aus?

Um sich in diesem Dschungel zurechtzufinden, ist es wichtig, die verschiedenen Ergänzungsmittel kennen zu lernen, von denen über 70 in Teil 1 dieses Buches (siehe S. 38–195) detailliert dargestellt sind, mit ihren

Eigenschaften und ihrer Rolle für unsere Gesundheit. Auf den Seiten 33–34 werden die auf den Verpackungen aufgeführten Begriffe und die dort zu lesenden Informationen erklärt.

Unten und auf der folgenden Seite sind die wichtigsten Eigenschaften von Vitaminen, Mineralstoffen, pflanzlichen Mitteln und anderen Ergänzungsmitteln einschließlich der sekundären Pflanzenstoffen aufgeführt. Aminosäuren etwa sind der Wissenschaft seit Jahren bekannt, werden aber erst seit kurzem als Nahrungsergänzungsmittel angeboten.

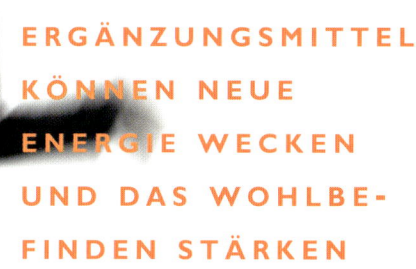

ERGÄNZUNGSMITTEL KÖNNEN NEUE ENERGIE WECKEN UND DAS WOHLBE-FINDEN STÄRKEN

Vitamine

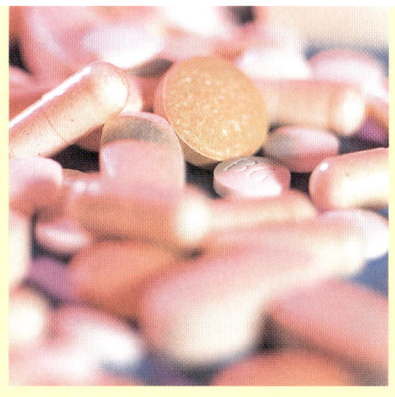

■ Ein Vitamin ist eine organische Substanz, die zur Regulierung des Stoffwechsels der Zelle unverzichtbar ist und auch für die Prozesse, die Energie aus der Nahrung freisetzen.

■ Es gibt vermehrt Hinweise, dass bestimmte Vitamine Antioxidanzien sind, die die Körperzellen vor Schädigung schützen und möglicherweise in der Lage sind, einer Vielzahl degenerativer Erkrankungen vorzubeugen.

■ Die 13 bekannten Vitamine werden in fettlösliche (A, D, E und K) und wasserlösliche (acht B-Vitamine und Vitamin C) eingeteilt.

■ Die Unterscheidung zwischen fettlöslichen und wasserlöslichen Vitaminen ist wichtig. Fettlösliche Vitamine werden relativ lange, d. h. über Monate bis Jahre im Körper gespeichert, wasserlösliche Vitamine – mit Ausnahme von Vitamin B_{12} – bleiben hingegen nur kurze Zeit im Körper und müssen deshalb regelmäßiger zugeführt werden.

■ Mit wenigen Ausnahmen, nämlich den Vitaminen D und K, ist der Körper nicht in der Lage, Vitamine selbst herzustellen. Um gesund zu bleiben, müssen diese daher über die Nahrung oder in Form von Nahrungsergänzungsmitteln aufgenommen werden.

Mineralstoffe

■ Mineralstoffe sind im Körper in kleinen Mengen vorhanden. Sie stellen insgesamt nur bis zu 4 % des Körpergewichts.

■ Diese anorganischen Substanzen sind für ein breites Spektrum lebenswichtiger Prozesse notwendig, von der Knochenbildung bis hin zur normalen Funktion von Herz und Verdauungssystem.

■ Bestimmte Mineralstoffe werden mit der Vorbeugung von Krebs, Osteoporose und anderen chronischen Erkrankungen in Verbindung gebracht.

■ Der Mensch muss seine Mineralstoffvorräte über die Nahrung oder über Nahrungsergänzungsmittel auffüllen.

■ Von den über 60 verschiedenen Mineralstoffen im Körper gelten nur 22 als unverzichtbar.

■ Hiervon werden sieben, nämlich Kalzium, Chlorid, Magnesium, Phosphor, Kalium, Natrium und Schwefel, als Mengenelemente bezeichnet.

■ Die übrigen 15 Mineralstoffe nennt man Spurenelemente, weil sie jeden Tag nur in winzigen Mengen (meist in Mikrogramm, also Millionstelgramm, gemessen) benötigt werden.

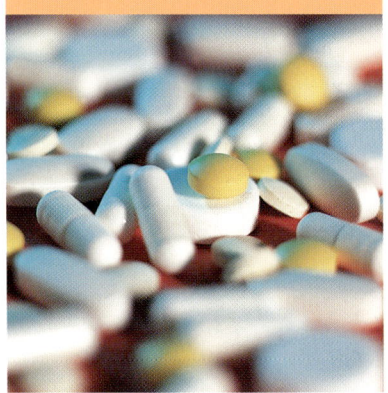

Pflanzliche Heilmittel

■ Diese Präparate werden aus Pflanzen zubereitet, häufig aus Blättern, Stängeln, Wurzeln und/oder Rinde sowie aus Knospen und Blüten.

■ Viele Pflanzenteile können im Naturzustand verwendet werden oder sie lassen sich zu Tabletten, Kapseln, Pulvern, Tinkturen und anderem verarbeiten.

■ Ein pflanzliches Mittel kann alle nachgewiesenen Inhaltsstoffe einer Pflanze enthalten oder nur einen oder zwei der isolierten Inhaltsstoffe, die ihr erfolgreich entnommen wurden.

■ Viele pflanzliche Heilmittel haben zahlreiche aktive Komponenten, die nur zusammen mit anderen eine therapeutische Wirkung zeigen.

■ Bei manchen Heilmitteln sind die spezifischen Wirkstoffe noch nicht identifiziert. Um die volle Wirkung zu erzielen, wird daher die ganze Pflanze verwendet.

■ Von den Hunderten von Hausmitteln, die beim derzeit wiederauflebenden Interesse an der Kräutermedizin bekannt sind, dienen die meisten der Behandlung chronischer oder leichter Gesundheitsprobleme.

■ Pflanzen werden auch eingesetzt, um Gesundheit und Wohlbefinden zu erreichen oder zu erhalten – zur Ankurbelung des Immunsystems, zur Regulierung des Cholesterinspiegels oder gegen Müdigkeit.

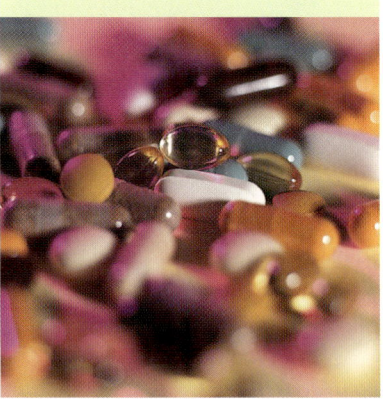

Andere Präparate

■ Hierunter fallen diverse Produktgruppen. Manche – wie Fischöle – sind natürliche Nahrungsinhaltsstoffe und besitzen nach Ansicht von Wissenschaftlern gesundheitsfördernde Eigenschaften.

■ Flavonoide, Sojaisoflavone und Karotinoide sind sekundäre Pflanzenstoffe – Bestandteile von Obst und Gemüse, die das Krankheitsrisiko senken und möglicherweise die Symptome bestimmter Leiden lindern.

■ Andere Nahrungsergänzungsmittel, wie Coenzym Q10, sind körpereigene Substanzen, die synthetisch hergestellt werden können.

■ Zusammen mit ihren Artgenossen können die „friedliebenden" körpereigenen Acidophilus-Bakterien die Behandlung bestimmter Verdauungsstörungen unterstützen.

■ Aminosäuren sind die Bausteine der Proteine (Eiweiße), die wahrscheinlich an der Stärkung des Immunsystems und auch an anderen gesundheitsfördernden Aktivitäten mitwirken und mittlerweile als Ergänzungsmittel erhältlich sind.

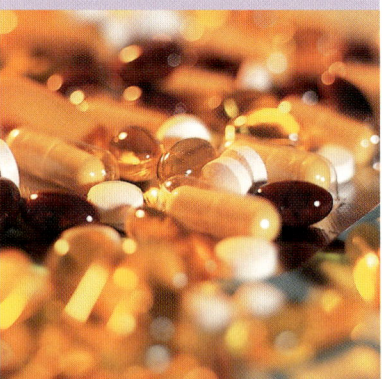

Ergänzungsmittel – Zubereitung und Darreichungsform

Ergänzungsmittel sind in vielen verschiedenen Darreichungsformen und Konzentrationen erhältlich. Die große Auswahl und unterschiedlichen Versprechungen können beim Einkauf so verwirrend sein, dass sich die Suche nach dem idealen Mittel schwierig gestaltet.

Manche „Spezial"-Rezepte, insbesondere solche mit „zeitversetzter" Abgabe oder einem „Chelatkomplex", bieten allerdings kaum nennenswerte Vorteile und sind die Zusatzkosten daher oft nicht wert.

Übliche Darreichungsformen

Als Tabletten, Kapseln oder Dragees sind die Präparate meist am bequemsten einzunehmen. Manchmal können andere Formen jedoch sinnvoller sein.

TABLETTEN, KAPSELN UND DRAGEES

Tabletten, Kapseln und Dragees sind leicht einzunehmen und können gut gelagert werden. Generell sind sie länger haltbar als Präparate in anderer Form.

Neben ihrem Vitamin- und Nährstoffgehalt enthalten Tabletten häufig weitere, zumeist unwirksame Substanzen, die so genannten Trägerstoffe. Diese Komponenten binden, konservieren oder vergrößern die Masse der Präparate und tragen zum schnelleren Abbau der Tablette im Magen bei. Ergänzungsmittel sind auch in kapselförmigen, leicht zu schluckenden Tabletten oder als Dragees erhältlich.

Essenzielle Fettsäuren, wie sie in Fisch- und Nachtkerzenöl vorkommen, sowie mitunter die fettlöslichen Vitamine A, D und E sind in Form von Weichgelatinekapseln erhältlich. Andere Vitamine und Mineralstoffe werden zu Pulver oder Flüssigkeiten verarbeitet und dann in Kapseln verpackt.

Kapseln enthalten meist weniger Zusatzstoffe als Tabletten und lösen sich auch schneller auf, was jedoch nicht zwangsläufig heisst, dass sie vom Körper besser aufgenommen werden.

PULVER

Wer ungern Pillen schluckt, wählt vielleicht lieber ein Pulver, das man mit Saft oder Wasser vermischt oder ins Essen einrührt. Gemahlene Flohsamen werden gern in dieser Form verwendet oder in Wasser ange-

WERBEAUSSAGEN RICHTIG BEWERTEN

- Werbeaussagen erwecken den Anschein, Vitamine aus *natürlichen* Quellen – zum Beispiel Vitamin E aus Sojabohnen – seien besser als *synthetische* Vitamine aus dem Labor.
- Hersteller behaupten gern, dass ihre Erzeugnisse *natürlich* sind. Aber ganz gleich, woher die Substanzen auch stammen, die meisten Ergänzungsmittel werden zunächst in irgendeiner Form verarbeitet.
- Der Begriff *natürlich* auf dem Etikett betont: Die Nährstoffe wurden aus einem Nahrungsmittel entzogen oder einer anderen natürlichen Quelle extrahiert – trotzdem können sie sich deutlich von ihrem ursprünglichen Zustand unterscheiden.
- Sogar synthetische Vitamine, die auf der Basis natürlicher Ausgangsmaterialien hergestellt werden, dürfen als *natürlich* angepriesen werden – beispielsweise Vitamin C aus Maissirup. *Natürliche Extrakte* hingegen sind Extrakte konzentrierter Nahrungsmittel, die einen höheren Nährstoffgehalt erzielen sollen.
- Manche Hersteller beschreiben ihre synthetischen Nährstoffe als *naturidentisch*, wenn sie der chemischen Struktur des natürlich vorkommenden Nährstoffs entsprechen. Auf die Wirksamkeit hat die Herkunft keinen Einfluss, da der Körper nicht zwischen beiden Formen unterscheiden kann.
- Die Hersteller können synthetische Produkte stärker konzentrieren und dadurch Präparate geringerer Größe produzieren, die leichter einzunehmen sind. Synthetische Produkte sind weniger licht- und hitzeempfindlich als nichtsynthetische Varianten.
- Wenn Zusatzstoffe, Füllstoffe und Bindemittel, also Trägersubstanzen, beigefügt sind, kann der Wirkstoffanteil verhältnismäßig gering sein. Achten Sie daher auf die angegebene Wirkstoffkonzentration, um das Ergänzungsmittel richtig zu dosieren.
- Vor der Einnahme eines Ergänzungsmittels sollten Sie, vor allem als Allergiker, unbedingt die Zutatenliste lesen.

rührtes, pulverisiertes Vitamin C kann äußerlich als Kompresse verwendet werden.

Pulver lässt sich leichter dosieren und ist oft billiger als Tabletten oder Kapseln. Es eignet sich auch für Menschen, die auf bestimmte Substanzen allergisch reagieren.

FLÜSSIGE MITTEL

In flüssiger Form sind manche Mittel leichter aufzunehmen, und außerdem können Geschmacksstoffe zugesetzt werden, weshalb für Kinder gern Säfte gewählt werden. Manche Substanzen, zum Beispiel Vitamin E, sind in dieser Form auch zur äußerlichen Anwendung geeignet.

KAUTABLETTEN

Diese Ergänzungsmittel sind meist mit Geschmacksstoffen versetzt. Sie eignen sich besonders für Menschen, die ungern Pillen schlucken, und müssen nicht mit Wasser eingenommen werden.

Entglycerinisiertes Süßholz (DGL) wird vom Speichel aktiviert, sodass diese Tabletten eher gekaut als geschluckt werden sollten. Vitamin C wird oft als Kautablette angeboten, die jedoch häufig stark zucker- oder süßstoffhaltig sind.

LUTSCHTABLETTEN

Manche Mittel sind als Lutschtabletten erhältlich, die sich langsam im Mund auflösen. Hierzu zählen beispielsweise Zinkpastillen, die die Behandlung von Erkältungen und Grippe unterstützen.

SUBLINGUALE FLÜSSIGKEITEN UND TABLETTEN

Einige Ergänzungsmittel werden flüssig oder als Tablette unter die Zunge gelegt. Dort lösen sie sich auf und gelangen unter Umgehung der Magensäure und der Verdauungsenzyme unmittelbar ins Blut.

PRÄPARATE MIT DEPOTWIRKUNG

Hierbei handelt es sich um winzige Kapseln, die in einer Kapsel normaler Größe enthalten sind. Die Mikrokapseln lösen sich allmählich auf, und so tritt ihr Inhalt in einem Zeitraum von 2–10 Stunden ins Blut über. In dieser Form wird gern Vitamin C verkauft, da es der Körper nicht speichern kann. Eine zeitversetzte Freisetzung mag zwar eine natürlichere und gleichmäßigere Aufnahme eines Vitamins in den Körper (Resorption) gestatten, aber es ist bisher unklar, ob diese Präparate tatsächlich besser genutzt werden können als konventionelle Kapseln oder Tabletten.

CHELATKOMPLEXE

Mineralstoffe in Präparaten werden chelatisiert, das heisst an andere Substanzen wie anorganische Mineralstoffe, organische Substanzen oder Aminosäuren gebunden. Wie leicht der Mineralstoff resorbiert werden kann, hängt davon ab, an welche Substanz er gebunden wird. Anorganische Chelate wie Oxide, Sulfate, Phosphate, Chloride und Karbonate sind meist preiswerter als organische Chelate, aber schlechter ausnutzbar. Organische Chelate wie Ascorbate, Citrate, Succinate und Malate werden besser resorbiert.

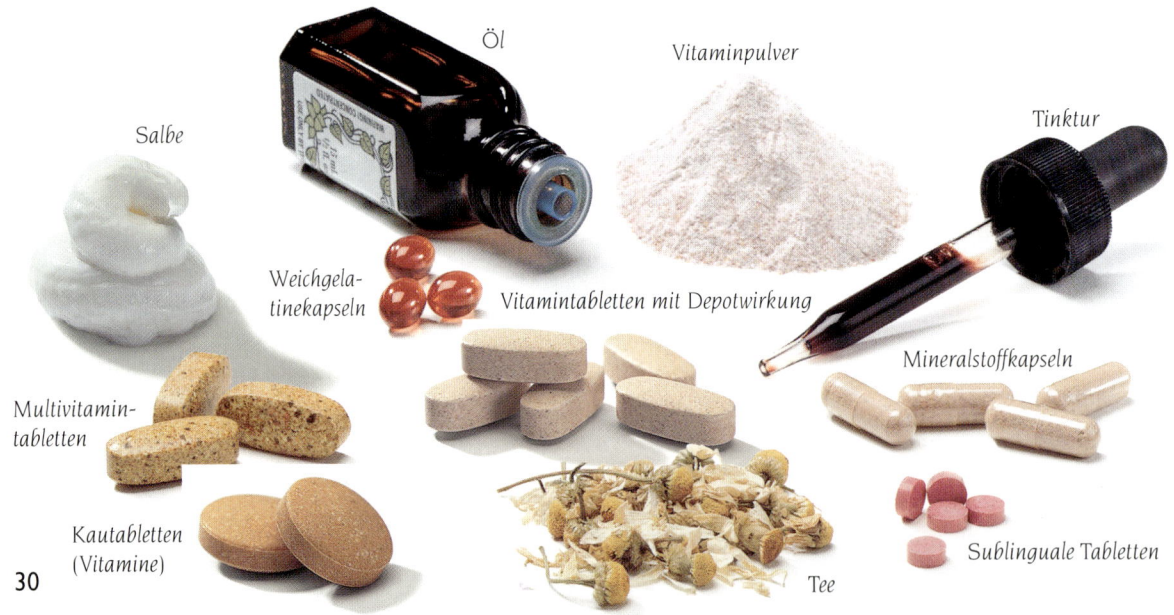

Salbe

Öl

Vitaminpulver

Tinktur

Weichgelatinekapseln

Vitamintabletten mit Depotwirkung

Mineralstoffkapseln

Multivitamintabletten

Kautabletten (Vitamine)

Tee

Sublinguale Tabletten

Pflanzliche Heilmittel

Sie können Kräuter kaufen und selbst nach Rezept zubereiten oder die fertigen Produkte in Form von Tabletten, Kapseln und sonstigen Darreichungsformen für die innere und äußere Anwendung kaufen, ob in Apotheken, Drogeriemärkten, Reformhäusern oder großen Supermärkten.

Weitere Informationen zur Kombination verschiedener Heilpflanzen oder den Heilpflanzen mit anderen Präparaten finden Sie auf den Seiten 118–119.

TABLETTEN, KAPSELN UND DRAGEES

Für Tabletten, Kapseln und Dragees wird entweder die ganze Pflanze oder ein Extrakt mit einer hohen Konzentration ihrer wirksamen Bestandteile verwendet. In dieser Form aufgenommen, kann man den oft bitteren Geschmack der Pflanze umgehen. Die Bestandteile werden zu Pulver zermahlen, das in Tabletten gepresst oder in Kapseln gefüllt wird. Dragees sind Tabletten mit einem Überzug, meist aus Zucker oder Stärke.

Manche pflanzliche Heilmittel werden in magensaftresistenten Kapseln angeboten, die sich erst im Dünndarm auflösen. Damit lassen sich Magenprobleme vermeiden, und die Aufnahme mancher pflanzlicher Heilmittel ins Blut wird verbessert.

TINKTUREN

Diese konzentrierten Flüssigkeiten entstehen, wenn Kräuter ganz oder teilweise in Wasser und Alkohol eingelegt werden. Der Alkohol entzieht und konzentriert die aktiven Pflanzenwirkstoffe und wird dann anschließend ganz oder teilweise wieder entzogen. Nicht alkoholische Konzentrationen können mit Glycerin erreicht werden.

Tinkturen nimmt man mehrmals am Tag in kleinen Mengen ein. Die Dosis wird mit einer Pipette tropfenweise abgemessen und meist mit Wasser oder Saft verdünnt.

TEE, AUFGUSS UND SUD

Tees und Aufgüsse sind weniger konzentriert als Tinkturen. Sie werden aus den frischen oder getrockneten Blüten,

Blättern oder Wurzeln von Pflanzen hergestellt und können lose abgepackt oder in Teebeuteln erworben werden. Während ein Tee gewöhnlich mit kochendem Wasser zubereitet wird, nimmt man für die in diesem Buch empfohlenen Kräuteraufgüsse das heiße Wasser, kurz bevor es kocht. Auf diese Weise werden die wohltuenden Öle erhalten, die im Dampf des kochenden Wassers verloren gehen können. Für einen Sud lässt man gewöhnlich zähere Pflanzenteile wie Stängel oder Rinde mindestens eine halbe Stunde lang köcheln.

Solche flüssigen Heilmittel sollten nach der Zubereitung baldmöglichst verbraucht werden, da ihre Wirkung an der Luft innerhalb weniger Stunden nachlässt. In fest verschlossenen Gläsern im Kühlschrank aufbewahrt, können Sie jedoch bis zu 3 Tage lang ihre Wirkung behalten.

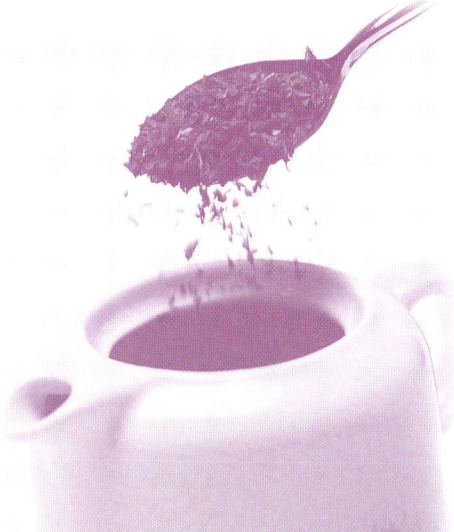

ESSENZIELLE ÖLE

Pflanzenöle werden durch Destillation gewonnen und in hoher Konzentration zur Massage oder für bestimmte Hautbereiche verwendet. Bevor diese essenziellen Öle auf die Haut aufgetragen werden, vermischt man sie gewöhnlich mit einem neutralen Trägeröl. (Mildere Aufgussöle lassen sich zu Hause herstellen.)

Essenzielle Öle sollten niemals eingenommen werden – mit einer Ausnahme: Wenige Tropfen Pfefferminzöl auf die Zunge gegeben, helfen gegen Mundgeruch, und Pfefferminzölkapseln können bei der Behandlung von Verdauungsproblemen hilfreich sein.

GELE, SALBEN UND CREMES

Aus den Fetten oder Ölen aromatischer Kräuter hergestellte Gele und Salben werden äußerlich angewendet, um unter anderem Ausschläge, Blutergüsse oder Wunden zu behandeln. Cremes sind gewöhnlich leichte Öl-in-Wasser-Mixturen, die von der Haut teilweise aufgenommen werden. Die Haut kann weiterhin atmen und Feuchtigkeit speichern. Cremes werden aber auch benutzt, um trockene Haut mit Feuchtigkeit zu versorgen sowie zur Reinigung und zur Linderung von Ausschlägen, Insektenstichen oder Sonnenbrand.

Standardisierte Extrakte

Um einen konzentrierten Extrakt zu erhalten, werden die Pflanzen in Alkohol oder Wasser eingelegt und dann in eine schwere Presse gegeben. Extrakte sind die wirksamste Anwendungsform von Kräutern, weshalb sie besonders für Menschen mit Resorptionsstörungen oder schweren Erkrankungen geeignet sind.

Wenn in diesem Buch pflanzliche Heilmittel zur Behandlung von Beschwerden empfohlen werden, sollte man möglichst einen „standardisierten Extrakt" wählen, da mit dieser Bezeichnung die Hersteller eine besondere Wirksamkeit der aktiven Pflanzenwirkstoffe garantieren.

Die Qualität einer Heilpflanze ist von vielen Faktoren abhängig wie Sonnenlicht, Wasser, Temperatur und Bodenqualität während des Wachstums, Lagerungsbedingungen sowie Extraktions- und Verarbeitungsmethoden. Die Standardisierung eines Extrakts stellt sicher, dass das gekaufte Produkt von solchen Schwankungen unbeeinflusst ist.

Zur Standardisierung werden die aktiven Wirkstoffe einer Pflanze – beispielsweise das Allicin des Knoblauchs oder die Ginsenoside des Ginsengs – extrahiert, konzentriert und zu

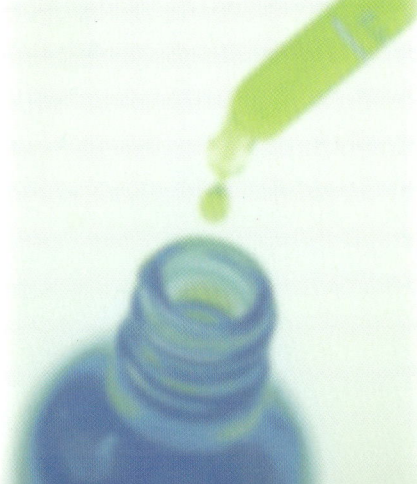

Tabletten, Kapseln oder Tinkturen verarbeitet. Auf diese Weise enthält jede Dosis eine ganz bestimmte Menge des aktiven Inhaltsstoffs.

Manchmal verarbeiten Hersteller nicht standardisierte Extrakte, sondern die ganze Pflanze. Diese wird dann luft- oder gefriergetrocknet und danach zu einem Pulver zermahlen, das in Form von Kapseln, Tabletten, Tinkturen oder anderen Darreichungsformen verkauft wird. Welche Vor- und Nachteile standardisierte Extrakte gegenüber ganzen Pflanzen besitzen, wird von den Phytotherapeuten kontrovers diskutiert. So ist es möglich, dass in der ganzen Pflanze bisher noch unbekannte Wirkstoffe stecken, von denen man nur profitieren kann, wenn die Pflanze komplett verarbeitet wird. Andererseits müsste man viel größere Mengen davon aufnehmen, um eine Konzentration zu erzielen, die der eines standardisierten Produkts entspricht. Obwohl standardisierte Produkte in ihrer Zusammensetzung beständiger sind, sind sie nicht automatisch auch wirksamer.

Ergänzungsmittel einkaufen: Wie liest man das Etikett?

Wer die wichtigsten Produktbezeichnungen kennt, der kann unter den vielen angebotenen Mitteln das für ihn geeignete Präparat besser auswählen.

Die Hersteller sind gesetzlich verpflichtet, keine irreführenden Angaben über ihre Produkte zu machen. Da jedoch für Ergänzungsmittel nicht festgelegt ist, welche Informationen auf der Packung stehen müssen, finden sich dort meist unterschiedliche Begriffe und Angaben.

Aussagen über den gesundheitlichen Nutzen

Viele frei verkäufliche Nahrungsergänzungsmittel gelten in Deutschland als Nahrungsmittel und unterliegen den Bestimmungen des Lebensmittelrechts.

In begrenztem Umfang sind Aussagen über den gesundheitlichen Nutzen solcher Produkte gestattet. Verboten sind jedoch Behauptungen, durch sie würden Krankheiten behandelt, verhindert oder geheilt.

Was bedeuten die Begriffe?

MENGE

Die in der Packung enthaltene Menge, also die Anzahl der Kapseln, Dragees oder Tabletten, das Volumen oder das Gewicht.

HOCH WIRKSAM

Dieser Begriff könnte dazu dienen, verschiedene Stärken innerhalb einer Produktpalette zu unterscheiden. Ohne nähere Erläuterungen ist er jedoch leicht irreführend. Prüfen Sie deshalb lieber die Menge der jeweiligen Inhaltsstoffe, und vergleichen Sie diese mit denen der anderen Produkte, anstatt sich auf eine solche Bezeichnung zu verlassen.

DOSIERUNGSANWEISUNG

Die Angaben zur jeweiligen Einnahmemenge sind Empfehlungen des Herstellers. Hierzu gehören normalerweise auch Hinweise, wann und wie das Produkt einzunehmen ist – zu oder zwischen den Mahlzeiten oder beispielsweise zusammen mit einem Glas Wasser. Gilt das Produkt als Lebensmittel, so sollte nicht von einer „Dosis" oder „Dosierung" die Rede sein, weil dies eine medizinische Anwendung suggeriert.

ZUSAMMENSETZUNG

Eine Liste aller enthaltenen Stoffe, aufgeführt in der absteigenden Reihenfolge ihres anteiligen Gewichts, ist gesetzlich vorgeschrieben. Dazu zählen auch Bindemittel, Füllstoffe, Überzugmaterialien, Konservierungsstoffe, Farbstoffe und andere – einschließlich unwirksame – Substanzen.

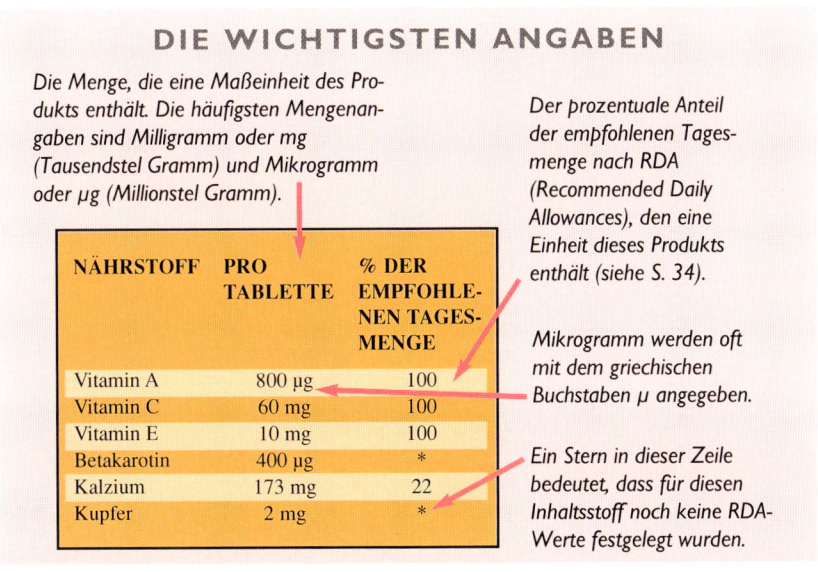

DIE WICHTIGSTEN ANGABEN

Die Menge, die eine Maßeinheit des Produkts enthält. Die häufigsten Mengenangaben sind Milligramm oder mg (Tausendstel Gramm) und Mikrogramm oder µg (Millionstel Gramm).

Der prozentuale Anteil der empfohlenen Tagesmenge nach RDA (Recommended Daily Allowances), den eine Einheit dieses Produkts enthält (siehe S. 34).

Mikrogramm werden oft mit dem griechischen Buchstaben µ angegeben.

Ein Stern in dieser Zeile bedeutet, dass für diesen Inhaltsstoff noch keine RDA-Werte festgelegt wurden.

NÄHRSTOFF	PRO TABLETTE	% DER EMPFOHLENEN TAGESMENGE
Vitamin A	800 µg	100
Vitamin C	60 mg	100
Vitamin E	10 mg	100
Betakarotin	400 µg	*
Kalzium	173 mg	22
Kupfer	2 mg	*

WARNHINWEIS

Hier wird darauf aufmerksam gemacht, wenn beispielsweise Schwangere oder Personen mit bestimmten Allergien das Produkt meiden sollten. Oder man findet den Hinweis, dass vor der Verwendung ein Arzt zu befragen ist, falls der Anwender ärztlich behandelt wird. Auch Warnhinweise bezüglich einer eventuellen Überdosierung von Eisen oder Vitamin A sind hier aufgeführt.

KINDERWARNUNG

Diese Vorsichtsmaßnahme erinnert daran, dass Ergänzungsmittel immer an einem Ort aufbewahrt werden sollten, den Kinder nicht erreichen können. Manche Mittel können in größeren Mengen für Kinder nämlich durchaus giftig sein.

LAGERUNG

Hier finden Sie Hinweise, wie das Produkt aufzubewahren ist. Auf Flaschen oder Verpackungen steht diese Information meist in der Nähe des Haltbarkeitsdatums. Viele Mittel sollten kühl und trocken aufbewahrt werden, jedoch nicht im Kühlschrank oder an einem anderen Ort, wo sie Feuchtigkeit ausgesetzt sind. Es gibt jedoch auch Produkte, die nach Anbruch im Kühlschrank gelagert werden sollten. Dies ist dann auf der Verpackung oder dem Etikett angegeben.

HALTBARKEIT

Bis zu diesem Datum kann man von dem Produkt bei sachgemäßer Lagerung die volle Wirkkraft erwarten. Es handelt sich dabei um eine verbindliche Zusage des Herstellers.

NAME UND FIRMENSITZ DES HERSTELLERS

Name und Adresse von Hersteller, Abfüller oder Vertreiber müssen genannt sein. An diese Adressen kann man sich wenden, um weitere Informationen zu erhalten. Auch eine Telefonnummer kann vermerkt sein.

WAS BEDEUTET „DAB"?

■ Vielleicht bemerken Sie auf manchen Verpackungen Kürzel wie DAB, Ph. Eur. oder Ph. Helv. Diese Abkürzungen beziehen sich auf das entsprechende Arzneibuch und sind ein Hinweis darauf, dass es sich um ein standardisiertes Mittel handelt.

■ Dass ein Mittel standardisiert beziehungsweise normiert ist, ist kein Hinweis auf seine Wirksamkeit, sondern nur die Zusicherung, dass der Wirkstoff in genormter Menge enthalten ist. Bei apothekenpflichtigen Präparaten können Sie gewöhnlich davon ausgehen, dass der Wirkstoffgehalt standardisiert ist.

■ Nur Mittel mit Zulassungsnummer (Zul.-Nr.) sind zugelassene Arzneimittel. Bei Präparaten, die nur eine Registrierungsnummer (Reg.-Nr.) tragen, ist davon auszugehen, dass entweder keine wissenschaftlichen Wirksamkeitsnachweise vorliegen oder diese noch nicht überprüft sind.

■ Produkte, die nicht zu medizinischen Zwecken verkauft werden, wie zum Beispiel bestimmte Vitaminpräparate, müssen keine Arzneimittelqualität haben, dürfen diese Aufschrift jedoch tragen, sofern sie den entsprechenden Qualitätsanforderungen genügen.

■ In Deutschland hat die Kommission E, die sich aus Ärzten, Heilpraktikern und Pharmakologen zusammensetzt, viele Heilpflanzen hinsichtlich ihrer Wirkungen sowie Nebenwirkungen überprüft und klare Empfehlungen zur Tagesdosierung gegeben, an denen auch Sie sich orientieren können.

WARUM NIMMT MAN ALS VERGLEICHSWERT DEN RDA-WERT?

■ Die EU-Bestimmungen verlangen, dass der Nährstoffgehalt auf den Verpackungen von Lebensmitteln und Nahrungsmitteln in Form der empfohlenen Tagesmenge der EU (RDA) angegeben wird.

■ RDA-Werte entsprechen den durchschnittlichen Mengen wichtiger Nährstoffe, die wir aus der Nahrung aufnehmen sollten. Sie sind für „durchschnittliche Erwachsene" gedacht.

■ Da diese Werte auf den Empfehlungen für Männer basieren, sind sie nur ein sehr grober Anhaltspunkt für andere Gruppen, die sich gesund ernähren wollen. Unterschiede im individuellen Nährstoffbedarf aufgrund von Alter, Geschlecht, Beruf und anderen Faktoren bleiben unberücksichtigt. So differenziert der RDA nicht zwischen einem 18-jährigen Mann und einer 45-jährigen Frau, die einen ganz unterschiedlichen Nährstoffbedarf haben können.

■ Der RDA der EU ist daher ein einfacher Schätzwert, der nur für Verpackungen und Etiketten benutzt wird.

■ Für alle anderen Zwecke, einschließlich Ernährungsempfehlungen, werden die D-A-CH-Referenzwerte verwendet (siehe S. 26).

Ergänzungsmittel sicher und wirksam einsetzen

Verantwortungsbewusste Hersteller geben auf ihren Etiketten Dosierungsempfehlungen an, doch diese Hinweise können auch durchaus fehlen.

Dieses Buch liefert Ihnen detaillierte Informationen über den Nutzen, die Anwendung, Nebenwirkungen und Darreichungsformen der Ergänzungsmittel und Sie erfahren Wissenswertes über deren sicheren und wirksamen Einsatz. Auf den Seiten 394–397 findet sich ein Kapitel, das Sie über die Wechselwirkungen zwischen einzelnen Ergänzungsmitteln und häufig verschriebenen Medikamenten informiert.

Das richtige Gleichgewicht

Manche Nährstoffe können mit anderen in Wechselwirkung treten und somit vom Körper mehr oder weniger gut aufgenommen werden. So brauchen fettlösliche Vitamine (A, D, E und K) Nahrungsfette, damit sie besser aufgenommen (resorbiert) werden, und man sollte sie deshalb auch möglichst zum Essen einnehmen.

Wer Eisenpräparate zu den Mahlzeiten einnimmt, kombiniert sie am besten mit kleinen Mengen Fleisch und Vitamin-C-haltigen Speisen. Auch Kalzium wird leichter resorbiert, wenn es zusammen mit einer Mahlzeit eingenommen wird. Seine positive Wirkung auf den Knochenstoffwechsel steigt zudem bei gleichzeitiger Einnahme von Magnesium.

Auch andere Nährstoffe unterstützen sich gegenseitig, wenn sie kombiniert eingenommen werden. So wird zum Beispiel durch Vitamin C das Vitamin E regeneriert, welches beim Neutralisieren freier Radikale verbraucht wurde. Es ist deshalb am besten, die antioxidativen Nährstoffe gleichzeitig einzunehmen.

Die richtigen Mengen

Nahrungsergänzungsmittel sind gewöhnlich unschädlich, wenn sie in der richtigen Dosierung zugeführt werden. Mehr ist jedoch nicht automatisch besser, kann mitunter sogar schlechter sein. Das Spurenelement Selen zum Beispiel wird bei vielen Gesundheitsstörungen vom grauen Star bis hin zur Krebsvorbeugung empfohlen, doch wer die vorgegebene Dosis nur geringfügig überschreitet, muss mit Haarausfall und anderen Vergiftungserscheinungen rechnen. Beim Einsatz von Ergänzungsmitteln ist es daher ratsam, hohe Dosierungen und besonders „Megadosen" zu vermeiden. Befolgen Sie unbedingt die Dosierungshinweise, und informieren Sie sofort Ihren Arzt, wenn sich Ihr Zustand verschlechtert oder Nebenwirkungen auftreten.

VITAMINE UND MINERALSTOFFE

Die meisten Vitamine können in höheren Dosierungen aufgenommen werden, als in den Referenzwerten angegeben (siehe S. 26), ohne dass es zu Nebenwirkungen kommt. Manche fettlöslichen Vitamine, die bei überschüssiger Zufuhr im Körper gespeichert werden, können aber in hohen Dosen giftig wirken. Dies gilt besonders für die Vitamine A und D. Auch wenn große Mengen manch anderer Vitamine – wie Vitamin C – nicht giftig sind, können bei einzelnen Menschen trotzdem Nebenwirkungen auftreten. Diese bessern sich aber meist, wenn die Dosis reduziert wird.

Einige Mineralstoffe können die Aufnahme anderer in den Körper stören, wenn sie in hohen Dosen oder über einen längeren Zeitraum eingenommen werden – Zink kann beispielsweise die Kupferaufnahme behindern. Überdosierungen einiger Mineralstoffe stehen zudem im Verdacht, bestimmte Krankheiten zu verursachen. So haben mehrere Studien nachgewiesen, dass zu viel Eisen bei Männern das Risiko für Herzerkrankungen erhöht. Daher befürworten selbst Forscher, denen die Referenzwerte für viele Vitamine als zu niedrig erscheinen, eine Mineralstoffaufnahme nur in Höhe der Referenzwerte.

PFLANZLICHE HEILMITTEL

Ernste Nebenwirkungen oder Vergiftungserscheinungen im Zusammenhang mit pflanzlichen Heilmitteln sind äußerst selten. Aberes gibt auch einige hoch giftige Heilpflanzen wie den Fingerhut.

Gelegentlich zeigen Menschen allergische Reaktionen wie Hautausschlag oder Asthma nach dem Gebrauch eines pflanzlichen Heilmittels. Da es für diese Mittel kein einheitliches Qualitätssicherungsverfahren gibt, kann die chemische Zusammensetzung von Charge zu Charge stark schwanken. Sogar potenziell giftige Verunreinigungen und Inhaltsstoffe können enthalten sein und die Wirkung des Mittels verschlechtern oder Nebenwirkungen verursachen.

Produkte, die standardisierte Extrakte enthalten, liefern eher eine verlässliche Dosis eines bestimmten Präparats. Doch letztlich müssen Sie sich beim Kauf – ob es sich um einen standardisierten Extrakt oder um die ganze Pflanze in Tabletten, Tinktur oder anderer Form handelt – auf die Integrität des Herstellers verlassen.

WER SOLLTE BEI PFLANZLICHEN HEILMITTELN VORSICHTIG SEIN?

Der Einsatz von Pflanzen zu medizinischen Zwecken kann für Menschen mit bestimmten Erkrankungen oder bestimmter Medikation (siehe S. 394–397)

gefährlich werden. So verstärkt beispielsweise Knoblauch die Wirkung gerinnungshemmender Medikamente, und Süßholzwurzel, welche die Verdauung unterstützt und das Immunsystem ankurbelt, erhöht den Blutdruck. Abgesehen von einigen gesicherten Wechselwirkungen haben die hier beschriebenen, stärkenden Pflanzen keine Nebenwirkungen und können über längere Zeit hinweg angewendet werden.

Die Frage der Qualitätskontrolle

Woher weiß man, was ein Produkt enthält? Gesetzlich ist vorgeschrieben, dass alle aktiven Bestandteile aufführt werden müssen. Da der Inhalt von Nahrungsergänzungsmitteln aber eher sporadisch überprüft wird, ist nicht sicher, wie diese Vorschrift eingehalten wird.

Renommierte Hersteller von Präparaten haben einen Ruf zu verlieren. Bei ihren Produkten kann man eher davon ausgehen, dass drin ist, was drauf steht.

Bei Heilkräutern kann dies mitunter aber problematisch sein. So kann die Menge des aktiven Bestandteils des Johanniskrauts von Marke zu Marke stark schwanken. Eine Studie der medizinischen Fachzeitschrift „The Lancet" ergab: Manche „ginsenghaltige" Präparate enthielten unterschiedliche Mengen aktiver Ginsenoside, andere wiesen diesen Wirkstoff nicht auf, weil sie aus einer Ginsengart hergestellt waren, die gar keine Ginsenoide enthält.

SICHERHEITSVORKEHRUNGEN

Ergänzungsmittel, besonders pflanzliche Mittel, können erwünschte und unerwünschte Wirkungen haben. Rufen Sie sich deshalb folgende Empfehlungen immer in Erinnerung:

- Sorgfältig auswählen. Es gibt keine unabhängige Reinheits- oder Wirkungsgarantie, daher sollten Sie namhafte Marken bevorzugen.
- Erhöhen Sie nicht die empfohlene Dosierung. Überdosierung kann ernste Folgen haben. Beginnen Sie bei Dosierungsspannen mit der niedrigsten Dosis.
- Beobachten Sie Ihre Reaktion. Bei den ersten Anzeichen von Problemen sollten Sie die Einnahme des Mittels abbrechen. Setzen Sie ein Mittel auch ab, wenn es offensichtlich keine Wirkung zeigt (lassen Sie ihm aber Zeit – mitunter müssen Kräuter einen Monat oder länger genommen werden, ehe die Wirkung zu spüren ist).

- Legen Sie eine Pause ein. Wenn Sie ein bestimmtes Problem mit Ergänzungsmitteln behandeln, ist es ratsam, das Mittel für begrenzte Zeit zu verwenden und dann zeitweise auszusetzen, um zu prüfen, ob sich die Beschwerden gebessert haben. Kehren die Beschwerden zurück, ist möglicherweise eine langfristige Anwendung des Mittels nötig.
- Gehen Sie kein Risiko ein. Bei Symptomen, die auf ein ernstes Problem hindeuten, sollten Sie keine Selbstbehandlung mit Ergänzungsmitteln versuchen, sondern gleich zum Arzt gehen.
- Auch sehr junge oder ältere Menschen ebenso wie Schwangere und Stillende sollten ihren Arzt befragen, ehe sie Ergänzungsmittel einsetzen.
- Fragen Sie Ihren Arzt oder Apotheker grundsätzlich nach möglichen Wechselwirkungen mit anderen Medikamenten, die Sie einnehmen (siehe S. 394–397).

Welche Berufsgruppen können Ihnen helfen?

Bei unklaren Beschwerden sollten Sie Ihren Hausarzt aufsuchen, damit er mithilfe von Untersuchungen und Gesprächen eine Diagnose stellen kann. Heilpraktiker sind diagnostisch meist weniger gut geschult und sollten – besonders bei schweren Erkrankungen – einen Arztbesuch empfehlen. Beide Ansätze können sich jedoch gut ergänzen.

Die Bezeichnung „Phytotherapeut" (er behandelt mit Pflanzen) ist nicht gesetzlich geschützt und man darf sich schon nach einem Wochenkurs so nennen. Heilpraktiker müssen vor dem Praktizieren eine Prüfung beim Gesundheitsamt abgelegen. Es gibt keinen übergeordneten Zusammenschluss der Heilpraktiker, nur verschiedene Berufsverbände, und auch die Phytotherapeuten in Deutschland haben sich noch nicht zusammengeschlossen. Die Suche nach einem geeigneten Therapeuten erfordert daher viel Eigeninitiative.

Der Therapeut sollte Ihnen schon am Telefon bereitwillig seinen Behandlungsansatz erklären und Ihre Fragen beantworten. Misstrauen ist angesagt, wenn jemand lange und kostspielige Behandlungen empfiehlt oder sehr abfällig über andere Behandlungsansätze spricht. Beim ersten Termin sollte er Ihre gesamte medizinische Vorgeschichte aufnehmen und nach den derzeit eingenommenen Medikamenten oder Ergänzungsmitteln fragen, um mögliche Wechselwirkungen auszuschließen. Anzahl und Häufigkeit nachfolgender Besuche sind von der Art der Krankheit und vom Therapeuten abhängig.

ÄRZTE MIT DER ZUSATZBEZEICHNUNG „NATURHEILVERFAHREN"

Diese Zusatzbezeichnung ist nicht fachgebunden, sodass sie jeder Arzt, unabhängig vom Fachgebiet, nach einer Fortbildung führen kann. Ein Arzt für Naturheilverfahren hat dieselbe diagnostische Ausbildung wie andere Mediziner, wird jedoch stärker abwägen, ob der schulmedizinische Ansatz durch Naturheilverfahren ergänzt oder ersetzt werden kann.

HEILPRAKTIKER

Heilpraktiker müssen eine schriftliche und mündliche Prüfung vor dem Gesundheitsamt ablegen, die sicherstellen soll, dass sie ernstlich erkrankte Patienten rechtzeitig an einen Arzt verweisen. Dauer und Tiefe der Ausbildung ist nicht gesetzlich festgelegt: Es gibt viele Heilpraktikerschulen, man kann die Prüfung aber auch nach einem Fernstudium oder Selbststudium ablegen. Heilpraktiker dürfen bestimmte Krankheiten, wie etwa die meisten Infektionskrankheiten, nicht behandeln. Oft spezialisieren sie sich in einer Zusatzausbildung auf Therapieansätze wie Phytotherapie, Homöopathie oder Ähnliches.

ERNÄHRUNGSBERATER

Die Bezeichnung Ernährungsberater ist gesetzlich nicht geschützt, da es keinen einheitlichen Ausbildungsgang gibt. Qualifizierte Ernährungsberatungen können Sie jedoch erwarten bei: studierten Ernährungsfachkräften wie Diplom-Oecotrophologen, Diplom-Ernährungswissenschaftlern, Diplom-Ingenieuren für Ernährungs- und Hygienetechnik und Ernährungsmedizinern sowie Diätassistenten und Diätküchenleitern. Beratungen dieser Berufsgruppen können eventuell auch mit den Krankenkassen abgerechnet werden. Fragen Sie vor der Behandlung nach Ausbildungsgang und Berufserfahrung.

APOTHEKER

Häufig bieten Apotheken den leichtesten Zugang zu professioneller Gesundheitsberatung. Apotheker und pharmazeutisch-technische Assistentinnen sind zwar in erster Linie für die ordnungsgemäße Herstellung und Abgabe von Arzneimitteln verantwortlich, sie beraten aber auch zum richtigen Heilmittelgebrauch. Dies bezieht sich vor allem auf Medikamente, doch viele Apotheker kennen sich auch mit Ergänzungsmitteln aus. Apotheker haben ein Studium abgeschlossen und sind bei der Apothekerkammer registriert.

Teil I

Ergänzungsmittel

In diesem Teil des Buchs finden Sie, in alphabetischer Reihenfolge – von Aloe vera bis Zink – die detaillierte Beschreibung von über 70 verbreiteten Präparaten. Die farbige Kennzeichnung der Überschriften und der Ergänzungsmittel im Inhaltsverzeichnis gibt einen Hinweis auf die Art des Mittels (nähere Erläuterungen finden Sie auf den Seiten 27–28). Die Farben stehen für:

- ○ Vitamine
- ● Mineralstoffe
- ● pflanzliche Heilmittel
- ● andere Ergänzungsmittel

Je eine Doppelseite ist dem Profil eines Präparats gewidmet: Auf welche Weise fördert es die Gesundheit, beugt speziellen Beschwerden vor oder lindert diese und in welcher Form ist es erhältlich. Sie erfahren zudem, wie viel Sie davon brauchen und wie viel man unter bestimmten Umständen einnehmen sollte. Auch andere Regeln zum Gebrauch sowie mögliche Nebenwirkungen der Ergänzungsmittel werden genannt, und es werden Tipps gegeben, welche Nahrung reich an einzelnen Vitaminen und Mineralstoffen ist.

In diesem Teil werden Sie auch auf die speziellen Merkmale von Antioxidanzien, Kombinationspräparaten, funktionellen Lebensmitteln, angereicherten Lebensmitteln, sekundären Pflanzenstoffen und chinesischen Heilkräutern aufmerksam gemacht.

Der zweite Teil des Buches steht Ihnen Rede und Antwort über bestimmte Erkrankungen (siehe S. 196–393). Bei ernsten medizinischen oder psychischen Erkrankungen – oder solange keine verlässliche Diagnose vorliegt – sollten Sie aber immer einen Arzt befragen, ehe Sie sich mit Ergänzungmitteln selbst behandeln.

WAS IST BEI DEN EMPFEHLUNGEN ZU BEACHTEN?

In jedem der folgenden Artikel werden bestimmte Dosierungsempfehlungen gegeben. Sie beziehen sich auf den gesamten Tagesbedarf des jeweiligen Stoffes, der zur Behandlung bestimmter Beschwerden nötig ist. Prüfen Sie also immer, ob Sie einen Teil Ihres Bedarfs möglicherweise bereits durch ein Multivitaminpräparat oder ein anderes Mittel decken, das Sie einnehmen.

So werden Sie zum Beispiel lesen, dass 250 mg Vitamin E pro Tag für eine gesunde Prostata empfohlen werden. Wenn Sie sich aber bereits über eine Multivitamintablette 250 mg Vitamin E am Tag zuführen, dann reicht dies aus. Leiden Sie jedoch an Angina pectoris, bei der 500 mg Vitamin E sinnvoll wären, dann können Sie durchaus noch 250 mg extra einnehmen, um auch diesen Bedarf zu decken. Die

Dosierungen sind so genau wie möglich gehalten, aber Menschen sind nun eben individuell verschieden. Lesen Sie deshalb immer den Beipackzettel und überschreiten Sie die empfohlene Dosis nicht, auch wenn Sie mehrere Gesundheitsprobleme behandeln. Bei ernsten Gesundheitsproblemen sollten Sie die Einnahme von Ergänzungsmitteln sowieso mit Ihrem Hausarzt besprechen.

Zum Schluss: Es wurde versucht, auf den folgenden Seiten gebräuchliche Dosierungen anzugeben, aber der Wirkstoffgehalt der einzelnen Präparate kann sehr unterschiedlich sein. Verwirren Sie die Informationen, die Sie auf der Flasche oder Verpackung lesen? Es gibt viele qualifizierte Fachkräfte wie Apotheker und Ärzte, die Ihnen bei der Wahl der für Sie passenden Dosis behilflich sind.

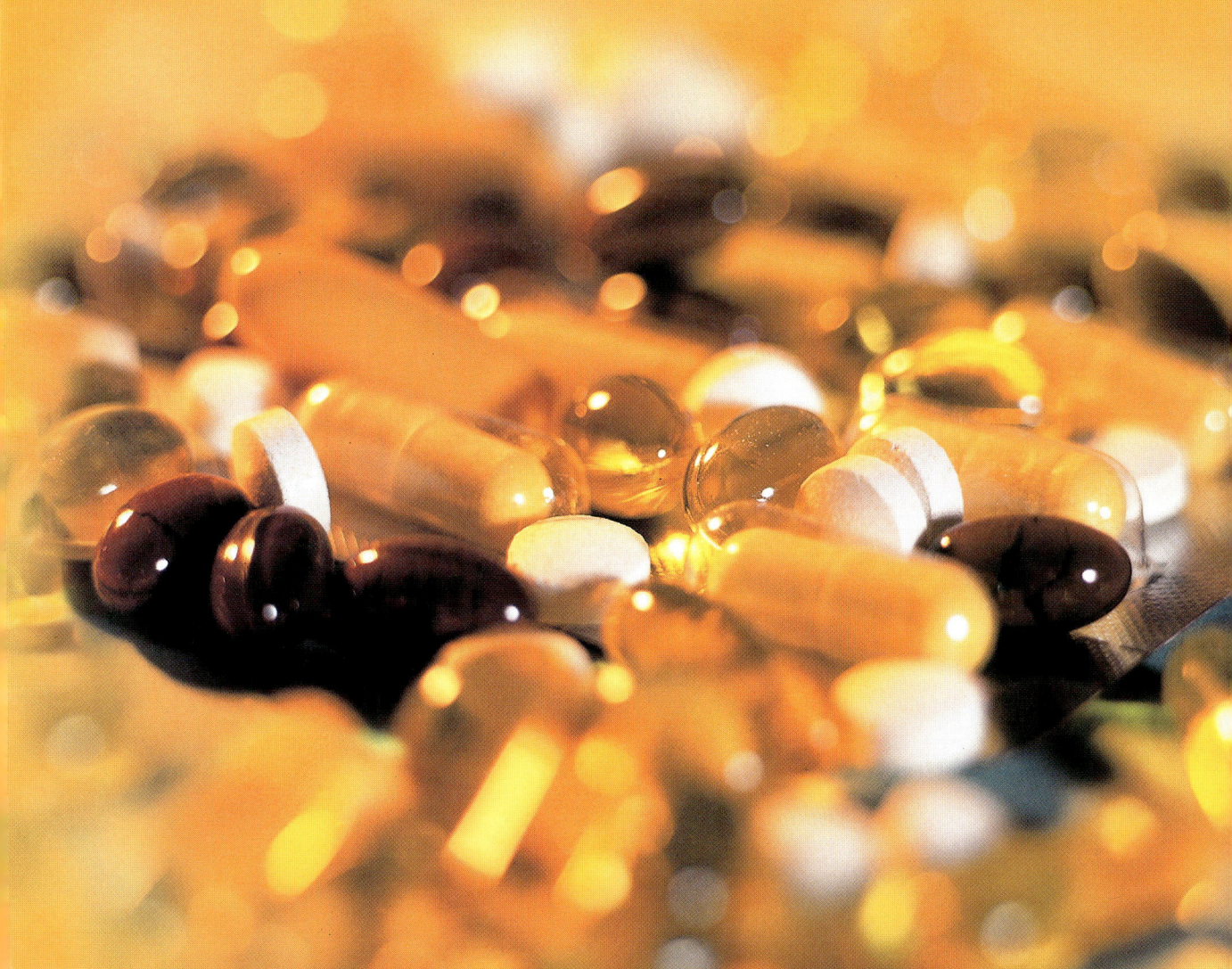

Aloe vera

Aloe vera
A. barbadensis
A. vulgaris

Anwendung

Äußerlich

- Bei leichten Verbrennungen, Sonnenbrand, Schnitt- und Schürfwunden, Insektenbissen, kleinen Hautgeschwüren und Frostbeulen.

- Lindert den Juckreiz bei Gürtelrose (Herpes zoster).

- Kann gegen Warzen helfen.

Innerlich

- Lindert Magen- und Zwölffingerdarmgeschwüre sowie Verdauungsbeschwerden.

Darreichungsformen

- Kapsel
- Granulat
- Creme/Salbe
- Frische Pflanze/frisches Gel
- Saft

WARNHINWEIS

- Aloe vera ist nicht mit dem bitteren, gelben Aloe latex zu verwechseln. Das Abführmittel kann Krämpfe und Durchfall hervorrufen und sollte von Schwangeren oder Stillenden gemieden werden.

Sprechen Sie bei Erkrankungen immer zuerst mit Ihrem Arzt, bevor Sie Ergänzungsmittel einnehmen.

Lange vor Kleopatra entdeckten die alten Ägypter die Heilkraft der Pflanze Aloe vera und verwendeten das kühle, beruhigende Gel ihrer Blätter zur Behandlung von Verbrennungen und kleineren Wunden. Es bildet auch die Basis für den Aloe-vera-Saft, der Verdauungsbeschwerden lindert.

Was ist Aloe vera?

Die Sukkulente (Fettpflanze) aus der Familie der Liliengewächse besitzt fleischige Blätter, die ein Gel liefern, das zur äußerlichen Behandlung von Hautproblemen weit verbreitet ist. Schon 1500 v. Chr. beschrieben ägyptische Heilkundige dessen Einsatz. Die Aloe vera stammt ursprünglich vom Kap der Guten Hoffnung und wächst als Wildpflanze in weiten Teilen Afrikas sowie in Madagaskar. Kultiviert wird sie in der Karibik und im Mittelmeerraum sowie in Japan und den USA.

Wie wirkt Aloe vera?

Wissenschaftler rätseln noch über die genauen Wirkungsmechanismen der Aloe vera, obwohl bereits viele der aktiven Bestandteile identifiziert wurden. Das Gel ist reich an entzündungshemmenden Substanzen. Es enthält ein gummiartiges Material, das lindernd wirkt, den Stoff Bradykinase, der Schmerzen, Schwellungen sowie Juckreiz entgegenwirkt, und lindernde Bestandteile. Da Aloe vera zudem die winzigen Blutgefäße (Kapillaren) weitet, kann mehr Blut zu der verletzten Stelle strömen, was den Heilungsprozess fördert. Einige Studien weisen auch darauf hin, dass Aloe vera eine Reihe von Bakterien, Viren und Pilzen zerstört oder zumindest deren Vermehrung verhindert.

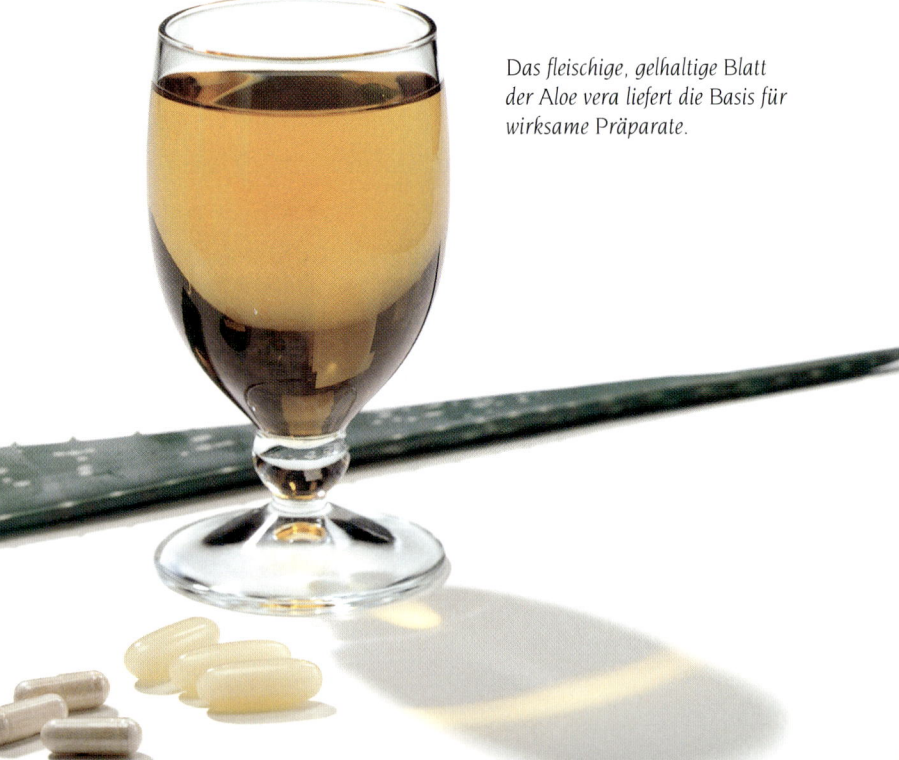

Das fleischige, gelhaltige Blatt der Aloe vera liefert die Basis für wirksame Präparate.

✳ **WIRKUNGEN** Das Gel von Aloe vera wirkt besonders gut auf verletzter Haut. Es unterstützt die Heilung leichterer Verbrennungen und Verletzungen, lindert den Schmerz und mildert bei Menschen mit Gürtelrose den Juckreiz. Der hygienische, feuchtigkeitserhaltende Überzug, den das Gel bildet, verhindert ein Austrocknen der Wunde. Die Erweiterung der Kapillaren verbessert die Durchblutung, beschleunigt die Regeneration der Haut, beruhigt leichte Frostbeulen. Auch Warzen heilen schneller ab.

Obwohl Aloe vera für kleinere Schnitte und Schürfwunden gut geeignet ist, sollte es bei größeren, infizierten Wunden nicht angewendet werden, denn es kann sogar die Wundheilung verzögern.

✳ **WEITERE VORZÜGE** Aus Aloe-vera-Gel wird ein Saft hergestellt, der gegen entzündliche Verdauungskrankheiten, einschließlich Magengeschwüre und Verdauungsstörungen, helfen soll. In Japan wurde festgestellt, dass gereinigte Aloe-vera-Inhaltsstoffe die Abgabe von sauren Magensäften und die Entstehung von Läsionen im Magen verhindern. Untersuchungen erforschen die Wirkung von Aloe vera auf Colitis ulcerosa, einer verbreiteten, krankhaften Entzündung des Dickdarms sowie die Wirkung auf das Immunsystem, insbesondere als antivirales Mittel für Aidskranke, zur Leukämiebehandlung, zur Behandlung anderer Krebsarten und als Mittel für Diabetiker.

So wenden Sie Aloe vera richtig an

⊘ **DOSIERUNG** *Äußerlich*: Tragen Sie Aloe-vera-Gel oder -Creme großzügig auf die verletzte Haut auf. *Innerlich*: Trinken Sie 3-mal täglich eine halbe bis dreiviertel Tasse Aloe-vera-Saft. Oder nehmen Sie 1–2 Kapseln entsprechend der Gebrauchsanweisung ein.

◉ **ANWENDUNG** Bei äußerlicher Anwendung kann Aloe-vera-Gel wiederholt aufgetragen werden, besonders bei Verbrennungen. Streichen Sie es auf die betroffene Stelle, lassen Sie es trocknen und wiederholen Sie diesen Vorgang nötigenfalls. Wirksam und preiswert ist das frische Gel aus einem lebenden Blatt. Schneiden Sie ein etwa fingerlanges Stück von einem Blatt ab und ritzen Sie es der Länge nach auf. Verteilen Sie das in der Mitte befindliche Gel auf der betroffenen Stelle. Zur inneren Anwendung wird Aloe vera-Saft zwischen den Mahlzeiten eingenommen. Aloe latex, ein gelber Extrakt aus dem inneren Blatt der Pflanze, ist ein kräftiges Abführmittel, das nur auf ärztlichen Rat hin verwendet werden sollte.

Mögliche Nebenwirkungen

Äußerlich angewendet ist Aloe vera sehr sicher. In seltenen Fällen kann sich leichter Juckreiz oder ein Ausschlag einstellen. In solch einem Fall wird die Anwendung einfach unterbrochen. Bei schlechter Verarbeitung kann Aloe-vera-Saft kleine Mengen des abführenden Inhaltsstoffs aus Aloe latex enthalten. Wenn Sie nach Einnahme des Safts Krämpfe, Durchfall oder lockeren Stuhlgang beobachten, setzen Sie das Präparat sofort ab und ersetzen Sie es durch eine neue Packung. Während der Schwangerschaft sowie der Stillzeit dürfen Sie keinen Aloe-vera-Saft zu sich nehmen.

EINKAUFSTIPPS

■ Wenn Sie ein Aloe-vera-Produkt kaufen, sollten Sie kontrollieren, ob Aloe vera in der Zutatenliste an einer der vordersten Stellen steht. Cremes und Salben sollten mindestens 20 % Aloe vera enthalten. Zum inneren Gebrauch sollten Sie einen Saft wählen, der mindestens 98 % Aloe vera und weder Aloin noch Aloeemodin enthält.

■ Der Internationale Aloe-Forschungsrat (IASC) gibt ein offizielles Gütesiegel an Produkte aus, die zertifizierte, unveränderte und nach Richtlinien verarbeitete Inhaltsstoffe enthalten. Achten Sie speziell beim Kauf von Aloe-vera-Saft auf das Gütesiegel des IASC.

AKTUELLES

Ein weiteres mögliches Einsatzgebiet für Aloe-vera-Gel ist die entzündliche Hauterkrankung Schuppenflechte. Von 60 Patienten, die seit langem an Schuppenflechte litten, trat bei 50 eine merkliche Besserung ein, wenn Aloe vera 8 Monate lang 3-mal täglich auf die verletzte Haut aufgetragen wurde. In der Vergleichsgruppe, die ein Placebo bekam, trat bei nur vier Betroffenen Besserung ein.

WUSSTEN SIE, DASS…?

Aloe vera ein beruhigender Badezusatz ist, der vor allem bei Sonnenbrand gut hilft? Geben Sie 1–2 Tassen Saft in eine Badewanne mit lauwarmem Wasser.

Alphaliponsäure

Alphaliponsäurehaltige Präparate verringern nachweislich diabetesbedingte Nervenschäden. Möglicherweise schützen sie auch Leber und Hirnzellen, beugen grauem Star vor und wirken generell stark antioxidativ.

Anwendung

- *Lindert Taubheitsgefühle, Prickeln und andere Symptome von Nervenschäden bei Diabetikern.*

- *Schützt die Leber bei Hepatitis-patienten und Alkoholikern sowie nach Kontakt mit Giftstoffen.*

- *Hemmt die Entwicklung von grauem Star.*

- *Kann bei Alzheimerpatienten möglicherweise die Gedächtnis-leistung unterstützen.*

- *Hoch wirksames Antioxidans, das möglicherweise auch das Immun-system ankurbelt und ein breites Spektrum an Krankheiten lindert, darunter Schuppenflechte, chronisches Müdigkeitssyndrom und Aids.*

Darreichungsformen

- Kapsel
- Tablette
- Tropfen

WARNHINWEIS

- Diabetiker sollten ergänzende Mittel mit Alphaliponsäure nur unter ärztlicher Überwachung einnehmen.

Sprechen Sie bei Erkrankungen immer zuerst mit Ihrem Arzt, bevor Sie Ergänzungsmittel einnehmen.

Was ist Alphaliponsäure?

Alphaliponsäure (auch Thioctsäure oder einfach Liponsäure genannt) beschleunigt die Prozesse bei der Energiegewinnung im Körper. Sie kann auch die natürlich auftretenden freie Radikale neutralisieren und somit Zellschädigungen durch diese hoch reaktiven Moleküle vorbeugen. Diese Eigenschaft wird antioxidativ genannt. Der Körper stellt Alphaliponsäure in minimalen Mengen selbst her, nimmt sie jedoch hauptsächlich aus Nahrungsquellen wie Spinat, Fleisch (besonders Leber) und Bierhefe auf. Über die Nahrung allein können kaum therapeutisch wirksame Mengen aufgenommen werden und so empfiehlt es sich, Alphaliponsäure bei Bedarf zusätzlich als ergänzendes Mittel einzunehmen.

Wie wirkt Alphaliponsäure?

Alphaliponsäure wirkt auf nahezu jede Zelle im Körper. Sie unterstützt alle B-Vitamine – einschließlich Thiamin, Riboflavin, Pantothensäure und Niacin – bei der Umwandlung von Kohlenhydraten, Eiweiß (Protein) und Fetten aus der Nahrung in Energie. Alphaliponsäure ist ein zellschützendes Antioxidans, das den Körper zur erneuten Nutzung anderer Antioxidanzien wie Vitamin C und E anregen kann und so deren Wirksamkeit verstärkt. Aufgrund ihrer einzigartigen chemischen Eigenschaften wird Alphaliponsäure von einem Großteil des Körpergewebes, auch von Gehirn, Nerven und Leber, leicht aufgenommen. Sie ist daher für die Behandlung der unterschiedlichsten Beschwerden geeignet.

✪ **WIRKUNGEN** Hauptanwendungsgebiet der Alphaliponsäure ist die Behandlung von Nervenschäden wie etwa bei diabetischer Neuropathie, einer Langzeitkomplikation bei Diabetes, die zu Schmerzen und Gefühlseinschränkungen in den Gliedmaßen führt. Diese Nervenprobleme sind teilweise auf Nervenschädigungen durch freie Radikale zurückzuführen und werden durch überschießende Blutzuckerwerte gefördert. Alphaliponsäure kann aufgrund ihrer antioxidativen Wirkung solche Nervenschäden verhindern. Außerdem kann sie Diabetikern helfen, besser auf

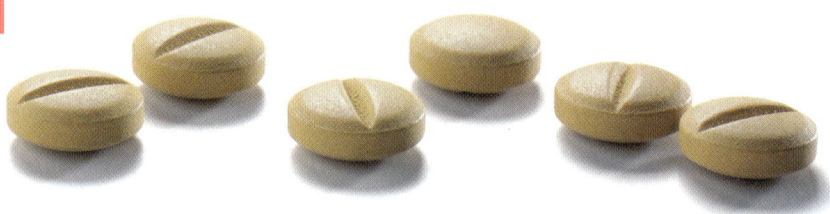

das Hormon Insulin zu reagieren, das den Blutzuckerspiegel reguliert In einer Studie an 74 Patienten mit Typ-II-Diabetes, die täglich 600 mg oder mehr Alphaliponsäure erhielten, konnte bei allen Teilnehmern der Blutzuckerspiegel gesenkt werden. Alphaliponsäure scheint auch für die Behandlung von Taubheitsgefühlen, Prickeln und anderen Symptomen von Nervenschäden geeignet zu sein.

Daneben unterstützt Alphaliponsäure auch die Leber, denn sie schützt vor Schäden durch freie Radikale und hilft, Giftstoffe aus dem Körper zu entfernen. Mitunter wird sie bei der Behandlung von Gelbsucht (Hepatitis), Zirrhose und anderen Leberleiden eingesetzt, ebenso bei Vergiftungen durch Schwermetalle oder Industriechemikalien.

✳ **WEITERE VORZÜGE** Alphaliponsäure hat möglicherweise noch viele andere medizinische Wirkungen, die aber noch nicht ausreichend erforscht sind. Einige Versuchsreihen an Tieren haben eindrucksvoll gezeigt, dass sie dem grauen Star vorbeugen kann. Andere Experimente lassen auf eine Verbesserung der Gedächtnisleistung, etwa bei der Alzheimerkrankheit, schließen.

Vermutlich können die antioxidativen Eigenschaften der Alphaliponsäure auch die Vermehrung von Viren verhindern. In einer Studie an Aidspatienten wurde nachgewiesen: Präparate mit Alphaliponsäure kurbelten das Immunsystem und die Leberfunktion an. Und schließlich hat sich Alphaliponsäure als Teil eines hoch wirksamen, antioxidativen Kombinationspräparats gegen eine Vielzahl von Erkrankungen – vom chronischen Müdigkeitssymptom bis hin zur Schuppenflechte – als wirksam erweisen.

So nehmen Sie Alphaliponsäure richtig ein

⦸ **DOSIERUNG** *Zur Behandlung bestimmter Erkrankungen*: Gewöhnlich wird die Einnahme von 3-mal täglich 100–200 mg Alphaliponsäure empfohlen. *Als allgemein unterstützendes Antioxidans*: Hier können geringere Mengen von 50–150 mg pro Tag zum Einsatz kommen.

◑ **EINNAHMEEMPFEHLUNG** Alphaliponsäurepräparate können zu oder zwischen den Mahlzeiten eingenommen werden.

Mögliche Nebenwirkungen

Es liegen keine Berichte über ernsthafte Nebenwirkungen vor. Gelegentlich kann das Mittel leichte Magenbeschwerden hervorrufen. In seltenen Fällen kam es zu allergischen Hautausschlägen. Beim Auftreten von Nebenwirkungen sollten Sie die Dosis herabsetzen oder die Einnahme abbrechen.

EINKAUFSTIPPS

▪ Alphaliponsäure ist als Einzelpräparat oder als Teil eines antioxidativen Präparats zusammen mit Vitamin C und Vitamin E sowie anderen Antioxidanzien erhältlich. Prüfen Sie die Liste der Inhaltsstoffe. Auch Thioctsäure ist eine gebräuchliche Bezeichnung.

AKTUELLES

Bei einer Studie an Diabetikern mit Nervenschäden erhielten 328 Patienten über einen Zeitraum von 3 Wochen 100 mg, 600 mg oder 1 200 mg Alphaliponsäure pro Tag. Die Patienten, die 600 mg bekamen, berichteten im Vergleich zu den anderen Gruppen über den größten Rückgang der Schmerzen sowie der Taubheitsgefühle.

Alphaliponsäure kann auch Diabetikern helfen, die durch nervlich bedingte Herzschäden vom plötzlichen Herztod bedroht sind. Nach viermonatiger Einnahme von 800 mg Alphaliponsäure pro Tag zeigte sich bei diesen Patienten eine merkliche Besserung der Herzfunktion.

Eine Studie an alternden Mäusen zeigte: Alphaliponsäure verbessert das Langzeitgedächtnis.

WUSSTEN SIE, DASS…?

Ärzte mit Alphaliponsäureinjektionen Pilzesammlern das Leben retten konnten, die nach dem Genuss giftiger Amanitapilze erkrankten.

Aminosäuren

Die Eiweiße (Proteine) in der Nahrung und im menschlichen Körper bestehen aus chemischen Bausteinen, den Aminosäuren. Fehlt auch nur eine, tut dies unserer Gesundheit nicht gut. Zur Behandlung von Krankheitserscheinungen oder damit der Körper effizienter arbeiten kann, können Ergänzungsmittel notwendig sein.

Anwendung

- *Behandlung von Herzerkrankungen.*
- *Senkung des Blutdrucks.*
- *Stärkung der Immunfunktionen.*
- *Linderung bestimmter Nervenerkrankungen.*

Darreichungsformen

- Kapsel
- Lösung
- Pulver
- Tablette

WARNHINWEIS

- Schwangere und Stillende sowie Diabetiker oder Patienten mit Bluthochdruck oder einer Leber- oder Nierenerkrankung sollten mit Aminosäurepräparaten besonders vorsichtig sein.

Sprechen Sie bei Erkrankungen immer zuerst mit Ihrem Arzt, bevor Sie Ergänzungsmittel einnehmen.

Was sind Aminosäuren?

Jede Körperzelle braucht und nutzt Aminosäuren. Nach dem Essen zerlegt unser Verdauungssystem das Nahrungsprotein in einzelne Aminosäuren, die dann in den Körperzellen zu körpereigenen Proteinen zusammengesetzt werden. Jede Zelle ist darauf programmiert, aus den verschiedenen Aminosäuren die exakt für sie notwendige Kombination herzustellen.

Es gibt zwei Arten von Aminosäuren: essenzielle (lebensnotwendige) und nicht essenzielle. Die nicht essenziellen Aminosäuren kann der Körper selbst herstellen, die essenziellen müssen ihm jedoch über die Nahrung zugeführt werden. Zu den nicht essenziellen Aminosäuren zählen Alanin, Arginin, Asparagin, Asparaginsäure, Cystein, Glutaminsäure, Glutamin, Glycin, Prolin, Serin, Taurin und Tyrosin. Essenzielle Aminosäuren sind Histidin, Isoleucin, Leucin, Lysin, Methionin, Phenylalanin, Threonin, Tryptophan und Valin.

Wie wirken Aminosäuren?

Aminosäuren werden benötigt, um Muskeln, Sehnen, Haut, Bänder, Organe, Drüsen, Nägel und Haare gesund zu erhalten und zu reparieren. Außerdem unterstützen sie die Produktion von Hormonen (wie Insulin) und Neurotransmittern (Botenstoffen im Gehirn) sowie zahlreichen Körperflüssigkeiten und Enzymen, die die Körperfunktionen beschleunigen.

Hauptursache eines Aminosäuremangels ist eine mangelhafte (insbesondere eiweißarme) Ernährung. Darüber hinaus können Infektionen, Traumen, Stress, Medikamente und Alter den Bedarf steigern. Eine Unterversorgung kann Ihr Arzt anhand der Konzentration der verschiedenen Eiweiße im Blut feststellen. Mit Aminosäurepräparaten kann der Mangel behoben werden. Sie lassen sich aber auch therapeutisch zur Linderung einer Reihe gesundheitlicher Probleme einsetzen.

⭐ **WIRKUNGEN** Verschiedene Aminosäuren und ihre Nebenprodukte sind bei der Behandlung von Herzerkrankungen sehr wirkungsvoll. Carnitin ist eine den Aminosäuren ähnliche Substanz, die der Körper aus Lysin gewinnt. In hohen Konzentrationen kräftigt es das Herz, unterstützt die

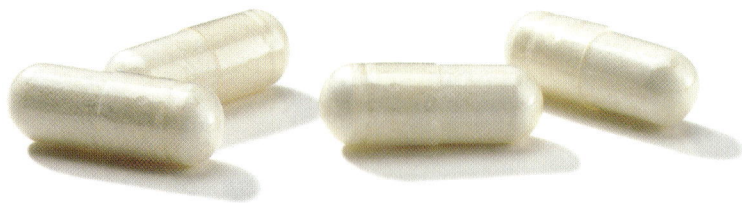

Genesung von Patienten mit Herzinsuffizienz und kann die Überlebenschancen nach einem Herzinfarkt verbessern. Da es auch im Fettstoffwechsel eine Rolle spielt, kann Carnitin einen hohen Triglyzeridspiegel (Blutfette, die mit Cholesterin in Verbindung stehen) senken. Arginin senkt das Herzinfarkt- und Schlaganfallrisiko, indem es die Blutgefäße erweitert und damit einen hohen Blutdruck senkt.

N-Acetyl**c**ystein (NAC) ist ein Abkömmling des Cysteins und wird leichter als dieses in den Körper aufgenommen. Es stimuliert die körpereigene Bildung von Antioxidanzien und ist möglicherweise selbst ein Antioxidans. Als solches wirkt es an der Reparatur von Zellschäden mit und kurbelt das Immunsystem an. Ferner verflüssigt NAC den Schleim bei chronischer Bronchitis und könnte bei Erkrankungen, die Gehirn- oder Nervenzellen schädigen (wie multiple Sklerose), lindernd wirken.

✺ **WEITERE VORZÜGE** Das in den Zellen des Verdauungstrakts konzentrierte Glutamin hilft, Reizdarm und Divertikelerkrankungen zu lindern, und unterstützt die Heilung von Magengeschwüren. Taurin könnte Epileptikern helfen, da es die Produktion bestimmter Botenstoffe im Gehirn verstärkt. Außerdem ist es ein wichtiger Bestandteil der Gallensäure und beugt Gallensteinen vor. Diabetiker können von Taurin profitieren, weil es die Insulinwirkung verbessert.

Carnitin ernährt die Muskeln, da es ihnen die Verbrennung von Fett zur Energiegewinnung ermöglicht. Lysin ist eines der wirksamsten Mittel gegen Herpesbläschen und auch bei Gürtelrose und Mundschleimhautgeschwüren von Nutzen. (Arginin dagegen kann Herpesbläschen oder Genitalherpes zum Ausbruch bringen.)

So nehmen Sie Aminosäuren richtig ein

☑ **DOSIERUNG** Die für ein spezielles Aminosäureprodukt empfohlene Dosis schlagen Sie am besten unter den entsprechenden Beschwerden im zweiten Teil des Buches nach. Verwenden Sie eine bestimmte Aminosäure länger als einen Monat, dann sollten Sie Aminosäuremischungen wählen, also Präparate mit verschiedenen Aminosäuren. Auf diese Weise stellen Sie sicher, die Aminosäuren in einem ausgewogenen Verhältnis zueinander aufzunehmen.

◆ **EINNAHMEEMPFEHLUNG** Aminosäurepräparate wirken besser, wenn sie nicht mit Aminosäuren aus proteinreichen Lebensmitteln konkurrieren müssen. Nehmen Sie diese Mittel daher mindestens 1 1/2 Stunden vor oder nach den Mahlzeiten ein – zum Beispiel frühmorgens oder vor dem Schlafengehen.

Ergänzungsmittel mit einzelnen Aminosäuren sollten nicht länger als 3 Monate eingenommen werden, sofern die Einnahme nicht ein Arzt überwacht, der im Umgang mit diesen Mitteln erfahren ist. Nehmen Sie Aminosäuremischungen auf nüchternen Magen ein und zu einer anderen Tageszeit als das Monopräparat.

Mögliche Nebenwirkungen

So lange Aminosäurepräparate in den empfohlenen Mengen eingenommen werden, sind sie frei von Nebenwirkungen. Hohe Dosen einzelner Aminosäuren können jedoch giftig wirken und zu Übelkeit, Erbrechen und Durchfall führen.

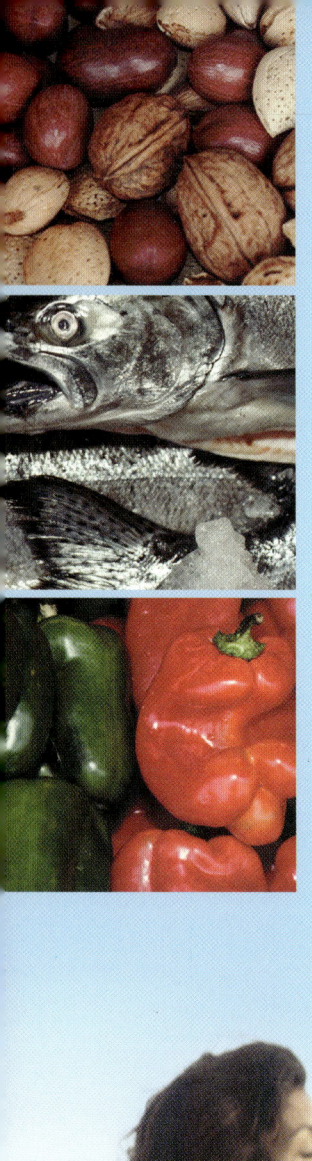

Antioxidanzien

Mit Antioxidanzien schützt sich der Körper vor den negativen Wirkungen der freien Radikale. Diese Moleküle können unsere Körperzellen beschädigen, vor allem wenn sie etwa aufgrund von Alter oder Stress nicht unter Kontrolle gehalten werden können.

WIE WIRKEN FREIE RADIKALE?

Freie Radikale sind instabil, reagieren rasch mit Molekülen der Umgebung und setzen einen für den Körper schädlichen Oxidationsprozess in Gang.

■ Wenn freie Radikale die DNS (die Erbinformation des Körpers) in einem Zellkern oxidieren, können krebserregende Zellmutationen entstehen.

■ Die oxidierten Cholesterinmoleküle im Blut können sich in den Arterien anlagern, was zu Herzerkrankungen oder Schlaganfall führen kann.

■ Freie Radikale werden auch mit grauem Star, Immunschwäche, Gelenkentzündung und vorzeitiger Alterung in Verbindung gebracht.

DIE ROLLE DER ANTIOXIDANZIEN

Der Körper erzeugt eigene Antioxidanzien, um die Wirkung der freien Radikale zu neutralisieren. Vitamine, Mineralstoffe und sekundäre Pflanzenstoffe aus pflanzlichen Lebensmitteln liefern wertvolle Extramengen. Die Antioxidanzien in unserer Nahrung sind deshalb auch wichtig für die Gesundheit. In der nebenstehenden Tabelle sind die antioxidativen Vitamine und Mineralstoffe und deren natürliche Quellen sowie die Werte für die tägliche Zufuhr (Referenzwerte, S. 26) aufgeführt. Normalerweise sind die Referenzwerte für die Gesunderhaltung ausreichend, höhere Dosen können während einer Krankheit oder bei Fehlernährung sinnvoll sein.

■ Ausgewogene Multivitamin- und Multimineralstoffpräparate stellen genügend antioxidative Mineralstoffe zur Verfügung. Für eine optimale Versorgung sollte die Zufuhr von Vitamin C und E jedoch erhöht werden.

■ Ergänzungsmittel können helfen, die Symptome bestimmter Erkrankungen zu lindern – Alphaliponsäure ist günstig für Patienten mit diabetischer Neuropathie oder Aids.

■ Antioxidative sekundäre Pflanzenstoffe sind ebenfalls als Ergänzungsmittel erhältlich.

■ Untersuchungen legen nahe, dass Grüntee-Extrakt, Traubenkern-Extrakt und Flavonoidpräparate das Krebs- und Herzinfarktrisiko senken können.

■ Manche sekundäre Pflanzenstoffe wirken auf bestimmte Gewebearten. Heidelbeer-Extrakt ist reich an Anthocyanen und daher gut für die Netzhaut.

■ Antioxidanzien in Gingko-Extrakten erhöhen die Gehirndurchblutung und helfen bei Gedächtnisstörungen.

ANTIOXIDATIVE VITAMINE UND MINERALSTOFFE

VITAMINE	ANTIOXIDATIVE WIRKUNGEN	NAHRUNGSQUELLEN	REFERENZ-WERTE	MÖGLICHE OPTIMAL-ZUFUHR
Vitamin A als Retinol oder Karotinoide	Eine Kost mit reichlich Karotinoiden (die der Körper teilweise in Vitamin A umwandeln kann) soll das Risiko für einige Krebsarten senken. Erste Befunde deuten darauf hin, dass zwei Karotinoide, Lutein und Zeaxanthin, möglicherweise vor altersbedingter Makuladegeneration schützen können, einer häufigen Ursache von Erblindung bei Erwachsenen.	**Retinol**: tierische Lebensmittel wie Leber, fetter Fisch, Eier, Milch, Käse und Butter. **Karotinoide**: Obst und Gemüse mit kräftigen Farben, z. B. Möhren, Brokkoli, dunkelgrünes Blattgemüse, rote Paprika, Kürbis, Mango, Kantalupmelone.	Retinol: 1 000 µg für Männer, 800 µg für Frauen. Karotinoide: k. A.	Retinol: Ergänzung nicht ratsam. Karotinoide: 15 mg (siehe S. 112)
Vitamin C	Sucht aktiv nach freien Radikalen und stellt das antioxidative Potenzial von Vitamin E nach dessen Reaktion mit Freien Radikalen wieder her.	Zitrusfrüchte, Kiwis, weiche Früchte wie schwarze Johannisbeeren, Erdbeeren und Acerolakirsche, Kartoffeln, Paprika, Kohlgemüse, grünes Blattgemüse.	100 mg (für Raucher 150 mg)	200 mg (siehe S. 182)
Vitamin E	Schützt die mehrfach ungesättigten Fettsäuren in den Zellmembranen vor der Oxidation durch freie Radikale. Je mehr mehrfach ungesättigte Fettsäuren verzehrt werden, desto mehr Vitamin E ist nötig, um diese vor der Oxidation zu schützen.	Pflanzenöle wie Sonnenblumen-, Soja-, Raps- und Weizenkeimöl, Mandeln, Haselnüsse, Sonnenblumenkerne, Avocados.	14 mg für Männer, 12 mg für Frauen	100 mg (siehe S. 186)
MINERALSTOFFE				
Kupfer	Bestandteil vieler Enzyme, die vor Schäden durch freie Radikale schützen. Notwendig für ein gesundes Knochenwachstum, für die Bildung des Bindegewebes und zur Unterstützung der Eisenaufnahme aus der Nahrung.	Schalentiere, Leber, Nüsse, Pilze und Vollkornprodukte.	1,0–1,5 mg	Referenzwert ist ausreichend (siehe S. 120).
Mangan	Bestandteil von Enzymen, die vor Schäden durch freie Radikale schützen.	Nüsse, Vollkornreis, Vollkornbrot, Hülsenfrüchte und Getreideflocken; der Mangangehalt bei Pflanzen hängt vom Mangangehalt im Boden der Anbaufläche ab.	2,0–5,0 mg	
Selen	Bestandteil des Enzyms, das die DNA vor Angriffen durch freie Radikale schützt; ein Mangel erhöht das Risiko für Prostatakrebs.	Fleisch, Fisch, Hühnereier, Linsen und Spargel. Bei pflanzlichen Lebensmitteln hängt der Selgengehalt von der Verfügbarkeit aus dem Boden der Anbaufläche ab.	30–70 µg	Referenzwert ist ausreichend (siehe S. 160).
Zink	Bestandteil von Enzymen, die vor Schäden durch freie Radikale schützen.	Schalentiere (insbesondere Austern), mageres Fleisch, Geflügel, Eier und Milchprodukte, Kürbiskerne, Sonnenblumenkerne, Nüsse und Vollkorngetreide.	10 mg für Männer, 7 mg für Frauen	Referenzwert ist ausreichend (siehe S. 194).

Apfelessig

Schon unsere Großmütter kannten diesen wahren Alleskönner, der als vielseitiges Heilmittel seinen Stammplatz in jeder Hausapotheke hatte. Einige seiner zahlreichen Anwendungsmöglichkeiten hat die Wissenschaft mittlerweile bestätigt.

Anwendung

- *Stärkt das allgemeine Wohlbefinden.*
- *Bei erhöhter Infektanfälligkeit, insbesondere bei Atemwegsinfekten.*
- *Unterstützt die Abheilung von Blasenentzündungen.*
- *Fördert die Verdauung.*
- *Vitalisiert bei Abgeschlagenheit, Erschöpfung, chronischer Müdigkeit und depressiven Verstimmungen.*
- *Kann bei rheumatischen Beschwerden Linderung bringen.*

Darreichungsformen

- Flüssigkeit
- Kapsel
- Tablette

WARNHINWEIS

- Diabetiker sollten Apfelessig nicht mit Honig, sondern mit Süßstoff süßen.

- Halsentzündungen, die nicht innerhalb von 2–3 Tagen auf Selbstbehandlung ansprechen oder mit Fieber einhergehen, müssen ärztlich behandelt werden.

Sprechen Sie bei Erkrankungen immer zuerst mit Ihrem Arzt, bevor Sie Ergänzungsmittel einnehmen.

Was ist Apfelessig?

Essig entsteht, wenn alkoholhaltige Getränke von Essigbakterien besiedelt werden und vergären. Für diesen Prozess brauchen die Bakterien Alkohol, den Sauerstoff aus der Luft und verschiedene Nährstoffe wie Kalium und Kalzium, die zum Teil in Apfelsaft enthalten sind.

Hochwertiger Apfelessig wird in der Regel aus entsafteten, vergorenen Äpfeln oder aus Apfelwein gewonnen. Seine positiven Wirkungen auf den menschlichen Körper beruhen daher insbesondere auf den Wirkstoffen, die im Apfel enthalten sind.

Wie wirkt Apfelessig?

Eine wissenschaftliche Untersuchung wies in Apfelessig über 90 flüchtige Bestandteile nach, die an der Luft verdunsten. Welche davon auf den menschlichen Körper wirken und wie, ist noch nicht geklärt. Bei der Beschreibung der Wirkungen muss man sich daher vor allem auf überlieferte Rezepte und Erfahrungen stützen.

✳ **WIRKUNGEN** Essig wird seit Jahrtausenden genutzt, um Früchte und Gemüse einzulegen und länger haltbar zu machen, da die Essigsäure keimtötende Eigenschaften hat. Apfelessig enthält darüber hinaus zwei weitere natürliche Konservierungsstoffe, das Tannin und die Propionsäure, und er nutzt auch dem Darm, da die Essigsäure schädliche Bakterien bekämpft, die sich bei falscher Ernährung unkontrolliert vermehren und die gesunde Darmflora verdrängen.

✳ **WEITERE VORZÜGE** Atemwegsbeschwerden wie Husten, Erkältungen oder Asthma lassen sich durch die Dampfinhalation von verdünntem Apfelessig lindern. Die sauren Dämpfe gelangen bis in die feinen Verzweigungen der Bronchien, regen dort die Durchblutung an, lösen den Schleim und vernichten schädliche Bakterien.

Apfelessig säuert nachweislich den Harn an. Da sich zahlreiche Bakterien – vor allem *Escherichia coli*, wichtigster Erreger von Blasenentzündungen – im sauren Milieu nicht mehr vermehren können, hilft daher der regelmäßige Genuss eines Apfelessiggetränks (auch vorbeugend) gegen Blasenentzündungen. Die Ansäuerung des Urins erklärt möglicherweise auch die positive Wirkung von Apfelessig auf Nierensteine: 92 % aller Nierensteine bestehen aus Kalziumverbindungen, die in saurem Milieu zerfallen.

Die Kombination aus Essigsäure und den im Apfelessig enthaltenen Wirkstoffen aktiviert den gesamten Stoffwechsel, da sie die Speichelproduktion im Mund, aber auch die Bauchspeichelproduktion anregt. Der Speichel enthält insbesondere Enzyme zur Aufspaltung von Stärke in Traubenzucker, welcher als Energielieferant unverzichtbar ist. Die Enzyme der Bauchspeicheldrüse werden zur Eiweiß- und

Fettverdauung benötigt. Damit leistet Apfelessig einen wichtigen Beitrag zu einer geregelten Verdauung und erleichtert auch die Verwertung schwer verdaulicher Speisen. Die oft gemachte Behauptung, Apfelessig erleichtere das Abnehmen, ist jedoch nicht belegt.

Bei Juckreiz und trockener Haut helfen Apfelessigumschläge, -einreibungen oder -bäder (2–3 Tassen Apfelessig pro Bad), den Säureschutzmantel der Haut wiederherzustellen und die Durchblutung zu fördern. Bei leichten Verbrennungen und Sonnenbrand lindert ein Umschlag mit Essig die Schmerzen und beugt der Narbenbildung vor. Schwere oder ausgedehnte Verbrennungen müssen aber immer in ärztlich behandelt werden.

▶ **VORBEUGUNG** Die bakterientötende Wirkung der Essigsäure kann dem Körper helfen, sich gegen Chlamydien zu schützen. Diese Bakterien gelangen über die Atemwege in die Blutgefäße und sind wahrscheinlich an der Plaquebildung beteiligt, sodass die regelmäßige Einnahme von Apfelessig eventuell zur Arteriosklerosevorbeugung beitragen kann. Das im Apfelessig enthaltene Apfelpektin, so zeigen aktuelle Studien, kann auf jeden Fall den Gehalt an gefährlichem LDL-Cholesterin senken.

So nehmen Sie Apfelessig richtig ein

Das Grundrezept für ein erfrischendes, wohltuendes Getränk lautet: 2 TL Apfelessig und 2 TL Honig auf ein Glas Wasser.

▶ **DOSIERUNG** *Bei Gelenkbeschwerden, Verdauungsproblemen, allgemeiner Abgeschlagenheit oder Infektanfälligkeit*: Mindestens 8 Wochen lang 1- bis 2-mal täglich ein Glas Apfelessigtrunk zu sich nehmen. *Gegen Halsschmerzen und Heiserkeit*: Mit einer Lösung von 1 TL Apfelessig auf 1/2 Glas lauwarmes Wasser stündlich gurgeln und anschließend einen Schluck davon trinken. Ergänzend können Sie ein Halstuch in heißes Wasser mit 2 EL Apfelessig tauchen und einen Halswickel machen. *Bei rheumatischen Beschwerden* hilft eine Apfelessigkur. *Bei akuten Beschwerden* empfiehlt sich stündlich ein Glas Apfelessig-Honig-Trunk mit je 1 TL Apfelessig (über maximal 7 Stunden).

▶ **EINNAHMEEMPFEHLUNG** Trinken Sie das erste Glas Apfelessig in kleinen Schlucken morgens vor dem Frühstück, bei empfindlichem Magen danach.

Mögliche Nebenwirkungen

In der angegebenen Dosierung (1–2 TL auf ein Glas Wasser) ist Apfelessig innerlich wie äußerlich gut verträglich. Menschen mit empfindlicher Haut oder Ekzemneigung sollten auf eine äußerliche Anwendung lieber verzichten, da Essigsäure die Haut reizen kann.

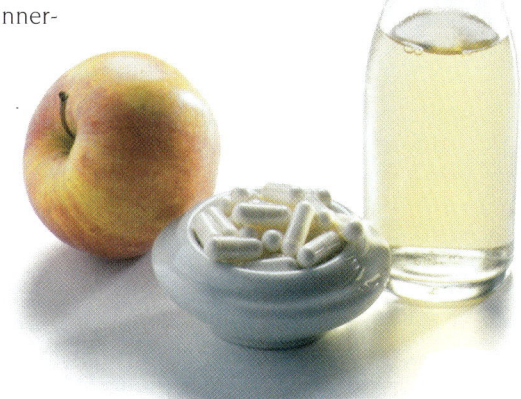

EINKAUFSTIPPS

■ Kaufen Sie qualitativ hochwertigen, naturtrüben Apfelessig. Wird der Essig bei der Produktion zu stark erhitzt, gefiltert oder geschwefelt, erhöht sich zwar die Haltbarkeit, doch ein Teil der Wirkstoffe geht verloren. Lassen die erwünschten Effekte auf sich warten, probieren Sie eine andere Marke.

■ Apfelessigkapseln enthalten oft nur noch Apfelessigaroma und Zusatzstoffe, sodass die positiven Eigenschaften des Apfelessigs fehlen.

AKTUELLES

In einer österreichischen Studie nahmen die Teilnehmer 6 Wochen lang reines Apfelpektin ein. Anschließend war der Spiegel des schädlichen LDL-Cholesterins bei ihnen um rund 30 % gesunken.

⟶

Schwangere brauchen nicht auf Apfelessig zu verzichten, im Gegenteil: Er stillt den Heißhunger auf Saures. Essig enthält nämlich die Substanz Pyrrolchinolinchinon, die für die Entwicklung der Plazenta von Bedeutung ist.

TIPPS & INFOS

■ Apfelessig ist erfrischend und gesund. Ein mittelgroßer Apfel liefert allerdings mehr als 18-mal so viel Kalium, 34-mal so viel Betakarotin und 10-mal so viel Eisen wie 2 TL Apfelessig, dazu auch Vitamin C, Folsäure und Ballaststoffe, die in klarem Apfelessig nicht mehr enthalten sind. Beißen Sie also zur Deckung Ihres Vitaminbedarfs öfter mal in einen Apfel.

Artischocke

Die Vorzüge der Artischocke wurden erstmals im 4. Jh. v. Chr. von einem Schüler des griechischen Philosophen Aristoteles dokumentiert. Aufgrund seiner verdauungsfördernden Wirkung ist Artischockenkonzentrat hierzulande schon lange ein Renner.

Cynara scolymus

Anwendung

- *Fördert die gesunde Funktion von Gallenblase und Leber.*
- *Verbessert die Verdauung.*
- *Erhält oder senkt den Cholesterinspiegel.*
- *Wichtig für Diabetiker: Kann die Regulierung des Blutzuckerspiegels unterstützen.*

Darreichungsformen

- Dragee
- Kapsel
- Saft

WARNHINWEIS

- Wenn Sie an einem Gallenwegsverschluss leiden, sollten Sie vor der Einnahme von Artischockenkonzentrat Ihren Hausarzt befragen, weil der Extrakt die Gallensekretion erhöht.

- In seltenen Fällen kommt es zu allergischen Reaktionen auf Artischocken oder Artischockenkonzentrat.

Sprechen Sie bei Erkrankungen immer zuerst mit Ihrem Arzt, bevor Sie Ergänzungsmittel einnehmen.

Was sind Artischocken?

Artischocken gehören zur gleichen botanischen Familie wie Mariendistel, Gänseblümchen und Sonnenblume. Auf einem bis zu zwei Meter hohen Stängel sitzt ein großer grün-lila Blütenkopf. Die jungen, noch ungeöffneten Knospen werden gekocht und die fleischigen Ansätze der Blütenblätter zusammen mit dem Blütenboden, dem Herzen, als Delikatesse verzehrt.

Die in Deutschland erhältlichen Artischocken stammen von den Distelgewächsen des Mittelmeerraums ab, die selbst sehr ähnliche medizinische Wirkungen zeigen wie die Artischocke. Artischockenblätter enthalten zahlreiche Substanzen, die bei einem Verzehr in den empfohlenen Mengen die Gesundheit fördern können. Hierzu zählen Cynarin als wichtigster Wirkstoff und verschiedene Flavonoide, vor allem Luteolin.

Wie wirken Artischocken?

Im Gegensatz zu anderen Ländern ist Artischockenkonzentrat bei uns schon seit langem erhältlich. Untersuchungen in Deutschland haben belegt, dass Artischockenkonzentrat hilft, die Leber nach Vergiftungen zu schützen und zu regenerieren.

Schon 1933 haben wissenschaftliche Untersuchungen gezeigt, dass Artischocken die Leber zur Produktion von Galle (Gallenflüssigkeit) anregen, welche anschließend in den Zwölffingerdarm abgegeben

Artischockenpräparate werden aus den Blättern der Pflanze und den hier abgebildeten essbaren Teilen der inneren Blütenblätter hergestellt. Sie können helfen, den Blutzuckerspiegel zu regulieren.

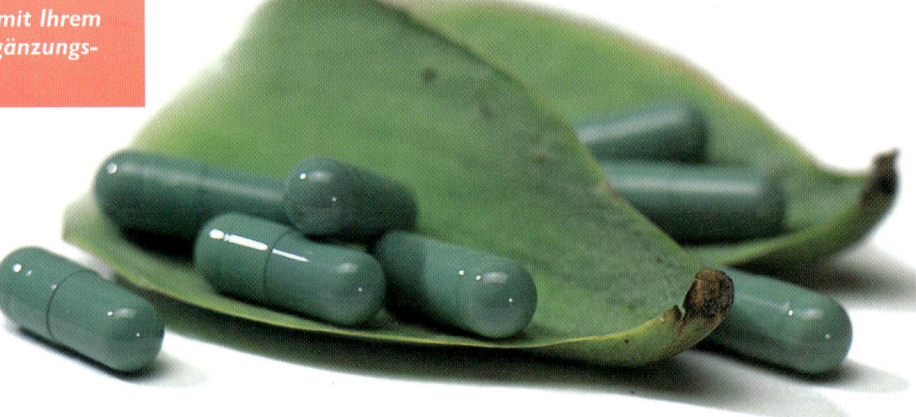

wird. Diese Wirkung erklärt die erfolgreiche Anwendung der Pflanze bei der Behandlung von Personen mit gestörter Fettverdauung. Die Galle emulgiert die mit der Nahrung aufgenommenen Fette in feinste Tröpfchen. Erst diese können von den Fett verdauenden Enzymen angriffen werden. Zudem konnte nachgewiesen werden, dass Artischockenkonzentrat schädliches LDL-Cholesterin senkt und günstiges HDL-Cholesterin leicht erhöht. Offenbar beruhen diese Cholesterin senkenden Eigenschaften von Artischockenkonzentrat auf dem Gehalt an Luteolin, welches die Cholesterinsynthese in der Leber hemmt.

✚ **WIRKUNGEN** Cynarin sowie die Flavonoide der Artischocke, einschließlich Luteolin, sind starke Antioxidanzien, die helfen können, Zellschäden in der Leber vorzubeugen. Sie schützen den Körper vor Schäden durch instabile Sauerstoffmoleküle (freie Radikale) und tragen so zur Erhaltung der Gesundheit bei. Das Konzentrat lindert Verdauungsstörungen wie Bauchschmerzen, Übelkeit und Blähungen. Zudem verringert es die Cholesterinbildung in der Leber und hilft so, hohe Cholesterinspiegel zu senken.

Besonders für Diabetiker wichtig: Artischocken enthalten Inulin, ein Polysaccharid, das die Verdauung verlangsamt und auf diese Weise den Blutzuckerspiegel nach den Mahlzeiten kontrolliert.

✚ **WEITERE VORZÜGE** Artischockenblätter dienen traditionell der Reinigung und Entgiftung bei der Behandlung von Gicht, Arthritis (Gelenkentzündung) und Rheuma. Außerdem kann ihre harntreibende Wirkung bei Harnwegsproblemen helfen. Weitere Anwendungsmöglichkeiten, etwa bei Patienten mit Reizdarm, werden derzeit noch erforscht.

So nehmen Sie Artischockenpräparate richtig ein

✓ **DOSIERUNG** *Zur Förderung von Verdauung, Leberfunktion und zur Senkung des Cholesterinspiegels*: 2-mal täglich 320 mg als Kapsel. *Zur besseren Verdauung bei hoher Fettzufuhr*: Bis zu 6-mal täglich 320 mg als Kapsel, entweder auf einmal oder über den Tag verteilt.

✚ **EINNAHMEEMPFEHLUNG** Nehmen Sie die Kapseln zu oder unmittelbar nach einer Mahlzeit ein und schlucken Sie sie unzerkaut mit kaltem Wasser. Bei einem möglichen Gallenwegsverschluss sollten Sie vor der Verwendung ärztlichen Rat einholen. Wer allergisch auf Pflanzen aus der Familie der Korbblütler reagiert, sollte die Einnahme bei Auftreten einer allergischen Reaktion sofort abbrechen.

Mögliche Nebenwirkungen

Artischockenkonzentrat wird auch bei Langzeitanwendung von den meisten Menschen gut vertragen. Beim Verzehr von Artischocken bestehen minimale Risiken. In seltenen Fällen kann es zu Nebenwirkungen wie Blähungen und leichten Verdauungsstörungen kommen.

AKTUELLES

1998 zeigte eine Untersuchung an Patienten mit Verdauungsproblemen, dass 85 % der Beteiligten durch die Einnahme von Artischockenkonzentrat ein größeres Wohlbefinden erreichten. Nach der Einnahme von fünf Kapseln pro Tag über einen Zeitraum von durchschnittlich 23 Wochen waren Symptome wie Übelkeit, Blähungen, Aufstoßen, Leibschmerzen und Fettunverträglichkeit erheblich zurückgegangen.

Eine neuere deutsche Studie an 553 Personen im Alter von 20 bis 87 Jahren ergab, dass Artischockenkonzentrat den Cholesterinspiegel im Blut günstig beeinflusst. Nach sechswöchiger Behandlung wurde festgestellt, dass der Cholesterinspiegel der Teilnehmer durchschnittlich um 11,5 % gesunken war.

WUSSTEN SIE, DASS…?
die alten Griechen die Artischocken aus Nordafrika nach Europa gebracht haben? In Frankreich, wo sie in Salaten oder als Vorspeise gereicht werden, sind Artischocken längst beliebt.

Baldrian

Valeriana officinalis

Es ist drei Uhr morgens und wieder einmal liegen Sie hellwach. Gäbe es doch nur etwas, das Sie sicher in den Schlaf wiegt. Tatsächlich gibt es ein solches Mittel: Baldrian sorgt für einen erholsamen Schlaf – ohne die unangenehmen Nebenwirkungen herkömmlicher Schlafmittel.

Anwendung

- *Fördert einen erholsamen Schlaf.*
- *Lindert Stress und Angst.*
- *Lindert die Symptome bestimmter Verdauungskrankheiten.*

Darreichungsformen

- Getrocknet/Tee
- Kapsel
- Tablette
- Tinktur
- Weichgelatinekapsel

Was ist Baldrian?

In Deutschland, Großbritannien und anderen europäischen Ländern ist Baldrian von den Gesundheitsbehörden als Schlafmittel anerkannt. Die winterharte Pflanze, die in Europa und Nordamerika beheimatet ist, hat weiße oder rosafarbene Blüten und wächst aus einem Wurzelstock (Rhizom). Man erntet die Wurzel im zweiten Jahr, wenn sie eine Reihe wichtiger Inhaltsstoffe enthält (darunter Valepotriate, Valeriansäure und leicht flüchtige Öle), die alle eine beruhigende Wirkung ausüben. Viele Phytotherapeuten sind der Meinung, dass es auf das Zusammenwirken aller Bestandteile ankommt.

Wie wirkt Baldrian?

Dieses jahrhundertealte Schlafmittel beruhigt auch bei Alltagsstress. Es dient der Behandlung von Angststörungen und Erkrankungen, die durch Stress schlimmer werden wie etwa Divertikelkrankheiten und Reizdarm.

✚ **WIRKUNGEN** Baldrian enthält Stoffe, die den Pegel eines Neurotransmitters im Gehirn, der **G**amma**a**mino**b**uttersäure (engl. **a**cid; GABA), erhöhen können. Auf diese Weise fördert Baldrian den Schlaf und lindert Ängste. Im Gegensatz zu Benzodiazepinen wie Diazepam oder Alprazolam, die gewöhnlich bei solchen Erkrankungen verschrieben werden, macht Baldrian nicht süchtig und ruft nicht das Gefühl hervor, wie betäubt zu sein. Baldrian macht nicht direkt schläfrig, sondern beruhigt Gehirn und Körper, damit sich der Schlaf auf natürliche Weise einstellen

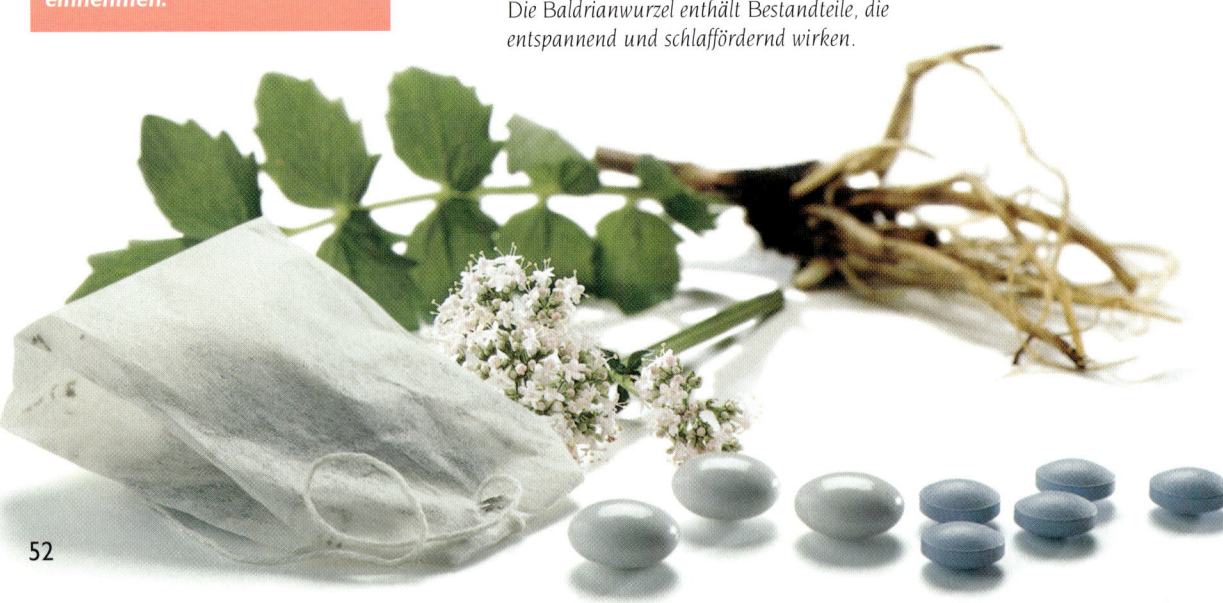

Die Baldrianwurzel enthält Bestandteile, die entspannend und schlaffördernd wirken.

kann. Einer der Vorteile von Baldrian bei Schlaflosigkeit ist, dass er im Gegensatz zu manchen anderen Schlafmitteln in der empfohlenen Dosis keine morgendliche Abgeschlagenheit bewirkt.

Verschiedenen Studien zufolge wirkt Baldrian bei vielen Menschen ebenso gut wie verschreibungspflichtige Medikamente und scheint – verglichen mit Placebos – einen wirklich in Schlaf zu versetzen. In zahlreichen Studien wurde die Verbesserung der Schlafqualität, schnelleres Einschlafen und besseres Durchschlafen hervorgehoben. Baldrian wird zunehmend auch als Mittel gegen Ängste empfohlen.

✳ **WEITERE VORZÜGE** Baldrian entspannt die glatte Muskulatur des Magen-Darm-Trakts. Daher ist er für die Behandlung von Reizdarm und Divertikelerkrankungen geeignet, die oft schmerzhafte Darmkrämpfe hervorrufen. Da das Aufflammen solcher Krankheiten mitunter durch Stress ausgelöst wird, kann dank der beruhigenden Wirkung des Baldrians eine Linderung dieser Schmerzen erreicht werden.

So nehmen Sie Baldrian richtig ein

⊘ **DOSIERUNG** *Gegen Schlaflosigkeit:* Nehmen Sie 30–45 Minuten vor dem Schlafengehen einen Teelöffel Tinktur oder 250–500 mg des pulverisierten Extrakts als Kapsel oder Tablette. Höhere Dosen bringen den meisten Menschen nachweislich kaum weitere Vorteile. Wenn die niedrige Dosis jedoch nicht anschlägt, können Sie problemlos bis zu 900 mg (2 TL Tinktur) einnehmen. *Gegen Ängste:* Nehmen Sie 2-mal täglich 250 mg sowie 250–500 mg vor dem Schlafengehen.

◉ **EINNAHMEEMPFEHLUNG** Baldrian hat einen recht unangenehmen Geschmack, den Sie bei der Tinktur mit etwas Honig oder Zucker versüßen können. Obwohl Baldrian nicht süchtig macht, sollte man sich weder auf pflanzliche noch auf andere Arzneien verlassen, um abends einschlafen zu können. Nehmen Sie Baldrian daher nicht länger als 2 Wochen hintereinander und achten Sie darauf, dass Sie ihn nicht mit verschreibungspflichtigen Schlaf- oder Beruhigungsmitteln kombinieren. Mit anderen Kräutern wie Kamille, Melisse oder Passionsblume kann Baldrian hingegen problemlos vermischt werden und ist dann als Schlafmittel noch wirkungsvoller. Sie dürfen Baldrian bei Depressionen auch mit Johanniskraut und bei Ängsten mit Kava-Kava kombinieren.

Mögliche Nebenwirkungen

Selbst bei 20-facher Überdosierung hat Baldrian nachweislich keine gefährlichen Nebenwirkungen. Extrem hohe Mengen können allerdings zu Schwindel, Rastlosigkeit, verschwommenem Sehen, Übelkeit, Kopfschmerzen, Taumeln und Benommenheit am Morgen führen.

Ballaststoffe

Schon Hippokrates empfahl Vollkornbrot „wegen seiner heilsamen Wirkung auf den Darm." Doch erst in den 60er-Jahren erkannten Ärzte die wahre Bedeutung der Ballaststoffe für die Gesundheit. Eine ballaststoffreiche Ernährung kann typischen Zivilisationskrankheiten vorbeugen.

Anwendung

- *Fördern Verdauung und Darmgesundheit.*
- *Senken den Cholesterinspiegel.*
- *Können Verstopfung, Durchfall, Reizdarm und Hämorrhoidenschmerzen lindern.*
- *Stabilisieren den Blutzuckerspiegel.*
- *Erleichtern das Abnehmen.*
- *Tragen zur Vorbeugung von Gallensteinen bei.*

Darreichungsformen

- Frühstücksflocken mit reichlich Kleie
- Granulat
- Pulver

WARNHINWEIS

■ Hohe Fasermengen können die Wirksamkeit mancher Medikamente wie der Antibabypille und des Cholesterin senkenden Mittels Lovastatin senken.

■ Wer eine allergische Reaktion auf Flohsamen (einem Wegerichgewächs) beobachtet, sollte sofort einen Arzt aufsuchen.

Sprechen Sie bei Erkrankungen immer zuerst mit Ihrem Arzt, bevor Sie Ergänzungsmittel einnehmen.

Was sind Ballaststoffe?

Ballaststoffe haben praktisch keinen Nährwert, aber ihre löslichen wie unlöslichen Faserstoffe spielen eine wichtige Rolle bei der Erhaltung unserer Gesundheit. Die löslichen Faserstoffe – in Obst, Gemüse, Hafer, Nüssen und Hülsenfrüchten – bestehen aus Pektin und anderen Bestandteilen von Pflanzenzellen und deren Wänden, die im Wasser aufquellen. Von Dickdarmbakterien werden sie in einfachere Komponenten zerlegt. Ein weit verbreiteter Lieferant löslicher Fasern sind die Flohsamen (Psyllium). Unlösliche Fasern, die in Getreide vorkommen, bestehen vor allem aus den zellulosehaltigen Zellwänden. Sie passieren den Darm unverdaut, weil sie weder aufgenommen noch von den körpereigenen Enzymen abgebaut werden können.

Wie wirken Ballaststoffe?

Ballaststoffe quellen im Darm und führen somit zu größeren, weicheren Stühlen. Außerdem binden sie Cholesterin, das anschließend ausgeschieden wird, und können daher auch zur Senkung des Blutcholesterinspiegels beitragen. Unlösliche Fasern wie Zellulose unterstützen die Darmtätigkeit, binden Krebs erregende Substanzen und Giftstoffe und fördern zudem auch deren Ausscheidung. Obwohl die löslichen Fasern nicht verdaut werden können, werden sie von Darmbakterien fermentiert. Dabei entstehen Fettsäuren, die für die Ernährung der Darmzellen wichtig sind.

🛡 **WIRKUNG** Eine ballaststoffarme Ernährung wird mit einer Vielzahl chronischer degenerativer Erkrankungen in Verbindung gebracht, darunter Herzleiden, Darmerkrankungen und Diabetes. Eine gesunde Ernährung sollte 30 g Ballaststoffe pro Tag liefern. Schon eine Scheibe Roggenvollkornbrot versorgt uns mit 5 g Ballaststoffen.

Eine ballaststoffreiche Ernährung kann Verstopfung und auch Hämorrhoiden vorbeugen. Sie macht den Stuhl weicher und voluminöser, sodass er leichter ausgeschieden werden kann. Ein hoher Anteil wasserlöslicher Fasern in der Kost verlangsamt den Blutzuckeranstieg und hilft Diabetikern, Insulin zu sparen. Lösliche Fasern binden auch Cholesterin im Darm. Dadurch wird der Blutspiegel weniger belastet.

Als reichhaltige Quelle löslicher Fasern unterstützen Flohsamen sowohl bei Durchfall als auch bei Verstopfung die Regulierung der Darmfunktion. Für Menschen mit Reizdarm, bei denen die Symptome zwischen beiden Extremen schwanken, könnten sie daher hilfreich sein.

✴ **WEITERE VORZÜGE** In einigen Untersuchungen hat sich gezeigt, dass Ballaststoffe das Abnehmen unterstützen. Sie quellen mit reichlich Wasser im Magen und füllen ihn dadurch. Dies dämpft den Appetit und verzögert die Entleerung des Magens. Faserreiche Nahrungsmittel, besonders Leinsamen, enthalten pflanzliche Östrogene, die Lignane, welche insbesondere das Risiko für Brustkrebs, aber auch das für Darmkrebs senken sollen. Flohsamen können bei der Verhütung von Gallensteinen eine Rolle spielen.

So nehmen Sie Ballaststoffe richtig ein

◢ **DOSIERUNG** Beginnen Sie mit einer kleinen Dosis von 1–2 g zu jeder Mahlzeit. Diese Menge kann allmählich auf 1–3 TL (bis zu 10 g) Pulver 2- bis 3-mal täglich in je 250 ml Saft oder Wasser gesteigert werden. Nehmen Sie nie mehr als 30 g pro Tag.

◢ **EINNAHMEEMPFEHLUNG** Wenn Sie Ballaststoffe ergänzend zuführen, achten Sie darauf, auch reichlich Flüssigkeit zu sich zu nehmen, denn die Fasern binden große Wassermengen. Nach der Einnahme von Ballaststoffen sollte man mit der Einnahme von anderen Medikamenten rund 2 Stunden warten, da Faserstoffe deren Aufnahme verzögern können. Schwangere sollten ihren Arzt konsultieren, ehe sie zusätzliche Ballaststoffe einnehmen.

Mögliche Nebenwirkungen

Plötzliche, hohe Ballaststoffzufuhr, besonders durch Hülsenfrüchte, kann Blähungen und Bauchschmerzen hervorrufen. Manche Menschen bekommen Magenbeschwerden, wenn sie Ballaststoffe einnehmen.

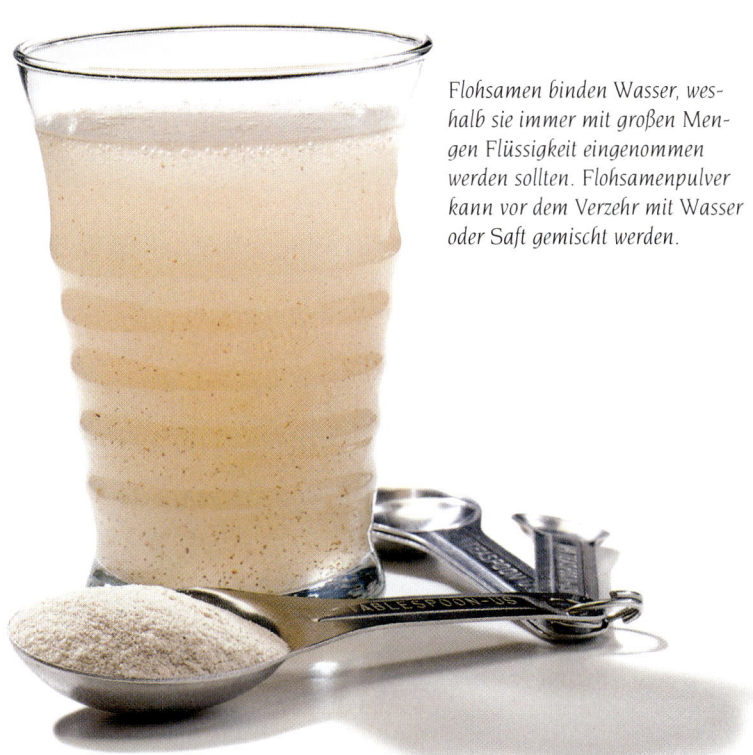

Flohsamen binden Wasser, weshalb sie immer mit großen Mengen Flüssigkeit eingenommen werden sollten. Flohsamenpulver kann vor dem Verzehr mit Wasser oder Saft gemischt werden.

Bienenprodukte

Nicht wenige Menschen vertrauen auf die heilsamen Kräfte von Bienenpollen, Gelee Royal und Propolis. Ihre Wirkungen sind aber noch nicht bewiesen und werden derzeit wissenschaftlich erforscht.

Anwendung

- *Kann Heuschnupfensymptome lindern.*
- *Propolis unterstützt die Heilung von Hautverletzungen.*

Darreichungsformen

- Creme
- Flüssigkeit
- Getrocknete und frische Pollen
- Kapsel
- Lutschtablette
- Pulver
- Tablette
- Weichgelatinekapsel

Was sind Bienenprodukte?

Es gibt drei Arten von Bienenprodukten: Bienenpollen, Propolis und Gelee Royal. Bienenpollen entstammen Blüten und unterscheiden sich daher von den Gräserpollen. Nach dem Sammeln drücken die Bienen die Pollen zu kleinen Körnchen zusammen, die man aus dem Bienenstock entnehmen kann. (Eine zweite Pollenart, die ebenfalls als Bienenpollen vermarktet wird, stammt direkt von den Pflanzen und kommt mit Bienen gar nicht in Kontakt.) Bienenpollen enthalten Protein, B-Vitamine, Kohlenhydrate und verschiedene Enzyme. Propolis ist ein klebriges Harz, das die Bienen aus den Zapfen von Nadelbäumen sammeln und zum ausbessern von Rissen im Stock benutzen. Gelee Royal ist eine milchig-weiße Substanz, welche die Arbeiterinnen in ihren Speicheldrüsen erzeugen, um damit ihre Königin zu füttern. Der besondere Nährstoffgehalt von Gelee Royal wird für die Fruchtbarkeit, Größe und Langlebigkeit der Bienenkönigin verantwortlich gemacht.

Wie wirken Bienenprodukte?

Bienenprodukte werden als wahre Alleskönner angepriesen. Sie sollen unter anderem die Alterung verlangsamen, sportliche Leistungen steigern, das Immunsystem ankurbeln, beim Abnehmen helfen, Bakterien bekämpfen und die Symptome von Allergien und Heuschnupfen lindern. Obwohl Bienenpollen bei der Behandlung von Allergien unter Umständen nützlich sind und Propolis als Salbe bei Schnittverletzungen und Blutergüssen helfen mag, konnten die wenigen Forschungsarbeiten über Bienenprodukte die vollmundigen Versprechungen nicht bestätigen.

✦ **WIRKUNGEN** Bienenpollen können bei Menschen, die auf Blütenpollen allergisch reagieren, Symptome wie Niesen, Naselaufen und tränende Augen verhindern helfen. Manche Wissenschaftler gehen davon aus, dass die Einnahme kleiner Pollenmengen Allergiker gegen deren allergene

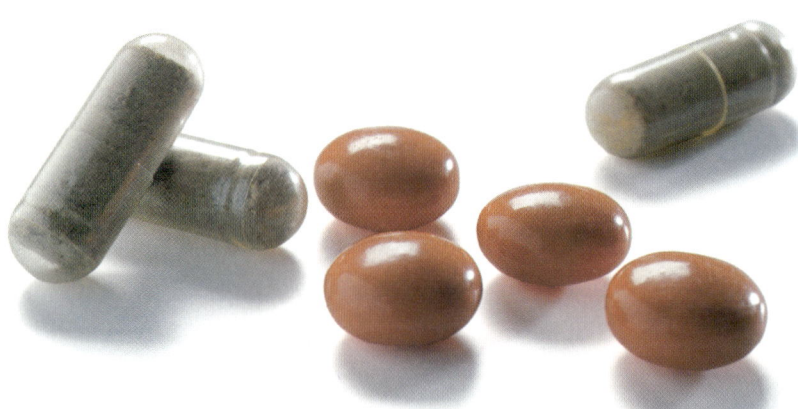

Frische oder getrocknete Bienenpollen werden häufig in Form von Tabletten oder Kapseln verkauft.

Bestandteile desensibilisieren kann, und damit vergleichbar mit der Wirkung desensibilisierender Spritzen ist. Dieser Theorie zufolge erzeugt das menschliche Immunsystem bei Kontakt schon mit winzigen Pollenmengen Antikörper, die den Körper vor der extremen allergischen Reaktion schützen sollen. Vorerst stellen Bienenpollen für die meisten Menschen keine Gefahr da. Blütenallergikern wird empfohlen, idealerweise Bienenpollen aus ihrer Umgebung einzunehmen, damit sie gegen die heimischen Blütenpollen unempfindlich werden.

✳ **WEITERE VORZÜGE** Propolis kann die Haut geschmeidiger machen oder zur Wundheilung beitragen, eignet sich aber nicht zur Infektionsbekämpfung.

Gelee Royal fördert das Wachstum, die Fruchtbarkeit und die Langlebigkeit der Bienenkönigin, und so hofft man, diese Wirkung auch auf den Menschen zu übertragen. Die Beweise dafür allerdings stehen noch aus.

So nehmen Sie Bienenprodukte richtig ein

✐ **DOSIERUNG** Die notwendige Pollenmenge, um allergische Symptome zu bekämpfen, ist individuell unterschiedlich. Gewöhnlich beginnt man mit wenigen Körnchen am Tag und steigert diese Dosis allmählich bis auf 1–3 gehäufte TL pro Tag.

◈ **EINNAHMEEMPFEHLUNG** Nehmen Sie vor Beginn der Heuschnupfensaison täglich geringe Mengen Bienenpollen ein – ein paar Körnchen oder einen Bruchteil einer Tablette. Solange keine Gegenreaktionen auftreten, steigern Sie langsam die Dosis, bis Ihre allergischen Symptome nachlassen. Bienenprodukte sollten mit reichlich Wasser eingenommen werden. Sie können getrocknete oder frische Pollen auch mit Saft mischen oder über das Essen streuen.

Mögliche Nebenwirkungen

Manche Menschen reagieren allergisch auf Bienenpollen. Beginnen Sie mit kleinsten Mengen, um festzustellen, ob das auch auf Sie zutrifft. Falls ein Ausschlag, ein Kribbeln im Hals, Hautrötungen, Atembeschwerden oder Kopfschmerzen auftreten, brechen Sie die Einnahme sofort ab.

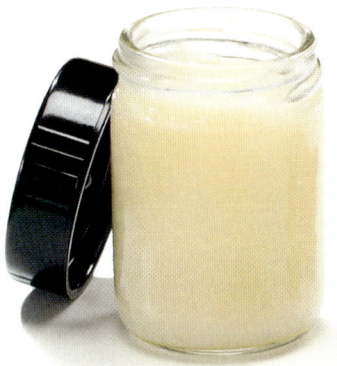
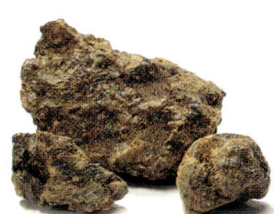
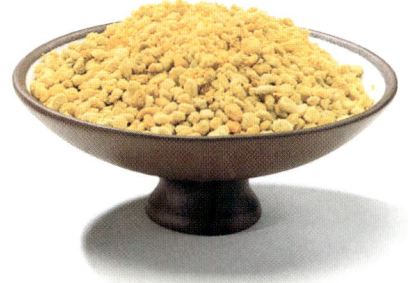

Die drei auf dem Markt erhältlichen Bienenprodukte sind Gelee Royal (links), das klebrige Harz Propolis (Mitte) und Bienenpollen (rechts).

Biotin und Pantothensäure

Diese beiden B-Vitamine spielen eine entscheidende Rolle für einen gesunden Stoffwechsel. Auch wenn nur sehr selten ein Mangel vorliegt, kann eine ergänzende Zufuhr die Behandlung verschiedener Krankheiten unterstützen.

Anwendung

Biotin

- *Fördert die Gesundheit von Haaren und Nägeln.*
- *Hilft dem Körper bei der Verwertung von Kohlenhydraten, Fetten und Eiweiß.*
- *Kann Diabetiker bei der Blutzuckerkontrolle unterstützen.*

Pantothensäure

- *Fördert ein gesundes ZNS (Zentralnervensystem).*
- *Hilft dem Körper bei der Verwertung von Kohlenhydraten, Fetten und Eiweiß.*
- *Kann chronisches Müdigkeitssyndrom, Migräne, Verdauungsstörungen sowie allergische Symptome lindern.*

Darreichungsformen

- Kapsel
- Flüssigkeit
- Tablette
- Weichgelatinekapsel

WARNHINWEIS

Sprechen Sie bei Erkrankungen immer zuerst mit Ihrem Arzt, bevor Sie Ergänzungsmittel einnehmen.

Was sind Biotin und Pantothensäure?

Biotin und Pantothensäure sind Vitamine, die in vielen Lebensmitteln vorkommen, sodass ein Mangel praktisch nicht existiert. Zwar wird Biotin auch von Darmbakterien produziert, doch in dieser Form kann der Körper das Vitamin nur schlecht verwerten. Multivitamin- und B-Komplex-Präparate enthalten gewöhnlich Biotin und Pantothensäure (auch Vitamin B_5 genannt). Beide sind auch als Einzelmittel erhältlich. Die Hauptform von Biotin ist D-Biotin. Pantothensäure gibt es als Kalziumpantothenat.

Wie wirken Biotin und Pantothensäure?

Beide Vitamine sind an der Herstellung zahlreicher Enzyme beteiligt, außerdem am Abbau von Kohlenhydraten, Fetten und Proteinen aus der Nahrung zu körpereigenen Substanzen. Biotin besitzt eine Schlüsselrolle bei der Verwertung von Glukose, dem Hauptbrennstoff des Körpers. Außerdem fördert es die Gesundheit von Nägeln und Haar. Pantothensäure braucht der Körper für eine optimale Kommunikation zwischen Gehirn und Nervensystem sowie zur Produktion von Stresshormonen.

WIRKUNGEN Biotinpräparate verbessern die Qualität weicher, brüchiger Fingernägel und verlangsamen Haarausfall, der auf Biotinmangel zurückgeht. Pantothensäure wird zur Herstellung von Stresshormonen benötigt. So scheint der Körper in längeren Phasen von emotionalem Druck, Depressionen oder Angstzuständen, in denen gewöhnlich übermäßig viel Stresshormone gebildet werden, mehr von diesem Vitamin zu brauchen. Pantothensäurehaltige Präparate helfen eventuell auch bei Stressreaktionen durch Migräne, chronischem Müdigkeitssyndrom oder Entwöhnung von Rauchen. In Kombination mit Cholin und dem B-Vitamin Thiamin kann Pantothensäure ein wirksames Mittel gegen Verdauungsbeschwerden sein. Daneben lindert es die Verstopfung der Nasengänge durch bestimmte allergische Reaktionen wie Heuschnupfen.

WEITERE VORZÜGE In sehr hohen Dosen kann Biotin Diabetikern helfen, besser auf Insulin zu reagieren. Dadurch wird der Blutzuckerspiegel gesenkt. Über die richtige Anwendung sollten sich Diabetiker von ihrem Arzt beraten lassen.

Biotin (links) und Pantothensäure (rechts) sind wichtige B-Vitamine.

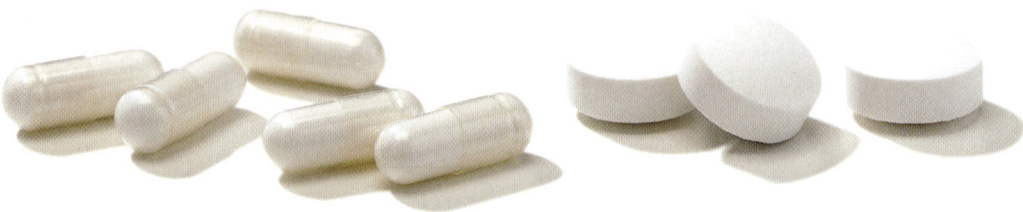

Wie viel Biotin und Pantothensäure brauchen Sie?

30–60 µg Biotin und 6 mg Pantothensäure pro Tag reichen aus, um gesunde Körperfunktionen zu gewährleisten. Zur Behandlung spezifischer Krankheiten oder Beschwerden kann eine höhere Zufuhr notwendig sein.

⊟ **Zu wenig Biotin oder Pantothensäure** Mangelerscheinungen kommen bei Erwachsenen praktisch nicht vor. Bei Langzeitgabe von Antibiotika oder Medikamenten gegen Schlaganfall kann der Biotinspiegel die optimalen Werte unterschreiten.

⊕ **Zu viel Biotin oder Pantothensäure** Es sind zwar keine ernsten Nebenwirkungen durch hohe Dosen bekannt, doch sollte die tägliche Aufnahme 2 500 µg beziehungsweise 1 000 mg nicht überschreiten.

So nehmen Sie Biotin und Pantothensäure richtig ein

⊡ **Dosierung** *Für Haare und Nägel:* 1 000–1 200 µg Biotin täglich. *Zur Nikotinentwöhnung:* 2-mal täglich 500 mg Pantothensäure. *In Stresszeiten:* 100 mg Pantothensäure pro Tag als Teil eines Vitamin B-Komplexes. *Bei Migräne:* 2-mal täglich 400 mg Pantothensäure. *Bei chronischem Müdigkeitssyndrom:* 2-mal täglich 500 mg Pantothensäure. *Bei chronischen Verdauungsproblemen:* 2-mal täglich 500 mg Pantothensäure, dazu 50 mg Thiamin morgens nach dem Aufstehen sowie 3-mal täglich 500 mg Cholin. *Bei Allergien:* 2-mal täglich 500 mg Pantothensäure. Diabetiker sollten mit ihrem Arzt besprechen, ob hohe Biotingaben, zur Vorbeugung einer diabetischen Neuropathie, für sie sinnvoll sind.

◐ **Einnahmeempfehlung** Ein Multivitamin- oder B-Komplex-Präparat dürfte für die meisten Menschen genug Biotin und Pantothensäure enthalten. Weitere Gaben sind nur zur Behandlung ganz bestimmter Erkrankungen notwendig. Normalerweise sollten solche Einzelgaben zu den Mahlzeiten eingenommen werden.

Welche Nahrungsmittel liefern Biotin und Pantothensäure?

Biotin ist reichlich enthalten in Leber, Sojaprodukten, Nüssen, Haferflocken, Reis, Gerste, Gemüse, Blumenkohl und Weizenvollkorn. Innereien, Fisch, Geflügel, Vollkorngetreide, Joghurt und Gemüse sind die besten Quellen für Pantothensäure.

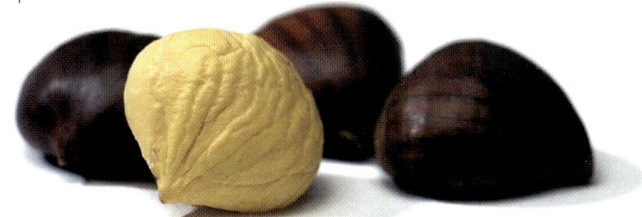

Nussfrüchte, wie diese Esskastanien, stellen eine gute, natürliche Biotinquelle dar.

Brennnessel

Schon die alten Griechen nutzten diese Pflanze, um nach Schlangenbissen das Gift aus dem Körper herauszuziehen. Heutige Forschungen zeigen, dass sich die Blätter nicht nur zur Behandlung von Hautkrankheiten und Heuschnupfen sondern auch bei Gicht eignen.

Urtica dioica

Anwendung

- *Hilft bei Entzündungen infolge von Ekzemen und Ausschlägen, aber auch bei Gelenkentzündungen.*

- *Unterstützt den Körper bei der Ausscheidung überschüssiger Flüssigkeit und wirkt Harnwegsinfekten entgegen.*

- *Mildert allergische Symptome, speziell Heuschnupfen.*

Darreichungsformen

- Gel
- Getrocknet/Tee
- Kapsel
- Saft
- Tinktur

WARNHINWEIS

Sprechen Sie bei Erkrankungen immer zuerst mit Ihrem Arzt, bevor Sie Ergänzungsmittel einnehmen.

Was ist Brennnessel?

Es mag merkwürdig erscheinen, doch das Interesse am medizinischen Einsatz der Brennnesseln wurde ursprünglich wahrscheinlich durch deren hautreizende Eigenschaften geweckt. Die Brennnesselblätter sind mit feinen Härchen bedeckt – eigentlich sind es Hohlnadeln –, die bei Berührung brennen und beißen. Diese Wirkung empfand man bei Gelenkschmerzen als äußerst wohltuend und das Auflegen von Brennnesseln zählt daher zu einem alten Hausmittel gegen Gelenkentzündungen. Jahrhundertelang wurden Brennnesselkompressen eingesetzt, um Giftstoffe aus der Haut zu ziehen.

Brennnesselblätter kann man auch essen. Sie schmecken wie Spinat, enthalten besonders viel Eisen und andere Mineralstoffe und sind zudem reich an Karotinoiden und Vitamin C. Am besten eignen sich junge Blätter, die noch nicht brennen.

Wie wirkt Brennnessel?

Brennnesselblätter haben wertvolle reinigende, entgiftende und harntreibende Eigenschaften, wahrscheinlich aufgrund ihres hohen Gehalts an Flavonoiden und Kalium. Sie helfen daher bei vielen Hautkrankheiten, zum Beispiel bei Neurodermitis im Kindesalter bis hin zu Gelenkentzündungen in späteren Jahren. Die Auflage von Kompressen aus Brennnesseltee oder die Einnahme von Nesselpräparaten kann bei entzündeten Gelenken helfen, besonders bei Gicht.

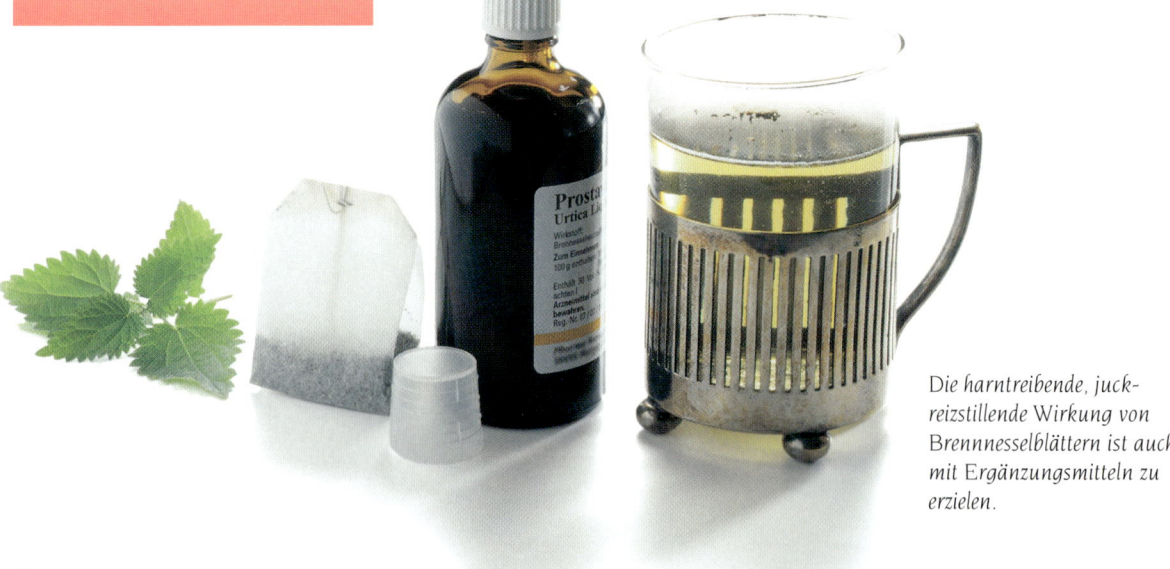

Die harntreibende, juckreizstillende Wirkung von Brennnesselblättern ist auch mit Ergänzungsmitteln zu erzielen.

✳ **WIRKUNGEN** Als harntreibendes Mittel unterstützt die Brennnessel den Körper bei der Ausscheidung überschüssiger Flüssigkeit und hilft auch bei der Behandlung von Harnwegsinfekten, da die krankheitserregenden Bakterien aus dem Körper herausgespült werden. Auch Frauen, die sich kurz vor der Periode aufgedunsen fühlen, empfinden Brennnesselpräparate als nützlich.

Erfahrungsgemäß hilft Brennnessel auch gegen Heuschnupfensymptome wie verstopfte Nase und tränende Augen, die durch Histamin hervorgerufen werden, das der Körper bei Kontakt mit Pollen und anderen Allergenen bildet. Querzetin, ein Flavonoid, das in der Brennnessel enthalten ist, hemmt nachweislich die Histaminfreisetzung. Bei einer Untersuchung an Allergikern erklärte über die Hälfte der Teilnehmer, dass Brennnessel ihre Symptome besser eindämmen konnte als ein Placebo.

✳ **WEITERE VORZÜGE** Innerlich angewendet wirken Brennnesselblätter adstringierend, helfen also Blutungen zu stillen. Man benutzt sie daher auch gegen Nasenbluten und starke Menstruationsblutungen.

Insbesondere die Wurzel kann Männern mit einer nicht krebsbedingten Prostatavergrößerung helfen, indem sie deren Wachtum verlangsamt. Wenn sich die Prostata vergrößert, verengt sie die Harnröhre, die den Urin aus der Blase ableitet und das Wasserlassen zum Teil extrem erschwert. Die Diagnose sollte auf jeden Fall ein Arzt stellen.

So wenden Sie Brennnessel richtig an

✳ **DOSIERUNG** *Gegen Wasseransammlungen, Allergien, Neurodermitis, starke Blutungen und Gicht:* Trinken Sie 3-mal täglich eine Tasse Brennnesseltee (1 TL getrocknete Brennnessel auf 250 ml sehr heißes Wasser), oder nehmen Sie 3-mal täglich 250 mg Extrakt oder 1 TL Tinktur ein. Bei schmerzenden Gelenken hilft ein Umschlag mit Brennnesseltee. *Zur Verlangsamung des gutartigen Prostatawachstums:* Täglich 2-mal 250 mg Nesselwurzelextrakt (nicht Blätterextrakt) kombiniert mit 160 mg Sägepalmextrakt.

✳ **EINNAHMEEMPFEHLUNG** Nehmen Sie Brennnesselblätter (Blätter, Extrakt oder Tinktur) zu den Mahlzeiten ein, damit Ihr Magen geschont wird. Die jungen, frischen Blätter können auch roh gegessen werden, die älteren Blätter mit den reifen, stechenden Härchen müssen Sie zuvor kochen.

Mögliche Nebenwirkungen

Normalerweise gilt Brennnessel als bedenkenlos verwendbare Arzneipflanze mit minimalem Allergierisiko. Man kennt jedoch Einzelfälle, denen zufolge sie Magenreizung, Magenschmerzen und Durchfall hervorrief.

AKTUELLES

Patienten mit Gelenkentzündungen (Arthritis) benötigten im Rahmen einer Studie beim Einsatz von Brennnesseln weniger Schmerzmittel und es kam zu weniger Nebenwirkungen. Zwischen den Teilnehmern, die 200 mg des entzündungshemmenden Wirkstoffs Diclofenac einnahmen, und denen, die nur 50 mg Diclofenac bekamen, aber zusätzlich 50 g Brennnesselblätter pro Tag verzehrten, wurden keine Unterschiede in Bezug auf ihre Schmerzen, Steifheit oder dem Grad ihrer körperlichen Behinderung festgestellt. In früheren Studien dagegen führte schon eine Senkung des Diclofenac um nur 25 % zu mehr Gelenkschmerzen bei den Arthritispatienten.

Bromelain

Dieses Verdauungsenzym mit seinen entzündungshemmenden Eigenschaften stammt aus der Ananaspflanze. Da es Beschwerden von Sportverletzungen bis hin zu Herzerkrankungen lindern kann, findet es seit den 50er-Jahren breite therapeutische Anwendung.

Anwendung

- *Lindert bei kleinen Verletzungen Schmerzen und Schwellungen.*

- *Unterstützt die Wundheilung und postoperative Genesung.*

- *Wirkt Schleimansammlungen bei Bronchitis und Sinusitis entgegen.*

- *Steigert die Wirksamkeit einiger Antibiotika.*

- *Hilft bei der Eiweißverdauung.*

Darreichungsformen

- Tablette

WARNHINWEIS

- Wer auf Ananas allergisch reagiert, darf keine Ergänzungsmittel mit Bromelain einnehmen.

- Da Bromelain das Blut verdünnt, sollte es nicht verwendet werden, wenn gerinnungshemmende Medikamente eingenommen werden. Über die Wechselwirkungen ist wenig bekannt.

Sprechen Sie bei Erkrankungen immer zuerst mit Ihrem Arzt, bevor Sie Ergänzungsmittel einnehmen.

Was ist Bromelain?

Bromelain ist ein Enzym (Ferment) aus der frischen Ananas, das Protein verdaut und Milch gerinnen lässt. Das im Handel erhältliche Präparat wird vornehmlich in Japan, Taiwan und Hawaii hergestellt und aus dem Ananasstamm gewonnen. Es unterscheidet sich von dem Enzym, das in der Frucht vorkommt.

Wie wirkt Bromelain?

Bromelain ist ein stark entzündungshemmender Wirkstoff. Er kann Schmerzen und Schwellungen verringern und die Gewebeheilung fördern. Seine Wirksamkeit beruht auf einer Wechselwirkung mit hormonähnlichen Substanzen, den Prostaglandinen. Bromelain kann die Wirkung schmerz- und entzündungserzeugender Prostaglandine abschwächen, während es gleichzeitig die Bildung entzündungshemmender Prostaglandine ankurbelt. Außerdem stimuliert es den Abbau von Fibrin, das mit für Wassereinlagerungen verantwortlich ist. Bromelain weist eine Besonderheit auf: Es kann als Eiweiß verdauendes Enzym den Verdauungstrakt passieren ohne selbst verdaut zu werden, und wird anschließend sogar intakt in den Körper aufgenommen.

🛡 **WIRKUNGEN** Die entzündungshemmenden Eigenschaften von Bromelain können genutzt werden zur Behandlung von Schmerzen und Schwellungen sowie bei Zerrungen und Muskelverletzungen und auch bei der Heilung von Wunden und Verbrennungen. Eine an 700 Feuerwehrmännern durchgeführte Untersuchung zeigte: Nahmen sie Bromelain ein, heilten ihre Verbrennungen doppelt so schnell.

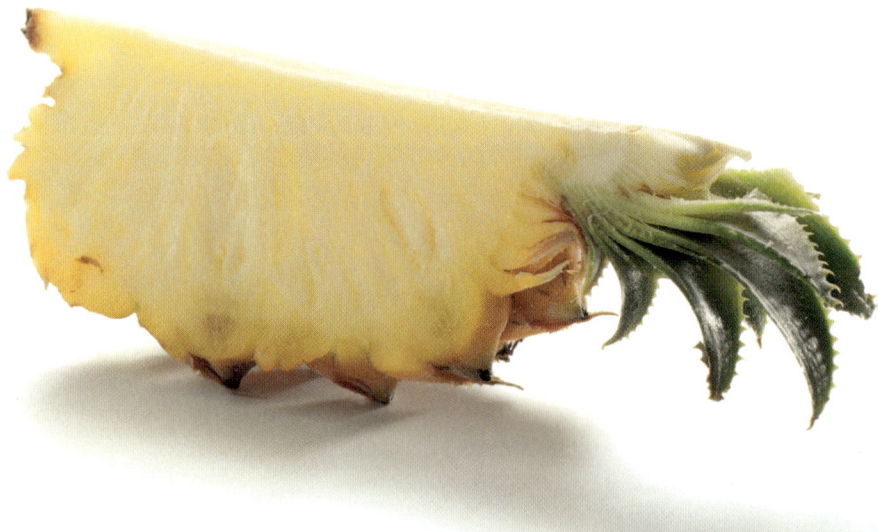

Bromelain reduziert auch die Bildung von Blutergüssen und die Schmerzen nach kleineren chirurgischen Eingriffen, besonders bei Frauen mit nachgeburtlichen Operationen. In Kombination mit einem anderen Eiweiß spaltenden Enzym, dem Trypsin, kann Bromelain auch bei der Behandlung von Harnwegsinfekten nützlich sein. In einer ersten Studie gaben 78 % der Teilnehmer an, dass ihre Symptome durch die Einnahme dieser Enzymkombination zurückgegangen sind.

✳ **WEITERE VORZÜGE** Bromelain kann bei Herzkrankheiten das Thromboserisiko, die Schmerzen und das Engegefühl im Brustkorb (Angina pectoris) verringern sowie verengte Arterien entspannen, da es einer übermäßigen Klebrigkeit der Blutplättchen entgegenwirkt. Angina pectoris-Patienten, die 1 000–1 400 mg Bromelain einnahmen, berichteten vom Verschwinden aller Symptome – je nach Schweregrad – innerhalb von 4–90 Tagen.

Seit sich bei der oralen Einnahme von Bromelain gezeigt hat, dass das Enzym die Bildung körpereigener Antikrebssubstanzen stimuliert, wird auch diskutiert, ob es zur Krebsbekämpfung eingesetzt werden kann. Es könnte die Wirksamkeit einer Chemotherapie fördern und möglicherweise auch das Wachstum der Krebszellen behindern.

Bei der Behandlung von Asthma oder chronischer Bronchitis ist die schleimverflüssigende Wirkung von Bromelain hilfreich. Zudem hat es sich als wirksames Mittel bei Nebenhöhlenentzündungen erwiesen. Weitere Studien zeigen, dass das Enzym die Aufnahme von Antibiotika wie Amoxizillin und Penizillin wie auch von Kurkumin fördern kann, dem aktiven Wirkstoff in Kurkuma. Im Zusammenspiel mit Papain, einem Eiweiß spaltenden Enzym aus der unreifen Papaya, soll Bromelain auch Menstruationsschmerzen lindern können.

Als entzündungshemmendes Mittel könnte Bromelain eventuell auch bei der Behandlung von Rheuma eingesetzt werden: 73 % Patienten einer Studie, die das Mittel über einen Zeitraum von 3 Wochen bis zu 13 Monaten einnahmen, berichteten von guten bis ausgezeichneten Auswirkungen. Da Bromelain Schwellungen und Blutergüsse nach einer Operation verringert, kann es auch Patienten gegeben werden, die eine Fettabsaugung planen.

So nehmen Sie Bromelain richtig ein

⬤ **DOSIERUNG** Gewöhnlich empfiehlt sich eine Einnahme von 250 mg bis 500 mg Bromelain 3-mal täglich.

◖ **EINNAHMEEMPFEHLUNG** Bromelain sollte auf nüchternen Magen genommen werden. Als Verdauungshilfe, besonders bei fett- oder eiweißreichen Speisen, wird es jedoch zum Essen eingenommen. Bei Schwellungen oder Entzündungen nimmt man das Präparat bis zum Abklingen der Symptome.

Mögliche Nebenwirkungen

Selbst bei sehr hoher Dosierung sind Nebenwirkungen von Bromelain äußerst selten. Besonders empfindliche Menschen können allergisch oder mit Hautreizungen reagieren. Möglicherweise kann das Enzym den Herzschlag beschleunigen.

Carnitin

Mithilfe der Trägersubstanz Carnitin gelangen die Fettsäuren in die Bereiche der Zellen, wo aus ihnen Energie
gewonnen wird. Unser Körper kann Carnitin selbst in der
Leber zusammensetzen, er kann es jedoch auch aus der
Nahrung aufnehmen.

Anwendung

- *Unterstützt die Energieversorgung der Herzmuskulatur.*
- *Wirkt den hohen Blutfettwerten entgegen.*
- *Fördert die Leistung bei Ausdauersportarten.*

Darreichungsformen

- Ampullen
- Kapseln
- Tabletten

WARNHINWEIS

- *Sprechen Sie bei Erkrankungen immer zuerst mit Ihrem Arzt, bevor Sie Ergänzungsmittel einnehmen.*

Was ist Carnitin?

Carnitin (Trimethylamino-Beta-Hydroxybuttersäure), das früher auch
Vitamin T genannt wurde, wird in der Leber aus den Aminosäuren Lysin
und Methionin gebildet. An diesem Vorgang sind besonders Vitamin C,
aber auch Eisen, Niacin und Vitamin B_6 beteiligt. Gespeichert wird das
Carnitin in der Herz- und Skelettmuskulatur. Da es die Fettverbrennung
fördert, kann es – insbesondere bei Herzkrankheiten – der Leistungsstei-
gerung dienen oder einem Leistungsabfall entgegenwirken. Es wird daher
auch häufig von gesunden Ausdauer- und Fitnesssportlern verwendet,
die einen Großteil ihrer Energie aus der Fettverbrennung beziehen.

Carnitingaben können notwendig werden, wenn dessen körpereigene
Herstellung und der Transport gestört sind oder eine Unterversorgung
aufgrund eines besonderen Bedarfs sowie durch Carnitinverluste eintrit.
Zum Mangel kann es kommen bei Leberzirrhose, Hepatitis sowie chronischer (Hämo-)Dialyse, Fehlernährung, Schwangerschaft und langfristiger Ernährung per Infusion oder Einnahme bestimmter Epilepsiemittel.

Wie wirkt Carnitin?

Carnitin fördert die Fettverbrennung, indem es sich mit den Fettsäuren
verbindet, damit diese aus der Flüssigkeit im Zellinneren in die Mito-
chondrien – die Kraftwerke der Zelle – gelangen können, wo sie zur Energiegewinnung genutzt werden. Daneben spielt Carnitin auch eine wichtige Rolle bei der Entgiftung der Leber, da es giftige Substanzen zu den
Nieren transportiert, die dann mit dem Urin ausgeschieden werden.

✪ **WIRKUNGEN** Da Carnitin den Fettabbau fördert, kann es bei Störungen
des Fettstoffwechsels eingesetzt werden, insbesondere bei zu hohem
Blutfettspiegel (vor allem Triglyzeride). Es vermindert den Gesamtcholesteringehalt im Blut, senkt jedoch in erster Linie das („schädliche") LDL-
Cholesterin und erhöht den Wert des („guten") HDL-Cholesterins.
In der Leber, wo es gebildet wird, kann Carnitin die schädlichen Wirkungen von Alkohol auf die Leberfunktionen eindämmen und die Probleme
einer Fettleber angehen. Es erleichtert auch die Kontrolle des Blutzuckerspiegels bei Diabetes. Bei Muskelerkrankungen wie zum Beispiel Muskel-

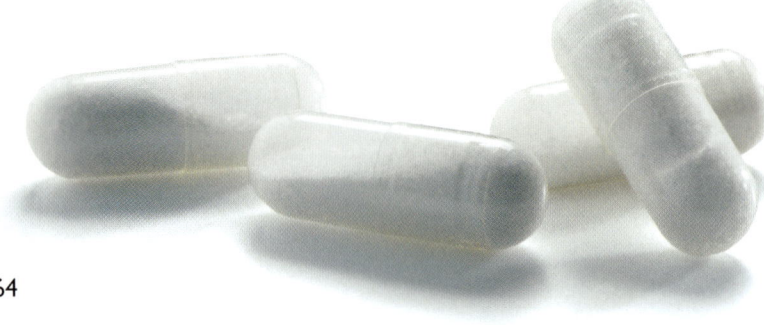

dystrophie kann der Körper nicht genug Carnitin herstellen. In diesen Fällen können ergänzende Gaben einen Carnitinmangel verhindern.

❋ **WEITERE VORZÜGE** Offenbar kann Carnitin besonders Patienten mit Angina pectoris (Schmerzen im Brustkorb aufgrund mangelhafter Durchblutung des Herzens) helfen. Zwei Studien an Patienten mit Durchblutungsstörungen des Herzens zeigten: Carnitin erhöhte dessen Leistungsfähigkeit. Auch Patienten mit chronischem Müdigkeitssyndrom half Carnitin. Acetylcarnitin besserte die Symptome bei Alzheimerpatienten.

Bei Sportlern verringert Carnitin den Körperfettgehalt, wenn gleichzeitig mäßig anstrengendes Ausdauertraining wie zum Beispiel Schwimmen, Radfahren oder Wandern betrieben wird.

Wie viel Carnitin brauchen Sie?

Über eine normale Mischkost nehmen wir durchschnittlich 100–300 mg Carnitin pro Tag zu uns. Pflanzliche Lebensmittel enthalten allerdings kaum Carnitin, sodass es bei Vegetariern oder gestörter Eigenherstellung leichter zu Mangelerscheinungen kommen kann.

⊖ **ZU WENIG CARNITIN** Carnitinmangel in der Muskulatur ist meist ein frühes Anzeichen eines Mangels an Vitamin C und macht sich durch Müdigkeit und Leistungsschwäche bemerkbar.

⊕ **ZU VIEL CARNITIN** Symptome einer Überdosierung sind nicht bekannt.

So nehmen Sie Carnitin richtig ein

⊘ **DOSIERUNG** *Vorbeugung von Arteriosklerose und bei Störungen des Fettstoffwechsels*: Täglich 0,5 g. *Zur Senkung des Blutfettspiegels*: Kurzfristig bis zu 3 g Carnitin pro Tag. Je nach Erkrankung werden täglich 1,0–3,5 g verordnet.

◐ **EINNAHMEEMPFEHLUNG** Als Nahrungsergänzung oder zu therapeutischen Zwecken sollte nur L-Carnitin verwendet werden. Am besten wird es auf nüchternen Magen eingenommen.

Mögliche Nebenwirkungen

Außer gelegentlichen, vorübergehenden Durchfällen sind bei Einnahme von bis zu 4 g L-Carnitin täglich keine Nebenwirkungen bekannt.

Welche Nahrungsmittel liefern Carnitin?

Reichlich Carnitin findet sich in Fleisch, vor allem in Leber und Schaffleisch, aber auch in Vollmilch und Eiern.

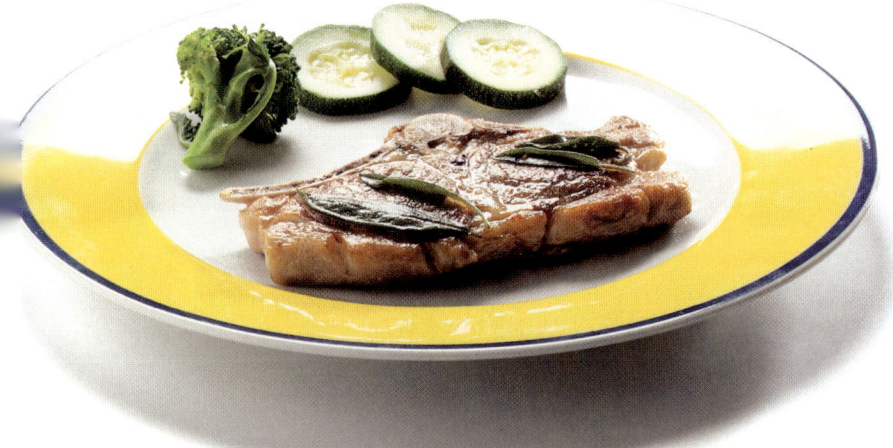

TIPPS & INFOS

■ Schwangere und Stillende haben einen erhöhten Carnitinbedarf. Während Muttermilch reichlich Carnitin enthält, brauchen nicht gestillte Säuglinge unter Umständen Carnitin, um Mangelerscheinungen vorzubeugen. Bei den Müttern kann Carnitinmangel zu Müdigkeit und Schwäche führen.

■ Muss die Leber über längere Zeit große Mengen Chemikalien, Medikamente oder Alkohol verarbeiten, kann ein Carnitinmangel die Folge sein. Ergänzende Carnitingaben helfen der Leber, ihre wichtige Aufgabe weiterhin zu erfüllen.

WUSSTEN SIE, DASS...?

der Name Carnitin vom lateinischen Wort *carnis* (Fleisch) herleitet, da dieser Stoff fast ausschließlich in Fleisch enthalten ist.

Cayenne und Chili

Scharfe Paprika und Pfefferschoten sind für ihren feurigen Geschmack bekannt. Medizinisch eingesetzt fördern Cayennepfeffer und Chilischoten die Verdauung und lindern Schmerzen. Ihre heilenden Eigenschaften beruhen auf der Substanz Capsaicin.

Capsicum genus

Anwendung

Äußerlich als Salbe

- Lindert Gelenkschmerzen.

- Lindert Nervenschmerzen durch Gürtelrose (Neuralgie nach Herpesbefall), Diabetes, Operationen oder eine Trigeminusneuralgie (Tic douloureux).

Als Kapsel, Tablette oder Tinktur

- Bei Verdauungsbeschwerden.

Darreichungsformen

- Frische oder getrocknete Pflanze
- Kapsel
- Salbe/Paste
- Tablette
- Tinktur/Flüssigkeit

WARNHINWEIS

- Tragen Sie Chilisalbe niemals auf gereizte oder offene Hautpartien auf. Meiden Sie den Kontakt mit Augen und Kontaktlinsen.

Sprechen Sie bei Erkrankungen immer zuerst mit Ihrem Arzt, bevor Sie Ergänzungsmittel einnehmen.

Was sind Cayenne und Chili?

Cayenne und Chili sind Verwandte der roten, gelben und grünen Paprika, die in unserer Küche heimisch sind. Beide zählen zu den Nachtschattengewächsen und sind nicht mit dem schwarzen Pfeffer verwandt. Hauptwirkstoff der Pfefferschoten, der ihnen auch ihre Schärfe verleiht, ist das Capsaicin. Dieser ölhaltige Reizstoff ist auch wichtigster Bestandteil von Selbstverteidigungssprays. In der Medizin weisen die Bezeichnungen „Capsicum" und „spanischer Pfefferextrakt" auf Capsaicin hin.

Wie wirken Cayenne und Chili?

Äußerlich angewendet, ist Capsaicin ein wirksames Schmerzmittel. Es sorgt für eine verringerte Ausschüttung der Substanz P in den Nervenzellen, die Schmerzimpulse an das Gehirn weiterleitet. Als Präparat oder Nahrungsbestandteil scheint Capsaicin einen wohltuenden Effekt auf das Verdauungssystem zu haben. Mitunter wird es auch zur Steigerung der Durchblutung eingesetzt.

WIRKUNGEN Die regelmäßige Anwendung einer Salbe oder Paste mit Capsaicin ist hilfreich gegen Gelenkschmerzen und lindert hartnäckige Schmerzen bei Gürtelrose, postoperative Schmerzen oder Schmerzen durch diabetisch bedingte Nervenschäden.

Erste Studien weisen darauf hin, dass Chilisalbe noch weitere medizinische Vorteile hat. Bei Schuppenflechte soll sie den Juckreiz verringern. Außerdem scheint sie bei Fibromyalgie die chronischen Schmerzen im Bereich der Muskulatur, des Bindegewebes und der Knochen zu lindern sowie die von den kalten Gliedmaßen ausgehenden Beschwerden bei der Raynaud-Krankheit.

WEITERE VORZÜGE Frische Pfefferschoten, Tinkturen, Tabletten und Kapseln fördern die Verdauung und wirken Blähungen und Magengeschwüren entgegen, indem sie die Durchblutung von Magen und Darm

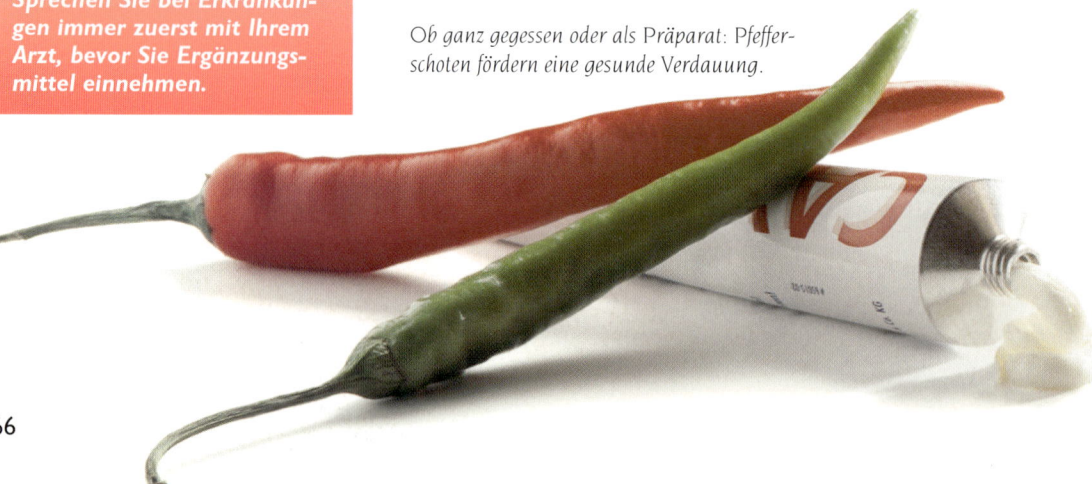

Ob ganz gegessen oder als Präparat: Pfefferschoten fördern eine gesunde Verdauung.

erhöhen sowie die Abgabe von Verdauungssäften anregen. Flüssige Präparate mit Capsaicintinktur können Erkältungs- und Grippesymptome lindern. Behauptungen, Capsaicin würde den Cholesterin- und Triglyzeridspiegel senken und dadurch das Herz schützen sowie auch Krebserkrankungen vorbeugen, konnten bisher durch klinische Versuche nicht belegt werden.

So nehmen Sie Cayenne und Chili richtig ein

Ø DOSIERUNG *Zur äußeren Anwendung:* Für die regelmäßige, tägliche Verwendung ist Chilisalbe mit 0,025 % bis 0,075 % Capsaicin am wirksamsten. Mindestens 3- bis 4-mal täglich auf die schmerzenden Stellen auftragen und gut einmassieren. Es kann allerdings mehrere Wochen dauern, bis der Schmerz nachlässt. *Cayenne zur inneren Anwendung:* Befolgen Sie die Anweisungen auf der Verpackung.

◐ EMPFEHLUNGEN ZUR ANWENDUNG *Äußerlich:* Menschen reagieren unterschiedlich auf Chili. Prüfen Sie die Salbe daher zunächst auf einer kleinen, stark schmerzenden Hautpartie. Wenn sie dort wirkt – was aber bis zu einer Woche auf sich warten lassen kann – und keine anhaltenden Beschwerden verursacht, können Sie sie großflächiger anwenden. Damit kein Chili in die Augen gerät, waschen Sie sich anschließend gründlich die Hände mit warmem Wasser und Seife, oder ziehen Sie zum Eincremen Wegwerfhandschuhe an. Sie können die Partie auch mit etwas Mull abdecken. (Wenn Sie Chilisalbe zur Schmerzlinderung an Fingern oder Händen benutzen, sollten Sie mit dem Waschen 30 Minuten warten, damit die Salbe in die Haut einziehen kann. Berühren Sie in der Zwischenzeit weder Kontaktlinsen noch empfindliche Stellen wie Augen und Nase.) Die Chilisalbe ist vor Licht, starker Wärme und starker Kälte zu schützen und außerhalb der Reichweite von Kindern aufzubewahren.

Innerlich: Cayennepräparate können zu oder zwischen den Mahlzeiten genommen werden. Für Schwangere oder Stillende sind keine Gegenanzeigen bekannt. Setzen Sie das Mittel dennoch ab, wenn ein gestillter Säugling gereizt reagiert.

Mögliche Nebenwirkungen

Chilisalbe bewirkt häufig ein etwas unangenehmes Brennen, das in den ersten Tagen eine halbe Stunde anhalten kann. Nach regelmäßiger Anwendung verschwindet dieser Effekt gewöhnlich. Wenn Sie zu viel Salbe nehmen oder diese einatmen, kann es zu Husten, Niesen, Augentränen oder einem gereizten Hals kommen. Chili kann außerdem heftige Schmerzen und Brennen hervorrufen, wenn es in die Augen (oder auf andere Schleimhäute) gerät. Spülen Sie in diesem Fall den betroffenen Bereich mit Wasser oder Milch. Um Chili von der Haut zu entfernen, benötigen Sie warmes Wasser und Seife.

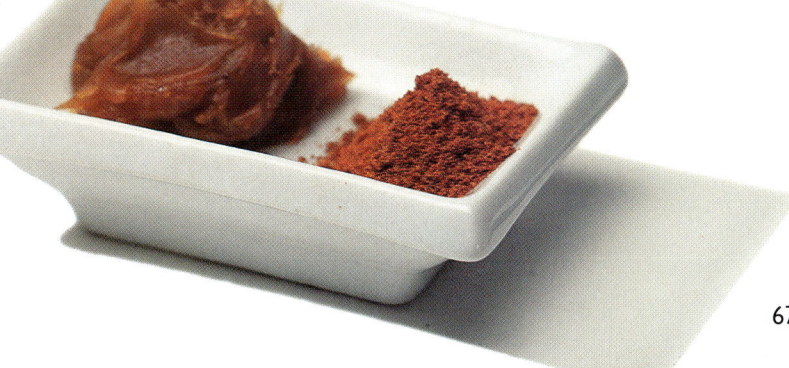

Chilipaste ist als vielseitiges Schmerzmittel bekannt, während Cayennepulver in Kapselform bei Blähungen und Magengeschwüren hilft.

Chinesische Heilkräuter

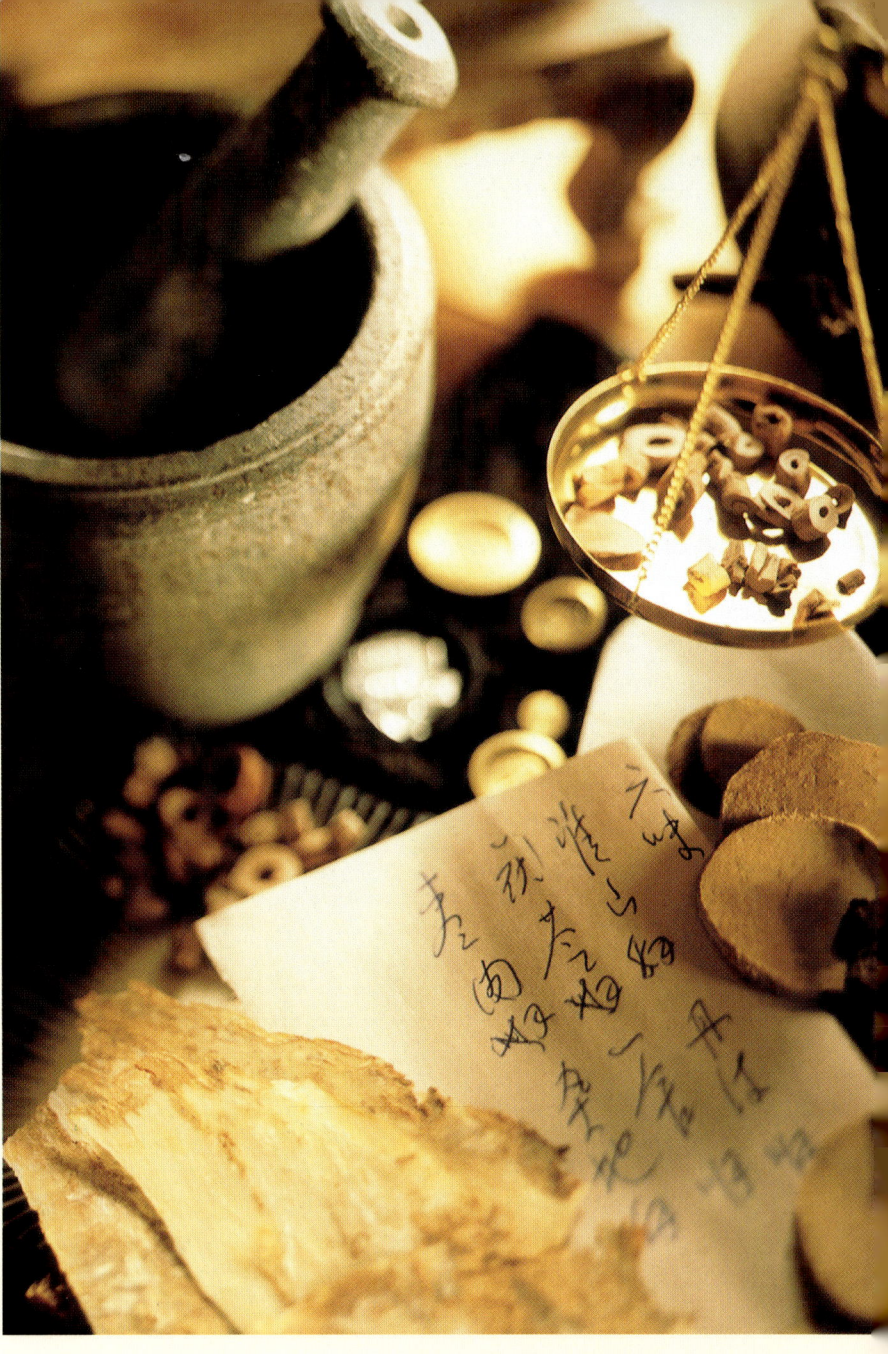

Die traditionelle chinesische Medizin (TCM) beruht auf Beobachtungen und Erfahrungen, die chinesische Ärzte über Jahrtausende hinweg an ihren Patienten gemacht und schriftlich niedergelegt haben.

HARMONIE ALS BEHANDLUNGSZIEL

In erster Linie dient die ausgewählte Behandlung in der traditionellen chinesischen Medizin dazu, das gestörte Gleichgewicht der Lebensenergie (Qi) wiederherzustellen. Wenn diese Energie wieder fließt und ausgeglichen ist, werden sich, so die Vorstellung, in der Folge die Beschwerden auch bessern und es kommt zur Heilung. Wichtiger als die Krankheitsbehandlung ist deren Vorbeugung durch eine gesunde Ernährung, regelmäßige Bewegung, Mäßigung des Temperaments und eine frühzeitige Behandlung von Krankheitsursachen.

Wichtige Behandlungsformen neben der Phytotherapie sind

Akupunktur und Moxibustion, dazu Pflaster, Schröpfen, spezielle Massageformen, Chiropraktik, T´ai-Chi, Qigong sowie die richtige Ernährung.

DER MENSCH IM MITTELPUNKT

Da die TCM jeden Menschen als einmalig ansieht, muss der Arzt versuchen, genau diesem Menschen wieder zu seinem Gleichgewicht zu verhelfen. Dazu verlässt er sich auf die sorgfältige eigene Beobachtung von Hautfarbe, Stimme, Geschmack, insbesondere aber der Zunge und dem Puls des Patienten.

Eben weil der Arzt unterschiedliche Ursachen erkennt und sich nach dem ganzheitlichen Krankheitsbild richtet, kann dieselbe Erkrankung bei verschiedenen Patienten unterschiedlich behandelt werden.

HEILKRÄUTER IN DER TCM

Die Behandlung mit Heilkräutern ist ein Grundbestandteil der TCM. Bereits aus dem 3. Jahrtausend v. Chr. soll die „Klassische Pharmakopöe des gestaltenden Landmannes" (Shennong Bencaojing) stammen. Diese Erfahrungen wurden von nachfolgenden Ärztegenerationen immer wieder überprüft und weiterentwickelt, bis im 16. Jahrhundert n. Chr. bereits knapp 2 000 Heilmittel in 10 000 Zusammenstellungen bekannt waren und in einem Standardwerk zusammengefasst wurden. Etwa 300 dieser Heilmittel werden auch heute noch recht häufig verordnet.

CHINESISCHE ODER EUROPÄISCHE VARIANTE?

Etwa 30 % der chinesischen Heilkräuter sind auch in Europa heimisch, allerdings oft mit anderer Wirkstoffkonzentration. So enthält die chinesische Ackerminze (*Mentha arvense*) die fünffache Menge ätherischer Öle wie die europäische Art, die demnach für ein chinesisches Rezept fünfmal höher zu dosieren wäre. Dennoch gilt Minze im Osten wie im Westen als wirksames Mittel gegen Erkältungen und Kopfschmerzen.

WUSSTEN SIE, DASS...?
Reis als „süßes" Nahrungsmittel der chinesischen Lehre nach die Milz stärkt und den Appetit fördert.

EINTEILUNG CHINESISCHER HEILKRÄUTER

Die Pflanzen werden in der TCM nach Kriterien eingeteilt, die dem westlichen Menschen zunächst sehr fremd erscheinen. Man unterscheidet nach Temperatur (kalt, kühl, warm, heiß), Geschmack, (süß, sauer, bitter, salzig, scharf), dem zugeordneten Organ (Lunge, Herz, Leber usw.) oder Meridian (Flußlinien der Lebensenergie) und der Wirkung. Dabei ist wichtig zu wissen, dass die chinesischen Organbezeichnungen kaum etwas mit unserer westlichen

Vorstellung von den Organsystemen zu tun haben.

Da die chinesischen Körperorgane einander kontrollieren (die Leber hemmt die Lunge, die Lunge hemmt das Herz usw.), kommt es darauf an, das jeweilige Kontrollorgan nicht auch noch zusätzlich durch den ihm zugeordneten Geschmack zu stärken.

Für die Rezeptur ist es wichtig, dass es Pflanzen gibt, die einander benötigen oder fördern, aber auch solche, die bestimmte andere Pflanzen „fürchten", „vernichten", „hassen" oder ins Gegenteil verkehren können. Auch die Zubereitung (Wassermenge, Kochzeit und Hitze) ist je nach Wahl der Pflanzen unterschiedlich; insbesondere Giftpflanzen lässt man gern stundenlang köcheln. Solche Erwägungen entsprechen in der abendländischen Denkweise der Geschmackskorrektur, der Vermeidung oder Verminderung von Nebenwirkungen und der Verstärkung von erwünschten Wirkungen.

AUSBILDUNGSGANG IN TCM

Die eigentliche Kunst des TCM-Arztes besteht in der Wahl des richtigen Medikaments. Wer chinesische Heilpflanzen verordnet, der muss das gesamte Wirkspektrum der verschiedenen Pflanzen kennen. Nur so kann er abwägen, welche Substanzen sich wie Ingwer, Minze oder Ginseng zur Einzelanwendung eignen und welche nur in Kombination mit anderen optimal wirken.

Zur Ausbildung gehört auch das persönliche Erleben der Wirkung der verschiedenen Kräuter auf Organe und Meridiane durch Selbsterprobung und Erfahrungen in der freien Natur, wo die Kräuter in ihrem natürlichen Lebensraum intensiv studiert werden.

DIE AUSWAHL DER HEILPFLANZEN

Gewöhnlich stellt der Arzt nach eingehender Diagnose für den Patienten ein individuelles Rezept aus oft 8–12 Heilpflanzen zusammen, aus denen ein (meist bitterer) Sud zubereitet wird, von dem meist 1–2 Tassen pro Tag getrunken werden.

Immer gilt der Grundsatz des Heilens durch Gegensätze: Symptome eines Yang-Überschusses (zuviel Wärme) werden nie mit wärmenden, kräftigenden Yang-Mitteln behandelt, sondern mit dämpfenden, kühlenden Yin-Mitteln.

IN DER CHINESISCHEN APOTHEKE

Chinesische Apotheken bevorzugen eine praxisorientierte Ordnung nach Einsatzgebieten. Die einzelnen Heilmittel, ob tierischer oder pflanzlicher Herkunft, werden Gruppen zugeordnet, je nachdem, ob sie abführend, fiebersenkend, blutstillend, hustenlindernd oder anders geartet wirken.

Zu den schweißtreibenden Mitteln, die „böses Qi" freisetzen sollen, das durch zuviel Wind, Regen oder Hitze entstanden ist, zählen z. B. die Zweige des jungen Zimtbaums

(gui zhi), das Meerträubchen (ma huang), die Katzenminze (jing jie) oder die chinesische Engelwurz (bai zhi). Die meisten davon werden hauptsächlich bei Erkältungssymptomen wie Fieber, Kopfschmerzen und Husten eingesetzt.

BESONDERE ERFOLGE DER TCM

Behandlungen mit TCM, die neben Heilpflanzen oft auch andere therapeutische Maßnahmen beinhalten, haben sich besonders bei chronischen Schmerzen

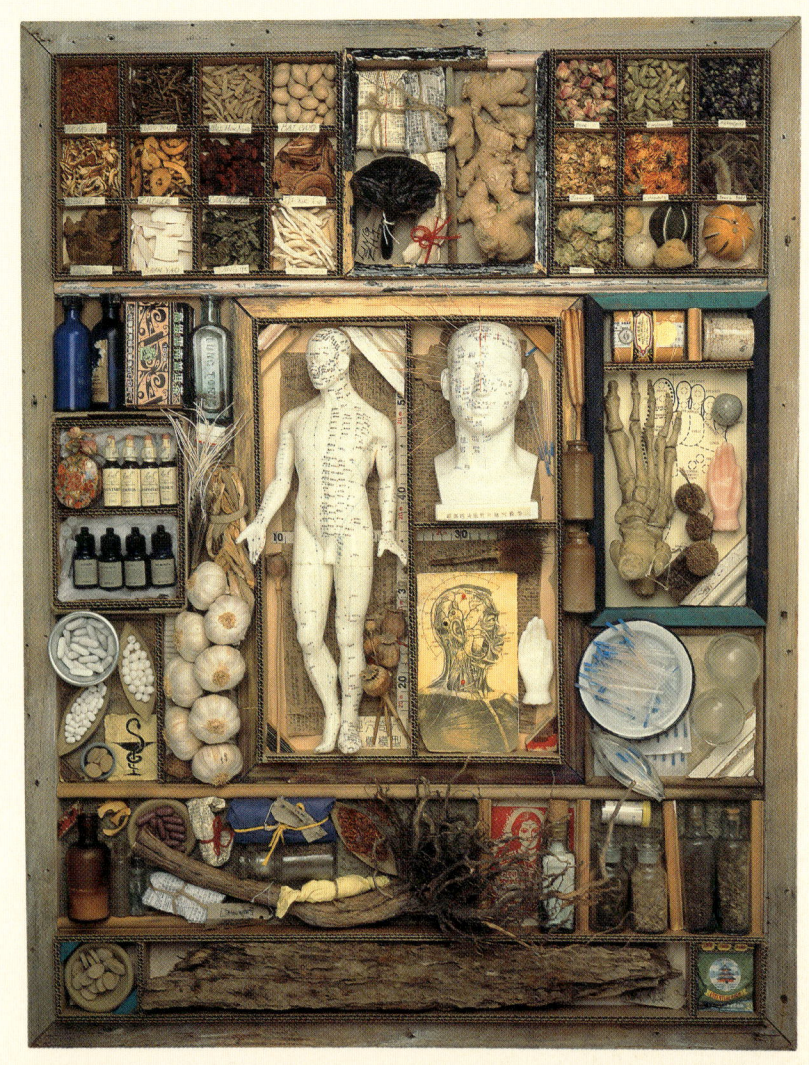

bewährt. Rückenschmerzen, Migräne und Rheuma, aber auch Asthma, Neurodermitis und Magen-Darm-Probleme können erfolgreich behandelt werden. Akute Erkrankungen, Krebs und Diabetes, aber auch Unfälle gehören hingegen in die Hände westlicher Mediziner.

CHINESISCHE HEILPFLANZEN IN DER WESTLICHEN MEDIZIN

Heute sind die großen Pharmaunternehmen sehr an den alten Heilpflanzen der TCM interes-

ENTSPRECHUNGEN IN DER TCM SOWIE PASSENDE HEILPFLANZEN					
ORGANE (YIN/YANG)	FARBE	ELEMENT (WANDLUNGS-PHASE)	GESCHMACK	PASSENDE HEILPFLANZE Z. B.	WIRKWEISE
Lunge/Dickdarm	weiß	Metall	scharf	frischer Ingwer	schweißtreibend, stellt Qi-Gleichgewicht her
Milz/Magen	gelb	Erde	süß	Süßholz	verdauungsfördernd, verteilt Nährstoffe
Leber/Gallenblase	blau, grün	Holz	sauer	Magnolie	fiebersenkend, adstringierend
Herz/Dünndarm	rot	Feuer	bitter	Eichenrinde	austrocknend, konzentrierend
Nieren/Blase	schwarz	Wasser	salzig	Seetang	weichmachend, abführend

siert, denn man erhofft sich Hinweise auf neue Wirkstoffe gegen zahlreiche Erkrankungen. Allerdings sicherte die überlieferte und individuelle Anwendung chinesischer Heilpflanzen gewöhnlich die Bekämpfung einer Krankheit ohne unerwünschte Nebenwirkungen. Wird der Wirkstoff aber ohne die vorausgehende umfangreiche Diagnostik generell verabreicht, dann können seine heilenden Eigenschaften durchaus verloren gehen.

Die Pflanze Ma huang (*Ephedra sinica*) beispielsweise beinhaltet das Alkaloid Ephedrin, ein äußerst wirksames vorbeugendes Mittel gegen Asthma, das inzwischen bei der westlichen Pharmaindustrie sehr begehrt ist. In konzentrierter Form ist Ephedrin ein rasch wirkendes Asthmamittel, das jedoch auch Herzklopfen sowie Bluthochdruck und auch nervöse Reizbarkeit hervorruft.

Diese unerwünschte Wirkung entspricht übrigens der chinesischen Lehre, dass eine übermäßige Stärkung der Lunge eine Schwächung des Herzens zur Folge hat. Bei der Anwendung nach traditionellem chinesischem Rezept hingegen dämpfen andere natürliche Substanzen der Pflanze sowie die Art der Zubereitung eine zu heftige Wirkung des Ephedrins.

DIE ROLLE VON FERTIGPRÄPARATEN
Bestimmte Krankheitsbilder (Syndrom) der TCM können mit industriell vorgefertigten Präparaten in Form von Saft, Pulver oder Tabletten therapiert werden. Wer sich mit solchen Präparaten selbst behandeln möchte, der sollte sich jedoch vorher genau überlegen, ob er ein chinesisches Syndrom wie etwa „aufsteigendes Leber-Yang, kompliziert durch Leber- und-Nieren-Yin-Mangel" an sich selbst wirklich diagnostizieren kann.

Nicht ganz so anspruchsvoll ist die Selbstbehandlung mit den traditionellen Tonika, die Vitalität und Langlebigkeit fördern sollen. Manche Grundbestand-

teile dieser Tonika wie etwa Ginseng oder Ingwer enthalten nachweislich erhebliche Mengen gesundheitsfördernder Substanzen. Allerdings gilt auch hier: Ohne ein regelmäßiges körperliches Training, eine sorgfältig ausgewählte Ernährung und allgemeine Selbstdisziplin können auch die chinesischen Tonika nur einen relativ kleinen Teil zu unserer Gesunderhaltung beitragen.

NEBENWIRKUNGEN UND GEGENANZEIGEN
Europäische Mägen vertragen chinesische Heilkräuter bei hoher Dosierung nicht besonders gut. Erst wenn die Dosis verringert wird, bessert sich die Verträglichkeit, ohne dabei gleich den Heilerfolg in Frage zu stellen. Weiterhin müssen die Pflanzen auf Rückstände von Schwermetallen und Pestiziden hin kontrolliert werden, und der Hersteller muss Verwechslungen ausschließen, damit es nicht zu Vergiftungen kommt. Größere Kliniken, die auf TCM spezialisiert sind, leisten sich für die Qualitätskontrolle zumeist eigens dafür ausgebildetes Fachpersonal.

Chrom

Das Spurenelement Chrom scheint ein wahres Multitalent zu sein, denn es wird als Schlankmacher und Muskelbildner wie auch zur Behandlung von Diabetes oder als Waffe gegen Herzerkrankungen angepriesen. Doch sind Zweifel daran durchaus angebracht.

Anwendung

- *Unerlässlich zum Abbau von Eiweiß, Fett und Kohlenhydraten.*
- *Hilft, normale Blutzuckerwerte zu erhalten.*
- *Kann den Cholesterinspiegel senken, besonders das schädliche LDL-Cholesterin, aber auch den Triglyzeridspiegel.*

Darreichungsformen

- Flüssigkeit
- Kapsel
- Tablette
- Weichgelatinekapsel

Was ist Chrom?

Chrom ist ein Spurenelement, das in zahlreichen chemischen Verbindungen vorkommt. Ergänzungsmittel enthalten gewöhnlich Chrompicolinat oder Chrompolynicotinat. In organischer Verbindung findet man sie reichlich in Bierhefe. Da viele Menschen nicht ausreichend Chrom über die Nahrung zuführen, kann es durchaus sinnvoll sein, es in Form von Ergänzungsmitteln aufzunehmen.

Wie wirkt Chrom?

Chrom hilft dem Körper dabei, Insulin besser zu verwerten. Das Hormon Insulin bringt den Traubenzucker (Glukose) aus dem Blut in die Körperzellen, die den Zucker zu Energie verbrennen. Eine ausreichende Chromzufuhr kann somit erhöhten Blutzuckerwerten vorbeugen. Außerdem hilft Chrom bei der Aufspaltung von Eiweiß und Fett.

VORBEUGUNG Ausreichende Chromzufuhr kann bei Menschen mit Insulinresistenz unter Umständen Diabetes verhindern. Bei dieser Krankheit reagiert der Körper nicht mehr richtig auf Insulin, sodass die Bauchspeicheldrüse immer mehr Insulin produzieren muss, um den Blutzuckerspiegel zu regulieren. Wenn sie den zusätzlichen Insulinbedarf des Körpers nicht mehr ausgleichen kann, entsteht ein Typ II-Diabetes (Altersdiabetes). Chrom kann diese Entwicklung abwenden, indem es den Körper dazu befähigt, Insulin von vornherein besser auszunutzen. Daneben unterstützt Chrom den Fettabbau. Es kann das Risiko für Herzerkrankungen senken, weil es das Verhältnis zwischen schädlichem LDL-Cholesterin und günstigem HDL-Cholesterin zugunsten des HDL-Cholesterins verschiebt.

WEITERE VORZÜGE Chrom kann Kopfschmerzen, Reizbarkeit und andere Symptome einer Unterzuckerung (Hypoglykämie) abwenden, indem es den Traubenzuckergehalt im Blut normalisiert. Bei Diabetikern kann es die Kontrolle des Blutzuckerspiegels erleichtern. Die wider-

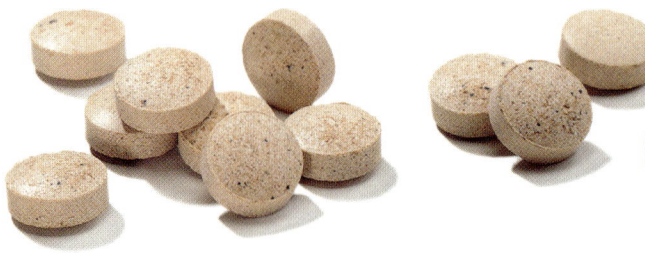

sprüchlichsten Aussagen zu Chrom betreffen seine Wirkungen bei der Gewichtsabnahme und dem Muskelaufbau. Wer abnehmen möchte, dem seien bestenfalls Mineralstoffpräparate in Verbindung mit einer geeigneten Diät und regelmäßiger Bewegung empfohlen. Welche Rolle Chrom hierbei spielt, ist durch weitere Forschungen abzuklären.

Wie viel Chrom brauchen Sie?

Der Referenzwert für Chrom liegt bei 30–100 µg pro Tag für Erwachsene. Manche Wissenschaftler befürworten sogar Werte zwischen 50 und 200 µg pro Tag, um einem Mangel vorzubeugen. (Selbst bei gesunder, abwechslungsreicher Kost ist eine tägliche Chromaufnahme von 200 µg über die Nahrung nur schwer zu erreichen.)

⊖ **ZU WENIG CHROM** Chrommangel kann zu einer schlechten Traubenzuckerverwertung führen. Chrommangel an sich ist zwar wahrscheinlich nicht die Ursache für Diabetes, doch kann er bei diabetesgefährdeten Menschen zum Ausbruch der Erkrankung beitragen. Daneben können bei Chrommangel Angstzustände, Störungen des Aminosäurestoffwechsels sowie hohe Triglyzerid- und Cholesterinspiegelwerte beobachtet werden.

⊕ **ZU VIEL CHROM** Chrompräparate scheinen auch bei hoher Dosierung keine nachteiligen Wirkungen zu haben.

So nehmen Sie Chrom richtig ein

⊘ **DOSIERUNG** Chrompräparate sind gewöhnlich in 200 µg-Dosierung erhältlich – die empfohlene, sichere Obergrenze. Diese Menge sollte für die allgemeine Gesundheit, nach einer Schlankheitsdiät oder zur verbesserten Insulinausnutzung eingenommen werden.

◉ **EINNAHMEEMPFEHLUNG** Nehmen Sie 200 µg Chrom zum Essen oder mit einem Glas Wasser, um Magenproblemen vorzubeugen. In Kombination mit Vitamin C-reicher Kost (oder einem Vitamin C-Präparat) wird Chrom besser aufgenommen.

Oft wird behauptet, Chrom sei in bestimmten Verbindungen besser resorbierbar, aber die Belege dafür fehlen bislang.

Welche Nahrungsmittel liefern Chrom?

Zu den chromreichen Nahrungsmitteln zählen Vollkorngetreide, Kartoffeln, Pflaumen, Erdnussbutter, Nüsse, Meeresfrüchte und Bierhefe. Eine fettarme Kost enthält meist mehr Chrom als eine fettreiche Ernährung.

WUSSTEN SIE, DASS...?
Vollkornbrot eine gute Chromquelle ist. Helles Weizenmehl (Auszugsmehl), wie es für Weißbrot verwendet wird, enthält nur wenig von diesem wichtigen Mineralstoff.

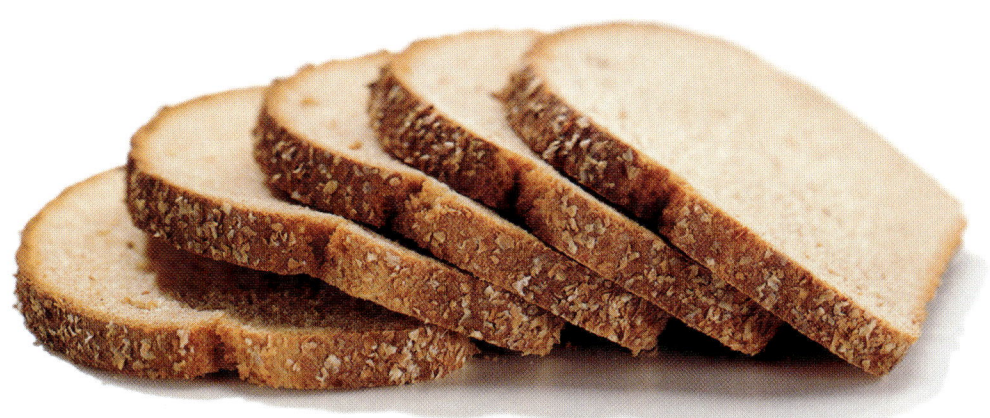

Coenzym Q10

Das Wundermittel Coenzym Q10 steigert die Vitalität, unterstützt beim Abnehmen, bekämpft Krebs und hilft gegen das Altern. Diese Behauptungen sind zwar überzogen, doch der Nährstoff scheint vielversprechend bei Herzerkrankungen und Parodontose.

Anwendung

- *Gut für Herz und Kreislauf bei Herzinsuffizienz, geschwächtem Herzmuskel (Cardiomyopathie), hohem Blutdruck, Herzrhythmusstörungen, Brustschmerzen (Angina) und Raynaud-Krankheit.*

- *Hilft bei Zahnfleischerkrankungen. Hält Zahnfleisch und Zähne gesund.*

- *Schützt die Nerven und kann helfen, das Fortschreiten von Alzheimerkrankheit und Parkinsonkrankheit zu verlangsamen.*

- *Kann zur Verhütung von Krebs und Herzerkrankungen beitragen und vielleicht auch altersbedingte, degenerative Veränderungen verlangsamen.*

Darreichungsformen

- Flüssigkeit
- Kapsel
- Tablette
- Weichgelatinekapsel

WARNHINWEIS

■ Schwangere oder Stillende sollten besonders darauf achten, ihre Ärztin zu befragen, ehe sie Coenzym Q10 einnehmen, da der Stoff für diese Gruppe noch nicht gut untersucht ist.

Sprechen Sie bei Erkrankungen immer zuerst mit Ihrem Hausarzt, bevor Sie Ergänzungsmittel einnehmen.

Was ist Coenzym Q10?

Diese natürliche Substanz wird vom Körper selbst herstellt. Sie gehört zur Obergruppe der Chinone. Als sie 1957 erstmals isoliert wurde, nannte man die Substanz Ubichinon, da sie überall in der Natur vorkam. Tatsächlich kommt Coenzym Q10 in allen Lebewesen vor und findet sich auch in vielen Nahrungsmitteln in konzentrierter Form, so in Nüssen und Ölen. In den letzten 10 Jahren wurde Coenzym Q10 zum gefragtesten Ergänzungsmittel der Welt. Seine Anhänger wollen damit ganz allgemein ihre Gesundheit fördern, aber auch Herzerkrankungen und eine Reihe anderer, schwerer Krankheiten behandeln. Manche Forscher glauben, dass es für die normalen Körperfunktionen so wichtig ist, dass es in Vitamin Q umbenannt werden sollte.

Wie wirkt Coenzym Q10

In erster Linie ist Coenzym Q10 ein Katalysator für den Stoffwechsel. Es unterstützt die komplexe Kette chemischer Reaktionen durch welche die Nahrung in für den Körper verwertbare Energiepäckchen zerlegt wird. Im Zusammenspiel mit Enzymen – daher auch die Bezeichnung Coenzym – beschleunigt die Substanz den Stoffwechsel, um die Energie zur Verfügung zu stellen, welche die Zellen zum Verdauen der Nahrung, zur Wundheilung, zur Erhaltung einer gesunden Muskulatur und zahllosen anderen Körperfunktionen brauchen. Der Nährstoff spielt eine entscheidende Rolle bei der Energieproduktion, daher ist er ganz besonders in den Herzzellen zu finden, die einen hohen Energieverbrauch aufweisen. Daneben wirkt das Coenzym Q10 ähnlich wie die Vitamine C und E als Antioxidans und hilft bei der Neutralisierung der zellschädigenden freien Radikale.

■ **VORBEUGUNG** Coenzym Q10 kann an der Verhütung von Krebs, Herzinfarkt und anderen Erkrankungen beteiligt sein. Außerdem wird es zur Energiesteigerung und als Mittel gegen das Altern benutzt. Der Blutspiegel des Coenzyms Q10 nimmt mit dem Alter (und bei

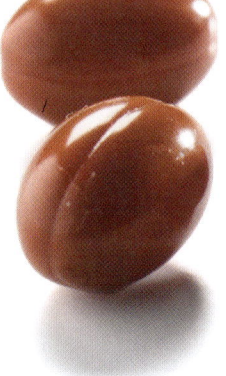
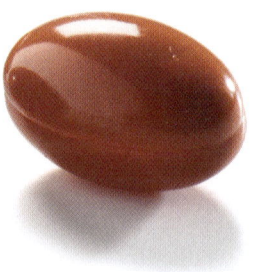

bestimmten Krankheiten) ab, weshalb manche Ärzte empfehlen, schon ab einem Alter von 40 Jahren mit der Einnahme zu beginnen.

✴ **WIRKUNG** Coenzym Q10 hat als mögliches Heilmittel für Herzpatienten viel von sich reden gemacht, besonders bei Patienten mit Herzinsuffizienz oder Herzschwäche. In manchen Studien traten bei Patienten mit schlechter Herzfunktion ausgezeichnete Erfolge ein, nachdem sie zusätzlich zu ihren bisherigen Medikamenten und Therapien Coenzym Q10 eingenommen hatten. Andere Untersuchungen zeigten, dass Personen mit Herzgefäßerkrankungen nur wenig von dieser Substanz haben. Weiter gehende Forschungen lassen vermuten, dass Coenzym Q10 vor Blutgerinnseln schützt, den Blutdruck senkt, Herzrhythmusstörungen abbaut, dem Mitralklappenvorfall entgegenwirkt, Symptome der Raynaud-Krankheit lindert (schlechte Durchblutung der Extremitäten) und Brustschmerzen (Angina) erleichtert. Es ist jedoch als Ergänzung – nicht als Ersatz – der schulmedizinischen Behandlung gedacht. Nehmen Sie diesen Nährstoff nicht anstelle von verschriebenen Medikamenten.

✴ **WEITERE VORTEILE** Coenzym Q10 kann bei Patienten mit Brustkrebs oder Prostatakrebs lebensverlängernd wirken. Bei Parodontose scheint es die Heilung zu unterstützen sowie Schmerzen und Zahnfleischbluten zu lindern. Ebenso beschleunigt es die Heilung nach chirurgischen Eingriffen im Mund. Coenzym Q10 könnte gegen Parkinson- und Alzheimerkrankheit wie auch gegen Fibromyalgie helfen.

Es gibt viele weitere Behauptungen zu dieser Substanz: Dass sie das Altern hinauszögert, beim Abnehmen hilft, sportliche Leistungen fördert, das chronische Müdigkeitssyndrom bekämpft, Allergien erleichtert und das Immunsystem ankurbelt. In all diesen Bereichen sind jedoch noch Untersuchungen zur Wirksamkeit von Coenzym Q10 notwendig.

So nehmen Sie Coenzym Q10 richtig ein

✦ **DOSIS** Gewöhnlich nimmt man 50 mg, 2-mal täglich. Höhere Dosierungen von 100 mg, 2-mal täglich können bei Herz- oder Kreislaufproblemen oder aber gegen Alzheimer und andere spezifische Beschwerden sinnvoll sein.

✦ **EINNAHMEEMPFEHLUNG** Nehmen Sie je ein Präparat morgens und abends, im Idealfall zum Essen, damit es besser aufgenommen wird. Coenzym sollte über einen langen Zeitraum zugeführt werden. Es kann 8 Wochen oder länger dauern, bis Ergebnisse zu spüren sind.

Mögliche Nebenwirkungen

In seltenen Fällen wurden Magenbeschwerden, Durchfall, Übelkeit oder Appetitverlust beobachtet. Da Coenzym Q10 jedoch noch nicht intensiv geprüft wurde, erscheint es ratsam, vor Gebrauch Ihren Arzt zu fragen, besonders wenn Sie schwanger sind oder stillen.

EINKAUFSTIPPS

▪ Obwohl Coenzym Q10 in der Natur weit verbreitet ist, ist es nicht ganz billig. Die durchschnittliche Tagesdosis von 100 mg kann durchaus bis zu 90 Euro im Monat kosten. Sehen Sie sich in den Geschäften um oder suchen Sie sich einen günstigen Versandhändler.

▪ Schauen Sie sich nach Kapseln oder Tabletten mit Coenzym Q10 auf Ölbasis um (Sojaöl oder anderes Öl). Der Nährstoff ist fettlöslich und wird daher bei Einnahme mit der Nahrung leichter aufgenommen.

AKTUELLES

In einer groß angelegten italienischen Untersuchung an über 2 500 Patienten mit Herzinsuffizienz zeigte sich bei 80 % der Teilnehmer eine Besserung der Beschwerden, nachdem ihre Behandlung durch täglich 100 mg Coenzym Q10 ergänzt wurde.

WUSSTEN SIE, DASS...?

Ärzte in Japan, Schweden und Kanada Coenzym Q10 bereits routinemäßig gegen Herzerkrankungen verordnen. Viele dieser Präparate stammen aus Japan, wo bis zu 10 % der Erwachsenen diese Substanz regelmäßig einnehmen.

Dong quai

Angelica sinensis
A. acutiloba

Dong quai oder Chinesische Angelika ist in Asien ein traditionelles Tonikum für Frauen zur Stärkung der Fortpflanzungsfähigkeit. In China und Japan ist es fast so beliebt wie Ginseng. Westliche Experten sind sich über die Wirksamkeit der Pflanze jedoch uneins.

Anwendung

- *Kann Menstruationskrämpfe lindern.*
- *Kann Hitzewallungen in den Wechseljahren entgegenwirken.*

Darreichungsformen

- Flüssigkeit
- Getrocknete Pflanze/Tee
- Kapsel
- Tablette
- Tinktur
- Weichgelatinekapsel

WARNHINWEIS

■ Schwangere oder stillende Frauen sollten Dong quai nicht verwenden.

■ Patienten, die gerinnungshemmende Medikamente einnehmen, sollten auf jeden Fall ihren Arzt befragen, ehe sie zu Dong quai greifen.

■ Dong quai kann heftige Menstruationsblutungen verstärken und die Haut sonnenempfindlicher machen.

Sprechen Sie bei Erkrankungen immer zuerst mit Ihrem Arzt, bevor Sie Ergänzungsmittel einnehmen.

Was ist Dong quai?

In Asien wächst Dong quai als Wildpflanze und wird zum Einsatz für medizinische Zwecke auch angebaut. *Angelica sinensis* gedeiht in China, *Angelica acutiloba* in Japan. Viele Frauen verwenden es dort täglich als Gesundheitselixier. Leicht zu erhalten ist ein Präparat aus der Wurzel der *A. sinensis*, einer Pflanze mit hohem Stängel, die bis zu 2,5 m hoch wird und weiße Blütendolden hat. Die blühende Angelika ähnelt ihrer botanischen Verwandten, der Engelwurz. Andere Namen für Dong quai sind Dang gui, Tang kuie oder Chinesische Angelika.

Wie wirkt Dong quai?

Dong quai sorgt angeblich für eine gesunde Gebärmutter, reguliert den Monatszyklus und kann außerdem die Blutgefäße erweitern und die Durchblutung verschiedener Organe steigern. Über seine Wirkung sind sich jedoch selbst Heilpflanzenexperten nicht einig. Diese ist nämlich schwer einzuschätzen, da Dong quai oft zusammen mit anderen Heilpflanzen eingenommen wird.

✪ **WIRKUNG** Traditionell wird Dong quai zur Behandlung von Problemen mit der Menstruation und den Wechseljahren eingesetzt. Angeblich kann die Pflanze: abnorme Blutungen regulieren, die Symptome des PMS (**p**rä**m**enstruelles **S**yndrom) erleichtern, Menstruationskrämpfe abschwächen und während den Wechseljahren Hitzewallungen abbauen und die vaginale Trockenheit lindern.

Wie Dong quai diesen Beschwerden entgegenwirkt, wird durch zwei mögliche Mechanismen erklärt. Zum einen könnte es pflanzliche Östrogene (Phytoöstrogene) enthalten, die zwar schwächer wirken als körpereigene Östrogene, aber dennoch den Rückgang des Östrogenspiegels ausgleichen, der nach den Wechseljahren eintritt. Diese Phytoöstrogene erhalten das hormonelle Gleichgewicht und verhindern somit Hitzewallungen.

Zum anderen könnte die Wirksamkeit von Dong quai auf die reichlich enthaltenen Kumarine zurückzuführen sein. Diese natürlichen Sub-

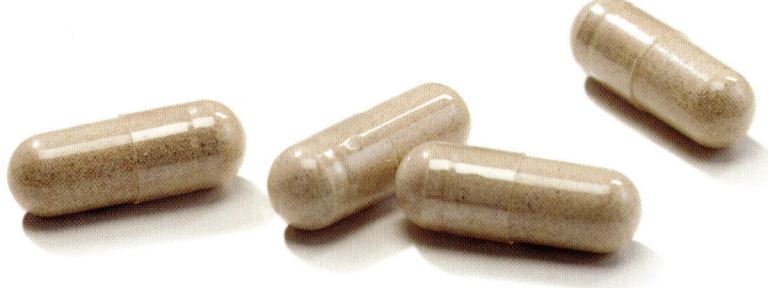

stanzen erweitern die Blutgefäße, verstärken die Durchblutung der Gebärmutter und anderer Organe und stimulieren das zentrale Nervensystem. Die Kumarine scheinen auch Entzündungen und Muskelkrämpfe zu bekämpfen, was die Linderung von Menstruationskrämpfen erklären würde.

✳ **WEITERE VORZÜGE** Neben den genannten Wirkungen hat Dong quai auch einen blutdrucksenkenden Effekt und verbessert die periphere Durchblutung, da es die Blutgefäße weitet und das Herz somit das Blut leichter durch den Körper pumpen kann.

So nehmen Sie Dong quai richtig ein

⓪ **DOSIERUNG** *Gegen* PMS, *Menstruationsstörungen, Menstruationskrämpfe oder Hitzewallungen:* Nehmen Sie 600 mg Dong quai-Extrakt pro Tag. Dieselbe Wirkung wird durch 3-mal täglich 30 Tropfen Tinktur erreicht. Kapseln, Tabletten oder Flüssigextrakte sollten auf 0,8 bis 1,1 % Ligustilid standardisiert sein. Alternativ kann auch ein Präparat verwendet werden, in dem Dong quai mit menstruationsregulierenden Heilpflanzen wie Mönchspfeffer, Süßholzwurzel und Ginseng kombiniert ist.

◉ **EINNAHMEEMPFEHLUNG** Bei PMS sollte Dong quai an den menstruationsfreien Tagen genommen werden. Wenn Sie zudem an Menstruationskrämpfen leiden, nehmen Sie Dong quai, bis die Menstruation aufhört. Gegen Krämpfe ohne PMS beginnt man am Tag vor der Periode mit der Einnahme. Bei Hitzewallungen erfolgt die Einnahme täglich. Bevor Sie entscheiden, ob der gewünschte Effekt eingetreten ist, sollten sie Dong quai über 2 Monate lang eingenommen haben.

Mögliche Nebenwirkungen

Dong quai kann eine leicht abführende Wirkung haben und starke Menstruationsblutungen hervorrufen. Sonnenschutz ist angesagt, wenn Sie Dong quai einnehmen. Die Wurzel enthält nämlich so genannte Psoralene, die manche Personen empfindlicher für Sonnenlicht machen.

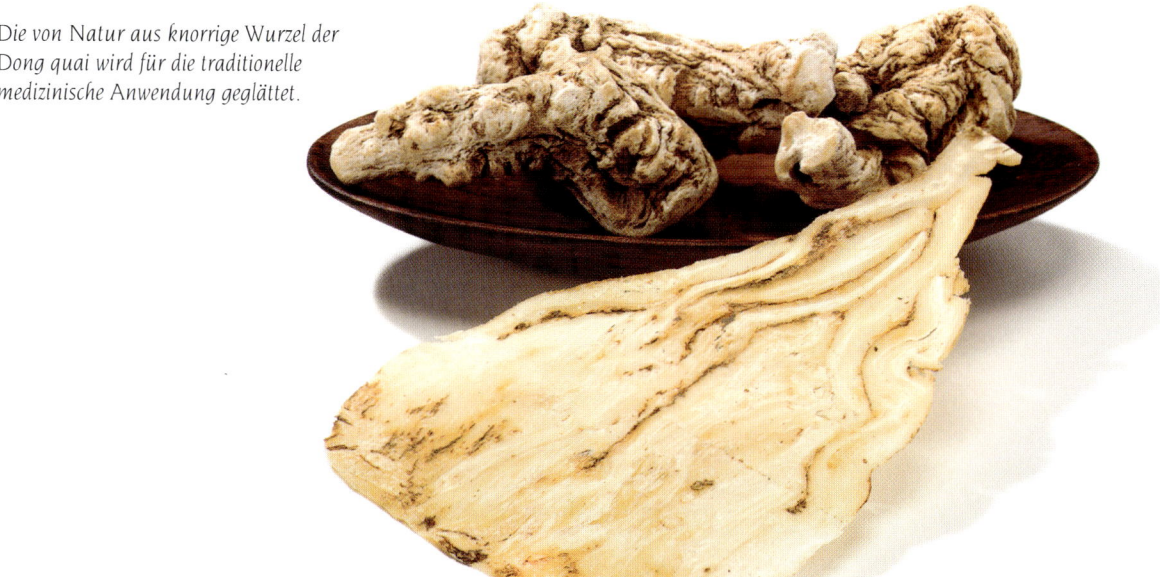

Die von Natur aus knorrige Wurzel der Dong quai wird für die traditionelle medizinische Anwendung geglättet.

Echinacea

In der traditionellen Heilkunst hatte diese Pflanze einen hohen Stellenwert. Mit Aufkommen der Antibiotika fiel sie in Ungnade, gewinnt aber wieder an Beliebtheit als wirksames Mittel zur Stärkung des Immunsystems im Kampf gegen Erkältungen, Grippe und andere Infektionen.

Echinacea angustifolia
E. pallida
E. purpurea

Anwendung

- *Senkt die Anfälligkeit für Erkältung und Grippe.*
- *Begrenzt Dauer und Schwere von Infektionen.*
- *Hilft bei der Bekämpfung von Soor und wiederkehrenden Infektionen der Atemwege, des Mittelohrs und der Harnwege.*
- *Beschleunigt die Heilung von Wunden und Entzündungen.*

Darreichungsformen

- Flüssigkeit
- Getrocknete Pflanze/Tee
- Kapsel
- Lutschtablette
- Saft
- Tablette
- Tinktur
- Weichgelatinekapsel

WARNHINWEIS

- Haben Sie Antibiotika oder andere Medikamente gegen eine Infektion erhalten, sollten Sie Echinacea nicht als Ersatz, sondern zusätzlich anwenden.

- Bei fortschreitenden Infektionen wie Tuberkulose hilft Echinacea nicht unbedingt.

Sprechen Sie bei Erkrankungen immer zuerst mit Ihrem Arzt, bevor Sie Ergänzungsmittel einnehmen.

Was ist Echinacea?

Echinacea oder Sonnenhut, eine Wildpflanze mit margeritenähnlichen, tiefrosa Blüten, stammt ursprünglich aus den Prärien der USA. Jahrhundertelang wurde sie dort zur Wundheilung und als Mittel gegen Schlangengift verwendet. Auch bei den europäischen Pionieren und deren Ärzten wurde die Pflanze als Allzweckmittel gegen Infektionen geschätzt. In Europa wächst sie als Zierpflanze in vielen Gärten.

Von den neun Echinaceaarten werden drei (E. *angustifolia*, E. *pallida* und E. *purpurea*) zu medizinischen Zwecken genutzt. Blüten, Blätter, Stängel oder Wurzeln der Pflanzen sind in unzähligen Handelspräparaten enthalten. In den letzten Jahren wurde Echinacea zu einer der meistgenutzten Heilpflanzen der Welt, da sie viele aktive Inhaltsstoffe enthält, die wahrscheinlich das Immunsystem stärken.

Wie wirkt Echinacea?

Als natürliches Antibiotikum und Abwehrmittel gegen Infektionen aktiviert Echinacea Zellen des Immunsystems, die bei Infektionen eine Schlüsselrolle spielen, und hilft somit bei der Bekämpfung von Bakterien, Viren, Pilzen und anderen Krankheitserregern. Die Pflanze steigert zudem die Produktion von Interferon, einer zelleigenen, antiviralen Substanz. Diese Wirkung ist jedoch nur von kurzer Dauer, sodass besonders bei akuten Infektionen eine häufige Einnahme ratsam ist – möglichst alle paar Stunden. Sogar bei Autoimmunerkrankungen wirkt Echinacea normalisierend auf die Immunreaktion.

VORBEUGUNG Echinacea hilft, den zwei verbreitetsten Viruserkrankungen Schnupfen und Grippe vorzubeugen. Die größte Wirkung stellt sich ein, wenn Echinacea schon bei den ersten Anzeichen eines Infektes eingenommen wird. Eine Studie mit infektanfälligen Personen zeigte: Die Erkältungshäufigkeit sank und die Anzahl der Infekte verringerte sich. Echinacea hilft aber auch, wenn sich schon Erkältungssymptome – Schmerzen, verstopfte Nasengänge oder Fieber – zeigen. Der Krankheitsverlauf ist dann milder und die Krankheit klingt schneller ab.

WEITERE VORZÜGE Echinacea ist auch bei wiederkehrenden Beschwerden wie Soor, Harnwegsinfekten oder Mittelohrentzündung wertvoll. Mitunter wird es zur Bekämpfung von Infektionen eingesetzt, die durch Streptokokken oder Staphylokokken hervorgerufen wurden, sowie gegen Herpes (einschließlich Genitalherpes, Lippenbläschen und Gürtelrose), Bronchitis und Nebenhöhlenentzündungen. Autoimmunerkrankungen, die auf eine Verabreichung von Echinacea ansprechen könnten, sind Lupus, Multiple Sklerose, Rheuma und ähnliche Leiden. Möglicherweise könnte es auch bei der Behandlung des chronischen Müdigkeitssyndroms, bei Aids und bestimmten Krebsarten nützlich sein, besonders bei

Patienten, deren Immunsystem durch Strahlentherapie oder Chemotherapie beeinträchtigt ist.

Der äußerlich angewendete Saft der Echinacea fördert die Heilung von Wunden aller Art: Verbrühungen, Abszesse, Ekzeme (Entzündungen des Haut), Verbrennungen, Mundgeschwüre oder Lippenbläschen sowie wund gelegene Haut. Zur Behandlung von Halsschmerzen oder Mandelentzündung kann mit der verdünnten Tinktur gegurgelt werden.

So nehmen Sie Echinacea richtig ein

⊘ **DOSIERUNG** Es gibt viele unterschiedliche Darreichungsformen. Richten Sie sich daher am besten nach den Hinweisen des Herstellers. Tabletten bestehen meist aus der pulverisierten Wurzel, seltener aus Extrakt. *Gegen Erkältung und Grippe* ist eine hohe Dosis angezeigt: bis zu 5-mal täglich 200 mg. Grippepatienten, die im Rahmen einer Studie 900 mg Echinacea am Tag erhielten, ging es besser als jenen, die nur 450 mg pro Tag oder ein Placebo bekamen. *Gegen andere Infektionen* werden 3- bis 4-mal täglich 200 mg empfohlen. *Zur Langzeitanwendung und Stärkung des Immunsystems*, besonders von infektanfälligen Menschen, sollte im Turnus von 3 Wochen zwischen Echinacea und anderen Kräutern, die das Immunsystem verbessern, gewechselt werden. Gelbwurzel oder medizinisch wirksame Pilze bieten sich hierzu an. Es gibt auch Tees mit Echinacea, die häufig noch andere Kräuter enthalten.

◉ **EINNAHMEEMPFEHLUNG** Mitunter wird dazu geraten, Echinacea nicht länger als 8 Wochen einzunehmen und danach eine Pause von einer Woche einzulegen. Phytotherapeuten setzen jedoch häufig auf eine Langzeitbehandlung von Autoimmunerkrankungen. Echinacea kann zu oder zwischen den Mahlzeiten eingenommen werden.

Mögliche Nebenwirkungen

In der empfohlenen Dosierung hat Echinacea keine bekannten Nebenwirkungen. Es sind auch keine Gegenanzeigen für Schwangere oder Stillende bekannt. Wer jedoch allergisch auf Gewächse aus der Familie der Korbblütler reagiert, könnte auch gegen Echinacea allergisch sein. Gehen Sie daher sofort zum Arzt, wenn nach der Einnahme von Echinacea ein Hautausschlag oder Atemprobleme auftreten.

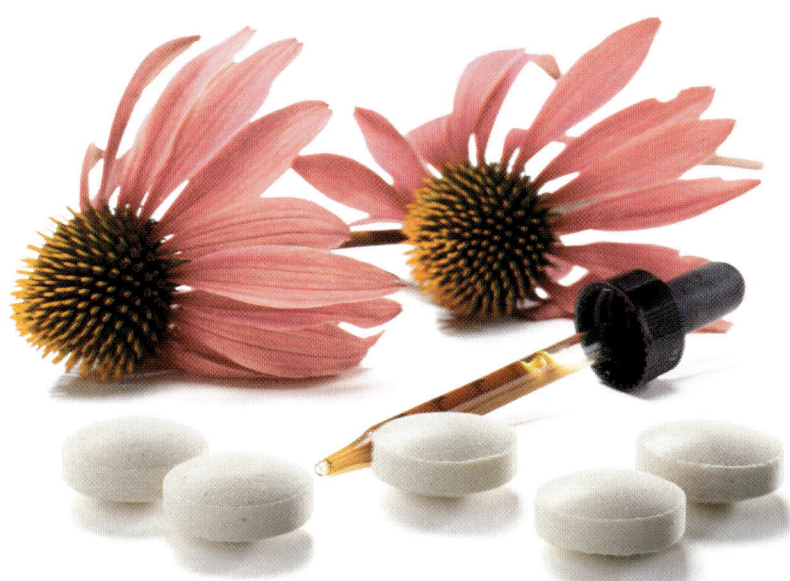

Eisen

Wer sich oft müde und matt fühlt, sich nur schwer konzentrieren kann oder häufig unter Infekten leidet, sollte seine Eisenversorgung überprüfen. Da zu viel Eisen jedoch gefährlich sein kann, ist ein vorsichtiger Umgang mit diesem Ergänzungsmittel unumgänglich.

Anwendung

- *Zur Behandlung von Eisenmangelanämie.*
- *Während der Schwangerschaft, bei Frauen mit starker Monatsblutung oder in anderen, ärztlich diagnostizierten Fällen.*

Darreichungsformen

- Kapsel
- Saft
- Tablette
- Tropfen

WARNHINWEIS

■ Hochdosierte Eisenmonopräparate sollte der Arzt verschreiben. Manche Personen leiden nämlich ohne zu wissen an Hämochromatose, einer Erbkrankheit, die zur erhöhten Eisenaufnahme führt. Frühe Symptome sind Müdigkeit und Gelenkschmerzen.

■ Eisenpräparate können die Ursache einer Anämie, z. B. ein blutendes Magengeschwür, überdecken und eine frühe, lebensrettende Diagnose vereiteln.

Sprechen Sie bei Erkrankungen immer zuerst mit Ihrem Arzt, bevor Sie Ergänzungsmittel einnehmen.

Was ist Eisen?

Eisen wird in unserem ganzen Körper benötigt. Es ist elementarer Bestandteil des Hämoglobins, des Sauerstoff transportierenden Farbstoffs in den roten Blutkörperchen, und kommt auch im Myoglobin vor, das die Muskeln mit Sauerstoff versorgt. Zudem spielt es in vielen Enzymen und Bausteinen des Immunsystems eine wichtige Rolle. Unser Eisenbedarf wird weitgehend aus der Nahrung gedeckt. Steigt der Bedarf etwa während der Schwangerschaft und Kindheit an, muss dem Körper mehr Eisen zugeführt werden. Auch bei Blutungen geht Eisen verloren, und so benötigen menstruierende Frauen mehr Eisen. Unter Eisenmangel leiden in häufigen Fällen Vegetarier, Ausdauersportler oder Personen, die gerade eine Diät machen.

Wie wirkt Eisen?

Die eisenhaltigen Eiweiße Hämoglobin und Myoglobin versorgen jede Zelle des Körpers mit dem für den Energiestoffwechsel lebenswichtigen Sauerstoff. Insbesondere junge Mädchen, Schwangere, Stillende und Frauen mit einer starken Monatsblutung neigen zu Eisenmangel, denn dem Referenzwert von 15 mg pro Tag für Frauen steht eine durchschnittliche Zufuhr von nur 11 mg gegenüber. Hier können Ergänzungsmittel helfen, die Eisenverluste auszugleichen. Zusätzlich können auch Patienten mit Krankheiten, die zu Eisenmangelanämie führen, von Ergänzungsmitteln profitieren.

✪ **WIRKUNGEN** Eine gute Eisenversorgung ist die Voraussetzung für unsere Vitalität sowie für die optimale Funktion von Immunsystem und Gehirn. Selbst leichter Eisenmangel – noch weit entfernt von einer Anämie (Blutarmut) – kann die Konzentrationsdauer von Erwachsenen verkürzen und bei Jugendlichen zu schlechten Schulleistungen führen.

Wie viel Eisen brauchen Sie?

Die Referenzwerte sehen 10 mg Eisen für Männer und für Frauen nach den Wechseljahren vor. Jüngere Frauen sollten 15 mg pro Tag zu sich nehmen, Schwangere die doppelte Menge. Um eine Anämie zu behandeln, muss gewöhnlich mehrere Wochen bis Monate zusätzlich Eisen, entweder durch Nahrung oder Präparate, zugeführt werden.

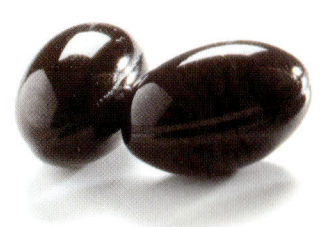
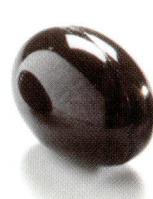
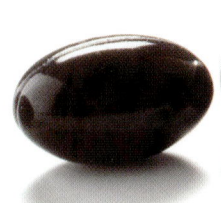
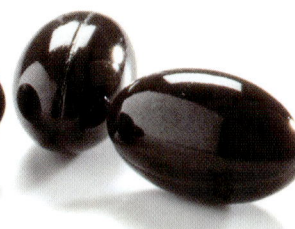

⊖ **ZU WENIG EISEN** Wenn Sie mit der Nahrung zu wenig Eisen aufnehmen oder durch starke Monatsblutungen, Magenblutungen oder Krebserkrankungen viel Eisen verlieren, greift der Körper auf seine Eisenvorräte zurück. Anfangs bleiben die Symptome noch aus, doch je mehr die Reserven schrumpfen, desto schlechter kann der Körper gesunde rote Blutkörperchen herstellen. Das Ergebnis ist eine Eisenmangelanämie, die sich durch Schwäche, Müdigkeit, Blässe, Kurzatmigkeit, Herzklopfen und erhöhte Infektanfälligkeit bemerkbar macht.

⊕ **ZU VIEL EISEN** Manche Untersuchungen bringen eine zu hohe Eisenaufnahme mit einem erhöhten Risiko für chronische Erkrankungen wie Herzleiden und Dickdarmkrebs in Verbindung. Überschüssiges Eisen kann besonders für Erwachsene mit einer genetisch bedingten Tendenz zur übermäßigen Aufnahme (Hämochromatose) gefährlich sein. Auch Kinder reagieren auf Überdosen empfindlich.

So nehmen Sie Eisen richtig ein

⊘ **DOSIERUNG** Wenn nicht vom Arzt anders verordnet, sollte Eisen nur in Form eines Multivitamin- oder Multimineralstoffpräparats zugeführt werden. Dabei dürfen die empfohlenen Tagesmengen nicht überschritten werden. Anämie erfordert eine sorgfältige Diagnose und Behandlung, um die eigentliche Ursache zu beseitigen. Vom Arzt verschriebenes Eisen wird gewöhnlich in Form von Eisensalzen – zumeist Eisensulfat, Eisenfumarat oder Eisenglukonat – eingenommen. Verschrieben wird meist eine Dosis von 30 mg, 1- bis 3-mal täglich. Die meisten Männer und auch Frauen nach der Menopause brauchen kein zusätzliches Eisen und sollten deshalb lieber ein Multivitamin- oder Multimineralstoffpräparat ohne diesen Stoff wählen.

◉ **EINNAHMEEMPFEHLUNG** Eisen wird bei Einnahme auf nüchternen Magen am besten verwertet. Sollte es den Magen reizen, nehmen Sie es einfach zu den Mahlzeiten. Die Eisenaufnahme fördern Sie, indem Sie die Präparate mit fleischhaltigen und Vitamin-C-reichen Nahrungsmitteln wie Brokkoli oder Orangensaft kombinieren.

Welche Nahrungsmittel enthalten Eisen?

Leber, Rindfleisch und Lammfleisch liefern besonders viel Eisen. Auch Miesmuscheln und Austern sind eisenreich. Vegetarier können ihren Eisenbedarf über Vollkornprodukte, Bohnen und Erbsen, grünes Blattgemüse, Trockenfrüchte wie Aprikosen und Rosinen decken. Bierhefe, Kelp, Sirup und Weizenkleie sind weitere gute Quellen.

Ein Speiseplan mit Hülsenfrüchten garantiert die Zufuhr von Eisen.

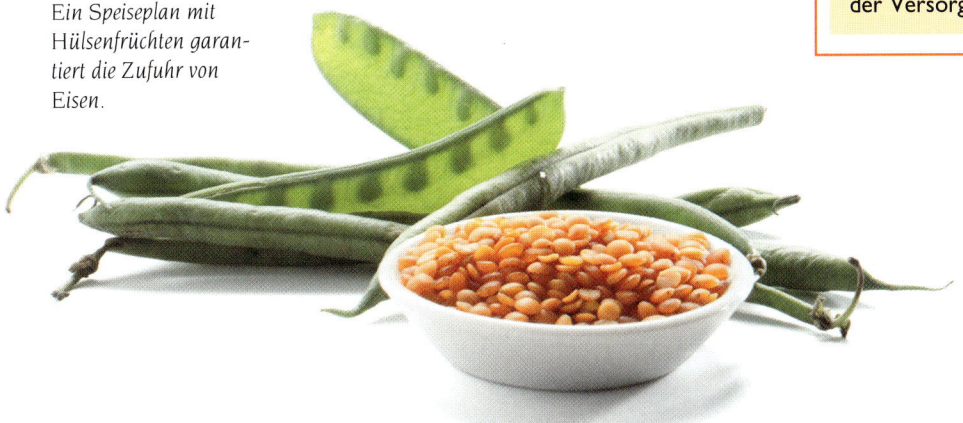

Fischöl

Trotz ihrer fettreichen Ernährung ist die Herzinfarktrate unter den grönländischen Inuit erstaunlich gering. Weshalb? Sie essen Fisch, der reichlich Omega-3-Fettsäuren enthält, die eine herzschützende Wirkung haben.

Anwendung

- *Hilft bei der Vorbeugung von Herzgefäßerkrankungen. Nützlich bei anderen Durchblutungsproblemen, auch zur Senkung der Triglyzeride (Blutfette).*

- *Blockiert krankheitsbezogene entzündliche Reaktionen im Körper.*

- *Kann den Blutdruck senken.*

Darreichungsformen

- Flüssigkeit
- Kapsel
- Pulver
- Weichgelatinekapsel

WARNHINWEIS

- Omega-3-Fettsäuren hemmen die Blutgerinnung. Sprechen Sie daher vor dem Einsatz von Fischölpräparaten mit Ihrem Arzt, wenn Sie eine Blutkrankheit haben oder gerinnungshemmende Medikamente nehmen.

- Zwei Tage vor oder nach einer Operation sollten keine Fischölpräparate eingenommen werden.

- Diabetiker sollten ihren Arzt fragen, ehe sie Fischölpräparate verwenden, da hohe Dosen den Blutzuckerspiegel ansteigen lassen können.

Sprechen Sie bei Erkrankungen immer zuerst mit Ihrem Arzt, bevor Sie Ergänzungsmittel einnehmen.

Was ist Fischöl?

Fetter Fisch enthält die mehrfach ungesättigten Omega-3-Fettsäuren. Diese unterscheiden sich von den mehrfach ungesättigten Fettsäuren in Pflanzenölen, den Omega-6-Fettsäuren, und haben andere Wirkungen auf den Körper. Die zwei wirksamsten Omega-3-Fettsäuren – Eicosapentaensäure (EPA) und Docosahexaensäure (DHA) – kommen reichlich in Kaltwasserfischen wie Lachs, Forelle, Hering, Makrele und Thunfisch vor. Eine dritte Omega-3-Fettsäure, die Alphalinolensäure, nehmen wir über bestimmte Pflanzenöle (wie Rapsöl) und grünes Blattgemüse auf. Möglicherweise ist die Alphalinolensäure weniger wirksam als die anderen beiden Formen, dies wird jedoch noch erforscht.

Wie wirkt Fischöl?

Omega-3-Fettsäuren spielen bei lebenswichtigen Körperabläufen eine Schlüsselrolle – von der Regulierung des Blutdrucks und der Blutgerinnung bis hin zur Stärkung des Immunsystems, und sind zur Vorbeugung und Behandlung vieler Erkrankungen und Beschwerden nützlich.

VORBEUGUNG Fischöle scheinen auf mehreren Wegen das Risiko einer Herzerkrankung zu senken. Omega-3-Fettsäuren machen die Blutplättchen weniger klebrig, sodass nicht so leicht Gerinnsel entstehen, die zum Herzinfarkt führen. Diese Fettsäuren können die Triglyzeride (Blutfette, die mit Cholesterin einhergehen) und den Blutdruck senken, das Reizleitungssystem des Herzens stärken und somit Herzrhythmusstörungen vorbeugen. All diese Wirkungen haben die Omega-3-Fettsäuren aber nur, wenn sie in Form von Fisch aufgenommen werden.

In den Wänden der Arterien hemmen Omega-3-Fettsäuren Entzündungen, die zur Plaquebildung beitragen. Therapeutische Dosen an Fischöl können den erneuten Verschluss von Arterien verhindern, der nach einer Angioplastie (bei der mithilfe eines kleinen Ballons die blockierte Stelle geweitet wird) häufig auftritt. Aufgrund dieser Wirkung auf die Blutgefäße können Fischöle auch bei der Behandlung der Raynaud-Krankheit empfehlenswert sein.

WEITERE VORZÜGE Omega-3-Fettsäuren wirken entzündungshemmend, was bei Gelenkproblemen, Lupus und Schuppenflechte nützlich sein kann. Studien zufolge leiden Menschen mit Rheuma weniger an Gelenkschwellungen und -steifheit und können eventuell sogar ihre Dosis entzündungshemmender Medikamente reduzieren, wenn sie Fischöl in Form von Ergänzungsmitteln einnehmen. Patienten mit Morbus Crohn (eine schmerzhafte, entzündliche Darmerkrankung) bemerkten zu 69 % keine Krankheitssymptome mehr, wenn sie magensäureresistente Fischölkapseln einnahmen (rund 3 g Fischöl pro Tag). In der Placebogruppe waren es nur 28 %. Fischöl kann auch Menstruationskrämpfe lindern.

Manche Ernährungswissenschaftler glauben auch, dass es einen Zusammenhang zwischen der Zunahme von Depressionen in Australien und dem gesunkenen Fischverzehr gibt. Vorabstudien legen nahe, dass Omega-3-Fettsäuren den Ausprägungsgrad der Schizophrenie um etwa 25 % senken und auch die Therapie der Legasthenie bei Kindern unterstützen können.

So nehmen Sie Fischöl richtig ein

◨ **DOSIERUNG** *Gegen Herzerkrankungen, Raynaud-Krankheit, Lupus und Schuppenflechte*: 3000 mg Fischöl pro Tag. *Gegen rheumatoide Arthritis*: Pro Tag 6 000 mg. *Gegen entzündliche Darmerkrankungen*: 5 000 mg pro Tag.

◉ **EINNAHMEEMPFEHLUNG** Essen Sie mindestens 2-mal pro Woche fetten Fisch, dann braucht Ihr Herz keine Fischölpräparate. Gegen Rheuma und andere entzündliche Erkrankungen sollten Sie dennoch zu Ergänzungsmitteln greifen. Am besten nehmen Sie Kapseln zu den Mahlzeiten. Die Präparate sind unter Umständen verträglicher, wenn Sie über den Tag verteilt werden. Besser ist es also zum Beispiel 3-mal 1 000 mg einzunehmen statt 1-mal 3 000 mg. Wer Fischöl einnimmt, der sollte auf eine Extraportion antioxidativer Nährstoffe durch Obst und Gemüse oder Vitamin E achten.

Mögliche Nebenwirkungen

Fischölkapseln können Aufstoßen, Blähungen, Übelkeit und Erbrechen verursachen. Sehr hohe Gaben können zu einem leicht fischigen Körpergeruch führen und möglicherweise innere Blutungen hervorrufen. In einer Studie an Herzpatienten, die neben Acetylsalicylsäure (als Gerinnungshemmer) auch 8 000 mg Fischöl als Präparat nahmen, wurden allerdings keine Hinweise auf vermehrte innere Blutungen gefunden. Einige Untersuchungen haben gezeigt, dass hohe Dosen Fischöl die Blutzuckerkontrolle bei Diabetikern verschlechtern, andere fanden keinen Zusammenhang. Zur Sicherheit sollten Diabetiker nicht mehr als 2 000 mg Fischöl als Präparat einnehmen, sofern der Arzt nichts anderes verordnet.

Personen mit hohen Triglyzeridwerten sollten vorsichtig sein, wenn sie auch hohe LDL-Werte (das so genannte schlechte Cholesterin) haben: Fischöle in therapeutischer Dosierung können das LDL nämlich erhöhen. Knoblauchpräparate dagegen können den LDL-steigernden Effekt der Fischöle umkehren. Bei Rheuma und anderen entzündlichen Erkrankungen reicht Fischverzehr allein wahrscheinlich nicht aus, hier sind Fischölpräparate anzuraten.

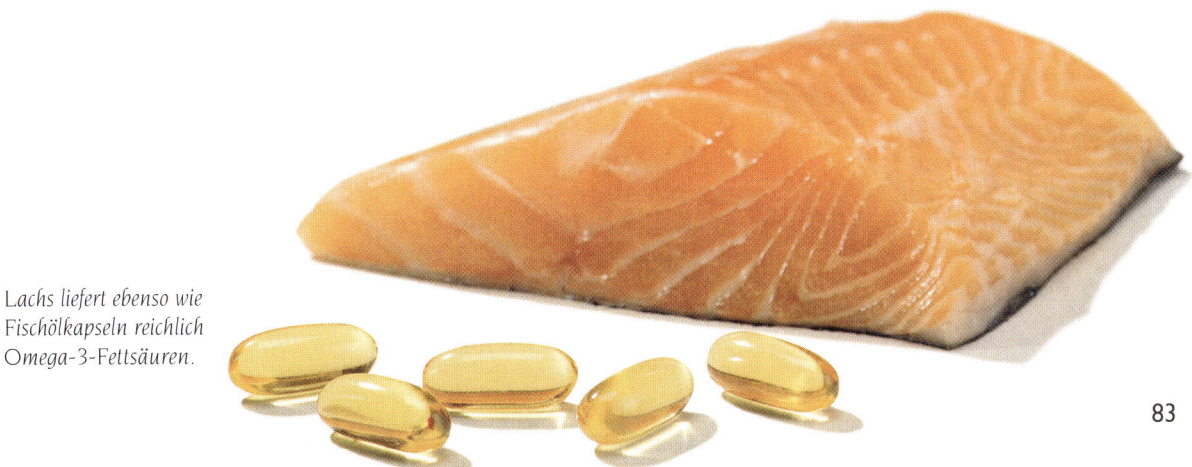

Lachs liefert ebenso wie Fischölkapseln reichlich Omega-3-Fettsäuren.

Fluorid

Mittlerweile hat es sich wohl herumgesprochen – Fluorid sorgt für harte Zähne, die Kariesbakterien besser widerstehen können. Weniger bekannt ist wahrscheinlich, dass es bei manchen Menschen der Osteoporose (Knochenschwund) entgegenwirkt.

Anwendung

- *Zur Vorbeugung gegen Karies.*
- *Kann eine Osteoporosebehandlung unterstützen.*

Darreichungsformen

- Fluoridiertes Speisesalz
- Gel
- Mundwasser
- Tablette
- Zahnpasta

WARNHINWEIS

■ Frühgeborene und Mangelgeborene unter 3 000 g Körpergewicht sollten kein zusätzliches Fluorid erhalten.

■ Fluoridgaben zur Osteoporosebehandlung müssen ärztlich überwacht werden. Wer an einer Nierenerkrankung leidet, darf kein Fluorid nehmen.

Sprechen Sie bei Erkrankungen immer zuerst mit Ihrem Arzt, bevor Sie Ergänzungsmittel einnehmen.

Was sind Fluoride?

Fluorid kommt in Form von Salzen vor, zum Beispiel als Natriumfluorid oder Monofluorophosphat, und wird insbesondere in den Zähnen und Knochen gespeichert.

In erster Linie kommt Fluorid im Trinkwasser vor, allerdings liegt sein Gehalt hier häufig unter 0,3 mg pro Liter und damit deutlich unter den wünschenswerten 0,7–1 mg pro Liter. Während in vielen Ländern das Trinkwasser mit Fluorid angereichert wird, ist dies in Deutschland durch das Lebensmittelrecht untersagt. Säuglinge und Kleinkinder bekommen das notwendige Fluorid gewöhnlich über Fluoridtabletten, während ältere Kinder und Erwachsene ihren Bedarf über fluoridiertes Speisesalz decken können. Bei hoher Fluoridkonzentration im Trinkwasser oder überwiegendem Einsatz fluoridreichen Mineralwassers ist fluoridiertes Speisesalz ebenso überflüssig wie Fluoridtabletten.

Wie wirkt Fluorid?

Eine gesunde, kalziumreiche Ernährung ist eine gute Grundlage für feste Zähne. Fluorid jedoch erhöht die Widerstandsfähigkeit des Zahnschmelzes gegen den Säureangriff der Kariesbakterien.

🔲 **VORBEUGUNG** Bereits vor dem Zahndurchbruch (während der Schmelzbildung), aber auch hinterher fördert Fluorid nachweislich die Zahngesundheit. Es macht die Zähne nicht nur widerstandsfähig gegen Karies, sondern bewirkt auch die Reparatur leicht geschädigter (entmineralisierter) Zähne. Ihre optimale Wirkung entfalten Fluoride im Zusammenspiel mit Kalzium sowie mit den Vitaminen D und C.

✳ **WEITERE VORZÜGE** Da Fluorid nicht nur die Zahnentwicklung fördert, sondern auch die knochenbildenden Zellen stimuliert, eignet es sich zur Behandlung leichter bis mäßiger Osteoporose. Während der Behandlung muss besonders darauf geachtet werden, dass zum Aufbau der neuen Knochenmasse genügend Kalzium und Vitamin D zur Verfügung steht. Da zu hohe oder zu lange Fluoridgaben allerdings auch die Knochenbrüchigkeit erhöhen können, muss die Behandlung ärztlicherseits gut überwacht werden.

Wie viel Fluorid brauchen Sie?

Die Gesamtfluoridaufnahme aus Trinkwasser, Speisesalz, Zahnpflegeprodukten und möglicherweise Tabletten sollte bei erwachsenen Männern 3,8 mg und bei Frauen 3,1 mg pro Tag betragen. Allein aus der Nahrung (ohne jeden Fluoridzusatz) nehmen Erwachsene lediglich etwa 0,4–0,6 mg und Kinder 0,1–0,2 mg pro Tag auf.

So wenden Sie Fluorid richtig an

☑ **DOSIERUNG** *Fluoridkonzentration im Trinkwasser unter 0,3 mg/l*: Kinder bis zu 3 Jahren erhalten 0,25 mg Fluorid in Form von Präparaten, 3- bis 5-Jährige 0,5 mg und ab 6 Jahren 1,0 mg pro Tag. *Fluoridkonzentration im Trinkwasser 0,3–0,7 mg/l*: Kinder unter 3 Jahren erhalten keine Ergänzungsmittel, 3- bis 5-Jährige bekommen 0,25 und Kinder ab 6 Jahren 0,5 mg täglich. *Bei einer Trinkwasserkonzentration über 0,7 mg/l* sind keinerlei Fluoridpräparate erforderlich.

In den ersten 3 Lebensjahren sollten die Zähne mit einer fluoridfreien Zahnpasta gereinigt werden, da Kleinkinder die Zahnpasta meist noch verschlucken. Bis zum Zahnwechsel erhalten ältere Kinder dann eine Kinderzahncreme mit verminderter Fluoridkonzentration. Erst ab dem Schulalter oder dem Durchbruch der bleibenden Zähne sollte eine Zahnpasta für Erwachsene verwendet werden.

Zur Osteoporosebehandlung können über 1–4 Jahre Tagesdosen von 50 mg und mehr verordnet werden. Parallel dazu muss dem Körper genügend Kalzium zum Knochenaufbau zur Verfügung gestellt werden; Vitamin D wird nur bei nachgewiesenem Mangel gegeben.

☑ **EINNAHMEEMPFEHLUNG** Entscheiden Sie sich für eine Form der Fluoridprophylaxe – entweder Fluoridtabletten oder fluoridiertes Speisesalz oder fluoridreiches Wasser. Kalzium, Magnesium, Eisen oder Aluminium können die Fluoridaufnahme des Körpers beeinträchtigen. Nehmen Sie die Fluoridtabletten am besten vor dem Schlafengehen (nach dem Zähneputzen), so vermindern Sie Magenprobleme und Bauchschmerzen.

Mögliche Nebenwirkungen

Bei langfristiger, überhöhter Fluoridzufuhr in den ersten 8 Lebensjahren kann es zu weißen oder auch bräunlichen Flecken auf den Zähnen kommen (Zahnfluorose). Bei einer täglichen Zufuhr von 10 mg und mehr über mindestens 10 Jahre hinweg, aber auch bei einer Fluoridbehandlung gegen Osteoporose kommt es teilweise zu Skelettfluorosen, die sich durch Gelenkschmerzen und -versteifungen aufgrund verkalkter Sehnen und Gelenkkapseln bemerkbar machen. In hohen Dosen (ab 1 mg pro kg Körpergewicht) wirkt Fluorid toxisch und kann Übelkeit, Erbrechen und Bauchschmerzen verursachen.

Welche Nahrungsmittel liefern Fluorid?

Besonders fluoridhaltig sind Meerestiere, fluoridiertes Speisesalz und schwarzer Tee.

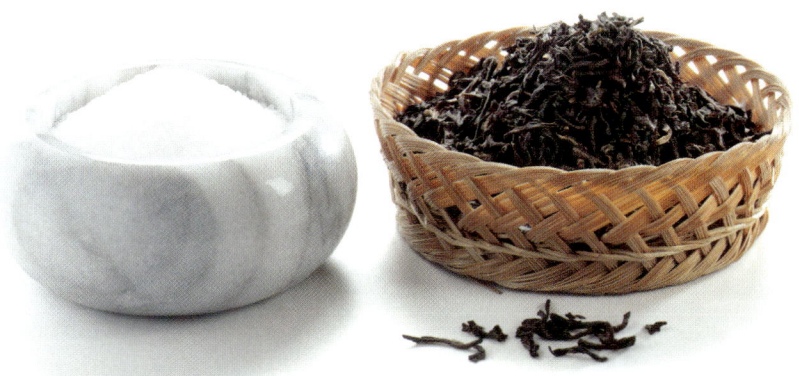

Folsäure

Sooft sich in unserem Körper Zellen teilen und neu bilden, ist die Folsäure daran beteiligt. Sie spielt eine besondere Rolle in der gesunden Entwicklung des Ungeborenen, trägt aber auch zur Produktion wichtiger Stoffe für Gehirn und Nervensystem bei. Dennoch: 75 % der Deutschen nehmen zu wenig von diesem elementaren Nährstoff auf.

Anwendung

- *Schützt vor Geburtsfehlern.*
- *Senkt das Risiko für Herzerkrankung und Schlaganfall.*
- *Senkt das Risiko für verschiedene Krebsarten.*
- *Kann besonders bei älteren Personen Depressionen lindern.*

Darreichungsformen

- Kapsel
- Pulver
- Tablette

WARNHINWEIS

- Folsäurepräparate können eine bestimmte Form der Blutarmut verdecken, die auf einem Mangel an Vitamin B_{12} beruht. Unbehandelt kann diese Anämie unheilbare Nervenschäden und Demenz (Geistesschwäche) verursachen. Wenn Sie Folsäure einnehmen, müssen Sie zusätzlich Vitamin B_{12} zuführen.

Sprechen Sie bei Erkrankungen oder psychischen Problemen immer zuerst mit Ihrem Arzt, bevor Sie Ergänzungsmittel einnehmen.

Was ist Folsäure?

Dieses wasserlösliche B-Vitamin wurde in den 40er-Jahren entdeckt – im Spinat. Da der Körper Folsäure nicht lange speichern kann, muss sie ihm täglich neu zugeführt werden. Kochen oder lange Lagerung kann bis zur Hälfte der Folsäure aus den Lebensmitteln zerstören. Ergänzungsmittel sind daher möglicherweise der beste Weg, eine ausreichende Versorgung mit diesem lebenswichtigen Nährstoff sicherzustellen.

Wie wirkt Folsäure?

Folsäure wird im Körper ständig gebraucht, um Blutzellen herzustellen, Wunden zu heilen und Muskeln aufzubauen sowie bei jedem Prozess, der auf Zellteilung beruht. Für die Bildung von DNA und RNA (den Trägern der Erbinformation in unseren Zellen) ist Folsäure unerlässlich, da sie eine normale Zellteilung gewährleistet.

VORBEUGUNG Eine ausreichende Folsäureversorgung zur Zeit der Empfängnis und während der ersten 3 Monaten der Schwangerschaft senkt erheblich das Risiko für schwere Geburtsfehler wie Neuralrohrdefekte und Gaumenspalten. Deshalb sollten Frauen schon vor der Empfängnis und auch während des ersten Drittels der Schwangerschaft Folsäure einnehmen. Dieses B-Vitamin scheint zudem die Produktion und den Abbau von Homozystein zu steuern, einer aminosäureähnlichen Substanz. Hohe Homozysteinmengen im Blut können die Innenauskleidung der Blutgefäße schädigen und sie damit anfälliger für Ablagerungen machen. Folsäure ist daher auch eine wichtige Waffe gegen Herzkrankheiten. Möglicherweise schützt sie auch vor Krebs, besonders vor Lungen-, Gebärmutterhals- und Darmkrebs.

WEITERE VORZÜGE Depressive Menschen leiden oft an Folsäuremangel. Ergänzungsmittel, die dieses B-Vitamin enthalten, können Depressionen lindern, indem sie das die Depressionen begünstigende Homozystein abbauen. Hohe Homozysteinwerte spielen möglicherweise auch bei Osteoporose eine Rolle, weshalb Folsäure auch für gesunde Knochen wichtig ist. Untersu-

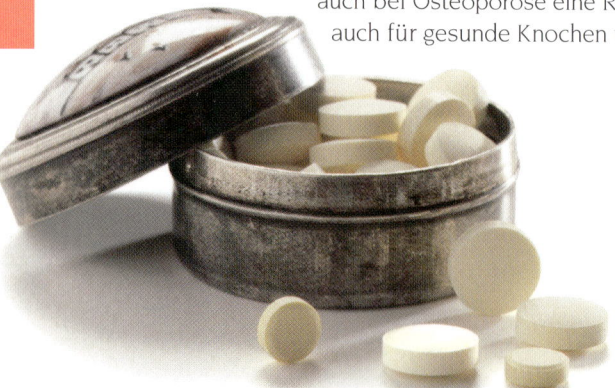

chungen zufolge verbessert Folsäure bei Patienten mit niedrigem Folsäurespiegel die Wirksamkeit von Antidepressiva und kann sich auch bei der Behandlung von Gicht und Reizdarm als nützlich erweisen.

Wie viel Folsäure brauchen Sie?

Erwachsenen wird empfohlen, 400 µg Folsäure täglich aus der Nahrung aufzunehmen. Frauen, die schwanger sind oder eine Schwangerschaft planen, sollten zusätzlich 400 µg synthetische Folsäure am Tag bekommen. Für ältere Menschen, deren Nahrung nicht ausreichend von diesem Vitamin enthält, sind Ergänzungsmittel wichtig.

⊖ **ZU WENIG FOLSÄURE** Schwerer Folsäuremangel kommt selten vor. Er kann eine bestimmte Form von Blutarmut hervorrufen (megaloblastische Anämie), eine wunde, rote Zunge, chronischen Durchfall und Wachstumsstörungen (bei Kindern). Alkoholiker und Personen mit bestimmter Medikation (gegen Krebs oder Epilepsie) oder mit Nahrungsverwertungsstörungen (Morbus Crohn, Zöliakie, einheimischer Sprue) neigen eher zu schweren Mangelerscheinungen. Viel häufiger ist ein geringer Folsäurespiegel, der zwar keine Krankheitssymptome erzeugt, aber das Risiko für Herzerkrankungen oder Geburtsfehler ansteigen lässt.

⊕ **ZU VIEL FOLSÄURE** Sehr hohe Dosen zwischen 5 000 und 10 000 µg bieten keine Vorteile, sondern können Menschen mit hormonell mitbedingten Krebsarten wie Brust- oder Prostatakrebs sogar gefährlich werden und bei Epileptikern Anfälle hervorrufen. Als sichere Obergrenze für die Zufuhr synthetischer Folsäure gelten 1 000 µg für Erwachsene.

So nehmen Sie Folsäure richtig ein

⧄ **DOSIERUNG** *Für die Gesundheit und zur Vorbeugung gegen Herzkrankheiten:* 200 µg Folsäure am Tag. *Für Schwangere oder vor der Empfängnis:* 400 µg am Tag. Ausreichende Folsäurevorräte sind wichtig, weil das Vitamin ab dem Zeitpunkt der Empfängnis die gesunde Entwicklung des Fetus beeinflusst. *Bei Depressionen:* 400 µg pro Tag zusammen mit anderen Vitaminen des B-Komplexes.

◉ **EINNAHMEEMPFEHLUNG** Folsäure kann zu jeder Tageszeit zu oder zwischen den Mahlzeiten eingenommen werden. Wenn Sie aus bestimmten Gründen isolierte Folsäure einnehmen, sollten Sie zusätzlich 1 000 µg Vitamin B_{12} einnehmen, um einem Mangel vorzubeugen.

Welche Nahrungsmittel liefern Folsäure?

Ausgezeichnete Nahrungsquellen für Folsäure sind grünes Gemüse, Bohnen, Vollkornprodukte und frisch gepresster Orangensaft. Manche Produkte wie Frühstücksflocken sind mittlerweile mit Folsäure angereichert.

AKTUELLES

Der Folsäurebedarf lässt sich vielleicht am besten über Folsäurepräparate decken. In einer Untersuchung stieg bei den Teilnehmern, die 400 µg Folsäure pro Tag in Form von Tabletten oder angereicherten Nahrungsmitteln aufnahmen, der Folsäurespiegel im Blut an. Bei der Gruppe, die nur folsäurereiche Nahrungsmittel verzehrte, zeigte sich dagegen keine Verbesserung. Wissenschaftler vermuten, dass die natürlicherweise in Nahrungsmitteln vorkommende Folsäuremenge für eine therapeutische Wirkung nicht ausreicht.

⁓⁓⁓

Folsäure könnte bei der Vorbeugung der Alzheimerkrankheit helfen. Alzheimerpatienten haben zumeist weniger Folsäure und Vitamin B_{12} im Blut als gesunde Gleichaltrige, zeigte eine Studie.

WUSSTEN SIE, DASS...?
Sie zwölf Stangen Spargel essen müssten, um 200 µg Folsäure aufzunehmen.

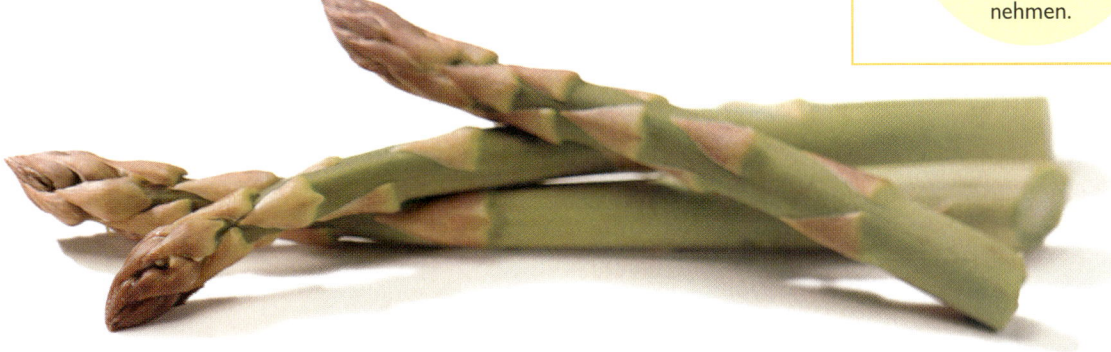

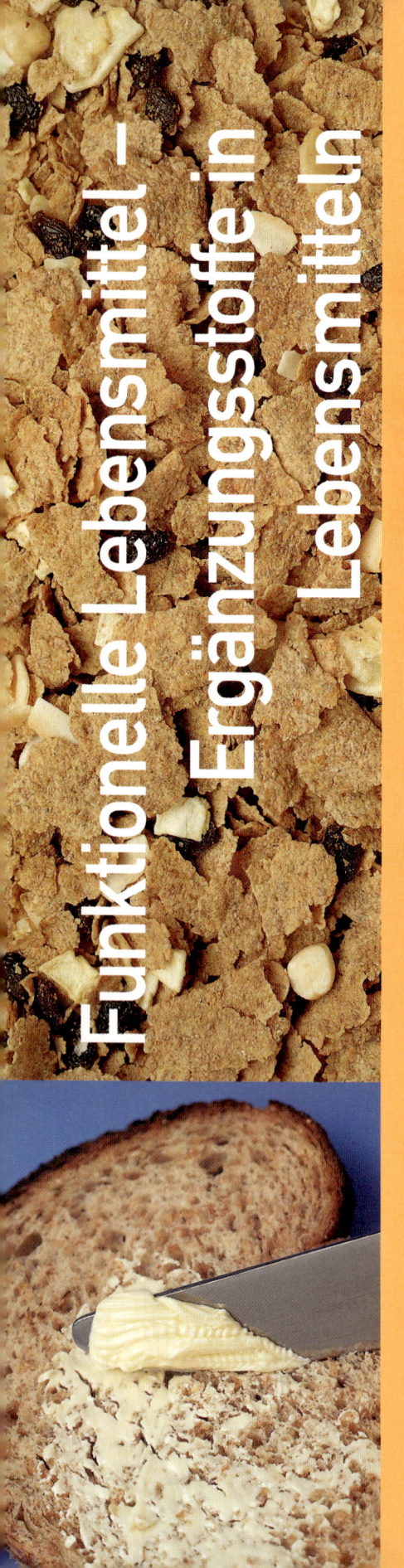

Funktionelle Lebensmittel – Ergänzungsstoffe in Lebensmitteln

Angereicherte Nahrungsmittel – probiotische Joghurts oder mit zusätzlichen Nährstoffen versetztes Müsli – werden immer beliebter. Einige steigern die Vitamin- und Mineralstoffzufuhr, andere versprechen einen Nutzen bei der Vorbeugung oder Behandlung bestimmter Krankheiten. Ihr tatsächlicher Wert muss jedoch noch genau erforscht werden. Ein großer Vorteil dieser funktionellen (angereicherten) Lebensmittel ist auf jeden Fall ihr großer Gehalt an Makronährstoffen wie Kalzium oder Omega-3-Fettsäuren.

■ Funktionelle Lebensmittel haben über ihren ernährungsphysiologischen Wert hinaus einen positiven Einfluss auf die Gesundheit.

■ Sie werden mit Vitaminen und Mineralstoffen angereichert, damit schon in einer Portion eine nennenswerte Menge dieser Stoffe zur Deckung des täglichen Bedarfs enthalten ist.

■ Zu den funktionellen Lebensmitteln zählen Frühstücksgetreide mit extra Folsäure zur Vorbeugung gegen Herzkrankheiten und zum Schutz des Embryos vor Neuralrohrdefekten wie Spina bifida.

■ Auch Joghurts mit besonderen „probiotischen" Bakterienkulturen, mit Omega-3-Fettsäuren angereichertes Brot und ACE-Getränke (enthalten die Vitamine A, C und E) gehören zu den funktionellen Lebensmitteln.

NAHRUNG ALS MEDIKAMENT?

Diese „verbesserten" Lebensmittel sollen Krankheiten vorbeugen oder deren Behandlung unterstützen. Zum Beispiel werden bestimmte Bakterien zugegeben, um Darmprobleme zu lindern, oder pflanzliche Sterine (chemische Verwandte des Cholesterins) zur Senkung des Cholesterinspiegels. Dennoch gelten funktionelle Lebensmittel gewöhnlich nicht als Medikament sondern als Lebensmittel und fallen daher unter das Lebensmittelgesetz. Aussagen, die sich auf die Beseitigung, Linderung oder Verhütung von Krankheiten beziehen, sind im Zusammenhang mit diesen Produkten somit verboten.

REGELMÄSSIGE EINNAHME

Damit funktionelle Lebensmittel eine Wirkung zeigen, muss man sie wie Nahrungsergänzungsmittel regelmäßig verzehren. Manche Hersteller produzieren verschiedene funktionelle Lebensmittel mit gleicher Wirkung, um Abwechslung in die Ernährung zu bringen.

PROBIOTIKA UND PREBIOTIKA

Der Darm enthält unzählige Bakterien (Darmflora), ohne die das Verdauungssystem nicht normal funktioniert. Diese senken auch den Cholesterinspiegel, stärken die Immunfunktion, bilden bestimmte Vitamine und verhindern die Ansiedlung schädlicher Bakterien aus verdorbenen Lebensmitteln.

Stress, Antibiotika und andere Medikamente sowie weibliche

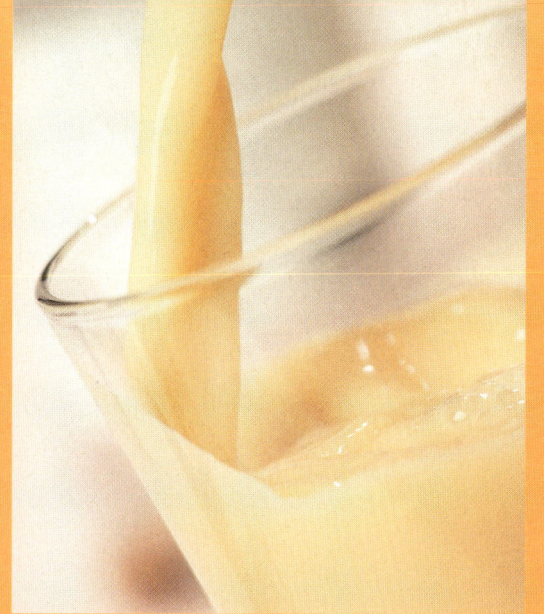

Hormone können eine Ausbreitung der krankmachenden Bakterien auf Kosten der gesundheitsfördernden verursachen. Probiotische Produkte können das mikrobielle Gleichgewicht im Darm vermutlich wieder herstellen.

Probiotika sind Lebensmittel, wie spezielle Joghurts, Milchgetränke und Fruchtsäfte, mit gesundheitsfördernder Wirkung, die lebende Mikroorganismen enthalten – meist Laktobazillus- und Bifidokeime. Da sich diese nicht dauerhaft im Darm einnisten können, müssen Probiotika regelmäßig verzehrt werden.

Prebiotika sind unverdauliche Nahrungsbestandteile, die den gesundheitsfördernden Bakterien als Futter dienen. Deren Wachstum und Aktivität wird somit gezielt unterstützt, damit sie sich gegen schädliche Mikroorganismen erfolgreicher durchsetzen können.

PHYTOÖSTROGENE

Eine hohe Zufuhr an Isoflavonen, den aktivsten Phytoöstrogenen in der menschlichen Ernährung (sekundäre Pflanzenstoffe, siehe S. 157), kann das Risiko für koronare Herzerkrankungen und manche Krebsarten, darunter Brust-, Prostata- und Darmkrebs, senken. Außerdem können sie Symptome der Wechseljahre und das Osteoporoserisiko vermindern. Zurzeit werden funktionelle Lebensmittel mit Sojaprotein oder reinen Isoflavonen entwickelt.

PFLANZLICHE STERINE

Die pflanzlichen Sterine ähneln in ihrer Struktur dem Cholesterin. Sie werden nicht vom Darm aufgenommen, drosseln aber die Aufnahme von Cholesterin und eventuell sogar die Neubildung dieser Substanz im Körper.

Auf diese Weise können pflanzliche Sterine den Cholesterinspiegel im Blut und damit das Herzinfarktrisiko senken. Um die gewünschte Wirkung zu erzielen, muss man aber täglich eine bestimmte Menge dieser Sterine zu sich nehmen.

FOLSÄURE

Eine niedrige Folsäurezufuhr wird mit erhöhten Homozysteinwerten im Blut in Verbindung gebracht, möglicherweise auch mit Dickdarmkrebs und der Alzheimerkrankheit.

Homozystein entsteht im Aminosäurestoffwechsel aus Methionin. Ist der Abbau des Homozysteins gestört, kann sein Spiegel im Blut ansteigen und sich das Risiko für eine Herzerkrankung erhöhen. Der Homozysteinspiegel wird gewöhnlich durch drei Enzyme gesteuert, von denen zwei auf Folsäure angewiesen sind.

Um derartigen Erkrankungen vorzubeugen und den Embryo vor Neuralrohrdefekten zu schützen, werden Lebensmittel teilweise mit diesem B-Vitamin angereichert.

FISCHÖL

Fischöl mit essenziellen Omega-3-Fettsäuren senkt nachweislich das Sterberisiko nach einem Herzinfarkt und die Häufigkeit von Herzkrankheiten. Gegenwärtig liegt die Aufnahme von Omega-3-Fettsäuren in der Europäischen Union allerdings nur bei 50 % der empfohlenen Menge.

In Deutschland sind so genannte Omega-DHA-Eier auf dem Markt, die über 5-mal so viel der Fettsäure Omega 3-DHA enthalten wie gewöhnliche Eier. Erreicht wird dies durch eine Anreicherung des Hühnerfutters mit Meeresalgen oder einem Konzentrat aus Omega-3-Fettsäuren.

GESUNDE KNOCHEN

Kalzium, Magnesium und Vitamin D sind die wichtigsten Nährstoffe für die Knochen. In Deutschland werden zum Beispiel Fruchtsäfte und Sojamilch mit Kalzium angereichert. Auf diese Produkte können Personen ausweichen, die weder Milch noch Milchprodukte zu sich nehmen. Eine Kalzium- und Magnesiumzugabe findet sich in vielen Sportlergetränken.

Ginkgo

Ginkgo biloba

Dieses beliebte volkstümliche Heilmittel stammt von einer der ältesten Baumarten der Welt und wird zur Stärkung des Gedächtnisses eingesetzt. Ginkgo wirkt durchblutungsfördernd und daher auch tatsächlich altersbedingten Gedächtnisproblemen entgegen.

Anwendung

- *Kann das Fortschreiten der Alzheimerkrankheit verlangsamen; schärft Konzentration und Gedächtnis, besonders bei älteren Personen.*

- *Lindert bei manchen älteren Menschen Depressionen und Ängste.*

- *Hilft gegen kalte Gliedmaßen (Raynaud-Krankheit) und schmerzhafte Beinkrämpfe (Claudicatio intermittens).*

- *Vermindert Kopfschmerzen, Tinnitus (Ohrgeräusche) und Schwindel.*

- *Kann impotenten Männern zur Erektion verhelfen.*

Darreichungsformen

- Flüssigkeit
- Kapsel
- Pulver
- Tablette
- Tinktur
- Weichgelatinekapsel

WARNHINWEIS

■ **Verwenden Sie nie unverarbeitete Ginkgoblätter (auch nicht für Tee). Diese enthalten hochwirksame Substanzen, die allergische Reaktionen auslösen können. Nehmen Sie standardisierte Extrakte (GBE), die kein allergisches Potenzial besitzen.**

Sprechen Sie bei Erkrankungen oder psychischen Problemen immer zuerst mit Ihrem Arzt, bevor Sie Ergänzungsmittel einnehmen.

Was ist Ginkgo?

Aus den fächerförmigen Blättern der uralten Baumart *Ginkgo biloba*, die in China schon seit über 200 Millionen Jahren wächst, wird dieses Heilmittel gewonnen. Um das Präparat herzustellen, benutzt man den konzentrierten **G**inkgo-**b**iloba-**E**xtrakt (GBE) – auch Ginkgo genannt. Dieser wird aus den getrockneten und gemahlenen Blättern gewonnen, deren aktiven Inhaltsstoffe sich mit einer Mischung aus Azeton und Wasser extrahieren lassen.

Wie wirkt Ginkgo?

Ginkgo kann viele wohltuende Wirkungen auf den Kreislauf und das zentrale Nervensystem ausüben. So verstärkt er die Durchblutung von Armen, Beinen und Gehirn, indem er Spannung und Elastizität der Blutgefäße – von den dicksten Arterien bis zu den feinsten Kapillaren – reguliert. Ähnlich wie die Acetylsalicylsäure vermindert er die Klebrigkeit des Blutes und senkt so das Risiko für Blutgerinnsel. Ginkgo scheint auch antioxidative Wirkungen zu haben, da er schädliche Radikale neutralisiert und auf diese Weise die Blutzellen schützt. Forscher beobachteten zudem eine Stärkung des Nervensystems aufgrund der verbesserten Versorgung der Nervenzellen mit Sauerstoff und Blutzucker (Glukose).

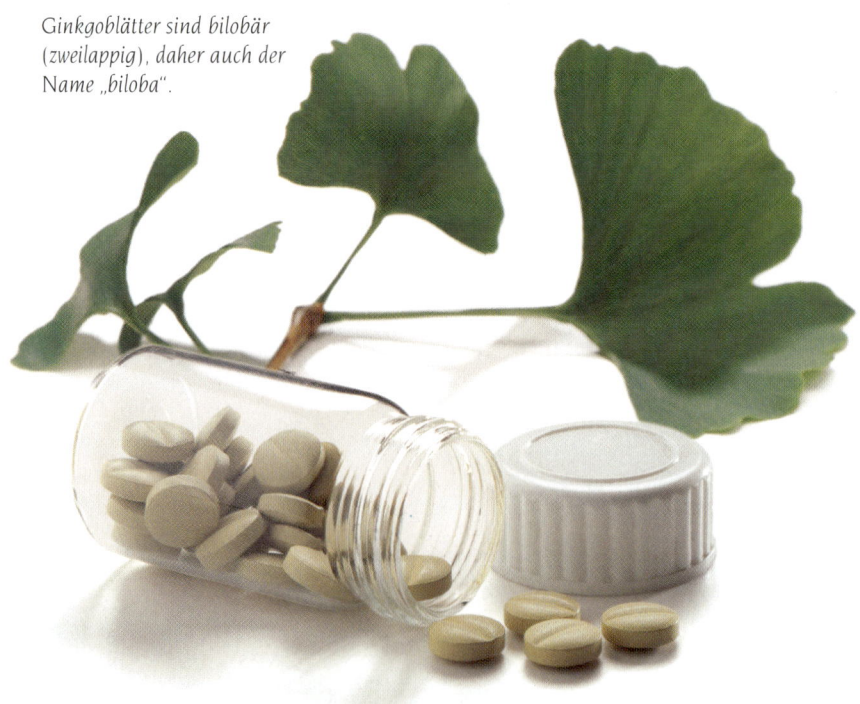

Ginkgoblätter sind bilobär (zweilappig), daher auch der Name „biloba".

VORBEUGUNG Gegenwärtig konzentriert sich das Interesse an Ginkgo auf sein vorbeugendes Potenzial gegen altersbedingte Gedächtnisverluste. Möglicherweise kann er auch bei Gesunden das Erinnerungsvermögen und die Konzentration steigern. Am ehesten profitieren jedoch Menschen mit verminderter Hirndurchblutung von Ginkgo. Zurzeit wird untersucht, ob seine gerinnungshemmenden Eigenschaften auch Herzinfarkte oder Schlaganfälle abwenden können.

WIRKUNGEN Besonders für Ältere, deren Arterien durch Cholesterinansammlungen oder aufgrund anderer Ursachen verengt sind, ist es wichtig, dass Ginkgo die Hirndurchblutung – und damit dessen Sauerstoffversorgung – verbessert. Eine verminderte Durchblutung wird mit der Alzheimerkrankheit und mit Gedächtnisverlust in Verbindung gebracht, aber auch mit Ängsten, Kopfschmerzen, Depressionen, Verwirrtheit, Tinnitus und Schwindel. All diese Beschwerden könnte Ginkgo lindern.

WEITERE VORZÜGE Ginkgo fördert die Durchblutung der Gliedmaßen. Er bietet sich daher auch zur Bekämpfung von Schmerzen, Krämpfen und Schwäche infolge verengter Arterien im Bein (Claudicatio intermittens oder Schaufensterkrankheit) an. Daneben könnte Ginkgo bei Patienten mit der Raynaud-Krankheit die Durchblutung der Extremitäten verbessern und bei Sklerodermie, einer seltenen Autoimmunerkrankung, helfen.

Eventuell eignet sich Gingo aufgrund seiner durchblutungsfördernden Wirkung auch zur Behandlung bestimmter Formen von Gehörverlust und von zwei der häufigsten Erblindungsursachen, der Makuladegeneration und diabetisch bedingter Augenschäden.

Erforscht wird derzeit, ob Ginkgo zur schnelleren Genesung nach Schlaganfall und Kopfverletzungen beiträgt. Auch bei anderen Beschwerden, die auf Schäden an Kreislauf und Nervensystem beruhen, wie Impotenz, Multipler Sklerose und diabetisch bedingte Nervenschäden, könnten die Betroffenen von Ginkgo profitieren. Vor Einführung der Blätterextrakte verordneten chinesische Heilkundige bei Asthma häufig Ginkgonüsse, da diese offenbar Erstickungsanfälle und andere Atembeschwerden linderten.

So nehmen Sie Ginkgo richtig ein

DOSIERUNG Wählen Sie Präparate mit Ginkgo-biloba-Blätterextrakt (GBE), der konzentrierten Darreichungsform. *Zur Förderung von Gedächtnis und Durchblutung:* 120 mg GBE pro Tag, auf 2–3 Dosen verteilt. *Bei Alzheimerkrankheit, Depression, Tinnitus, Schwindel, Impotenz oder anderen Erkrankungen infolge verminderter Hirndurchblutung:* bis zu 240 mg täglich.

EINNAHMEEMPFEHLUNG Gewöhnlich dauert es 4–6 Wochen, mitunter bis zu 12 Wochen, bis die Wirkung einsetzt. In der empfohlenen Dosierung gilt Ginkgo auch bei Langzeitmedikation als sicher. Sie können den Extrakt zu oder zwischen den Mahlzeiten nehmen. Für Schwangere oder Stillende sind bisher keine Gegenanzeigen bekannt.

Mögliche Nebenwirkungen

In seltenen Fällen kann Ginkgo zu Reizbarkeit, Unruhe, Durchfall, Übelkeit oder Erbrechen führen, doch sind diese Wirkungen gewöhnlich leicht und vorübergehend. In den ersten 1–2 Tagen können Kopfschmerzen auftreten. Sind die Nebenwirkungen zu unangenehm, sollten Sie Ginkgo absetzen oder die Dosis reduzieren.

Ginseng

Panax ginseng
P. quinquefolius
Eleutherococcus senticosus

Anwendung

- *Bekämpft die körperlichen Auswirkungen von Stress.*
- *Steigert die Vitalität und Immunität.*
- *Chinesischer Ginseng eignet sich zur Behandlung von Impotenz und Unfruchtbarkeit bei Männern.*

Darreichungsformen

- Getrocknet/Tee
- Kapsel
- Pulver
- Tablette
- Tinktur
- Weichgelatinekapsel

WARNHINWEIS

- Bei unbehandeltem Bluthochdruck oder Herzrhythmusstörungen dürfen Sie Ginseng nicht verwenden.

- Während der Schwangerschaft kein Ginseng einnehmen.

- Nehmen Sie keinen Ginseng, wenn Sie MAO-Hemmer nehmen (enzymhemmende Medikamente gegen Depressionen).

Sprechen Sie bei Erkrankungen immer zuerst mit Ihrem Arzt, bevor Sie Ergänzungsmittel einnehmen.

Es gibt drei Hauptarten von Ginseng, die, richtig dosiert, eine Vielzahl schützender Wirkungen auf den Körper haben können. Chinesischer Ginseng wird auch häufig in der Getränkeindustrie verwendet, doch sind diese Mengen gewöhnlich zu gering, um eine Wirkung zu erzielen.

Was ist Ginseng?

Panax ginseng – auch Asiatischer, Chinesischer oder Koreanischer Ginseng genannt – wird in der chinesischen Medizin seit Jahrtausenden eingesetzt, um Lebensdauer und Lebensqualität zu erhöhen. Diese Ginsengart ist am leichtesten erhältlich und am besten untersucht. *Panax quinquefolius* oder Amerikanischer Ginseng wächst hauptsächlich im mittleren Westen Amerikas und wird von dort nach China exportiert. Sibirischer Ginseng (*Eleutherococcus senticosus*) stammt aus Sibirien und ist mit den anderen beiden Arten entfernt verwandt.

Medizinisch nutzbar ist die langsam wachsende Wurzel, die nach 4–6 Jahren geerntet wird, wenn ihr Gehalt an Ginsenosiden – den aktiven Inhaltsstoffen – am höchsten ist. Insgesamt gibt es 13 verschiedene Ginsenoside. *Panax ginseng* enthält zudem Panaxane, Substanzen, die den Blutzucker senken können, und Polysaccharide, komplexe Zuckermoleküle, welche das Immunsystem verbessern. Weißer Ginseng wird aus der getrockneten Wurzel hergestellt, roter Ginseng (der gewöhnlich aus Korea stammt) ist die gedämpfte und getrocknete Wurzel. Die meisten Studien beziehen sich auf den chinesischen weißen Ginseng. Sibirischer Ginseng zeichnet sich durch seinen hohen Gehalt an Eleutherosiden aus, deren Eigenschaften den Ginsenosiden ähneln.

Wie wirkt Ginseng?

Die gesundheitsfördernden Wirkungen aller drei Ginsengarten beruhen vornehmlich auf ihren antioxidativen Eigenschaften, der Stimulation des Immunsystems und ihrer Fähigkeit, den Körper gegen die schädlichen Auswirkungen von Stress zu schützen.

🔵 **VORBEUGUNG** Bei der Bekämpfung vieler Erkrankungen können alle drei Ginsengarten den Körper unterstützen. Sie stimulieren die Produktion spezieller Immunzellen, der Killer-T-Zellen, die schädliche Viren und Bakterien vernichten.

Im Rahmen einer großen koreanischen Studie war bei den Teilnehmern, die *Panax ginseng* einnahmen, das Krebsrisiko nur halb so hoch

Ginseng kann neue Energie schenken und Stresssymptome lindern. Er ist in Tabletten- oder Kapselform erhältlich.

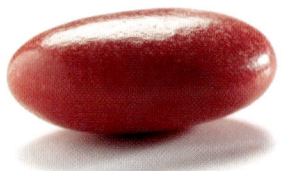
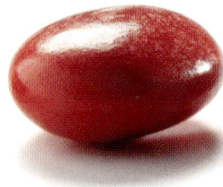
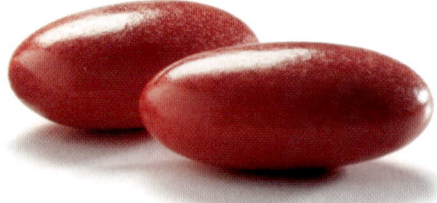

wie bei der Kontrollgruppe. Während Ginsengpulver und -tinkturen offenbar das Krebsrisiko senkten, hatten der Verzehr frischer Wurzeln und das Trinken von Ginsengsaft oder -tee nicht diese Wirkung.

⊛ **WEITERE VORZÜGE** Ginseng kann gut tun, wenn man müde und gestresst ist oder sich von einer langen Krankheit erholt. Er kann die Ausschüttung von Stresshormonen im Körper ausgleichen und die Organe unterstützen, die diese Hormone produzieren: die Hypophyse und den Hypothalamus am Hirnstamm sowie die oberhalb der Nieren liegenden Nebennieren.

Chinesischer Ginseng kann die Erektionsfähigkeit bei Impotenz infolge mangelnder Durchblutung verbessern, da er die Blutgefäße erweitert. In Tierstudien erhöhte er den Testosteronspiegel und die Spermaproduktion, was eventuell auch Männern mit Fruchtbarkeitsproblemen helfen könnte.

Viele Langstreckenläufer und Bodybuilder nehmen Ginseng zur Steigerung der Leistungsfähigkeit. Während Chinesischer Ginseng eher für Männer geeignet ist, wirkt Sibirischer Ginseng besser bei Frauen, vor allem bei unregelmäßigem Zyklus. Amerikanischer Ginseng wird als Stärkungsmittel geschätzt und traditionell zur Behandlung von Verdauungsstörungen benutzt. Ansonsten sind sich die drei Ginsengarten in Eigenschaften und Anwendung sehr ähnlich.

So nehmen Sie Ginseng richtig ein

☑ **DOSIERUNG** *Zur Gesunderhaltung oder gegen Abgespanntheit:* Nehmen Sie 1- bis 2-mal täglich 100–250 mg Panax-ginseng-Extrakt (oder 300–400 mg Sibirischen Ginseng). *Zur Unterstützung des Körpers in Stresszeiten oder während der Rekonvaleszenz:* 2-mal täglich die angegebene Dosis. *Gegen Impotenz und Unfruchtbarkeit:* 2-mal täglich die angegebene Dosis.

⊛ **EINNAHMEEMPFEHLUNG** Beginnen Sie mit der niedrigsten Dosis und steigern Sie diese allmählich. Manche Experten empfehlen etwa alle 2-3 Wochen eine einwöchige Pause einzulegen. Anschließend kann man die gewohnte Dosis weiter einnehmen. In manchen Fällen kann Ginseng, abwechselnd mit anderen Heilkräutern gegeben, zur Stimulierung des Immunsystems beitragen.

Mögliche Nebenwirkungen

In der empfohlenen Dosierung verursacht Ginseng wahrscheinlich keinerlei Nebenwirkungen. Berichten zufolge führen höhere Mengen zu Nervosität, Schlaflosigkeit, Kopfschmerzen und Magenproblemen. In diesen Fällen sollte die Dosis reduziert werden. Die Kombination mit Koffein kann diese Reaktionen verstärken. Einige Frauen berichteten nach hohen Mengen Chinesischen Ginsengs von verstärkten Menstruationsblutungen oder Brustspannen. Wechseln Sie bei derartigen Symptomen zu Sibirischem Ginseng.

Grüner Tee

Camellia sinensis

Glaubt man chinesischen Legenden, wurde grüner Tee erstmals 2700 v. Chr. getrunken: einem Kaiser, der unter einem Teestrauch saß, fielen einige Blätter in seine Tasse mit heißem Wasser – und er probierte. Heute weiß man, dass diese Teesorte einen vielversprechenden, krebsbekämpfenden Stoff enthält.

Anwendung

- *Kann die Krebsvorbeugung unterstützen.*
- *Schützt vor Herzkrankheiten.*
- *Hemmt Karies.*
- *Fördert ein langes Leben.*

Darreichungsformen

- Flüssigkeit
- Kapsel
- Pulver
- Tablette
- Tee

WARNHINWEIS

- Schwangere und Stillende sollten ihren Grünteekonsum auf zwei Tassen am Tag begrenzen.

Sprechen Sie bei Erkrankungen immer zuerst mit Ihrem Arzt, bevor Sie Ergänzungsmittel einnehmen.

Was ist grüner Tee?

Die traditionelle Ernte von grünem Tee ist einfach: Die Blätter der Pflanze werden bedampft, gerollt und getrocknet. Der Dampf tötet Enzyme ab, die sonst die Inhaltsstoffe der Blätter umbauen (fermentieren) würden, wie es bei anderen Teesorten teilweise (Oolong Tee) oder ganz (Schwarztee) der Fall ist. Diesem Umstand verdankt grüner Tee seinen einzigartigen Geschmack, und es bleiben die natürlichen Phenole erhalten – starke Antioxidanzien, die vor Zellschäden schützen können. Andere, ebenfalls wohltuende Substanzen im grünen Tee sind das Fluorid, die Katechine und Tannine.

Wie wirkt grüner Tee?

Grüner Tee besitzt Bestandteile, die nachhaltig vor verschiedenen Krebsarten und möglicherweise auch vor Herzerkrankungen schützen können. Zudem kann er Infektionen bekämpfen und ein langes Leben fördern.

◉ **VORBEUGUNG** Bei Liebhabern des grünen Tees kommen bestimmte Krebsarten seltener vor. Eine groß angelegte Studie in China zeigte: Wer 6 Monate lang 1-mal pro Woche grünen Tee trank, erkrankte seltener an Enddarm-, Bauchspeicheldrüsen- und möglicherweise auch an Dickdarmkrebs. Bei Frauen wurde das Risiko für Enddarm- oder Bauchspeicheldrüsenkrebs sogar nahezu halbiert. Eventuell kann grüner Tee auch vor Brust-, Magen- und Hautkrebs schützen.

Studien zu der Frage, wie grüner Tee gegen Krebs schützen könnte, deuten auf dessen wichtigstes Antioxidans hin, das Polyphenol EGCG (**E**pi**g**allo**c**atechin**g**allat). Manche Wissenschaftler sind der Ansicht, dass EGCG einer der wirksamsten Antikrebsstoffe ist, die je entdeckt wurden, da es die Zellen vor Schäden schützt und die körpereigene Produktion antioxidativer Enzyme ankurbelt. Zudem unterbricht es die Vermehrung sowie das Wachstum der Krebszellen. Eine US-Studie stellte fest, dass EGCG die Vermehrung der Krebszellen unterbricht, indem es einen natürlichen Prozess des programmierten Zelltods einleitet, die Apoptose. Bemerkenswerterweise schädigt EGCG die gesunden Zellen nicht. EGCG hemmt auch die Produktion von Urokinase, einem Enzym, das Krebszellen zum Wachstum benötigen. In Tierversuchen schrumpfen wegen der fehlenden Urokinase Tumore, und mitunter führte dies auch zur vollständigen Remission (Rückgang) des Krebses.

✳ **WEITERE VORZÜGE** Die antioxidative Wirkung der Polyphenole in grünem Tee kann auch unser Herz schützen. In Reagenzglasversuchen scheinen diese Bestandteile Schäden durch LDL-Cholesterin abzuwehren, die als erster Schritt zur Plaquebildung in den Arterien gelten. Täglicher Genuss von grünem Tee kann – neben Krebserkrankungen – also auch Herzerkrankungen vorbeugen. Außerdem enthält Grüntee Fluorid, das antibakteriell wirkt und vor Karies schützt.

So nehmen Sie grünen Tee richtig ein

☑ **DOSIERUNG** Mehrere Tassen Tee pro Tag trinken, Grünteekapseln oder -tabletten einnehmen, und der grüne Tee kann seine Wirkung entfalten. Eine Zufuhr von täglich 240–320 mg Polyphenole scheint sinnvoll.

Bei Präparaten sollte die Auswahl auf solche mit mindestens 50 % Polyphenolen fallen. Schon 2 Tabletten à 250 mg versorgen Sie bei dieser Konzentration mit 250 mg Polyphenolen. Untersuchungen zufolge liefern vier Tassen frisch zubereiteter Tee dieselbe Menge.

◉ **EINNAHMEEMPFEHLUNG** Grünteepräparate sollten Sie frisch zu den Mahlzeiten und zusammen mit einem Glas Wasser einnehmen. Trinken Sie den frisch aufgebrühten Grüntee entweder zwischendurch oder zum Essen. Zur Zubereitung werden 1 TL Grünteeblätter auf 225 ml sehr heißes (nicht kochendes) Wasser gegeben, dann 3–5 Minuten ziehen lassen und vor dem Trinken abseihen.

Mögliche Nebenwirkungen

Grüner Tee ist als Präparat und Getränk unbedenklich. Wer jedoch auf Koffein empfindlich reagiert, sollte keine großen Mengen trinken, da jede Tasse 40 mg Koffein enthält. Die Präparate hingegen enthalten kaum Koffein. Wer sich hier an die empfohlene Dosis hält, nimmt so viele Polyphenole auf, wie in vier Tassen grüner Tee enthalten sind, jedoch nur 5–6 mg Koffein.

Grüner Tee kann als Präparat oder als wohltuendes Getränk eingenommen werden.

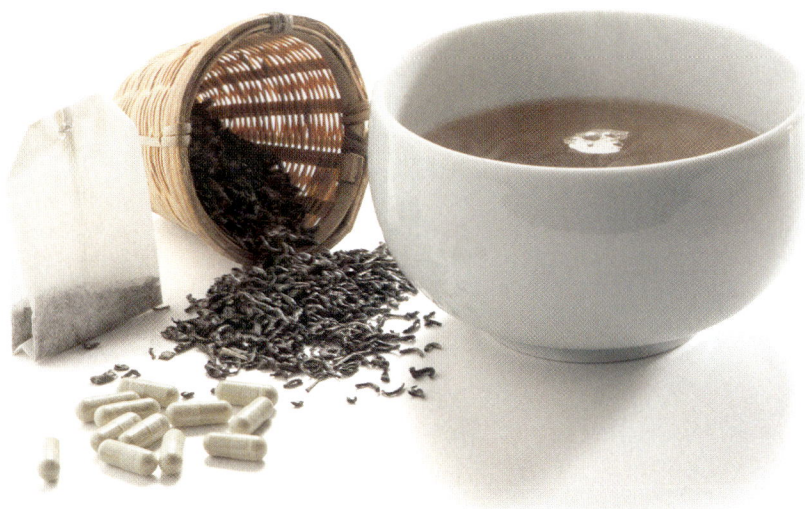

Heidelbeere (Blaubeere)

Vaccinium myrtillus

Piloten der britischen Royal Air Force bemerkten während des Zweiten Weltkrieges, dass sich nach dem Verzehr von Heidelbeermarmelade ihr Sehvermögen bei Nacht verbesserte. Heute werden mit Heidelbeeren Sehstörungen, aber auch andere Beschwerden behandelt.

Anwendung

- *Erhält das Sehvermögen, bessert die Nachtsicht und eine schlechte Anpassung der Augen an helles Licht.*

- *Bessert viele Augenerkrankungen wie diabetische Retinopathie, grauer Star und Makuladegeneration.*

- *Hilft bei Krampfadern und Hämorrhoiden, insbesondere in der Schwangerschaft.*

Darreichungsformen

- Kapsel
- getrocknete Kräuter/Tee
- Tablette
- Weichgelatinekapsel

WARNHINWEIS

Sprechen Sie bei Erkrankungen immer zuerst mit Ihrem Arzt, bevor Sie Ergänzungsmittel einnehmen.

Was sind Heidelbeeren?

Während die Früchte des Heidelbeerstrauchs schon zu prähistorischer Zeit genossen wurden, stammen die ersten Berichte über ihre medizinische Verwendung aus dem 16. Jahrhundert. Die getrockneten Beeren oder Blätterrezepte wurden zur Behandlung verschiedener Krankheiten empfohlen wie Skorbut (der auf Vitamin-C-Mangel beruht), Harnwegsinfekte und Nierensteine.

Die niedrigen, winterharten Sträucher wachsen in den Wäldern und Mooren Nordeuropas. Auch in Westasien und in den amerikanischen Rocky Mountains wurden Büsche mit den süßen, blauschwarzen Beeren gefunden. Die gesundheitsfördernden Bestandteile der reifen Frucht sind vornehmlich Farbstoffmoleküle, die Anthocyane. Ein Extrakt, der diese Substanzen in hoch konzentrierter Menge enthält, wird in der modernen Medizin eingesetzt.

Wie wirken Heidelbeeren?

Viele der medizinischen Vorteile der Heidelbeere gehen auf die Anthocyane zurück. Diese stark antioxidativ wirkenden Hauptbestandteile der Pflanze helfen bei der Reparatur von Zellschäden durch freie Radikale (instabile Sauerstoffmoleküle).

⚘ **WIRKUNGEN** Heidelbeerextrakt ist das führende pflanzliche Heilmittel für gutes Sehvermögen und eine Vielzahl von Augenerkrankungen. Heidelbeeren unterstützen besonders die Netzhaut (Retina), den lichtempfindlichen Bereich des Auges, bei der Anpassung an Hell und Dunkel. Häufig werden sie deshalb bei der Behandlung von Nachtblindheit oder Sehproblemen durch gleißendes Tageslicht eingesetzt. Wegen ihrer

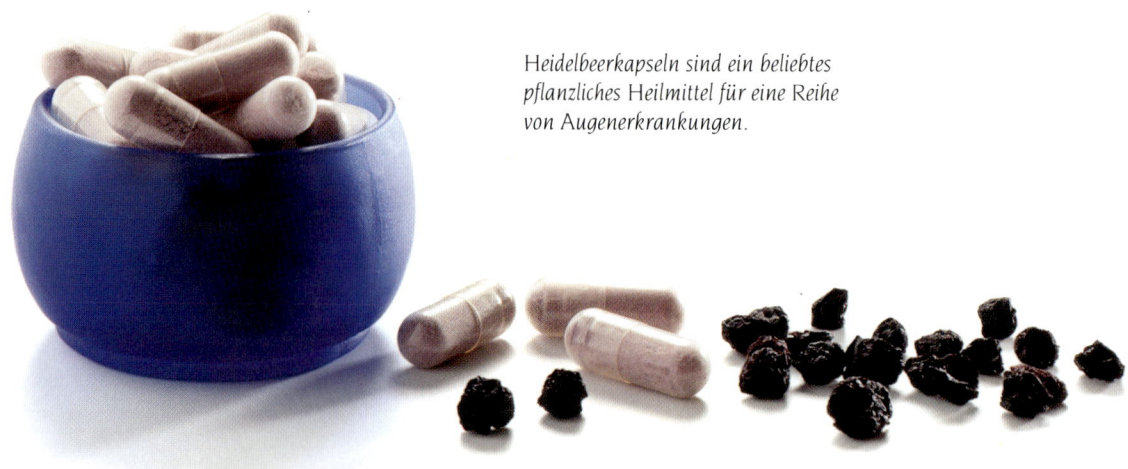

Heidelbeerkapseln sind ein beliebtes pflanzliches Heilmittel für eine Reihe von Augenerkrankungen.

Fähigkeit, winzige Blutgefäße – die Kapillaren – zu stärken und somit die Zufuhr von sauerstoffreichem Blut in die Augen zu erleichtern, könnte die Heidelbeere auch eine wichtige Rolle bei der Verhütung und Behandlung von Netzhauterkrankungen (Retinopathien) spielen. Eine vierwöchige tägliche Einnahme von Heidelbeerextrakt stärkte bei 31 Patienten deren Kapillaren, und besonders bei diabetischer Retinopathie traten aufgrund dieser Verstärkung seltener Blutungen in den Augen auf.

Zur Behandlung zweier Hauptursachen von Sehstörungen älterer Personen werden Heidelbeeren verwendet: Makuladegeneration, eine fortschreitende Erkrankung, die den mittleren Bereich der Netzhaut befällt, und grauer Star, bei dem sich die Linse des Auges trübt. Eine Studie an Patienten mit altersbedingtem grauem Star ergab, dass Heidelbeerextrakt in Kombination mit Vitamin-E-Präparaten bei fast allen Teilnehmern die Starbildung hemmte. Heidelbeeren stärken auch das Kollagen – jenes Protein, das gesundes Bindegewebe in Form hält. Sie könnten daher zur Vorbeugung und Behandlung eines Glaukoms wertvoll sein, das sich aufgrund eines übermäßigen Augeninnendrucks bildet.

WEITERE VORZÜGE Da die Anthocyane der Heidelbeere die Durchblutung der Kapillaren und die der größeren Blutgefäße verbessert, könnte standardisierter Heidelbeerextrakt auch Menschen mit schlecht durchbluteten Extremitäten helfen. Er unterstützt zudem die Behandlung von Krampfadern und lindert den brennenden Schmerz bei Hämorrhoiden, besonders während der Schwangerschaft. Wer zu Blutergüssen neigt, kann ebenfalls von Heidelbeerpräparaten profitieren.

Eine Untersuchung hat ergeben, dass die Langzeitanwendung von Heidelbeerextrakt das Sehvermögen kurzsichtiger Menschen besserte – worauf dieser Effekt beruht, ist jedoch unklar. Da Anthocyane die glatte Muskulatur, also auch die Gebärmutter, entspannen, können Heidelbeeren auch bei krampfartigen Menstruationsbeschwerden helfen. Tierversuche weisen auch auf eine Wirkung gegen Magenkrebs hin.

So nehmen Sie Heidelbeeren richtig ein

DOSIERUNG Normalerweise nimmt man 2- bis 3-mal täglich 40–160 mg Heidelbeerextrakt ein. Die niedrigere Dosis wird meist zur Langzeitanwendung empfohlen oder zur Vorbeugung der Makuladegeneration. Diabetiker könnten höhere Dosen von bis zu 320 mg am Tag benötigen.

EINNAHMEEMPFEHLUNG Heidelbeerextrakt kann zu oder zwischen den Mahlzeiten eingenommen werden. Auch Schwangere oder Stillende können gefahrlos diese Produkte anwenden. Negative Wechselwirkungen mit verschreibungs- oder apothekenpflichtigen Medikamenten sind bislang nicht bekannt.

Mögliche Nebenwirkungen

In therapeutischer Dosis scheint die Heidelbeere unbedenklich zu sein und besitzt auch bei langer Einnahme keine bekannten Nebenwirkungen.

Ingwer

Zingiber officinale

Anwendung

- *Lindert Übelkeit und Schwindel.*
- *Kann bei Arthritis Schmerzen und Entzündungen eindämmen.*
- *Schwächt Muskelkater ab.*
- *Hilft gegen die Symptome von Grippe und Erkältungen.*
- *Reduziert Blähungen.*

Darreichungsformen

- Flüssigkeit
- Frische oder getrocknete Wurzel/Tee
- Kapsel
- Kristallisierte Pflanze
- Öl
- Tablette
- Tinktur
- Weichgelatinekapsel

WARNHINWEIS

- In den ersten 2 Monaten der Schwangerschaft können bis zu 250 mg Ingwer 4-mal täglich die morgendliche Übelkeit lindern. Höhere Dosen oder längere Anwendung bedarf medizinischer Überwachung.

- Patienten unter Chemotherapie sollten Ingwer nicht auf leeren Magen einnehmen, da er die Magenschleimhaut reizen kann.

Sprechen Sie bei Erkrankungen immer zuerst mit Ihrem Arzt, bevor Sie Ergänzungsmittel einnehmen.

Wegen seiner kulinarischen und medizinischen Eigenschaften wurde Ingwer vom alten Indien und China bis hin nach Griechenland geschätzt. Das Gewürz stamme aus dem Garten Eden, glaubten die Europäer im Mittelalter. In der traditionellen chinesischen Medizin wird Ingwer gegen Reisekrankheit und Verdauungsprobleme eingesetzt.

Was ist Ingwer?

Dieses Gewürz, ein immergrünes Gewächs der warmen Klimazonen – Indien, China, Jamaika – ist eng mit Kurkuma und Kardamom verwandt. In der traditionellen Medizin spielt Ingwer eine große Rolle. Seine Wurzeln werden in der Küche und zu therapeutischen Zwecken genutzt. Als Gewürz verleiht Ingwer den unterschiedlichsten Speisen – von Keksen bis hin zu Schweinebraten – einen scharfen, frischen Geschmack.

Wie wirkt Ingwer?

Seit Jahrtausenden ist das Gewürz mit dem intensiven Geschmack rund um den Globus beliebt und wird zur Behandlung von Verdauungsproblemen, von leichtem Magendrücken und Blähungen bis hin zu Übelkeit und Erbrechen eingesetzt. Außerdem wird es zur Linderung von Erkältungen und Gelenkentzündungen (Arthritis) eingesetzt.

✚ **WIRKUNGEN** Was macht man mit einem seekranken Matrosen? Die Antwort: Ingwer anbieten. Eine dänische Untersuchung an 40 Marinekadetten zeigte: Pro Tag 1 g Ingwer reduzierte die klassischen Symptome der Seekrankheit – kalte Schweißausbrüche und Erbrechen.

Ingwer regt im Verdauungstrakt die Produktion der Verdauungssäfte an und neutralisiert die Säuren. Er wird deshalb gegen Übelkeit mitunter als Alternative zu Medikamenten benutzt, die das zentrale Nervensystem beeinflussen und zu Benommenheit führen können. Bei Frauen, die vor einem größeren gynäkologischen Eingriff 1 g Ingwer einnahmen, kam es im Anschluss daran zu weniger Übelkeit und Erbrechen (eine verbreitete Nebenwirkung von Anästhetika und anderen Medikamenten). Um den Magen so wenig wie möglich zu reizen, sollte das Gewürz zum Essen eingenommen werden.

Ingwer wirkt auch morgendlicher Übelkeit und Schwindel entgegen, einem häufigen Problem älterer Menschen. Als Hausmittel ist er schon lange bei Verdauungsproblemen und Magenbeschwerden beliebt. Ingwerpräparate (oder das frische Fruchtfleisch mit Limonensaft gemischt) sind auch ein gutes Mittel gegen Blähungen.

✚ **WEITERE VORZÜGE** Die entzündungshemmenden und schmerzlindernden Eigenschaften von Ingwer können dazu beitragen, Muskelkater und chronische Schmerzen im Rahmen einer Arthritis zu lindern. In einer Studie an sieben Frauen mit rheumatoider Arthritis (einer Autoimmunerkrankung mit schweren Entzündungen) konnte eine Tagesdosis von nur 5-50 g frischem Ingwer oder Kapseln mit bis zu 1 g pulverisiertem Ingwer Gelenkschmerzen und Entzündungen eindämmen. Aufgrund der entzündungshemmenden Wirkstoffe könnte Ingwer auch bei verengten Bronchien hilfreich sein.

So nehmen Sie Ingwer richtig ein

✓ **DOSIERUNG** *Zur Vorbeugung gegen Reisekrankheit, Schwindel und Übelkeit, gegen Blähungen, zur Erleichterung chronischer Schmerzen oder bei rheumatoider Arthritis:* Nehmen Sie Ingwer bis zu 3-mal täglich oder bei Bedarf alle 4 Stunden. Die übliche Dosis sind 100–200 mg standardisierter Extrakt als Kapsel oder Tablette, 1–2 g frischer, pulverisierter Ingwer oder eine 1,25 cm dicke Scheibe frische Ingwerwurzel. Ingwertee, der in Teebeuteln erhältlich ist, kann mehrmals am Tag zu ähnlichen Zwecken und zur Erleichterung von Arthritis und Schmerzen genommen werden. Sie können auch 1/2 TL geriebene Ingwerwurzel in eine Tasse mit sehr heißem Wasser geben. Auf Reisen bietet sich kristallisierter Ingwer an: Ein Quadrat, 2,5 cm Seitenlänge und 0,5 cm Dicke, enthält etwa 500 mg Ingwer. *Gegen Muskelkater* hilft das Einreiben mit einer Mischung aus mehreren Tropfen Ingweröl und 1 TL Mandelöl oder einem anderen neutralen Öl. *Bei Erkältung oder Grippe* lindern bis zu 4 Tassen Ingwertee am Tag die meisten Symptome.

◉ **EINNAHMEEMPFEHLUNG** Große Mengen Ingwer auf leeren Magen können zu Magenproblemen führen. Nehmen Sie daher den Ingwer zum Essen ein und die Ingwerkapseln mit Flüssigkeit. Bei Reisekrankheit hilft Ingwer, wenn er 3–4 Stunden vor der Abfahrt eingenommen wird und anschließend bei Bedarf alle 4 Stunden, bis zu 4-mal täglich. Gegen postoperative Übelkeit können Sie Ingwer unter medizinischer Aufsicht einen Tag vor der Operation einnehmen.

Mögliche Nebenwirkungen

Ingwer ist ein sicheres Mittel bei den verschiedensten Beschwerden, ob konzentriert in Form von Kapseln, ob frisch als Tee oder Ginger Ale. Gelegentliches Magendrücken scheint die einzig bekannte Nebenwirkung.

Ob frisch oder getrocknet als Tee – Ingwer ist ein wirksames Mittel gegen Übelkeit und Schwindel.

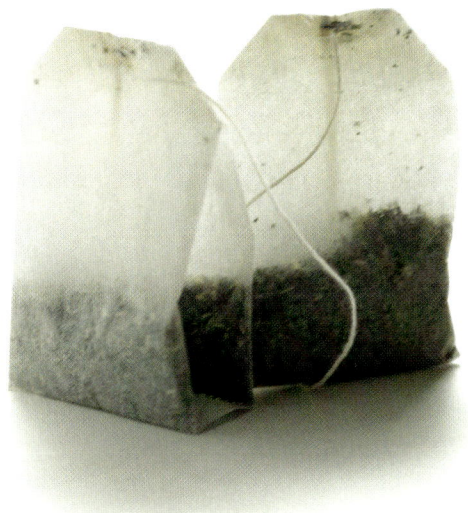
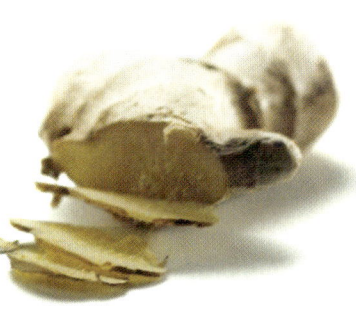

Jod

Mit Kindern und ihren Schrammen scheint das orange-braune Desinfektionsmittel Jod untrennbar verbunden. Seine wichtigste Rolle hat das Spurenelement jedoch bei der Herstellung des Hormons Thyroxin, das unseren Stoffwechsel reguliert.

Anwendung

- *Hilft gegen Jodmangel.*
- *Stellt die Funktion der Schilddrüse sicher.*
- *Kann bei der Behandlung von Brustzysten helfen.*

Darreichungsformen

- Kapsel
- Tablette

WARNHINWEIS

- **Nehmen Sie Jodpräparate nur auf ärztlichen Rat hin ein.**

Sprechen Sie bei Erkrankungen oder psychischen Problemen immer zuerst mit Ihrem Arzt, bevor Sie Ergänzungsmittel einnehmen.

Was ist Jod?

Obwohl unser Körper nur geringe Menge Jod braucht, ist dieser Mineralstoff enorm wichtig für die Gesundheit. In den USA wurde in den 20er-Jahren des letzten Jahrhunderts daher beschlossen, Jod dem Speisesalz beizumischen. In Deutschland ist nicht jedes Salz jodiert, und außer Seefisch, Meeresfrüchten und Algenprodukten enthalten bei uns die meisten anderen Lebensmittel praktisch kaum Jod. Deutschland ist ein Jodmangelgebiet, dabei könnte eine Erweiterung des Speisezettels um Jodsalz eine schwere Form geistiger Behinderung, den Kretinismus, praktisch ausrotten. Wird Lebensmitteln wie Backwaren, Fleischwaren und Käse Jodsalz anstelle von herkömmlichem Salz beigefügt, kann die Jodaufnahme im Körper gesteigert werden.

Trotz der anerkannten Wichtigkeit dieses unverzichtbaren Mineralstoffs leiden noch immer gut 1,6 Milliarden Menschen auf der Welt, besonders in Entwicklungsländern, an Jodmangel.

Wie wirkt Jod?

Jod ist der einzige Mineralstoff, der nur eine bekannte Funktion im Körper ausübt: In der Schilddrüse dient es zur Herstellung des Hormons Thyroxin, das den Stoffwechsel aller Körperzellen steuert.

VORBEUGUNG Mit der richtigen Jodzufuhr können Schwangere ihre Babys vor bestimmten Formen geistiger Behinderung schützen.

WEITERE VORZÜGE Jod unterstützt nicht wie viele andere Mineralstoffe die Behandlung bestimmter Krankheiten, sondern es spielt eine entscheidende Rolle bei der Gesunderhaltung der Schilddrüse. Diese schmetterlingsförmige Drüse umschließt unsere Luftröhre und beherrscht den Grundstoffwechsel des Körpers, der dessen Ernergieverbrauch festlegt. Außerdem erfüllt sie eine entscheidende Regulierungsfunktion: Wachstum und Entwicklung der Kinder, die Fortpflanzung, Funktion von Muskeln

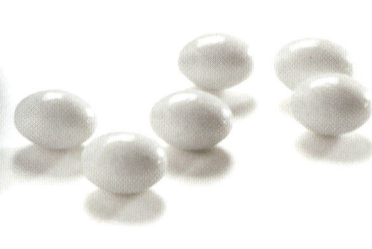

Jodiertes Speisesalz oder auch Tabletten liefern Jod.

und Nerven, der Eiweiß- und Fettabbau, das Haar- und Nägelwachstum sowie die Sauerstoffverwertung jeder einzelnen Körperzelle stehen unter der Aufsicht der Schilddrüse. Bei ausreichender Jodzufuhr enthält unser Körper 40 mg dieses Spurenelements, und allein 75 % davon sind in der Schilddrüse gespeichert. Es gibt Hinweise, dass Jod organischen Ursprungs bei Brustzysten schmerzlindernd wirken könnte, doch sollten Patientinnen diese Form der Nahrungsergänzung erst mit ihrem Arzt besprechen.

Wie viel Jod brauchen Sie?

Die WHO empfiehlt Erwachsenen 150 µg am Tag. In Deutschland hält man 200 µg für nötig. Ein Teelöffel Jodsalz enthält etwa 100 µg Jod.

⊖ **ZU WENIG JOD** Jodmangel ist in Deutschland und Österreich weit verbreitet. Zu den ersten Anzeichen zählen eine vergrößerte Schilddrüse und ein Kropf (Struma). Bei Jodmangel wächst die Drüse, um ihre Oberfläche zu vergrößern und so viel Jod wie möglich aus dem Blutstrom aufzufangen. So leiden etwa 15 % der männlichen Jugendlichen in Deutschland unter einem Kropf, Frauen sind sogar noch 2- bis 3-mal häufiger betroffen. Besonders gefährdet sind gestillte Säuglinge, Jugendliche, schwangere und stillende Frauen.

⊕ **ZU VIEL JOD** Die WHO empfiehlt, eine obere Grenze von 1 mg pro Tag nicht zu überschreiten. Menschen mit bestimmten Schilddrüsenerkrankungen sollten aber nicht mehr als 500 µg pro Tag aufnehmen, da sonst eine Überfunktion ausgelöst werden kann. Dieser Zustand zeichnet sich durch Überaktivität, rasche Reflexe, Angst und starken Gewichtsverlust aus. Aber keine Sorge: Bei normalen Essgewohnheiten sind solche Probleme nicht zu erwarten.

So nehmen Sie Jod richtig ein

⊘ **DOSIERUNG** Wer 2-mal pro Woche Seefisch isst und Jodsalz benutzt, führt sich genug Jod zu. Schwangere und stillende Frauen sollten wegen ihres erhöhten Bedarfs 200 µg Jod in Form von Ergänzungsmitteln einnehmen. Wer Schilddrüsenhormone erhält, sollte unbedingt mit seinem Arzt sprechen, bevor er zusätzlich Jod einnimmt.

◑ **EINNAHMEEMPFEHLUNG** Verordnete Jodpräparate können zu beliebiger Tageszeit oder zwischen den Mahlzeiten genommen werden.

Welche Nahrungsmittel liefern Jod?

Jod findet sich auch in Seefisch und Meerespflanzen wie Kelp (Algen). Der Jodgehalt anderer Lebensmittel ist vom Jodgehalt der entsprechenden Region abhängig. Der Boden in Küstennähe ist relativ jodreich, was sich auch auf die Milch der dort grasenden Kühe und das dort angebaute Obst und Gemüse auswirkt. Zusätzlich können alle Lebensmittel, denen Jodsalz zugesetzt wurde, die Jodversorgung verbessern.

Johanniskraut

Hypericum perforatum

Das wichtigste Kennzeichen einer Depression ist die niedergeschlagene Stimmung. Johanniskraut ist ein beliebter und verbreiteter Stimmungsaufheller und stellt eine sanfte, nebenwirkungsarme Alternative zu konventionellen Mitteln dar.

Anwendung

- *Behandelt Depressionen.*
- *Unterstützt die Abwehr von Viren und Bakterien.*
- *Kann die Behandlung von PMS, chronischem Müdigkeitssyndrom und Fibromyalgie unterstützen.*
- *Hilft, chronische Schmerzen zu erleichtern.*
- *Beruhigt Hämorrhoiden.*
- *Kann bei der Gewichtsreduktion helfen.*

Darreichungsformen

- Kapsel
- Saft
- Salbe/Creme
- Tablette
- Tinktur
- Weichgelatinekapsel

WARNHINWEIS

■ Wenn Sie Medikamente nehmen, sollten Sie Ihren Arzt um Rat fragen, bevor Sie auf Johanniskraut umsteigen oder es ergänzend einnehmen.

■ Wenn Sie einen Ausschlag, eine Allergie oder Kopfschmerzen bekommen, beenden Sie die Einnahme. Bei Atembeschwerden brauchen Sie sofort ärztliche Hilfe.

Sprechen Sie bei Erkrankungen oder psychischen Schwierigkeiten immer zuerst mit Ihrem Arzt, bevor Sie Ergänzungsmittel einnehmen.

Was ist Johanniskraut?

Bei Johanniskraut handelt es sich um eine buschige, winterharte Pflanze mit leuchtend gelben Blüten, die weltweit angebaut wird. Benannt ist sie nach Johannes dem Täufer, weil sie etwa zu dessen Namenstag, dem 24. Juni, blüht. Johanniskraut wird schon jahrhundertelang zur Beruhigung der Nerven sowie zur Heilung von Wunden und Verbrennungen verwendet. Präparate werden aus den getrockneten Blüten hergestellt, welche eine Reihe von Wirkstoffen wie etwa Hyperizin und Hyperforin enthalten.

Wie wirkt Johanniskraut?

Besonders häufig wird Johanniskraut bei der Behandlung leichter Depressionen eingesetzt. Noch ist wissenschaftlich nicht vollständig geklärt, wie diese Pflanze Stimmung und Emotionen hebt; möglicherweise indem sie den Spiegel von mindestens vier Neurotransmittern, darunter Serotonin, im Gehirn erhöht.

✚ **WIRKUNGEN** Eine Auswertung von 23 verschiedenen Untersuchungen zeigte, dass Johanniskraut bei der Behandlung leichter bis mäßiger Depressionen ebenso wirksam wie andere Antidepressiva und wirksamer als ein Placebo war. Die Anwendung bei schweren Depressionen ist bisher kaum untersucht, obwohl Johanniskraut auch hier helfen könnte.

Die Pflanze kann auch bei vielen Symptomen helfen, die mit Depressionen zusammenhängen, wie etwa Angst, Stress, PMS (**prä**menstruelles **S**yndrom), chronisches Müdigkeitssyndrom, Fibromyalgie oder chronische Schmerzen. Möglicherweise entfaltet sie selbst schmerzlindernde Wirkungen. Johanniskraut fördert einen gesunden Schlaf und kann besonders wertvoll sein, wenn Depressionen sich aufgrund von Müdigkeit, Schläfrigkeit und Energielosigkeit bemerkbar machen. Auch bei der Behandlung der Winterdepression kann Johanniskraut helfen.

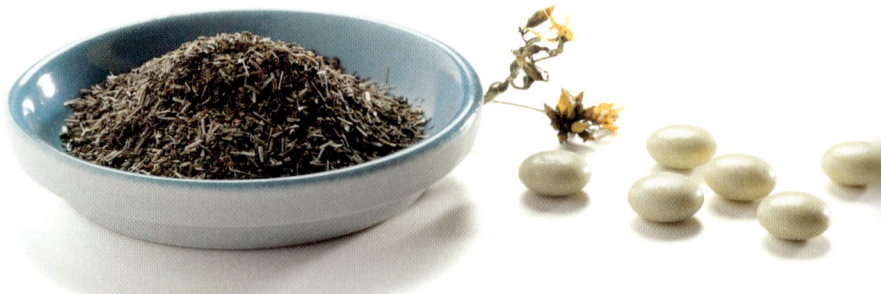

Unabhängig von der Darreichungsform stellt Johanniskraut ein wirksames natürliches Heilmittel für Depressionen dar.

Dieser Zustand tritt im Herbst oder Winter ein und löst sich im hellen Sonnenlicht des Frühlings und Sommer wieder auf. Antidepressiva zeigen im Gegensatz zu Johanniskraft oft unerwünschte Nebenwirkungen, besonders auf das Sexualleben. Welche Wechselwirkungen die Pflanze mit anderen Medikamenten wie etwa Herzmittel hat, ist derzeit Gegenstand einer großen Untersuchung.

✪ **WEITERE VORZÜGE** Johanniskraut macht auch Bakterien und Viren unschädlich. Möglicherweise spielt es eine wichtige Rolle bei der Bekämpfung von Herpes simplex, Grippe und dem Epstein-Barr-Virus (dem Erreger des Pfeiffer-Drüsenfiebers). Erste Untersuchungen machen auch Hoffnung auf eine Aids-bekämpfende Wirkung. Außerdem verbessert Johanniskraut die Leberfunktion. Wird eine Salbe aus Johanniskraut auf Hämorrhoiden aufgetragen, so lindert sie Brennen und Juckreiz. Daneben unterstützt die Pflanze mitunter auch die Gewichtsreduktion.

So nehmen Sie Johanniskraut richtig ein

✪ **DOSIERUNG** Empfohlen wird eine Dosis von 3-mal täglich 300 mg eines standardisierten Extrakts mit 0,3 % Hyperizin.

✪ **EINNAHMEEMPFEHLUNG** Nehmen Sie Johanniskraut vor, zu oder nach den Mahlzeiten, um Nebenwirkungen zu reduzieren. Früher riet man Patienten, bei Johanniskrautverwendung auf bestimmte Lebensmittel wie reifen Käse oder Rotwein zu verzichten – die gleichen Nahrungsmittel, die bei Einnahme von MAO-Hemmern (zur Depressionsbehandlung) gemieden werden sollten. Neuere Studien halten diese Einschränkung für Patienten, die Johanniskraut nehmen, nicht mehr für notwendig.

Wie bei verschreibungspflichtigen Antidepressiva muss der Wirkstoff sich erst im Gewebe anreichern, bevor er sich entfalten kann. Lassen Sie sich deshalb mindestens 4 Wochen Zeit, ehe Sie entscheiden, ob Ihnen Johanniskraut hilft oder nicht. Bei Bedarf kann es langfristig eingesetzt werden. Sprechen Sie immer mit Ihrem Arzt, ehe Sie Johanniskraut neben verschriebenen Medikamenten einsetzen.

Auch wenn für Schwangere oder Stillende bisher keine unerwünschten Wirkungen bekannt sind, ist Vorsicht anzuraten, weil an dieser Patientengruppe kaum Untersuchungen durchgeführt wurden.

Mögliche Nebenwirkungen

Nebenwirkungen sind zwar selten, doch können Verstopfung, Magenprobleme, Müdigkeit, Mundtrockenheit und Schwindel auftreten. Hellhäutige Menschen sollten bei Einnahme von Johanniskraut das Sonnenlicht meiden. Hohe Dosen Johanniskraut (über 900 µg Hyperizin pro Tag) senken den Blutspiegel zahlreicher Medikamente. Wenn Ihnen Medikamente verschrieben wurden, sollten Sie unbedingt mit dem Arzt sprechen, bevor Sie Johanniskraut verwenden.

EINKAUFSTIPPS

■ Wer Johanniskraut kauft, sollte Präparate bevorzugen, die einen Gehalt von 0,3 % Hyperizin, einem der Wirkstoffe der Pflanze, aufweisen.

AKTUELLES

In einer neueren Studie bekamen 50 Patienten mit Depressionen Johanniskraut. Nach 8 Wochen ging es 70 % der Betroffenen deutlich besser. Nebenwirkungen traten nicht auf.

Johanniskraut wird bisher nur für leichte bis mittlere Depressionen verwendet. Allerdings zeigte eine Studie an 209 Patienten mit starken Depressionen, dass die Pflanze ebenso wirksam war wie Antidepressiva. Bevor das Mittel zu diesem Zweck empfohlen werden kann, sind jedoch noch weitere Forschungen nötig.

WUSSTEN SIE, DASS…?

Johanniskraut in Deutschland das verbreitetste Antidepressivum und viel beliebter ist als Antidepressiva.

Kalium

Vermutlich achten Sie auf den Salzgehalt in der Nahrung, besonders wenn Ihr Blutdruck eher zu hoch ist. Vielleicht sollten Sie jedoch mehr Kalium zu sich nehmen – in manchen Fällen reguliert dieser Mineralstoff den Blutdruck ebenso wirksam wie eine reduzierte Salzaufnahme.

Anwendung

- *Senkt den Blutdruck.*
- *Beugt Bluthochdruck, Herzerkrankungen und Schlaganfall vor.*

Darreichungsformen

- **Kapsel**
- **Pulver**
- **Tablette**

Was ist Kalium?

Nach Kalzium und Phosphor ist Kalium, das sich nahezu vollständig in den Zellen befindet, der dritthäufigste Mineralstoff im Körper. Es zählt zu den Elektrolyten, also Substanzen, die in wässriger Lösung (beispielsweise im Blutstrom) in positiv oder negativ geladene Teilchen zerfallen. Auch die Bestandteile des Kochsalzes, Natrium und Chlorid, sind solche Elektrolyte. Unser Körper braucht diese Mineralstoffe in einem ausgeglichenen Verhältnis zueinander.

Wie wirkt Kalium?

Neben anderen Elektrolyten dient Kalium der Übermittlung von Nervenimpulsen. Muskelkontraktionen werden auf diese Art in Gang gesetzt, Herzschlag und Blutdruck reguliert. Kalium kontrolliert auch die Flüssigkeitsmenge innerhalb der Zellen, Natrium dagegen die Menge außerhalb, weshalb beide Mineralstoffe wichtig sind, um den Flüssigkeitshaushalt des Körpers im Gleichgewicht zu halten. Damit der Körper Blutzucker (Glukose) in Form von Glykogen in Muskeln und Leber als Energiereserve speichern kann, wird Kalium gebraucht, und als natürliches harntreibendes Mittel unterstützt es die Ausschwemmung von Giftstoffen aus dem menschlichen Körper.

VORBEUGUNG Diverse Studien haben gezeigt, dass Menschen mit kaliumreicher Kost einen niedrigeren Blutdruck haben als solche, die wenig Kalium aufnehmen. Diese Wirkung gilt selbst bei gleichbleibend hoher Natrium-(Kochsalz-)aufnahme. Eine Reduzierung des Natriumkonsums ist jedoch allemal effektiver. In einer Studie mit 54 medikamentös behandelten Bluthochdruckpatienten erhielt eine Gruppe 3- bis 6-mal täglich kaliumreiche Lebensmittel, während die andere Gruppe weiter aß wie bisher. Nach einem Jahr benötigten 81 % der Patienten mit kaliumreicher Kost deutlich weniger Medikamente – im Vergleich zu nur 29 % der Teilnehmer mit unveränderter Ernährung.

WEITERE VORZÜGE Aufgrund seiner blutregulierenden Wirkung senkt Kalium auch das Risiko für Herzleiden und Schlaganfall. Schon allein eine Portion kaliumreiche Lebensmittel pro Tag senkt bei Bluthochdruck-

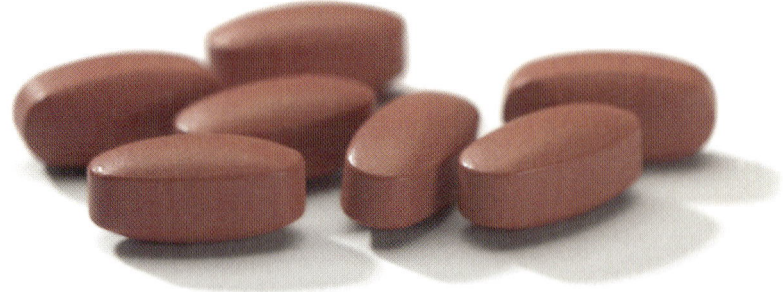

patienten das Risiko eines tödlichen Schlaganfalls um 40 %. Eine 10-Jahresstudie zeigte: Männer mit geringster Kaliumzufuhr wiesen ein 2,5-mal höheres Risiko auf für einen tödlichen Schlaganfall als diejenigen, die viel Kalium zu sich nahmen. Bei Frauen mit geringer Kaliumzufuhr ist die Gefahr, an einem Schlaganfall zu sterben, nahezu 5-mal so groß.

Wie viel Kalium brauchen Sie?

Erwachsene Frauen brauchen etwa 2 000 mg Kalium pro Tag. Dieser Mineralstoff kommt in zahlreichen Lebensmitteln, besonders in Obst und Gemüse vor – von denen viele Menschen allerdings viel zu wenig essen.

⊟ **ZU WENIG KALIUM** Gesunden Menschen bereitet eine geringe Kaliumzufuhr kaum Probleme. Ein beginnender Kaliummangel macht sich durch Muskelschwäche und Übelkeit bemerkbar. Schwere Mangelzustände können auftreten, wenn man starke Diuretika (harntreibende Mittel) einnimmt, an extremem Erbrechen oder Durchfall leidet. Derart niedrige Mengen müssen durch Kaliumgaben erhöht werden, da sie sonst zu Herzversagen führen können.

⊕ **ZU VIEL KALIUM** Eine Kaliumvergiftung ist unwahrscheinlich, da die meisten Menschen problemlos bis zu 18 g am Tag verkraften. Toxische Wirkungen treten gewöhnlich nur auf, wenn jemand nierenkrank ist oder zu viel Kaliumpräparate zu sich nimmt. Eine überhöhte Kaliumzufuhr bringt Muskelschwäche und unregelmäßigen Herzschlag mit sich. Zu Magenreizungen und Übelkeit können gelegentlich auch Kaliumpräparate in geringen Dosen führen.

So nehmen Sie Kalium richtig ein

⊘ **DOSIERUNG** Die meisten Menschen brauchen kein zusätzliches Kalium, sofern sie keine harntreibenden Medikamente einnehmen. Versuchen Sie, Ihren Kaliumbedarf über die Ernährung zu decken. Wer allerdings ACE-Hemmer gegen hohen Blutdruck oder Angina pectoris benötigt (Captopril® oder Enalapril®) oder eine Nierenerkrankung hat, sollte kein Kaliumpräparat nehmen.

⊡ **EINNAHMEEMPFEHLUNG** Kaliumpräparate sollten zum Essen genommen werden, damit der Magen nicht gereizt wird.

Welche Nahrungsmittel liefern Kalium?

Frisches Gemüse und Obst – wie Kartoffeln, Tomaten, Bananen, Orangen und Orangensaft – versorgen uns reichlich mit Kalium. Auch Fleisch, Geflügel, Milch und Joghurt sind gute Kaliumquellen.

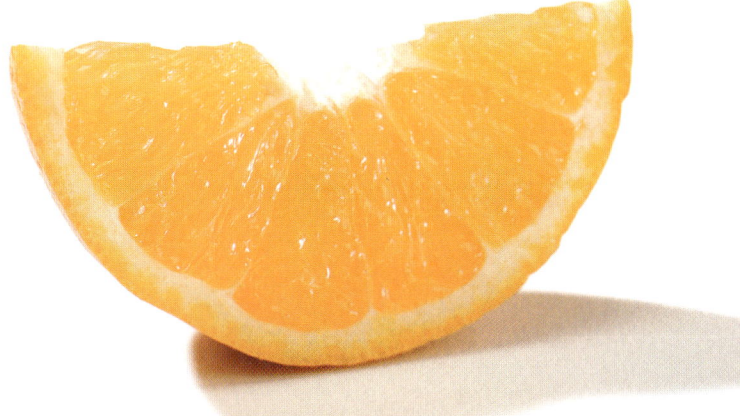

Kalzium

Die Bedeutung von Kalzium zur Bekämpfung von Osteoporose ist hinreichend bekannt. Vermutlich senkt es aber auch den Blutdruck und verhütet Dickdarmkrebs. Trotzdem nehmen viele Menschen – besonders Frauen und junge Mädchen – deutlich zu wenig Kalzium auf.

Anwendung

- *Zur Erhaltung gesunder Knochen und Zähne.*
- *Zur Vorbeugung gegen fortschreitenden Knochenschwund und Osteoporose.*
- *Unterstützt Herz- und Muskelfunktionen, Nervensystem und Blutgerinnung.*
- *Kann bei Hochdruckpatienten den Blutdruck senken.*
- *Hilft bei Verdauungsproblemen.*

Darreichungsformen

- Flüssigkeit
- Kapsel
- Pulver
- Tablette

Was ist Kalzium?

Dieser essenzielle Bestandteil von Knochen und Zähnen ist auch notwendig für Körperfunktionen wie die Blutgerinnung oder Muskelfunktionen. Nimmt man nicht genügend kalziumreiche Lebensmittel zu sich, so kann mithilfe von Ergänzungsmitteln einem Mangel vorgebeugt werden. Die gebräuchlichsten Formen sind Kalziumkarbonat, Kalziumzitrat, Kalziumzitratmalat, Kalziumglukonat, Kalziumphosphat und Kalziumlaktat. Die Menge des elementaren – also reinen – Kalziums in einem Präparat kann je nach Verbindung schwanken: Kalziumkarbonat liefert rund 40 % elementares Kalzium, Kalziumglukonat dagegen nur 9 %. Je geringer der Kalziumgehalt, desto mehr Tabletten braucht man, um die empfohlene Menge zu erreichen.

Wie wirkt Kalzium?

Im Körper ist Kalzium hauptsächlich in Knochen und Zähnen eingelagert, wo es für deren Struktur und Stärke sorgt. Die kleine Menge, die im Blutstrom zirkuliert, hilft beim Nährstofftransport durch die Zellwände und wird benötigt, um Hormone und Enzyme für Verdauung und Stoffwechsel herzustellen. Der Körper benötigt Kalzium aber auch für die Blutgerinnung und Wundheilung sowie für Muskelkontraktionen und die Weiterleitung von Nervenimpulsen. Damit genügend von dem Mineralstoff für diese lebenswichtigen Funktionen verfügbar ist, entzieht es der Körper im Zweifelsfall den Knochen, die bei zu starkem Kalziumentzug mit der Zeit porös und brüchig werden. Nur eine ausreichende tägliche Kalziumaufnahme ermöglicht es den Knochen, Kalziumreserven aufzubauen.

🛡 **VORBEUGUNG** Zur Verhütung von Osteoporose, jener knochenzehrenden Erkrankung, die zu Hüft-, Oberschenkel- und Wirbelbrüchen sowie zu einer Wirbelsäulenverformung – dem „Witwenbuckel" – führen kann, ist es wichtig, lebenslang genug Kalzium aufzunehmen. Bis zum 30. Lebensjahr kann der Körper die Knochendichte nämlich durch eine entsprechende Kalziumzufuhr verbessern, danach wird die Knochenmasse meistens abgebaut. Mit der Einnahme von Kalziumpräparaten und einer kalziumreichen Ernährung können jedoch sogar ältere Menschen diesen Prozess verlangsamen.

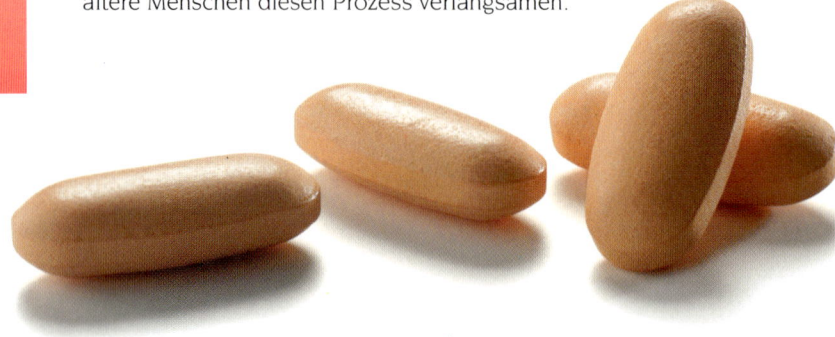

✳ **WEITERE VORZÜGE** Kalzium kann die darmreizende Wirkung der Gallensäure neutralisieren und eventuell dem Darmkrebs vorbeugen. Eine Ernährung mit reichlich Kalzium – sowie Obst und Gemüse – kann bei zu hohem Blutdruck ebenso wirksam sein wie entsprechende Medikamente. Dennoch sollten Bluthochdruckpatienten ihre Medikamente nur auf ärztlichen Rat hin durch Kalziumpräparate ersetzen.

Wie viel Kalzium brauchen Sie?

In Deutschland werden 1 000 mg Kalzium pro Tag ohne Extrazuschläge für Schwangere und Stillende empfohlen. In den USA befürwortet man für die Altersgruppe zwischen 50 und 70 Jahren 1 200 mg.

⊟ **ZU WENIG KALZIUM** Anhaltender Kalziummangel kann zu Knochenproblemen wie Osteoporose führen. Ein niedriger Kalziumspiegel im Blut kann Muskelkrämpfe hervorrufen.

⊞ **ZU VIEL KALZIUM** Eine tägliche Kalziumzufuhr aus Nahrung und Ergänzungsmitteln von bis zu 2 000 mg scheint nicht schädlich zu sein. Allerdings kann die Einnahme von Kalziumpräparaten die Aufnahme von Zink, Eisen und Magnesium behindern und sehr hohe Kalziumdosen können zu Nierensteinen führen. Verursachen Präparate mit Kalziumkarbonat Blähungen oder Verstopfung, kann man sie durch Kalziumzitrat ersetzen.

So nehmen Sie Kalzium richtig ein

⊘ **DOSIERUNG** Achten Sie darauf, die empfohlene Menge von 1 000 mg Kalzium pro Tag aus der Nahrung, aus Präparaten oder beidem zu sich zu nehmen. Wer Kalzium einnimmt, sollte auch die Zufuhr von Magnesiumpräparaten in Erwägung ziehen.

◑ **EINNAHMEEMPFEHLUNG** Zur besseren Aufnahme können Sie die Dosis so aufteilen, dass Sie nicht mehr als 600 mg Kalzium auf einmal zuführen. Nehmen Sie die Ergänzungsmittel immer zum Essen. Kalziumzitrat oder -malat wird vom Körper leichter aufgenommen als Kalziumkarbonat, achten Sie daher bei den Präparaten auf die Etikettenbeschriftung.

Welche Nahrungsmittel liefern Kalzium?

Beste Kalziumquellen sind Milchprodukte, also Milch, Joghurt und Käse. Fettarme Produkte enthalten sogar etwas mehr Kalzium als Vollmilchprodukte. Gute pflanzliche Quellen sind Orangensaft und Sojamilch, die mit Kalzium angereichert wurden, Brokkoli, Grünkohl, Lachskonserven, Ölsardinen aus der Dose (wenn die weichen Gräten mitgegessen werden) und Mandeln.

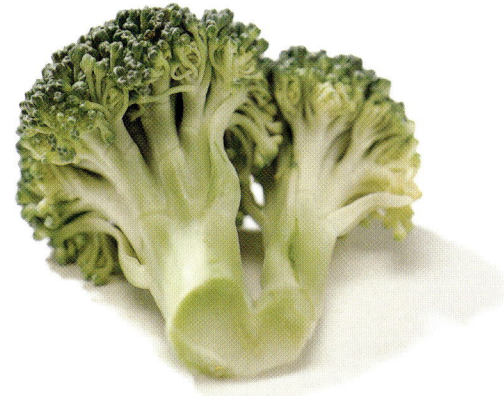

Eine Portion gekochter Brokkoli (200 g) enthält rund 170 mg Kalzium und deckt damit etwa ein Sechstel des täglichen Bedarfs.

Kamille

Chamomilla recutita
Matricaria recutita

Traditionell wird Kamille als Tee getrunken – zur Nerven-stärkung und um Verdauungsbeschwerden zu lindern. Aber Kamille wird in konzentrierter Form auch zur äußerlichen Anwendung als Salbe für wunde Stellen und Ausschläge eingesetzt.

Anwendung

- *Fördert die allgemeine Entspannung und lindert Ängste.*
- *Wirkt gegen Schlaflosigkeit.*
- *Hilft bei wunden Stellen im Mund sowie bei Parodontose.*
- *Beruhigt Hautausschläge und Verbrennungen, einschließlich Sonnenbrand.*
- *Angenehm bei roten, gereizten Augen.*
- *Lindert Menstruationskrämpfe.*
- *Wirkt gegen Darmentzündung, verdorbenen Magen und Magenverstimmungen.*

Darreichungsformen

- Creme/Salbe
- Getrocknet / als Tee
- Kapsel
- Öl
- Tinktur

WARNHINWEIS

Sprechen Sie bei Erkrankungen immer zuerst mit Ihrem Arzt, bevor Sie Ergänzungsmittel einnehmen.

Was ist Kamille?

Besonders bekannt ist die in Deutschland verbreitete echte Kamille (*Matricaria recutita*, *Matricaria chamomilla* bzw. *Chamomilla recutita*). Von ihr werden die getrockneten, Gänseblümchen ähnelnden Blütenstände verwendet. Römische oder englische Kamille (*Chamaemelum nobile* oder *Anthemis nobilis*) haben ähnliche Eigenschaften wie die deutsche Variante.

Kamille wird seit langem zur Zubereitung eines leicht beruhigenden Tees verwendet. Sein angenehmes, apfelartiges Aroma sorgt schon bei der Zubereitung für eine entspannende Wirkung.

Konzentrierter Kamillenextrakt wird Cremes und Lotionen zugesetzt oder in Form von Kapseln und Tinkturen abgepackt. Die heilenden Eigenschaften der Pflanze beruhen teilweise auf ihren leicht flüchtigen Ölen, unter anderem dem Stoff Apigenin.

Wie wirkt Kamille?

Kamille wirkt vor allem besänftigend. Ihre entzündungshemmenden, krampflösenden und infektionsbekämpfenden Eigenschaften können dem ganzen Körper dienen. Bei innerer Anwendung beruhigt sie Verdauungsprobleme, lindert Krämpfe und schont die Nerven. Äußerlich fördert sie auf der Haut und an den Schleimhäuten von Mund und Auge das Abheilen von Ausschlägen, wunden Stellen und Entzündungen.

✪ **WIRKUNGEN** Mütter geben ihren Kindern vor dem Einschlafen häufig Kamillentee, wenn die Tage der Kleinen sehr aufregend waren. Tierversuche haben Erstaunliches gezeigt: Die Kamille enthält Stoffe, die auf dieselben Bereiche von Gehirn und Nervensystem wirken, die auch von angstlösenden Medikamenten beeinflusst werden. Dort bauen sie Stress ab und fördern die Entspannung.

Kamille wirkt leicht beruhigend und ausgleichend auf den Körper. Kamillentee fördert daher auch das Einschlafen, sorgt für Entspannung im Verdauungstrakt und hemmt Entzündungen. Kamille erleichtert viele Magen-Darm-Beschwerden, einschließlich Magenverstimmungen sowie Divertikel- und entzündliche Darmerkrankungen. Ihre entspannende Wirkung kann auch bei Menstruationskrämpfen angenehm sein.

✪ **WEITERE VORZÜGE** Äußerlich angewendet unterstützt Kamille das Abklingen von Entzündungen. Sie enthält antibakterielle Substanzen, die auch gegen Infektionen wirken. Ein mit Kamillentee getränkter Umschlag ist bei leichten Verbrennungen angezeigt. Gegen Sonnenbrand gibt man Kamillenöl in ein kühles Bad oder mischt es mit Mandelöl und reibt damit die betroffenen Stellen ein. Das Öl muss vor dem Gebrauch immer verdünnt werden und darf nicht innerlich angewendet werden. Auch kamillehaltige Cremes können bei Sonnenbrand und Hautausschlägen wie Ekzemen helfen. Daneben unterstützt die Pflanze die Heilung von Entzündungen an Augen und Mund. Augenbäder mit abgekühltem Tee können Bindehautrötungen oder -reizungen und andere Augenentzündungen abklingen lassen. Bereiten Sie den Tee jeden Tag frisch zu und bewahren Sie ihn in einem sterilen Gefäß auf. Täglich zum Gurgeln oder als Mundwasser verwendet, kann der Tee wunde Stellen im Mund heilen und Parodontose vorbeugen.

So wenden Sie Kamille richtig an

DOSIERUNG *Für eine Tasse Kamillentee:* Gießen Sie eine Tasse sehr heißes (nicht kochendes) Wasser über 2 TL getrocknete Blüten. Fünf Minuten ziehen lassen, dann abseihen. Trinken Sie bis zu drei Tassen am Tag oder eine Tasse vor dem Schlafengehen. Wenn Sie den Tee auf der Haut oder für die Augen verwenden, sollte er gut abkühlen und zugedeckt in einem sterilen Gefäß aufbewahrt werden, bis Sie ihn brauchen. *Für die Haut:* Geben Sie wenige Tropfen Kamillenöl zu 3 TL Mandelöl (oder einem anderen neutralen Öl) oder kaufen Sie eine fertige Creme. Es gibt auch Kapseln und Tinkturen; befolgen Sie die Anweisungen auf der Verpackung. Eine einzige Kapsel oder bis zu 1 TL der Tinktur haben häufig die gleiche Wirkung wie eine Tasse Tee.

EINNAHMEEMPFEHLUNG Kamille ist ein sanftes Mittel, das über lange Zeiträume hinweg angewendet werden kann. Sie lässt sich problemlos mit verschreibungspflichtigen wie auch frei verkäuflichen Medikamenten, Kräutern und Nahrungsergänzungsmitteln kombinieren. In der empfohlenen Dosierung scheint die Pflanze für Kinder, Schwangere und Stillende unbedenklich zu sein.

Mögliche Nebenwirkungen

Sowohl bei innerem als auch bei äußerem Gebrauch sind Nebenwirkungen unbekannt. Wer mehr als die empfohlene Dosis einnimmt, muss unter Umständen mit Übelkeit oder Erbrechen rechnen. Bei allergischer Reaktion, die sich etwa durch Atemnot oder Hautausschlägen äußert, sollte die Anwendung sofort abgebrochen werden.

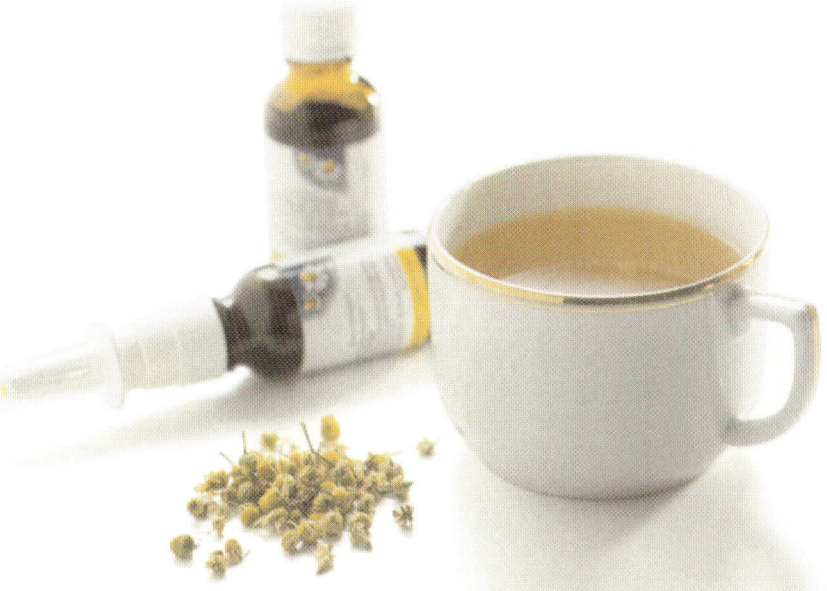

Schon eine Tasse Kamillentee kann eine angenehm entspannende Wirkung haben.

Kanadische Gelbwurzel

Hydrastis canadensis

Die Indianerstämme Nordamerikas schätzten die Kanadische Gelbwurzel als vielseitig wirkendes Heilmittel und setzten sie von Augenentzündungen bis hin zu Magenschmerzen und Insektenstichen ein. Heute wird die Wurzel häufig von Pflanzenheilkundlern verwendet.

Anwendung

- *Beruhigt entzündete Schleimhäute (Nebenhöhlenentzündung).*
- *Fördert das Abheilen von Mundschleimhautgeschwüren und Lippenbläschen. Hilft, das Warzen erzeugende Virus zu bekämpfen.*
- *Stärkt das Immunsystem.*
- *Lindert Verdauungsstörungen.*
- *Kann gegen Harnwegsinfekte helfen.*
- *Zur Behandlung von Augenentzündungen.*

Darreichungsformen

- Flüssigkeit
- Getrocknet/Tee
- Kapsel
- Salbe/Creme
- Tinktur
- Weichgelatinekapsel

WARNHINWEIS

- Schwangere und Personen mit Bluthochdruck oder Glaukompatienten sollten die Kanadische Gelbwurzel nicht verwenden.

Sprechen Sie bei Erkrankungen zuerst mit Ihrem Arzt, bevor Sie Ergänzungsmittel einnehmen.

Die Wurzel der Kanadischen Gelbwurzel wird für Präparate getrocknet und pulverisiert.

Was ist die Kanadische Gelbwurzel?

Das immergrüne Kraut aus Nordamerika ist eine Verwandte des Hahnenfußes. Seine getrocknete Wurzel wird seit langem zur Beruhigung entzündeter oder infizierter Schleimhäute benutzt. Heute schätzt man sie auch wegen ihrer Fähigkeit, den Körper bei der Infektabwehr zu unterstützen. Erst im 19. Jahrhundert erhielt die Pflanze ihren heutigen Namen Gelbwurz – wegen der sattgelben Farbe ihrer Wurzel mit den kleinen, dellenförmigen Narben, die beim Wachstum entstehen.

Wichtigste medizinische Bestandteile der Gelbwurzel sind die Alkaloide Berberin und Hydrastin. Berberin ist zudem für das leuchtende Gelb der Wurzel verantwortlich. Wegen des bitteren Geschmacks seiner Alkaloide werden dem Gelbwurzeltee oft andere Kräuter beigemischt, oder man trinkt ihn mit Honig gesüßt.

Wie wirkt die Kanadische Gelbwurzel?

In erster Linie wirkt Gelbwurzel auf das Immunsystem. Die Pflanze stärkt nicht nur unsere Infektabwehr, sondern bekämpft auch aktiv Bakterien und Viren.

VORBEUGUNG Nehmen Sie die Kanadische Gelbwurzel bei den ersten Anzeichen einer Erkältung oder Grippe. So können Sie den vollen Ausbruch verhindern oder zumindest die Symptome dämmen, da die Pflanze die Aktivität der virusbekämpfenden weißen Blutkörperchen gesteigert.

WEITERE VORZÜGE Da die Kanadische Gelbwurzel Bakterien bekämpft, eignet sie sich (rechtzeitig eingenommen) bei leichten Harnwegsinfekten oder Nebenhöhlenentzündungen. Sie kann auch dazu bei-

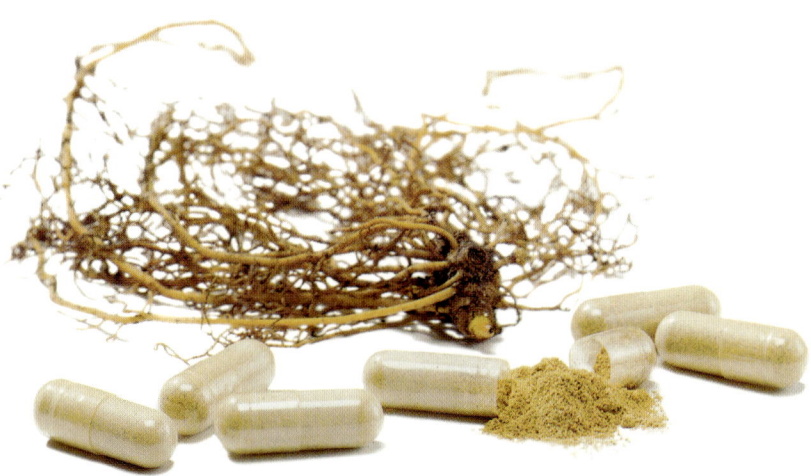

tragen, Übelkeit und Erbrechen zu lindern, indem sie die Verdauungssäfte stimuliert und die symptomauslösenden Bakterien zerstört.

Als ein Mittel, das die Immunabwehr steigert, kann Gelbwurzel – ähnlich wie Echinacea – die Symptome des chronischen Müdigkeitssyndroms lindern. Auch gegen Lippenbläschen und Gürtelrose, die beide durch Herpesviren hervorgerufen werden, kann sie helfen. Falls nicht anders verordnet, sollte man die Kanadische Gelbwurzel allerdings nicht länger als 1–2 Wochen verwenden.

Oberflächlich angewendet ist Gelbwurzel ein bewährtes Mittel gegen Mundschleimhautgeschwüre und Warzen. Die Tinktur lässt wunde Stellen abheilen und bekämpft das Warzen erzeugende Papillomavirus. Gelbwurzeltee kann bei Augeninfektionen, wie zum Beispiel einer Bindehautentzündung, als Augenbad benutzt werden. Achten Sie darauf, die Tinktur jeden Tag frisch zuzubereiten und steril aufzubewahren, damit sie nicht verkeimt.

So wenden Sie Kanadische Gelbwurzel richtig an

🚫 **DOSIERUNG** *Gegen Erkältungen, Grippe und andere Infekte der Atemwege:* Schon bei den ersten Symptomen nehmen Sie 125 mg Gelbwurzelextrakt (kombiniert mit 200 mg Echinaceaextrakt) bis zu 4-mal täglich über maximal 5 Tage. *Gegen Harnwegsinfekte:* Mehrmals am Tag eine Tasse Gelbwurzeltee trinken. *Gegen Übelkeit und Erbrechen:* Nehmen Sie bei Bedarf alle 4 Stunden 125 mg Extrakt. *Bei chronischem Müdigkeitssyndrom:* Im Wechsel mit anderen immunstimulierenden Kräutern 2-mal täglich 125 mg einnehmen. *Gegen Herpesbläschen und Gürtelrose:* 4-mal täglich 125 mg Gelbwurzelextrakt sowie 200 mg Echinaceaextrakt. *Bei Mundschleimhautgeschwüren und Warzen:* Auf die betroffene Stelle 3-mal täglich Gelbwurzeltinktur auftragen. *Bei Augenentzündungen:* 1 TL getrocknete Gelbwurzel in 600 ml heißes Wasser geben, dann ziehen lassen, durch Musselin oder einen feinen Stoff abseihen und abkühlen lassen. Anschließend 3-mal täglich ein Augenbad nehmen. Die Lösung muss jeden Tag frisch hergestellt werden.

🔵 **EINNAHMEEMPFEHLUNG** Nehmen Sie Gelbwurzelpräparate zu den Mahlzeiten. Im Gegensatz zu Echinacea und anderen Kräutern, die zur Stimulierung des Immunsystems eingesetzt werden, sollte Gelbwurzel nur verwendet werden, wenn Sie das Gefühl haben, eine Erkältung, Grippe oder andere Krankheiten auszubrüten und nur für die Dauer der Erkrankung. Einzige Ausnahme ist die abwechselnde Einnahme von Gelbwurzel und anderen Kräutern zur Kräftigung des Immunsystems.

Mögliche Nebenwirkungen

In der empfohlenen Dosierung und für die angegebene Dauer ist Kanadische Gelbwurzel ein sicheres Mittel, das kaum Nebenwirkungen aufweist. Sehr hohe Dosen können die Schleimhäute des Mundes reizen und starke Mundtrockenheit erzeugen.

EINKAUFSTIPPS

■ Verlangen Sie Gelbwurzelextrakt, der einen Gehalt von 8-10 % Alkaloide oder 5 % Hydrastin aufweist.

FALLBEISPIEL
Gelbes Gold

Alexa K. hat die Antibiotika, die ihr wegen ihrer Nebenhöhlenentzündung verordnet wurden, nie gut vertragen. Die Nebenwirkungen – Schwindel, Übelkeit, Durchfall – waren schlimmer als die Erkrankung.

Als ihr eine Heilpraktikerin zu Gelbwurzelextrakt riet, reagierte Alexa skeptisch, nahm die Pflanze jedoch ein und – nach wenigen Tagen war ihre Nebenhöhlenentzündung verschwunden, ohne Nebenwirkungen.

Inzwischen steht Gelbwurzel gleich neben den Taschentüchern. Bei den ersten Anzeichen eines Infekts nimmt Alexa das Kraut zusammen mit Echinacea ein.

Obwohl Antibiotika mitunter notwendig sind, konnte Alexa in den letzten Jahren häufig darauf verzichten. „Endlich Schluss mit all den Nebenwirkungen", freut sie sich.

Karotinoide

Die Farbstoffe, die manchen Gemüse- und Obstsorten ihre satte rote, orange oder gelbe Farbe verleihen, heißen Karotinoide. Diese natürlichen Antioxidanzien schützen vor manchen Krankheiten und können in Form eines Ergänzungsmittels eingenommen werden.

Anwendung

- Können das Risiko bestimmter Krebsarten senken, darunter Prostata- und Lungenkrebs.
- Schützen möglicherweise vor Herzerkrankungen.
- Verlangsamen das Fortschreiten einer Makuladegeneration.
- Stärken das Immunsystem.

Darreichungsformen

- Kapsel
- Tablette
- Weichgelatinekapsel

WARNHINWEIS

- Schwangere sollten keine hohen Karotinoiddosen einnehmen.

- Raucher sollten kein hochdosiertes, isoliertes Betakarotin zu sich nehmen, da dieser Stoff ohne die anderen Karotinoide offenbar sogar den Lungenkrebs fördert.

Sprechen Sie bei Erkrankungen immer zuerst mit Ihrem Arzt, bevor Sie Ergänzungsmittel einnehmen.

Was sind Karotinoide?

Obwohl bereits über 600 dieser Farbstoffe in Lebensmitteln identifiziert wurden, scheinen nur sechs für den Körper von größerem Nutzen zu sein. Neben Betakarotin, dem wohl bekanntesten Karotinoid, sind dies Alphakarotin, Kryptoxanthin, Lycopin, Lutein und Zeaxanthin.

Karotinoide kommen in zahlreichen Obst- und Gemüsesorten vor. Gute Quellen für Alphakarotin sind Möhren und Kürbis, Lycopin ist in roten Früchten wie Wassermelone, rote Grapefruit, Guave und vor allem in gekochten Tomaten enthalten. Lutein und Zeaxanthin sind dagegen in dunkelgrünem Gemüse, in Kürbis und roten Pfefferschoten reichlich vorhanden, während Kryptoxanthin vorwiegend in Mangos, Orangen und Pfirsichen zu finden ist. Um bestimmten Krankheiten vorzubeugen, sollten Sie Ergänzungsmittel bevorzugen, die eine Mischung dieser wichtigsten Karotinoide bereitstellen.

Wie wirken Karotinoide?

Karotinoide sind wirksame Antioxidanzien – sie schützen die Körperzellen vor Schäden durch instabile Sauerstoffmoleküle (freie Radikale). Obwohl alle Karotinoide einander sehr ähnlich sind, wirkt jedes nur auf einen bestimmten Gewebetyp ein. Alphakarotin und Kryptoxanthin werden im Körper zu Vitamin A umgewandelt, jedoch nicht im gleichen Maße wie das Betakarotin.

VORBEUGUNG Karotinoide können vor Krebs schützen, indem sie das abnorme Zellwachstum begrenzen. Lycopin zum Beispiel wirkt Prostatakrebs entgegen. Männer einer Studie, die mindestens 10-mal die Woche Gerichte auf Tomatenbasis aßen – Tomaten zählen zur besten Lycopinquelle – hatten ein um 45 % niedrigeres Risiko für Prostatakrebs. Auch Krebs im Magen und Verdauungstrakt könnte durch Lycopin vorgebeugt werden. Wenn die Nahrung viel Alphakarotin, Lutein und Zeaxanthin enthält, entsteht seltener Lungenkrebs. Kryptoxanthin und Alphakarotin verringern das Risiko, an Gebärmutterhalskrebs zu erkranken. Vermutlich kann eine karotinoidreiche Kost selbst nach dem Ausbruch einer Krebs-

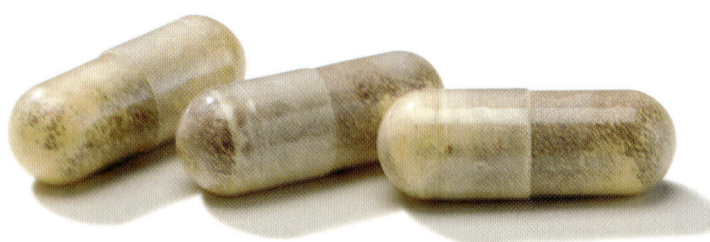

Obwohl Kapseln mit bestimmten Karotinoiden wie Lycopin (links) erhältlich sind, empfiehlt sich eher die Zufuhr gemischter Karotinoide.

erkrankung die Heilungschancen verbessern. Außerdem können Karotinoide möglicherweise auch Herzerkrankungen vorbeugen: Unter 1 300 älteren Studienteilnehmern erkrankten diejenigen mit karotinoidreicher Nahrung nur halb so oft am Herzen und ihr Herzinfarktrisiko lag um 75 % unter der Gruppe derer, die weniger karotinoidreiche Nahrungsmittel zu sich nahmen. Wissenschaftler sind der Meinung, dass alle Karotinoide, besonders Alphakarotin und Lycopin, die Bildung „schlechten" LDL-Cholesterins behindern, das zu Herzinfarkt und anderen Herzgefäßproblemen führen kann. Dies gilt auch, wenn andere Risikofaktoren für eine Herzerkrankung wie Rauchen und hoher Cholesterinspiegel vorliegen.

✳ **WEITERE VORZÜGE** Lutein und Zeaxanthin fördern die Sehkraft, da sie die schädlichen UV-Strahlen der Sonne absorbieren und freie Radikale in der lichtempfindlichen Netzhaut neutralisieren. Dies könnte das Risiko einer Makuladegeneration senken, einer altersbedingten Augenkrankheit, der Hauptursache für Blindheit im Alter. Andere Karotinoide schützen die Linsen des Auges und beugen dadurch dem grauen Star vor.

Möglicherweise besteht auch eine Verbindung zwischen einem niedrigen Karotinoidspiegel und Menstruationsproblemen.

So nehmen Sie Karotinoide richtig ein

📋 **DOSIERUNG** Falls Ihre Kost arm an karotinoidhaltigen Lebensmitteln ist, sollten Sie ein Präparat bevorzugen, das eine Karotinoidmischung aus Alphakarotin, Kryptoxanthin, Lycopin, Lutein und Zeaxanthin enthält und mindestens 2 500 µg Vitamin-A-Aktivität pro Tag gewährleistet. Zur Verhütung bestimmter Krankheiten können höhere Dosen gemischter Karotinoide notwendig sein.

◈ **EINNAHMEEMPFEHLUNG** Nehmen Sie Karotinoide zusammen mit leicht fetthaltigen Lebensmitteln ein, damit der Körper sie besser aufnehmen kann. Wenn Sie Ihre tägliche Dosis auf zwei Mahlzeiten verteilen, kann der Körper mehr davon verwerten.

Mögliche Nebenwirkungen

Wird zu viel Karotinoid über die Nahrung oder Ergänzungsmittel zugeführt, kann sich die Haut – besonders an den Handflächen und Fußsohlen – orange verfärben. Dies ist harmlos und verschwindet allmählich, wenn die Einnahmemenge reduziert wird. Nebenwirkungen durch große, gemischte Karotinoidmengen sind nicht bekannt, aber eine große Dosis einzelner Karotinoide könnte die Wirkung der anderen behindern.

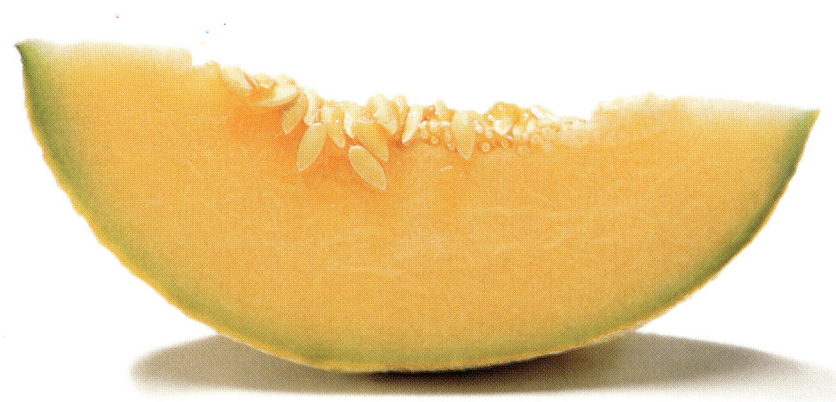

Kantalupmelonen enthalten reichlich Betakarotin.

Kava-Kava

Piper methysticum

Anwendung

- *Bekämpft Ängste.*
- *Schwächt Panikattacken ab.*
- *Hilft beim Einschlafen.*
- *Lindert Schmerzen.*

Darreichungsformen

- **Flüssigkeit**
- **Getrocknet/Tee**
- **Kapsel**
- **Tablette**
- **Tinktur**

WARNHINWEIS

- **Schwangere oder Stillende sollten Kava-Kava nicht verwenden.**

- **Parkinsonpatienten sollten Kava-Kava meiden. Es könnte die Symptome verschlimmern.**

Sprechen Sie bei Erkrankungen oder psychischen Problemen immer zuerst mit Ihrem Arzt, bevor Sie Ergänzungsmittel einnehmen.

Entdeckungsreisen wie die von Kapitän James Cook im 18. Jahrhundert durch den Südpazifik waren anstrengende Unternehmen. Lindern ließen sich die Strapazen durch Kava-Kava, auch Rauschpfeffer genannt, eine Pflanze, die seit langem wegen ihrer beruhigenden Eigenschaften geschätzt wird.

Was ist Kava-Kava?

Sie ist eine Verwandte des Pfeffers und gedeiht als Strauch auf vielen Inseln des Südpazifiks. Der Name Kava-Kava bezieht sich nicht nur auf die Pflanze, sondern auch auf ein traditionelles Getränk, für das die Wurzel zu Brei zerstoßen, mit Kokosmilch und Wasser versetzt und schließlich gefiltert in Kokosschalen serviert wird. Bei sozialen Ereignissen und religiösen Ritualen spielt Kava-Kava auf den Pazifikinseln seit Jahrtausenden eine wichtige Rolle. Keine Inselzeremonie – vom Empfang eines Königs bis hin zu Nachbarschaftsbesuchen – wäre ohne Kava-Kava denkbar, das einen ähnlichen Zweck erfüllt wie in anderen Gesellschaften der Alkohol, da es Wohlbefinden und Sozialverhalten fördert.

Die Kavapflanze mit ihren herzförmigen Blättern trägt sterile Blüten und lässt sich nur durch Teilung der dicken, knorrigen Wurzeln vermehren, die bis zu 10 Kilo wiegen. Heute wird Kava-Kava in vielen Gegenden des Südpazifiks wegen der medizinischen Eigenschaften seiner Wurzeln angebaut und in die ganze Welt exportiert.

Wie wirkt Kava-Kava?

Die Kavawurzel enthält eine Reihe von Substanzen, insbesondere die Kavalaktone, welche vielfältige therapeutische Wirkungen haben. In vielen europäischen Ländern raten Ärzte derzeit zu Kava-Kava, wenn sie Angst, Stress, Ruhelosigkeit und Schlaflosigkeit behandeln wollen. Die Wissenschaft ist sich noch nicht sicher, wie Kava-Kava wirkt. Es scheint jedoch das limbische System zu beeinflussen, einen Bereich des Gehirns, der unter anderem unsere Gefühlswelt steuert.

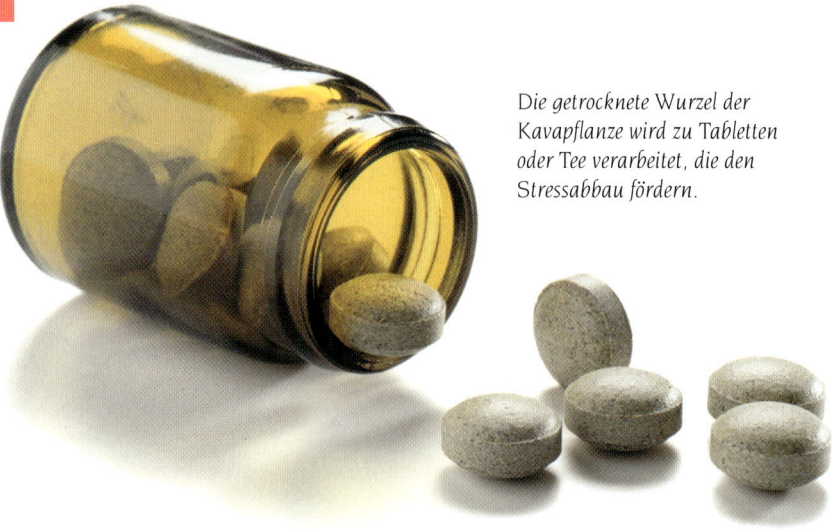

Die getrocknete Wurzel der Kavapflanze wird zu Tabletten oder Tee verarbeitet, die den Stressabbau fördern.

WIRKUNGEN Kava-Kava ist vor allem wegen seiner angstlösenden Wirkung bekannt. Es ist ein nützliches Mittel gegen Stress und Nervosität, hilft aber auch gegen Panikattacken. Außerdem kann Kava-Kava Menschen beruhigen, die versuchen das Rauchen oder den Alkohol aufzugeben, und seine entspannende Wirkung kann bei Schlaflosigkeit helfen. Wer an leichten bis mäßigen Depressionen und häufig unter Beklemmungen leidet, kann ebenfalls von dieser Pflanze profitieren. Im Gegensatz zu herkömmlichen Beruhigungsmitteln scheint Kava-Kava den Verstand nicht zu beeinträchtigen. Überraschenderweise bilden Personen, die Kava-Kava konsumieren, nur selten Gewöhnungseffekte aus und werden auch nicht süchtig.

WEITERE VORZÜGE Kava-Kava hat schmerzlindernde Qualitäten, die bei der Behandlung von Muskelkater ebenso nützlich sein können wie bei chronischen Schmerzen in beliebigen Körperteilen. Daneben scheint es die Muskeln zu entspannen und könnte daher Muskelkrämpfe lindern. Bei manchen Epileptikern wehrt Kava-Kava Anfälle ebenso wirksam ab wie manche verschreibungspflichtige Antiepileptika. Diese Wirkung könnte auf seine Stress und Angst lösenden Eigenschaften zurückgehen. Möglicherweise kann die Pflanze auch bleibende Hirnschäden bei Schlaganfallpatienten minimieren.

So nehmen Sie Kava-Kava richtig ein

DOSIERUNG Empfohlen wird eine Dosis von 2- bis 3-mal täglich 250 mg standardisierter Extrakt oder 3-mal täglich eine Tasse Kava-Kava-Tee. Sprechen Sie mit Ihrem Arzt, falls Sie Kava-Kava schon über 3 Monate lang einnehmen, da bei Langzeitverwendung das Risiko für Nebenwirkungen steigt.

EINNAHMEEMPFEHLUNG Überschreiten Sie nie die empfohlene Tagesmenge und meiden Sie auch den Genuss von Alkohol.

Kava-Kava wirkt oft innerhalb von Minuten. Bei manchen Patienten mit schweren Angstzuständen kann die volle Wirkung allerdings auch erst nach 8-wöchiger Einnahme eintreten. Mitunter wird Kava-Kava mit Johanniskraut kombiniert.

Mögliche Nebenwirkungen

Wer Kava-Kava als Ergänzungsmittel einnimmt, wird selten Nebenwirkungen beobachten. Am häufigsten wurden Magenprobleme gemeldet, und es gibt auch Berichte über allergische Hautausschläge, die jedoch sehr selten sind. Polynesier, die regelmäßig und über lange Zeit dem Kava-Kava-Getränk zusprechen, stellen gelegentlich fest, dass ihre Haut gelb (zunächst das Gesicht, dann der restliche Körper) und später auch trocken und schuppig wird. Brechen Sie die Einnahme ab, wenn solche Symptome auftreten.

Knoblauch

Schon die alten Ägypter priesen die kräftigenden und heilenden Eigenschaften des Knoblauchs. Heutige Forschungen konzentrieren sich auf sein Potenzial zur Vorbeugung von Herzinfarkt und Krebs.

Allium sativum

Anwendung

- *Senkt mitunter den Cholesterinspiegel.*
- *Wirkt blutgerinnungshemmend.*
- *Bekämpft Infektionen.*
- *Fördert das Immunsystem.*
- *Könnte manchen Krebsarten vorbeugen.*
- *Kann den Blutdruck etwas senken.*
- *Hilft gegen Pilzinfektionen.*

Darreichungsformen

- Flüssigkeit
- Frische Pflanze
- Kapsel
- Öl
- Pulver
- Tablette
- Weichgelatinekapsel

WARNHINWEIS

- Fragen Sie einen Arzt um Rat, wenn Sie gerinnungshemmende Medikamente oder Mittel zur Senkung eines hohen Blutdrucks einnehmen. Knoblauch kann deren Wirkung verstärken.

Sprechen Sie bei Erkrankungen immer zuerst mit Ihrem Arzt, bevor Sie Ergänzungsmittel einnehmen.

Was ist Knoblauch?

Seit Jahrtausenden wird Knoblauch wegen seiner heilenden Kräfte geschätzt. Die Erbauer der Pyramiden nutzten ihn zur Steigerung ihrer Stärke und Ausdauer, Louis Pasteur erforschte im 19. Jahrhundert seine antibakteriellen Eigenschaften und in den Weltkriegen behandelten die Ärzte damit Wunden. Knoblauch ist verwandt mit der Zwiebel, der Schalotte und anderen Pflanzen der Gattung *Allium*. Seine Knolle birgt die heilenden Kräfte und den typischen Geschmack.

Die meisten gesundheitsfördernden Wirkungen des Knoblauchs beruhen auf den über hundert enthaltenen Schwefelverbindungen. Wird die Knolle zerquetscht oder gekaut, verwandelt sich Alliin, eine dieser Verbindungen, in Allizin, den Stoff, der für Geruch und Wirkung verantwortlich ist. Ein Teil des Allizins wird rasch in andere Schwefelverbindungen wie zum Beispiel Ajoen zerlegt, die auch medizinische Eigenschaften haben können. Kochen hemmt die Bildung von Allizin und zerstört einige der therapeutisch wirksamen Inhaltsstoffe.

Wie wirkt Knoblauch?

Traditionell wird Knoblauch zur Behandlung vieler Befindlichkeitsstörungen und Erkrankungen eingesetzt. Heute konzentriert sich die Forschung auf die Senkung des Risikos, an Herzleiden und Krebs zu erkranken.

🛡 **VORBEUGUNG** Der großzügige Einsatz von Knoblauch in der mediterranen Küche könnte erklären, weshalb in Ländern wie Italien und Spanien Arteriosklerose (Arterienverkalkung) viel seltener auftritt als in anderen Teilen der Welt.

Knoblauch kann in vielerlei Weise Herzkrankheiten vorbeugen: Die Blutplättchen (Zellen, die an der Blutgerinnung beteiligt sind) verkleben nicht so leicht und haften daher nicht an den Wänden der Arterien an, was das Herzinfarktrisiko senkt. Möglicherweise werden gerinnselfördernde Eiweiße aufgelöst, welche die Plaqueentwicklung beeinflussen können und die Blutgefäße werden erweitert, was leicht blutdrucksen-

Knoblauchpräparate gibt es in vielen Formen wie Kapseln, Tabletten und Weichgelatinekapseln.

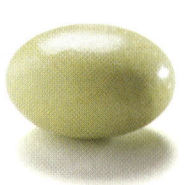
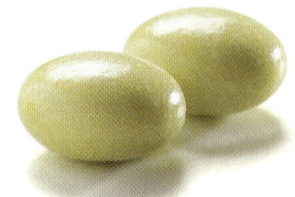
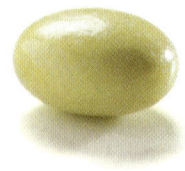
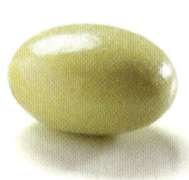

kend wirkt und die Blutzirkulation verbessert. Obwohl neuere Studien die Wirkung von Knoblauch auf den Cholesterinspiegel als gering einstufen, sind einige naturheilkundlich orientierte Ärzte der Ansicht, dass sein Einsatz – eventuell in Verbindung mit anderen cholesterinsenkenden Präparaten – einen Versuch wert ist.

✳ **WEITERE VORZÜGE** Möglicherweise beugt Knoblauch auch verschiedenen Krebserkrankungen vor, (und zwar im Bereich des Verdauungstrakts, der Brust oder Prostata), auch wenn die Wirkungsweise nicht hinreichend geklärt ist. Sein Verzehr erhöht den Spiegel bestimmter Enzyme, die Krebsauslöser unschädlich machen und Knoblauch verhindert die Bildung von Nitrit, einer Hauptursache für Magenkrebs, und stimuliert zudem das Immunsystem. Auch seine antioxidativen Fähigkeiten sind erwähnenswert.

Im Kampf gegen Infektionserreger – Viren, Bakterien und Pilze – ist Knoblauch erfolgreich, da Allizin die Enzyme blockiert, die diese Organismen in das Gewebe eindringen lassen. Darüber hinaus wurde sogar nachgewiesen, dass Knoblauch die Erreger von Fußpilz und Pilzinfektionen im Ohr hemmen kann.

So nehmen Sie Knoblauch richtig ein

☑ **DOSIERUNG** Wählen Sie Mittel, die 4 000 µg Allizin pro Tablette liefern. Dies entspricht der Menge einer frischen Knoblauchzehe. *Für die allgemeine Gesundheit oder gegen einen hohen Cholesterinspiegel*: 1-mal am Tag 400–600 mg eines Knoblauchpräparats. *Gegen Erkältung und Grippe*: 4-mal am Tag 400–600 mg. *Äußerlich angewendet*, *gegen Hautprobleme, Warzen oder Insektenstiche*, wird Knoblauchöl 2- bis 3-mal täglich auftragen. Auch eine zerquetschte, rohe Knoblauchzehe, die direkt auf die betroffene Stelle gelegt wird, kann hier helfen.

◉ **EINNAHMEEMPFEHLUNG** Knoblauch kann beliebig lange eingenommen werden. Möchten Sie damit jedoch Cholesterinprobleme behandeln, sollten Sie Ihre Werte nach 3 Monaten überprüfen lassen und eventuell mit Ihrem Arzt nach Alternativen suchen, falls keine Besserung eintritt.

Mögliche Nebenwirkungen

Manche Personen reagieren auf hohe Knoblauchdosen mit Magenproblemen, Blähungen und Durchfall. Präparate, die sich erst im Darm auflösen, können diese Probleme reduzieren. Es wurde auch vom Auftreten von Hautausschlägen berichtet.

EINKAUFSTIPPS

■ Viele Experten halten Präparate aus Knoblauchpulver für besonders wirksam.

■ Ein magensaftresistenter Überzug verhindert, dass der Atem nach Knoblauch riecht, und ermöglicht es dem Präparat, den Magen unverdaut zu passieren. Dadurch wird die Allizinbildung sichergestellt.

■ Deodorisierte Knoblauchpräparate scheinen wie herkömmliche Mittel zu wirken.

AKTUELLES

Laborversuche zeigten, dass Knoblauchextrakt sogar *Helicobacter pylori*, ein Bakterium, das Magengeschwüre hervorruft, neutralisieren kann. Ob Knoblauch im Körper auch so wirkt, wird nun untersucht.

Knoblauch könnte die altersbedingte Verhärtung der Aorta verhindern – der Hauptschlagader, durch die das Blut vom Herzen in den Rest des Körpers befördert wird. Rund 200 Teilnehmer einer Studie erhielten 2 Jahre lang täglich Knoblauchpräparate oder ein Placebo. Die Aorten der 70-Jährigen aus der Knoblauchgruppe waren am Studienende ebenso geschmeidig wie die der 55-Jährigen aus der Placebogruppe.

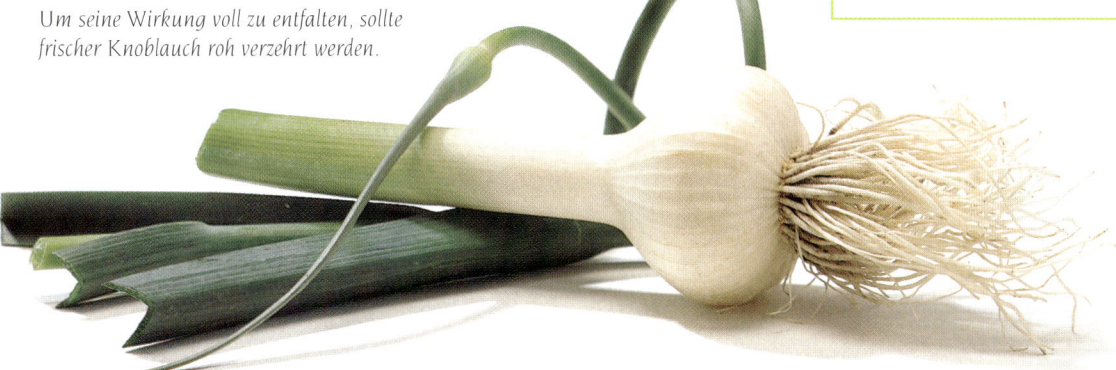

Um seine Wirkung voll zu entfalten, sollte frischer Knoblauch roh verzehrt werden.

Kombinationspräparate

Wer sich nicht ganz fit fühlt, dem hilft ein Multivitamin- und Multimineralstoffpräparat, das die Leistungsfähigkeit verbessert, die Widerstandskräfte stärkt und das Wohlbefinden erhöht. Dabei sind die individuellen Bedürfnisse durchaus unterschiedlich – wer unter Stress steht, kann zum Beispiel von einer Extraportion Vitamin C und Magnesium profitieren. Da aber viele Ergänzungsmittel miteinander in Wechselwirkung treten, sollten die Einzelsubstanzen zusammen mit einer geeigneten Vitamin- und Mineralstoffkombination eingenommen werden.

Oft fällt es schwer, sich zwischen den Hunderten von Präparaten zu entscheiden, die es auf dem Markt gibt. In der Tabelle rechts sind daher einige der gängigen Mischungen aufgeführt.

VERSTÄRKTE WIRKKRAFT

Inzwischen werden vielen Ergänzungsmitteln sekundäre Pflanzenstoffe wie Flavonoide, Isoflavone und Polyphenole zugesetzt, um ihre Wirkkraft zu steigern (siehe S. 156–159). Ebenso gern werden Flavonoide Vitamin-C-Präparaten beigemengt und viele Rezepte mit Antioxidanzien enthalten pflanzliche Stoffe wie Rutin oder Grünteeextrakt. So genannte Frauen-Präparate enthalten zusätzlich Isoflavone.

MINERALSTOFFAUFNAHME

Mineralstoffe sollten als Mischpräparate eingenommen werden, die Chrom, Eisen, Kalzium, Magnesium, Mangan, Selen und Zink enthalten. Verschiedene Mineralstoffe wetteifern häufig mit anderen um die Aufnahme aus dem Darm in den Körper. Man sollte deshalb ein ausgewogenes Präparat wählen, das gewährleistet, dass überschüssige Mengen des einen Mineralstoffs nicht die Aufnahme eines anderen hemmen und einen neuen Mangelzustand hervorrufen.

Treten Beschwerden wie Müdigkeit oder Gelenkentzündung (Arthritis) auf, so kann es notwendig sein, entsprechend der jeweiligen Empfehlung in diesem Buch zusätzlich einen einzelnen Mineralstoff in hoher Dosierung zuzuführen.

Ganz allgemein sind Mineralstoffe als Chelatkomplexe (wie Chrompicolinat oder Selenomethionin), Ascorbate, Zitrate

> **Kombinieren Sie Ergänzungsmittel, um genug essenzielle und nicht essenzielle Nährstoffe aufzunehmen.**

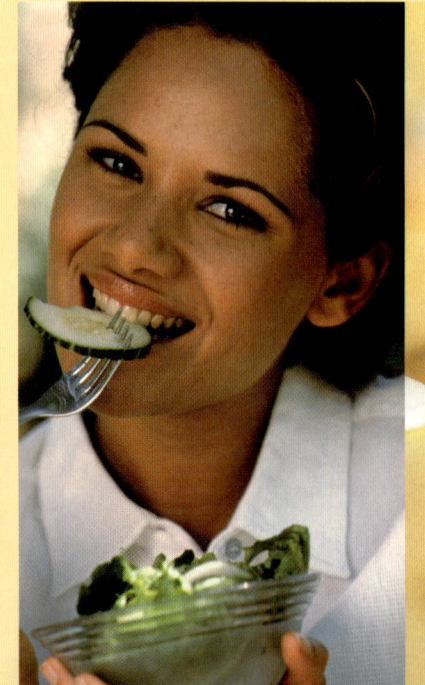
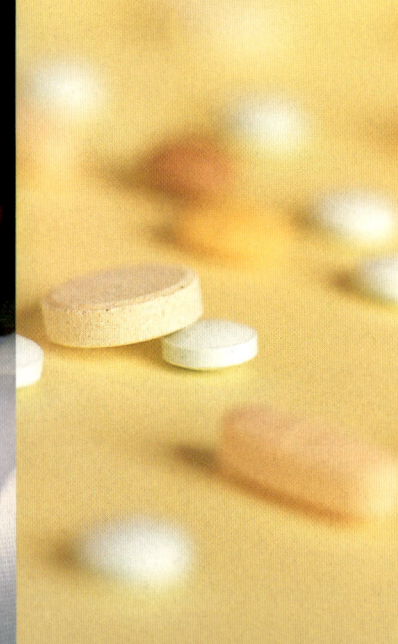

FORMEN UND WECHSELWIRKUNGEN VON MINERALSTOFFEN

MINERALSTOFF	BESTE AUSNUTZUNG ALS	VERBESSERN DIE AUSNUTZUNG VON	HEMMEN DIE AUFNAHME/ ERHÖHEN DIE AUSSCHEIDUNG
Kalzium	Chelat, Ascorbat, Zitrat	Magnesium, Vitamin D, Laktose	Phytat (aus Weizen), Koffein, hohe Zinkzufuhr, gesättigte Fette, Oxalsäure (aus Rhabarber und Spinat), Salz, Zucker
Magnesium	Chelat, Zitrat, Azetat	Kalzium, Vitamin B_6, Vitamin D	Alkohol, Koffein, viel Kalzium oder Phosphor, hohe Fett- oder Zuckerzufuhr, Stress
Eisen	Sulfat, Chelat, Fumarat	Vitamin C, Fruktose, tierisches Eiweiß	Oxalat, Phytat, Tannin (aus Tee), Phosphate (in Colagetränken, Zusatzstoffen), hohe Zufuhr von Zink oder Kalzium
Zink	Zitrat, Glukonat, Azetat, Sulfat	Vitamin B_2, Vitamin A	Phytat, Oxalat, viel Kalzium, Eisen oder Kupfer, Blei, Alkohol, Rauchen, Stress
Mangan	Unbekannt	Vitamin C	Eisen, Zink, Kupfer, hohe Kalziumzufuhr
Selen	Selenozystein oder Selenomethionin	Unbekannt	Unbekannt
Chrom	Picolinat, Nicotinat, Azetat	Niacin	Zucker, hohe Kalziumzufuhr
Kupfer	Unbekannt	Eiweiß	Hohe Zinkzufuhr, Eisen, Schwefel, Vitamin C

und Glukonate am wirksamsten. In dieser Form sind die Mineralstoffe locker gebunden und werden bei der Verdauung leicht freigesetzt. Anorganische Verbindungen wie Karbonate und Oxide lassen sich dagegen oft schwerer aufnehmen.

AUFNAHME ANDERER NÄHRSTOFFE

Auch Vitamine sind in unterschiedlicher Form erhältlich. Vitamin A zum Beispiel kann man als Retinol oder als dessen chemische Vorstufe Betakarotin aufnehmen. Da zu viel Retinol giftig sein kann, bevorzugen die Hersteller zumeist Betakarotin, das der Körper bei Bedarf in Vitamin A umwandelt.

Um ihre Wirksamkeit zu steigern, enthalten viele Präparate gemischte Karotinoide, insbesondere Betakarotin, dem andere nützliche Karotinoide beigemischt werden.

BELIEBTE KOMBINATIONEN

KOMBINATION	ANWENDUNG	DAS SOLLTE ENTHALTEN SEIN
A–Z	Multivitamin- und Multimineralstoffpräparat für die allgemeine Gesundheit, deckt den Grundbedarf bis auf Kalzium oder Magnesium	Vitamin A, D, E, K, C, B_1 (Thiamin), B_2 (Riboflavin), B_3 (Niacin), B_5 (Pantothensäure), B_6, B_{12}, Folsäure, Biotin Mineralstoffe Chrom, Eisen, Kalium, Mangan, Selen, Zink
Für gesunde Knochen	Unterstützt die Gesundheit der Knochen, beugt Osteoporose vor	Kalzium, Magnesium, Vitamin D und C
Für Frauen	Erhält das hormonelle Gleichgewicht	Vitamin C, B_6 und E, Folsäure, Eisen, Zink und Magnesium
Für Kinder	Auf Kinder abgestimmtes Multivitamin- und Multimineralstoffpräparat, erhältlich als Pulver, Kautabletten oder Saft	Breites Spektrum an Nährstoffen, einschließlich Karotinoide, Vitamine des B-Komplexes, Vitamin C, D und E, Eisen, Zink, Mangan, Chrom und Selen
Schwangerschaft	Fördert die Gesundheit der Mutter und die gesunde Entwicklung des Kindes	Ein gutes Präparat für Schwangere sollte zumindest Folsäure, Vitamin C, Magnesium und Eisen enthalten
Antioxidanzien	Beugen Zellschäden durch freie Radikale vor	Betakarotin (als gemischte Karotinoide), Vitamin C und E, Selen; andere mögliche Inhaltsstoffe sind Zink, Mangan, Kupfer, Lutein, Lycopin, Resveratrol, Heidelbeerextrakt, Grünteeextrakt, Querzetin, L-Glutathion, L-Zystein, Anthozyane
Echinacea und Kanadische Gelbwurzel	Aktivieren das Immunsystem	Echinacea siehe S. 78 Gelbwurzel siehe S. 110

Kupfer

Dieser Mineralstoff, der unverzichtbar ist, um Herzgefäßerkrankungen zu verhüten, Haut und Haare gesund zu halten und die Fruchtbarkeit zu fördern, kommt in 15 Eiweißen des menschlichen Körpers vor. Es wird vermutet, dass viele Menschen einen leichten Kupfermangel aufweisen.

Anwendung

- *Kräftigt Blutgefäße, Knochen, Sehnen und Nerven.*
- *Unterstützt die Erhaltung der Fruchtbarkeit.*
- *Sorgt für gesundes Haar und für die Pigmentierung der Haut.*
- *Fördert die Blutgerinnung.*

Darreichungsformen

- Kapsel
- Tablette

WARNHINWEIS

Sprechen Sie bei Erkrankungen immer zuerst mit Ihrem Arzt, bevor Sie Ergänzungsmittel einnehmen.

Was ist Kupfer?

Kupfer, jenes rotgoldene Metall, das zur Herstellung von Töpfen oder bei Klempnerarbeiten verwendet wird, ist auch im gesamten menschlichen Körper als Spurenelement vorhanden. In Ergänzungsmitteln kommt es meist als Kupferaspartat, Kupferzitrat oder Kupferpicolinat vor. Die besten Nahrungsmittellieferanten für Kupfer sind Muscheln, Leber, Vollkornprodukte, Bohnen, Nüsse und Samen.

Wie wirkt Kupfer?

Kupfer ist insbesondere an der Bildung von Kollagen beteiligt, einem wichtigen Eiweißstoff für Knochen, Haut und Bindegewebe. Es spielt eine große Rolle bei der Entwicklung der roten Blutkörperchen und hilft dem Körper seine Eisenvorräte zu nutzen. Außerdem stärkt es das Immunsystem und erhält die Fruchtbarkeit. Da Kupfer auch an der Melaninbildung beteiligt ist (ein natürlicher, dunkler Farbstoff in Haaren, Haut und Augen) fördert es auch eine gleich bleibende Pigmentierung.

VORBEUGUNG Möglicherweise kann Kupfer Bluthochdruck und Herzrhythmusstörungen (Arrhythmien) vorbeugen. Es soll auch vor den Angriffen freier Radikale schützen und damit Krebs- und Herzerkrankungen vorbeugen. Eine gute Kupferversorgung kann auch den Cholesterinspiegel niedrig halten.

WEITERE VORZÜGE Kupfer wird zur Herstellung zahlreicher Enzyme gebraucht, besonders für die **S**uper**o**xi**d**ismutase (SOD). Dieses Enzym zählt zu den wirksamsten Antioxidanzien in unserem Körper. Außerdem kann Kupfer auch vor übermäßigem Knochenschwund (Osteoporose) schützen.

Wie viel Kupfer brauchen Sie?

Als Erwachsener brauchen Sie laut D-A-CH-Referenzwerten zwischen 1,0–1,5 mg pro Tag. In den USA empfiehlt man 1,5–3,0 mg pro Tag.

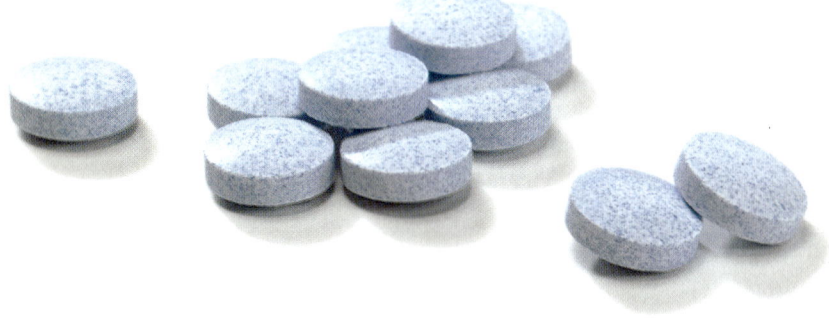

⊟ **Zu wenig Kupfer** Ein echter Kupfermangel ist selten. Gewöhnlich tritt er nur bei Patienten mit Morbus Crohn oder Zöliakie auf oder bei Erbkrankheiten mit erschwerter Kupferabsorption wie etwa Albinismus. Mangelt es dem Körper an Kupfer, treten Müdigkeit, Herzrhythmusstörungen, brüchiges, entfärbtes Haar, hoher Blutdruck, Anämie, Skelettfehlbildungen und Unfruchtbarkeit auf.

Doch selbst ein leichter Mangel wirkt sich nachteilig auf die Gesundheit aus. So kann eine kupferarme Ernährung bei Männern das (schlechte) LDL-Cholesterin erhöhen und das (gute) HDL-Cholesterin zu niedrig halten. Derartige Veränderungen der Cholesterinanteile steigern das Risiko einer Herzerkrankung.

⊕ **Zu viel Kupfer** Schon die Einnahme von 10 mg Kupfer auf einmal kann Übelkeit, Muskelschmerzen und Magenschmerzen hervorrufen. Bisher wurden keine ernsten Kupfervergiftungen durch Ergänzungsmittel beobachtet. Allerdings ist es bei Personen, die Umgang mit kupferhaltigen Pestiziden hatten, bereits zu Leberschäden und Koma gekommen.

So nehmen Sie Kupfer richtig ein

⓪ **Dosierung** Obwohl es keinen Grund gibt, Kupfer in extrem hohen Dosen einzunehmen, sollte man das 2- bis 3fache des Referenzwertes (1,0 mg pro Tag) anstreben. Wenn Sie länger als einen Monat ein Zinkpräparat verwenden, sollten Sie auch 2 mg Kupfer pro Tag zuführen. Auch Patienten, die regelmäßig Säurehemmer (Antazida) nehmen, können zusätzliches Kupfer gebrauchen.

◑ **Einnahmeempfehlung** Um Magenreizungen zu verhindern, sollte das Mittel immer zur selben Tageszeit eingenommen werden.

Welche Nahrungsmittel liefern Kupfer?

Schalentiere (Austern, Hummer, Krabben) und Innereien sind ausgezeichnete Kupferlieferanten. Wenn Sie jedoch wegen Ihres Cholesterinspiegels aufpassen müssen, gibt es auch viele pflanzliche Nahrungsmittel, die reichlich Kupfer enthalten. Hierzu zählen Bohnen, Vollkornprodukte (Brot, Frühstücksflocken, Nudeln), Nüsse und Samen, Gemüse wie Erbsen, Artischocken, Avocados, Rettich, Knoblauch, Pilze, Kartoffeln und Tomaten, Früchte wie Bananen und Pflaumen sowie alle Sojaerzeugnisse.

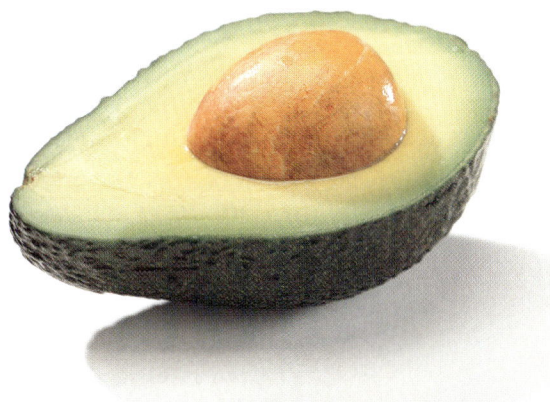

Kurkuma

Ob Blähungen oder Menstruationsstörungen, in der indischen und chinesischen Medizin wird dieser Hauptbestandteil von Currymischungen schon seit Jahrtausenden eingesetzt. Auch im Westen ist es als starkes Antioxidans und als wirksamer Entzündungshemmer anerkannt.

Curcuma longa

Anwendung

- *Entzündungshemmend, besonders an Schultern, Knien und Ellenbogen.*
- *Kann bei rheumatoider Arthritis Entzündungen und Schmerzen indern.*
- *Kann den Cholesterinspiegel senken und die Thromboseneigung reduzieren.*
- *Kann der Krebsvorbeugung dienen (besonders Darm- und Mundkrebs).*

Darreichungsformen

- Kapsel
- Pulver
- Tablette

WARNHINWEIS

- **Überschreiten Sie nicht die Tagesdosis. In großen Mengen kann Kurkuma Magen-Darm-Probleme oder gar Magengeschwüre hervorrufen.**

Sprechen Sie bei Erkrankungen immer zuerst mit Ihrem Arzt, bevor Sie Ergänzungsmittel anwenden.

Was ist Kurkuma?

Die gelb blühende Kurkumapflanze, die in Indonesien, China, Indien und anderen Tropenländern angebaut wird, zählt zur Familie der Ingwergewächse. Die aromatische Wurzel enthält das gelbe Kurkumin, den wichtigsten Wirkstoff, und ein orangefarbenes, leicht flüchtiges Öl. Getrocknet und zu Pulver zermahlen, kann die Wurzel auf viele körperliche Probleme von Blähungen bis Menstruationsbeschwerden einen äußerst wohltuenden Einfluss ausüben.

Neben der Verwendung als Gewürz wird Kurkuma in vielen Produkten – einschließlich Backwaren, eingelegtem Gemüse und Fleischwaren – als Konservierungsmittel und Farbstoff benutzt.

Wie wirkt Kurkuma?

Die antioxidative Wirkung von Kurkuma ähnelt der Wirkung der Vitamine C und E, da es vor Zellschäden durch instabile Sauerstoffmoleküle, die so genannten freien Radikale, schützt. Kurkuma – besonders die Substanz Kurkumin – wirkt sowohl bei äußerlicher Anwendung (beispielsweise als Umschlag) als auch bei Einnahme entzündungshemmend. Seine entzündungshemmenden und antioxidativen Eigenschaften sowie seine Fähigkeit, die Gallensekretion und die Produktion von Leberenzymen anzukurbeln, erklären, weshalb Kurkuma die Leber vor Giftstoffen schützt.

✚ **WIRKUNGEN** Bei innerer Anwendung von Kurkumin werden im Körpergewebe vermehrt entzündungshemmende Stoffe freigesetzt. Darüber

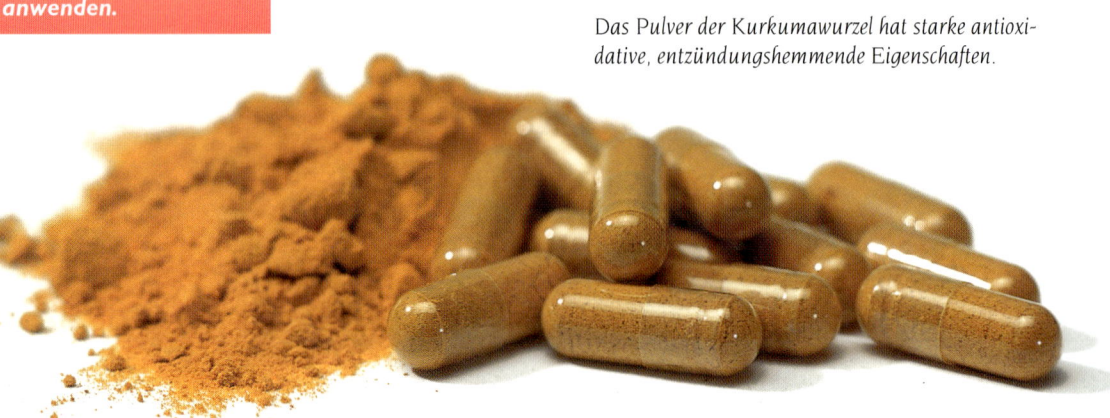

Das Pulver der Kurkumawurzel hat starke antioxidative, entzündungshemmende Eigenschaften.

hinaus regt es die Nebennieren zu vermehrter Kortisonbildung an, was den Heilungsprozess fördert.

In Tierversuchen hat Kurkumin ähnliche therapeutische Eigenschaften bei akuten Entzündungen gezeigt wie Kortison und Phenylbutazon, war aber in chronischen Fällen nur halb so wirkungsvoll. Gegen die Schmerzen und Entzündungen in Muskeln und Gelenken wird Kurkuma in Indien gewöhnlich direkt auf die Haut aufgetragen. In Laborversuchen konnte Kurkumin auch schon seine hemmende Wirkung auf die Entwicklung von Krebszellen zeigen. Da es den Cholesterinspiegel senkt und die Gerinnungsneigung der Blutplättchen reduziert, trägt Kurkuma schon in kleinen Mengen zum Kampf gegen Arteriosklerose bei.

Kurkuma wird traditionell zum Schutz der Leber verwendet. Dies lässt sich auf seine antioxidativen und entzündungshemmenden Eigenschaften zurückführen. Darüber hinaus kann es die Gallensekretion erhöhen. Da es Blähungen vorbeugt oder diese lindert, hat Kurkuma auch einen positiven Einfluss auf den Magen-Darm-Trakt und kann so beispielsweise Darmkrämpfe verhindern.

✚ **WEITERE VORZÜGE** Eine Patientengruppe mit Gelenkrheuma (rheumatoide Arthritis) erhielt im Rahmen einer Studie 1 200 mg Kurkumin pro Tag, die Vergleichsgruppe wurde herkömmlich mit 300 mg Phenylbutazon behandelt. Die Symptome der Gehzeit, allgemeine Steifheit sowie Gelenkschwellungen besserten sich in beiden Gruppen, im Gegensatz zu Phenylbutazon führte Kurkumin jedoch zu keinerlei nachteiligen Wirkungen.

So nehmen Sie Kurkuma richtig ein

🖉 **DOSIERUNG** Empfohlen werden 500–1 000 mg Kurkuma pro Tag in Form eines getrockneten, standardisierten Wurzelextrakts (95 % Kurkuminoidgehalt). *Bei Entzündungen*: Nehmen Sie bis zu 3-mal täglich 300 mg zum Essen ein.

⊙ **EINNAHMEEMPFEHLUNG** Wird Kurkuma zwecks besserer Aufnahme zusammen mit dem Enzym Bromelain genommen, ergibt sich die beste Wirkung bei Einnahme zwischen den Mahlzeiten.

Mögliche Nebenwirkungen

In der empfohlenen Dosierung scheint Kurkuma problemlos. Wer unter Gallensteinen leidet, sollte allerdings Kurkuma meiden, da die Gallensteine den Abfluss der vermehrt in der Leber produzierten Galle behindern können.

EINKAUFSTIPPS

■ Achten Sie beim Kauf von Kurkumapräparaten unbedingt auf einen standardisierten Wurzelextrakt mit 95 % Kurkuminoidgehalt.

AKTUELLES

In einer Studie wurden 62 Patienten mit Mund- oder Hautgeschwüren, die nicht auf chemotherapeutische, strahlentherapeutische oder operative Behandlung angesprochen hatten, 18 Monate lang 3-mal täglich mit einer äußerlichen Anwendung von Kurkumaextrakt oder Kurkumin behandelt. Es zeigte sich: Der Juckreiz ging um 70 %, die Schmerzen um 50 % zurück und die Geschwüre schrumpften um 10 %.

TIPPS & INFOS

■ Mit Kurkuma würzen, kann in manchen Fällen wohltuend sein. Doch um medizinische Wirkungen zu erreichen, müssten Sie schon enorme Mengen verzehren.

■ Es gibt keine Belege dafür, dass Kurkuma in den empfohlenen Mengen den Magen reizt. Es könnte eher vor Magengeschwüren schützen.

Leinöl

Linum usitatissimum

Seit über 7 000 Jahren wird Flachs oder Lein als reiche Quelle des therapeutisch wirksamen Öls angebaut. Es wird zur Vorbeugung und Behandlung von Herzerkrankungen verwendet und soll entzündliche Erkrankungen sowie hormonelle Probleme lindern.

Anwendung

- Trägt zum Schutz vor Herzerkrankungen bei.
- Fördert gesunde Haut, Haare und Nägel.
- Kann Entzündungen entgegenwirken.
- Kann bei der Behandlung von Unfruchtbarkeit, Impotenz, Menstruationskrämpfen und Endometriose helfen.
- Kann zur Linderung von Nervenerkrankungen beitragen.
- Lindert Verstopfung und Divertikelerkrankungen.

Darreichungsformen

- Kapsel
- Öl
- Pulver
- Weichgelatinekapsel

Was ist Leinöl?

Leinfasern wurden früher vor allem zum Weben benutzt, und noch heute bilden sie die Grundlage des Naturstoffs Leinen. Daneben wird Lein seit Jahrhunderten auch wegen seiner medizinischen Eigenschaften geschätzt. Das schmale, einjährige Gewächs wird bis zu einem Meter hoch und trägt von Februar bis September blaue Blüten. Das Öl aus den Samen und die Leinsamen selbst sind therapeutisch wertvoll.

Wie wirkt Leinöl?

Leinsamen enthalten essenzielle Fettsäuren – lebensnotwendige Fettsäuren, die der Körper nicht selbst herstellen kann. Alphalinolensäure ist eine solche Fettsäure, eine wichtige Omega-3-Fettsäure, die auch in vielen anderen Samen wie Raps, Soja, schwarzer Johannisbeere, Walnuss und deren Ölen vorkommt. Ganz so wirksam wie die Omega-3-Fettsäuren aus Fischölen, denen eine schützende Wirkung gegen Herzerkrankungen und andere Leiden zugeschrieben wird, ist die Alphalinolensäure allerdings nicht.

Leinsamen enthalten auch Omega-6-Fettsäuren (in Form von Linolensäure), die andere Gruppe essenzieller Fettsäuren, die hauptsächlich in pflanzlichen Fetten vorkommen. Zudem liefern Leinsamen Substanzen, die Lignane, die offenbar auf viele Hormone einwirken und den Kampf gegen Krebs, Bakterien, Viren und Pilze unterstützen können. In vergleichbaren Mengen enthalten Leinsamen bis zu 800-mal so viel Lignane wie die meisten anderen Nahrungsmittel.

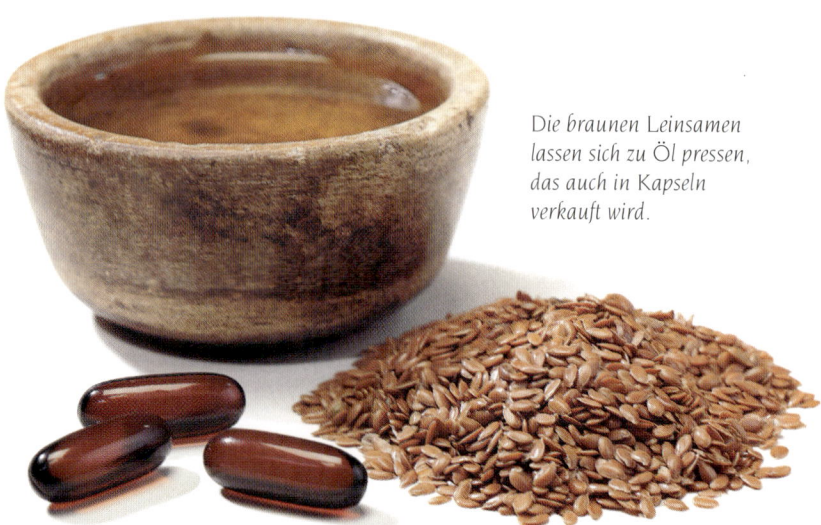

Die braunen Leinsamen lassen sich zu Öl pressen, das auch in Kapseln verkauft wird.

⊛ WIRKUNGEN Essenzielle Fettsäuren schützen die Zellwände des Körpers – Schutzhüllen der Zellen, die Nährstoffe einlassen und schädliche Substanzen aussperren. Diese Funktion erklärt, weshalb Leinöl eine so umfassende Wirkung haben kann.

Leinöl senkt den Cholesterinspiegel und schützt damit vor Herzerkrankungen, kann aber auch bei Angina pectoris (Schmerzen und Engegefühl im Brustkorb) und hohem Blutdruck hilfreich sein. Eine Langzeitstudie zeigte seine Schutzwirkung vor einem zweiten Herzinfarkt. Als Verdauungshilfe kann Leinöl Gallensteinen vorbeugen oder diese gar auflösen und es fördert die Gesundheit von Haaren und Nägeln. Außerdem erleichtert es die Übermittlung von Nervenimpulsen, was sowohl bei Taubheitsgefühlen und Prickeln als auch bei chronischen Gehirn- und Nervenleiden wie Alzheimer oder Nervenschäden durch Diabetes nützlich sein könnte. Möglicherweise hilft Leinöl auch gegen Müdigkeit, doch hier herrscht noch Forschungsbedarf.

Zermahlene Leinsamen sind natürliche Ballaststofflieferanten. Sie geben dem Stuhl mehr Volumen und überziehen ihn mit einem Fettfilm, was sie zu einem guten Mittel bei Verstopfung und Beschwerden durch Divertikel macht.

⊛ WEITERE VORZÜGE Leinsamen enthalten pflanzliche Östrogene (Phytoöstrogene), die dem weiblichen Geschlechtshormon Östrogen ähneln. Phytoöstrogene können das Verhältnis von Östrogen zu Progesteron – einem anderen Geschlechtshormon – ausgleichen und so den Menstruationszyklus positiv beeinflussen. Leinöl unterstützt auch die Funktion der Gebärmutter, kann daher Fruchtbarkeitsprobleme beheben, und es kann – vermutlich durch entzündungshemmende Stoffe – Menstruationskrämpfe wie auch Schmerzen durch Zysten in der Brust lindern.

Bei der Behandlung männlicher Unfruchtbarkeit und bei Prostataproblemen hat sich Leinöl zudem als viel versprechend erwiesen. Da Leinöl gegen Bakterien, Pilze und Viren wirkt, ist es ein bewährtes Mittel zur Linderung von Herpesbläschen und Gürtelrose.

So nehmen Sie Leinöl richtig ein

⊘ DOSIERUNG Leinöl ist in therapeutischer Menge am besten flüssig (1 TL bis 1 EL 1–2-mal täglich) einzusetzen. Um einen Esslöffel Öl in Kapselform zu sich zu nehmen, müssten Sie rund 14 Kapseln zu je 1 000 mg Öl schlucken. Die Leinsamen werden gemahlen und davon geben Sie bis zu 3-mal täglich 1–2 EL in ein Glas Wasser und trinken dies. Schon nach einem Tag kann sich eine Wirkung zeigen.

◐ EINNAHMEEMPFEHLUNG Wenn Sie Leinöl zum Essen nehmen, wird es vom Körper leichter aufgenommen. Es kann auch mit Saft, Joghurt, Hüttenkäse oder anderen Lebensmitteln gemischt werden.

Mögliche Nebenwirkungen

Leinöl scheint sehr verträglich. Wer gemahlene Leinsamen zu sich nimmt, kann anfangs Blähungen bekommen, die jedoch bald wieder verschwinden.

Lezithin und Cholin

So wichtig wie Benzin fürs Auto sind die eng miteinander verwandten Nährstoffe Lezithin und Cholin für die Arbeit jeder Körperzelle. Zudem sind sie auch für eine gesunde Leber und ein gesundes Nervensystem notwendig.

Anwendung

- Beugen Gallensteinen vor.
- Kräftigen die Leber, was zur Behandlung von Hepatitis und Zirrhose nützlich ist.
- Helfen der Leber von Krebspatienten bei der Entgiftung des Körpers im Rahmen einer Chemotherapie.
- Lindern Symptome einer Magenverstimmung.
- Können das Erinnerungsvermögen verbessern und die Hirnfunktion stärken.

Darreichungsformen

- Flüssigkeit
- Kapsel
- Pulver
- Tablette
- Weichgelatinekapsel

WARNHINWEIS

Sprechen Sie bei Erkrankungen immer zuerst mit Ihrem Arzt, bevor Sie Ergänzungsmittel einnehmen.

Was sind Lezithin und Cholin?

Beide Stoffe kann unser Köper selbst herstellen. Die fetthaltige Substanz Lezithin kommt in vielen tierischen und pflanzlichen Lebensmitteln vor wie etwa Leber, Eier, Sojabohnen, Erdnüsse und Weizenkeime. Häufig wird Lezithin aber auch verarbeiteten Nahrungsmitteln wie Speiseeis, Schokolade, Margarine und Salatsaucen beigefügt, damit sich Fett und Wasser besser verbinden.

Lezithin ist zudem eine ausgezeichnete Quelle für Phosphatidylcholin, das im Körper rasch zu Cholin zerfällt. Wenn Sie Lezithin mit der Nahrung aufnehmen, versorgen Sie Ihren Körper also auch mit Cholin. Allerdings besteht das Lezithin aus Pflanzen und anderen Lebensmitteln nur zu 10–20 % aus Phosphatidylcholin.

Unsere wichtigste Cholinquelle ist das Nahrungslezithin. Cholin findet sich aber auch in Leber, Sojabohnen, Eigelb, Grapefruitsaft, Erdnüssen, Kohl und Blumenkohl, ist zudem als Präparat erhältlich und ein üblicher Bestandteil vieler Kombinationspräparate.

Wie wirken Lezithin und Cholin?

Lezithin und Cholin werden bei zahlreichen Körperfunktionen gebraucht. Sie helfen, Zellmembranen aufzubauen, erleichtern den Transport von Fetten und Nährstoffen durch die Zellwände und unterstützen Fortpflanzung sowie Entwicklung des Ungeborenen und des Säuglings. Beide sind unerlässlich für die Gesundheit von Leber und Gallenblase und können auch dem Herzen gut tun. Cholin ist zudem eine Schlüsselsubstanz des Botenstoffs Azetylcholin im Gehirn, der eine wichtige Rolle bei der Kontrolle von Gedächtnis und Muskelfunktion spielt.

Wegen ihrer vielfältigen Wirkungen werden Lezithin und Cholin nahezu als Allheilmittel gepriesen – gegen Krebs und Aids ebenso wie zur Senkung des Cholesterinspiegels. Auch wenn manche dieser Aus-

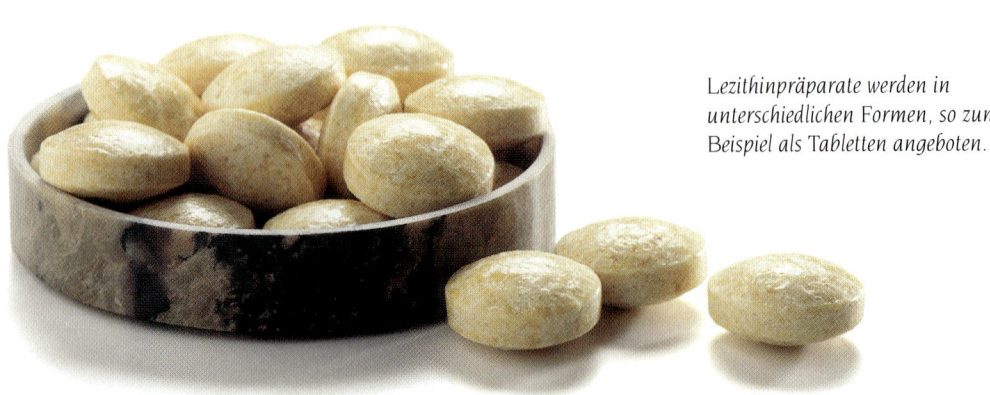

Lezithinpräparate werden in unterschiedlichen Formen, so zum Beispiel als Tabletten angeboten.

sagen kaum belegt sind, so sollte man beide Nährstoffe dennoch nicht aus den Augen verlieren.

✪ **WIRKUNGEN** Lezithin und Cholin können besonders bei der Behandlung von Gallenblasen- und Lebererkrankungen hilfreich sein. Lezithin ist ein wichtiger Bestandteil der fettverdauenden Gallenflüssigkeit, und oft bedingt ein niedriger Lezithinspiegel Gallensteine. Präparate mit Lezithin oder Phosphatidylcholin (dem gereinigten Extrakt) können daher bei Neigung zu Gallensteinen die Behandlung oder Vorbeugung unterstützen. Wie eine Zehnjahresstudie zeigte, kann Lezithin auch der Leber helfen, und zwar schweren Leberschäden und Leberzirrhose infolge von Alkoholmissbrauch vorbeugen. Möglicherweise kann Lezithin auch Leberprobleme im Rahmen einer Gelbsucht lindern.

Cholin ist – neben anderen leberstärkenden Mitteln wie Mariendistel und Löwenzahn – oft Teil von Leberpräparaten. Zubereitungen mit Cholin können einer Fettleber entgegenwirken, den Transport von Fetten und Cholesterin durch Leber und Gallenblase erleichtern und die Leber bei der Entgiftung des Körpers unterstützen. Besonders effektiv sind sie bei der Behandlung von Leber- oder Gallenleiden wie Hepatitis, Zirrhose oder Gallensteinen, aber auch bei Krankheiten, bei denen eine gute Leberfunktion wichtig ist, zum Beispiel bei Endometriose (führende Ursache weiblicher Unfruchtbarkeit) oder den Nebenwirkungen einer Chemotherapie. Zusammen mit den B-Vitaminen Pantothensäure und Thiamin kann Cholin auch Magenverstimmungen entgegenwirken.

✪ **WEITERE VORZÜGE** Als wichtige Nervenbausteine können Lezithin und Cholin möglicherweise auch das Erinnerungsvermögen von Alzheimerpatienten verbessern, angeborenen Neuralrohrdefekten (Spina bifida) vorbeugen und eventuell auch bei hohem Cholesterinspiegel und bei Krebs von Nutzen sein. Bei diesen und anderen Krankheiten sind jedoch noch weitere Forschungen erforderlich.

So nehmen Sie Lezithin und Cholin richtig ein

✪ **DOSIERUNG** Von Lezithin werden gewöhnlich 2-mal täglich zwei Kapseln à 1 200 mg eingenommen. Es kann auch als Granulat genommen werden; 1 TL enthält 1 200 mg Lezithin. Cholin wird über Lezithin zugeführt, eine bessere Quelle können aber eventuell Phosphatidylcholin (3-mal täglich 500 mg) oder reines Cholin (3-mal täglich 500 mg) sein. Cholin kann auch als Teil eines Kombinationspräparates eingenommen werden. Im deutschsprachigen Raum gibt es keine Einnahmeempfehlungen für Lezithin und Cholin, in den USA hingegen werden Männern täglich 550 mg Cholin und Frauen 425 mg empfohlen.

✪ **EINNAHMEEMPFEHLUNG** Lezithin wie Cholin sollten zu den Mahlzeiten genommen werden, um ihre Aufnahme zu verbessern. Der nussige Geschmack des Lezithingranulats macht sich gut, wenn es über das Essen gestreut oder in Getränke gerührt wird.

Mögliche Nebenwirkungen

In hohen Dosen führen Lezithin und Cholin mitunter zu Schwitzen, Übelkeit, Erbrechen, Blähungen und Durchfall. Sehr hohe Mengen Cholin (10 g pro Tag) können einen fischigen Körpergeruch oder Herzrhythmusstörungen hervorrufen.

Löwenzahn

Taraxacum officinale

Löwenzahn wird in vielen Ländern kommerziell angebaut, da seine Blätter und Wurzeln reich an Vitaminen und Mineralstoffen sind und seine aktiven Inhaltsstoffe besonders bei der Behandlung von Verdauungs- und Leberproblemen helfen.

Anwendung

- *Die Wurzel stärkt die Funktion der Leber: hilfreich bei Hepatitis (Leberentzündung) und Gelbsucht.*

- *Die Wurzel unterstützt die Verdauung, indem sie die Freisetzung von Galle aus Leber und Gallenblase anregt. Möglicherweise kann sie auch Gallensteinen vorbeugen.*

- *Die Wurzel hilft bei Endometriose und Brustspannen.*

- *Die Blätter wirken entwässernd.*

Darreichungsformen

- Flüssigkeit
- Getrocknete oder frische Pflanze/Tee
- Kapsel
- Tablette
- Tinktur

WARNHINWEIS

- Löwenzahn sollte nicht bei akuten Gallenkoliken eingenommen werden. Rufen Sie in diesem Fall einen Arzt.

Sprechen Sie bei Erkrankungen immer zuerst mit Ihrem Arzt, bevor Sie Ergänzungsmittel einnehmen.

Was ist Löwenzahn?

Löwenzahn wächst in weiten Teilen der Welt als Wildpflanze, in Europa wird sie auch als Heilpflanze angebaut. Die Pflanze ist eng mit Chicoree verwandt und kann bis zu 30 cm hoch werden. Ihre spatelförmigen Blätter sind glänzend, haarlos und stark gezahnt. Die einzeln stehende, gelbe Blüte blüht vom Frühjahr bis zum Herbst, öffnet sich bei Tagesanbruch und schließt sich zur Dämmerung oder bei Nässe. Wenn die Blüte älter wird, bildet die Pflanze eine luftige Kugel voller Samen, die vom Wind davongetragen werden. Ergänzungsmittel enthalten gewöhnlich die spitz zulaufende, süß schmeckende Wurzel oder die Blätter, doch ist auch die ganze Pflanze mitsamt den Blüten wegen ihrer heilenden Eigenschaften geschätzt.

Wie wirkt Löwenzahn?

Gegen Leber- und Verdauungsprobleme wird die Löwenzahnwurzel eingesetzt, die Blätter wirken gegen Wasseransammlungen im Gewebe. Die Wirkstoffe des Löwenzahns steigern die Funktion von Leber und Nieren und helfen somit, Giftstoffe rasch aus dem Körper zu entfernen.

✪ **WIRKUNG** Löwenzahn regt die Produktion und den Fluss der Gallenflüssigkeit (ein Verdauungssaft) aus Leber und Gallenblase an. Dies hilft bei der Behandlung von Erkrankungen wie Gallensteinen, Gelbsucht und Hepatitis. Die Blätter wirken wegen ihres hohen Kaliumgehaltes stark entwässernd. Löwenzahn wird manchmal mit anderen, die Leberfunktion stärkenden Ergänzungsmitteln wie Mariendistel, schwarzer Rettich, Schöllkraut, Rote-Bete-Blätter, Inositol, Methionin und Cholin kombiniert. Solche Mischungen werden als Lebermittel oder Verdauungshilfen angeboten.

Die durch Löwenzahnwurzel (in Kombination mit anderen die Leber stärkenden Stoffen) gesteigerte Leberfunktion kann auch Symptome eines zu hohen Östrogenspiegels wie Endometriose und zyklusabhängiges Spannungsgefühl in der Brust bessern. Da überschüssiges Östrogen in der Leber abgebaut werden kann, wird bei den betroffenen Frauen wieder ein hormonelles Gleichgewicht hergestellt.

✴ **WEITERE VORZÜGE** Löwenzahnwurzeln wirken leicht abführend, weshalb ein Aufguss ein sanftes Mittel gegen Verstopfung sein kann. Außerdem unterstützt Löwenzahn die Aufnahme von Eisen aus der Nahrung oder aus Ergänzungsmitteln und lindert so Blutarmut. Möglicherweise hilft Löwenzahn auch bei der Krebsbekämpfung. So haben die Japaner einen gefriergetrockneten Extrakt aus Löwenzahnwurzel zur Tumorbehandlung patentieren lassen, und in China werden Löwenzahnextrakte zur Behandlung von Brustkrebs benutzt, ein Ansatz, der in Tierversuchen positive Ergebnisse zeigte. Weitere Studien sind nötig, um einen Nutzen von Löwenzahn für die Krebstherapie eindeutig zu belegen.

Möglicherweise können auch Diabetiker von Löwenzahn profitieren, denn es scheint den Blutzuckerspiegel zu senken. Die harntreibende Wirkung der Blätter machen sie zu einem guten Mittel gegen Wasseransammlungen (Ödeme).

So nehmen Sie Löwenzahn richtig ein

⊘ **DOSIERUNG** *Zur Stärkung der Leberfunktion bei Hepatitis, Gallensteinen und Endometriose*: Nehmen Sie 2-mal täglich 500 mg pulverisierten Löwenzahnwurzel-Trockenextrakt; diese Menge kommt auch in einigen Lebermitteln vor. Oder nehmen Sie 3-mal täglich 1–2 TL eines flüssigen Löwenzahnextrakts. *Gegen Verstopfung*: Trinken Sie 3-mal täglich eine Tasse Löwenzahnwurzeltee. *Gegen Anämie*: Nehmen Sie morgens und abends 1 TL frischen Löwenzahnsaft oder Tinktur in einem halben Glas Wasser. *Zur Entwässerung*: Trinken Sie 3-mal täglich eine Tasse Löwenzahnblättertee.

◉ **EINNAHMEEMPFEHLUNG** Trinken Sie frischen Löwenzahnsaft oder Flüssigextrakt mit Wasser. Kapseln und Tabletten mit Löwenzahnwurzelextrakt können zu oder zwischen den Mahlzeiten eingenommen werden. Für Schwangere oder Stillende sind keine Gegenanzeigen bekannt.

Mögliche Nebenwirkungen

Löwenzahn verursacht keine ernsten Nebenwirkungen. Hoch dosiert kann es zu Hautausschlägen, Magenproblemen oder Durchfall kommen. Brechen Sie die Einnahme in diesem Fall ab und besprechen Sie das weitere Vorgehen mit Ihrem Arzt.

TIPPS & INFOS

■ Für Löwenzahntee wird die getrocknete, klein gehackte Wurzel oder die Löwenzahnblätter benutzt. Gießen Sie eine Tasse sehr heißes Wasser über 1–2 TL der Pflanze – etwa 15 Minuten ziehen lassen. Der Tee kann mit anderen Kräutern gemischt und mit Honig gesüßt werden.

■ Löwenzahn ist gesund und nahrhaft. Junge Blätter und Blüten schmecken gut, wenn sie wie Spinat gegart werden. Die angenehm bitteren Blätter verleihen Salaten einen pikanten Geschmack. Aus den Blättern kann auch Saft extrahiert werden.

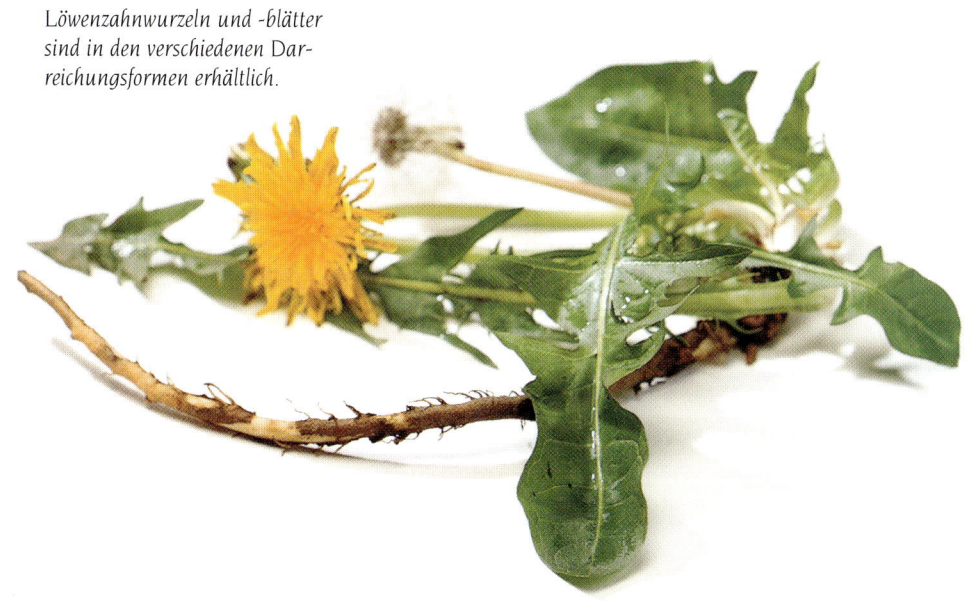

Löwenzahnwurzeln und -blätter sind in den verschiedenen Darreichungsformen erhältlich.

Magnesium

Einer der wesentlichen gesundheitsfördernden Mineralstoffe, das Magnesium, ist auch wichtiger Bestandteil des grünen Pflanzenfarbstoffs. Rund 300 enzymatisch gesteuerte Vorgänge im Körper kann es verstärken und trägt zur Vorbeugung chronischer Erkrankungen bei.

Anwendung

- *Schützt vor Herzerkrankungen und Herzrhythmusstörungen.*
- *Lindert Symptome von chronischer Müdigkeit und Fibromyalgie.*
- *Senkt Bluthochdruck.*
- *Kann Asthmaanfälle abschwächen.*
- *Lindert die Symptome des PMS (prämenstruelles Syndrom).*
- *Hilft bei der Vorbeugung von Komplikationen durch Diabetes.*

Darreichungsformen

- Kapsel
- Pulver
- Tablette

Was ist Magnesium?

Der menschliche Körper enthält im Durchschnitt nur 30 g Magnesium, das jedoch für viele Körperfunktionen lebenswichtig ist. In verarbeiteter Nahrung ist nur wenig von diesem Mineralstoff enthalten, weshalb auch viele Menschen, die sich ausschließlich davon ernähren, zu geringe Magnesiumvorräte besitzen. Durch Stress, bestimmte Krankheiten, manche Medikamente und starke körperliche Belastung werden diese Vorräte außerdem sehr schnell verbraucht, und so kann eine Nahrungsergänzung durchaus nötig sein, um eine optimale Gesundheit zu erhalten. Solche Ergänzungsmittel gibt es in zahlreichen Formen wie Magnesiumaspartat, Magnesiumkarbonat, Magnesiumzitrat, Magnesiumglukonat, Magnesiumoxid und Magnesiumsulfat.

Wie wirkt Magnesium?

Als einer der vielseitigsten Mineralstoffe ist Magnesium sowohl für den Energiestoffwechsel, die Nervenfunktion und Muskelentspannung als auch für die Zahn- und Knochenbildung zuständig. Zusammen mit Kalzium und Kalium reguliert es den Herzrhythmus und die Blutgerinnung. Außerdem hilft es dem Körper, Insulin zu bilden und zu verwerten.

VORBEUGUNG Neuere Forschungen weisen darauf hin, dass Magnesium Herzerkrankungen vorbeugen und behandeln kann. Studien zufolge ist das Risiko, einem Herzinfarkt zu erliegen, in Gegenden mit Trinkwasser, das reichlich Magnesium enthält, geringer. Manche Wissenschaftler sind der Ansicht, dass die Zahl der Herztoten um 19 % sinken könnte, wenn jeder solches Wasser trinken würde. Magnesium scheint den Blutdruck zu senken und unterstützt auch die Genesung nach einer Herzattacke, da es die Blutgerinnung hemmt, Arterien weitet und gefährliche Herzrhythmusstörungen normalisiert.

Möglicherweise kann eine angemessene Magnesiumzufuhr auch dem Typ-II-Diabetes vorbeugen. Amerikanische Wissenschaftler an der John Hopkins Universität haben bei über 12 000 Menschen ohne Diabetes den Magnesiumspiegel gemessen und dann über 6 Jahre verfolgt. Diejenigen mit dem niedrigsten Magnesiumspiegel hatten ein um 94 % höheres Diabetesrisiko als diejenigen mit dem höchsten Spiegel.

WEITERE VORZÜGE Magnesium entspannt die Muskeln und kann daher bei Sportverletzungen, chronischer Müdigkeit und Fibromyalgie eingesetzt werden. Außerdem scheint es PMS (**präm**enstruelles **S**yndrom) und Menstruationskrämpfe zu erleichtern sowie nach den Wech-

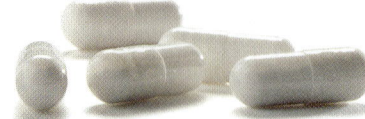

seljahren die Knochendichte zu erhöhen, wodurch Osteoporose vorgebeugt werden kann. Da Magnesium die Atemwege erweitert, unterstützt es auch die Behandlung von Asthma und Bronchitis. Ob es bei Migräne zur Vorbeugung oder Behandlung dienen kann, ist noch nicht geklärt. Eventuell verbessert es die Wirkung von Sumatriptan®, einem verschreibungspflichtigen Migränemittel.

Wie viel Magnesium brauchen Sie?

Die empfohlene Tagesmenge liegt bei 350 mg für Männer und 300 mg für Frauen. Jugendliche und junge Erwachsene bis 25 Jahre benötigen jeweils bis zu 50 mg mehr.

⊖ **Zu wenig Magnesium** Ein geringer Mangel kann das Risiko für Herzerkrankungen und Diabetes erhöhen. Schwere Mangelzustände führen zu unregelmäßigem Herzschlag, Müdigkeit, Muskelkrämpfen, Reizbarkeit, Nervosität und Verwirrtheit.

⊕ **Zu viel Magnesium** Magnesium kann Durchfall und Übelkeit erzeugen. Wenn der Körper hohe Dosen nicht richtig verarbeitet, sind schwere Nebenwirkungen möglich, darunter Muskelschwäche, Lethargie, Verwirrtheit und Atemprobleme. Zu große Mengen senken den Blutdruck und können daher Schwindel verursachen. Überdosierungen von Magnesium sind jedoch selten, da seine Verwertung sinkt, wenn die Zufuhr steigt, und die Nieren Überschüsse normalerweise ausscheiden.

So nehmen Sie Magnesium richtig ein

⊘ **Dosierung** *Zur Vorbeugung von Herzerkrankungen*: 300 mg pro Tag. *Bei Arrhythmien, Asthma und nach einer Herzschwäche*: 2-mal täglich 300 mg. *Bei chronischer Müdigkeit*: Nehmen Sie 2-mal täglich 150 mg Magnesium, am besten als Magnesiumzitrat. *Bei Diabetes und Bluthochdruck*: 500 mg am Tag.

◐ **Einnahmeempfehlung** Magnesium wird am besten aufgenommen, wenn es mit den Mahlzeiten kombiniert wird. Falls Präparate zu Durchfall führen, setzen Sie die Dosis herab oder probieren Sie es mit Magnesiumglutamat, das den Verdauungstrakt weniger reizt.

Welche Nahrungsmittel liefern Magnesium?

Gute Magnesiumquellen sind Vollkornprodukte, Milch und Milchprodukte sowie Leber, Geflügel und Fisch. Auch in Kartoffeln, Nüssen, Hülsenfrüchten und in vielen Gemüsesorten, vor allem in dunkelgrünen, sowie in Orangen und Bananen ist viel Magnesium enthalten.

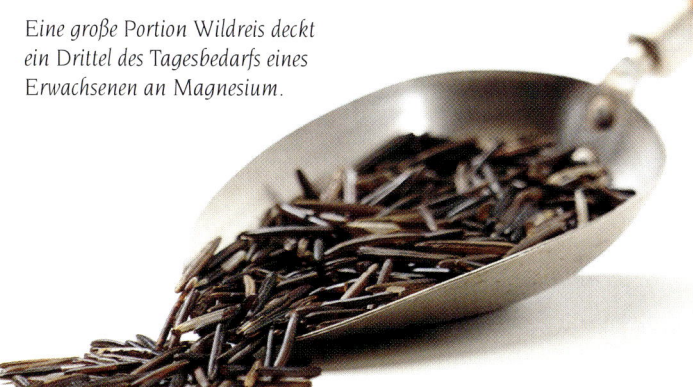

Eine große Portion Wildreis deckt ein Drittel des Tagesbedarfs eines Erwachsenen an Magnesium.

Mangan

Das Spurenelement Mangan aktiviert als Bestandteil verschiedener Enzyme zahlreiche Stoffwechselreaktionen. Manche dieser Enzyme sind wichtige Radikalfänger, die schädliche, hoch reaktive Sauerstoffmoleküle ausschalten.

Anwendung

- *Gegen degenerative Knochen- und Knorpelveränderungen wie Osteoporose, Arthrose, Rücken- und Bandscheibenbeschwerden.*

- *Kann Wachstumsschmerzen bei Jugendlichen beeinflussen.*

- *Fördert die Kupferausscheidung.*

- *Beugt Asthma, Diabetes und bestimmten Reizleitungsstörungen vor.*

- *Gegen zu niedrigen Blutdruck.*

Darreichungsform

- Kapsel

Was ist Mangan?

Der menschlichen Körper enthält etwa 10–40 mg Mangan. Vor allem in den Knochen ist eine erhöhte Mangankonzentrationen nachzuweisen. Schwere Mangelerscheinungen wurden bei Menschen nur selten, und zwar bei künstlicher Ernährung, beobachtet. Ein Manganmangel ist jedoch auch durch falsche Ernährung, einseitige, hohe Kalziumzufuhr, bestimmte angeborene Enzymdefekte und hohen Alkoholkonsum möglich sowie durch lang andauernde Schwermetallbelastung oder den Langzeitgebrauch bestimmter Psychopharmaka. Aus einer Haaranalyse oder dem Blut lässt sich der Manganspiegel bestimmen.

Wie wirkt Mangan?

Mangan ist Bestandteil einiger Enzyme, unter anderem der Glykosyltransferase, die bestimmte Stoffwechselreaktionen im Knorpel sowie in den Wachstumsfugen der Knochen in Gang setzt. Zur Behandlung von Wachstumsstörungen und Knochenstrukturproblemen kann es sich daher eignen, und auch kleinen Kindern, die schlecht laufen lernen, hilft vielleicht zusätzliches Mangan.

✪ **WIRKUNGEN** Personen mit Rücken- und Bandscheibenbeschwerden haben oft wenig Mangan in Bandscheiben oder Haaren, weshalb insbesondere bei Kalziumgaben zur Behandlung von Osteoporose (Knochenschwund) oder Arthrose auch an zusätzliche Mangangaben gedacht werden sollte. Mangan ist jedoch auch wichtiger Teil der körpereigenen antioxidativen Metalloenzyme, darunter die Mangan-**S**uper**o**xid**d**ismu-

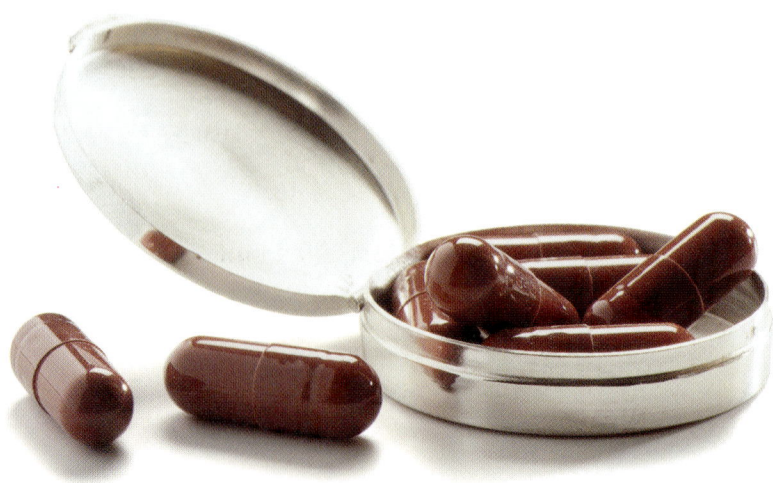

tase (Mangan-SOD), welche die Zellen vor dem Angriff freier Radikale schützt. Gesunde Zellen sind eine Voraussetzung einer funktionierenden Immunabwehr. Zusammen mit Vitamin K beugt Mangan zudem Blutgerinnungsstörungen vor, da es einen Stoff bildet, der für die Blutgerinnung gebraucht wird.

✱ **WEITERE VORZÜGE** Manganhaltige Enzyme unterstützen die Verwertung von Fetten und Kohlenhydraten, sind am Aufbau von HDL-Cholesterin und den Geschlechtshormonen beteiligt sowie wichtig für den Abbau von Histamin, einem körpereigenen Stoff, der Entzündungserscheinungen auslöst. Asthmatiker haben Untersuchungen zufolge viermal weniger Mangan in den Haaren als Gesunde und könnten daher durchaus von zusätzlichen Mangangaben profitieren.

Bei Diabetikern konnten um 50 % niedrigere Manganspiegel als bei Gesunden nachgewiesen werden. Möglicherweise sind deshalb auch die Blutzuckertoleranz und der Blutzuckertransport gestört, denn Mangan ist an der Bildung und Freisetzung des zuckerverwertenden Hormons Insulin beteiligt. Andere manganhaltige Enzyme beeinflussen die Aktivität von Neurotransmittern, den Botenstoffen bei der Reizübertragung zwischen Nerven und Muskeln. Offenbar besteht mitunter ein Zusammenhang zwischen niedrigem Mangan- und hohem Kupferspiegel sowie zwischen Epilepsie, Schizophrenie, Depressionen, Demenz (Geistesschwäche), Hyperaktivität und Lernstörungen. Therapeutische Gaben von Mangan fördern die Kupferausscheidung, senken den Serumkupferspiegel und können den Zustand der Patienten verbessern.

Wie viel Mangan brauchen Sie?

Vermutlich deckt eine Zufuhr von 2–5 mg den Tagesbedarf Erwachsener. Eine geringere Menge reicht für die normalen Körperfunktionen zwar auch aus, dann können jedoch keine Körperreserven angelegt werden. Therapeutische Dosen liegen bei 2–50 mg pro Tag, gelegentlich bis 300 mg.

Nebenwirkungen

Mangan ist in hohen Mengen toxisch, Vergiftungen durch manganreiche Ernährung sind jedoch nicht bekannt. Nur bei Kindern, die lange künstlich ernährt wurden, zeigten sich nach der Gabe einer Kombination aus Mangan, Kupfer und Zink per Infusion neurologische Störungen. Therapeutische Mangangaben können möglicherweise den Blutdruck erhöhen.

Manganvergiftungen kommen in der metallverarbeitenden Industrie und im Bergbau vor: Das ständige Einatmen von Manganstäuben führt zu Schwindel, Müdigkeit und Apathie bis hin zu Störungen der Motorik und des Kurzzeitgedächtnisses sowie Psychosen.

Welche Nahrungsmittel liefern Mangan?

Besonders reich an Mangan sind Haferflocken, Weizen- und Roggenvollkornbrot und Tee. Aber auch Hülsenfrüchte, Lauch, Kopfsalat, Spinat, Grünkohl, Haselnüsse, Erdbeeren, Brombeeren und Heidelbeeren versorgen uns gut mit Mangan. Allerdings wird die Aufnahme oft durch andere Stoffe in der Nahrung verhindert, sodass Verwertungsquoten zwischen 5 und 60 % möglich sind.

Mariendistel

In einer Vielzahl wissenschaftlicher Studien sind die heilenden und lindernden Eigenschaften dieser Pflanze beschrieben worden. Sie wird mit Erfolg vor allem bei der Behandlung von Leberbeschwerden eingesetzt.

Silybum marianum

Anwendung

- *Schützt die Leber vor Giftstoffen (z. B. Medikamente, Chemikalien).*
- *Behandelt Lebererkrankungen wie Zirrhose und Hepatitis.*
- *Reduziert Leberschäden durch exzessiven Alkoholkonsum.*
- *Hilft bei der Behandlung und Vorbeugung von Gallensteinen.*
- *Lindert die Symptome der Schuppenflechte.*

Darreichungsformen

- **Dragee**
- **Kapsel**
- **Tablette**
- **Tinktur**
- **Weichgelatinekapsel**

WARNHINWEIS

- **Jede Lebererkrankung erfordert sorgfältige, ärztliche Beurteilung und Behandlung.**

Sprechen Sie bei Erkrankungen immer zuerst mit Ihrem Arzt, bevor Sie Ergänzungsmittel einnehmen.

Was ist die Mariendistel?

Diese Verwandte der Sonnenblumen mit ihren lilafarbenen Blüten und milchig weißen Blattadern ist auch unter dem Namen ihres Wirkstoffs Silymarin bekannt. Sie blüht von Juni bis August. Ihre glänzenden, schwarzen Samen, die zu medizinischen Zwecken genutzt werden, erntet man gegen Ende des Sommers.

Wie wirkt die Mariendistel?

Bei Mariendistel handelt es sich um eine gut untersuchte Heilpflanze. Sie wird besonders bei der Behandlung von Lebererkrankungen eingesetzt. Ihre Wirksamkeit ist hauptsächlich auf einen Komplex dreier leberschützender Substanzen zurückzuführen, die mit unter dem Begriff Silymarin zusammengefasst werden und rund 4–6 % des Gewichts der reifen Samen ausmachen.

✳ **WIRKUNGEN** Zu den Vorzügen der Mariendistel zählt deren Fähigkeit, die Leber zu stärken, die zu einem der wichtigsten Organe unseres Körpers zählt. Die Leber verarbeitet Nährstoffe wie etwa Fette und neutralisiert oder entgiftet viele Medikamente sowie Alkohol. Im Verlauf dieses Prozesses wird das essenzielle Glutathion verbraucht – ein Vorgang, dem die Mariendistel entgegenwirkt.

Außerdem kann Mariendistel die Glutathionkonzentration um bis zu 35 % steigern. Die Pflanze ist ein ausgezeichneter „Türhüter", denn sie begrenzt die Menge giftiger Stoffe, welche die Leber gleichzeitig zu verarbeiten hat. Zudem ist sie auch ein starkes Antioxidans, das Schäden durch hoch reaktive, freie Radikale noch wirksamer vorbeugt als die Vitamine C und E. Sie fördert die Regeneration gesunder neuer Leberzellen und lindert eine Reihe schwerer Lebererkrankungen wie etwa

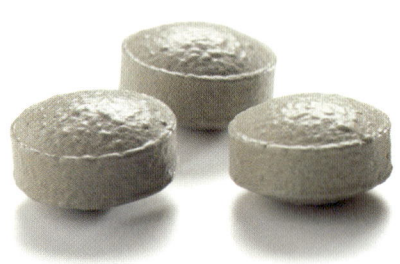
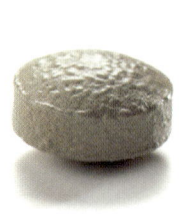
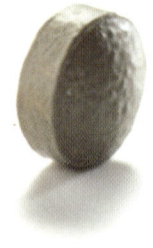

Mariendistelsamenextrakt – hier in Tablettenform – enthält Silymarin, einen wirksamen Leberschutzfaktor.

Virusinfektionen (Hepatitis) und Leberzirrhose. Selbst bei Notfällen durch Pilzvergiftungen können die potenten Wirkstoffe der Mariendistel gespritzt werden. Daneben kann Mariendistel bei Alkoholikern (auch bei ehemaligen) die Leber schützen, denn ein exzessiver Alkoholkonsum zehrt am Glutathion.

✳ **WEITERE VORZÜGE** Bei Krebspatienten verringert die Mariendistel Leberschäden, die aufgrund der im Rahmen einer Chemotherapie verabreichten Medikamenten hervorgerufen wurden. Bei Schuppenflechte hilft die Pflanze die Entzündung zu reduzieren und sie kann die Hautschuppung verlangsamen. Mariendistel kann auch gegen Endometriose helfen (der häufigsten Ursache für Unfruchtbarkeit bei Frauen), da sie die Leber beim Abbau des Östrogens unterstützt, das in hohen Mengen Schmerzen und andere Symptome verschlimmern kann. Schließlich kann die Mariendistel auch bei Gallensteinen vorbeugend oder sogar heilend eingreifen, indem sie den Gallenfluss von der Leber durch die Gallenblase in den Darm verbessert. Eine gute Gallenproduktion unterstützt außerdem die Fettverdauung.

So wenden Sie Mariendistel richtig an

🖉 **DOSIERUNG** Die empfohlene Dosis für Mariendistel beträgt 3-mal täglich 200 mg standardisierten Extrakt (mit 70–80 % Silymarin). Oft sind auch niedrigere Dosen durchaus sehr effektiv. Häufig wird die Mariendistel mit anderen Heilkräutern und Nährstoffen wie Löwenzahn, Cholin, Methionin und Inositol kombiniert. Solche Kombinationen nennen sich beispielsweise „Leberschutzkapseln". Halten Sie sich bei der Dosierung an die Angaben auf der Packung.

◉ **EINNAHMEEMPFEHLUNG** Mariendistelextrakt wird am besten zwischen den Mahlzeiten eingenommen. Wenn Sie die Samen direkt zu sich nehmen möchten, dann können Sie aber auch durchaus einmal täglich einen Teelöffel gemahlene Mariendistel über Ihre Frühstücksflocken streuen. Die positive Wirkung von Mariendistel kann sich eventuell schon nach etwa 1 oder 2 Wochen zeigen, doch bei chronischen Erkrankungen ist oft eine Langzeitbehandlung angebracht. Die Pflanze scheint selbst für Schwangere und Stillende unbedenklich zu sein. Wechselwirkungen mit anderen Medikamenten sind nicht bekannt.

Mögliche Nebenwirkungen

Der Mariendistel werden keine Nebenwirkungen zugeschrieben. Bei manchen Menschen könnte sie allerdings für etwa 1 oder 2 Tage leicht abführend wirken.

EINKAUFSTIPPS

■ Um die richtige Dosis zu erhalten, sollten Sie bei den Produkten auf den Anteil an Silymarin, dem aktiven Inhaltsstoff der Mariendistel, achten. Studien zufolge scheint die Mariendistel leichter aufgenommen zu werden, wenn sie an Phosphatidylcholin, einen Bestandteil des Lezithins gebunden ist, denn als reine Mariendistel.

■ Wer Mariendistel nimmt, um Leberschäden durch zu viel Alkohol vorzubeugen, der sollte Tinkturen auf Alkoholbasis meiden.

AKTUELLES

Mariendistel könnte eine Waffe gegen Hautkrebs sein. Forscher haben festgestellt: Mäuse, denen Silymarin auf die Haut aufgetragen wurde, bekamen zu 75 % weniger Hauttumoren, wenn sie UV-Strahlen ausgesetzt wurden. Ob diese Wirkung auch bei Menschen eintritt, ist noch offen.

WUSSTEN SIE, DASS…?

die Inhaltsstoffe der Mariendistel nicht besonders wasserlöslich sind. Tee aus den Samen enthält daher gewöhnlich nur wenige der leberschützenden Inhaltsstoffe der Pflanze.

Molybdän

Eine moderne Ernährung mit reichlich Weißmehl, raffiniertem Zucker, Dosen- und Fertiggerichten kann auf die Dauer zur Unterversorgung des Organismus mit Spurenelementen wie Molybdän führen, da diese bei der Verarbeitung verloren gehen.

Anwendung

- *Hilft bei allergischen Reaktionen auf Schwefelverbindungen (Sulfit).*
- *Fördert eine gesunde Darmflora.*
- *Wirkt Nahrungsmittelunverträglichkeiten entgegen.*
- *Erleichtert die Verwertung von Fluoriden.*
- *Kann unter Umständen bestimmten Krebsarten vorbeugen oder deren Heilung vorantreiben.*

Darreichungsform

- Kapsel

WARNHINWEIS

■ Schwangere und Stillende sollte vorsorglich keine therapeutischen Molybdängaben erhalten, da hierfür keine Erfahrungen vorliegen.

■ Bei Gicht oder erhöhtem Harnsäurespiegel sollte Molybdän vorsichtig dosiert werden.

Sprechen Sie bei Erkrankungen immer zuerst mit Ihrem Arzt, bevor Sie Ergänzungsmittel einnehmen.

Was ist Molybdän?

Molybdän ist ein Spurenelement, das vor allem in Skelett und Leber, aber auch in Zähnen, Nieren und Haut eingelagert ist. Es ist an vielen zellulären Enzymprozessen beteiligt, besonders an der Verarbeitung von Eisen und Schwefel. Zu einem Mangel an Molybdän kann es durch jahrelange falsche Ernährung oder entzündliche Darmerkrankungen kommen. Diese schränken nicht nur die Aufnahme von Molybdän ein, sondern erhöhen auch deutlich seine Verluste.

In vielen Nahrungsmitteln ist Molybdän enthalten. Sein Gehalt schwankt aber je nach Bodenqualität und Futtermitteln, und so sind niedrige Molybdänwerte bei genauen Analysen recht häufig. Schwere Mangelzustände hingegen sind selten und wurden nur bei künstlicher Ernährung und einer sehr seltenen, angeborenen Stoffwechselstörung beobachtet.

Wie wirkt Molybdän?

Erst wenn es in bestimmte Enzyme eingebaut ist, kann das Molybdän seine Wirkung entfalten.

Als Bestandteil des Enzyms Xanthinoxidase sorgt es für die Bildung von Harnsäure, einem wichtigen Antioxidans, das freie Radikale unschädlich macht. Ein Mangel an Molybdän und der dadurch bedingten geringeren Harnsäurebildung kann also Gicht entgegenwirken, da Gicht als die Folge einer erhöhten Harnsäurekonzentrationen im Blut anzusehen ist. Allerdings: Eine langjährige Molybdänüberdosis (wie sie zum Beispiel in bestimmten Gegenden Armeniens aufgrund des Bodengehalts vorkommt) scheint das Auftreten von Gicht eher wieder zu begünstigen.

✪ **WIRKUNGEN** Molybdän wird für den optimalen Transport von Eisen sowie für dessen Speicherung benötigt. Ein anderes molybdänhaltiges Enzym ist für den Abbau schwefelhaltiger Substanzen wie beispielsweise Methionin, Taurin, Glutamin und Homozystein zuständig, aber auch für den Umbau giftiger Sulfite in Sulfatverbindungen. Es eignet sich daher

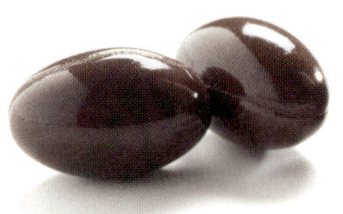
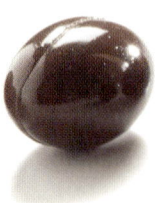
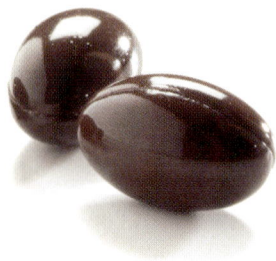

zur Behandlung von Sulfitüberempfindlichkeit, wenn Menschen aufgrund eines Molybdänmangels, der bei Smog oder starker Schwefelbelastung durch Abgase oder andere Verbrennungsvorgänge auftreten kann, die Schwefelverbindungen nicht abbauen können. Bei empfindlichen Personen können sogar geschwefelte Lebensmittel (Wein, Aprikosen, Rosinen) allergische Reaktionen wie Bauchkrämpfe, Atembeschwerden, Juckreiz, niedrigen Blutdruck und Schwellungen an Händen, Füßen und Augen bis hin zum anaphylaktischen Schock auslösen. Da Molybdän zudem auch beim Abbau von Nitrit zu Stickstoff beteiligt ist, verhindert es die Bildung krebserregender Nitrosamine.

✴ **WEITERE VORZÜGE** Da Molybdän die Darmflora und vor allem das Bakterium *Escherichia coli*, positiv beeinflusst, könnte es eine Darmsanierung unterstützen. Molybdänmangel dagegen schwächt die Darmflora und begünstigt Nahrungsmittelempfindlichkeiten infolge einer nicht ausreichenden Aufspaltung der Nahrung. Da Molybdän im Körper zahlreiche Hormonrezeptoren belegen kann, ist es auch bei Krebsarten einsetzbar, die auf Hormongaben ansprechen. Eine Zufuhr von Molybdän scheint aber auch bei Diabetes positiv, da es offenbar ähnlich wie Insulin den Blutzuckerspiegel stabilisiert.

In Gegenden mit reichlich Molybdän im Boden ist Karies seltener. Molybdän scheint dort die Aufnahme und Einlagerung von Fluorid zu erleichtern, was für gesunde Knochen und Zähne wichtig ist. Damit dürfte Molybdän auch an der Vorbeugung vor Osteoporose (Knochenschwund) und Karies beteiligt sein.

Wie viel Molybdän brauchen Sie?

Die Empfehlungen für Erwachsene schwanken zwischen 50–100 µg pro Tag (Deutschland) und 75–250 µg pro Tag (USA). Diese Werte werden gewöhnlich gut erreicht, wenn man sich mit einer normalen Mischkost ernährt. Therapeutische Dosierungen liegen zwischen 0,1 und 1,0 g pro Tag. Manche Autoren empfehlen allerdings eine generelle Zufuhr von 0,5 g pro Tag.

Molybdänvergiftungen über die Nahrung oder durch Zusatzpräparate sind praktisch unbekannt. Es wird allenfalls über leichte Magen-Darm-Beschwerden mit Durchfall berichtet.

Welche Nahrungsmittel liefern Molybdän?

Gute Quellen für Molybdän sind Hülsenfrüchte (Bohnen, Linsen, Erbsen, Soja sowie Erdnüsse) und Vollkorngetreide. Aber auch Eier, Fleisch (Innereien), Gemüse und Milchprodukte versorgen uns mit dem Spurenelement Molybdän.

AKTUELLES

Bei der Darmerkrankung Morbus Crohn gehen über den Magen-Darm-Trakt teilweise über 400 µg Molybdän pro Tag verloren. Diese Menge überschreitet die tägliche Molybdänaufnahme um ein Vielfaches.

TIPPS & INFOS

■ Neugeborene bekommen ihren ersten „Schluck" Molybdän mit der Vormilch. Später sinkt der Molybdängehalt der Muttermilch deutlich ab. Säuglingsmilch wird gewöhnlich mehr Molybdän zugesetzt, als in der Muttermilch enthalten ist.

WUSSTEN SIE, DASS...?

schon 100 g Kaiserschoten (Erbsenschoten) 70 µg Molybdän enthalten und uns damit einen Großteil der täglich nötigen Menge dieses Mineralstoffs liefern.

Mönchspfeffer

Schon die Ärzte im alten Griechenland empfahlen Mönchspfeffer, um damit die verschiedensten Leiden zur behandeln. Inzwischen zählt er zu einer der am häufigsten verordneten Heilpflanzen gegen Menstruationsprobleme.

Vitex agnus-castus

Anwendung

- *Lindert Symptome des PMS.*
- *Reguliert die Menstruation.*
- *Fördert die Fruchtbarkeit.*
- *Mindert Hitzewallungen in den Wechseljahren.*

Darreichungsformen

- **Getrocknete Beeren/Tee**
- **Kapsel**
- **Tablette**
- **Tinktur**

WARNHINWEIS

- Mönchspfeffer beeinflusst die Hormonproduktion. Deshalb sollte er von Frauen, die Hormonpräparate wie orale Kontrazeptiva und Östrogene erhalten, aber auch von Schwangeren nicht eingenommen werden.

Sprechen Sie bei Erkrankungen immer zuerst mit Ihrem Arzt, bevor Sie Ergänzungsmittel einnehmen.

Was ist Mönchspfeffer?

Das eigentliche Arzneimittel sind die Beeren des kleinen Mönchspfefferstrauchs. Mit seinen violetten Blütendornen und den langen, schmalen Blättern ist Mönchspfeffer ein Gewächs des Mittelmeerraums, das jedoch auch in subtropischen Gebieten rund um den Globus gedeiht. Seine roten Beeren werden im Herbst geerntet und getrocknet. Eine andere gängige Bezeichnung für dieses pflanzliche Heilmittel ist auch Keuschlamm.

Wie wirkt Mönchspfeffer?

Die Verwendung von Mönchspfeffer für „Frauenbeschwerden" wird bereits im vierten Jahrhundert v. Chr. von Hippokrates beschrieben. Obwohl die Pflanze keine Hormone oder hormonähnliche Substanzen enthält, wirkt sie über die Hirnanhangsdrüse (Hypophyse) auf die Bereitstellung des weiblichen Hormons Progesteron ein. Außerdem beschränkt der Mönchspfeffer die übermäßige Produktion von Prolaktin. Prolaktin ist ein Hormon, das in erster Linie dazu beiträgt, die Milchproduktion der weiblichen Brust zu steigern.

🔵 **WIRKUNGEN** Frauen, die regelmäßig an dem **Prä**menstruellen **S**yndrom (PMS) leiden, produzieren in den letzten beiden Wochen ihres Zyklus vermutlich zu wenig von dem Hormon Progesteron. Dieser Mangel bringt das natürliche Gleichgewicht von Östrogen und Progesteron im Körper ins Wanken. Mönchspfeffer stellt dieses wieder her, wodurch die PMS-Symptome wie Reizbarkeit, Blähungen und Depressionen abklingen. Deutsche Studien weisen darauf hin, dass diese Substanz PMS-Beschwerden bei über 90 % der Frauen lindert und bei einem Drittel die Symptome sogar ganz verschwinden lässt. Die prolaktinsenkende

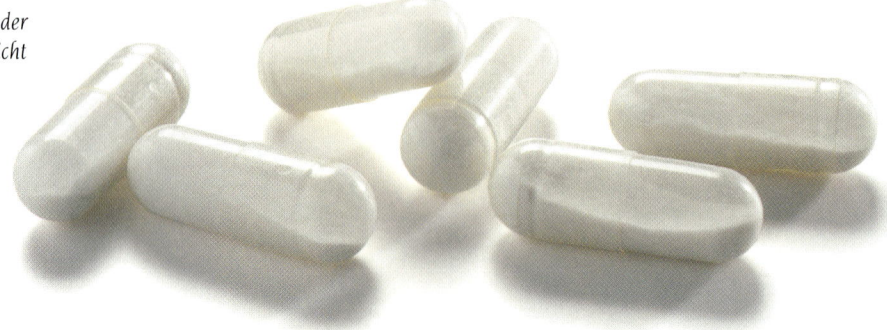

Mönchspfeffer ist als Tablette oder auch wie hier in Kapselform leicht einzunehmen.

Wirkung von Mönchspfeffer verringert Schmerzen und die Berührungs-
empfindlichkeit der Brust vor der Menstruation.

✳ **WEITERE VORZÜGE** Ein hoher Prolaktin- und ein niedriger Progesteronspiegel können den Eisprung behindern. Frauen, die dadurch bedingt
Schwierigkeiten mit der Empfängnis haben, können von Mönchspfeffer
profitieren. Am besten wirkt die Pflanze bei Frauen mit leicht erniedrig-
tem Progesteronspiegel. Wenn zu viel Prolaktin die Menstruation ausbleiben lässt (Amenorrhoe), kann Mönchspfeffer für die Wiederherstellung
des normalen Monatszyklusses sorgen.

Ebenso beruhen Hitzewallungen in den Wechseljahren auf hormo-
nellen Veränderungen, die von der Hirnanhangsdrüse gesteuert werden.
Auch hier lohnt es sich, Mönchspfeffer auszuprobieren. Allein oder in
Kombination mit anderen Pflanzen wie Dong quai oder Traubensilber-
kerze kann Mönchspfeffer gelegentlich auftretendes Hitzegefühl und
Schweißausbrüche eindämmen.

Manchmal empfiehlt sich der Mönchspfeffer auch zur Behandlung
menstruationsbedingter Akne.

So nehmen Sie Mönchspfeffer richtig ein

◪ **DOSIERUNG** *Ob zur Behandlung von PMS, Brustspannen, Unfruchtbarkeit,
Amenorrhoe oder auch anderen Menstruationsproblemen:* Die Dosierung von
Mönchspfeffer bleibt gleich. Verwenden Sie die Tinktur, Tabletten oder
auch die Kapseln 2-mal täglich nach den angegebenen Dosierungsempfehlungen des Herstellers. Die Kommission E empfiehlt eine Tagesdosis
von 30–40 mg.

◉ **EINNAHMEEMPFEHLUNG** Nehmen Sie Mönchspfeffer auf leeren Magen,
damit es besser resorbiert wird. Die erste Dosis sollten Sie immer morgens zu sich nehmen. Frauen mit PMS-Symptomen bemerken wahrscheinlich schon nach zehntägiger Einnahme eine gewisse Besserung
ihres nächsten Menstruationszyklusses. Es kann jedoch auch 3 Monate
dauern, bis die Pflanze ihrer volle Wirkung zeigt. Zur Behandlung von
Unfruchtbarkeit oder Amenorrhoe kann die Behandlung unter Umständen auch durchaus 6 Monate in Anspruch nehmen.

Mögliche Nebenwirkungen

Meist zeigen sich keine Nebenwirkungen bei der Einnahme von Mönch-
pfeffer. Untersuchungen zufolge kann es jedoch bei einigen Frauen zu
Magenproblemen oder auch zu einem juckenden Hautausschlag kommen. Setzen Sie dann das Mittel ab. Daneben kann sich bei manchen
Frauen die Monatsblutung verstärken.

TIPPS & INFOS

▪ Wie bei anderen Kräutern
wirken auch bei Mönchspfeffer zahlreiche aktive Substanzen zusammen. Die biologische Wirkung der Beeren
lässt sich nicht durch Verwendung einzelner Kompo-
nenten nachahmen.

▪ Frauen mit Stillproblemen
können Mönchspfeffer aus-
probieren, denn es kann die
Milchproduktion steigern.
Nehmen Sie 2-mal täglich
225 mg Mönchspfefferextrakt
als Tablette oder Kapsel,
solange wie nötig. Da er die
Zusammensetzung der Mut-
termilch nicht verändert, gibt
es keine Bedenken gegen
seine Anwendung.

Mutterkraut

Tanacetum parthenium

Im Mittelalter glaubte man, Mutterkraut würde die Luft reinigen sowie Malaria und andere lebensgefährliche Krankheiten abwenden. Als Mittel gegen Kopfschmerzen, Magenprobleme und Menstruationsbeschwerden ist es seither in Gebrauch und wird in jüngster Zeit auch zur Vorbeugung von Migräne eingesetzt.

Anwendung

- *Unterstützt die Migränevorbeugung und schwächt die Anfälle ab.*
- *Kann Menstruationsbeschwerden lindern.*

Darreichungsformen

- Getrocknet/Tee
- Kapsel
- Tablette
- Tinktur

WARNHINWEIS

- Schwangere sollten Mutterkraut meiden, da es Kontraktionen (das Zusammenziehen) der Gebärmuttermuskulatur bewirken kann. Auch Stillende sollten die Pflanze nicht verwenden.

- Mutterkraut kann die Blutgerinnung hemmen. Sprechen Sie daher vor dessen Einsatz mit Ihrem Arzt, wenn Sie ein gerinnungshemmendes Mittel einnehmen.

Sprechen Sie bei Erkrankungen immer zuerst mit Ihrem Arzt, bevor Sie Ergänzungsmittel einnehmen.

Was ist Mutterkraut?

Das Mutterkraut zählt zu den Korbblütlern. Aufgrund seiner hellen, gelbweißen Blüten und der gefiederten gelbgrünen Blätter wird es oft mit der Kamille verwechselt. Seine Blätter werden medizinisch genutzt, die stark duftenden Blüten haben jedoch keine gesundheitsfördernde Wirkung. Ihr Geruch vertreibt lediglich lästige Insekten.

Wie wirkt Mutterkraut?

Die aktive Substanz der Pflanze, das Parthenolid, scheint im menschlichen Organismus Substanzen zu blockieren, die bei der Erweiterung oder Verengung der Blutgefäße benötigt werden und auch Entzündungen hervorrufen können.

VORBEUGUNG Die genaue Ursache für Migräne ist noch nicht bekannt. Manche Mediziner sind der Ansicht, dass diese Kopfschmerzen durch eine Verengung und anschließend recht rasche Erweiterung der Blutgefäße im Kopf entstehen. Diese heftige Veränderung kann chemische Stoffe aus den Blutplättchen (den Blutkörperchen, die an der Blutgerinnung beteiligt sind) freisetzen, die Schmerzen und Entzündungen verursachen. Man vermutet, dass Mutterkraut die abrupte Erweiterung der Blutgefäße verhindert und somit die Freisetzung dieser Chemikalien unterbindet. Eine bereits eingetretene Migräne kann Mutterkraut allerdings nicht lindern.

Seit den 70er-Jahren wird Mutterkraut durch Mundpropaganda verbreitet. Um die Wirkung nachzuweisen, wählten britische Forscher Migränepatienten aus, die bereits regelmäßig Mutterkraut verwendeten.

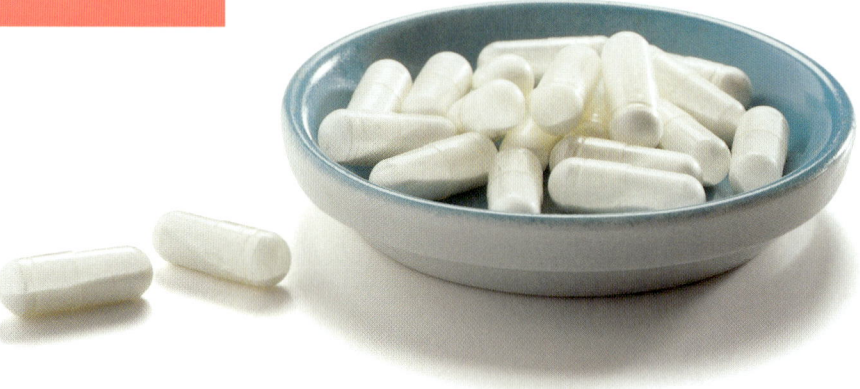

Pulverisierte Mutterkrautblätter in Kapselform können bei der Migränevorbeugung helfen.

Eine Gruppe erhielt weiterhin Mutterkraut, die andere ein Placebo. Während die Teilnehmer der Placebogruppe bald unter häufigeren und stärkeren Kopfschmerzen litten, blieb die Häufigkeit der Migräneanfälle bei der Gruppe, die Mutterkraut einnahm, unverändert. Eine weitere Studie belegte, dass Mutterkraut die Anzahl der Migräneanfälle um rund 24 % senkte und auch die Heftigkeit der Anfälle reduzierte. Aufgrund dieser Studien haben die Gesundheitsbehörden in Kanada und anderen Ländern den Einsatz von Mutterkraut zur Migränevorbeugung zugelassen.

✤ **WEITERE VORZÜGE** Mutterkraut wird schon seit langem gegen Menstruationsbeschwerden verwendet, besonders gegen Menstruationskrämpfe, die durch einen Überschuss an Prostaglandinen der Gebärmutterschleimhaut bewirkt werden. Prostaglandine sind hormonähnliche Substanzen, die Schmerzen und Entzündungen hervorrufen können. Mutterkraut hemmt deren Produktion.

Die entzündungshemmende Wirkung der Pflanze spricht auch für ihren Einsatz bei der Behandlung von entzündeten Gelenken bei Rheuma. Eine Untersuchung an Rheumapatienten zeigte jedoch keine Vorteile, wenn das Mutterkraut zusätzlich zur normalen Medikation eingenommen wurde. Wie Mutterkraut bei alleiniger Anwendung oder auch in Kombination mit anderen pflanzlichen Mitteln wirkt, wurde bis jetzt noch nicht erforscht.

So nehmen Sie Mutterkraut richtig ein

✐ **DOSIERUNG** *Gegen Migräne* werden täglich 250 mg eines Mutterkrautpräparats eingenommen, das auf mindestens 0,4 % Parthenolid standardisiert wurde.

✤ **EINNAHMEEMPFEHLUNG** Die Erfahrungen der Migränepatienten in der beschriebenen britischen Studie zeigen, wie wichtig es ist, das Mutterkraut über einen langen Zeitraum täglich einzunehmen. Brechen Sie die Einnahme nach einer relativ kurzer Zeit ab, so können Ihre Kopfschmerzen jederzeit wieder aufflammen.

Mögliche Nebenwirkungen

Selbst bei der Langzeitanwendung von Mutterkraut werden nur sehr wenige Nebenwirkungen beobachtet. Bläschen und Entzündungen der Mundschleimhaut scheinen nur aufzutreten, wenn die frischen Blätter gekaut werden. Dies war allerdings nur üblich, bevor es die heutigen Mutterkrautpäparate gab, denn heute muss niemand mehr die Blätter kauen. Manche Menschen bekommen allerdings von den frischen Blättern und den Präparaten Magenbeschwerden.

Bei Hautkontakt mit der Pflanze kann sich unter Umständen ein Ausschlag ausbilden. Wer dies bei sich beobachtet, der sollte das Mittel auf keinen Fall innerlich anwenden.

FALLBEISPIEL
Migränevorbeugung

Nick L. setzte lange Zeit all sein Vertrauen in die neuen Migränemittel, die seine Kopfschmerzen so erstaunlich bekämpften. Was er jedoch wirklich wollte, war ein Mittel, das die Migräne schon vor ihrer Entstehung abwendet. Sein Arzt schlug andere Medikamente vor, die aber unangenehme Nebenwirkungen hatten. „Der Betablocker beugte der Migräne vor", erinnert sich Nick, „aber mit dem Sex war es vorbei."

Auf einer Reise nach Manchester sah er ein Werbeschild: „Migränepatienten – hier gibt es Mutterkraut." Obwohl Nick pflanzlichen Mitteln nicht recht traute, kaufte er eine Flasche, die ein halbes Jahr lang ungeöffnet in seinem Medizinschränkchen lag.

Doch dann las er einen Artikel, in dem die Sicherheit und Wirksamkeit von Mutterkraut bestätigt wurde, und er entschloss sich, den Versuch zu wagen. Nick ergänzte seine tägliche Vitaminration um zwei Kapseln Mutterkraut. „Von da an hatte ich ein Jahr ohne Migräne", sagt er, „das Erste seit meiner Kindheit."

Nachtkerzenöl

Indianer waren es, die den ersten amerikanischen Siedlern die heilenden Kräfte der Nachtkerze nahe brachten. Die moderne Forschung konzentriert sich auf die therapeutischen Kräfte des Öls der Samen, das eine spezielle Fettsäure, die Gammalinolensäure enthält.

Oenothera biennis

Anwendung

- *Lindert die Schmerzen bei Rheuma.*
- *Kann die Symptome diabetisch bedingter Nervenschäden minimieren.*
- *Hilft gegen Ekzeme.*
- *Unterstützt die Behandlung von prämenstruellem Syndrom, Endometriose und Menstruationskrämpfen.*
- *Gegen Entzündungen bei Akne, Rosacea und Muskelkater.*

Darreichungsformen

- Kapsel
- Öl
- Weichgelatinekapsel

WARNHINWEIS

- Epileptiker sollten ihren Arzt befragen, ehe sie Nachtkerzenöl einnehmen. Hohe Dosen können nämlich eventuell einen Anfall auslösen.

Sprechen Sie bei Erkrankungen immer zuerst mit Ihrem Arzt, bevor Sie Ergänzungsmittel einnehmen.

Was ist Nachtkerzenöl?

Die hellgelben Blüten der nordamerikanischen Nachtkerze öffnen sich erst zur Dämmerung. Pflanze und Wurzel werden seit langem zu medizinischen Zwecken genutzt: Behandelt werden Blutergüsse, Hämorrhoiden, Hals- und Magenschmerzen. Relativ neu ist der Einsatz des Samenöls, das Gammalinolensäure enthält. Diese essenzielle Fettsäure wandelt der Körper zu hormonähnlichen Stoffen, den Prostaglandinen um, die einige Körperfunktionen steuern.

Der Körper kann Gammalinolensäure auch aus anderen Fettsäuren herstellen, aber es gibt kein Nahrungsmittel, das so große Mengen enthält. Im Nachtkerzenöl liegen immerhin 7–10 % der Fettsäuren in Form von Gammalinolensäure vor. Im Borretschöl sind es zwar 20–25 % und im Öl der Samen schwarzer Johannisbeeren 14–19 %, doch behindern hier andere Fettsäuren die Aufnahme der Gammalinolensäure. Die meisten Studien zur Wirkung dieser Fettsäure beruhen auf Nachtkerzenöl, das deshalb auch bevorzugt eingesetzt wird. Dennoch kann Borretschöl ein guter Ersatz sein: Es ist preiswerter als Nachtkerzenöl, und man braucht weniger, um die gewünschte Wirkung zu erzielen.

Wie wirkt Nachtkerzenöl?

Der Körper stellt verschiedene Prostaglandine selbst her, entzündungsfördernde wie entzündungshemmende. Die Gammalinolensäure aus Nachtkerzenöl kann direkt in wichtige entzündungshemmende Prostaglandine umgewandelt werden, was für die meisten ihrer Wirkungen ausschlaggebend ist. Diese Fettsäure ist zudem ein wichtiger Bestandteil der Zellmembran.

VORBEUGUNG Gammalinolensäure aus Nachtkerzenöl scheint das Fortschreiten der diabetischen Neuropathie zu hemmen, jener Nervenschäden, die eine häufige Komplikation bei Diabetes darstellen. Bei Menschen mit leichter diabetischer Neuropathie gingen während einer einjährigen Behandlung mit Nachtkerzenöl Taubheit der Gliedmaßen, Prickeln, Gefühlsverlust und andere Symptome der Erkrankung besser zurück als bei einer Placebogruppe. Nachtkerzenöl wird daher als wirksames Mittel zur Abwendung dieser Neuropathie angesehen.

WEITERE VORZÜGE Beliebt ist Nachtkerzenöl zur Behandlung der Hautkrankheit Neurodermitis, bei der der Körper zu wenig Gammalinolensäure bildet. Studien an Neurodermitispatienten zeigen, dass eine 3- bis 4-monatige Einnahme von Nachtkerzenöl den Juckreiz lindert und den Bedarf steroidhaltiger Hautcremes und Medikamente mit ihren unangenehmen Nebenwirkungen verringern kann.

Eventuell kann Nachtkerzenöl auch bei der Behandlung von Menstruationsstörungen wie PMS (**prä**menstruelles **S**yndrom), Menstruationskrämpfen und Endometriose wirksam sein. Das Öl blockiert nämlich die entzündungsfördernden Prostaglandine, die Menstruationskrämpfe hervorrufen. Zudem scheint es das Brustspannen, das manche Frauen kurz vor der Periode plagt, zu erleichtern und es könnte zur Wiederherstellung der Fruchtbarkeit beitragen.

Forschungen ergaben eine Besserung der typischen Rheumasymptome wie Gelenkschmerzen und -schwellungen aufgrund der Gabe von Nachtkerzenöl oder anderen Quellen der Gammalinolensäure. Auch andere Krankheiten, die mit Entzündungen einhergehen wie Rosacea, Akne und Muskelkater, können sich durch Nachtkerzenöl bessern.

So nehmen Sie Nachtkerzenöl richtig ein

🖊 **DOSIERUNG** Als therapeutische Dosis werden 3-mal täglich 1 000 mg Nachtkerzenöl empfohlen, was 240 mg Gammalinolensäure entspricht. Um die entsprechende Menge dieser Säure aus anderen Quellen aufzunehmen, müssten Sie täglich 1 000 mg Borretschöl oder 1 500 mg Öl von schwarzen Johannisbeeren zu sich nehmen. Nachtkerzenöl oder Borretschöl, oberflächlich auf die Finger aufgetragen, können die Symptome der Raynaud-Krankheit lindern.

◐ **EINNAHMEEMPFEHLUNG** Nehmen Sie Nachtkerzenöl oder andere Lieferanten der Gammalinolensäure zum Essen ein, um deren Aufnahme im Köper zu erleichtern.

Mögliche Nebenwirkungen

Blähungen oder Verdauungsbeschwerden können durch Nachtkerzenöl auftreten. Die Einnahme mit den Mahlzeiten kann diese Auswirkung jedoch abmildern.

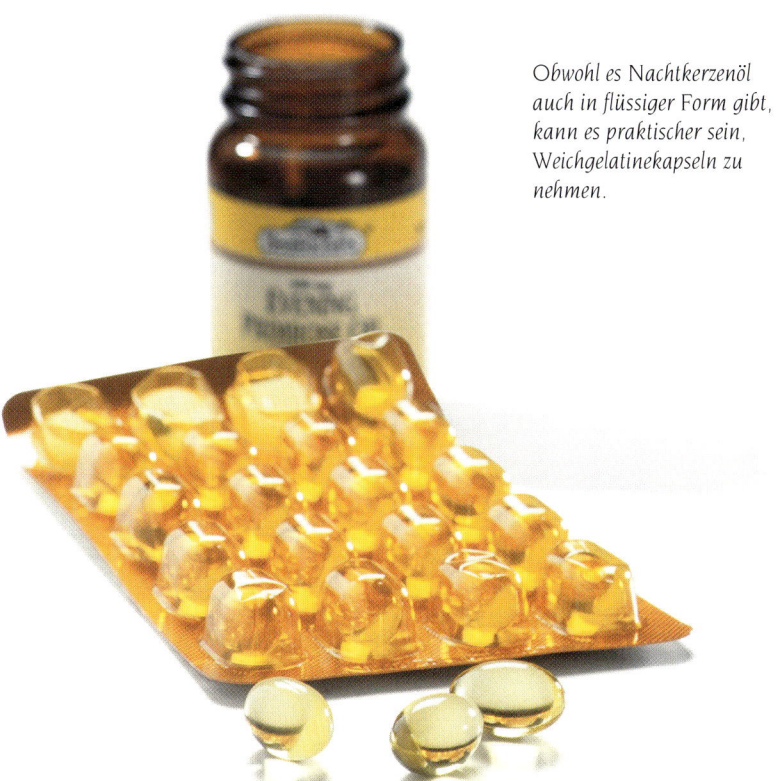

Obwohl es Nachtkerzenöl auch in flüssiger Form gibt, kann es praktischer sein, Weichgelatinekapseln zu nehmen.

AKTUELLES

Eine Untersuchung an 60 Neurodermitispatienten zeigte: Gammalinolensäure (GLS) – die essenzielle Fettsäure im Nachtkerzenöl – ist einem Placebo beim Abbau von Juckreiz und Nässen überlegen. Die GLS-Gruppe nahm über 12 Wochen 2-mal täglich 274 mg GLS ein (dies entspricht etwa sieben 1 000 mg Kapseln Nachtkerzenöl). Dermatologische Untersuchungen bestätigten die zunehmende Besserung der Symptome.

Sehr hohe Dosen von Gammalinolensäure (2,4 g pro Tag) in Form von Borretschöl reduzierte bei Rheumapatienten der medizinischen Abteilung der Universität Massachusetts Schäden am Gelenkgewebe. Es kam seltener zu Gelenkschmerzen und -schwellungen.

Niacin

Niacin oder auch B-Vitamin, Nikotinsäure(-amid) oder Vitamin B$_3$ genannt, hilft zur Vorbeugung und Behandlung von Depressionen, Gelenkentzündungen sowie einer Vielzahl anderer Erkrankungen. Ein ausgeprägter Mangel kommt nur in Entwicklungsländern vor.

Anwendung

- *Kann den Kreislauf stabilisieren.*
- *Lindert Schmerzen und andere Symptome bei Gelenkentzündungen.*
- *Hilft bei Depressionen.*
- *Kann die Entwicklung eines Typ-I-Diabetes aufhalten.*

Darreichungsformen

- Kapsel
- Tablette

WARNHINWEIS

■ Sprechen Sie mit Ihrem Arzt, bevor Sie Niacin verwenden, wenn Sie an einer der folgenden Erkrankungen leiden: Diabetes, niedriger Blutdruck, Probleme mit Blutungen, Glaukom, Gicht, Leberkrankheiten oder Magen-Darm-Geschwüre. All dies kann durch Niacin verschlimmert werden.

■ Wenn Sie Niacin in therapeutischen Dosen von 1 000 mg oder mehr einnehmen, dann sollten Sie alle 3 Monate beim Arzt Ihre Leberenzyme überprüfen lassen.

Sprechen Sie bei Erkrankungen oder psychischen Problemen immer zuerst mit Ihrem Arzt, bevor Sie Ergänzungsmittel einnehmen.

Was ist Niacin?

Niacin ähnelt der Aminosäure Tryptophan, die in Eiern, Fleisch und Geflügel vorkommt. Der Körper ist in der Lage, etwa die Hälfte seines Niacinbedarfs aus chemischen Bestandteilen des Tryptophans zu decken. Der Rest muss direkt aus die Nahrung aufgenommen werden. Viele eiweißreiche Nahrungsmittel sind gute Niacinquellen – daneben kann Niacin aber auch über Ergänzungsmittel oder angereicherte Nahrungsmittel zugeführt werden.

Wie wirkt Niacin?

Damit der Körper aus kohlenhydrathaltiger Nahrung Energie freisetzen kann, wird Niacin benötigt. Es ist auch an der Kontrolle des Blutzuckers beteiligt, lässt die Haut gesund aussehen und erhält die Funktion von Nerven- und Verdauungssystem. Meist wird Niacin als Nikotinsäureamid verkauft.

VORBEUGUNG In den 40er- und 50er-Jahren wurde über sehr gute klinische Erfolge bei der Behandlung von Patienten mit Gelenkentzündungen (rheumatoide Arthritis, Osteoarthritis) berichtet, die hohe Dosen Nikotinsäureamid erhalten hatten. Innerhalb weniger Monate verbesserten sich bei ihnen Gelenkfunktion, Reichweite, Muskelkraft und Ausdauer. Neuere Untersuchungen bestätigen diese Befunde. Offenbar hat Nikotinsäureamid bei solchen Erkrankungen eine entzündungshemmende Wirkung und kann dazu beitragen, geschädigte Knorpelmasse zu heilen.

WEITERE VORZÜGE Niacin unterstützt die Gesundheit von Gehirn und Nervenzellen. Es gibt Hinweise darauf, dass Nikotinsäureamid Depressionen, Ängste und Schlaflosigkeit lindern kann. Hohe Mengen Nikotinsäureamid können – wenn frühzeitig verabreicht – die Ausbildung eines Typ-I-Diabetes verhindern (der gewöhnlich vor dem 30. Lebensjahr zum Ausbruch kommt). Dieser Therapieversuch sollte jedoch nur unter ärztlicher Aufsicht durchgeführt werden.

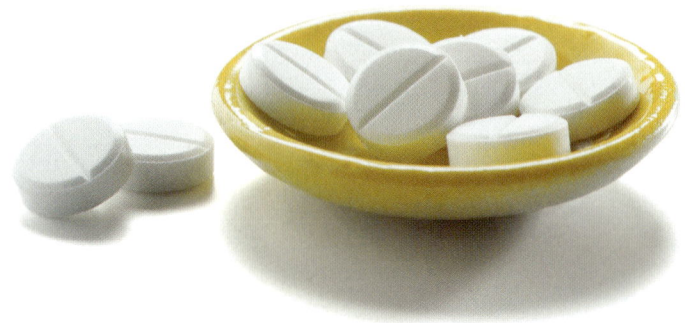

Wie viel Niacin brauchen Sie?

Die Empfehlung für die Tageszufuhr liegt für Frauen bei 13 mg, für Männer bei bis zu 17 mg. Zur wirkungsvollen Behandlung zahlreicher Krankheiten, bei denen Niacin nicht als Nährstoff, sondern als Arzneimittel wirkt, sind erheblich höhere Mengen notwendig.

⊟ **ZU WENIG NIACIN** Ein leichter Niacinmangel hat Hautveränderungen, Appetitverlust, Verdauungsstörungen und Schwäche zur Folge. Schwere Mängel, die in Industrieländern praktisch nicht vorkommen, führen zu Pellagra, einer Krankheit, die in eine Behinderung übergehen kann. Zu den Symptomen zählen ein Ausschlag an den Hautpartien, die dem Sonnenlicht ausgesetzt sind, Erbrechen, leuchtend rote Zunge, Mattigkeit und Gedächtnisverlust.

⊞ **ZU VIEL NIACIN** Erwachsene sollten über Ergänzungsmittel nicht mehr als 35 mg pro Tag zusätzlich zu dem Niacin aus der Nahrung aufnehmen. Bei höheren Dosen (über 3 g pro Tag), die für medizinische Zwecke wie die Senkung der Blutfette verordnet werden können, müssen Arzt oder Ärztin die Leberfunktion überwachen. Zu viel Niacin kann nämlich auf Dauer die Leber schädigen.

So wenden Sie Niacin richtig an

▨ **DOSIERUNG** Bei Ängsten oder Depressionen: 50 mg Niacin am Tag. Diese Dosis ist Bestandteil von Vitamin-B-Komplexpräparaten. Gegen Schlaflosigkeit: 500 mg Nikotinsäureamid eine Stunde vor dem Schlafengehen. Gegen Gelenkentzündungen: 3-mal täglich 500 mg Nikotinsäureamid. Führen Sie alle Dosierungen, die über 35 mg pro Tag liegen, nur unter ärztlicher Aufsicht durch.

◉ **EINNAHMEEMPFEHLUNG** Niacin sollte am besten zu den Mahlzeiten eingenommen werden. Wer verschreibungspflichtige Medikamente zur Senkung des Cholesterinspiegels nimmt, sollte Niacin nicht in der therapeutischen Dosis zuführen.

Welche Nahrungsmittel liefern Niacin?

Niacin ist in eiweißreichen Lebensmitteln wie Geflügel, Rindfleisch, Fisch und Nüssen enthalten. Auch Brot, Backwaren und Kartoffeln versorgen unseren Körper mit Niacin. Eier, Milch und Milchprodukte enthalten zwar wenig Niacin, liefern stattdessen jedoch reichlich Tryptophan.

Wer auf Kapseln oder Tabletten verzichten möchte, der kann seinen Niacinbedarf auch beispielsweise über Erdnüsse decken.

Pfefferminze

Mentha piperita

Diese stark aromatische Pflanze wird wohl in kaum einem Haushalt fehlen, denn sie hilft gegen Verdauungsstörungen, Erkältungen und Kopfschmerzen. Vor allem ihre lindernde Wirkung bei Magenverstimmungen und Reizdarm wissen die Menschen seit langem zu schätzen.

Anwendung

- *Lindert Übelkeit und Magenbeschwerden.*
- *Bekämpft Symptome von Divertikulitis und Reizdarm.*
- *Unterstützt die Auflösung von Gallensteinen.*
- *Erfrischt den Atem.*
- *Lindert Muskelkater.*
- *Erleichtert Husten und Schnupfen.*

Darreichungsformen

- **Getrocknet oder frisch/Tee**
- **Kapsel**
- **Öl**
- **Salbe/Creme**
- **Tinktur**

Was ist Pfefferminze?

Pfefferminze wird weltweit wegen ihres Aromas und ihrer medizinischen Wirkung angepflanzt. Sie ist eine natürliche Kreuzung aus grüner Minze und Wasserminze, hat einen viereckigen Stängel, spitz zulaufende dunkelgrüne oder ovale lila Blätter und fliederfarbene Blüten. Zum medizinischen Gebrauch werden Blätter und Stängel der Pflanze kurz vor der Sommerblüte geerntet. Der wichtigste Wirkstoff ist das leicht flüchtige Öl, das aus über 40 verschiedenen Stoffen besteht. Seine therapeutische Wirkung beruht hauptsächlich auf Menthol, Menthon und Menthylazetat.

Wie wirkt Pfefferminze?

Pfefferminze ist besonders zu Behandlung von Verdauungsproblemen geeignet, denn sie löst Krämpfe und entspannt die Darmmuskulatur. Außerdem sorgt sie für einen frischen Atem und befreit verstopfte Schnupfennasen.

✪ **WIRKUNGEN** Pfefferminzöl entspannt die Muskeln des Verdauungstrakts und lindert so Darmkrämpfe und Blähungen. Diese krampflösenden Eigenschaften sind auch bei einem Reizdarm hilfreich, der durch Bauchschmerzen, Verdauungsstörungen sowie einem Wechsel zwischen Durchfall und Verstopfung gekennzeichnet ist. Das Menthol der Pfefferminze unterstützt die Verdauung, weil es den Fluss der natürlichen Ver-

Als Tee oder Tropfen kann Pfefferminze viele Verdauungsbeschwerden lindern.

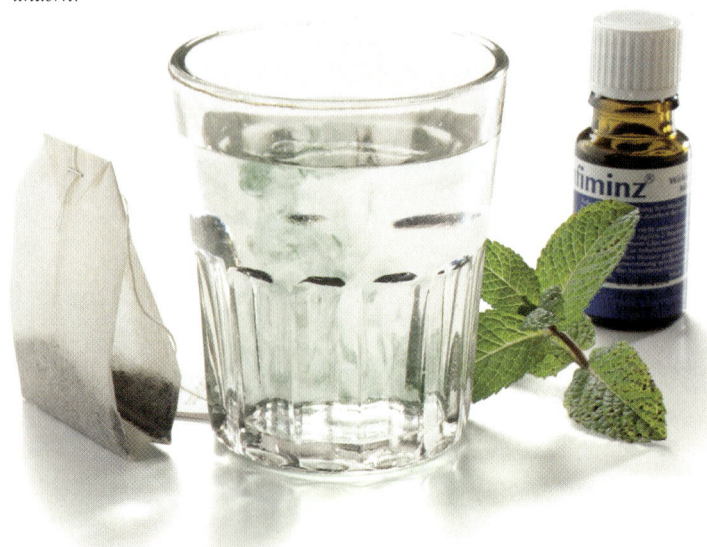

dauungssäfte und der Galle anregt. Das erklärt, weshalb Pfefferminzöl oft in frei verkäuflichen Antazida (Medikamenten zur Neutralisierung der Magensäure) enthalten ist. Zahlreiche Studien beweisen, dass das Menthol im Pfefferminzöl auch die Auflösung von Gallensteinen unterstützt, was möglicherweise eine Alternative zur Operation darstellt.

Als Tee oder Öl stellt Pfefferminze ein mildes Schmerzmittel für die Magenschleimhaut dar, das Übelkeit und Reisekrankheit vertreiben kann. Der Tee lindert mitunter auch Symptome einer Divertikulitis, einschließlich Blähungen und Aufstoßen.

✴ **WEITERE VORZÜGE** Oberflächlich aufgetragen, lindert Pfefferminzöl Schmerzen, indem es die Kälterezeptoren reizt und gleichzeitig die Schmerzrezeptoren unterdrückt. Deshalb ist es auch ein gutes Mittel gegen Muskelkater.

Die deutsche Kommission E, die wissenschaftliche Ergebnisse ernsthaft auswertet, hält Pfefferminze für ein wirksames Mittel, um Entzündungen der Nasengänge (Schnupfen) zu bekämpfen. Viele Menschen mit Erkältungen meinen, das Einatmen von Pfefferminzmenthol befreie die Atemwege. Pfefferminztee kann auch bei Verengung der Bronchien durch Asthma Erleichterung bringen.

So wenden Sie Pfefferminze richtig an

⊘ **DOSIERUNG** *Zur Behandlung von Reizdarm, Übelkeit und Gallensteinen:* Nehmen Sie kein flüssiges Pfefferminzöl ein. Magensaftresistente Kapseln setzen das Öl dort frei, wo es gebraucht wird, also nicht im Magen, sondern im Dünn- und Dickdarm. Man nimmt 2- bis 3-mal täglich 1–2 Kapseln (0,2 ml Öl pro Kapsel) zwischen den Mahlzeiten. *Gegen Mundgeruch:* Träufeln Sie etwas Pfefferminzöl auf die Zunge. *Gegen Blähungen und zur Beruhigung des Magens:* Bereiten Sie einen Tee zu, indem Sie 1–2 TL getrockneter Pfefferminzblätter 5–10 Minuten in heißem Wasser ziehen lassen. Tasse abdecken, damit das leicht flüchtige Öl nicht verdampft. *Bei Verstopfung:* Trinken Sie bis zu 4 Tassen Pfefferminztee am Tag. *Zur Schmerzlinderung:* Ein paar Tropfen Pfefferminzöl auf 45 ml (3 EL) neutrales Öl geben. Bis zu 4-mal täglich auf die betroffene Stelle auftragen.

◉ **EINNAHMEEMPFEHLUNG** Magensaftresistente Kapseln werden zwischen den Mahlzeiten eingenommen. Wer Pfefferminztee bevorzugt, sollte 3- bis 4-mal täglich nach oder zwischen den Mahlzeiten eine Tasse trinken. Pfefferminzöl oder mentholhaltige Salben sollten nicht öfter als 3- bis 4-mal täglich aufgetragen werden. Pfefferminztinktur wird eingenommen, indem man 10–20 Tropfen in ein Glas Wasser gibt. Benutzen Sie Pfefferminzöl nicht während einer homöopathischen Behandlung oder in der Schwangerschaft.

Mögliche Nebenwirkungen

In der empfohlenen Dosierung hat Pfefferminze gewöhnlich keine Nebenwirkungen, selbst wenn man sie über lange Zeit anwendet. In seltenen Fällen kommt es durch magensaftresistente Pfefferminzölkapseln zu Hautausschlägen und Magenbeschwerden. Oberflächlich angewendet kann Pfefferminzöl allergische Hautausschläge verursachen, besonders bei zusätzlicher Hitzeanwendung. Brechen Sie die Anwendung ab, wenn Nebenwirkungen auftreten.

Phosphor

Zusammen mit Kalzium sorgt dieser Mineralstoff für starke Knochen und gesunde Zähne. Außerdem spielt Phosphor eine zentrale Rolle beim Energiehaushalt aller Zellen unseres Körpers. Ein Mangel ist zum Glück sehr unwahrscheinlich.

Anwendung

- *Zum Aufbau starker Knochen und dem Erhalt eines intakten Skeletts.*
- *Härtet den Zahnschmelz und kräftigt die Zähne.*

Darreichungsformen

- **Kapsel**
- **Pulver**
- **Tablette**

WARNHINWEIS

Hauptrisiko bei Phosphor ist eine Überversorgung, die zu Kalziummangel führen kann. Nehmen Sie kein Phosphorpräparat ein ohne vorherige Rücksprache mit Ihrem Arzt.

In den seltenen Fällen eines Phosphormangels muss die Phosphorgabe ärztlich überwacht werden – zum Beispiel bei Nierenerkrankungen, Krankheiten des Verdauungsapparats oder schweren Verbrennungen.

Sprechen Sie bei Erkrankungen immer zuerst mit Ihrem Arzt, bevor Sie Ergänzungsmittel einnehmen.

Was ist Phosphor?

Nach Kalzium ist Phosphor der zweithäufigste Mineralstoff im Körper. Jeder Mensch trägt etwa 650 g mit sich herum. Der Großteil des Phosphors, rund 85 %, steckt in Knochen und Zähnen, der Rest verteilt sich auf Blut, Muskulatur, Herz, Nieren, Gehirn und andere Organe. Mit vielen anderen Nährstoffen steht Phosphor in Wechselwirkung, doch sein konstantester Partner ist das Kalzium. In den Knochen liegen Kalzium und Phosphor im Verhältnis 2:1 vor, an anderen Stellen ist der Phosphoranteil jedoch deutlich höher.

Wie wirkt Phosphor?

Es gibt kaum einen biologischen oder zellulären Prozess, an dem Phosphor nicht direkt oder indirekt beteiligt ist. Eine seiner Aufgaben ist es, die Zellen zu schützen. Er kann aber auch als biologischer Geleitschutz fungieren, da er zahlreiche Nährstoffe, Hormone und chemische Substanzen bei ihrer Arbeit unterstützt. Möglicherweise aktiviert Phosphor auch die B-Vitamine, die auf diese Weise effizienter ihre Wirkungen entfalten können.

✦ **WIRKUNGEN** Eine der wichtigsten Funktionen von Phosphor ist sein Beitrag zum Knochenaufbau und auch für den Erhalt gesunder Zähne ist die Phosphor-Kalzium-Partnerschaft unerlässlich. Daneben verbindet sich Phosphor mit den Blutfetten zu Phospholipiden, den Bausteinen der Zellwände des Körpers. Ohne Phosphor, da würde im Körper sozusagen nichts mehr laufen, da nur mit ihm die Kohlenhydrate, Fette und auch Eiweiße aus unserer täglich zugeführten Nahrung in Energie umgewandelt werden können.

✦ **WEITERE VORZÜGE** Als Botenstoff ist Phosphor ständig zwischen den Zellen unterwegs und koordiniert dabei, zusammen mit noch anderen Substanzen, die Muskelkontraktionen sowie die Übertragung von Nervenimpulsen vom Gehirn zum Körper und die Hormonsekretion. Eine ausreichende Phosphorzufuhr kann daher die körperliche Leistungsfähig-

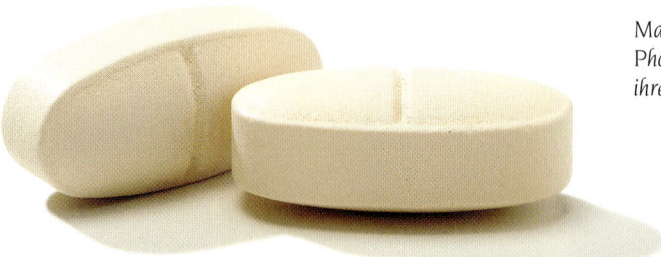

Manche Multivitamintabletten enthalten Phosphor, die meisten Menschen decken jedoch ihren täglichen Bedarf über die Nahrung.

keit verbessern und Müdigkeit entgegenwirken. Der Mineralstoff wird außerdem gebraucht, um das Säure-Basen-Gleichgewicht, den pH-Wert des Blutes aufrechtzuerhalten und auch zur Herstellung von DNA und RNA, den Grundbausteinen unserer Erbinformation.

Wie viel Phosphor brauchen Sie?

Die zusätzliche Einnahme von Ergänzungsmitteln ist praktisch überflüssig, da Phosphor in sehr vielen unserer Lebensmitteln vorkommt. Männer und Frauen brauchen täglich etwa 700 mg. Während der Zeit des starken Knochenwachstums (bei Jugendlichen zwischen 10–19 Jahren) steigt der Bedarf an Phosphor jedoch auf 1 250 mg. Früher wurde empfohlen, Phosphor und Kalzium im Verhältnis 1:1 aufzunehmen, was allerdings in der Praxis kaum zu erreichen ist, weil meistens mehr Phosphor als Kalzium in der Nahrung enthalten ist.

⊟ **ZU WENIG PHOSPHOR** Ein Phosphormangel ist relativ selten. Sollte er aber dennoch einmal vorliegen, dann kann er zu brüchigen Knochen und Zähnen, zu Müdigkeit, Schwäche, Appetitverlust, Gelenkschmerzen und Steifheit führen sowie zu einer erhöhten Infektanfälligkeit. Schon ein leichter Mangel verringert die Energievorräte.

⊕ **ZU VIEL PHOSPHOR** Eine zu hohe Phosphorzufuhr hat keine unmittelbaren Auswirkungen. Auf Dauer kann sie jedoch die Kalziumaufnahme behindern. Ob dies allerdings die Gesundheit der Knochen beeinträchtigt ist nicht geklärt.

So nehmen Sie Phosphor richtig ein

⊘ **DOSIERUNG** Die meisten Menschen nehmen über ihre Nahrung Phosphor in ausreichenden Mengen zu sich. Bei einer Erkrankung, die an diesem Mineralstoff zehrt (dies können beispielsweise ein Darmleiden oder auch ein Nierenversagen sein), kann der Arzt gegebenenfalls die erforderliche Dosis verschreiben.

◉ **EINNAHMEEMPFEHLUNG** Nehmen Sie reine Phosphorpräparate nur auf ärztliche Verordnung hin ein.

Welche Nahrungsmittel liefern Phosphor?

Eiweißreiche Nahrungsmittel wie Fleisch und Fisch sowie Geflügel und auch Milchprodukte enthalten reichlich Phosphor. In der verarbeiteten Nahrung wird es auch häufig als Zusatzstoff verwendet – besonders in gesüßten Getränke wie Cola findet sich oft jede Menge Phosphor. Daneben kommt es aber auch in Getreideprodukten vor. Inhaltsstoffe, die sich in Vollkornbrot und Getreideflocken finden, können die Phosphoraufnahme jedoch behindern.

Riboflavin

Aufsehen erregende neue Forschungsarbeiten legen nahe, dass Rivoflavin (Vitamin B$_2$) eine Reihe bisher unvermuteter medizinischer Wirkungen haben könnte. Offenbar bekämpft es Migräne, verhindert Sehverluste durch grauen Star und lässt Hautverletzungen abheilen.

Anwendung

- *Verhindert oder verzögert die Kataraktbildung (grauer Star).*
- *Reduziert Häufigkeit und Schweregrad von Migräne.*
- *Hilft gegen Hautverletzungen durch Rosacea.*

Darreichungsformen

- Kapsel
- Tablette

WARNHINWEIS

Sprechen Sie bei Erkrankungen oder psychischen Problemen immer zuerst mit Ihrem Arzt, bevor Sie Ergänzungsmittel einnehmen.

Was ist Riboflavin?

1879 entdeckten Wissenschaftler beim Blick durchs Mikroskop in der Milch eine fluoreszierende, gelbgrüne Substanz. Erst 1933 wurde diese als Riboflavin identifiziert, ein wasserlösliches Vitamin. Als Baustein verschiedener Coenzyme hilft es, Eiweiß, Fett und Kohlenhydrate in Körperenergie umzuwandeln. Riboflavin kommt in vielen Nahrungsmitteln vor. Unter Sonneneinstrahlung zerfällt es rasch. Eine ungenügende Riboflavinzufuhr geht meist mit einem Mangel an weiteren B-Vitaminen einher und ist bei älteren Menschen und Alkoholikern ein verbreitetes Problem. Riboflavin ist als Einzelpräparat, in Kombination mit anderen B-Vitaminen (Vitamin-B-Komplex) oder als Teil eines Multivitaminpräparats erhältlich.

Wie wirkt Riboflavin?

Der Körper braucht dieses Vitamin für zahlreiche Funktionen. Unverzichtbar ist es für die Produktion der Schilddrüsenhormone, welche den Stoffwechsel beschleunigen und stetig Energie bereitstellen. Außerdem unterstützt Riboflavin den Körper bei der Produktion infektionsbekämpfender Immunzellen. Zusammen mit Eisen ist es an der Herstellung roter Blutkörperchen beteiligt, welche alle Körperzellen mit Sauerstoff versorgen. Daneben aktiviert es die Vitamine B$_6$ und Niacin.

Riboflavin stellt Substanzen her, die Antioxidanzien wie Vitamin E beim Schutz der Zellen vor hoch reaktiven freien Radikalen unterstützen. Besonders wichtig ist es auch für die Erhaltung und Reparatur des Gewebes. Größere Mengen braucht der Körper zur schnelleren Wundheilung nach Operationen, Verbrennungen und anderen Verletzungen. Außerdem ist das Vitamin zur Gesunderhaltung der Augen notwendig und könnte auch die Gesundheit der Nerven beeinflussen.

◉ VORBEUGUNG Es verstärkt die Wirkung von Antioxidanzien und schützt dadurch viele Körpergewebe, besonders die Augenlinse. Möglicherweise verhindert es dadurch grauen Star, der vielen alten Menschen das Sehvermögen raubt. Augenärzte empfehlen besonders Menschen mit Starerkrankungen in der Verwandtschaft, lebenslang auf eine ausreichende Riboflavinzufuhr zu achten. Auch die Häufigkeit und Schwere von Migräneanfällen wird durch dieses Vitamin vermindert. Man vermutet, dass das Gehirn bei Migränepatienten zu wenig Energiereserven besitzt. Riboflavin könnte den Anfällen vorbeugen, indem es die Energieversorgung der Hirnzellen verbessert.

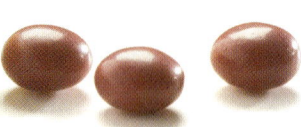

⊕ **WEITERE VORZÜGE** Riboflavin hat sich bei der Behandlung von Hautkrankheiten wie Rosacea bewährt, die bei vielen Erwachsenen zu Gesichtsrötungen und Pusteln führt. Zusammen mit anderen B-Vitaminen, wie Vitamin B$_6$ und Niacin, wird es gegen ein breites Spektrum nervlicher und anderer Leiden wie Taubheitsgefühle und Prickeln, Alzheimerkrankheit, Epilepsie, multiple Sklerose, aber auch Ängste, Stress und Müdigkeit eingesetzt. Manche Ärzte verschreiben Riboflavinpräparate zur Behandlung der Sichelzellanämie, weil viele Patienten mit dieser Krankheit auch einen Riboflavinmangel haben.

Wie viel Riboflavin brauchen Sie?

Frauen sollten täglich 1,2 mg und Männer bis zu 1,5 mg aufnehmen. Diese Mengen verhindern Mangelerscheinungen. Bei bestimmten Erkrankungen werden gewöhnlich höhere Mengen verordnet.

⊖ **ZU WENIG RIBOFLAVIN** Klassische Mangelerscheinungen sind rissige Mundwinkel (Rhagaden) und erhöhte Empfindlichkeit gegenüber Sonnenlicht (Tränen, Brennen und Jucken der Augen). Die Haut um Nase, Augenbrauen und Ohrläppchen kann sich schälen, und im Lendenbereich kann eine Hautrötung auftreten. Auch kann die Zahl der roten Blutkörperchen zurückgehen (Anämie), was Müdigkeit zur Folge hat.

⊕ **ZU VIEL RIBOFLAVIN** Ein Übermaß an Riboflavin ist ungefährlich, weil der Körper die Überschüsse mit dem Urin ausscheidet. Hohe Mengen dieses Vitamins können den Urin allerdings leuchtend gelb färben – eine harmlose, aber irritierende Nebenwirkung.

So nehmen Sie Riboflavin richtig ein

▢ **DOSIERUNG** *Zur Vorbeugung gegen grauen Star:* 25 mg pro Tag. *Bei Rosacea:* 50 mg pro Tag. *Bei Migräne:* Bis zu 200 mg pro Tag können erforderlich sein. Viele Vitaminpräparate decken bereits den Tagesbedarf für Riboflavin. Hoch konzentrierte Multivitaminzubereitungen enthalten teilweise bis zu 30 mg und mehr. Vitamin-B-Komplexpräparate enthalten meist 50 mg Riboflavin und dazu weitere B-Vitamine, einschließlich Niacin, Thiamin, Folsäure und die Vitamine B$_6$ und B$_{12}$.

◈ **EINNAHMEEMPFEHLUNG** Wenn Sie orale Kontrazeptiva, Antibiotika und Psychopharmaka einnehmen, welche den Riboflavinbedarf verändern können, sollten Sie Ihren Arzt darauf ansprechen. Nehmen Sie Riboflavin nicht zusammen mit Alkohol, weil dieser die Aufnahme des Vitamins im Verdauungstrakt behindert.

Welche Nahrungsmittel liefern Riboflavin?

Gute Riboflavinquellen sind Milch, Käse, Joghurt, Leber, Rindfleisch, Fisch, Vollkornbrot und -flocken, Eier, Avocados und Pilze.

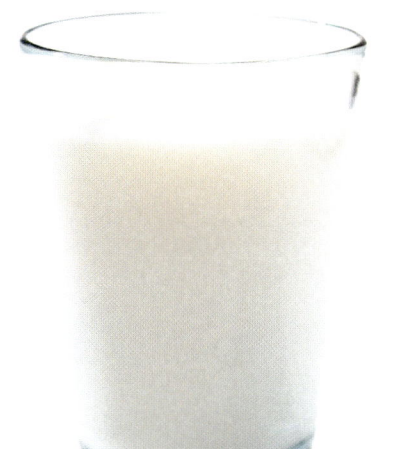

Sägepalme

Serenoa repens

Indianer hatten seltener Prostataprobleme, vielleicht weil sie regelmäßig Blätter der Sägepalme aßen? Mittlerweile wird der Sägepalmenextrakt auch von europäischen Ärzten vermehrt gegen dieses Männerproblem verschrieben.

Anwendung

- *Hilft bei häufigem, nächtlichem Wasserlassen und anderen Symptomen einer vergrößerten Prostata.*

- *Wirkt Prostataentzündungen entgegen.*

- *Kann das Immunsystem ankurbeln und Harnwegsinfekte behandeln.*

Darreichungsformen

- Getrocknet/Tee
- Kapsel
- Tablette
- Tinktur
- Weichgelatinekapsel

WARNHINWEIS

- Wer Blut im Urin bemerkt oder Schwierigkeiten beim Wasserlassen hat, sollte zum Arzt gehen, bevor er zu Sägepalmenfruchtextrakt greift, da solche Symptome auch mit Prostatakrebs in Verbindung stehen können.

- Sägepalmenfruchtextrakt beeinflusst den Hormonspiegel. Männer mit Prostatakrebs und alle, die Hormone einnehmen, sollten daher unbedingt ihren Arzt fragen, ob dieses Mittel für sie geeignet ist.

Sprechen Sie bei Erkrankungen immer zuerst mit Ihrem Hausarzt, bevor Sie Ergänzungsmittel einnehmen.

Was sind Sägepalmenfrüchte?

Die Sägepalme wächst im Süden der USA und ist nach den stacheligen, gezahnten Stängeln ihrer Blattansätze benannt. Mit einem Lebensalter von bis zu 700 Jahren erscheint die Pflanze nahezu unverwüstlich. Sie widersteht Dürre, Schädlingsbefall und Feuer. Medizinisch genutzt werden die blauschwarzen Beeren, die im August und September geerntet werden. Dies ist mitunter ein riskantes Unterfangen, da sich die Arbeiter an den rasiermesserscharfen Stängeln sehr leicht schneiden können und sich zudem den Bissen der Diamantrücken-Klapperschlange aussetzen, die sich im Schatten der buschigen Pflanze einnistet und bei Störung ihres Heims nicht unbedingt das Weite sucht.

Wie wirken Sägepalmenfrüchte?

Als Hausmittel wird die Sägepalmenfrucht schon lange verwendet. Die Indianer behandelten Harnwegsinfekte damit, und die ersten Siedler, die bei ihren Tieren, die von den Beeren fraßen, eine auffällige Vitalität bemerkten, erstellten aus den Früchten ein Tonikum für Gebrechliche. Später wurde die Sägepalme auch zur Behandlung eines hartnäckigen Hustens und als Verdauungshilfe eingesetzt. Heute beruht der gute Ruf dieser Pflanze vor allem auf ihrer Fähigkeit, Beschwerden zu lindern, die durch eine vergrößerte Prostata verursacht werden.

⊕ WIRKUNGEN In Deutschland, Italien, Frankreich und anderen Ländern wird Sägepalme routinemäßig bei einer gutartigen Vergrößerung der Prostata (nicht bei Prostatakrebs) verschrieben. Vergrößert sich die walnussgroße Prostatadrüse, was bei mehr als der Hälfte aller über 50-jährigen Männern der Fall ist, kann sie auf die Harnröhre drücken, die den Urin aus der Blase durch die Prostata und den Penis abführt. Zu den

Die getrocknete Frucht der Sägepalme wird oft zu Tabletten verarbeitet, die gegen Prostatabeschwerden helfen.

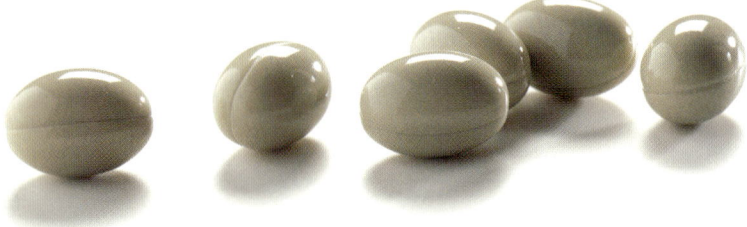

Symptomen zählen häufiges Urinieren (besonders bei Nacht), ein schwacher Harnstrahl, Schmerzen beim Wasserlassen und Schwierigkeiten, die Blase vollständig zu entleeren. Für die Wirkung des Sägepalmenfruchtextrakts gibt es verschiedene Erklärungen: Beeinflussung verschiedener Hormone, welche die Prostatazellen zur Vermehrung anregen, sowie die Hemmung von Entzündungen und Unterstützung beim Abbau von Gewebeschwellungen.

Studien zufolge ruft der Sägepalmenfruchtextrakt weniger Nebenwirkungen (wie Impotenz) hervor und wirkt auch rascher als die häufig verordnete Substanz Finasterid. Zumeist setzt die Wirkung schon nach etwa 30 Tagen ein.

✳ **WEITERE VORZÜGE** Während es deutliche Hinweise dafür gibt, dass Sägepalmenfruchtextrakt die Symptome der Prostatavergrößerung lindert, sind andere Wirkungen kaum belegt. Man hat die Pflanze schon zur Behandlung bestimmter Entzündungen der Prostata (Prostatitis) eingesetzt. In Laborversuchen stärkt sie die bakterienabtötenden Kräfte des Immunsystems, weshalb sie bei Prostata- oder Harnwegsinfekten nützlich sein könnte. Da Sägepalmenfruchtextrakt auch den Spiegel krebsfördernder Hormone beeinflusst, wird untersucht, ob er auch bei der Verhütung von Prostatakrebs eine Rolle spielt.

So nehmen Sie Sägepalmenfruchtextrakt richtig ein

⊘ **DOSIERUNG** Die übliche Dosis liegt bei 160 mg 2-mal täglich. Von höheren Dosierungen ist abzuraten, da diese wissenschaftlich noch nicht untersucht sind.

◉ **EINNAHMEEMPFEHLUNG** Da sich die Prostata auch bei Krebs vergrößert, ist zunächst eine zuverlässige Diagnose notwendig, ehe Sie diesen Extrakt zur Behandlung der Prostatavergrößerung anwenden. Auch bei Prostatitis müssen Sie zuvor zum Arzt gehen. Sägepalmenfruchtextrakt schmeckt bitter. Die Tropfen, verdünnt mit Wasser nehmen Sie daher am besten zwischen den Mahlzeiten ein. Manchmal wird auch Sägepalmentee empfohlen. In dieser Darreichungsform sind die Wirkstoffe allerdings oft nicht ausreichend konzentriert, sodass es fraglich ist, ob dieser Tee bei Prostatavergrößerung wirkt.

Mögliche Nebenwirkungen

Nebenwirkungen sind relativ selten. Möglich sind leichte Bauchschmerzen, Übelkeit, Schwindel und Kopfschmerzen. Beim Auftreten von Nebenwirkungen sollten Sie die Dosis verringern oder die Einnahme abbrechen.

Schwarzkümmel

Nigella sativa

Gegen „jede Krankheit außer den Tod", empfahl der Prophet Mohammed Schwarzkümmel und schon Pharao Tut-ench-Amun hatte ein Fläschchen Öl als Grabbeigabe. Über Avicenna, einem Vertreter der arabischen Medizin, kam das Wissen über die Wirkung von Schwarzkümmel an die europäischen Universitäten.

Anwendung

- Bessert Akne, Neurodermitis und andere Hautprobleme.

- Beugt Atemwegserkrankungen vor.

- Lindert allergische Erscheinungen.

- Unterstützt die Darmsanierung.

- Hilft gegen zahlreiche Verdauungsbeschwerden.

- Kann die Behandlung rheumatischer Beschwerden unterstützen.

Darreichungsformen

- Ganze Samen
- Kapsel
- Öl
- Pulver
- Salbe/Creme
- Tablette
- Tee
- Tropfen

WARNHINWEIS

- Schwangere sollten auf Schwarzkümmelpräparate verzichten. Das daraus gebildete Prostaglandin kann eventuell den Muttermund erweitern und vorzeitige Wehen auslösen.

Sprechen Sie bei Erkrankungen immer zuerst mit Ihrem Arzt, bevor Sie Ergänzungsmittel einnehmen.

Was ist Schwarzkümmel?

Schwarzkümmel (*Nigella sativa*), auch schwarzer Kreuzkümmel oder ägyptischer Kümmel genannt, ist ein einjähriges Hahnenfußgewächs mit bläulichen oder weißlich-gelblichen kleinen Blüten. Er wird in Ägypten, Syrien, Indien, Pakistan, Iran und Amerika angebaut und ist mit dem in Europa und Asien bekannten echten Kümmel (*Carum carvi*) nicht verwandt. Als Gewürz wird Schwarzkümmel seit langem eingesetzt. Das ätherische Öl und das Speiseöl aus den Samen haben in der Heilkunde ihren Platz.

Wie wirkt Schwarzkümmel?

Schwarzkümmel enthält über 100 Inhaltsstoffe, deren Gehalt je nach Anbaugebiet und Sorte schwankt. Im fetten Öl sind viele ungesättigte Fettsäuren, Linolsäure und Gammalinolensäure enthalten. Wie das Distelöl kann es zur Senkung der Blutfettwerte beitragen.

Das ätherische Öl zeichnet sich durch den Wirkstoff Thymochinon aus, mit seinen keimtötenden Eigenschaften. Schwarzkümmel wird daher auch seit langem verwendet, um die Haltbarkeit von eingelegtem Gemüse zu verlängern. Im Körper unterstützt Thymochinon die entzündungshemmende, bronchienerweiternde und sekretlösende Wirkung von Prostaglandin E1. Dies ist bei Atemwegserkrankungen und allergischen Erscheinungen von Vorteil.

✚ **WIRKUNGEN** Aufgrund seiner antimikrobiellen Eigenschaften wird das ätherische Öl oft bei Infektionen eingesetzt. Erfolge wurden auch bei Pilzinfektionen und Wurmbefall erzielt, letztere allerdings vorerst nur im Reagenzglas. Traditionell unterstützten Öl und Gewürz die Behandlung vieler Darmerkrankungen (Pilzbefall, Durchfall, Entzündungen, Reizdarm) und helfen bei Blähungen, Erbrechen und anderen Verdauungsbeschwerden.

Die Langzeitbehandlung bei Asthma, chronischer Bronchitis und erhöhter Infektanfälligkeit wird aufgrund der immunregulierenden Wir-

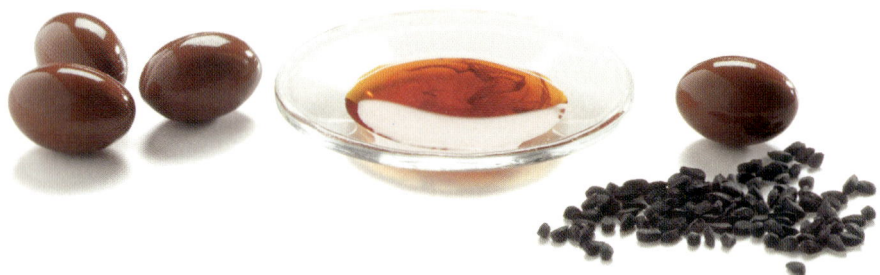

kung des Schwarzkümmels unterstützt. Schwarzkümmelöl hilft aber auch beim chronischen Erschöpfungssyndrom, dessen Ursache bisher noch nicht geklärt ist. Offenbar trägt das Öl jedoch aufgrund seiner Fettsäurezusammensetzung und immunitätssteigernden Wirkung zur Gesundung des Immunsystems bei und somit zu einem verbesserten Hormonhaushalt und psychischen Befinden. Dies könnte auch erklären, weshalb Schwarzkümmel als Öl, Gewürz oder Tee auch bei Menstruationsbeschwerden, Kopfschmerzen und Depressionen im Rahmen eines prämenstruellen Syndroms sowie bei Unfruchtbarkeit hilft.

✴ **WEITERE VORZÜGE** Studien stehen zwar noch aus, doch Erfahrungsberichte deuten darauf hin, dass die Einnahme von 2–3 g Schwarzkümmelöl pro Tag rheumatische Beschwerden lindern kann.

Berichten zufolge eignet sich Schwarzkümmelöl bei Kindern und Erwachsenen zur Linderung allergischer Beschwerden wie Asthma bronchiale und Neurodermitis. Allergiker haben nämlich einen erhöhten Bedarf an ungesättigten Fettsäuren, den sie aus der Nahrung unter Umständen nicht decken können. Auch bei Hautproblemen wie Akne, Schuppenflechte und schlecht heilenden Wunden wurden nach zweiwöchiger Einnahme von Schwarzkümmelöl positive Ergebnisse erzielt.

So nehmen Sie Schwarzkümmelöl richtig ein

⊘ **DOSIERUNG** Vorbeugend sollten Erwachsene 2- bis 3-mal täglich 1–2 Kapseln Schwarzkümmelöl einnehmen. Bei einer Zufuhr von 3 g Samen, 3–6 TL Öl oder 3-mal 1–2 Kapseln entfaltet Schwarzkümmelöl nachweislich eine immunologische Schutzfunktion. Schulkinder können die Hälfte der Erwachsenendosis, kleinere Kinder bis zu 4 Jahren ein Drittel der angegebenen Dosis nehmen (1/2–1 TL Öl oder 2-mal 1 Kapsel am Tag, keine Samen). Bei Hautproblemen, erhöhter Infektanfälligkeit oder Allergien: 3-mal täglich 840 mg Schwarzkümmelöl einnehmen.

◉ **ANWENDUNGSEMPFEHLUNG** Die Kapseln können zu oder zwischen den Mahlzeiten eingenommen werden. Das ätherische Öl nur inhalieren.

Mögliche Nebenwirkungen

Wird Schwarzkümmelöl als Salatöl verwendet, kann es anfangs zu leichtem Aufstoßen mit pizzaartigem Nachgeschmack kommen.

Schwarzkümmel verleiht dem türkischen Fladenbrot seinen typischen Geschmack.

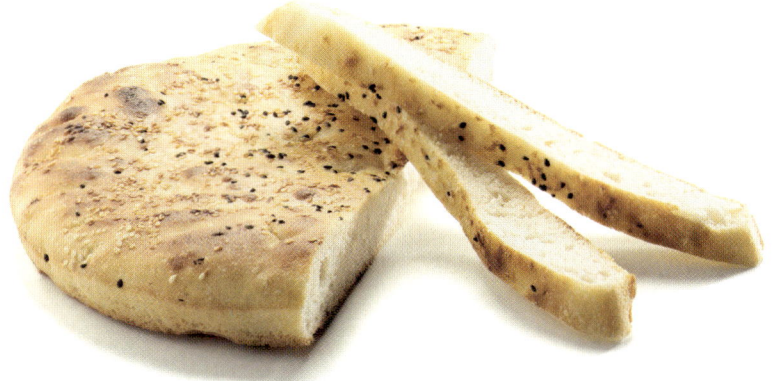

EINKAUFSTIPPS

■ Vergleichen Sie die Preise. Je nach Hersteller und Präparat können sich diese um 100–380 % unterscheiden. Erwerben Sie zum therapeutischen Gebrauch nur kaltgepresstes Öl.

■ Wer den strengen Geschmack von Schwarzkümmelöl ablehnt, auf die gesundheitsfördernde Wirkung aber nicht verzichten will, kann auf Kapseln zurückgreifen.

■ Als Speiseöl ist Schwarzkümmelöl ausgesprochen teuer. Linolsäure, eine Omega-6-Fettsäure, ist auch im deutlich preiswerteren Distel-, Sonnenblumen- oder Sojaöl enthalten. Wählen Sie zum Verzehr auf jeden Fall nur hochwertiges, kaltgepresstes Öl.

AKTUELLES

Nach fünfwöchiger Anwendung von Schwarzkümmel zeigte sich bei einer Studie eine anregende Wirkung auf das Immunsystem, speziell auf die T-Helferzellen im Blut.

⁓⁓⁓

Versuche an Ratten ergaben, dass ein wässriger Auszug aus Schwarzkümmelsamen die Magensaftproduktion hemmen kann. Auch entkrampfende und beruhigende Wirkungen wurden festgestellt.

TIPPS & INFOS

■ Die ägyptische Volksmedizin schreibt Schwarzkümmel eine blutzuckersenkende Wirkung zu. Tierversuche haben allerdings gezeigt, dass bei den verwendeten Teemischungen eher andere Bestandteile für diesen Effekt zuständig sind.

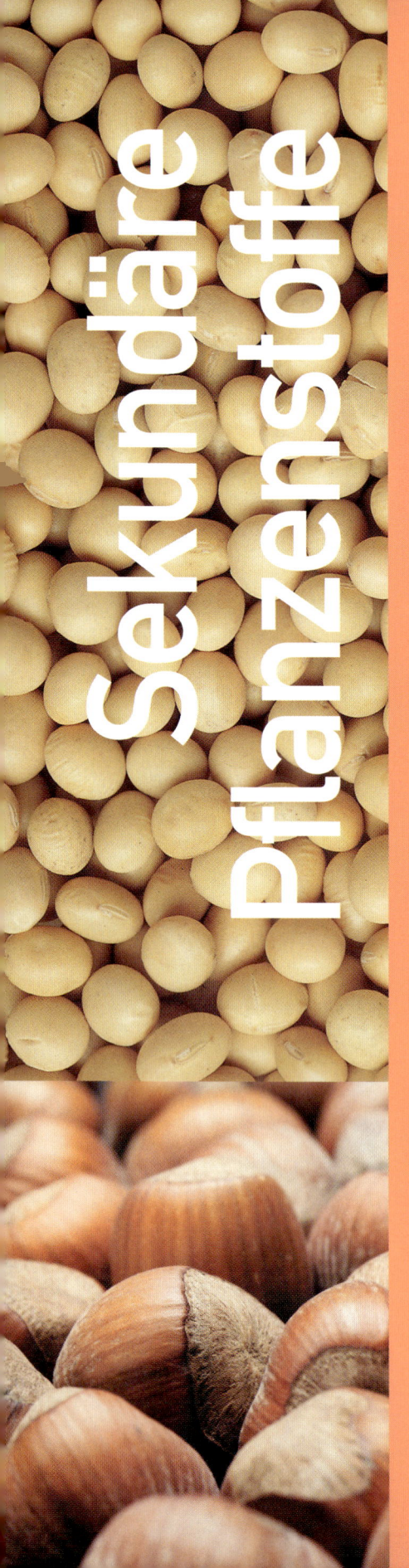

Sekundäre Pflanzenstoffe

Sekundäre Pflanzenstoffe (auch Vitalstoffe genannt) sind natürliche Bestandteile von Pflanzen. Obwohl sie weder Vitamine noch Spurenelemente noch Ballaststoffe sind, entfalten sie eine biologische Wirkung in unserem Körper. Die Forschungen über sekundäre Pflanzenstoffe konzentrieren sich zumeist auf die Inhaltsstoffe von Obst und Gemüse. Ähnliche Substanzen kommen aber auch in Gewürzen, Küchenkräutern und Arzneipflanzen vor.

Sekundäre Pflanzenstoffe haben nachweislich verschiedenste Wirkungen auf den menschlichen Körper. Neben einer Vielzahl antioxidativer, antibakterieller und antiviraler Wirkungen zählen hierzu:

- die Stimulierung von Leberenzymen, die Giftstoffe eliminieren helfen,
- die Stimulierung des Immunsystems,
- die Verringerung einer zu schnellen Blutgerinnung,
- die Regulierung des Cholesterinspiegels und des Hormonstoffwechsels,
- die Senkung des Blutdrucks.

ANTIOXIDATIVE WIRKUNGEN

Die meisten sekundären Pflanzenstoffe haben wichtige antioxidative Eigenschaften. Gute Beispiele hierfür sind die Flavonoide und Karotinoide. Diese Stoffe sind in der Lage, freie Radikale zu neutralisieren, jene instabilen Moleküle, die Zellschäden hervorrufen können.

Wahrscheinlich senken diese Eigenschaften der sekundären Pflanzenstoffe das Risiko für Herzerkrankungen und begrenzen Entzündungen im Gewebe, das durch freie Radikale geschädigt wurde. So hat Querzetin (aus Zwiebeln und Äpfeln) eine entzündungshemmende Wirkung und kann allergischen Reaktionen der Atemwege wie Heuschnupfen und Asthma, Neurodermitis und Entzündungen an Gelenken und Muskeln entgegenwirken.

FLAVONOIDE

Spuren dieser großen Wirkstoffgruppe sind in allen Pflanzen zu finden. Die meisten sind farblos, manche jedoch sind für die leuchtenden Farben vieler Obst- und Gemüsesorten verantwortlich. Wir nehmen gewöhnlich gut 1g Flavonoide pro Tag über die Nahrung auf, aber auch Tee und Wein (besonders Rotwein) enthalten sie in großen Mengen.

Bisher wurden über 4 000 verschiedene Flavonoide identifiziert und viele davon intensiv erforscht. Abgesehen von einer wichtigen Substanz (Querzetin) wurden die Wirkungen dieser Stoffe bisher aber kaum an Menschen überprüft.

Rutin (aus Buchweizen) und Hesperidin (aus Zitrusfrüchten) zählen zu den wirksamsten antioxidativen Flavonoiden. Zu den chemischen Untergruppen der Flavonoide gehören die OPCs (oligomere Proanthocyanidine), Isoflavone (aus Soja) und

Anthozyane (der rote Farbstoff zum Beispiel in Rotwein und Brombeeren). Andere pflanzliche Farbstoffe sind die Karotinoide, die eine rote, orange oder gelbe Färbung hervorrufen. Im Gegensatz zu den Flavonoiden sind sie fettlöslich. So stammt die gelbe Farbe des Eidotters vom Betakarotin des Tierfutters.

KOHL UND ZWIEBELN

Darin finden sich zwei wichtige Gruppen schwefelhaltiger Vitalstoffe. Glukosinolate sollen vor Krebs schützen und kommen in allen Kohlgewächsen wie beispielsweise Brokkoli, Blumenkohl und Rosenkohl vor.

Die Familie der Zwiebeln – besonders Knoblauch – enthält eine Gruppe eng verwandter Schwefelverbindungen, welche die Gesundheit fördern.

KRÄUTER MIT SEKUNDÄREN PFLANZENSTOFFEN

Die meisten Kräuter – insbesondere die Arzneikräuter – enthalten reichlich Flavonoide und andere Vitalstoffe mit schützenden oder heilenden Eigenschaften. Zum Beispiel versorgen uns Süßholzwurzel und Ginseng (ebenso wie Soja)

mit Saponinen, die chemisch den körpereigenen Steroiden ähneln.

Andere Kräuter liefern uns aktive Inhaltsstoffe, die nur die jeweilige Pflanze selbst bietet. Oft sind diese Inhaltsstoffe dann auch nach ihr benannt wie die Ginkgolide aus Ginkgo, Echinoside aus Echinacea oder die Valeriansäure aus dem Baldrian (Valeriana officinalis).

DIE KRAFT DER PHYTOÖSTROGENE

In unserer Ernährung spielen die Isoflavone und Lignane eine wichtige Rolle. Am besten erforscht sind die Isoflavone, die nahezu ausschließlich in Hülsenfrüchten zu finden sind, insbesondere in Sojabohnen. Sojaeiweiß und sojahaltige Speisen liefern vor allem Daidzein, Genistein und Glyzitein. Die Ligane kommen in Roggenkleie, Leinsamen, Sesamsamen und Nüssen vor.

Obwohl Phytoöstrogene chemisch nicht mit dem weiblichen Geschlechtshormon Östradiol (wichtigstes Östrogen) verwandt sind, weisen sie einige Ähnlichkeiten damit auf und können sich daher an dessen Rezeptoren heften.

Die Phytoöstrogene können zwar den Östrogenspiegel im Blut nicht direkt beeinflussen, sie können aber wohl einen Mangel oder ein Zuviel des Hormons ausgleichen.

Östrogen zirkuliert auch im Blut der Männer. Bei ihnen bedeuten hohe Blutspiegel ein größeres Risiko für Prostatakrebs. Phytoöstrogene aus Sojabohnen schützen möglicherweise die Prostata.

Nach den Wechseljahren fällt der Östrogenspiegel im weiblichen Körper ab. Dann könnten die Phytoöstrogene das körpereigene Östrogen ersetzen und Symptome wie Hitzewallungen und trockene Haut mildern. Unter Umständen helfen sie auch den Abbau an Knochensubstanz einzudämmen, der verstärkt nach den Wechseljahren eintritt und zu Osteoporose führen kann.

DIE ASIATISCHE KÜCHE

In asiatischen Ländern wie Japan kommen Symptome der Wechseljahre viel seltener vor als in den westlichen Ländern. So leiden in Europa 70–80 % der Frauen in diesem Lebensabschnitt an Hitzewallungen, verglichen mit 57 % in Malaysia

ISOFLAVONE IN THERAPEUTISCHER DOSIERUNG

Bisher weiß man noch nicht genau, wie viele Isoflavone täglich aufgenommen werden sollten. In Asien werden meist 25–200 mg pro Tag verzehrt. Für therapeutische Zwecke dürften 50–120 mg pro Tag erforderlich sein. Diese Menge ist in ein bis zwei Portionen Sojaprodukten enthalten, doch der Isoflavongehalt variiert stark.

Folgende Nahrungsmittel liefern etwa 50 mg Isoflavone:
- 100 g fester oder 200 g weicher Tofu,
- 100 g Miso,
- 250 ml Sojagetränk oder Sojajoghurt,
- 50 g Sojamehl oder gekochte Sojabohnen.

Die meisten Sojaeiweiße, die von der Nahrungsmittelindustrie verwendet werden, enthalten 10–300 mg Isoflavone pro 100 g. Sojasauce, Sojaöl und Sojalezithin liefern praktisch keine Isoflavone.

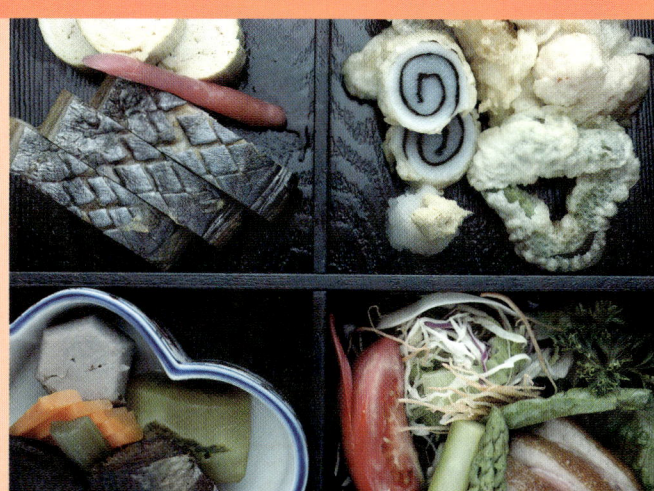

HAUPTGRUPPEN SEKUNDÄRER PFLANZENSTOFFE: WOHER STAMMEN SIE UND WOZU SIND SIE GUT?

BEZEICHNUNG	WICHTIGE INHALTSSTOFFE	WICHTIGE NAHRUNGSQUELLEN	WIRKUNG
Flavonoide	Kämpferol, Querzetin Hesperidin, Naringenin, Rutin, Tangeritin	Artischocke, Äpfel, Blattsalat, Zwiebeln, Paprika, Tee, Tomaten, Wein, Zitrusfrüchte: Grapefruits, Orangen, Mandarinen	Antioxidanzien, Enzymregulation können Krebs- u. Herz-Kreislauf-Krankheiten vorbeugen sowie die Immunfunktion regeln
Glukosinolate/ Isothiozyanate	Allylisothiozyanate, Glubrassizin, Indole	Kohl (Brokkoli, Rosenkohl, Blumenkohl), Senf, Kresse	aktivieren Leberenzyme, können Krebs vorbeugen
Hydroxyzimt- säuren	Kaffee-, Chlorogen- und Ferulasäure, Kumarin	Äpfel, Kaffee, Currypulver, Senf, Birnen	Antioxidanzien, können Krebs vorbeugen
Isoflavone	Daidzein, Genistein	Sojaprodukte (Sojamehl, Sojagetränke, Sojaeiweiß)	senken die Blutfette, antiöstrogene Wirkung, können Brust- und Prostatakrebs vorbeugen
Lignane	Matairesinol	Beeren, Leinsamen, Nüsse, Roggenkleie	antioxidative und antiöstrogene Wirkungen, können Dickdarm- und Prostatakrebs vorbeugen
Monoterpene	D-Carvon, D-Limonen	Kirschen, Zitrusfrüchte, Kräuter (Dill, Minze, Kümmel)	aktivieren Leberenzyme, antimikrobielle und tumorhemmende Wirkstoffe (v. a. für Brust, Prostata und Bauchspeicheldrüse)
Organosulfide	Allylmethylsulfid, Diallylsulfid	Kohl, Knoblauch, Lauch, Zwiebeln	hemmen die Blutgerinnung, senken die Blutfette, aktivieren Leberenzyme, können Krebs vorbeugen
Phenole	Ellaginsäure, Gallsäure, Hydrochinon	sehr verbreitet, z. B. in Schwarztee, Kakaobohnen, grünem Tee, Himbeeren, Erdbeeren	Antioxidanzien, entzündungshemmend
Phytosterine	ß-Sitosterin, Kampesterol, Stigmasterin	pflanzliche Öle (Mais, Raps, Soja, Sonnenblume) und daraus hergestellte Margarinesorten	senken den Gesamtcholesterinspiegel und das schädliche LDL-Cholesterin
Tannine	Theaflavine, Thearubigene	schwarzer Tee, Rotwein, gerösteter Kaffee	antioxidativ, antimikrobiell, entzündungshemmend

EINE STARKE WAFFE IM KAMPF GEGEN KREBS
In Deutschland sterben rund 27,7 von 100 000 Frauen an Brustkrebs, in Japan nur 6,6. Auch die Sterberate bei Prostatakrebs ist in Deutschland etwa 4-mal höher als in Japan – diese Zahlen werden mit der deutlich geringeren Zufuhr an Isoflavonen in Verbindung gebracht.

und 18 % in China. Einer der auffälligsten Unterschiede in der Ernährung der Frauen dieser Gegenden ist: Sie nehmen mit ihren Speisen viel Sojaeiweiß zu sich und somit auch die darin enthaltenen Phytoöstrogene. Japanische Frauen scheiden 100- bis 1000-mal mehr Östrogene mit dem Urin aus als westliche Frauen.

Eine neuere Studie an Frauen in den Wechseljahren belegte, dass eine Aufnahme von 40 g isoliertem Sojaprotein die oft auftretenden Hitzewallungen um 45 % senkte.

SENKUNG DES OSTEOPOROSERISIKOS

In Deutschland leiden 7 Millionen Menschen unter Osteoporose (Knochenschwund). Die Krankheit verursacht jährlich Kosten in Höhe von 11 Mrd. DM. Osteoporose ist nicht heilbar, doch neben einer Hormontherapie könnten durchaus auch Isoflavone aus der Nahrung helfen, die Knochenmasse zu erhalten.

In Asien treten im Verhältnis weniger osteoporosebedingte Knochenbrüche auf als in den westlichen Industrieländern, obwohl asiatische Frauen zierlicher sind, weniger Milchprodukte essen und auch weniger Kalzium zu sich nehmen.

Wenn Frauen nach den Wechseljahren täglich 90 mg Isoflavone aus Sojaeiweiß verzehren, haben auch sie eine höhere Knochendichte. In beiden Fällen verhindern möglicherweise die Isoflavone aus Soja den Knochenabbau. Selbst

synthetische Isoflavone mit derselben Struktur wie die im Sojaprotein verringern wirksam den Knochenabbau.

SENKUNG DES KREBSRISIKOS

Mittlerweile machen viele Wissenschaftler einen geringen Obst- und Gemüseverzehr mitverantwortlich für die Zunahme des Krebsrisikos. Dieses Risiko lässt sich besser durch den Verzehr von Obst, Gemüse und Hülsenfrüchten senken, als durch die Einnahme der antioxidativen Vitamine C, E und A oder durch Ballaststoffe.

Dies deutet darauf hin, dass es noch andere Substanzen – wie sekundäre Pflanzenstoffe – gibt, die bei der Krebsvorbeugung eine Schlüsselrolle spielen. Auch Tee kann helfen. Tierversuche haben gezeigt, dass grü-

---

SEKUNDÄRE PFLANZEN-STOFFE ALS PRÄPARATE

Wissenschaftliche Untersuchungen haben die alte Weisheit bestätigt, dass pflanzliche Nahrung vor den verschiedensten Krankheiten schützt. Die besondere Wirkung von Pflanzen wird vor allem ihrem Gehalt an Vitaminen und sekundären Pflanzenstoffen zugeschrieben. Mittlerweile sind auch sekundäre Pflanzenstoffe aus Gemüse, Obst und Heilpflanzen bequem als Tabletten und Tinkturen erhältlich. Sie können dazu beitragen, einen kranken Körper gesunden zu lassen.

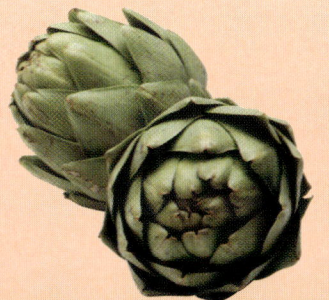

---

ner Tee die Entstehung von Tumoren in Lunge, Leber und Darm hemmt.

Die Todesrate durch Brust- und Prostatakrebs ist hierzulande viermal höher als in Japan. Dieser Unterschied wird mit einer deutlich geringeren Isoflavonzufuhr in Verbindung gebracht.

SCHUTZ VOR HERZERKRANKUNGEN

Häufigste Ursache einer Herzerkrankung ist Arteriosklerose, bei der sich die Arterien durch eine fetthaltige Ablagerung (Plaque) verhärten und verengen.

Flavonoide wie OPCs und Querzetin können diesen Prozess hemmen und die Blutgefäße stärken. Auf diese Weise schützen sie vor Herzerkrankungen und Kreislaufproblemen. Die unterschiedliche Aufnahme von Flavonoiden mit der landesüblichen Kost steht in Zusammenhang mit dem unterschiedlichen Vorkommen von Herzerkrankungen in den verschiedenen Ländern.

Isoflavone können ebenfalls das Arterioskleroserisiko senken. Eine neuere Untersuchung ergab: 62 mg Isoflavone täglich in Form von Sojaeiweiß aufgenommen, senkte das schädliche LDL-Cholesterin um 10 %.

Isoflavone (speziell Genistein) senken infolge ihrer gerinnungshemmenden Eigenschaften wahrscheinlich auch das Herzinfarktrisiko. Wenn die Bildung von Blutgerinnseln erschwert ist, kann dadurch einem Verschluss der Gefäße vorgebeugt werden.

Selen

Als eine möglicherweise beachtliche Waffe gegen den Krebs gilt heute Selen. Viele Forscher sind sogar der Ansicht, dass sich dieses Spurenelement auch noch als einer der wichtigsten krankheitsbekämpfenden Nährstoffe erweisen könnte.

Anwendung

- *Beugt zusammen mit Vitamin E Krebs und anderen Erkrankungen vor.*
- *Schützt vor grauem Star und Makuladegeneration.*
- *Bekämpft Virusinfektionen, lindert Herpesbläschen und Gürtelrose, kann das Fortschreiten einer HIV-Infektion oder von Aids bremsen.*

Darreichungsformen

- Kapsel
- Tablette

WARNHINWEIS

- Überschreiten Sie nicht die empfohlene Dosierung: Die langfristige Zufuhr großer Selenmengen – 800 μg und mehr pro Tag – kann ernste Nebenwirkungen wie Ausschläge, Übelkeit, Müdigkeit, Haarausfall, Veränderungen der Fingernägel und Depressionen auslösen.

- Selenpräparate können bei gleichzeitigem Jodmangel eine Unterfunktion der Schilddrüse auslösen. Beachten Sie daher auch, dass Sie Ihrem Körper genügend Jod zuführen.

Sprechen Sie bei Erkrankungen immer zuerst mit Ihrem Arzt, bevor Sie Ergänzungsmittel einnehmen.

Was ist Selen?

Aus dem Boden stammt dieses Spurenelement, das für viele Körpervorgänge gebraucht wird. Selen kommt im gesamten Körper vor, in den größten Mengen jedoch in Nieren, Leber, Milz, Bauchspeicheldrüse und in den Hoden.

Wie wirkt Selen?

Selen ist ein Antioxidans, das aggressive Moleküle (die freien Radikale) blockiert, die unsere Erbsubstanz (die DNA) schädigen. Es ist Teil des antioxidativen Enzyms Glutathionperoxidase, das die Zellen vor Umwelt- und Nahrungsgiften schützt und oft zusammen mit den Vitaminen C und E in so genannten antioxidativen Cocktails enthalten ist. Diese Kombination kann vor vielen Erkrankungen schützen, die möglicherweise durch freie Radikale verursacht werden wie Krebs, Herzinfarkt oder Schlaganfall sowie grauer Star und Makuladegeneration.

✪ **WIRKUNGEN** Besonderes Interesse wird Selen wegen seiner Rolle bei der Krebsbekämpfung zuteil. Eine 5-jährige Studie in den USA zeigte: Die tägliche Einnahme von 200 μg Selen führte bei den Studienteilnehmern (im Vergleich zu einer Testgruppe ohne Selengabe) zu 63 % weniger Prostatatumoren, 58 % weniger Darmkrebserkrankungen sowie zu 46 % weniger Lungenkrebs und zu einer insgesamt um 39 % gesenkte Krebssterberate. In anderen Studien erwies sich Selen vielversprechend bei der Krebsvorbeugung an Eierstöcken und Gebärmutterhals, Enddarm, Blase sowie Speiseröhre, Bauchspeicheldrüse, Leber und bei der Vorsorge von Leukämie. Krebspatienten mit niedrigem Selengehalt im Blut haben zumeist mehr Tumoren, ein höheres Risiko, dass die Krebserkrankung erneut auftritt, häufiger Metastasen und eine kürzere Überlebenszeit als Patienten mit hohem Selenspiegel.

Aufgrund der Selenwirkung bilden sich weniger Blutgerinnsel, und es kommt seltener zu Herzinfarkt und Schlaganfall. Außerdem wird die Menge des („guten") HDL-Cholesterins im Verhältnis zum („schlechten") LDL-Cholesterin im Blut durch Selen erhöht. Besonders Raucher und Personen, die schon einen Herzinfarkt oder Schlaganfall erlitten haben, können daher von einer Extraportion Selen profitieren.

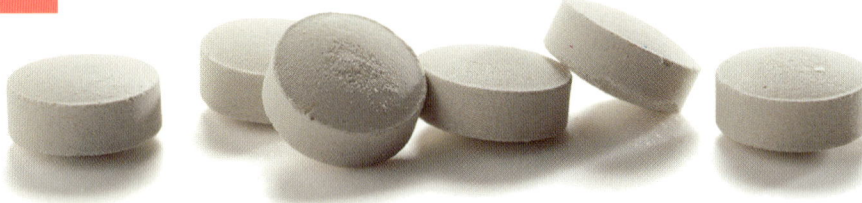

✚ WEITERE VORZÜGE Möglicherweise beugt Selen auch grauem Star und Makuladegeneration vor, der wichtigsten Ursache für Sehbehinderungen oder Blindheit im Alter. Auch für die Umwandlung des Schilddrüsenhormons von der weniger aktiven (T4) in die aktive (T3) Form wird es benötigt und es sorgt für ein gesundes Immunsystem. So kann es dem Körper helfen, mobil zu machen gegen Herpesviren, die für Lippenbläschen und Gürtelrose verantwortlich sind, und möglicherweise sogar gegen HIV.

In Kombination mit Vitamin E wirkt Selen offenbar auch entzündungshemmend und kann chronische Krankheiten wie Rheuma, Schuppenflechte, Lupus und Neurodermitis lindern.

Wie viel Selen brauchen Sie?

Die deutsche Gesellschaft für Ernährung hält 30–70 μg Selen pro Tag für ausreichend. Als therapeutische Dosis können aber 200–400 μg täglich notwendig sein.

➖ ZU WENIG SELEN In Europa herrschen selenarme Böden vor. Wer deshalb dauerhaft zu wenig Selen aufnimmt, kann häufiger unter Krebs, Herzerkrankungen, Immunschwäche und entzündlichen Erkrankungen aller Art leiden, besonders unter Erkrankungen der Haut. Eine ungenügende Selenversorgung während der Schwangerschaft erhöht möglicherweise das Risiko für Geburtsfehler (besonders am Herzen) oder plötzlichen Kindstod. Frühe Symptome eines Selenmangels sind Muskelschwäche und Müdigkeit.

✚ ZU VIEL SELEN Zu viel Selen aus der Nahrung aufzunehmen ist bei uns kaum möglich. Wer diesen Stoff als Präparat einnimmt, muss aber bedenken, dass bei Selen die Spanne zwischen therapeutischer Dosis (200–400 μg) und toxischer Dosis (ab 800 μg) im Vergleich zu anderen Nährstoffen sehr gering ist. Vergiftungssymptome sind Nervosität, Depression und Übelkeit, Erbrechen, übler Mund- und Körpergeruch (knoblauchartig) sowie Haarausfall und Probleme mit den Fingernägeln.

So nehmen Sie Selen richtig ein

⃠ DOSIERUNG Die meisten Ernährungsexperten empfehlen für die Langzeitanwendung zwischen 100–200 μg Selen pro Tag. Zur Behandlung von Virusinfekten oder im Rahmen einer Krebstherapie können für einen begrenzten Zeitraum auch bis zu 600 μg am Tag gegeben werden.

◑ EINNAHMEEMPFEHLUNG Vitamin E verstärkt die Selenwirkung. Um Herzerkrankungen vorzubeugen, ist es daher günstig, Vitamin-E-reiche Nahrungsmittel in den Speiseplan aufzunehmen.

Welche Nahrungsmittel liefern Selen?

Die besten Selenquellen sind Paranüsse, Meeresfrüchte, Geflügel und Fleisch. Auch Getreide, insbesondere Hafer und brauner Reis, können beträchtliche Mengen enthalten, wenn sie denn auf selenreichen Böden gezogen wurden.

Shiitake und andere Pilze

Ganoderma lucidum (Reishi)
Grifola frondosa (Maitake)
Lentinus edodes (Shiitake)

Shiitake und Maitake sind mehr als exotische Namen auf der japanischen Speisekarte. Sie zählen zu einer Gruppe medizinisch wirksamer Pilze, die in Asien seit Jahrhunderten für ein langes Leben und zur Stärkung des Immunsystems gepriesen werden.

Anwendung

- Stärkung des Immunsystems.
- Hilfe bei der Krebsvorbeugung.
- Unterstützung der Krebsbehandlung.
- Linderung von Bronchitis und Nebenhöhlenentzündung.
- Behandlung des chronischen Erschöpfungssyndroms.
- Verhütung von Herzkrankheiten.

Darreichungsformen

- Flüssigkeit
- Frische Pilze
- Getrocknete Pilze
- Kapsel
- Pulver
- Tablette
- Tee

WARNHINWEIS

- Wer gerinnungshemmende Medikamente nimmt, sollte keine Reishipräparate einnehmen, da diese Pilze auch blutverdünnende Substanzen enthalten.

Sprechen Sie bei Erkrankungen immer zuerst mit Ihrem Arzt, bevor Sie Ergänzungsmittel einnehmen.

Was sind asiatische Pilze?

In der traditionellen asiatischen Medizin sind bestimmte Pilzarten – darunter Maitake, Reishi und Shiitake – schon lange wegen ihrer gesundheitsfördernden Wirkungen beliebt. Besonders Reishipilze zählen zu den wichtigsten chinesischen Heilmitteln, die bereits 200 v. Chr. in chinesischen Schriften erwähnt wurden. Obwohl auch andere Pilze wie Mu-err-Pilze und Austernpilze gesundheitlich von Vorteil sein könnten, konzentriert sich die Forschung auf die drei zuvor erwähnten Arten.

Die Pilze sind pulverisiert (lose, zur Teezubereitung, als Kapseln oder Tabletten) oder als Flüssigextrakt erhältlich, mit konzentrierter Wirkkraft. Getrocknete Reishi- sowie frische und getrocknete Shiitake- oder Maitakepilze bieten asiatische Lebensmittelgeschäfte oder Feinkostläden an. Für therapeutische Zwecke sind jedoch Ergänzungsmittel vorzuziehen. Manchmal werden Maitake-, Reishi- und Shiitakepulver in einer Kapsel kombiniert.

Wie wirken asiatische Pilze?

Arzneipilze haben zahlreiche Wirkungen. So kurbeln sie das Immunsystem an, senken den Cholesterinspiegel, hemmen die Blutgerinnung und unterstützen die Krebsbehandlung.

⭐ **WIRKUNGEN** In Japan werden Maitakepilze zur Stärkung des Immunsystems bei Krebspatienten eingesetzt, die sich einer Chemotherapie unterziehen müssen. Studien haben ergeben, dass Maitakeextrakte die Wirkung niedrig dosierter Chemotherapeutika steigern, zugleich aber gesunde Zellen vor der Schädigung durch diese Medikamente schützen.

Arzneipilze stärken das Immunsystem. Untersuchungen zufolge können sie sogar Menschen mit sehr schwachem Immunsystem helfen wie HIV-Infizierten und Aidskranken. Shiitakepilze zum Beispiel enthalten Lentinan, das die körpereigene Produktion von T-Zellen und anderen Bestandteilen des Immunsystems fördert. Auch Patienten, die aufgrund ihres geschwächten Immunsystems am chronischen Müdigkeitssyndrom leiden, könnten von diesen Pilzen profitieren.

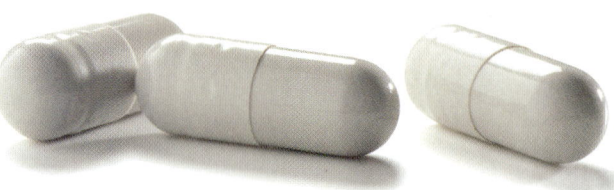

Ergänzungsmittel aus Shiitake-, Reishi- und Maitakepilzen sind in Kapselform erhältlich.

✳ **WEITERE VORZÜGE** Traditionell werden Reishipilze (bei den Chinesen „Seelenpflanze" genannt) zur Förderung der Entspannung eingesetzt und eignen sich für die Behandlung von Stress und Abgeschlagenheit. Aufgrund ihrer entzündungshemmenden Inhaltsstoffe helfen sie auch bei Bronchitis und anderen Atemwegserkrankungen. In einer chinesischen Studie an 2 000 Bronchitispatienten trat bei 60–90 % der Patienten, die Reishitabletten erhielten, innerhalb von 2 Wochen eine Besserung ein. Alle drei Pilzarten können zudem gegen Herzerkrankungen helfen, da sie die Blutgerinnungsneigung, den Blutdruck und möglicherweise auch den Cholesterinspiegel senken.

So nehmen Sie asiatische Pilze richtig ein

⊘ **DOSIERUNG** *Zur Stärkung des Immunsystems bei Krebs* werden 3-mal täglich 200 mg Maitake-, 500 mg Reishi- und 400 mg Shiitakepilze eingenommen. *Gegen Herzerkrankungen oder HIV/Aids:* Täglich 1 500 mg Reishi und 600 mg Maitake. *Bei Bronchitis oder Nebenhöhlenentzündung* nimmt man während der Erkrankung 1 500 mg Reishi und/oder 600 mg Maitake am Tag ein.

◉ **EINNAHMEEMPFEHLUNG** Arzneipilze wirken nicht sofort. Es kann durchaus Monate dauern, bis eine Besserung zu spüren ist. Verteilen Sie die Gesamtmenge auf zwei bis drei Portionen am Tag, die Sie zu oder zwischen den Mahlzeiten nehmen. Da diese Pilze auch ein traditionelles Nahrungsmittel sind, kann man sie getrocknet der Suppe beigeben oder mit heißem Wasser einen Aufguss zubereiten. Reishipilze gibt es in sechs verschiedenen Farben, zu medizinischen Zwecken werden jedoch die rote und die lila Variante bevorzugt.

Mögliche Nebenwirkungen

In der angegebenen Dosierung sind Maitake-, Reishi- und Shiitakepilze sicher. In seltenen Fällen kann es nach der Langzeitanwendung von Reishi – täglich über 3–6 Monate lang – zu trockenem Mund, Hautausschlägen, Juckreiz, Magenproblemen, Nasenbluten oder auch Blut im Stuhl kommen. Brechen Sie die Einnahme ab, sobald derartige Symptome auftreten. Schwangere oder Stillende sollten unbedingt mit ihrem Arzt sprechen, bevor sie einen dieser Pilze zu medizinischen Zwecken einsetzen.

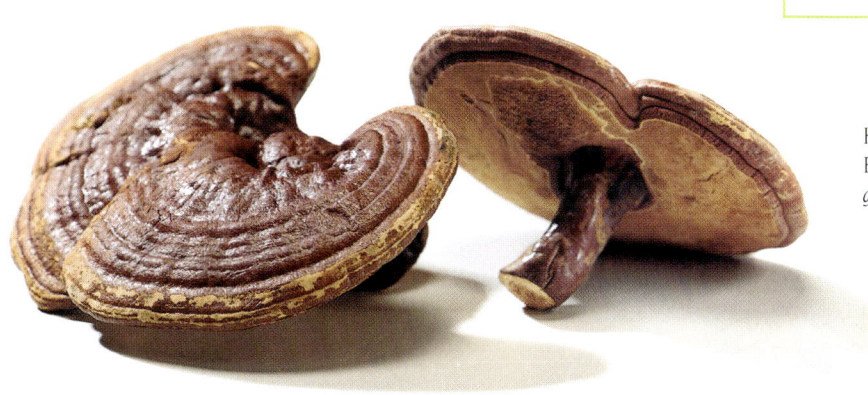

Hilfreich gegen Stress: Ein beruhigender Tee aus getrockneten Reishipilzen.

Silizium

Als Gel oder in pflanzlicher Form wird Silizium bei Problemen mit Knochen und Bindegewebe verwendet. Bekannter ist es wahrscheinlich unter der im Handel gebräuchlichen Bezeichnung Kieselsäure (oder Kieselerde), an der es zu einem Drittel Anteil hat.

Anwendung

- *Wichtig für die Elastizität von Haut und Blutgefäßen.*
- *Kann trockene, welke oder juckende Haut positiv beeinflussen.*
- *Kann Arteriosklerose und Osteoporose entgegenwirken.*
- *Schützt das Knorpelgewebe.*
- *Beugt Haarausfall, brüchigen Nägeln und eventuell bestimmten Krebserkrankungen vor.*

Darreichungsformen

Kieselerde:
- Kapsel
- Kieselerdehaltige Basenmischungen
- Tablette

Andere Formen:
- Siliziumgel
- Tees oder Extrakte von Brennnessel und Schachtelhalm

WARNHINWEIS

- **Mineralstoffmangel ist vielfach eher krankheits- als ernährungsbedingt. Lassen Sie sich deshalb bei Haut- und Nagelproblemen gründlich untersuchen.**

Sprechen Sie bei Erkrankungen immer zuerst mit Ihrem Arzt, bevor Sie Ergänzungsmittel anwenden.

Was ist Silizium?

Silizium ist der Baustein von Quarzgestein und Sand und kommt daher praktisch überall auf der Erde vor. Im menschlichen Körper, wo es eine wichtige Rolle bei der Struktur von Knochen, Knorpel und Bindegewebe spielt, ist es jedoch nur in geringen Mengen enthalten. Im Laufe des Lebens geht der Siliziumgehalt des Körpers sogar zurück.

In pflanzlichen Lebensmitteln ist Silizium reichlich enthalten. Wer sich jedoch überwiegend von industriell vorgefertigten Lebensmitteln ernährt, muss damit rechnen, dass sich der Siliziumgehalt im Körper mit der Zeit reduziert. Bei einer Haaranalyse können die Werte dann auffällig niedrig sein. Chronische Aluminiumbelastung scheint die Verwertung von Silizium einzuschränken.

Wie wirkt Silizium?

Silizium ist ein wichtiger Bestandteil der knochenbildenden Zellen. Er beschleunigt die Einlagerung von Kalzium und anderen Mineralstoffen in die Knochen – unabhängig von Vitamin D. Gleichzeitig ist es auch für die Bildung von Kollagen und anderen Bestandteilen von Knorpel und Bindegewebe zuständig.

✚ **WIRKUNGEN** Niedrige Siliziumwerte werden auffallend häufig bei Osteoporosepatienten beobachtet. In Tierversuchen zeigten sich bei Siliziumentzug die Knochen weniger flexibel und es kam zu Knorpelveränderungen. Allgemein schränkt Siliziummangel die Bildung von Kollagen ein, eine für die Elastizität von Haut und Blutgefäßen wichtige Substanz. Eine ausreichende Siliziumzufuhr kann daher Bindegewebe- und Bänderschwäche entgegenwirken. Da Silizium die Feuchtigkeitsspeicherung der Haut fördert, bietet sich auch bei Neurodermitikern oder anderen Ekzempatienten ein Behandlungsversuch an, da diese meist unter trockener Haut leiden. Bei Arteriosklerose beugt die therapeutische Verwendung von Silizium einer Plaquebildung vor.

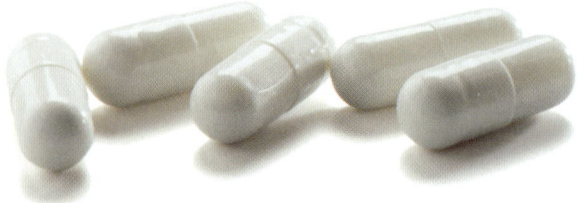

Silizium – hier in Kapselform – ist wichtig für gesunde Knochen.

✚ WEITERE VORZÜGE In Einzelfällen scheint Silizium bei der Behandlung bestimmter Krebsarten unterstützend zu wirken, jedoch gibt es hierzu nur wenige Informationen. Ob siliziumhaltige Ergänzungsmittel Alterungsprozessen im Gewebe aufhalten können, ist noch nicht geklärt.

Wie viel Silizium brauchen Sie?

Offizielle Zufuhrempfehlungen existieren nicht. Der geschätzte Bedarf liegt bei 10–40 mg täglich und ist im Normalfall problemlos über eine gesunde Mischkost zu decken.

⊖ ZU WENIG SILIZIUM Siliziummangel kann mit Haarausfall, brüchigen Nägeln, geringer Hautelastizität und Osteoporose (Knochenschwund) einhergehen. Möglicherweise besteht auch ein Zusammenhang mit der Makuladegeneration, einer Hauptursache für Blindheit im Alter.

✚ ZU VIEL SILIZIUM Alle Spurenelemente können in hohen Dosen toxisch wirken. Vergiftungen durch Siliziumprodukte sind jedoch nicht bekannt. Das Einatmen von Quarzstaub im Bergbau oder in der gesteinsverarbeitenden Industrie kann zur Berufskrankheit Silikose führen, die massive Lungenschäden verursacht.

Silikate sind häufig Bestandteil von Antazida, Medikamenten zur Regulierung überschießender Magensäureproduktion. Wer regelmäßig und über längere Zeit solche Mittel einnimmt, kann unter Umständen Harnsteine oder eine Überbelastung mit Silizium entwickeln.

So wenden Sie Silizium richtig an

Nehmen Sie Kieselerdepräparate bei Bedarf entsprechend den Herstellerangaben ein. Tee aus kieselsäurehaltigem Ackerschachtelhalm: 1–2 TL pro Tasse, 5–10 Minuten kochen lassen, anschließend 15 Minuten ziehen lassen und abseihen. Bei Osteoporose mischen Sie Schachtelhalm, Brennnessel und Beinwell zu einem so genannten Knochentee.

Ø DOSIERUNG *Zur Gewebestraffung, bei Knochenbrüchen und Bandscheibenschäden sowie zur Vorbeugung gegen Arteriosklerose und Osteoporose:* Trinken Sie 3- bis 4-mal täglich eine Tasse Schachtelhalmtee. *Bei Juckreiz, Insektenstichen oder Sonnenbrand:* Tragen Sie etwas Siliziumgel auf die betroffene Stelle auf. *Gegen Schürfwunden, Hautreizungen, Neurodermitis und andere Ekzeme:* Siliziumgel auf die betroffene Stelle auftragen oder einen Umschlag aus Schachtelhalmtee machen.

◐ ANWENDUNGSEMPFEHLUNG Schachtelhalmtee wird zwischen den Mahlzeiten getrunken. Umschläge aus diesem Tee eignen sich zur Behandlung von schlecht heilenden Wunden, Ekzemen und Schleimbeutelentzündungen.

Welche Nahrungsmittel liefern Silizium?

Besonders reich an Kieselsäure sind Hafer, Hirse, Gerste, Kartoffeln und Weizen, aber auch Mais, Sonnenblumenkerne, Petersilie und Meerrettich enthalten nennenswerte Mengen. Mineralwasser kann ebenfalls zur guten Siliziumversorgung beitragen: Achten Sie auf die Mineralstoffangaben auf dem Etikett.

Spirulina, Chlorella und Kelp

Gesundheitsbewusste wissen genau, wonach sie suchen – nach Algen und pflanzlichen Proteinen aus Seen und Meeren, denn diese geben hervorragende Ergänzungsmittel ab. Wohltuende Substanzen sind besonders in den Wasserpflanzen Kelp, Spirulina und Chlorella enthalten.

Anwendung

Kelp

- *Zur Behandlung von Schilddrüsenunterfunktion.*
- *Liefert wichtige Nährstoffe.*

Spirulina

- *Gegen Mundgeruch.*
- *Liefert Eiweiß, Vitamine und Mineralstoffe.*

Chlorella

- *Unterstützt die Entgiftung des Körpers.*
- *Erhöht die Albuminwerte.*

Darreichungsformen

- Flüssigkeit
- Kapsel
- Pulver
- Tablette
- Tinktur

WARNHINWEIS

■ **Kelp kann den Zustand von Patienten, die wegen einer Schilddrüsenüberfunktion medikamentös behandelt werden, verschlechtern.**

Sprechen Sie bei Erkrankungen immer zuerst mit Ihrem Arzt, bevor Sie Ergänzungsmittel einnehmen.

Spirulina zählt zum beliebtesten Präparat unter den blaugrünen Algen.

Was sind Algen?

Kelp ist ein langstieliger Seetang, der von verschiedenen Braunalgen abstammt (*Fucus* oder *Laminaria*) und ist eine hervorragende Quelle für Jod – dem Mineralstoff, der Schilddrüsenproblemen vorbeugt.

Chlorella und Spirulina sind einzellige Mikroalgen, die Bakterien ähneln. Spirulina gedeiht in Teichen und Seen, die dann satt blaugrün gefärbt sind. Zu dieser Farbenpracht kommt es, weil ihre spiralförmigen Fäden große Mengen des Pflanzenfarbstoffs Chlorophyll enthalten.

Wie wirken Algen?

Von verbesserter Libido bis hin zu vermindertem Haarausfall werden Kelp und Spirulina in China seit Jahrtausenden große Heilkräfte zugeschrieben. Das meiste davon ist zwar hoch spekulativ, doch besitzen die Algen durchaus einige nachweisbare medizinische Eigenschaften.

✷ **WIRKUNGEN** Aufgrund seines hohen Jodgehalts kann Kelp bei der Behandlung einer Schilddrüsenunterfunktion infolge von Jodmangel helfen und gelegentlich auch bei dadurch hervorgerufenem Übergewicht. Zur Behandlung von Schilddrüsenkrankheiten darf Kelp aber nur unter ärztlicher Aufsicht verwendet werden.

Spirulina ist eine erstklassige Quelle für Chlorophyll und daher ideal geeignet zur Behandlung eines sehr unangenehmen Alltagsproblems – des Mundgeruchs. Auslöser dürfen allerdings weder eine Zahnfleischerkrankung noch eine chronische Nebenhöhlenentzündung sein.

Chlorella enthält neben Aminosäuren, Vitaminen und Mineralstoffen viele sekundäre Pflanzenstoffe. In Japan ist sie zur Entgiftung des Körpers sehr geschätzt, da sie den Albumingehalt im Blut zu erhöhen scheint. Albumin wirkt nicht nur antioxidativ, sondern verteilt Vitamine, Mineralstoffe, Hormone und andere wichtige Nährstoffe im Körper und transportiert die Giftstoffe aus der Leber. Damit fördert Chlorella die Funktion von Nieren, Leber und anderen lebenswichtigen Organen.

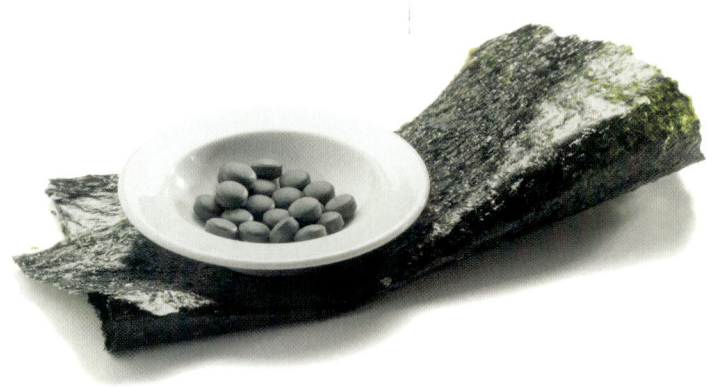

✱ WEITERE VORZÜGE Mitunter sind Kelp und Spirulina Bestandteil einer vegetarischen oder makrobiotischen Ernährung. Neben Jod liefert Kelp auch Karotinoide sowie Fettsäuren, Kalium, Magnesium, Kalzium, Eisen und andere Nährstoffe. Spirulina enthält Eiweiß, Vitamine (einschließlich Vitamin B_{12} und Folsäure), Karotinoide und andere Nährstoffe. Die Konzentration all dieser Substanzen scheint jedoch ziemlich gering. Es gibt viele schmackhaftere – und weniger kostspielige – Quellen für Vitamine und Mineralstoffe als Kelp, Chlorella und Spirulina. Zum Beispiel eine Reihe beliebter Obst- und Gemüsesorten.

Algen werden noch weitere Wirkungen zugeschrieben; so sollen sie Energie spenden, Gelenkentzündungen lindern, die Leberfunktion stärken sowie auch Herzerkrankungen und manchen Krebsarten vorbeugen, die Immunreaktion fördern, HIV und Aids unterdrücken und Zellen vor Schäden durch Röntgenstrahlen oder Schwermetalle wie Blei schützen. Bis jetzt haben Versuche aber noch keine gültigen Beweise erbracht.

So nehmen Sie Algen richtig ein

✐ DOSIERUNG K*elp bei Schilddrüsenunterfunktion*: Nehmen Sie Kelp nur auf den Rat Ihres Arztes hin ein, der Ihnen die richtig Dosis verschreibt, wenn Sie Jod brauchen. Das Pulver lässt sich leicht in Wasser auflösen, manche Menschen lehnen jedoch seinen Geschmack ab. Tabletten, Kapseln und Tinkturen sind genauso wirkungsvoll. S*pirulina gegen M*undgeruch: Nehmen Sie einen handelsüblichen, chlorophyllreichen Grüntrunk (auf dem Etikett steht oft, ob das Chlorophyll teilweise von Spirulina stammt) oder verrühren Sie einen Teelöffel Spirulinapulver in einem halben Glas Wasser. Den Mund damit gründlich spülen, anschließend kann die Mischung geschluckt werden. Alternativ können Sie auch eine Tablette gründlich kauen. 3- bis 4-mal täglich wiederholen oder bei Bedarf. *Chlorella zur Entgiftung oder zur Erhöhung der Albuminwerte*: Bis zu 6-mal täglich eine Tablette zu 500 mg.

◉ EINNAHMEEMPFEHLUNG: Nehmen Sie die Algen zum Essen ein, damit sie möglichst wenig Verdauungsbeschwerden hervorrufen. Schwangere oder Stillende sollten wegen des hohen Jodgehalts kein Kelp einnehmen, Spirulina scheint jedoch unbedenklich zu sein.

Mögliche Nebenwirkungen

Wer Kelp oder Spirulina einnimmt, muss unter Umständen mit Übelkeit oder Durchfall rechnen. In diesem Fall sollten Sie die Menge reduzieren oder die Einnahme abbrechen. Manche Menschen reagieren auch empfindlich auf Jod und können bei längerer Einnahme von Kelp Gegenreaktionen entwickeln, bis hin zur schmerzhaften Vergrößerung der Schilddrüse, die aber beim Absetzen von Kelp wieder verschwindet.

EINKAUFSTIPPS

▪ Achten Sie bei Mitteln gegen Mundgeruch auf einen hohen Anteil von Spirulina. Ihr enormer Chlorophyllgehalt bekämpft Mundgeruch auf eine sichere und natürliche Art.

▪ Prüfen Sie bei Kelp immer das Haltbarkeitsdatum. Bei längerer Lagerung kann der Jodgehalt nämlich abnehmen. In eineinhalb Jahren im Regal gelagerten Kelptabletten war kein Jod mehr nachweisbar.

WUSSTEN SIE, DASS...?

der Blasentang der Nordseeküste oft anstelle von Kelp verwendet wird. Er enthält viele Mineralstoffe, einschließlich Jod, und ist beliebtes Hilfsmittel bei der Gewichtsreduktion (seine Wirksamkeit wurde aber nie bewiesen).

TIPPS & INFOS

▪ Ernten Sie Kelp oder Spirulina nicht selbst. Die Algenkolonien an der Küste des Meeres sind oft durch industrielle oder andere Abwässer verschmutzt und enthalten erhöhte Mengen Blei, Quecksilber, Kadmium oder andere gefährliche Giftstoffe.

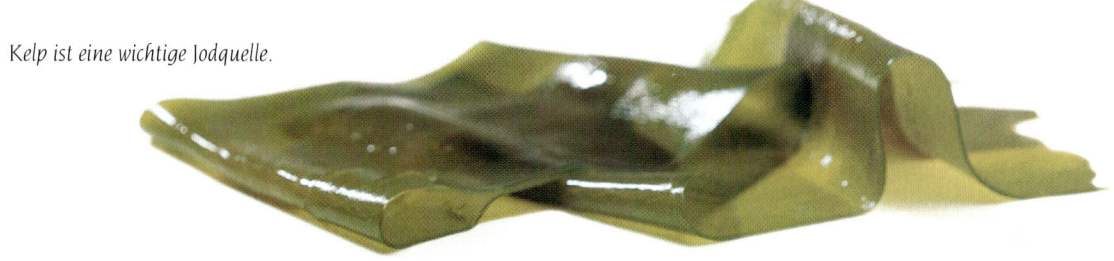

Kelp ist eine wichtige Jodquelle.

Süßholzwurzel

Im alten Griechenland linderte sie Husten und beruhigte aufgebrachte Mägen. In China glaubt man, dass die Süßholzwurzel ein langes Leben fördert. Neuere Forschungen ermittelten viele weitere Vorzüge dieses Heilmittels, das offenbar die Immunität steigert, Entzündungen hemmt und gegen Ekzeme hilft.

Glycyrrhiza glabra

Anwendung

- Lindert die Symptome des chronischem Müdigkeitssyndroms und von Fibromyalgie.
- Hilft bei Verdauungsproblemen.
- Unterstützt die Neurodermitis-behandlung.
- Fördert die Genesung bei Hepatitis.
- Stärkt das Immunsystem.
- Lindert Atemwegserkrankungen.
- Kann bei Menstruationsproblemen und nach den Wechseljahren nützlich sein.

Darreichungsformen

- Creme
- Getrocknet/Tee
- Kapsel
- Lutschtablette
- Tablette
- Tinktur

Was ist Süßholzwurzel?

Süßholz, ein hoher Strauch mit bläulichen Blüten, ist in der Türkei und Griechenland beheimatet und mit den Hülsenfrüchten verwandt. Medizinisch wirksam sind bei ihm die vielen Inhaltsstoffe der Wurzel (Rhizom) wie Glyzyrrhizin, Phytoöstrogene und Flavonoide. Die Wurzel wird zu Kapseln, Tabletten und Tinkturen oder auch zu Cremes verarbeitet. Der Geschmack der Wurzel – süßlich modrig – ist nicht jedermanns Gaumen angenehm, doch lässt er sich gut durch die Kombination mit anderen Kräutern überspielen.

Als eines der verbreitetsten und auch bestgeprüften pflanzlichen Heilmittel hat das Süßholz eine lange medizinische Geschichte. Schon in den 70er-Jahren zählte es mit zu den ersten Nahrungsmitteln, die im Ernährungsprogramm des nationalen Krebsinstituts der USA untersucht wurden.

Wie wirkt Süßholzwurzel?

Das Glyzyrrhizin aus der Süßholzwurzel stimuliert die Drüsen der Nebennieren, bestimmte Hormone zu produzieren, Entzündungen entgegenzuwirken und den Interferonspiegel zu erhöhen. Interferon ist eine Substanz des Immunsystems, die Viren bekämpft. Andere Wirkstoffe des Süßholzes sind starke Antioxidanzien und können sogar die Wirkung von Östrogen auf den Körper nachahmen.

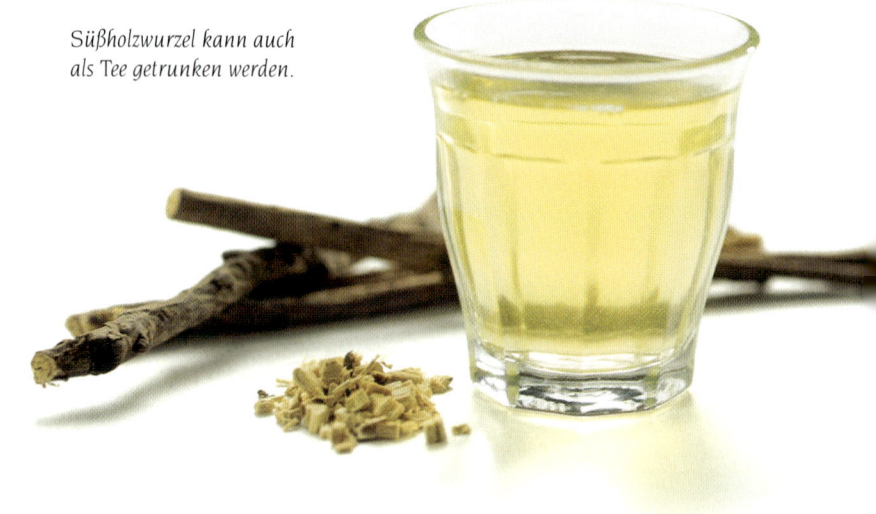

Süßholzwurzel kann auch als Tee getrunken werden.

✿ **WIRKUNGEN** Süßholzwurzel hilft bei Atemwegsproblemen, da sie die angreifenden Viren bekämpft, Symptome wie Husten oder Halsschmerzen lindert und den Schleim verflüssigt. Ihre Wirkung auf die Nebennieren macht sie zu einem guten Mittel für die Behandlung des chronischen Müdigkeitssyndroms und anderen Erkrankungen, die durch Kortison, das wichtigste Nebennierenhormon, beeinflusst werden.

Süßholzwurzel kann in praktisch allen Fällen von entzündlichen Erkrankungen eingenommen werden. Besonders wohltuend ist sie bei der Behandlung von Hepatitis, da sie sowohl gegen die Entzündung der Leber vorgeht als auch das Virus bekämpft, das meistens Auslöser dieser Erkrankung ist.

✿ **WEITERE VORZÜGE** Süßholzwurzel kann bei Menstruations- oder Wechseljahresbeschwerden hilfreich sein, da das Glyzyrrhizin östrogenähnliche Eigenschaften besitzt und die Östrogenrezeptoren des Körpers besetzen kann. Wenn also (wie beim prämenstruellen Syndrom) zu viel Östrogen im Körper vorliegt, blockiert Glyzyrrhicin diese Stellen und reduziert somit dessen Wirkung. Sinkt der Östrogenspiegel (was in den Wechseljahren der Fall ist), stellt es dagegen einen schwächeren, aber wirksamen Ersatz.

Daneben beruhigt eine oberflächlich aufgetragene Creme mit Süßholzwurzel die gereizte Haut bei Erkrankungen wie beispielsweise bei einer Neurodermitis.

So nehmen Sie Süßholzwurzel richtig ein

⊘ **DOSIERUNG** *Bei entzündlichen Erkrankungen, Müdigkeit oder anderen Problemen*: Nehmen Sie 3-mal am Tag Süßholzwurzelextrakt in Kapseln oder Tabletten zu 200 mg (standardisiert auf 22 % Glyzyrrhizin) zu sich oder aber 45 Tropfen (1/2 TL) Flüssigextrakt. *Bei Neurodermitis*: Die betroffene Hautpartie 3- bis 4-mal täglich eincremen.

◉ **EINNAHMEEMPFEHLUNG** Süßholzwurzelpräparate können zu jeder Tageszeit eingenommen werden. Gegen Halsschmerzen eignen sich am besten Süßholzwurzel-Lutschtabletten.

Mögliche Nebenwirkungen

Süßholzwurzel kann den Blutdruck erhöhen, weshalb man auch die empfohlene Dosis keinesfalls überschreiten darf. Wer länger als einen Monat Süßholz verwendet, der sollte seinen Blutdruck überwachen lassen. Auch große Mengen echter Lakritze (unten) können zu einem Blutdruckanstieg führen.

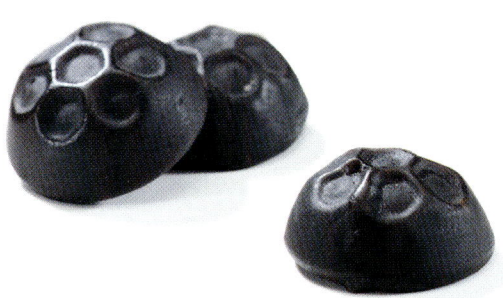

Teebaumöl

Melaleuca alternifolia

Gegen Infektionen gehen die australischen Ureinwohner schon seit Jahrhunderten mit Teebaumblättern vor. Heute wird dieses Öl weltweit als wirksames Antiseptikum geschätzt sowie zur Bekämpfung schädlicher Bakterien und Pilzinfektionen eingesetzt.

Anwendung

- *Desinfiziert und fördert die Heilung von Schnitten und Kratzern.*
- *Minimiert die Narbenbildung.*
- *Wirkt abschwellend nach Insektenbissen und -stichen, auch nach Bienenstichen.*
- *Bekämpft Fußpilz, Nagelpilz und Hefepilzinfektionen.*

Darreichungsformen

- Creme
- Gel
- Öl
- Vaginalzäpfchen

WARNHINWEIS

- **Teebaumöl wird nur äußerlich angewendet. Nicht einnehmen und von den Augen fernhalten!**
- **Fragen Sie Ihren Arzt, bevor Sie Teebaumöl auf tiefe, offene Wunden auftragen.**

Sprechen Sie bei Erkrankungen immer zuerst mit Ihrem Arzt, bevor Sie Ergänzungsmittel anwenden.

Was ist Teebaumöl?

Einen angenehmen, muskatähnlichen Duft hat dieses Öl aus den Blättern des Teebaums (*Melaleuca alternifolia*), der nur in Australien wächst. Durch Dampfdestillation wird ein Extrakt gewonnen, der bei hochwertigem Teebaumöl mindestens 40 % Terpinen-4-ol (den Inhaltsstoff, der für die heilende Wirkung verantwortlich ist) und weniger als 5 % Zineol enthält. Die Substanz Zineol reizt nämlich in zu hoher Konzentration die Haut. Nach dem Zweiten Weltkrieg verdrängte der Siegeszug der Antibiotika zeitweilig das Teebaumöl, mittlerweile werden aber wieder rund 700 t pro Jahr produziert.

Wie wirkt Teebaumöl?

Teebaumöl wird oberflächlich bei einer Vielzahl gewöhnlicher Infektionen angewendet. Es tötet zum Beispiel krankheitserregende Pilze, und Studien zufolge bekämpft es auch verschiedene – zum Teil gegen Antibiotika resistente – Bakterien. Ärzte führen diese aktive und schnelle Wirkung gegen Erreger auf die leichte Vermischbarkeit des Teebaumöls mit den Hautfetten zurück.

⊕ **WIRKUNGEN** Die antiseptischen Eigenschaften des Teebaumöls sind besonders bei der Behandlung von Schnitten und Kratzern von Nutzen, aber auch bei Insektenstichen oder -bissen. Kleinere Wunden heilen schneller, das Öl beugt Infektionen vor und verhilft zu einer sauberen Vernarbung. Teebaumöl bekämpft den Pilz *Trichophyton*, der Füße, Lendengegend und Nägel befallen kann. Es kann aber auch gegen *Candida albicans* und *Trichomonas vaginalis* helfen, zwei Erreger von Vaginalinfektionen. Bei hartnäckigen Pilzerkrankungen muss jedoch unter Umständen auf ein stärkeres Mittel zurückgegriffen werden.

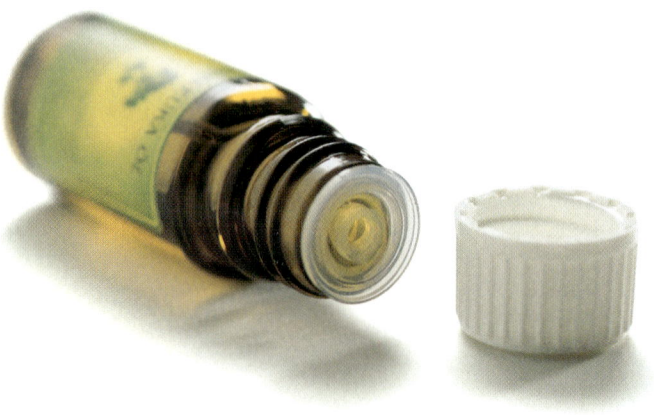

✳ WEITERE VORZÜGE Teebaumöl kann bei der Aknebehandlung unterstützend wirken. Ein Gel mit 5 % Teebaumöl zeigte sich in einer Studie als ebenso wirksam gegen Akne wie eine Lotion mit 5 % Benzoylperoxid, das in den meisten frei verkäuflichen Aknemitteln enthalten ist. Mit Teebaumöl traten jedoch weniger Nebenwirkungen (Schuppung, Trockenheit und Juckreiz) auf. Eine Lösung mit 0,5 % Teebaumöl schützt auch vor dem verbreiteten Schuppen fördernden Pilz *Pitysporum ovale*. Mitunter wird Teebaumöl als Mittel gegen virusbedingte Warzen empfohlen. Diese Wirkung konnte aber bisher nicht belegt werden.

So wenden Sie Teebaumöl richtig an

⊘ DOSIERUNG *Gegen Fußpilz, kleine Verletzungen oder Nagelinfektionen*: Tragen Sie 2- bis 3-mal täglich 1–2 Tropfen reines, unverdünntes Teebaumöl auf die betroffenen Haut- oder Nagelbereiche auf. Sie können auch Cremes oder Lotionen mit Teebaumöl verwenden. *Zur Behandlung vaginaler Hefepilze*: Führen Sie bis zu 5 Tage lang alle 12 Stunden ein handelsübliches Zäpfchen mit Teebaumöl in die Scheide ein.

◉ ANWENDUNGSEMPFEHLUNG Teebaumöl wird nur äußerlich angewendet und darf keinesfalls eingenommen werden. Haben Sie oder ein Kind versehentlich Teebaumöl zu sich genommen, rufen Sie sofort einen Arzt, Notarzt oder die nächste Vergiftungszentrale. Selten ruft Teebaumöl einen allergischen Hautausschlag hervor. Tragen Sie daher vorsichtshalber vor der ersten Anwendung zum Testen etwas Öl mit einem Wattebausch auf die Innenseite Ihres Arms auf. Bei einer allergischen Reaktion kommt es rasch zur Rötung oder zu einer entzündlichen Reaktion. In diesem Fall können Sie das Teebaumöl mit neutralem Pflanzenöl (zum Beispiel Mandelöl) so lange verdünnen, bis die Hautreaktion ausbleibt.

Mögliche Nebenwirkungen

Obwohl Teebaumöl leichte Hautreizungen hervorrufen kann, scheint es ansonsten harmlos. Wie viele Heilpflanzenöle kann es in reiner, unverdünnter Form Augen und Schleimhäute reizen.

Wegen seiner bakterienabtötenden Wirkung wird Teebaumöl oft Seifen und Hautpflegeprodukten zugesetzt.

 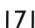

Thiamin

Vor allem ältere Menschen und auch Alkoholkranke leiden unter einem Mangel an diesem B-Vitamin, das als erstes der B-Vitamine entdeckt wurde. Es leistet einen wichtigen Beitrag für die optimale und gesunde Funktion unseres Stoffwechsels und des Nervensystems.

Anwendung

- *Unterstützt die Energiebildung.*
- *Fördert die Gesundheit der Nerven.*
- *Kann die Stimmung heben.*
- *Kräftigt das Herz.*
- *Beruhigt Verdauungsprobleme.*

Darreichungsformen

- Kapsel
- Tablette

WARNHINWEIS

Sprechen Sie bei Erkrankungen oder psychischen Problemen immer zuerst mit Ihrem Arzt, bevor Sie Ergänzungsmittel einnehmen.

Was ist Thiamin?

Dieses oft übersehene, aber unverzichtbare Mitglied der B-Vitamine ist auch als Vitamin B_1 bekannt, da es das erste entdeckte B-Vitamin war. Schwerer Thiaminmangel kommt praktisch nicht mehr vor, doch selbst ein leichter Mangel beeinträchtigt die Gesundheit. Thiamin ist als Einzelpräparat erhältlich, sollte jedoch im Rahmen eines B-Komplexes zugeführt werden, da es mit den anderen B-Vitaminen eng zusammenarbeitet.

Wie wirkt Thiamin?

Der Körper braucht Thiamin, um die Kohlenhydrate aus der Nahrung in Energie umzuwandeln. Daneben erhält es die Nerven gesund und kann die Behandlung bestimmter Herzerkrankungen unterstützen.

⊕ **WIRKUNGEN** Bei Herzkranken kann Thiamin die Pumpfunktion des Herzens verbessern. Eine Langzeitbehandlung mit Diuretika, die Herzpatienten häufig zur Entwässerung verschrieben wird, kann den Thiaminspiegel senken. In einer Studie erhielten Herzkranke, die Furosemid zur Entwässerung einnahmen, entweder 200 mg Thiamin pro Tag oder ein Placebo. Nach 6 Wochen zeigte sich bei der Thiamingruppe eine deutliche Besserung der Beschwerden.

Bei Diabetes oder anderen nervenschädigenden Erkrankungen kann Thiamin Prickeln und Taubheitsgefühle in Händen und Füßen mindern.

⊕ **WEITERE VORZÜGE** Zusammen mit Cholin und Pantothensäure kann Thiamin den Verdauungsprozess verstärken und Verdauungsprobleme lindern. Manche Wissenschaftler sind der Ansicht, zwischen Thiaminmangel und psychischen Erkrankungen (wie Depressionen) bestehe ein Zusammenhang und hoch dosierte Thiamingaben könnten nützlich sein.

Thiamin scheint auch bei Alzheimerkranken die Gedächtnisleistung zu verbessern. Ebenso lässt sich die Verwirrtheit älterer Personen nach einer Operation durch zusätzliche Thiamingaben in den Wochen vor

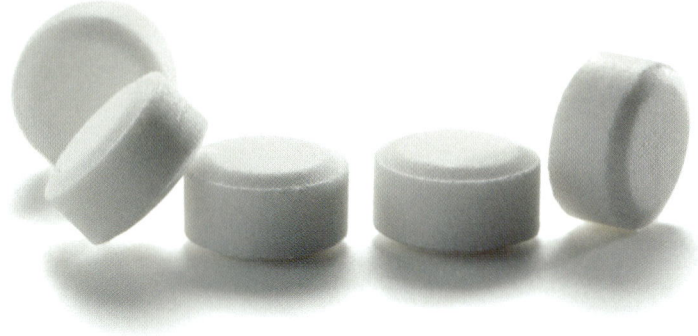

dem Eingriff vermeiden. Zur Behandlung von Psychosen bei Alkohol-entzug wird ebenfalls Thiamin eingesetzt. Medikamente gegen Schlag-anfall hemmen die Thiaminaufnahme, sodass diese Patienten eventuell zusätzliches Thiamin brauchen. Dadurch verbessern sich oft auch die geistigen Fähigkeiten wieder.

Wie viel Thiamin brauchen Sie?

Zur Erhaltung der Gesundheit und Abwendung eines Thiaminmangels sind täglich rund 1,2 mg Thiamin für Männer und 1,0 mg für Frauen aus-reichend. Für therapeutische Zwecke werden jedoch höhere Mengen empfohlen.

⊟ **ZU WENIG THIAMIN** Leichter Thiaminmangel kann unbemerkt bleiben, äußert sich aber durch Reizbarkeit, Depressionen, Muskelschwäche und Gewichtsverlust. Schwerer Thiaminmangel kann die heutzutage seltene Krankheit Beriberi hervorrufen, die zu geistigem Abbau, Muskelschwund, Lähmungen, Nervenschäden und Tod führen kann. Sie kommt nur noch in manchen Gegenden Asiens vor, wo hauptsächlich weißer Reis auf dem Speiseplan steht, dem durch Schälen und Polieren das Thiamin und andere Nährstoffe entzogen wurden.

⊞ **ZU VIEL THIAMIN** Hohe Mengen an Thiamin haben keine nachteilige Wirkung. Überschüssige Mengen scheidet der Körper nämlich über den Urin aus.

So nehmen Sie Thiamin richtig ein

⊘ **DOSIERUNG** Bestimmte Krankheiten können von Thiamingaben profi-tieren. *Gegen Herzerkrankungen*: 50 mg Thiamin pro Tag. *Gegen Gefühllosig-keit und Prickeln*: Täglich 50 mg Thiamin, am besten als Teil eines Vitamin-B-Komplexpräparates. *Gegen Depressionen*: 50 mg pro Tag im Rahmen eines Vitamin-B-Komplexpräparates. *Gegen Verdauungsstörungen*: 50 mg am Morgen. *Bei Alkoholkrankheit*: 50 mg am Tag, am besten als Teil eines Vitamin-B-Komplexpräparates.

⊕ **EINNAHMEEMPFEHLUNG** Eine saure Umgebung begünstigt die Thia-minaufnahme. Nehmen Sie das Präparat zu den Mahlzeiten, wenn Magensäure für die Verdauung produziert wird. Teilen Sie Ihre Dosis in zwei Portionen auf, die Sie zu unterschiedlichen Tageszeiten einnehmen. Hohe Mengen werden leicht mit dem Urin ausgeschwemmt.

Welche Nahrungsmittel liefern Thiamin?

Der beste Thiaminlieferant ist vermutlich mageres Schweinefleisch, gefolgt von Vollkornprodukten, einigen Fischarten (Scholle, Thunfisch), Hülsenfrüchten, Kartoffeln, Nüssen und Samen.

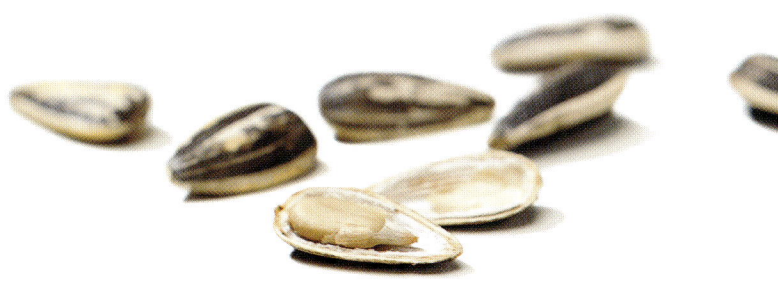

Traubensilberkerze

Cimicifuga racemosa

Als eines der nützlichsten Naturheilmittel für Frauen wurde vor über 100 Jahren die knorrige, schwarze Wurzel der nordamerikanischen Traubensilberkerze (*Cimicifuga racemosa*) bekannt.

Anwendung

- *Gegen Symptome der Wechseljahre, vor allem Hitzewallungen.*
- *Lindert Menstruationsschmerzen und PMS-Beschwerden.*
- *Wirkt entzündungshemmend, lindert Muskelschmerzen.*
- *Unterstützt die Selbstreinigung der Schleimhäute und das Abhusten.*

Darreichungsformen

- Getrocknetes Kraut/Tee
- Kapsel
- Tablette
- Tinktur

WARNHINWEIS

- Schwangere und Stillende dürfen Traubensilberkerze nicht verwenden.

- Traubensilberkerze kann die Wirkung hormoneller Kontrazeptiva oder anderer Hormonpräparate beeinflussen.

- Meiden Sie Traubensilberkerze, wenn Sie medikamentös wegen Bluthochdruck behandelt werden, da es die blutdrucksenkende Wirkung Ihrer Präparate verstärken kann.

Sprechen Sie bei Erkrankungen immer zuerst mit Ihrem Arzt, bevor Sie Ergänzungsmittel einnehmen.

Was ist Traubensilberkerze?

Die Traubensilberkerze hat auffällig lange Stängel voller weißer Blütenstände und wird bis zu 2,5 Meter hoch. Sie gehört zur Familie der Hahnenfußgewächse und wurde bei den Indianern auch als „Frauenwurzel" oder „Klapperkraut" bezeichnet. Am häufigsten wurde sie jedoch – mit Bezug auf die zu medizinischen Zwecken genutzte knorrige, schwarze Wurzel – „schwarzes Schlangenkraut" genannt. Die Wurzel enthält eine komplexe Mischung natürlicher Wirkstoffe, deren Wirkung teilweise modernsten Pharmazeutika gleichkommt.

Wie wirkt Traubensilberkerze?

Traditionell wurde die Traubensilberkerze zur Behandlung von Menstruationsbeschwerden, Schmerzen nach der Geburt, nervösen Beschwerden und Gelenkschmerzen eingesetzt. Heute empfiehlt man die Heilpflanze in erster Linie zur Linderung von Hitzewallungen, unter denen manche Frauen während der Wechseljahre leiden.

✜ **WIRKUNGEN** Traubensilberkerze ist ein beliebtes Mittel gegen die Symptome der Wechseljahre wie Hitzewallungen und Trockenheit der Vagina. Wissenschaftliche Untersuchungen zeigten, dass es den Spiegel des LH (**l**uteinisierendes **H**ormon) aus der Hirnanhangsdrüse senken kann, dessen Anstieg während der Menopause für die Hitzewallungen mitverantwortlich scheint.

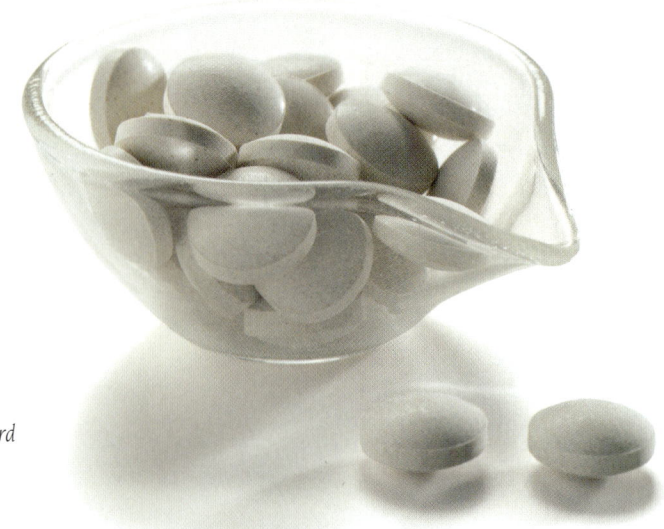

Die Wurzel der Traubensilberkerze wird getrocknet, zu Pulver zermahlen und ist in Tablettenform zu kaufen.

Daneben enthält die Traubensilberkerze auch Phytoöstrogene, pflanzliche Stoffe, die ähnlich wirken wie das vom Körper produzierte Östrogen. Die Phytoöstrogene binden sich an Hormonrezeptoren in der Brust, der Gebärmutter und anderer Stellen im Körper. Dadurch werden die Symptome der Menopause gelindert – im Gegensatz zur Hormonersatztherapie ohne Steigerung des Brustkrebsrisikos. Manche Phytoöstrogene könnten sogar vorbeugend gegen Brustkrebs wirken, da sie das körpereigene Östrogen hindern, sich an Brustgewebezellen zu binden.

✴ **WEITERE VORZÜGE** Die krampflösenden Eigenschaften der Traubensilberkerze können auch Menstruationsbeschwerden lindern, da sie die Durchblutung der Gebärmutter steigert und somit die Intensität ihrer Kontraktionen reduziert. Diese Wirkung kann auch während der Wehen und nach der Geburt nützlich sein. Da die Traubensilberkerze den Hormonspiegel reguliert, kann sie auch bei PMS (dem **p**rä**m**enstruellen **S**yndrom) eingesetzt werden. Allerdings ist Mönchspfeffer hierbei meist effektiver.

Weitere Eigenschaften von *Cimicifuga racemosa* sind ihre leicht beruhigenden und entzündungshemmenden Wirkungen, was besonders bei der Behandlung von Muskel- oder Nervenschmerzen wertvoll sein kann, die beispielsweise durch Ischias oder Neuralgien verursacht werden. Als Hustenmittel wirkt diese Substanz schleimlösend, und sie hat sich als wirksames Mittel gegen Tinnitus (Ohrgeräusche) erwiesen.

So nehmen Sie Traubensilberkerze richtig ein

⊘ **DOSIERUNG** *Bei Beschwerden der Wechseljahre oder* PMS: 2-mal täglich 40 mg Traubensilberkerzenextrakt einnehmen. Bei PMS sollte die Einnahme 7–10 Tage vor Beginn der Periode stattfinden. *Gegen Menstruationskrämpfe*: Je nach Bedarf 3- bis 4-mal täglich 40 mg Traubensilberkerzenextrakt .

◉ **EINNAHMEEMPFEHLUNG** Traubensilberkerze kann zu jeder Tageszeit eingenommen werden. Um Magenschmerzen zu vermeiden, sollte man sie zusammen mit den Mahlzeiten nehmen. Eine positive Wirkung ist nach 4–8 Wochen zu erwarten. Viele Forscher empfehlen, die Einnahme der Traubensilberkerze auf 6 Monate zu begrenzen. Neuere Studien zeigen jedoch, dass es auch bei längerem Gebrauch zu keinen nennenswerten Nebenwirkungen kommt.

Mögliche Nebenwirkungen

Obwohl die Traubensilberkerze praktisch keine giftige Wirkung hat, kann bei einigen Menschen der Magen rebellieren, und eine Untersuchung zeigte, dass es bei manchen Frauen zu einer leichten Gewichtszunahme und Schwindel kommen kann. Außerdem kann der Blutdruck sinken. Bei sehr hohen Dosen sind Übelkeit, Erbrechen, Pulsverlangsamung, Schweißausbrüche und Kopfschmerzen möglich.

WUSSTEN SIE, DASS…?
Traubensilberkerze Hauptbestandteil eines der beliebtesten Mittel zur Selbstbehandlung war. „Lydia Pinkhams Vegetable Compound" war als Frauentonikum Anfang 1900 in den USA äußerst beliebt und ist noch heute erhältlich.

TIPPS & INFOS
▪ Kompressen, in Traubensilberkerzentee eingeweicht, helfen bei Muskelkater und Gelenkschmerzen. Kochen Sie die getrocknete Wurzel 20–30 Minuten in Wasser. Etwas abkühlen lassen (der Sud sollte immer noch heiß sein, aber nicht die Haut verbrennen) und dann die warme Kompresse auf die betroffene Stelle legen und dort etwa 20 Minuten liegen lassen.

▪ Traubensilberkerze kann bei Hitzewallungen und vaginaler Trockenheit ebenso wirksam sein wie eine Hormontherapie. Es gibt aber keine Hinweise darauf, dass die Pflanze auch Schutz gegen Osteoporose bietet.

Vitamin A

Dieser wichtige Nährstoff sorgt für Sehschärfe, gesunde Haut und ein intaktes Immunsystem. Infolgedessen benötigt unser Körper ausreichende Mengen an Vitamin A, um Problemen mit den Augen und der Haut sowie Infektionen vorzubeugen.

Anwendung

- *Hilft dem Körper, Erkältungen, Grippe und andere Infektionen zu bekämpfen.*
- *Fördert die Gesundheit der Haut und das Abheilen von Wunden, Verbrennungen und Geschwüren.*
- *Hält die Augen gesund.*
- *Gut für die Schleimhäute des Verdauungstrakts.*

Darreichungsformen

- Flüssigkeit
- Kapsel
- Tablette
- Weichgelatinekapsel

Was ist Vitamin A?

Als fettlösliches Vitamin wird dieser Nährstoff in der Leber gespeichert. Der Körper holt sich Vitamin A teilweise aus tierischen Fetten. Bestimmte Mengen stellt er selbst im Darm aus Betakarotin sowie anderen Karotinoiden aus Obst und Gemüse her. Vitamin A ist im Körper in verschiedenen chemischen Verbindungen vertreten, den so genannten Retinoiden (benannt nach der Bedeutung des Vitamins für die Retina des Auges).

Wie wirkt Vitamin A?

Dieses Vitamin verhindert Nachtblindheit, erhält die Haut und Schleimhäute, welche die Atemwege und den Magen-Darm-Trakt auskleiden, und unterstützt die Bildung von Zähnen und Knochen. Es ist unerlässlich für die normale Fortpflanzung, das Wachstum und die Entwicklung. Außerdem ist Vitamin A ein wichtiger Bestandteil des Immunsystems, einschließlich der unzähligen Immunzellen, welche die Atemwege und den Verdauungstrakt säumen und eine wichtige Bastion gegen Krankheiten darstellen.

⭐ **WIRKUNGEN** Vitamin A hilft dem Auge, sich von hellem Licht auf Dunkelheit umzustellen und erhält somit die nächtliche Sehfähigkeit. Außerdem kann Vitamin A eine in vielen Entwicklungsländern verbreitete Augenkrankheit (Xerophthalmie) lindern, die mit schwerem Vitamin-A-Mangel einhergeht.

Vitamin A stärkt auch unser Immunsystem und erhöht auf diese Weise die Widerstandsfähigkeit gegen Infektionen wie Halsschmerzen, Erkältung, Grippe und Bronchitis. Auch gegen Herpesbläschen und Gürtelrose (beide durch Herpesviren verursacht), Warzen (eine Virusinfektion der Haut), Augeninfektionen und vaginale Hefepilze kann Vitamin A helfen, möglicherweise auch bei Allergien. Das Vitamin unterstützt unser Immunsystem im Kampf gegen Brust- und Lungenkrebs und erhöht bei Leukämie die Überlebenschancen. Eine gute Vitamin-A-Versorgung des Körpers kann die Wirksamkeit einer Chemotherapie auch bei anderen Krebserkrankungen verstärken.

✳ **WEITERE VORZÜGE** Vitamin A wurde erstmals in den 40er-Jahren des 20. Jahrhunderts eingesetzt, um Hautprobleme wie Akne und Schuppenflechte zu behandeln. Heute gibt es Vitamin-A-Derivate (insbesonders Retinsäure), die als verschreibungspflichtige Medikamente gegen Akne und Falten eingesetzt werden. Niedrigere Dosen Vitamin A (7 500 µg pro Tag) lassen sich gegen zahlreiche Hautprobleme wie Akne, trockene

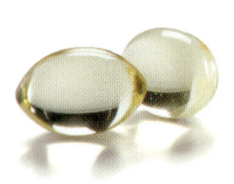
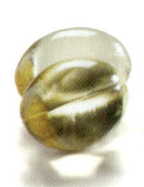
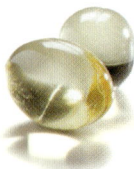
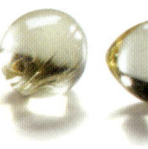
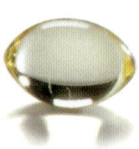

Haut, Neurodermitis, Rosacea und Schuppenflechte einsetzen. Ein hoher Vitamin-A-Spiegel im Körper fördert die Heilung von Hautverletzungen und beschleunigt nach Zerrungen und Dehnungen die Genesung. Eine gute Versorgung mit Vitamin A wirkt sich sogar auf die Schleimhäute des Verdauungstrakts aus, wo sie sie bei der Bekämpfung entzündlicher Darmerkrankungen und Geschwüre mit hilft. Außerdem unterstützt eine gute Vitamin-A-Versorgung auch den Genesungsprozess von Schlaganfallpatienten. Frauen mit starker oder verlängerter Menstruation weisen mitunter einen Vitamin-A-Mangel auf.

Wie viel Vitamin A brauchen Sie?

Frauen sollten 800 µg und Männer 1 000 µg pro Tag aufnehmen.

⊟ **Zu wenig Vitamin A** Der bei uns seltene Vitamin-A-Mangel kann Nachtblindheit, gar vollständige Blindheit sowie erhöhte Infektanfälligkeit hervorrufen. Mangelerscheinungen kommen besonders bei älteren Personen vor, die sich häufig vitaminarm ernähren. Infektionskrankheiten wie Lungenentzündung können die Vitamin A-Speicher rasch leeren.

⊞ **Zu viel Vitamin A** Bis zu 1 500 µg am Tag sind zwar ungefährlich, doch sollte ein Vitamin-A-Präparat nur auf ärztlichen Rat hin eingenommen werden. Dieser Rat gilt besonders für Schwangere oder Frauen, die schwanger werden möchten. Größere Mengen können nämlich den Fetus schädigen. Ein Übermaß an Vitamin A kann zu Schwäche und Erbrechen oder auf Dauer auch zu schweren Leberschäden (Zirrhose) führen. Anzeichen einer Vergiftung sind trockene, rissige Haut, brüchige Nägel, Haarausfall, Zahnfleischbluten, Gewichtsverlust, Reizbarkeit, Müdigkeit und Übelkeit.

So nehmen Sie Vitamin A richtig ein

▱ **Dosierung** Um eine überhöhte Vitamin-A-Zufuhr zu vermeiden, sollte man lieber zu Betakarotin oder anderen Karotinoiden greifen. Solche Präparate sind selbst für Schwangere unbedenklich. Deshalb enthalten viele Multivitaminpräparate auch eher Betakarotin als Vitamin A.

◉ **Einnahmeempfehlung** Nehmen Sie die Mittel zum Essen ein. Etwas Fett in der Kost verbessert die Aufnahme. Vitamin E und Zink helfen dem Körper, Vitamin A zu verwerten, welches seinerseits die Eisenaufnahme fördert.

Welche Nahrungsmittel liefern Vitamin A?

Vitamin A befindet sich vor allem in Fisch, Eigelb, Butter und Innereien wie Leber (100 g liefern bis zu 40 000 µg).

Gelbes, oranges, rotes und dunkelgrünes Obst und Gemüse enthalten große Mengen Betakarotin sowie viele andere Karotinoide, die der Körper bei Bedarf in Vitamin A umwandelt.

Vitamin B$_6$

Als „Arbeitstier" unter den Nährstoffen ist das Vitamin B$_6$ vermutlich an mehr Körperprozessen beteiligt als jedes andere Vitamin. Untersuchungen zufolge nimmt jedoch etwa die Hälfte der Frauen über die Nahrung nicht genügend dieses wichtigen Vitamins auf.

Anwendung

- Beugt Herz-Kreislauf-Erkrankungen und Schlaganfall vor.
- Lindert Depressionen.
- Hilft bei Einschlaf- und Durchschlafproblemen.
- Behandelt das Karpaltunnelsyndrom.
- Kann PMS-Symptome verringern.
- Trägt zur Linderung von Asthmaanfällen bei.

Darreichungsformen

- Flüssigkeit
- Kapsel
- Tablette

WARNHINWEIS

- **Langzeitanwendung hoher Dosen Vitamin B$_6$ kann Nervenschäden verursachen.**

Sprechen Sie bei Erkrankungen oder psychischen Problemen immer zuerst mit Ihrem Arzt, bevor Sie Ergänzungsmittel einnehmen.

Was ist Vitamin B$_6$?

Über 100 verschiedene Aufgaben führt das Vitamin B$_6$ durch und diese zudem vielmals pro Tag. In erster Linie wirkt es als Coenzym, arbeitet also mit Enzymen zusammen, um die chemischen Reaktionen in den Zellen zu beschleunigen.

Vitamin B$_6$ wird auch Pyridoxin genannt. In Ergänzungsmitteln ist es in den beiden wirksamen Formen Pyridoxinhydrochlorid oder **P**yri-doxa**lp**hosphat (PLP) enthalten. Oft wird jedoch PLP bevorzugt, da es besser aufgenommen wird.

Wie wirkt Vitamin B$_6$?

Vitamin B$_6$ ist an der Bildung der roten Blutkörperchen beteiligt. Es unterstützt die Zellen beim Aufbau von Eiweiß, stellt Botenstoffe wie Serotonin für das Gehirn (Neurotransmitter) her, setzt gespeicherte Energie frei und macht noch vieles mehr. Möglicherweise spielt es auch bei der Vorbeugung und Behandlung vieler Krankheiten eine Rolle.

VORBEUGUNG Wer über die Nahrung oder Ergänzungsmittel genügend Vitamin B$_6$ zu sich nimmt, schützt sein Herz. Zusammen mit Folsäure und Vitamin B$_{12}$ hilft dieses Vitamin nämlich mit, den aminosäureähnlichen Stoff Homozystein abzubauen, der bei hohen Blutspiegeln Herzerkrankungen und andere Gefäßkrankheiten verursachen kann.

WEITERE VORZÜGE Manche Frauen mit PMS (**prä**menstruellem **S**yndrom) berichten, dass Vitamin B$_6$ viele ihrer Symptome lindern konnte. Wahrscheinlich hilft es, überschüssiges Östrogen auszuscheiden. Als Baustein der Neurotransmitter kann Vitamin B$_6$ auch die Häufigkeit epileptischer Anfälle senken und die Stimmung Depressiver heben, die vermutlich bis zu 25 % einen Vitamin-B$_6$-Mangel aufweisen.

Das Vitamin erhält die Nerven gesund, und so können auch Diabetiker, die häufig unter Nerverschäden leiden, von Vitamin-B$_6$-Präparaten profitieren. Darüber hinaus lindert es wirksam die Symptome des Karpaltunnelsyndroms und kann bei Asthmatikern die Intensität und Häufigkeit der Anfälle reduzieren. Besonders wichtig ist Vitamin B$_6$ für Patienten, die das Asthmamedikament Theophyllin® verwenden.

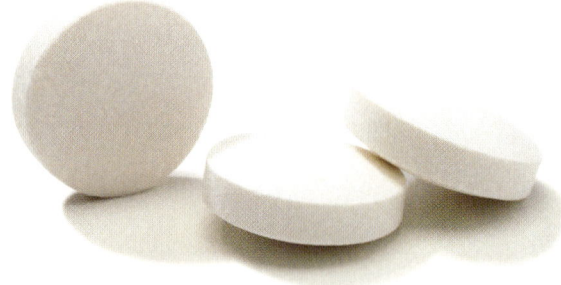

Wie viel Vitamin B$_6$ brauchen Sie?

Frauen benötigen 1,2 mg, Männer 1,5 mg Vitamin B$_6$ pro Tag. Die therapeutischen Dosen sind allerdings höher.

⊟ **ZU WENIG VITAMIN B$_6$** Besonders bei Einnahme der Pille kann bei Frauen der Vitamin-B$_6$-Pegel stark absinken. Ein leichter Mangel kann den Homozysteinspiegel heben und damit das Risiko für Herz- und Kreislauferkrankungen erhöhen. Symptome eines seltenen, schweren Mangels sind Hauterkrankungen wie Dermatitis, wunde Stellen um den Mund und auch Akne. Neurologische Anzeichen sind Schlaflosigkeit, Depressionen und in extremen Fällen Schlaganfälle und abweichende Hirnströme.

⊕ **ZU VIEL VITAMIN B$_6$** Große Mengen Vitamin B$_6$ (über 2 000 mg täglich) können bei Langzeitanwendung Nervenschäden hervorrufen. Selten können auch schon geringere Mengen (über 200 mg am Tag) solche Folgen haben, die sich aber glücklicherweise vollständig zurückbilden, wenn das Vitamin abgesetzt wird. Wer Vitamin B$_6$ gegen Nervenschmerzen verwendet, sollte den Arzt informieren, wenn neue Taubheitsgefühle oder Prickeln auftreten, und das Vitamin absetzen. Bis zu 100 mg am Tag sind auch bei Langzeiteinnahme ungefährlich.

So nehmen Sie Vitamin B$_6$ richtig ein

⊘ **DOSIERUNG** Schon mit 3 mg Vitamin B$_6$ am Tag können Sie Ihren Homozysteinspiegel in Schach halten. Oft wird jedoch eine Tagesdosis von 50 mg empfohlen. Zur therapeutischen Anwendung braucht man höhere Mengen. *Bei PMS:* Nehmen Sie 100 mg pro Tag. *Gegen akutes Karpaltunnelsyndrom:* Versuchen Sie es mit 3-mal täglich 50 mg Vitamin B$_6$ oder PLP. *Gegen Asthma:* Nehmen Sie 2-mal täglich 50 mg Vitamin B$_6$.

⊙ **EINNAHMEEMPFEHLUNG** Vitamin B$_6$ wird am besten verwertet, wenn nicht mehr als 100 mg auf einmal eingenommen werden. Wer höhere Dosen nimmt, senkt mit einer zeitversetzten Einnahme das Risiko für Nervenschäden.

Welche Nahrungsmittel liefern Vitamin B$_6$?

Fisch, Geflügel, Kichererbsen, Kartoffeln, Avocados und Bananen sind gute Quellen für Vitamin B$_6$.

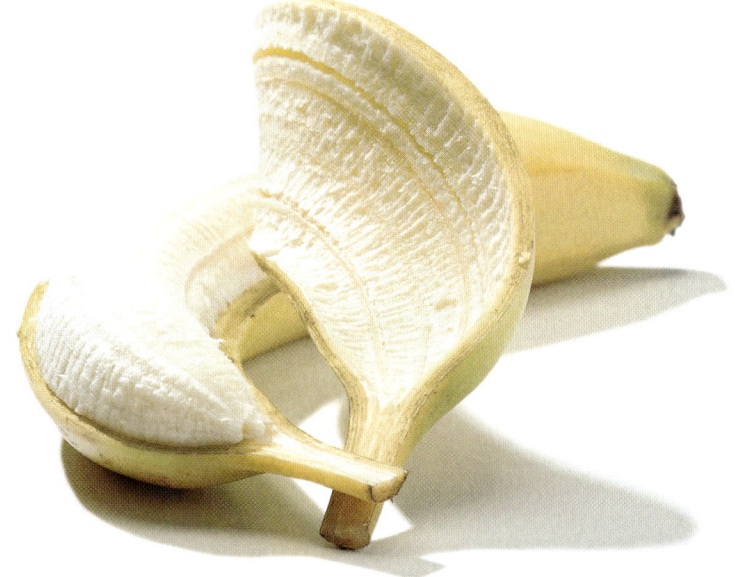

Vitamin B$_{12}$

Obwohl dieses Vitamin reichlich in der Nahrung vorkommt, können Ergänzungsmittel sinnvoll sein. Schon ein leichter Mangel begünstigt nämlich vor allem bei älteren Menschen Herzerkrankungen, Depressionen und auch möglicherweise die Alzheimerkrankheit.

Anwendung

- *Beugt einer Form von Anämie vor.*
- *Hilft, Depressionen einzudämmen.*
- *Wirkt Nervenschmerzen, Taubheitsheitgefühlen und Prickeln entgegen.*
- *Senkt das Risiko für Herzkrankheiten.*
- *Kann multiple Sklerose und Tinnitus bessern.*

Darreichungsformen

- Kapsel
- Tablette

WARNHINWEIS

■ Wer Vitamin B$_{12}$ nimmt, braucht auch extra Folsäure: Eine hohe Zufuhr des einen kann den Mangel des anderen überdecken.

■ Eine perniziöse Anämie sollte vom Arzt diagnostiziert und eventuell durch regelmäßige Blutuntersuchungen überwacht werden.

Sprechen Sie bei Erkrankungen oder psychischen Problemen immer zuerst mit Ihrem Arzt, bevor Sie Ergänzungsmittel einnehmen.

Was ist Vitamin B$_{12}$?

Dieser Stoff war das letzte der bisher entdeckten Vitamine – auch Kobalamin genannt. Ende der 40er-Jahre des 20. Jahrhunderts wurde er als die Substanz identifiziert, die perniziöse Anämie heilt – eine lebensgefährliche Form von Blutarmut, die besonders ältere Erwachsene befällt. Vitamin B$_{12}$ ist das einzige B-Vitamin, das der Körper in großen Mengen in der Leber speichert. Seine Aufnahme in den Körper ist ein komplizierter Vorgang, denn nur wenn genügend Magensäure vorhanden ist, können die Verdauungsenzyme Vitamin B$_{12}$ vom Nahrungseiweiß abspalten. Anschließend verbindet es sich mit dem so genannten Intrinsic Factor, einem Eiweiß, das von den Zellen der Magenschleimhaut gebildet wird. Dann wird es in den Dünndarm transportiert und dort aufgenommen. Liegt wenig Magensäure oder nicht genug Intrinsic Factor vor – beides typische Alterserscheinungen –, kann es zu einem Mangel kommen. Da der Körper reichlich Vitamin B$_{12}$ speichern kann, dauert es jedoch Jahre, bis sich Symptome einstellen.

Wie wirkt Vitamin B$_{12}$?

Vitamin B$_{12}$ ist essenziell für die Bildung neuer Zellen und roter Blutkörperchen. Es erhält die schützende Myelinscheide um die Nerven, unterstützt die Umwandlung von Nahrung in Energie und spielt eine wichtige Rolle bei der Herstellung von DNA und RNA, dem genetischen Material der Zellen.

VORBEUGUNG Bereits ein leicht erhöhter Homozysteinspiegel im Blut wird mit einem erhöhten Risiko für Herzerkrankungen in Verbindung gebracht. Gemeinsam mit Folsäure hilft Vitamin B$_{12}$ dem Körper, Homozystein zu verarbeiten, und kann so das Risiko senken. Vitamin B$_{12}$ ist auch wichtig für die Nerven. Es kann neurologischen Erkrankungen wie Taubheitsgefühle und Prickeln durch Diabetes vorbeugen. Daneben kann es die Behandlung von Depressionen unterstützen.

WEITERE VORZÜGE Vitamin B$_{12}$ fördert ein gesundes Immunsystem. Möglicherweise zögert es die Zeitspanne zwischen HIV-Infektion und Aids-Ausbruch hinaus. Andere Forschungen deuten an, dass eine ausreichende Vitamin-B$_{12}$-Zufuhr bei älteren Menschen die Immunfunktion verbessert. Durch seine positive Wirkung auf die Nerven kann Vitamin B$_{12}$ Tinnitus (Ohrgeräusche) lindern. Als Bestandteil des Myelins hilft es bei der Behandlung der multiplen Sklerose, bei der diese Nervenhülle zerstört wird.

Wie viel Vitamin B$_{12}$ brauchen Sie?

Erwachsene sollten täglich 3 µg aufnehmen. Für Veganer (die weder Fleisch noch Milchprodukte verzehren) und ältere Personen kann ein Vitamin-B$_{12}$-Präparat sinnvoll sein.

⊟ **ZU WENIG VITAMIN B$_{12}$** Zu den Symptomen eines Vitamin-B$_{12}$-Mangels zählen Müdigkeit, Depressionen, Taubheit und Prickeln in den Gliedmaßen aufgrund von Nervenschäden, Muskelschwäche, Verwirrung und Verlust des Erinnerungsvermögens. Es kann zu Demenz (Geistesschwäche) und perniziöser Anämie kommen, die beide bei frühzeitiger Behandlung reversibel sind.

Der Vitamin-B$_{12}$-Spiegel im Blut nimmt mit fortschreitendem Alter ab. Risikogruppen sind Patienten mit Magen-Darm-Geschwüren, Morbus Crohn oder anderen Magen-Darm-Erkrankungen, aber auch Personen, die verschreibungspflichtige Medikamente gegen epileptische Anfälle, chronische Verdauungsstörungen oder Gicht nehmen. Hoher Alkoholkonsum stört ebenfalls die Aufnahme von Vitamin B$_{12}$.

⊕ **ZU VIEL VITAMIN B$_{12}$** Überschüssiges Vitamin B$_{12}$ wird rasch über den Urin ausgeschieden, sodass keine nachteiligen Wirkungen bekannt sind.

So nehmen Sie Vitamin B$_{12}$ richtig ein

⊘ **DOSIERUNG** *Zur Vorbeugung gegen Herzerkrankungen, perniziöse Anämie, Taubheitsgefühle und Prickeln, Tinnitus und multiple Sklerose* kann eine generelle Zufuhr von 1 000 µg Vitamin B$_{12}$ pro Tag günstig sein. Bei einem Mangel an Vitamin B$_{12}$ sind eventuell höhere Dosen erforderlich. Wer nicht genug Intrinsic Factor bildet, braucht vielleicht Vitamin-B$_{12}$-Injektionen. Fragen Sie Ihren Arzt nach weiteren Informationen und lassen Sie sich beraten.

⊕ **EINNAHMEEMPFEHLUNG** Nehmen Sie Vitamin B$_{12}$ 1-mal am Tag, am besten gleich morgens, zusammen mit 400 µg Folsäure. Die meisten Multivitaminpräparate enthalten mindestens diese Menge. Vitamin-B-Komplexpräparate liefern deutlich größere Mengen. Bei höherem, therapeutischen Bedarf benötigen Sie eventuell ein Präparat, das nur Vitamin B$_{12}$ oder Vitamin B$_{12}$ und Folsäure enthält.

Welche Nahrungsmittel liefern Vitamin B$_{12}$?

Dieses Vitamin stammt in erster Linie aus tierischen Lebensmitteln wie Innereien, Austern, Sardinen und anderem Fisch, Eiern, Fleisch und Käse. Aber auch Bierhefe sowie Sauerkraut und andere milchsauer vergorene pflanzliche Nahrungsmittel enthalten Vitamin B$_{12}$.

Steigern Sie Ihre Vitamin-B$_{12}$-Aufnahme durch den Verzehr von Käse.

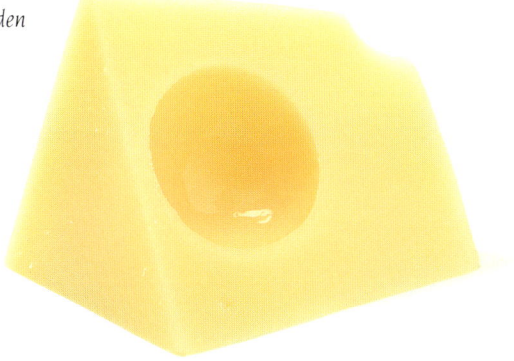

Vitamin C

Sie werden überrascht sein. Obwohl Vitamin C wahrscheinlich der bekannteste und verbreitetste Nährstoff in Ergänzungsmitteln ist, hat er neben dem Schutz vor Erkältungskrankheiten noch weit mehr gesundheitliche Vorteile zu bieten.

Anwendung

- *Verbessert die Immunfunktion.*
- *Minimiert Erkältungssymptome, verkürzt die Krankheitsdauer.*
- *Beschleunigt die Wundheilung.*
- *Kräftigt das Zahnfleisch.*
- *Hilft bei Asthma.*
- *Zur Vorbeugung gegen grauen Star.*
- *Schützt vor manchen Arten von Krebs und Herzerkrankungen.*

Darreichungsformen

- **Flüssigkeit**
- **Kapsel**
- **Pulver**
- **Tablette**

Was ist Vitamin C?

Zitronensaft beugt Skorbut vor. Das wussten schon die Seefahrer des 18. Jahrhunderts, von denen auf langen Reisen so mancher sein Leben aufgrund dieser gefährlichen Erkankung verlor. Erst 1928 wurde Vitamin C als skorbutheilender Inhaltsstoff identifiziert und kam somit zu seinen wissenschaftlichen Namen: Askorbinsäure (Antiskorbut). Heute basiert das Interesse an Vitamin C weniger auf diesen Fähigkeiten, als auf seinen zellschützenden Eigenschaften. Als wichtigstes wasserlösliches Antioxidans im Körper unterstützt es den Kampf gegen instabile Sauerstoffmoleküle (freie Radikale), besonders in stark wasserhaltigen Bereichen wie zum Beispiel im Zellinnern.

Wie wirkt Vitamin C?

Vitamin C ist im ganzen Körper aktiv. Es kräftigt die Kapillaren (die feinsten Blutgefäße) und Zellwände und ist essenziell für die Bildung von Kollagen, einem Eiweißbestandteil des Bindegewebes. Aufgrund dieser Funktion beugt Vitamin C Blutergüssen vor, kräftigt Bänder, Sehnen und Zahnfleisch. Außerdem unterstützt es die Hämoglobinbildung in den roten Blutkörperchen und die Eisenaufnahme in den Körper.

VORBEUGUNG Als Antioxidans schützt Vitamin C vor Krebs und Herzerkrankungen. Mehrere Studien haben einen Zusammenhang zwischen wenig Vitamin C im Blut und Herzinfarkten gezeigt. Möglicherweise kann Vitamin C auch das Leben verlängern – Männer, die aus Nahrung und Ergänzungsmitteln über 300 mg Vitamin C pro Tag zu sich nahmen, lebten länger als solche, die weniger als 50 mg pro Tag aufnahmen.

Eine andere Studie ergab: Vitamin C kann auf lange Sicht vor grauem Star schützen, einer Trübung der Augenlinse, die das Sehvermögen mindert. 77 % der Frauen, die 10 Jahre oder länger Vitamin C einnahmen, litten seltener an einer Linsentrübung, dem ersten Stadium des grauen Stars, als Frauen, die kein Ergänzungsmittel einnahmen.

WEITERE VORZÜGE Wahrscheinlich beugt Vitamin C gar nicht Erkältungen vor, wie man allgemein annimmt, sondern lindert nur die Symptome und verkürzt die Krankheitsdauer. Eine Tagesdosis von 1 000–6 000 mg Vitamin C kann Ihre Erkältung beispielsweise um rund einen Tag verkür-

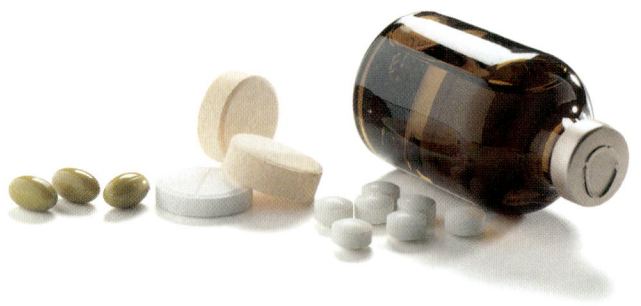

zen, wenn sie bei den ersten Erkältungssymptomen eingenommen wird. Vitamin C hilft auch älteren Menschen, sich von schweren Atemwegsinfekten zu erholen, und es scheint zudem ein natürliches Antihistamin zu sein. In hohen Dosen kann es die Wirkung entzündlicher Substanzen blockieren, die der Körper als Reaktion auf Pollen, Tierhaare oder andere Allergene produziert.

Vitamin-C-Präparate können auch Asthmasymptomen vorbeugen oder sie lindern, wie zahlreiche Studien bestätigten. Bei Typ-I-Diabetikern, deren Vitamin-C-Transport in die Zellen behindert ist, wirken 1 000–3 000 mg Vitamin C pro Tag Komplikationen wie Augenproblemen oder hohem Cholesterinspiegel entgegen.

Wie viel Vitamin C brauchen Sie?

Männer und Frauen sollten täglich 100 mg Vitamin C zu sich nehmen, Raucher benötigen sogar 150 mg. Selbst konservative Ernährungsexperten schätzen die optimale Zufuhr jedoch auf mindestens 200 mg pro Tag und empfehlen zur Behandlung bestimmter Erkrankungen noch höhere Dosen.

⊟ **ZU WENIG VITAMIN C** Um Skorbut zu bekommen, müsste die Vitamin-C-Aufnahme unter 10 mg am Tag betragen. Jedoch bereits weniger als 50 mg pro Tag machen anfälliger für Herzinfarkt und grauen Star und verkürzen die Lebenserwartung.

⊞ **ZU VIEL VITAMIN C** Über 2 000 mg Vitamin C pro Tag kann zu lockerem Stuhlgang, Durchfall, Blähungen und Aufstoßen führen. In dieser Menge eingenommen, kann das Vitamin C auch die Aufnahme von Kupfer und Selen beeinträchtigen. Achten Sie deshalb darauf, von diesen Mineralstoffen über die Nahrung oder als Ergänzungsmittel genügend zuzuführen. Anhaltend hohe Vitamin-C-Gaben können bei einigen Personen zur Bildung von Nierensteinen führen.

So nehmen Sie Vitamin C richtig ein

☑ **DOSIERUNG** *Für die allgemeine Gesundheit:* 200 mg Vitamin C pro Tag durch die Nahrung oder Ergänzungsmittel. Zur Behandlung verschiedener Erkrankungen: Je nach Krankheit können 1 000 mg am Tag ausreichend sein.

◈ **EINNAHMEEMPFEHLUNG** Große Mengen werden am besten in Portionen à 200 mg aufgeteilt, die dann über den Tag zu den Mahlzeiten eingenommen werden. Vitamin C wirkt besonders gut in Kombination mit anderen Antioxidanzien wie Vitamin E.

Welche Nahrungsmittel liefern Vitamin C?

Zitrusfrüchte und -säfte, Brokkoli, dunkelgrünes Blattgemüse, rote Paprika, Erdbeeren und Kiwis sind gute Vitamin-C-Quellen.

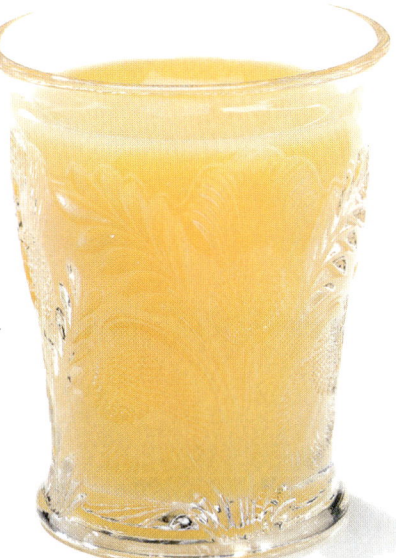

AKTUELLES

Vitamin C kann dazu beitragen, den erneuten Verschluss von Arterien nach einer Angioplastie (Alternative zur Bypassoperation) zu verhindern. Eine Studie an 119 Patienten ergab: Nur bei 24 % derjenigen, die 4 Monate lang 500 mg Vitamin C pro Tag einnahmen, trat ein erneuter Verschluss ein – gegenüber 43 %, die das Vitamin nicht nahmen.

Vitamin C ist selbst ein Antioxidans und hilft dem Körper auch bei der erneuten Verwendung anderer Antioxidanzien. In einer Studie lag die Vitamin-E-Konzentration bei den Teilnehmern, die über 220 mg Vitamin C pro Tag einnahmen, um 18 % höher gegenüber der Vergleichsgruppe mit nur 120 mg.

Zahlreiche zuverlässige Studien beweisen die vielen Vorteile von Vitamin C – wie auch den Schutz vor bestimmten Krebsarten.

WUSSTEN SIE, DASS...?

ein Glas frisch gepresster Orangensaft 124 mg Vitamin C liefert – mehr als die Hälfte der optimalen Tageszufuhr.

Vitamin D

Unter Sonneneinstrahlung bildet unser Körper dieses „Sonnenvitamin" selbst in ausreichenden Mengen. Es ist wichtig für stabile Knochen, kann das Fortschreiten von Osteoporose aufhalten, und möglicherweise stärkt es auch das Immunsystem und beugt bestimmten Krebsarten vor.

Anwendung

- *Unterstützt die Kalziumaufnahme des Körpers.*
- *Fördert gesunde Knochen.*
- *Stärkt die Zähne.*
- *Kann möglicherweise vor manchen Krebsarten schützen.*

Darreichungsformen

- Kapsel
- Tablette
- Tropfen
- Weichgelatinekapsel

WARNHINWEIS

■ **Übermäßige Zufuhr von Vitamin D kann zu einem erhöhten Kalziumspiegel im Blut führen und Gewichtsverlust, Übelkeit sowie Herz- und Nierenschäden nach sich ziehen.**

Sprechen Sie bei Erkrankungen immer zuerst mit Ihrem Arzt, bevor Sie Ergänzungsmittel einnehmen.

Was ist Vitamin D?

Wenn die Haut den UV-B-Strahlen des Sonnenlichts ausgesetzt ist, produziert unser Körper das Hormon Vitamin D. Normalerweise sind ein paar Minuten Sonnenlicht pro Tag ausreichend. Doch gerade im Winter sind viele Menschen zu wenig in der Sonne, und besonders wer relativ dunkel pigmentiert ist, kann unter der schwachen Wintersonne in unseren Breitengraden eventuell nicht genügend Vitamin D bilden. Zur Rachitisprophylaxe werden in Deutschland Säuglingen generell Ergänzungsmittel empfohlen. Sie sind besonders gefährdet, da sie wegen ihrer empfindlichen Haut nicht direkter Sonneneinstrahlung ausgesetzt werden sollten. Kommen sie zudem in der dunkleren Jahreszeit auf die Welt, dann können sie nicht auf gefüllte Vitamin-D-Speicher zurückgreifen.

Mit dem Alter sinkt die Fähigkeit des Körpers, Vitamin D herzustellen, weshalb ältere Menschen auch häufiger unter einem Vitamin-D-Mangel leiden.

Wie wirkt Vitamin D?

Vitamin D reguliert den Kalzium- und Phosphorspiegel im Blut und trägt damit zum Aufbau kräftiger Knochen und gesunder Zähne bei.

⊙ **VORBEUGUNG** Mit Vitamin D kann Osteoporose (Knochenschwund) vorgebeugt werden. Ist nicht genügend vorhanden, so kann der Körper nicht ausreichend Kalzium aus der Nahrung oder aus Präparaten aufnehmen, ganz gleich wie viel Sie davon verzehren. Damit der Kalziumspiegel im Blut nicht abfällt, entzieht der Körper den Knochen Kalzium, um Muskeln – besonders das Herz – und Nerven damit zu versorgen. Mit der Zeit führt dies zu einem Verlust an Knochenmasse.

Vitamin D wird zumeist mit Kalzium oder anderen Vitaminen kombiniert, ist aber auch als Monopräparat erhältlich – zum Beispiel als Tablette.

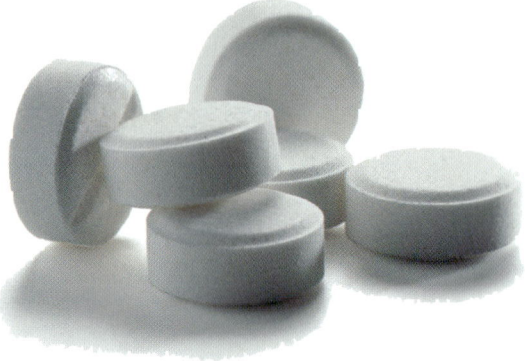
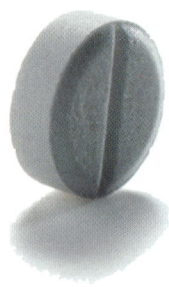

✺ WEITERE VORZÜGE Die Aufgaben von Vitamin D im Körper sind noch nicht vollständig erforscht. So gibt es Hinweise, dass es für ein gesundes Immunsystem wichtig ist und Prostata-, Darm- oder Brustkrebs vorbeugen kann. Einer Untersuchung zufolge verlangsamt eine ausreichende Vitamin-D-Zufuhr das Fortschreiten von Osteoarthritis (Knochen- und Gelenkentzündung) in den Knien, auch wenn dies die Krankheit nicht verhindern kann.

Wie viel Vitamin D brauchen Sie?

Erwachsene brauchen etwa 5 μg Vitamin D täglich. Wobei man allerdings davon ausgeht, dass der Körper normalerweise unter Sonneneinstrahlung selbst genügend produziert. Säuglinge und Menschen über 65 Jahre sollten 10 μg am Tag aufnehmen.

⊟ ZU WENIG VITAMIN D Ein Mangel kann die Knochen schädigen, bei Kindern Rachitis hervorrufen und bei Erwachsenen das Osteoporoserisiko erhöhen. Zudem kann er zu Durchfall, Schlaflosigkeit, Nervosität und Muskelzuckungen führen. Es ist jedoch recht unwahrscheinlich, dass heutzutage Kinder Rachitis bekommen, da sie gewöhnlich lange genug in der Sonne spielen, um ausreichend Vitamin D zu bilden.

⊕ ZU VIEL VITAMIN D Einen Überschuss an dem selbst hergestellten Vitamin kann der Körper meist gut abbauen, ein Zuviel an Vitamin D durch Ergänzungsmittel kann hingegen kritisch werden. Täglich 25–50 μg über 6 Monate hinweg kann Verstopfung oder Durchfall, Appetitlosigkeit, Übelkeit und Erbrechen, unregelmäßigen Puls und extreme Müdigkeit hervorrufen. Anhaltend hohe Dosen können das Gleichgewicht zwischen Kalzium und Phosphat beeinträchtigen, die Knochen schwächen und zur Anreicherung von Kalzium in weichem Gewebe wie in der Muskulatur führen.

So nehmen Sie Vitamin D richtig ein

⊘ DOSIERUNG Bereits 10–15 Minuten Mittagssonne, die auf Gesicht, Hände und Arme einwirkt (mehrmals pro Woche) versorgt Sie mit genug Vitamin D. Wer jedoch über 50 Jahre ist, zwischen 8 Uhr morgens und 3 Uhr nachmittags nicht ins Freie kommt oder ständig einen Sonnenschutz verwendet, sollte über ein Vitamin-D-Präparat nachdenken. Viele Ärzte empfehlen 10–15 μg pro Tag, wenn man über 50 Jahre alt ist.

◉ EINNAHMEEMPFEHLUNG Die Präparate können zu jeder Tageszeit, unabhängig von den Mahlzeiten eingenommen werden. Die meisten gebräuchlichen Multivitaminpräparate enthalten bis zu 10 μg Vitamin D. Oft ist es auch in Kalziumtabletten enthalten.

Welche Nahrungsmittel liefern Vitamin D?

Nur wenige Lebensmittel enthalten nennenswerte Mengen an Vitamin D wie beispielsweise Lebertran, fetter Fisch (Hering, Lachs oder Thunfisch), Eigelb und mit Vitamin D angereicherte Margarine.

Vitamin E

Viele positive Eigenschaften zeichnen diesen wichtigen antioxidativen Nährstoff aus. Er schützt vor Herzinfarkt, Krebs und zahlreichen anderen Krankheiten, und da Vitamin E auf der Zellebene wirkt, kann es sogar die Alterung hinauszögern.

Anwendung

- *Schützt vor Herzkrankheiten, bestimmten Krebsarten und anderen chronischen Erkrankungen.*

- *Kann grauen Star hinauszögern oder abwenden.*

- *Stärkt das Immunsystem.*

- *Schützt vor Giftstoffen aus Zigarettenrauch und anderen Umweltschadstoffen.*

- *Unterstützt die Heilung der Haut.*

Darreichungsformen

- Creme
- Kapsel
- Öl
- Tablette
- Weichgelatinekapsel

WARNHINWEIS

- Wenn Sie Gerinnungshemmer (Antikoagulanzien) oder Acetylsalicylsäure einnehmen, sollten Sie Ihren Arzt fragen, ob Sie Vitamin E verwenden können.

Sprechen Sie bei Erkrankungen immer zuerst mit Ihrem Arzt, bevor Sie Ergänzungsmittel einnehmen.

Was ist Vitamin E?

Vitamin E ist der Sammelbegriff für eine Gruppe verwandter Substanzen, der so genannten Tokopherole. Diese kommen als Alpha-, Beta-, Gamma- und Deltatokopherole vor. Alphatokopherol ist die häufigste und wirkungsvollste Form dieses fettlöslichen Vitamins, das in Fettgewebe und Leber relativ lange gespeichert wird. Es kommt allerdings in nur wenigen Nahrungsmitteln vor, die dann oft sehr fettreich sind. Bei fettarmer Ernährung kann es daher schwierig sein, genügend Vitamin E aufzunehmen – in diesem Fall können Ergänzungsmittel helfen.

Wie wirkt Vitamin E?

Der Schutz der Zellwände ist eine der wichtigsten Funktionen von Vitamin E, und es hilft dem Körper beim Einsatz von Selen und Vitamin K. Seine derzeitige Bekanntheit beruht jedoch auf seiner Fähigkeit als Antioxidans, bestimmte Krankheiten zu verhüten: Es macht freie Radikale, instabile Sauerstoffmoleküle, unschädlich, die sonst die Zellen angreifen.

VORBEUGUNG Möglicherweise kann Vitamin E Krebserkrankungen vorbeugen, da es die Zellwände schützt und antioxidativ wirkt. In wissenschaftlichen Studien zeigt es auch eine Schutzwirkung gegen Herz-Kreislauf-Erkrankungen wie Herzinfarkt und Schlaganfall, indem es die Oxidation des („schädlichen") LDL-Cholesterins hemmt und Blutgerinnsel entgegenwirkt. Außerdem dämmt es entzündliche Prozesse ein, die mit Herzerkrankungen in Verbindung stehen. Befunde zweier großer Studien zeigen, dass Vitamin E das Risiko für Herzerkrankungen um 25–50 % senken und auch Angina pectoris-Beschwerden (Schmerzen hinter dem Brustbein, die in den linken Arm ausstrahlen) lindern kann. Möglicherweise kann die Einnahme der Vitamine E und C sogar die schädlichen Folgen einer fettreichen Mahlzeit ausgleichen.

WEITERE VORZÜGE Vitamin E schützt die Zellen vor Schäden durch freie Radikale, und daher sind manche Ärzte der Ansicht, es könne auch den Alterungsprozess hinauszögern. Eventuell kann es bei älteren Men-

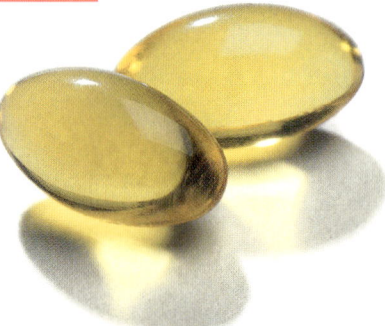
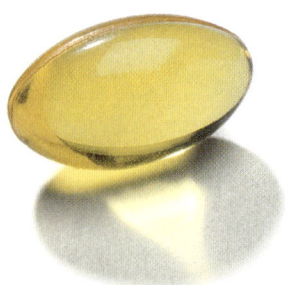

Das Vitamin E-haltige Öl in Weichgelatinekapseln kann zur Heilung kleiner Wunden verwendet werden.

schen das Immunsystem stärken, Giftstoffe aus dem Zigarettenrauch neutralisieren, die Entwicklung von grauem Star hinauszögern und das Fortschreiten von Alzheimer- und Parkinsonkrankheit verlangsamen.

Wissenschaftler fanden heraus: Vitamin E kann die heftigen Beinschmerzen bei Claudicatio intermittens (Schaufensterkrankheit) ebenso lindern wie Brustschmerzen und -spannen vor der Menstruation. Viele Menschen berichten auch von der heilenden Wirkung von Vitamin-E-Cremes oder -Ölen bei Hautverletzungen.

Wie viel Vitamin E brauchen Sie?

Frauen benötigen täglich 12 mg und Männer zwischen 13 und 15 mg. Senioren brauchen etwas weniger, zwischen 11–12 mg pro Tag.

➖ **ZU WENIG VITAMIN E** Erhält der Körper nicht genug Vitamin E, kann es zu Nervenschäden kommen, und es kann sich die Lebensdauer der roten Blutkörperchen verkürzen. Bei ausgewogener Ernährung ist ein Vitamin-E-Mangel jedoch unwahrscheinlich.

➕ **ZU VIEL VITAMIN E** Giftige Wirkungen wurden bei zu großen Mengen Vitamin E bisher nicht bemerkt. Selten können leichte Beschwerden wie Kopfschmerzen und Durchfall auftreten. Bei mehr als 800 mg pro Tag wird die Blutgerinnung gehemmt. Diese Einnahmemenge sollte daher 2 Wochen vor einer Operation abgesetzt werden.

So nehmen Sie Vitamin E richtig ein

🟢 **DOSIERUNG** Viele Ernährungsfachleute empfehlen rund 250–500 mg Vitamin E pro Tag als Kapsel oder Tablette. Ohne ärztlichen Rat sollten Sie eine Dosis von 200 mg pro Tag nicht überschreiten. Bei hohem Risiko für Herzerkrankungen und bestimmte Krebsarten werden bis zu 800 mg pro Tag empfohlen. In Kombination mit Vitamin C kann Vitamin E seine Wirkung besonders gut entfalten.

🟢 **EINNAHMEEMPFEHLUNG** Versuchen Sie, das Vitamin E jeden Tag zur selben Zeit einzunehmen und möglichst zu einer Mahlzeit, damit der Magen wenig gereizt und das fettlösliche Vitamin besser aufgenommen wird. Zur äußeren Anwendung brechen Sie eine Kapsel auf und tragen das Öl direkt auf die Haut auf oder benutzen eine handelsübliche Creme.

Welche Nahrungsmittel liefern Vitamin E?

Eine hervorragende Vitamin-E-Quelle sind Weizenkeime – 1 EL Weizenkeimöl enthält etwa 20 mg. Größere Mengen sind auch in anderen Pflanzenölen, Nüssen und Samen (zum Beispiel in Mandeln und Sonnenblumenkernen), grünem Blattgemüse, Vollkornprodukten und mit Vitamin E angereicherter Margarine zu finden.

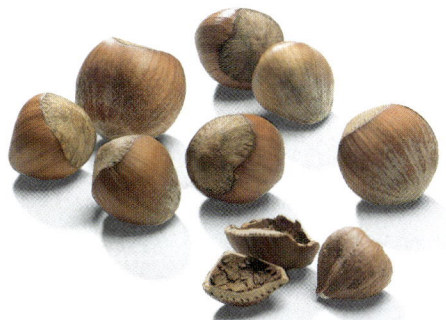

*Haselnüsse enthalten viel
Vitamin E.*

Vitamin K

Ärzte verwenden das gerinnungsfördernde Vitamin K schon lange, um Blutverluste nach einer Operation und Probleme durch Blutungen bei Neugeborenen zu verhindern. Dieses Vitamin unterstützt zudem die Ausbildung der Knochen und beugt Osteoporose vor.

Anwendung

- *Senkt das Risiko innerer Blutungen.*
- *Schützt vor postoperativen Blutungen.*
- *Trägt zum Aufbau starker Knochen sowie zur Osteoprosevorbeugung und -behandlung bei.*

Darreichungsformen

- Tablette
- Tropfen

Was ist Vitamin K?

Hühnerküken bekommen bei fettfreiem Futter Blutungen, stellten dänische Forscher Anfang der 30er-Jahre fest. Durch den Futterinhaltsstoff Alfalfa wurde das Problem schließlich gelöst, der daraufhin Vitamin K genannt wurde – K für Koagulation (Gerinnung). Heute weiß man, dass der menschliche Körper seinen Vitamin-K-Bedarf mithilfe von Darmbakterien deckt und nur rund 20 % über die Nahrung aufgenommen werden. Mangelerscheinungen sind bei gesunden Menschen selten. Andere Namen für das Vitamin K sind Phyllochinon oder (Phyto-)Menadion. Synthetisches Vitamin K ist verschreibungspflichtig.

Wie wirkt Vitamin K?

Tritt eine Verletzung ein, setzt Vitamin K den ganzen Blutgerinnungsprozess in Gang, damit wir nicht verbluten. Wissenschaftler haben herausgefunden, dass dieses Vitamin auch für gesunde Knochen eine wichtige Rolle spielt.

VORBEUGUNG Ärzte können Vitamin K vorbeugend empfehlen, wenn die Gefahr von Blutungen besteht, oder um das Risiko postoperativer Blutung zu minimieren. Unter ärztlicher Aufsicht kann das Vitamin auch bei übermäßigen Monatsblutungen eingesetzt werden, und es kann Osteoporosepatienten helfen, obwohl diese Therapie noch nicht allgemein anerkannt ist. Untersuchungen zeigen, dass Vitamin K den Körper bei der Verwertung von Kalzium unterstützt und somit die Gefahr von Knochenbrüchen senkt – ein wichtiger Aspekt für ältere Frauen. In vielen Präparaten für gesunde Knochen ist daher dieses Vitamin enthalten.

WEITERE VORZÜGE Vitamin K kann Krebserkrankungen vorbeugen und Patienten helfen, die sich einer Bestrahlungstherapie unterziehen müssen. Neuerdings zählt man Vitamin K auch zu den herzschützenden Nährstoffen. Es gibt Hinweise, dass es die gefährliche Plaquebildung in den Arterien hemmt und den Spiegel des („schädlichen") LDL-Cholesterins senkt.

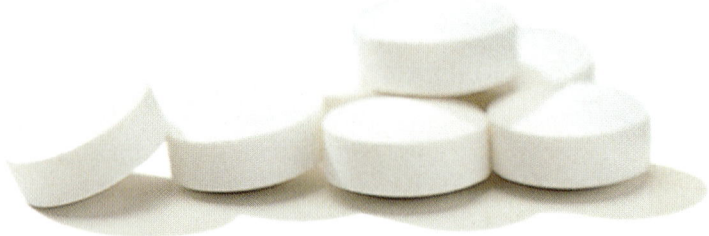

Wie viel Vitamin K brauchen Sie?

Frauen benötigen 60–65 µg und Männer 70–80 µg pro Tag. Um bei Neugeborenen gefährlichen Blutungen vorzubeugen, wird in Deutschland empfohlen, ihnen in den ersten Lebenswochen 3-mal 2 mg Vitamin K zu geben.

⊟ **ZU WENIG VITAMIN K** Bei Gesunden ist ein Mangel an diesem Vitamin selten, da es der Körper selbst zum größten Teil herstellt. Mangelerscheinungen treten daher meist nur infolge von Lebererkrankungen oder anderen Erkrankungen des Magen-Darm-Trakts auf, die die Fettaufnahme beeinträchtigen oder aufgrund einer längerfristigen Einnahme von Antibiotika. Eines der ersten Mangelsymptome ist eine Neigung zu Blutergüssen. Risikopatienten müssen sorgfältig medizinisch überwacht werden, da sie bei einer schweren Verletzung verbluten könnten.

⊞ **ZU VIEL VITAMIN K** Eine übermäßige Zufuhr ist kaum möglich, da nur grünes Blattgemüse reichlich Vitamin K enthält. Obwohl nicht einmal Megadosen toxisch sind, können sie dennoch für Menschen gefährlich sein, die gerinnungshemmende Medikamente einnehmen. Hohe Dosen können zu Erröten und Schweißausbrüchen führen.

So nehmen Sie Vitamin K richtig ein

⊘ **DOSIERUNG** Multivitaminpräparate enthalten oft 25–60 µg Vitamin K. Speziellen Präparaten für gesunde Knochen sind meist um die 300 µg pro Tag beigefügt – oder essen Sie einen großen Kopf Salat, in dem die gleiche Menge enthalten ist. Höhere Dosen (wie sie zum Beispiel Schwangere benötigen) können vom Arzt verschrieben werden.

◧ **EINNAHMEEMPFEHLUNG** Wer Vitamin K verschrieben bekommt, sollte es, der besseren Aufnahme wegen, zu den Mahlzeiten nehmen.

Welche Nahrungsmittel liefern Vitamin K?

Den höchsten Vitamin-K-Gehalt weist grünes Blattgemüse auf: Grünkohl enthält 550 µg pro Portion, Mangold 300 µg. Auch Brokkoli, Frühlingszwiebeln und Rosenkohl liefern uns viel Vitamin K, ebenso wie Pistazien, Pflanzenöl, Fleisch und Milchprodukte.

Eine kleine Portion Grünkohl versorgt uns mit genauso viel Vitamin K wie 8 Tabletten à 100 µg.

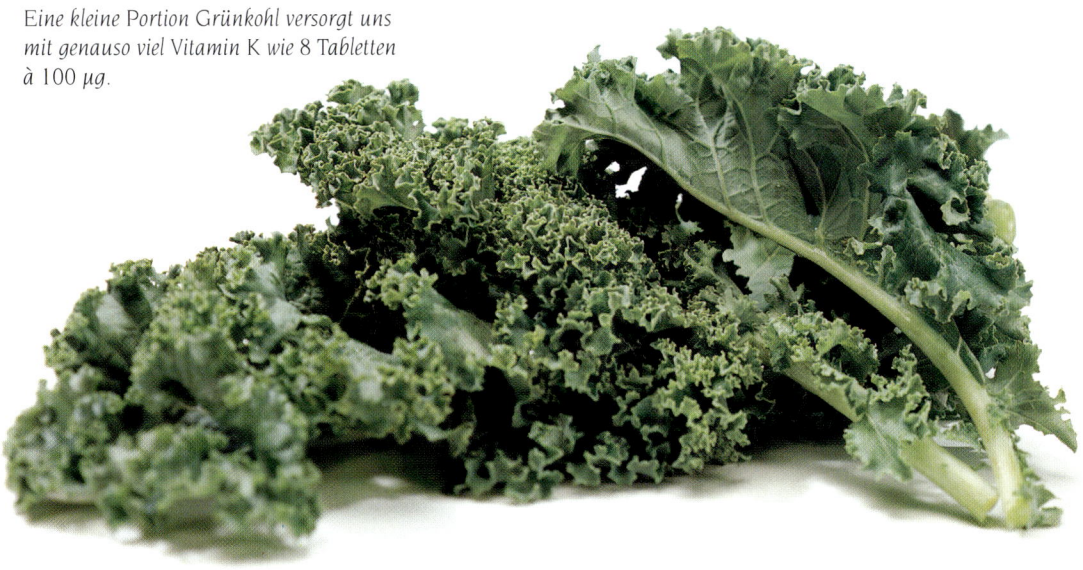

Weidenrinde

Salicis cortex

Zur Behandlung von Fieber und Kopfschmerzen wird Weidenrinde schon seit Jahrtausenden verwendet. Sie enthält nämlich eine chemische Vorstufe des beliebtesten Schmerzmittels unserer Zeit, der Acetylsalicylsäure (ASS). Mitunter wird die Pflanze auch als „natürliches Aspirin" bezeichnet, hat jedoch im Gegensatz zu diesem Medikament kaum Nebenwirkungen.

Anwendung

- *Dämpft akute und chronische Schmerzen von Rücken, Nacken, Muskeln und Kopf.*
- *Lindert Entzündungen durch Arthritis.*
- *Kann Fieber senken.*

Darreichungsformen

- Getrocknet/Tee
- Kapsel
- Pulver
- Tablette
- Tinktur

Was ist Weidenrinde?

Schon Hippokrates und mit ihm viele Ärzte der Antike verwendeten die Weidenrinde bei leichten bis mäßigen Schmerzen, Fieber und rheumatischen Beschwerden. Die Weide wächst als Baum oder Strauch an Flussufern oder Auenwäldern und wird bis zu 20 m hoch.

Deutsche und französische Wissenschaftler isolierten 1828 aus der Weidenrinde den Wirkstoff Salizin. Zehn Jahre später stellten europäische Chemiker daraus die Salicylsäure her, die mit der aus dem Mädesüß gewonnenen **A**cetyl**s**alicyl**s**äure (ASS) verwandt ist. Mit der kommerziellen Herstellung des weltweit bekannten Schmerzmittels Aspirin® startete die Firma Bayer Ende des 19. Jahrhunderts.

Alle Weidenteile enthalten Salizin. Am höchsten ist dessen Konzentration jedoch in der Baumrinde, die zu Beginn des Frühjahrs von den 2- bis 3-jährigen Bäumen gesammelt und getrocknet wird. *Salix alba*, die Silberweide, ist für medizinische Zwecke am beliebtesten. Doch auch andere Weidenarten enthalten reichlich Salizin wie *Salix fragilis* (Bruchweide), *Salix purpurea* und *Salix daphnoides*.

Wie wirkt Weidenrinde?

Im Körper wird das Salizin der Weidenrinde zur Salicylsäure umgebaut, die Schmerzen, Fieber und Entzündungen nimmt. Die Wirkung setzt zwar langsamer ein als die der Acetylsalicylsäure, hält aber länger an und erzeugt weniger Nebenwirkungen. Vor allem kommt es nicht zu Magenbluten, einer ernsten Nebenwirkung der Acetylsalicylsäure.

Die getrocknete, konzentrierte oder anderweitig aufbereitete Rinde der Weide gibt ein ausgezeichnetes, natürliches Schmerzmittel ab, das u.a. in Tablettenform erhältlich ist.

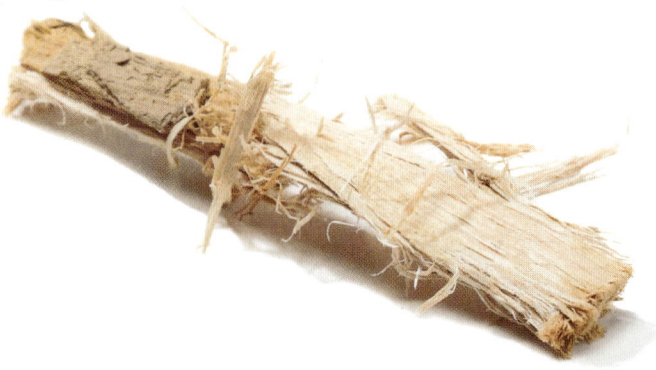

✪ **WIRKUNGEN** Weidenrinde kann Kopfschmerzen wie auch akute Muskelschmerzen und Muskelkater effektiv bekämpfen. Sie hilft aber auch gegen viele chronische Schmerzen, einschließlich Rücken- und Nackenschmerzen. Bei Gelenkentzündungen eingesetzt (besonders wenn die Schmerzen in Rücken, Knien und Hüften auftreten), lässt der Wirkstoff der Weidenrinde Schwellungen und Entzündungen zurückgehen und verbessert die Beweglichkeit der Gelenke.

Außerdem werden durch die Wirkstoffe der Weidenringe auch die Menstruationskrämpfe gelindert, da Salizin die Prostaglandine hemmt. Diese hormonähnlichen Stoffe tragen nämlich dazu bei, Entzündungen und Schmerzen auszulösen.

✱ **WEITERE VORZÜGE** Weidenrinde lässt sich wie Aspirin® und auch andere Präparate, die Acetylsalicylsäure enthalten, zur Fiebersenkung einsetzen.

So nehmen Sie Weidenrinde richtig ein

⊘ **DOSIERUNG** 3-mal täglich oder nach Bedarf 1–2 Kapseln/Tabletten bei Schmerzen, Fieber oder Entzündungen (befolgen Sie die Dosierungsanweisungen auf der Packung). Eine mittlere Tagesdosis sollte 60–120 mg Salizin liefern. Weidenrindentee ist nicht so wirkungsvoll wie Extrakte, da er nur wenig Salizin enthält.

◉ **EINNAHMEEMPFEHLUNG** Weidenrinde ist auch auf lange Sicht hin gut verträglich und kann über einen längeren Zeitraum eingenommen werden. Da sie bitter schmeckt, empfiehlt es sich, Kapseln oder Tabletten einzunehmen. Kombinieren Sie Weidenrinde auf keinen Fall mit Acetylsalicylsäure, denn die unerwünschten Nebenwirkungen dieser chemischen Substanz könnten dadurch verstärkt werden.

Kindern oder Jugendlichen unter 16 Jahren sollte bei Erkältung, Grippe oder Windpocken keine Weidenrinde geben werden, da sie möglicherweise – ebenso wie auch die Acetylsalicylsäure – eine lebensgefährliche Gehirn- und Leberschädigung, das so genannte Reye-Syndrom, auslösen kann. Bei Kindern oder Jugendlichen sollte in diesen Fällen eher auf den Wirkstoff Parazetamol zurückgegriffen werden, der besser verträglich ist.

Mögliche Nebenwirkungen

In der empfohlenen Dosierung treten Nebenwirkungen nur sehr selten auf. Größere Mengen können jedoch Magenprobleme, Übelkeit oder auch Tinnitus nach sich ziehen. Senken Sie in diesem Fall die Dosis oder brechen Sie die Einnahme ab. Bei anhaltenden Nebenwirkungen sollten Sie unbedingt Ihren Arzt aufsuchen.

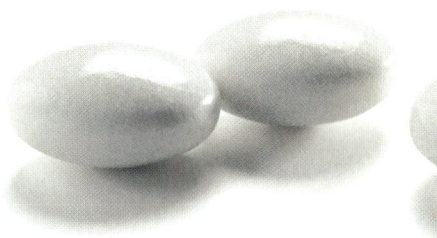
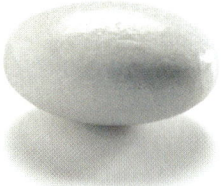

Weißdorn

Crataegus oxyacantha

Ursprünglich wurde Weißdorn zur Entwässerung verwendet und ebenso zur Behandlung von Nieren- und Blasensteinen. Heute zählt diese Pflanze auch zu einer der meistverordneten Arzneien, die bei Herzerkrankungen zum Einsatz kommt.

Anwendung

- *Erleichtert Brustschmerzen bei Angina pectoris.*
- *Senkt hohen Blutdruck.*
- *Unterstützt bei Herzkranken die Pumpleistung des Herzens.*
- *Korrigiert unregelmäßigen Herzschlag (Herzrhythmusstörungen).*

Darreichungsformen

- Getrocknet/Tee
- Kapsel
- Pulver
- Saft
- Tablette
- Tinktur

WARNHINWEIS

Sprechen Sie bei Erkrankungen immer zuerst mit Ihrem Arzt, bevor Sie Ergänzungsmittel einnehmen.

Weißdornpräparate werden aus den Blättern, Blüten sowie Beeren gewonnen und unter anderem zu Tee und Tabletten verarbeitet.

Was ist Weißdorn?

Jahrhundertelang wurde Weißdorn zu Hecken zurechtgestutzt, die Felder oder Gärten umgaben. Als Grenzpflanze sieht er hübsch aus und wehrt Eindringlinge ab: Neben weißen Blüten und leuchtend roten Beeren verfügt Weißdorn über lange Dornen (angeblich bestand auch die Dornenkrone Christi aus Weißdornzweigen).

Das Wissen um die herzschützenden Eigenschaften des Weißdorns ist uralt und bereits lange vor unserer Zeit sehr verbreitet, von den alten Griechen bis hin zu den Indianern Nordamerikas. Sein Einsatz in der modernen Pflanzenheilkunde verdankt der Weißdorn einer zunächst gut gehüteten Rezeptur des irischen Arztes Dr. D. Greene von Ennis. Er hatte mit seiner Tinktur aus Weißdornbeeren im 19. Jahrhundert sehr erfolgreich Herzkrankheiten behandelt.

Wie wirkt Weißdorn?

Weißdorn beeinflusst Herz und Blutgefäße positiv, indem er die Arterien erweitert und die Energieversorgung des Herzens sowie seine Pumpleistung verbessert. Diese sanften, aber wertvollen Wirkungen auf das Herz lassen sich auf den reichlichen Gehalt an Flavonoiden zurückführen, die starke Antioxidanzien sind.

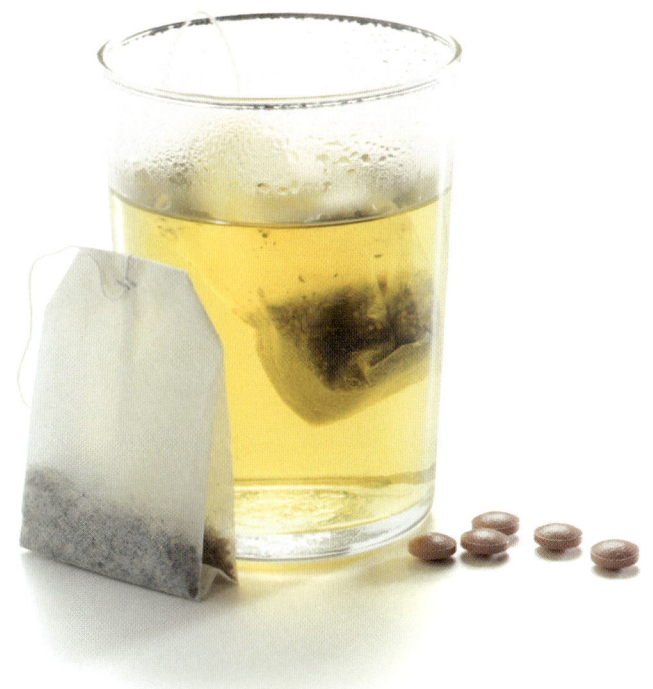

⊛ **WIRKUNGEN** Weißdorn scheint ein wahres Allzweckherzmittel zu sein. Bei Patienten, die unter Schmerzen und Engegefühl im Brustkorb leiden (Angina pectoris), erweitert er die Arterien und verbessert somit den Blutfluss. Diese arterienerweiternde Wirkung ist es auch, die einen leichten Bluthochdruck sinken lässt und so das Herz vor Überlastung schont.

Daneben stärkt Weißdorn die Pumpfunktion des Herzens, indem er die Enzyme blockiert, die den Herzmuskel schwächen – eine Eigenschaft, die besonders Personen mit leichten Herzerkrankungen zu schätzen wissen. Darüber hinaus schützen die antioxidativen Eigenschaften des Weißdorns auch vor Schäden durch Plaquebildung in den Herzkranzgefäßen.

⊛ **WEITERE VORZÜGE** Weißdorn wird traditionell auch zur Behandlung weiterer Gesundheitsprobleme angewendet. So kann er bei Schlaflosigkeit eine beruhigende Einschlafhilfe sein. Außerdem enthält die Pflanze Kollagen – jenes Protein (Eiweiß), welches das Bindegewebe zusammenbaut und das etwa bei Gelenkentzündungen geschädigt wird.

So nehmen Sie Weißdorn richtig ein

☑ **DOSIERUNG** Die empfohlene Menge Weißdornextrakt liegt zwischen 300 und 450 mg pro Tag als Kapsel oder Tablette oder 1 TL bis 1 EL Tinktur, je nach Art der Herzerkrankung. Menschen mit einem erhöhten Risiko für Herzkrankheiten sollten vorbeugend 100–150 mg Präparat oder 1 TL Tinktur pro Tag einnehmen.

◉ **EINNAHMEEMPFEHLUNG** Falls Sie hohe Dosen benötigen, wirkt Weißdorn am besten, wenn die Tagesmenge auf drei Einzeldosen aufgeteilt wird, die zu unterschiedlichen Zeiten eingenommen werden. Allerdings braucht es etwas Geduld: Einige Monate können schon vergehen, bis Weißdorn zu wirken beginnt.

Mögliche Nebenwirkungen

Weißdorn gilt als sehr verträgliche Heilpflanze. Es gibt zwar Meldungen, in denen über Übelkeit und Schweißausbrüche sowie Müdigkeit und auch Hautausschläge berichtet wird, doch solche Nebenwirkungen sind relativ selten.

Weißdorn scheint auch andere Herzmedikamente gut zu ergänzen und vielleicht können Sie deren Dosis sogar herabsetzen. Informieren Sie jedoch auf jeden Fall Ihren Arzt, bevor Sie Weißdorn einnehmen, und setzen Sie ohne ärztliche Anweisung keinesfalls ein verordnetes Medikament ab. Verändern Sie auch nie von sich aus die Dosierung Ihrer Medikamente.

TIPPS&INFOS

▪ Aus Weißdorn kann man auch einen Tee zubereiten. Nehmen Sie dafür 1 TL Weißdorn auf eine Tasse. Mit heißem Wasser aufgießen, 15 Minuten ziehen lassen und dann abseihen. Trinken Sie davon mehrmals täglich eine Tasse.

▪ Wer Weißdorn kauft, der sollte standardisierte Extrakte mit mindestens 1,8 % Vitexin bzw. Vitexin-2-Rhamnosid wählen, da dies die wichtigste herzschützende Substanz dieser Pflanze ist.

AKTUELLES

136 Patienten mit leichter bis mäßiger Herzerkrankung nahmen Weißdornextrakt. Sie berichteten, weniger kurzatmig zu sein, keine so geschwollene Knöchel zu haben und leistungsfähiger zu sein. Ärztliche Untersuchungen und Labortests bestätigten die verbesserte Kondition der Weißdorngruppe, während sich die körperliche Leistungsfähigkeit in der Placebogruppe verschlechterte.

WUSSTEN SIE, DASS...?
Weißdorn der Sage nach Häuser vor Blitzeinschlägen schützt und Menschen vor bösen Geistern beschützt. Allerdings bringt es – so wird berichtet – Unglück, die Blüten mit ins Haus zu nehmen.

Zink

Jede Körperzelle braucht Zink. Als Bestandteil zahlreicher Enzyme, die etwa zur Verdauung und Wundheilung benötigt werden, ist das Spurenelement an nahezu allen Stoffwechselprozessen beteiligt. Es reguliert das Immunsystem, hilft diesem bei der Abwehr von Infektionskrankheiten und ist für die Fortpflanzung unentbehrlich.

Anwendung

- Hilft bei der Vorbeugung von Erkältung, Grippe und anderen Infekten.
- Unterstützt die Behandlung vieler chronischer Krankheiten von Gelenkrheuma und Schilddrüsenunterfunktion bis hin zu chronischer Müdigkeit und Osteoporose.
- Lindert Hautprobleme und Verdauungsbeschwerden.
- Kann die Fruchtbarkeit verbessern, gesundes Haar fördern und Tinnitus vermindern.

Darreichungsformen

- Flüssigkeit
- Kapsel
- Tablette

Was ist Zink?

Größere Mengen Zink befinden sich in Muskeln, Knochen und Haut sowie in Nieren, Leber, Bauchspeicheldrüse, Augen und bei Männern in der Prostata. Der Körper kann Zink weder herstellen noch speichern, sodass wir es ständig mit der Nahrung aufnehmen müssen, besonders aus eiweißreichem Fleisch und Fisch.

Wie wirkt Zink?

Zink ist in unserem Körper an unzähligen Prozessen beteiligt: Zellwachstum und sexuelle Reifung, Immunfunktion sowie Geschmacks- und Geruchssinn. Jeder, der ein Multivitamin- und Multimineralstoffpräparat zu sich nimmt, sollte daher darauf achten, dass es auch Zink liefert.

✪ **WIRKUNGEN** Zink ist notwendig für die optimale Funktion des Immunsystems und hilft somit dem Körper, sich vor Erkältungen, Grippe, Bindehautentzündung und anderen Infekten zu schützen. Eine amerikanische Studie an 100 Teilnehmern mit einer Erkältung im Anfangsstadium zeigt: Wer alle paar Stunden eine Zinktablette lutscht, beschleunigte die Genesung um 3 Tage. Solche Lutschtabletten können auch Mundgeschwüre und Halsschmerzen schneller abklingen lassen. Die Stärkung der natürlichen Abwehr- und Reparaturmechanismen des Körpers durch Zink ist besonders von Nutzen bei Erkrankungen wie Gelenkrheuma, Lupus, chronischem Müdigkeitssyndrom und hilft eventuell auch bei multipler Sklerose sowie bei Aids und anderen Immunkrankheiten.

✪ **WEITERE VORZÜGE** Die Bildung zahlreicher Hormone – zum Beispiel Sexual- und Schilddrüsenhormone – wird durch Zink unterstützt, das daher auch bei Fruchtbarkeitsstörungen hilft. Außerdem kann Zink bei einer Schilddrüsenunterfunktion nützlich sein und für Diabetiker, da es den Insulinspiegel hebt. Da Zink an so vielen Körperfunktionen beteiligt ist, hat es noch weitere Wirkungen: Es stimuliert die Heilung von Verletzungen und Hautreizungen und bietet sich daher für die Behandlung von Akne, Verbrennungen, Ekzemen, Schuppenflechte und Rosacea an. Außerdem fördert es die Gesundheit von Haaren und Kopfhaut. Bei

Zinkpräparate sollten immer auch Kupfer enthalten. Lutschtabletten mit Zink, die häufig auch Vitamin C liefern, wehren Erkältungen und Grippe ab.

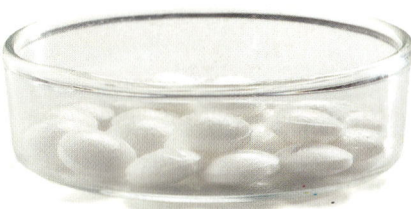

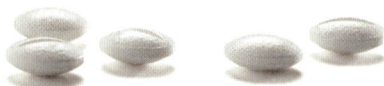

Patienten mit Makuladegeneration, einer häufigen Ursache von Blindheit bei über 50-Jährigen, verlangsamt es den Sehverlust. In einer aktuellen Studie aus Japan besserte sich Tinnitus (Ohrgeräusche) durch Zinkgaben und auch zur Linderung von Osteoporose, Hämorrhoiden, entzündlichen Darmerkrankungen und Geschwüren kann Zink beitragen.

Wie viel Zink brauchen Sie?

Frauen sollten 7 mg und Männer 10 mg Zink pro Tag aufnehmen. Größere Mengen sind nur bei bestimmten Beschwerden erforderlich.

⊟ **ZU WENIG ZINK** Gravierender Zinkmangel ist bei uns selten. Bereits ein leichter Mangel kann die Wundheilung jedoch stören, vermehrte Infekte nach sich ziehen, den Geschmacks- und Geruchssinn beeinträchtigen und Hautprobleme wie Akne, Ekzem und Schuppenflechte hervorrufen. Auch die Blutzuckerregulierung kann gestört (was das Diabetesrisiko erhöht) und die Spermienzahl gesenkt werden.

⊞ **ZU VIEL ZINK** Eine Langzeitanwendung von mehr als 100 mg am Tag beeinträchtigt die Immunfunktion und senkt das („gute") HDL-Cholesterin. Einer Untersuchung zufolge besteht eine Verbindung zwischen zu viel Zink und der Alzheimerkrankheit. Noch höhere Dosen (über 200 mg täglich) können Übelkeit, Erbrechen und Durchfall hervorrufen.

So nehmen Sie Zink richtig ein

⊘ **DOSIERUNG** Die übliche Dosis für medizinische Zwecke liegt bei 1-mal täglich 15 mg. Zinkpräparate, die länger als 1 Monat eingenommen werden, können die Kupferaufnahme behindern, weshalb Ergänzungsmittel je 30 mg Zink auch 2 mg Kupfer enthalten sollten. B*ei Erkältung und Grippe*: Nehmen Sie 1 Woche lang alle 2-4 Stunden Lutschtabletten mit Zink, aber nicht mehr als 150 mg Zink am Tag.

◑ **EINNAHMEEMPFEHLUNG** Nehmen Sie Zink 1-2 Stunden nach einer Mahlzeit ein. Rebelliert Ihr Magen, essen Sie dazu etwas ballaststoffarme Kost. Wer zusätzlich Eisenpräparate braucht, sollte diese zu einem anderen Zeitpunkt einnehmen als Zink, und auch nach der Einnahme von Antibiotika muss mit Zink mindestens zwei Stunden abgewartet werden.

Welche Nahrungsmittel liefern Zink?

Viel Zink enthalten Rind- und Schweinefleisch, Leber, Geflügel (besonders dunkles Fleisch), Eier und Meeresfrüchte (vor allem Austern). Auch Käse, Bohnen, Nüsse und Weizenkeime enthalten viel Zink, doch wird dieser Mineralstoff aus Fleisch besser aufgenommen.

Teil 2

So bleiben Sie gesund

In diesem Teil des Buches werden – in alphabetischer Reihenfolge – über 90 Krankheitsbilder beschrieben. Zu jeder Krankheit finden Sie eine Übersicht mit Einnahmeempfehlungen sowohl für Vitamine, Mineralstoffe und Heilpflanzen als auch für andere Ergänzungsmittel. Alle hier aufgeführten Wirkstoffe sind nicht nur wirksam, sondern auch leicht erhältlich.

Wenn ein Präparat in der Übersicht blau gekennzeichnet ist, hat es sich schon oft bewährt und sollte bevorzugt verwendet werden. Die schwarz gekennzeichneten Präparate eignen sich aber ebenfalls und können bei manchen Personen sogar besser wirken. Darüber hinaus finden sich in diesem zweiten Teil des Buches auch allgemeine Hinweise zu Krebs, zur Gesundheit von Kindern und Jugendlichen, zur Gesundheit im Alter und in der Schwangerschaft, zur Gewichtsreduktion sowie zur Stärkung des Immunsystems.

Wir empfehlen, vor jeder Einnahme eines Ergänzungsmittels zuerst Teil I (S. 38–195) dieses Buches zur Hand zu nehmen und sich dort ausführlich über die entsprechende Substanz zu informieren. Beachten Sie bitte alle Hinweise und Empfehlungen, bevor Sie sich für ein Präparat entscheiden. Und sprechen Sie immer erst mit einem Arzt, wenn Sie bei sich eine Krankheit vermuten, die von ärztlicher Seite noch nicht diagnostiziert wurde, oder sich bei Ihnen ein bestehendes Leiden verschlimmert.

WAS IST BEI DEN EMPFEHLUNGEN ZU BEACHTEN?

In jedem der folgenden Artikel sind bestimmte Dosierungsempfehlungen angegeben. Sie beziehen sich auf den gesamten Tagesbedarf dieses Stoffs, der zur Behandlung bestimmter Beschwerden nötig ist. Prüfen Sie also jeweils, ob Sie einen Teil Ihres Bedarfs möglicherweise bereits durch ein Multivitaminpräparat oder ein Mittel decken, das Sie aus anderen Gründen einnehmen.

Zum Beispiel empfehlen wir die Einnahme von 250 mg Vitamin E pro Tag zur Erhaltung einer gesunden Prostata. Wenn Sie bereits über eine Multivitamintablette 250 mg Vitamin E am Tag zuführen, ist dies ausreichend. Wenn Sie jedoch zusätzlich an Angina pectoris leiden, bei der 500 mg Vitamin E sinnvoll wären, müssen Sie noch 250 mg extra einnehmen, um auch diesen Bedarf abzudecken. Die

Dosierungen sind so genau wie möglich gehalten, aber Menschen sind individuell verschieden. Lesen Sie deshalb immer den Beipackzettel, und überschreiten Sie nie die empfohlene Dosis, auch wenn Sie mehrere verschiedene Gesundheitsprobleme behandeln. Bei ernsten Gesundheitsproblemen sollten Sie die Einnahme von Ergänzungsmitteln unbedingt mit Ihrem Arzt besprechen.

Zum Abschluss: Es wurde versucht, auf den folgenden Seiten gebräuchliche Dosierungen anzugeben, aber der Wirkstoffgehalt der einzelnen Präparate kann stark unterschiedlich sein. Wenn die Informationen auf der Flasche oder der Verpackung Sie verwirren, gibt es viele qualifizierte Fachkräfte wie Apotheker und Ärzte, die Ihnen bei der Wahl der geeigneten Dosis behilflich sein können.

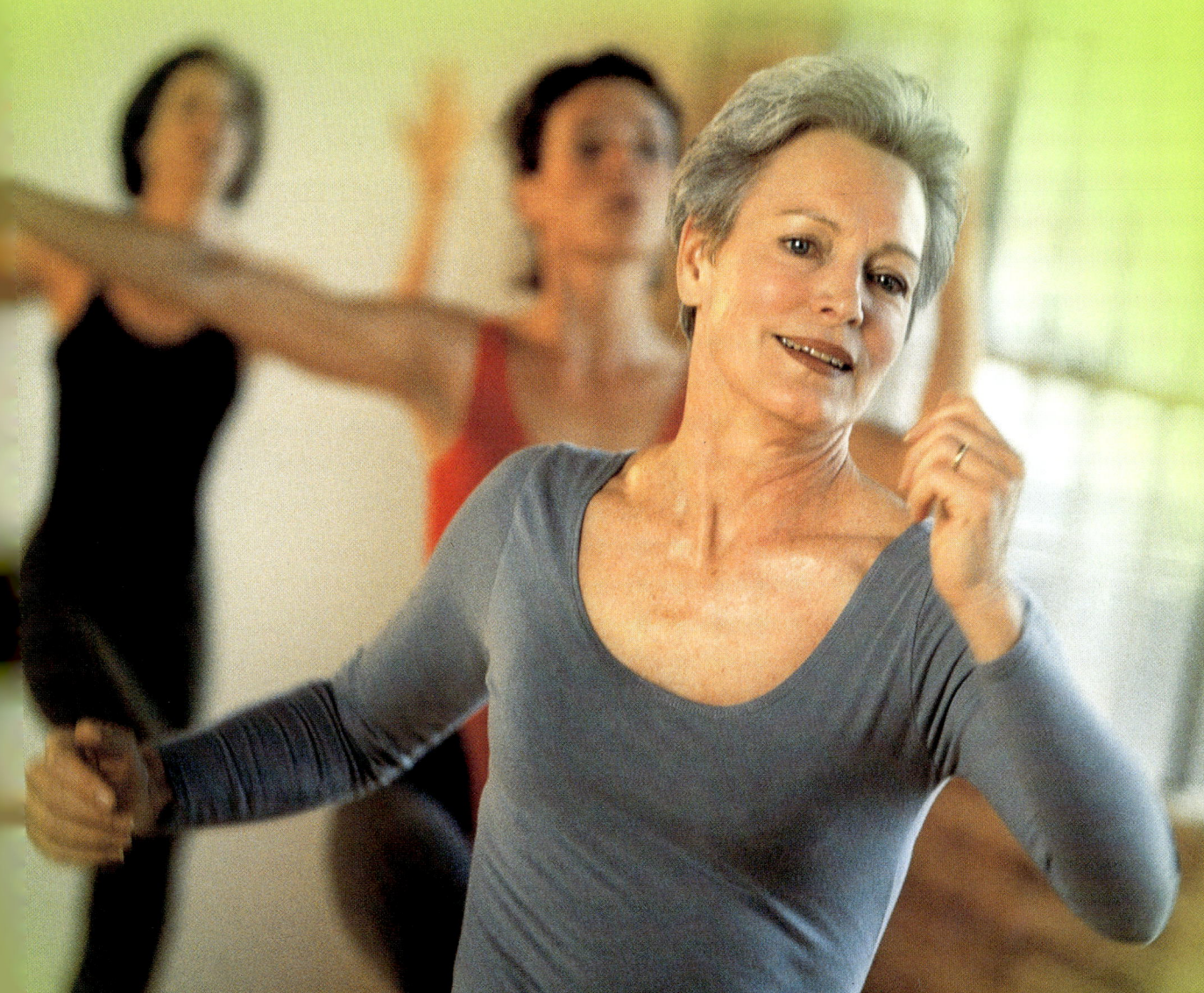

Akne

Auch wenn Akne als typisches Pubertätszeichen gilt, kann sie in jedem Alter auftreten. So können Erwachsene auch in späteren Lebensjahren Pickel bekommen. Aber keine Sorge: Es gibt viele Wege, um Pickel und andere Hautunreinheiten auszumerzen.

Symptome

- *Rote harte Knötchen oder eitrige Pickel.*
- *Gerötete, entzündete Haut mit Papeln oder Pusteln.*

SUCHEN SIE DEN ARZT AUF, …

- wenn sich die Akne nach 3 Monaten Selbstbehandlung nicht deutlich bessert.

- wenn sich eine schwere Akne (mit Flüssigkeit gefüllte Pusteln, hell- oder dunkelrote Entzündungen, Zysten oder harte Knötchen unter der Haut) herausbildet.

- wenn die Haut ständig stark gerötet ist, auch wenn keine Pickel zu sehen sind.

Sprechen Sie bei Erkrankungen immer zuerst mit Ihrem Arzt, bevor Sie Ergänzungsmittel einnehmen.

Was ist Akne?

Typische Kennzeichen dieser manchmal chronischen Krankheit sind Pickel und andere Hautunreinheiten. Betroffen sind vor allem Gesicht, Rücken, Brust, Nacken und Schultern. Bei der häufigsten Form (Acne vulgaris) bilden sich offene und geschlossene Mitesser und rote, wulstige Höcker mit einem weichen Kern. Bei der schweren Form (Acne cystica) entstehen unter der Hautoberfläche schmerzhafte, mit Flüssigkeit gefüllte Zysten oder harte, nicht schmerzende Knoten. Beide Formen können unschöne Narben zurücklassen. Vor allem für Jugendliche kann Akne eine große seelische Belastung darstellen.

Welches sind die Ursachen für Akne?

Akne entsteht, wenn die Talgdrüsen am Ende eines Haarbalgs zu viel Talg absondern. Normalerweise wird diese ölige Substanz durch die Hautporen abgegeben um die Haut zu fetten und damit gesund zu erhalten. Staut sich der Talg jedoch, bilden sich harte Pfropfen – die so genannten Mitesser. Die Poren verstopfen und es entstehen Pickel. Platzt einer dieser Talgpfropfen unter der Hautoberfläche, ist oft eine bakterielle Infektion die Folge.

Die übermäßige Talgproduktion kann durch eine Störung des Hormonhaushaltes bedingt sein, wie dies vor allem bei Jungen in der Pubertät der Fall ist. Bei Frauen kann Akne in Zusammenhang mit der Monatsblutung oder einer Schwangerschaft auftreten. Als Ursache kommen aber auch andere Faktoren infrage, etwa seelische Belastungen oder ein Stoff, der auf der Haut reibt, sowie kortisonhaltige Medikamente, die Pille oder andere Arzneimittel, die den Hormonhaushalt beeinflussen. Auch genetische Faktoren spielen eine Rolle.

Im Gegensatz zur landläufigen Meinung gibt es jedoch keine Beweise dafür, dass Akne durch Schokolade, Schalentiere, Nüsse, fetthaltiges Fastfood oder Cola-Getränke ausgelöst wird.

Zink-Selen-Kombinationspräparate helfen gegen Akne.

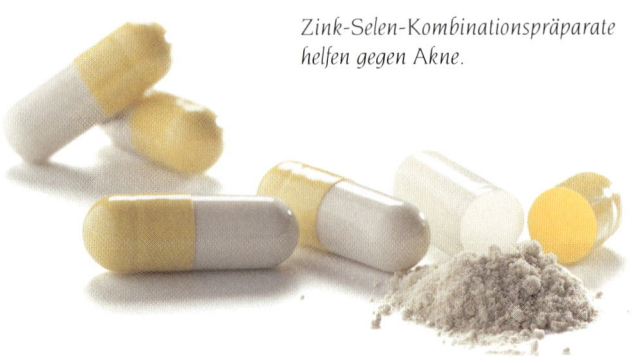

EMPFOHLENE ERGÄNZUNGSMITTEL	
Vitamin B$_6$	**Dosis:** Täglich morgens 50 mg. **Hinweis:** Bei Langzeiteinnahme von Vitamin B$_6$ können mehr als 100 mg pro Tag das Nervensystem schädigen.
Vitamin C	**Dosis:** 2 x 500 mg/Tag. **Hinweis:** Bei auftretendem Durchfall die Dosis verringern.
Vitamin E	**Dosis:** Täglich 400 mg. **Achtung!** Sprechen Sie mit Ihrem Arzt, wenn Sie gerinnungshemmende Medikamente einnehmen.
Selen	**Dosis:** Täglich 200 µg. **Achtung!** Eine Dosis über 800 µg pro Tag ist toxisch.
Zink	**Dosierung:** Täglich 30 mg. **Hinweis:** Bei einer Dosis ab 30 mg Zink zusätzlich 2 mg Kupfer zuführen.
Mönchspfeffer	**Dosis:** Täglich 40 Tropfen Tinktur (1/2 Teelöffel) aufgelöst in einem Glas Wasser. **Hinweis:** Mönchspfeffer hilft bei prämenstrueller Akne.

Erst die blauen, dann die schwarzen Präparate probieren. Nehmen Sie bereits ein Ergänzungsmittel, kann die Dosis einiger Wirkstoffe abgedeckt sein (siehe S. 197).

Wie wirken die Ergänzungsmittel?

Bei den meisten Menschen haben sich die aufgeführten Ergänzungsmittel gut bewährt. Es kann allerdings 3–4 Wochen dauern, bis sich eine Wirkung einstellt. Alle Wirkstoffe können über einen längeren Zeitraum eingenommen und mit frei verkäuflichen oder rezeptpflichtigen Aknemitteln kombiniert werden.

Vitamin B$_6$ hat sich bei Akne vor der Monatsblutung oder in den Wechseljahren bewährt. **Vitamin C**, **Vitamin E** und **Selen** stärken das Immunsystem und bekämpfen die Bakterien, die für die Entstehung von Akne verantwortlich sind. In Kombination mit einem oder mehreren Vitaminen unterstützt auch **Zink** die körpereigene Abwehr. Es wirkt entzündungshemmend und stabilisiert den Hormonhaushalt. Bei längerem Gebrauch sollte zusätzlich ein Kupferpräparat genommen werden. Zink lässt sich auch mit Omega-3-Fettsäuren kombinieren. Omega-6-Fettsäuren, wie sie in Margarine, Pflanzenölen und vielen industriell gefertigten Lebensmitteln enthalten sind, herrschen heute in der Ernährung vor. Eine ausgewogene Mischung von Omega-3- und Omega-6-Fettsäuren setzt die Entzündungsbereitschaft des Körpers herab.

Prämenstruelle Akne wird traditionell mit **Mönchspfeffer,** Klette, krausem Ampfer, Rotklee und Echinacea behandelt.

Was können Sie noch tun?

☑ Waschen Sie sich täglich mit Wasser und Seife.

☑ Achten Sie auf eine ausgewogene Ernährung. Meiden Sie Lebensmittel, die bei Ihnen Akne hervorrufen.

☑ Verwenden Sie ölfreie Kosmetika.

☑ Drücken Sie Pickel niemals selbst aus. Es kommt zu Entzündungen, und es enstehen hässliche Narben.

Alkoholismus

Die beste Therapie bei Alkoholismus ist vollständige Abstinenz. Zwar können Ergänzungsmittel diese Krankheit nicht heilen, aber sie können alkoholkranken Menschen helfen, ihre Sucht zu bekämpfen sowie Entzugserscheinungen zu lindern.

Symptome

- *Alkoholkranke suchen ständig nach einem Anlass, zu trinken. Sie können ihren Alkoholkonsum nicht einschränken. Alkohol ist ihnen wichtiger als Beruf, Familie oder Freunde.*

- *Alkoholkranke brauchen immer mehr Alkohol, um eine gleichbleibende Wirkung zu erzielen.*

- *Alkoholkranke reagieren empört auf Kritik an ihren Trinkgewohnheiten und leugnen hartnäckig das Problem.*

- *Alkoholkranke leiden unter Entzugserscheinungen wie Zittern, Halluzinationen und Krampfanfällen, sobald der Alkoholspiegel im Blut sinkt.*

SUCHEN SIE EINEN ARZT AUF, …

- **wenn Sie bereits vor dem Frühstück Alkohol trinken.**

- **wenn Ihre „Sauftouren" länger als 48 Stunden dauern.**

- **wenn Sie unter „Filmrissen" im Gedächtnis oder unter Krampfanfällen leiden.**

- **wenn Sie regelmäßig Alkohol trinken, um Ihre Sorgen zu vergessen oder um Spannungen abzubauen.**

- **wenn der Alkohol Ihre sozialen Kontakte zerstört.**

Sprechen Sie bei Erkrankungen immer zuerst mit Ihrem Arzt, bevor Sie Ergänzungsmittel einnehmen.

Was ist Alkoholismus?

Typisches Merkmal für Alkoholismus ist eine stark ausgeprägte körperliche und seelische Abhängigkeit vom Alkohol. Diese gilt als chronische Erkrankung wie etwa Diabetes oder Bluthochdruck. Obwohl Alkohol in Maßen das Herz zu schützen scheint, schädigt ein übermäßiger Konsum Leber, Bauchspeicheldrüse, Darm, Gehirn und andere Organe. Alkohol kann auch zu einer Mangelernährung führen, wenn seine „leeren" Kalorien an die Stelle gesunder Nahrungsmittel treten.

Welches sind die Ursachen für Alkoholismus?

Der Genuss von Alkohol hat eine soziale Komponente. Die meisten Menschen werden durch Alkohol offener und gesprächiger. Warum manche Menschen aber mehr Alkohol trinken, als ihnen gut tut, liegt noch im Dunkeln. Psychosoziale Faktoren spielen eine große Rolle, doch scheint auch eine erbliche Veranlagung von Bedeutung zu sein. Kinder von Alkoholikern etwa sind stärker gefährdet, später einmal alkoholsüchtig zu werden, auch wenn sie in einem abstinenten Umfeld aufgewachsen sind.

Wie wirken die Ergänzungsmittel?

Die empfohlenen Ergänzungsmittel sind beliebig miteinander kombinierbar. Zusammen mit einem Multivitaminpräparat mit Mineralstoffzusatz unterstützen sie die Entwöhnung und helfen dem Süchtigen über die oft mehrere Wochen oder Monate dauernde Entzugsphase hinweg. Zu diesen Präparaten brauchen Alkoholiker für gewöhnlich aber auch rezeptpflichtige Medikamente, um die Entzugserscheinungen zu lindern.

Die meisten Alkoholiker leiden unter einem Mangel an wichtigen Nährstoffen wie den B-Vitaminen, Vitamin C und Mineralstoffen (vor allem Magnesium, Chrom und Zink), da sie sich nicht gesund ernähren und Alkohol zudem eine toxische Wirkung besitzt. Eine Behandlung mit Ergänzungsmitteln sollte über mehrere Monate fortgesetzt werden, um die erschöpften Reserven wieder aufzufüllen. **Vitamin C** unterstützt den Körper bei diesem schwierigen Prozess, da es dem Gewebe Alkohol entzieht und die Entzugserscheinungen mildert. Durch eine Kombination mit **Vitamin E** kann diese Wirkung verstärkt werden. Die **Vitamine**

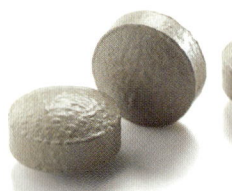
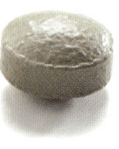

Mariendistelextrakt unterstützt den Heilungsprozess bei alkoholbedingtem Leberschaden.

EMPFOHLENE ERGÄNZUNGSMITTEL

Vitamin C/ Vitamin E	**Dosis:** 2 x 500 mg Vitamin C und 1 x 250 mg Vitamin E/Tag. **Hinweis:** Vitamin C verstärkt die Wirkung von Vitamin E
Vitamine des B-Komplexes	**Dosis:** Täglich eine Tablette oder Kapsel morgens zum Frühstück. **Hinweis:** Achten Sie darauf, dass das Vitamin-B-Präparat 50 µg Vitamin B_{12} und Biotin, 400 µg Folsäure und 50 mg der anderen B-Vitamine enthält.
Kudzu	**Dosis:** 3 x 150 mg/Tag. **Hinweis:** Verwenden Sie standardisierten Extrakt mit mindestens 0,95 % Daidzen.
Mariendistel	**Dosis:** 3 x 250 mg/Tag zwischen den Mahlzeiten. **Hinweis:** Verwenden Sie einen standardisierten Extrakt mit mindestens 70 % Silymarin.
Magnesium	**Dosis:** 2 x 300 mg/Tag. **Hinweis:** Darf nicht bei einer bestehenden Nierenkrankheit eingenommen werden.
Nachtkerzenöl	**Dosis:** 3 x 1 000 mg/Tag. **Hinweis:** Statt Nachtkerzenöl können auch 1 x tägl. 1 000 mg Borretschöl eingenommen werden.
Kava-Kava	**Dosis:** 3 x 250 mg/Tag. **Achtung!** Verwenden Sie einen standardisierten Extrakt mit mindestens 30 % Kavalacton.

Erst die blauen, dann die schwarzen Präparate probieren. Nehmen Sie bereits ein Ergänzungsmittel, kann die Dosis einiger Wirkstoffe abgedeckt sein (siehe S. 197).

des B-Komplexes, die Aminosäure Glutamin und der Extrakt der **Kudzupflanze** können das Verlangen nach Alkohol dämpfen. Mariendistel und Lezithin (3-mal täglich 500 mg) kräftigen die Leber und unterstützen den Körper beim Abbau von Giftstoffen.

Ein Multivitaminpräparat mit Mineralstoffzusatz enthält Chrom und Zink in ausreichender Menge. Chrom beugt typischen Müdigkeitserscheinungen vor, die durch einen zu niedrigen Blutzuckerspiegel (Hypoglykämie) bedingt sind. Zink ist ein wichtiger Baustein vieler Enzyme, die der Körper für seinen Stoffwechsel benötigt. Ebenfalls wichtig für den Stoffwechsel ist Magnesium. Die in Multivitaminpräparaten enthaltene Menge reicht jedoch nicht aus. **Nachtkerzenöl** versorgt den Körper mit der Fettsäure GLS (**G**amma**l**inolen**s**äure), einer Substanz, die die Produktion von Prostaglandin E im Gehirn fördert. Prostaglandin E wiederum beugt Entzugserscheinungen wie Krämpfen und Depressionen vor. Daneben schützt es die Leber und das Nervensystem. **Kava-Kava** ist eine natürliche Einschlafhilfe.

Was können Sie noch tun?

☑ Schließen Sie sich einer Selbsthilfegruppe an, zum Beispiel den Anonymen Alkoholikern.

☑ Versuchen Sie Akupunktur. Damit kann das Verlangen nach Alkohol gedämpft werden.

WUSSTEN SIE, DASS...? die Chinesen schon seit Jahrtausenden einem Betrunkenen am Morgen „danach" einen Tee aus der Kudzupflanze zu trinken geben. Dieser Tee heißt „xing-jiu-ling", und das heißt wörtlich übersetzt „nüchtern werden".

AKTUELLES

Seit kurzem gibt es wissenschaftlich gesicherte Hinweise, dass die Kudzupflanze das Verlangen nach Alkohol dämpfen kann. Forscher an der Universität von North Carolina, USA, stellten fest, dass nach der Gabe von Kudzu an Affen (gute Stellvertreter für Menschen) diese 25 % weniger Alkohol konsumierten als vorher. An der Harvard-Universität wurde beobachtet, dass die Kudzupflanze bei einer syrischen Goldhamsterart, der Alkohol statt Wasser trank, den Alkoholkonsum halbieren konnte.

Andere Studien haben die gesundheitsfördernde Wirkung von Mariendistel bestätigt. In einer Gruppe von Patienten mit Leberzirrhose (Leberschrumpfung, einer lebensbedrohlichen Folge von Alkoholismus), die mit Mariendistel behandelt wurden, waren 58 % der Teilnehmer nach 4 Jahren noch am Leben, während es in der Kontrollgruppe nur 39 % waren.

TIPPS & INFOS

■ Zur Linderung von Entzugserscheinungen sind Ergänzungsmittel meist unbedenklicher als herkömmliche Medikamente, die Nebenwirkungen haben können.

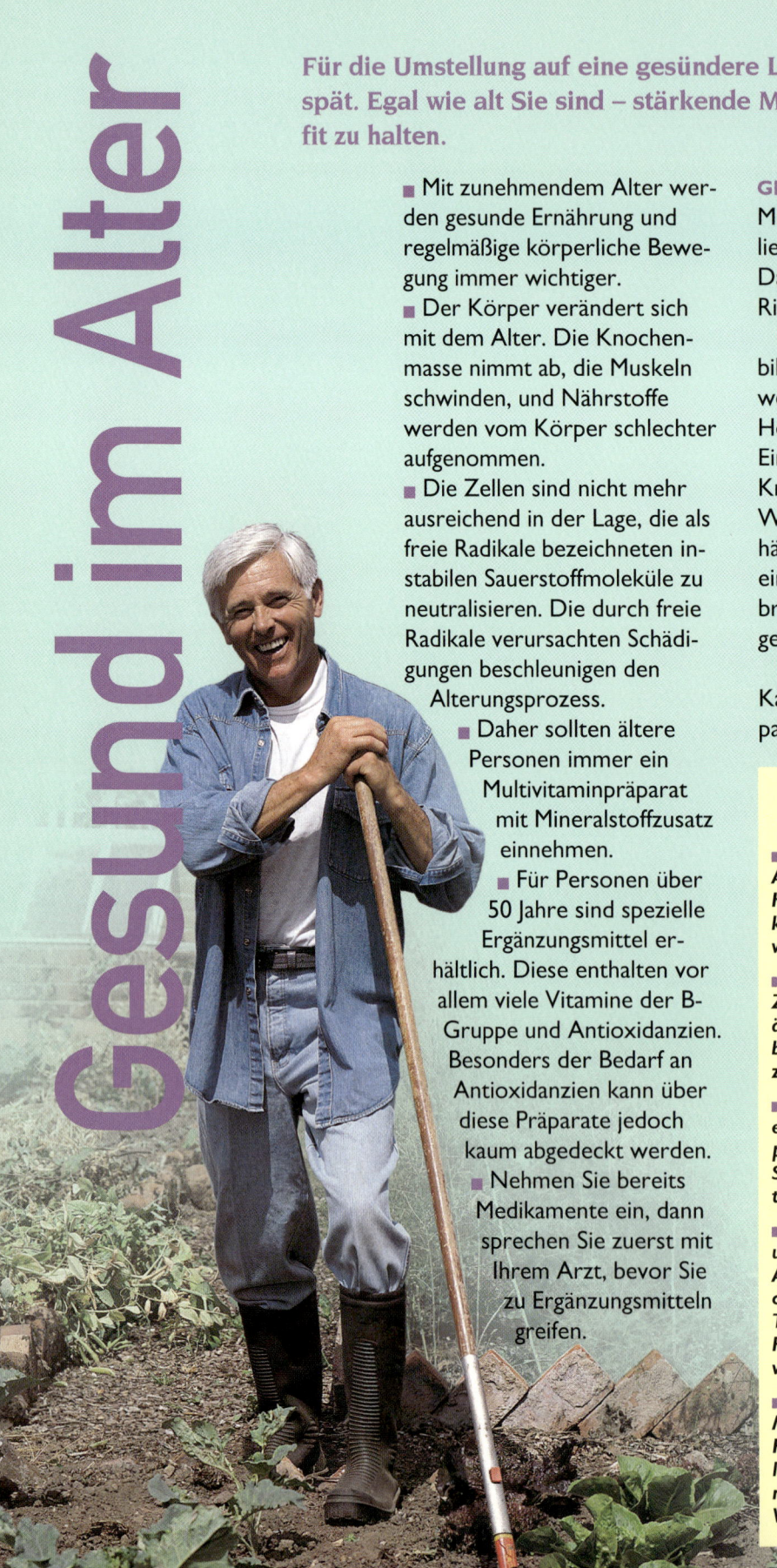

Gesund im Alter

Für die Umstellung auf eine gesündere Lebensweise ist es nie zu spät. Egal wie alt Sie sind – stärkende Mittel helfen, Ihren Körper fit zu halten.

■ Mit zunehmendem Alter werden gesunde Ernährung und regelmäßige körperliche Bewegung immer wichtiger.

■ Der Körper verändert sich mit dem Alter. Die Knochenmasse nimmt ab, die Muskeln schwinden, und Nährstoffe werden vom Körper schlechter aufgenommen.

■ Die Zellen sind nicht mehr ausreichend in der Lage, die als freie Radikale bezeichneten instabilen Sauerstoffmoleküle zu neutralisieren. Die durch freie Radikale verursachten Schädigungen beschleunigen den Alterungsprozess.

■ Daher sollten ältere Personen immer ein Multivitaminpräparat mit Mineralstoffzusatz einnehmen.

■ Für Personen über 50 Jahre sind spezielle Ergänzungsmittel erhältlich. Diese enthalten vor allem viele Vitamine der B-Gruppe und Antioxidanzien. Besonders der Bedarf an Antioxidanzien kann über diese Präparate jedoch kaum abgedeckt werden.

■ Nehmen Sie bereits Medikamente ein, dann sprechen Sie zuerst mit Ihrem Arzt, bevor Sie zu Ergänzungsmitteln greifen.

GESUNDE KNOCHEN

Mit zunehmenden Alter verlieren die Knochen an Masse. Dadurch steigt gleichzeitig das Risiko für Knochenbrüche.

Nach den Wechseljahren bildet der Körper einer Frau weniger Östrogene. Diese Hormone unterstützen die Einlagerung von Kalzium in die Knochen. Frauen nach den Wechseljahren leiden daher häufig unter Osteoporose, einer Krankheit, die durch brüchige, poröse Knochen gekennzeichnet ist.

Bei älteren Personen beugen Kalzium- und Vitamin-D-Präparate möglichen Knochen-

MANGELERNÄHRUNG: DIE RISIKOFAKTOREN

■ *Körperliche Behinderung: Arthrose, Demenz und andere Krankheiten können das Einkaufen, Zubereiten und Essen von Mahlzeiten beeinträchtigen.*

■ *Zähne: Ausgefallene Zähne machen es vielen älteren Menschen schwer, bestimmte Speisen noch zu essen.*

■ *Alkohol: Bei mehr als einem alkoholischen Getränk pro Tag kann Alkohol an die Stelle regulärer Mahlzeiten treten.*

■ *Depressionen: Einsamkeit und Isolation können auf den Appetit schlagen. Mit zunehmendem Alter lässt auch der Tastsinn nach und die Freude am Essen geht verloren.*

■ *Armut: Viele ältere Menschen können sich Fleisch oder Fisch nicht leisten und kaufen stattdessen nährstoffarme Lebensmittel wie Weißbrot, Kekse und Kuchen.*

brüchen vor. Auch regelmäßiges Krafttraining fördert die Gesundheit der Knochen.

CHECKLISTE FÜR EINE GESUNDE ERNÄHRUNG

Auf Ihrem Speiseplan sollten folgende Nahrungsmittel stehen:

■ Obst und Gemüse versorgen den Körper mit Ballaststoffen, pflanzlichen Wirkstoffen und Vitaminen.

■ Vollkornprodukte wie Vollkornbrot liefern Energie.

■ Fleisch, Linsen und hart gekochte Eier enthalten Eisen.

■ Milchprodukte sind ideale Kalziumlieferanten.

■ Vitamin D ist in fettem Fisch, Leber, mit Vitamin D angereicherter Margarine und in Eigelb enthalten.

■ Zweimal in der Woche fettreicher Fisch (Sardine, Makrele) versorgen den Körper mit essenziellen Fettsäuren.

■ Viel trinken beugt Austrocknung und Verstopfung vor.

DIE ROLLE VON VITAMINEN UND MINERALSTOFFEN

Im Folgenden werden die Vitamine und Mineralstoffe beschrieben, die für ältere Menschen besonders wichtig sind. In der Tabelle ist die empfohlene Tagesdosis aufgeführt.

ANTIOXIDATIVE VITAMINE

Vitamin C, Vitamin E und Betakarotin neutralisieren die zellschädigenden instabilen freien Radikale. In hoher Dosierung sollen sie Herzkrankheiten, Krebs und grauem Star vorbeugen. Vitamin E stärkt das Immunsystem.

NÄHRSTOFFE FÜR EIN GESUNDES ALTER

Den allgemein gültigen Referenzwerten gegenübergestellt sind bei einigen Nährstoffen Optimalwerte für eine größtmögliche Gesundheitswirkung.

ANTIOXIDATIVE VITAMINE
Referenzwert
■ *Vitamin C: 100 mg*
■ *Vitamin E: 11–12 mg.*
Empfohlene Optimaldosis
■ *Vitamin C: 200 mg*
■ *Vitamin E: 100 mg*
■ *Karotinoide: 15 mg*

ANTIOXIDATIVE MINERALSTOFFE
Referenzwert
■ *Zink: Männer: 10 mg; Frauen: 7 mg*
■ *Selen: 30–70 µg*
Empfohlene Optimaldosis
■ *Zink: 15 mg*
■ *Selen: 75 µg*

KALZIUM
Referenzwert
1 000 mg

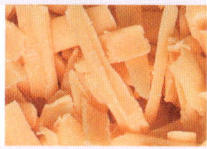

VITAMIN D
Referenzwert
10 µg

B VITAMINE
Referenzwert
■ *Vitamin B$_2$: 1,2 mg*
■ *Vitamin B$_6$: Männer: 1,4 mg; Frauen: 1,2 mg*
■ *Vitamin B$_{12}$: 3,0 µg*
■ *Folsäure: 400 µg*
Empfohlene Optimaldosis
■ *entspricht den Referenzwerten*

ANTIOXIDATIVE MINERALSTOFFE

Ältere Personen leiden oft unter Zinkmangel, was ihr Immunsystem schwächt und die Wundheilung verzögert. In allen Altersgruppen wird zudem eine Unterversorgung mit dem Mineralstoff Selen beobachtet. Selen schützt den Körper vor den schädigenden Einflüssen freier Radikale und sorgt für die Gesundheit von Haut und Haaren und Augen.

KALZIUM

Kalzium ist an der Knochenbildung beteiligt und sollte in ausreichender Menge aufgenommen werden.

B-VITAMINE

Vitamin B$_{12}$ schützt die äußere Hülle der Nervenzellen und ein Mangel kann Nervenleiden verursachen. Folsäure benötigt der Körper für die Blutbildung und für den Zellstoffwechsel. Eine zu geringe Aufnahme an Folsäure, Vitamin B$_6$ oder Vitamin B$_{12}$ erhöhen das Risiko für Herzkrankheiten. Medikamente wie etwa Antiphlogistika und Diuretika können den Folsäurestoffwechsel negativ beeinflussen. Bei einer Langzeitbehandlung empfiehlt sich daher die tägliche Einnahme eines Ergänzungspräparates.

VITAMIN D

Vitamin D unterstützt die Aufnahme von Kalzium und Phosphor in den Körper. Beide Mineralstoffe wirken an der Knochenbildung mit. Vitamin D bildet sich durch die Sonneneinstrahlung in der Haut – ein Vorgang, der mit zunehmendem Alter weniger gut abläuft.

Altern

Viele Menschen werden heutzutage 80 Jahre und älter. Im Alter verlangsamen sich jedoch viele Prozesse und das Risiko zu erkranken steigt. Eine gesunde Lebensführung und geeignete Ergänzungsmittel können das Altern nicht verhindern, aber seine negativen Auswirkungen aufhalten.

Symptome

- *Schwinden kognitiver Fähigkeiten: nachlassendes Gedächtnis, Schwierigkeiten, sich neue Menschen und Erlebnisse einzuprägen.*

- *Abnahme sensorischer Fähigkeiten: Die Augen stellen sich langsamer auf Nahsicht um, hohe Töne werden schlechter wahrgenommen.*

- *Geschwächtes Immunsystem: erhöhte Anfälligkeit für Erkältungen, Grippe und andere Infektionskrankheiten.*

- *Schwund von Muskeln und Knochenmasse.*

- *Erhöhtes Risiko für Herzkrankheiten und Krebs.*

SUCHEN SIE DEN ARZT AUF, ...

- **wenn Sie älter als 50 Jahre sind:** Einmal im Jahr sollten Sie sich gründlich untersuchen lassen. Und gehen Sie sofort zum Arzt, wenn Sie glauben, eine Alterskrankheit zu haben.

Sprechen Sie bei Erkrankungen immer zuerst mit Ihrem Arzt, bevor Sie ein Ergänzungsmittel einnehmen.

Was ist Altern?

Altern ein ganz normaler Vorgang im Leben eines Menschen: Das Haar wird grau, die Haut bekommt Falten, Muskeln und Gelenke verlieren an Beweglichkeit, die Knochen werden brüchig, das Gedächtnis lässt nach, die Sehkraft schwindet, die körpereigene Abwehr ist geschwächt.

Welches sind die Ursachen für das Altern?

Mit dem Alter verlangsamt sich der Prozess der Zellteilung und Zellerneuerung, und ein Verfall des Körpers setzt ein. Dieser Vorgang ist vollkommen normal und kann nicht aufgehalten werden. Einige Wissenschaftler sind jedoch der Auffassung, dass instabile Sauerstoffmoleküle, die so genannten freien Radikale, diesen Prozess beschleunigen. Bis zu einem gewissen Grade ist dieser Abbauprozess unvermeidlich, da freie Radikale im Rahmen der normalen Zellaktivität immer entstehen. Der Alterungsprozess lässt sich jedoch verlangsamen, wenn man fördernde Faktoren meidet. Dazu gehören etwa Rauchen, der Aufenthalt an Orten mit hoher Umweltverschmutzung, übermäßiger Alkoholkonsum sowie hohe Belastungen mit Röntgenstrahlen oder zuviel Sonnenlicht. Man kann auch die körpereigene Produktion von Antioxidanzien unterstützen, die im Kampf gegen freie Radikale eine starke Waffe sind.

Wie wirken die Ergänzungsmittel?

Einige Präparate sollten täglich eingenommen werden. **Vitamin C** und **Vitamin E** sind Antioxidanzien, die freie Radikale bekämpfen. Vitamin C und **Flavonoide** entfalten ihre Wirkung in der Körperzelle. Vitamin E schützt die fetthaltige Hülle (Membran) der Zelle, stärkt bei älteren Menschen das Immunsystem und beugt altersbedingten Krankheiten wie Herzkrankheiten, einigen Krebsarten und vermutlich sogar der Alzheimerkrankheit, vor. Auch der **Extrakt von grünem Tee** hat eine antioxidative Wirkung, die vermutlich stärker wirkt als Vitamin C und E.

Folsäure, ein B-Vitamin, sorgt für den Erhalt der roten Blutkörperchen und unterstützt die Nierenfunktion. Es schützt auch das Herz, da

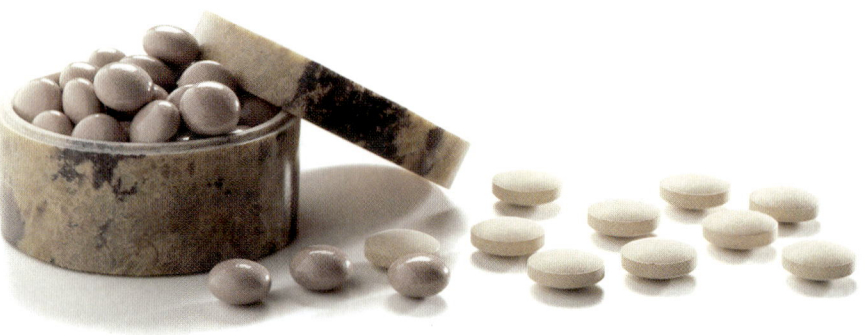

Menschen über 50 Jahren benötigen mehr Folsäure und Vitamin B$_{12}$

EMPFOHLENE ERGÄNZUNGSMITTEL

Vitamin C/ Flavonoide	**Dosis:** Je 2 x 200 mg Vitamin C und 100 mg Flavonoide/Tag. **Hinweis:** Essen Sie 5 x tägl. Obst und Gemüse.
Vitamin E	**Dosis:** 250 mg/Tag. **Achtung!** Sprechen Sie mit Ihrem Arzt, wenn sie gerinnungshemmende Medikamente einnehmen.
Grüntee-extrakt	**Dosis:** 2 x 250 mg/Tag. **Hinweis:** Verwenden Sie standardisierten Extrakt mit 50 % Polyphenol.
Folsäure/ Vitamin B$_{12}$	**Dosis:** 400 µg Folsäure und 1 000 µg Vitamin B$_{12}$/Tag. **Hinweis:** Diese Vitamine werden am besten aufgenommen, wenn man sie unter die Zunge legt.
Carnitin	**Dosis:** 2 x 500 mg L-Carnitin/Tag. **Hinweis:** Bei Einnahme über einen Monat lang sollte es mit einer Aminosäuremischung kombiniert werden.
Kalzium/ Magnesium	**Dosis:** Je 1–2 x 500 mg Kalzium und und 300 mg Magnesium/Tag. **Hinweis:** Es sollte ein Knochen bildendes Kombinationspräparat eingenommen werden, das Vitamin D enthält.
Ginkgobaum	**Dosis:** 3 x 40 mg/Tag. **Hinweis:** Verwenden Sie standardisierten Ginkgo mit 24 % Flavonglykosid.

Nehmen Sie bereits ein Präparat, kann die Dosis einiger Wirkstoffe abgedeckt sein.

es dem Körper beim Abbau von Homocystein hilft (einem Aminosäureabkömmling, der im Verdacht steht, das Risiko für Herzkrankheiten zu erhöhen). **Vitamin B$_{12}$** unterstützt diese Wirkung und fördert die gesunde Hirntätigkeit. Besonders für ältere Menschen empfehlen sich Vitamin-B$_{12}$-Präparate in Form eines mit Mineralstoffen angereicherten Multivitaminpräparates. Ein Vitamin-B$_{12}$-Mangel schädigt das Nervensystem und führt zu Altersdemenz.

Der Aminosäureabkömmling **Carnitin** schützt das Herz, da er den Sauerstofftransport zur Zelle und die Energieproduktion unterstützt. Zum Schutz vor Osteoporose werden **Kalzium**, **Magnesium** und **Vitamin D** empfohlen, da diese Stoffe in den Multivitaminpräparaten meist nicht ausreichend enthalten sind. Ginkgo verbessert die Fließeigenschaften des Blutes und beugt altersbedingten Erscheinungen wie Schwindel, Impotenz und Gedächtnisschwund vor.

Was können Sie noch tun?

☑ Meiden Sie die direkte Sonne: UV-Strahlen lassen die Haut altern.
☑ Geben Sie das Rauchen auf, denn es schädigt Knochen und Lunge.
☑ Halten Sie Ihren Knochenapparat und Ihre Muskeln fit, durch Spazierengehen oder durch Krafttraining.
☑ Essen Sie Obst und Gemüse (reich an Antioxidanzien) sowie fetten Fisch (Lieferant von Omega-3-Fettsäuren).

Alzheimerkrankheit

Ob bei Herbert Wehner oder Ronald Reagan: Zunehmender Gedächtnisschwund und Orientierungsverlust kennzeichnet diese fortschreitende Erkrankung des Gehirns. Frühzeitig behandelt, kann ihr Verlauf aber verlangsamt werden.

Symptome

- *Gedächtnisstörungen (kurz zurückliegende Ereignisse können nicht mehr erinnert werden), Wortfindungsschwierigkeiten, Probleme bei alltäglichen Aufgaben.*

- *Orientierungsverlust: Betroffene verlaufen sich in einer ihnen vertrauten Umgebung.*

- *Persönlichkeitsveränderungen, wie etwa Unruhe, Angstzustände, Aggressivität, Gleichgültigkeit, sozialer Rückzug, herabgesetztes Urteilsvermögen.*

- *Sprachstörungen wie etwa verwaschene Sprache, lange Pausen, Wiederholungen.*

SUCHEN SIE DEN ARZT AUF, …

- wenn Sie an sich selbst oder an einer Ihnen nahe stehenden Person Orientierungsschwierigkeiten oder Persönlichkeitsveränderungen beobachten.

Sprechen Sie bei Erkrankungen immer zuerst mit Ihrem Arzt, bevor Sie Ergänzungsmittel einnehmen.

Was ist die Alzheimerkrankheit?

Bei der Alzheimerkrankheit kommt es zu einem fortschreitenden Schwund von Gehirnzellen und damit zur Beeinträchtigung der Gedächtnisleistung und anderer geistiger Funktionen. In der Regel setzt die Krankheit schleichend ein. Zu Beginn leiden die Betroffenen unter Ausfällen des Kurzzeitgedächtnisses und unter Entschlusslosigkeit. Dabei fallen ihnen mitunter die einfachsten Tätigkeiten schwer. Das fortgeschrittene Stadium ist gekennzeichnet vom vollständigen Verlust des Erinnerungsvermögens und der Sprache, von Persönlichkeitsveränderungen wie gesteigerter Aggressivität und sozialem Rückzug sowie von Inkontinenz.

Welches ist die Ursache der Alzheimerkrankheit?

Die Wissenschaft ist sich immer noch nicht einig über die Ursache der Alzheimerkrankheit. Fest steht, dass es bei dieser Krankheit zu einem ausgedehnten Untergang von Gehirnzellen kommt, und zwar vor allem in den Regionen, die für die Sprache und das Gedächtnis zuständig sind. Ein weiteres Kennzeichen ist die verminderte Bildung bestimmter chemischer Substanzen im Gehirn, die das Gedächtnis benötigt, um funktionieren zu können. Angehörige von Alzheimerpatienten haben ein größeres Krankheitsrisiko. Aber auch schwere Kopfverletzungen, Herzkrankheiten und schleichende Virusinfektionen können als Ursache in Frage kommen.

Wie wirken die Ergänzungsmittel?

Obwohl derzeit keine Heilung möglich ist, konnte die Wissenschaft große Fortschritte bei der Behandlung der Symptome erzielen. Eine Reihe von Ergänzungsmitteln können im Anfangsstadium der Krankheit die geistigen Fähigkeiten wieder herstellen oder schwere Symptome verzögern. Da die ersten Wirkungen oft bis zu 8 Wochen auf sich warten lassen, sollte die Einnahme so früh wie möglich beginnen. Alle Präparate können auch

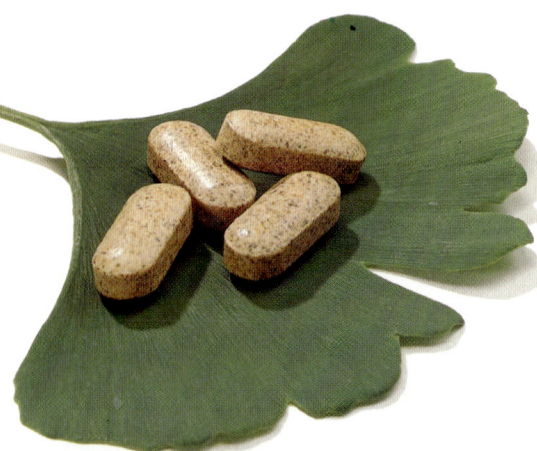

Der Extrakt aus den Blättern des Ginkgobaums verbessert die Gedächtnisleistungen.

EMPFOHLENE ERGÄNZUNGSMITTEL

Ginkgobaum	**Dosis:** 3 x 80 mg/Tag. **Hinweis:** Verwenden Sie standardisierten Extrakt mit mindestens 24 % Flavonglykosid.
Antioxidanzien	**Dosis:** Täglich je 1 000 mg Vitamin C, 500 mg Vitamin E und 15 mg Karotinoide. **Hinweis:** Im Handel als Kombinationspräparat erhältlich.
Vitamine des B-Komplexes	**Dosis:** Täglich eine Tablette oder Kapsel zu den Mahlzeiten. **Hinweis:** Nehmen Sie ein Vitamin-B-Präparat, das 50 µg Vitamin B_{12} und Biotin, 400 µg Folsäure und 50 mg andere B-Vitamine enthält.
Nacht-kerzenöl	**Dosis:** 3 x 1 000 mg/Tag. **Hinweis:** Statt Nachtkerzenöl täglich 1 000 mg Borretschöl einnehmen.
Ginseng	**Dosis:** 3 x 100–300 mg Extrakt/Tag. **Hinweis:** Verwenden Sie standardisierten Extrakt mit mindestens 0,8 % Eleutherosid.
L-Acetyl-carnitin (LAC)	**Dosis:** 3 x 500 mg/Tag. **Hinweis:** LAC gilt als die wirksamste Form von Carnitin.

Erst die blauen, dann die schwarzen Präparate probieren. Nehmen Sie bereits ein Ergänzungsmittel, kann die Dosis einiger Wirkstoffe abgedeckt sein (siehe S. 197).

zusammen mit verschreibungspflichtigen Medikamenten (z. B. Aricept®) eingenommen werden, doch sollte in diesem Fall immer erst der zuständige Arzt konsultiert werden. Ein viel versprechendes pflanzliches Heilmittel ist **Ginkgo**, das auf Grund seiner durchblutungsfördernden Wirkung die Gedächtnisleistung verbessert. Darüber hinaus besitzt es auch antioxidative Eigenschaften und schützt die Nervenzellen. Antioxidative Eigenschaften besitzen auch Vitamin C, Vitamin E und Karotinoide, die im Handel oft kombiniert als preiswerte Präparate erhältlich sind.

Darüber hinaus sollte die Versorgung mit den **B-Vitaminen** sichergestellt sein, da Vitamin-B-Mangel in Verbindung mit Alzheimerkrankheit gebracht wurde. Auch **Nachtkerzenöl** und **Ginseng** sollten versucht werden, da sie die Übertragung von Nervenimpulsen fördern. Zwei Nahrungsinhaltsstoffe verbessern die Wirkung gedächtnissteigernder chemischer Substanzen, nämlich **L-Acetylcarnitin (LAC)**, ein Abkömmling des Carnitins, und Phosphatidylserin (3-mal täglich 100 mg).

Was können Sie noch tun?

☑ Bleiben Sie in Bewegung. Selbst ein kurzer Spaziergang am Tag regt die geistigen Funktionen an.

☑ Halten Sie sich geistig fit. Lesen, Puzzeln und Gedächtnisübungen regen das Gehirn an.

☑ Entspannen Sie sich. Dies steigert die Gedächtnisleistung und die Konzentration.

☑ Die Alzheimerkrankheit betrifft oft auch Familie und Freunde; Selbsthilfegruppen können Ihnen helfen.

AKTUELLES

In der ersten großen US-amerikanischen Studie zur Wirkung von Ginkgo bei Alzheimerkrankheit konnte bei 27 % der Teilnehmer, denen die Heilpflanze verabreicht wurde, das Fortschreiten der Krankheit um 6 Monate aufgehalten werden.

Schweizer Wissenschaftler beobachteten, dass ältere Menschen mit höheren Konzentrationen von Betakarotin und Vitamin C im Blut bei Vokabel- und Gedächtnisübungen bessere Leistungen erbrachten.

Alzheimerpatienten mussten bei einer Gabe von täglich 1 250 mg Vitamin E seltener ins Krankenhaus eingewiesen werden. Die Gedächtnisleistung ließ sich durch Vitamin E allerdings nicht positiv beeinflussen.

WUSSTEN SIE, DASS...?

Menschen mit entzündlichen Gelenkerkrankungen nur äußerst selten an Alzheimer erkranken. Damit in Zusammenhang wird die Wirkung entzündungshemmender Medikamente (wie etwa Ibuprofen) gebracht.

TIPPS & INFOS

■ Einige Medikamente beeinträchtigen das Erinnerungsvermögen, wie etwa Medikamente gegen Diabetes, Angstzustände, Depressionen, Parkinsonkrankheit und Magengeschwüre. Fragen Sie Ihren Arzt, ob diese Medikamente durch Ergänzungsmittel ergänzt werden können.

Anämie

Wenn Sie blass aussehen, sich müde und schwach fühlen, dann kann oft ein Eisenmangel die Ursache sein. Ob dieser durch eine Anämie hervorgerufen wird, kann Ihr Arzt herausfinden, der Sie auch bei der Wahl des richtigen Ergänzungsmittels beraten kann.

Symptome

- *Schwäche, Müdigkeit, Schwindel, Gereiztheit oder Verwirrung.*

- *Blässe (Zahnfleisch, Augenlider, Nagelbett).*

- *Herzstörungen, Kurzatmigkeit.*

- *Wunde Stellen im Mund oder auf der Zunge, starke Blutergüsse oder Blutungen.*

- *Taubheit oder Kribbeln in den Beinen oder Füßen.*

- *Übelkeit oder Durchfall.*

SUCHEN SIE DEN ARZT AUF, ...

- **wenn sich bei Ihnen Symptome einer Anämie zeigen. Ihr Arzt kann die Ursache feststellen.**

- **wenn Sie schwanger sind (eine Schwangerschaft erwägen) oder starke Monatsblutungen haben.**

- **zur regelmäßigen Kontrolle, ob die Ergänzungsmittel auch wirken, wenn Sie wegen der Anämie behandelt werden.**

Sprechen Sie bei Erkrankungen immer zuerst mit Ihrem Arzt, bevor Sie Ergänzungsmittel einnehmen.

Was ist Anämie?

Bei Anämie sind entweder zu wenig rote Blutkörperchen im Blut vorhanden, oder die roten Blutkörperchen enthalten zu wenig Hämoglobin (ein Farbstoff, der den Sauerstoff transportiert). Der Körper wird somit nicht ausreichend mit Sauerstoff versorgt, und man fühlt sich oft erschöpft und müde. Auch wenn sich lange Zeit keine oder nur leichte Symptome einstellen können, ist diese Krankheit – unerkannt und unbehandelt – doch lebensbedrohlich. Wer glaubt, unter Anämie zu leiden, sollte unverzüglich einen Arzt aufsuchen.

Welches ist die Ursache für Anämie?

Eisenmangel, die Hauptursache für Anämie, ist in der Regel Folge eines allmählichen, lang anhaltenden Blutverlustes, der die körpereigenen Eisenreserven aufbraucht. Ist nicht genügend Eisen vorhanden, sinkt der Hämoglobinspiegel. Vor allem Frauen mit starker Menstruation neigen daher zu Anämie. Sowohl bei Männern als auch bei Frauen können aber Krankheiten, die mit einem schleichenden Blutverlust einhergehen, zu Eisenmangel führen. Dazu zählen etwa Hämorrhoiden, Darmpolypen oder -geschwüre, Magen- oder Dickdarmkrebs sowie ein Langzeitgebrauch von Aspirin® oder anderen Schmerzmitteln. Auch die Nahrungsauswahl (zu wenig Vollkornprodukte und kein Fleisch) kann vor allem bei Frauen im gebärfähigen Alter zur Eisenmangelanämie führen.

Seltener ist eine Anämie durch einen Mangel an Vitamin B_{12} (perniziöse Anämie) oder Folsäure bedingt. Beide Nährstoffe sind für die Bildung der roten Blutkörperchen unverzichtbar. Alkoholiker, Raucher, Patienten mit bestimmten Verdauungsstörungen, Vegetarier, Menschen ab dem 50. Lebensjahr sowie schwangere oder stillende Frauen sind am stärksten gefährdet. Andere Formen der Anämie sind auf chronische Krankheiten (wie etwa Krebs, Lupus erythematodes, Rheuma) zurückzuführen. Schließlich kommen als Ursache noch die erbliche Sichelzellenanämie oder Giftstoff-, Chemikalien- oder Strahlenexposition infrage.

Wie wirken die Ergänzungsmittel?

Vor der Entscheidung für ein Präparat muss zunächst die Ursache für die Anämie abgeklärt werden. Vor allem bei Eisenmangelanämie ist es wichtig, einen Arzt zu konsultieren. Rät man Ihnen zu einem Ergänzungsmittel, ist eine monatliche Blutkontrolle Pflicht.

Eisenpräparate gegen Blutarmut sollten nur bei festgestelltem Eisenmangel eingenommen werden.

Bei einer Eisenmangelanämie empfiehlt sich die Kombination von **Eisen** und **Vitamin C.** Eisen ist ein Hauptbestandteil des Hämoglobins, und Vitamin C unterstützt den Körper bei der Aufnahme dieses Mineralstoffs. Eisenpräparate sollten nur unter ärztlicher Überwachung eingenommen werden, da zu hohe Dosen gesundheitsschädigend sein können.

Auch pflanzliche Heilmittel sind hilfreich. **Echinacea** unterstützt die Neubildung roter Blutkörperchen, während **Brennnessel** erfolgreich bei der Behandlung der Anämie eingesetzt wird. Diese Pflanzen können die notwendigen Nährstoffe nicht ersetzen, aber sie bewirken eine bessere Ausnutzung von ihnen. Eingenommen als Tinktur, Saft oder Tee können Heilpflanzen wie Löwenzahn oder Enzian dem Körper helfen, das Eisen effektiver aus der Nahrung und den Ergänzungsmitteln aufzunehmen.

Vitamin C ist sinnvoll, wenn die Anämie auf einem Mangel an Vitamin B$_{12}$ oder Folsäure beruht. Es steigert die Aufnahme dieser Nährstoffe in den Körper. **Vitamin B$_{12}$** und **Folsäure** sollten immer zusammen und unter Aufsicht eines Arztes eingenommen werden, da eine hohe Aufnahme des einen Nährstoffs einen Mangel des anderen verschleiern kann. Gemeinsam fördern Sie die Bildung der roten Blutkörperchen. Wurde eine mangelhafte Resorption als Ursache ausgeschlossen, ist nach der Heilung die üblicherweise in Multivitaminpräparaten enthaltene Menge an Vitamin B$_{12}$ und Folsäure ausreichend, um ein Wiederauftreten der Anämie zu verhindern.

Was können Sie tun?

☑ Essen Sie eisenreiche Nahrungsmittel wie Vollkornprodukte, Hülsenfrüchte, Leber, rotes Fleisch, Nüsse und Krustentiere. Diese enthalten viel Eisen. Folsäure ist in Zitrusfrüchten, Spargel, Spinat, Pilzen, Leber, Sojabohnen und Weizenkeimen enthalten; Vitamin B$_{12}$ in Leber, Lamm- und Rindfleisch, Käse, Fisch und Eiern.

Angina pectoris

Die üblicherweise eingesetzten Medikamente wirken gegen die heftigen Brustschmerzen, die eine Angina pectoris auslöst, sie nehmen jedoch kaum Einfluss auf die zugrunde liegenden physiologischen Mechanismen. Vitamine und Mineralstoffe können diese Krankheit günstig beeinflussen.

Symptome

- *Schmerzen hinter dem Brustbein.*
- *Schwäche.*
- *Schweißausbrüche.*
- *Kurzatmigkeit.*
- *Herzklopfen.*
- *Übelkeit.*
- *Benommenheit.*

SUCHEN SIE DEN ARZT AUF, …

- **wenn Sie bei sich erstmals eines der oben genannten Symptome beobachten.**

- **wenn ein Angina-pectoris-Anfall länger als 15 Minuten anhält. Es könnte sich um einen Herzinfarkt handeln. Rufen Sie sofort den Rettungsdienst!**

Sprechen Sie bei Erkrankungen immer zuerst mit Ihrem Arzt, bevor Sie Ergänzungsmittel einnehmen.

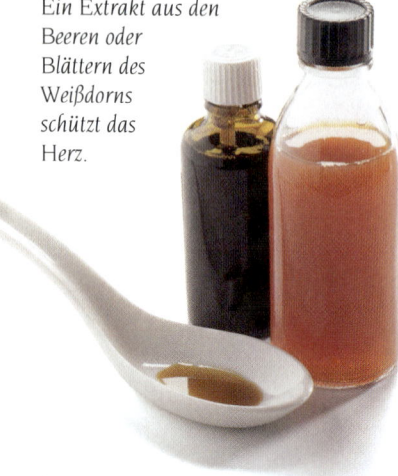

Ein Extrakt aus den Beeren oder Blättern des Weißdorns schützt das Herz.

Was ist Angina pectoris?

Der für Angina pectoris typische Schmerz, der als unerträglich empfunden wird, entsteht, wenn das Herz nicht ausreichend mit Blut und Sauerstoff versorgt wird. In der Regel strahlt der Schmerz, ausgehend vom Brustbein, in Schulter, Arm oder Kiefer aus. Die Schmerzintensität nimmt dabei stetig bis zu einem bestimmten Niveau zu und klingt dann wieder ab. Ein Angina-pectoris-Anfall kann bis zu 15 Minuten andauern.

Welches sind die Ursachen für Angina pectoris?

Angina pectoris ist eine direkte Folge von Plaque, die sich in den Arterien, die das Herz mit Blut versorgen, abgelagert hat (Arteriosklerose). Wie die anderen Muskeln und Organe im Körper muss auch das Herz mit Blut und Sauerstoff versorgt werden, damit es funktionieren und das Blut in den Kreislauf pumpen kann.

Bei Arteriosklerose sind die Arterien noch durchgängig genug, um den Körper im Ruhezustand mit Blut versorgen zu können. Bei körperlicher Anstrengung hat das Herz jedoch einen erhöhten Bedarf an sauerstoffreichem Blut. Körperliche Anstrengung wie Treppensteigen, Rennen, Gartenarbeiten, selbst Sex, kann einen Angina-pectoris-Anfall provozieren. Auch eine Verkrampfung der Herzkranzgefäße kann Angina pectoris auslösen.

Wie wirken die Ergänzungsmittel?

Alle in der Tabelle aufgeführten Präparate können einzeln oder zusammen eingenommen werden und sind mit den üblicherweise eingesetzten Medikamenten kombinierbar. Ein vom Arzt verschriebenes Herzmedikament darf aber nie ohne dessen Zustimmung abgesetzt werden.

Die antioxidative Wirkung von Vitamin C und Vitamin E schützt die Zellen: **Vitamin C** unterstützt die Regeneration der durch Plaque geschädigten Arterien. **Vitamin E** hemmt die Oxidation von („schlechtem") LDL-Cholesterin und wirkt so schon im Anfangsstadium der Bildung von Plaque entgegen. Viele Herzkranke leiden nicht nur unter Vitamin-E-Mangel, sondern haben auch zu wenig des Mineralstoffs **Magnesium,** der einer Verkrampfung der Herzkranzarterien vorbeugt.

Aminosäuren schützen das Herz gleich mehrfach. **Arginin** ist an der Bildung von Stickoxid beteiligt, das krampflösend auf die Arterienwände wirkt. Eine wissenschaftliche Studie ergab, dass Angina-pectoris-Patienten 3-mal länger mäßig körperlich aktiv sein konnten, bevor sich ein Anfall einstellte, wenn sie Lysin einnahmen. **Carnitin** steigert die Energieausnutzung in den Herzmuskelzellen.

EMPFOHLENE ERGÄNZUNGSMITTEL

Vitamin C	**Dosis:** 2 x 500 mg/Tag. **Hinweis:** Bei Durchfall die Dosis verringern.
Vitamin E	**Dosis:** 2 x 200 mg/Tag. **Achtung!** Sprechen Sie zuerst mit Ihrem Arzt, wenn Sie gerinnungshemmende Medikamente einnehmen.
Magnesium	**Dosis:** 2 x 200 mg/Tag. **Achtung!** Nicht bei Nierenerkrankungen einnehmen.
Arginin	**Dosis:** 3 x 500 mg L-Arginin/Tag zwischen den Mahlzeiten. **Hinweis:** Wird Arginin länger als einen Monat eingenommen, sollte es mit anderen Aminosäuren kombiniert werden.
Carnitin	**Dosis:** 3 x 500 mg L-Carnitin/Tag zwischen den Mahlzeiten. **Hinweis:** Wird Carnitin länger als einen Monat eingenommen, sollte es mit anderen Aminosäuren kombiniert werden.
Coenzym Q10	**Dosis:** 2 x 100 mg/Tag. **Hinweis:** Zur besseren Verwertung mit den Mahlzeiten einnehmen.
Weißdorn	**Dosis:** 3 x 100–150 mg Extrakt/Tag. **Hinweis:** Bevorzugen Sie standardisierten Extrakt mit mindestens 1,8 % Vitexin.
Essenzielle Fettsäuren	**Dosis:** 1 TL Leinöl/Tag bzw. 3 x 2 000 mg Fischöl/Tag. **Achtung!** Diabetiker dürfen diese Dosis niemals überschreiten. **Hinweis:** Nur einnehmen, wenn weniger als zwei Fischmahlzeiten pro Woche gegessen werden.

Nehmen Sie bereits ein Präparat, kann die Dosis einiger Wirkstoffe abgedeckt sein.

Auch **Coenzym Q10** stimuliert die Funktion der Herzmuskelzellen, indem es deren Arbeitsbelastung senkt. **Weißdorn** fördert die Durchblutung des Herzmuskels. **Essenzielle Fettsäuren** können die Blutfettwerte senken und halten die Arterienwände flexibel.

Was können Sie noch tun?

☑ Essen Sie fettarm und ballaststoffreich. Verwenden Sie anstelle von Butter Diätmargarine oder einen anderen Brotaufstrich mit vielen unge-sättigten Fettsäuren.

☑ Rauchen Sie nicht. Meiden Sie Orte, an denen viel geraucht wird.

☑ Lernen Sie, sich zu entspannen. Autogenes Training, Meditation oder Yoga können Angina pectoris-Anfällen vorbeugen.

☑ Schließen Sie sich einer Selbsthilfegruppe an. Überdenken Sie Ihren bisherigen Lebensstil, und überlegen Sie, was Sie selbst gegen die Krankheit unternehmen können.

Angststörungen

Angst gehört zu unserem Leben. Dennoch können Angstzustände und auch Panikattacken manchen Menschen schwer zu schaffen machen. Vitamine des B-Komplexes, Mineralstoffe und beruhigende pflanzliche Wirkstoffe schaffen hier Abhilfe.

Symptome

Akute Angststörung

- Starke Angstgefühle.

- Herzrasen, schnelle Atmung.

- Schweißausbrüche, Schüttelfrost, Hitzewallungen.

- Mundtrockenheit.

- Schwindel.

Chronische Angststörung

- Muskelverspannungen, Kopfschmerzen, Rückenschmerzen.

- Schlaflosigkeit.

- Depressionen.

- Desinteresse an sexuellen Aktivitäten.

- Innere Anspannung.

SUCHEN SIE DEN ARZT AUF, ...

- wenn Sie rezeptpflichtige angstlösende Medikamente (wie etwa Alprazolam®, Lorazepam® oder Diazepam®) durch pflanzliche Heilmittel oder Ergänzungsmittel ersetzen möchten. Diese Medikamente dürfen nicht plötzlich abgesetzt werden.

- um eine andere Krankheit auszuschließen. Angstähnliche Symptome können auch durch andere, mitunter schwere Krankheiten, oder durch Medikamente ausgelöst werden.

Sprechen Sie bei psychischen und anderen Erkrankungen immer zuerst mit Ihrem Arzt, bevor Sie Ergänzungsmittel einnehmen.

Was sind Angststörungen?

Zunächst ist Angst eine gesunde Reaktion des Körpers auf eine äußere Bedrohung. Das Gehirn registriert die Gefahr und veranlasst den Körper, Hormone auszuschütten, die den Körper in den Verteidigungszustand versetzen: Die Muskeln spannen sich an, Herzschlag und Atmung werden schneller, und sogar die Gerinnungsneigung des Blutes steigt an (für den Fall einer Verletzung). Diese Reaktion wird in unserer westlichen Welt oft in Gang gesetzt, obwohl es gar keine objektive Bedrohung gibt. Dies schadet dem Körper und kann Erschöpfungszustände, Konzentrationsschwierigkeiten, Entfremdungsgefühle, Kopfschmerzen, Magenprobleme und Bluthochdruck hervorrufen.

Es gibt zwei grundlegende Formen von Angststörungen: Das **g**eneralisierte **A**ngst**s**yndrom (GAS), eine chronische Krankheit, die gekennzeichnet ist durch ein immer wiederkehrendes Gefühl der Bedrohung und der Sorge, und die Panikattacke; sie tritt plötzlich auf und wird von intensiven Symptomen begleitet, die mit einem Herzinfarkt oder einer anderen lebensbedrohlichen Krankheit verwechselt werden können.

Welches sind die Ursachen für Angststörungen?

Eventuell reagiert das zentrale Nervensystem bei Betroffenen mit Angststörungen auf Stress stärker und nachhaltiger als bei anderen Menschen. Oft tritt die Angst dabei erstmals nach einer belastenden Situation wie einer Scheidung auf. Manchmal lässt sich auch keine auslösende Ursache feststellen. Daneben spielen möglicherweise biochemische Prozesse eine Rolle: Bei Menschen mit Panikattacken finden sich im Blut oft erhöhte Konzentrationen bestimmter Stoffe. Angststörungen könnten aber auch durch eine übermäßige Produktion von Stresshormonen im Gehirn und der Nebennierenrinde hervorgerufen werden.

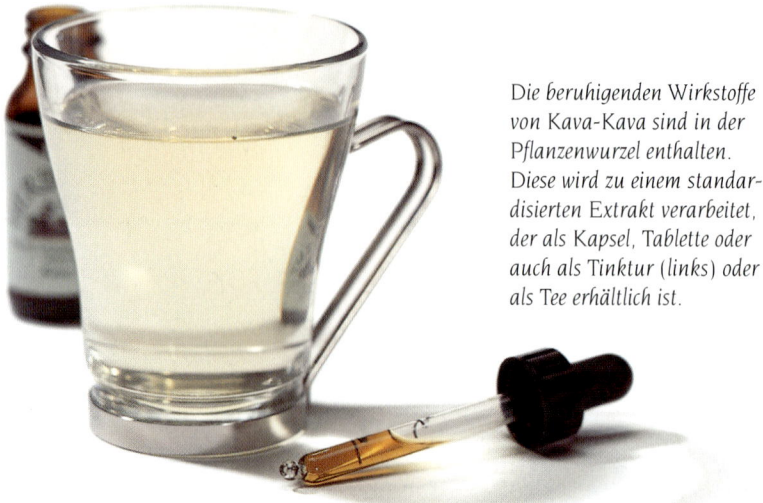

Die beruhigenden Wirkstoffe von Kava-Kava sind in der Pflanzenwurzel enthalten. Diese wird zu einem standardisierten Extrakt verarbeitet, der als Kapsel, Tablette oder auch als Tinktur (links) oder als Tee erhältlich ist.

EMPFOHLENE ERGÄNZUNGSMITTEL

Kava-Kava	**Dosis:** Nach Bedarf 2–3 x 250 mg Wurzelextrakt/Tag. **Hinweis:** Verwenden Sie standardisierten Extrakt mit mind. 30 % Kavalakton (Tablette, Kapsel, Tinktur).
Kalzium/ Magnesium	**Dosis:** 2 x 500 mg Kalzium und 2 x 250 mg Magnesium/Tag. **Hinweis:** Zu den Mahlzeiten einnehmen; im Handel sind auch Kombinationspräparate erhältlich.
Vitamin-B-Komplex	**Dosis:** Eine Tablette oder Kapsel morgens zum Frühstück. **Hinweis:** Das Präparat sollte 50 µg Vitamin B_{12} und Biotin, 400 µg Folsäure und je 50 mg der anderen B-Vitamine enthalten.
Baldrian	**Dosis:** 2 x 250 mg Extrakt/Tag. **Achtung!** Baldrian kann zu Schläfrigkeit führen. **Hinweis:** Verwenden Sie standardisierten Extrakt mit 0,8 % Valeriansäure.
Johanniskraut	**Dosis:** 3 x 300 mg Extrakt/Tag. **Hinweis:** Verwenden Sie standardisierten Extrakt mit 0,3 % Hyperizin.

Erst die blauen, dann die schwarzen Präparate probieren. Nehmen Sie bereits ein Ergänzungsmittel, kann die Dosis einiger Wirkstoffe abgedeckt sein (siehe S. 197).

Wie wirken die Ergänzungsmittel?

Häufig lassen sich Psychopharmaka durch Heilpflanzen und Nahrungsergänzungsmittel ersetzen. In mehreren Studien hat sich etwa **Kava-Kava** bei Angststörungen fast ebenso bewährt wie Psychopharmaka. Dieses pflanzliche Heilmittel lindert Beschwerden wie Nervosität, Schwindel und Herzklopfen. Wer unter Angststörungen leidet, benötigt zusätzlich **Kalzium**, **Magnesium** und die **Vitamine des B-Komplexes**. Diese Vitalstoffe erhalten die gesunde Funktion des Nervensystems und spielen vor allem bei der Produktion bestimmter chemischer Botenstoffen, den Neurotransmittern, im Gehirn eine wichtige Rolle.

Baldrian, bekannt als pflanzliches Schlafmittel, kann in niedriger Dosierung den ganzen Tag über als Beruhigungsmittel eingesetzt und anstelle von Kava-Kava verwendet werden. Wer tagsüber Kava-Kava-Extrakt einnimmt, kann gegen Einschlafstörungen 250–500 mg Baldrian vor dem Schlafengehen einnehmen. Sowohl Kava-Kava als auch Baldrian können durch **Johanniskraut** ergänzt werden. Allerdings kann es einen Monat dauern, bevor es seine Wirkung entfaltet. Die anderen Ergänzungsmittel wirken dagegen sofort.

Was können Sie noch tun?

☑ Schränken Sie den Konsum von Kaffee, Alkohol und Zucker ein, denn sie können angstauslösend wirken.

☑ Treiben Sie regelmäßig Sport. Körperliche Bewegung baut Laktat ab, setzt körpereigene Glückshormone (Endorphine) frei und verbessert die Sauerstoffausnutzung.

☑ Eine Psychotherapie kann Ihnen neue Wege bei der Bewältigung von Konflikten aufzeigen.

AKTUELLES

In mehreren europäischen Studien konnte gezeigt werden, dass eine tägliche Gabe des Extraktes aus der Kava-Kava-Wurzel schon nach einer Woche die Angststörung der Studienteilnehmer besserte.

WUSSTEN SIE, DASS...?

Angststörungen und Panikattacken gar nicht so selten sind. In Deutschland leiden über 10 Millionen Erwachsene unter Angststörungen.

TIPPS & INFOS

■ Aus Kamille lässt sich ein Kräutertee zubereiten, der entspannt, aber nicht müde macht. Im Tierversuch hat sich gezeigt, dass der in der Kamille enthaltene Wirkstoff Apigenin an denselben Rezeptoren im Gehirn wirkt wie angstlösende Medikamente, aber keine Abhängigkeit erzeugt. Kamille ist mit Kava-Kava oder anderen Heilpflanzen kombinierbar.

■ Einer Panikattacke kann durch Atemtechnik wirksam begegnet werden: Langsam einatmen und bis vier zählen – den Atem anhalten und wieder bis vier zählen – langsam ausatmen und bis vier zählen. Nun eine Pause machen und wieder bis vier zählen. Wiederholen Sie dies solange, bis die Panikattacke abgeklungen ist.

■ Mehrere Studien haben gezeigt, dass einige Menschen mit Angststörungen empfindlich auf Koffein reagieren. Versuchen Sie, Ihren Kaffeekonsum einzuschränken.

Asthma

Asthma ist ein sehr weit verbreitetes Leiden. Diese Lungenkrankheit muss immer medizinisch behandelt werden. Es gibt jedoch einige geeignete Hilfen, deren Einsatz dazu führt, dass die Asthmaanfälle seltener und auch weniger heftig auftreten.

Symptome

- *Beklemmungen in der Brust, aber keine Schmerzen.*
- *Röchelnde oder pfeifende Atmung.*
- *Kurzatmigkeit oder Schwierigkeiten beim Ausatmen, die sich in aufrechter Position bessern.*
- *Husten (oft mit Auswurf).*
- *Ruhelosigkeit, Schlafstörungen.*

SUCHEN SIE DEN ARZT AUF, ...

- **wenn Sie bei sich erstmals asthmatypische Symptome feststellen.**
- **wenn Selbsthilfemaßnahmen oder die vom Arzt verschriebenen Medikamente bei einem Asthmaanfall nicht helfen.**
- **wenn Sie nach Luft schnappen, Ihr Puls beschleunigt ist und Ihre Fingerspitzen oder Ihre Lippen blau anlaufen. Sie müssen sich dann sofort in ärztliche Behandlung begeben.**

Sprechen Sie bei Erkrankungen immer zuerst mit Ihrem Arzt, bevor Sie Ergänzungsmittel einnehmen.

Die regelmäßige Zufuhr von Vitamin B$_6$ lindert die asthmatischen Beschwerden, vor allem eine pfeifende Atmung.

Was ist Asthma?

Bei Asthma schwellen die unteren Atemwege an und verengen sich, sodass der Luftstrom behindert wird und das Atmen schwer fällt. Bei einem akuten Asthmaanfall verkrampfen sich die kleinsten Luftwege, die Bronchiolen. Dadurch wird Histamin freigesetzt, das Entzündungen und Schwellungen verursacht und eine Überproduktion von Schleim hervorruft. Obwohl viele Asthmaanfälle glimpflich verlaufen, kann man an einem schweren Asthmaanfall durchaus ersticken.

Welches sind die Ursachen für Asthma?

Asthma kann sowohl durch äußere als auch durch innere Faktoren ausgelöst werden. Bei den äußeren Auslösern handelt es sich in der Regel um Allergene wie Tierhaare, Lebensmittel, Hausstaub und Hausstaubmilben, Insekten, Pollen sowie Zigarettenrauch. Zu den inneren Auslösern gehören vor allem Stress, Angstzustände, Temperaturschwankungen, körperliche Anstrengung und Erkältungskrankheiten wie Bronchitis.

Wie wirken die Ergänzungsmittel?

Die in der Tabelle aufgeführten Präparate sollen eine medizinische Therapie ergänzen, nicht ersetzen. Daher sollten Sie niemals ein Asthmamedikament absetzen, ohne vorher mit Ihrem Arzt gesprochen zu haben. Viele Asthmatiker leiden unter einem Mangel an Vitalstoffen, vor allem an **Vitamin C, Magnesium** und **Vitamin B$_6$.** Vor allen Vitamin C scheint eingeatmete Oxidanzien unmittelbar zu bekämpfen. Daneben kann es eine allergische Reaktion aufhalten, da es die Histaminausschüttung in den Zellen hemmt. Darüber hinaus hilft Vitamin C gut bei belastungsbedingtem Asthma: In mehreren Studien konnte nachgewiesen

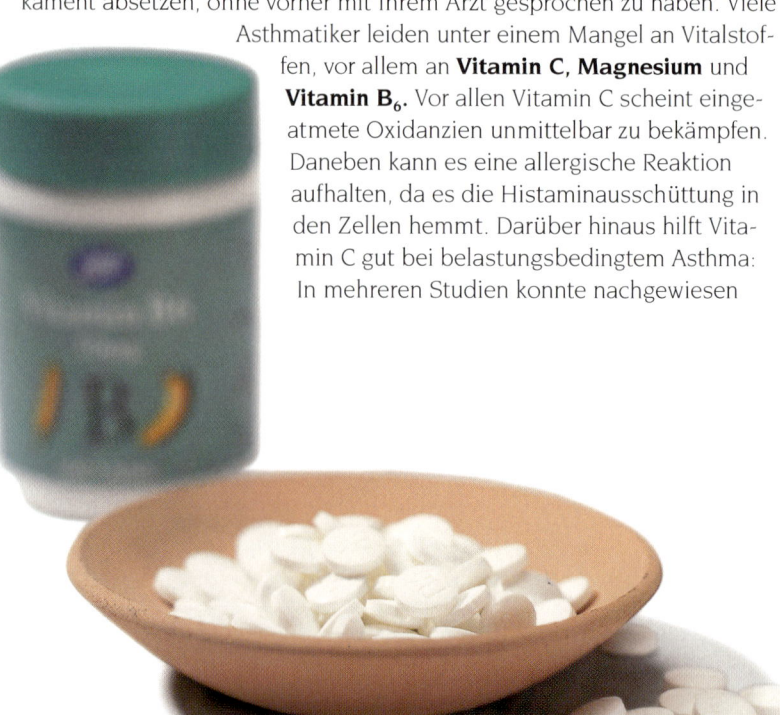

EMPFOHLENE ERGÄNZUNGSMITTEL

Vitamin C	**Dosis:** 2 x 500 mg/Tag. **Hinweis:** Bei auftretendem Durchfall Dosis verringern.
Magnesium	**Dosis:** 2 x 300 mg/Tag. **Hinweis:** Optimale Ergebnisse werden nach sechs Wochen erzielt.
Vitamin B$_6$	**Dosis:** 2 x 50 mg/Tag. **Hinweis:** Bei Einnahme des Medikamentes Theophyllin auf eine ausreichende Versorgung mit Vitamin B$_6$ achten.
Quercetin	**Dosis:** 3 x 500 mg/Tag. **Hinweis:** 20 min vor den Mahlzeiten einnehmen.
Fischöl	**Dosis:** 2 000 mg Omega-3-Fettsäuren/Tag. **Achtung!** Sprechen Sie mit Ihrem Arzt, wenn Sie gerinnungshemmende Medikamente einnehmen.
Süßholzwurzel	**Dosis:** 3 x 200 mg standardisierter Extrakt/Tag. **Achtung!** Süßholzwurzel kann den Blutdruck erhöhen. Befragen Sie Ihren Arzt.

Nehmen Sie bereits ein Präparat, kann die Dosis einiger Wirkstoffe abgedeckt sein.

werden, dass Vitamin-C-Gaben vor körperlicher Anstrengung Asthmaanfälle vorbeugen können. Magnesium hilft Asthmaanfälle zu verhüten, da es das Zusammenziehen der Bronchiolen verhindert. Wie in anderen Studien gezeigt wurde, unterbindet Vitamin B$_6$ das Pfeifgeräusch beim Atmen sowie andere asthmatypische Symptome.

Das Flavonoid **Quercetin** besitzt zwei Hauptwirkungen: Zum einen hemmt es die Histaminausschüttung. Zum anderen neutralisiert es aufgrund seiner antioxidativen Eigenschaften die instabilen Sauerstoffmoleküle, die für eine Entzündung der Bronchien verantwortlich sein können. Fettreiche Fischsorten wie Lachs, Makrele und Hering sowie **Fischölpräparate** helfen bei Asthma, da sie reich an Omega-3-Fettsäuren sind. Daneben hat sich zum Abhusten des Schleims bei Asthma **Süßholzwurzel** ebenso bewährt wie Thymian, Wegerich, Ysop und Knoblauch.

Was können Sie noch tun?

☑ Achten Sie darauf, dass Ihre Wohnung frei von Staub und Pollen ist. Meiden Sie Zigarettenrauch.

☑ Halten Sie sich von Katzen fern. Katzenhaare sind hoch allergen.

☑ Bleiben Sie gelassen. Stressbewältigung beugt Asthma vor.

☑ Behandeln Sie eine Erkältung unverzüglich. So können Sie einen Asthmaanfall verhüten.

☑ Tragen Sie im Winter einen Schal vor Mund und Nase, um die kalte Luft anzuwärmen.

☑ Versuchen Sie durch eine Asthma-Diät, mögliche Auslöser in der Nahrung herauszufinden.

☑ Trinken Sie mindestens 2 Liter Wasser pro Tag, um den Schleim flüssig zu halten.

Augenentzündungen

Wenn die Augen tränen, jucken, rot werden oder anschwellen, dann helfen rezeptfreie Augentropfen. Sinnvoller ist jedoch ein Versuch mit natürlichen Heilmitteln, die besser und auch schneller wirken.

Symptome

- *Leichte bis starke Rötung des Augapfels.*

- *Zähflüssiger grünlich-gelber oder weißer Ausfluss.*

- *Stark tränende Augen.*

- *Verkrustete und verklebte Augenlider und Wimpern, vor allem nach dem Aufwachen.*

- *Sandkornartige Empfindung beim Blinzeln.*

- *Geschwollene oder schuppende Augenlider.*

- *Kleiner, schmerzhafter roter Pickel an der Wurzel einer Wimper (Gerstenkorn).*

SUCHEN SIE DEN ARZT AUF, …

- **wenn die Augen rot oder geschwollen sind und eine zähe Flüssigkeit absondern.** In diesem Fall liegt eventuell eine bakterielle Infektion vor, die mit Antibiotika behandelt werden muss. Tragen Sie Kontaktlinsen, dann sollten Sie diese entfernen.

- **wenn das Auge schmerzt oder gegen Sonnenlicht empfindlich ist,** Sie verschwommen oder sogar teilweise nichts mehr sehen.

- **wenn die Pupillen unterschiedlich geweitet sind oder sich im Auge ein Fremdkörper befindet.**

- **wenn sich leichte Beschwerden nach 4 Tagen Eigenbehandlung nicht bessern.**

Sprechen Sie bei Erkrankungen immer zuerst mit Ihrem Arzt, bevor Sie Ergänzungsmittel einnehmen.

Was ist eine Augenentzündung?

Augenentzündungen gehen meist mit einer Bindehautentzündung (Konjunktivitis) einher, einer Entzündung der empfindlichen Schleimhaut, die die Augenlider auskleidet. Rötungen und Reizungen können auch die Folge einer dauerhaften Abschilferung der Lidränder (Blepharitis) oder entzündete, schmerzhafte Pickel an der Wurzel einer Wimper (Gerstenkorn) sein. Gerötete, schmerzende Augen sollten immer von einem Arzt untersucht werden. Er bestimmt dann die geeignete Behandlungsmethode und schließt schwerwiegendere Ursachen wie beispielsweise ein Glaukom aus.

Was sind die Ursachen für Augenentzündungen?

Augenentzündungen werden durch eine Infektion mit Viren oder Bakterien hervorgerufen. Entzündungen und Rötungen können aber auch als Folge von Verletzungen, Allergien oder Reizstoffen (zum Beispiel Zigarettenrauch, Make-up, gechlortes Wasser in öffentlichen Schwimmbädern) auftreten.

Wie wirken die Ergänzungsmittel?

Jede schwerere Infektion oder Verletzung der Augen muss unverzüglich durch einen Arzt untersucht werden. Leichte Augenentzündungen lassen sich mit natürlichen Heilmitteln gut zu Hause behandeln. Sollten sich die Beschwerden aber nach 3 bis 4 Tagen nicht gebessert haben, muss ein Arzt aufgesucht werden.

Der Mineralstoff Zink stärkt das Immunsystem und kann Augenentzündungen vorbeugen.

Augentrost	**Dosis:** I TL der Pflanze mit 500 ml heißem Wasser übergießen; ziehen und abkühlen lassen. **Hinweis:** Luftdicht verpackt aufbewahren; den Tee täglich frisch zubereiten; das Auge 3 x tägl. mit einem Augenbad spülen.
Vitamin C	**Dosis:** 2 x 500 mg/Tag. **Hinweis:** Bei auftretendem Durchfall die Dosis verringern.
Zink	**Dosis:** 30 mg/Tag über einen Monat. **Hinweis:** Wenn Sie ein Zinkpräparat länger als einen Monat einnehmen, brauchen Sie zusätzlich 2 mg Kupfer.
Kamille	**Dosis:** 2–3 TL getrocknete Blüten mit 250 ml heißem Wasser übergießen; ziehen und abkühlen lassen. **Hinweis:** Luftdicht verpackt aufbewahren; den Tee täglich frisch zubereiten; das Auge 3 x tägl. mit einem Augenbad spülen.
Kanadische Gelbwurzel	**Dosis:** I TL Gelbwurzelpulver mit 500 ml heißem Wasser übergießen; ziehen und abkühlen lassen. **Hinweis:** Luftdicht verpackt aufbewahren; den Tee täglich frisch zubereiten; das Auge 3 x tägl. mit einem Augenbad spülen.

Erst die blauen, dann die schwarzen Präparate probieren. Nehmen Sie bereits ein Ergänzungsmittel, kann die Dosis einiger Wirkstoffe abgedeckt sein (siehe S. 197).

Augentrost kann – wie schon sein Name sagt – Rötungen, Schwellungen und Reizungen lindern, die in Folge einer Bindehaut- oder Lidentzündung oder aufgrund von Gerstenkörnern sowie Augenverletzungen entstanden. Augenbäder mit **Kamille** oder **Kanadischer Gelbwurzel** wirken ebenfalls lindernd und können statt Augentrost verwendet werden.

Was können Sie noch tun?

☑ Waschen Sie Ihre Hände häufig mit antiseptischer Seife. Vermeiden Sie Berührungen mit den Augen, und reiben Sie diese nicht. Wechseln Sie öfter Handtücher und Kissenbezüge, und teilen Sie diese nicht mit anderen Personen. Die meisten Augeninfektionen sind hoch ansteckend.

☑ Tragen Sie während einer Augenentzündung weder Make-up noch Kontaktlinsen.

☑ Entfernen Sie den Ausfluss aus einem infizierten Auge mit einem Taschentuch, und werfen Sie dieses nach Gebrauch sofort weg. So vermeiden Sie ein Ausbreiten der Infektion.

☑ Bei Gerstenkörnern 3- bis 4-mal täglich eine warme, feuchte Kompresse auflegen, bis sich das Gerstenkorn von alleine öffnet.

☑ Legen Sie bei einer Lidrandentzündung (Blepharitis) eine warme, feuchte Kompresse für 15 Minuten auf das Auge, um die infizierten Schuppen vom Augenlid zu entfernen. Dann das Augenlid sanft mit Wasser und darin aufgelöstem Backpulver spülen oder mit verdünntem Babyshampoo.

☑ Benutzen Sie für jedes Auge eine eigene Kompresse oder ein eigenes Augenbad, um eine Ausbreitung der Entzündung zu verhindern.

Zink, kombiniert mit Antihistaminika, brachte bei 78 % der Patienten mit jahreszeitlich bedingter allergischer Bindehautentzündung eine deutliche Besserung der Beschwerden – so eine französische Studie.

Rezeptfreie Augentropfen gegen müde Augen können gelegentlich entzündliche Beschwerden der Bindehaut hervorrufen, warnte ein Bericht in einer Fachzeitschrift für Augenärzte. Problematisch ist vor allem eine Überdosis von Augentropfen gegen gerötete Augen, die die Blutgefäße verengen.

TIPPS & INFOS

■ Kräutertees müssen steril sein, wenn sie als Augenbäder verwendet werden, da sie sonst weitere Entzündungen hervorrufen können. Um eine Infektion zu vermeiden, sollte der abgekühlte Tee durch ein Stück Gaze oder ein Küchentuch abgeseiht werden und danach in einem verschlossenen Gefäß aufbewahrt werden. Der Tee muss täglich frisch zubereitet werden.

■ Aus Augentrost, Kamille und Fenchel lassen sich nicht nur Augenbäder zubereiten. Auch als Tees können diese Heilpflanzen zu einer Linderung der Beschwerden beitragen. Täglich sollten 2–3 Tassen des Tees getrunken werden.

Blähungen

Blähungen sind vor allem lästig, besonders wenn sie gehäuft auftreten. Dabei können Sie mit einigen Änderungen in der Ernährungsweise sowie geeigneten Ergänzungsmitteln sich selbst und Ihrer Umwelt Erleichterung verschaffen.

Symptome

- *Häufiger Abgang von Darmgasen.*
- *Magenschmerzen, Gefühl des Aufgetriebenseins.*

SUCHEN SIE DEN ARZT AUF, ...

- wenn Blähungen im Zusammenhang mit Magenschmerzen auftreten, die mehrere Tage anhalten.

- wenn Sie aus unerklärlichen Gründen plötzlich an Gewicht verlieren. Dies könnte ein Anzeichen einer ernsthaften Erkrankung sein.

Sprechen Sie bei Erkrankungen immer zuerst mit Ihrem Arzt, bevor Sie Ergänzungsmittel einnehmen.

Was sind Blähungen?

Es ist völlig normal, dass Darmgase abgegeben werden. Bei Erwachsenen entweichen bis zu 15-mal am Tag im Verdauungstrakt entstandene Winde, was etwa 1,5 l Gas entspricht. Was normal ist, das muss aber noch lange nicht unproblematisch sein. Einige Menschen fühlen sich schon durch normale Mengen beeinträchtigt, andere dagegen bilden häufiger überdurchschnittlich viel Gas. Blähungen selbst aber stellen kein Symptom für Darmkrebs oder eine andere ernsthafte Krankheit dar.

Welches sind die Ursachen für Blähungen?

Blähungen entstehen, wenn sich überschüssige Gase im Verdauungstrakt bilden und abgegeben werden. Häufigste Ursache hierfür sind chemische Reaktionen, wie sie nach dem Verzehr bestimmter Lebensmittel entstehen, z. B. nach Brokkoli, Rosenkohl, Weiß- oder Rotkohl, Blumenkohl, Zwiebeln und Bohnen. In diesen Lebensmitteln sind bestimmte Kohlenhydratkomplexe enthalten, die im Magen und Dünndarm nur unvollständig verdaut werden. Erst im Dickdarm werden sie dann von gutartigen Bakterien abgebaut, wobei Gase wie Kohlendioxid, Wasserstoff und Methan entstehen. Bei manchen Menschen können auch insbesondere Milch und Milchprodukte Blähungen auslösen. Meist leiden die Betroffenen dann unter einer Milchzuckerunverträglichkeit.

Verantwortlich für den unangenehmen Geruch der Darmgase sind Schwefelwasserstoff und andere schwefelhaltige Stoffe. Sehr starke Blähungen können auf eine Verdauungsstörung wie zum Beispiel eine Zöliakie hinweisen. Sie können aber auch im Zusammenhang mit Stress auftreten. Starke seelische Belastung kann sich auf die Verdauung auswirken, und in der Folge gelangt unvollständig verdaute Nahrung in den Dickdarm.

Wie wirken die Ergänzungsmittel?

Wer häufiger unter Blähungen leidet, sollte zunächst die ersten vier in der Tabelle aufgelisteten Präparate ausprobieren. **Ingwer** empfiehlt sich generell bei Verdau-

Die Wirkstoffe der Artischocke verringern die Gasbildung im Darm und wirken so Blähungen entgegen.

EMPFOHLENE ERGÄNZUNGSMITTEL

Ingwer	**Dosis:** Je nach Bedarf 2–3 x 100 mg Extrakt/Tag. **Hinweis:** Standardisierten Extrakt verwenden, der Gingerol enthält.
Pfefferminz	**Dosis:** 2–3 Tassen Pfefferminztee/Tag. **Hinweis:** 1–2 TL der Pflanze auf 250 ml heißes Wasser, 5–10 min ziehen lassen.
Artischocken	**Dosis:** 3 x 500 g Extrakt/Tag. **Hinweis:** Standardisierten Extrakt mit 15 % Cynarin verwenden.
Probiotika	**Dosis:** 3 x 2 Kapseln auf nüchternen Magen; alternativ 2–3 Becher Bioghurt/Tag essen. **Hinweis:** Es sollten *L. acidophilus* und/oder *L. bifidus* enthalten sein.
FOS	**Dosis:** 2 x 2 000 mg/Tag. **Hinweis:** Immer mit Probiotika (Milchsäurebakterien) kombinieren.
Aktivkohle	**Dosage:** 500 mg nach den Mahlzeiten oder bei Bedarf alle 2 Stunden. **Hinweis:** Nicht mehr als 4 000 mg/Tag aufnehmen.

Erst die blauen, dann die schwarzen Präparate probieren. Nehmen Sie bereits ein Ergänzungsmittel, kann die Dosis einiger Wirkstoffe abgedeckt sein (siehe S. 197).

ungsstörungen, ob als Tablette oder frisch gemahlene Wurzel (vermischt mit etwas Limonensaft) eingenommen. Es beruhigt den Magen-Darm-Trakt und lindert Blähungen. Viele Heilpflanzen wie etwa **Pfefferminze, Kümmel, Fenchel** und **Anis** fördern die Verdauung und tragen so dazu bei, dass im Dickdarm weniger Gase gebildet werden. Bittere Kräuter wie **Wermut** und **Enzian** regen die Absonderung von Verdauungssäften an und können als Tinktur eingenommen werden. Dazu werden etwa eine halbe Stunde vor den Mahlzeiten 20 Tropfen auf die Zunge gegeben. Tabletten mit Artischockenextrakt haben eine ähnliche Wirkung.

Probiotika sind Kulturen gutartiger Bakterien, die sich auch im Dickdarm befinden und dort die Vermehrung der gasproduzierenden Bakterien hemmen. Sie sind als Kapseln zum Einnehmen erhältlich und in Biojoghurt (als *L. acidophilus* oder *L. bifidus*) enthalten. Auch die in einigen Lebensmitteln enthaltenen **FOS** (**F**ruktose**o**ligo**s**accharide), unverdauliche Kohlenhydrate, fördern das Wachstum dieser „guten" Darmbakterien. Führt diese Behandlung zu keinem Ergebnis, können Darmgase mit **Aktivkohle** absorbiert werden, die es in Tablettenform oder als Pulver gibt. Das Pulver wird in einem Glas Wasser aufgelöst und mit dem Strohhalm getrunken, damit sich die Zähne nicht verfärben.

Was können Sie noch tun?

☑ Meiden Sie kohlensäurehaltige Getränke.

☑ Kauen Sie gründlich. Große Nahrungsstücke verursachen Blähungen, wenn sie unverdaut in den Dickdarm gelangen.

☑ Essen Sie langsam. Wer zu schnell isst, schluckt auch mehr Luft.

☑ Bohnen sollten vor dem Kochen eingeweicht werden, um unverdauliche Zucker herauszulösen. Das Einweichwasser dann weggießen.

Bluthochdruck

Hoher Blutdruck verläuft häufig beschwerdefrei, verursacht aber schwere gesundheitliche Probleme. Dabei reichen oft schon eine Änderung der Lebensweise und zusätzliche Ergänzungsmittel aus, hohen Blutdruck dauerhaft zu senken.

Symptome

■ *Oft gibt es keinerlei Symptome, selbst wenn der Blutdruck schon sehr hoch ist. Einige Personen klagen bei sehr hohem Blutdruck über Kopfschmerzen und Tinnitus (Rauschen im Ohr). Meistens wird diese Krankheit aber erst im Rahmen einer Routineuntersuchung entdeckt.*

SUCHEN SIE DEN ARZT AUF...

■ **wenn Ihr Blutdruck 2 Monate nach einer Behandlung mit Ergänzungsmitteln noch erhöht ist (140/90 mmhg).**

Eine routinemäßige Blutdruckmessung empfiehlt sich in den folgenden Zeitabständen:

■ **Alle 2 Jahre bei guter Gesundheit und normalem Blutdruck.**

■ **Jährlich bei Übergewicht, sitzender Tätigkeit, familiärer Vorbelastung oder aktuellem Blutdruck von 130–139 (systolischer Wert) zu 85–89 (diastolischer Wert).**

■ **Nach Anordnung des Arztes, wenn Sie unter hohem Blutdruck leiden.**

Sprechen Sie bei Erkrankungen immer zuerst mit Ihrem Arzt, bevor Sie Ergänzungsmittel einnehmen.

Was ist Bluthochdruck?

Der Blutdruck bezeichnet die Kraft, die das Blut bei der Durchströmung des Körpers auf die Arterien und Venen ausübt. Dieser Prozess wird durch ein komplexes System reguliert, an dem das Herz, die Blutgefäße, das Gehirn, die Nieren und die Nebennierenrinden beteiligt sind. Bleibt der Blutdruck ständig erhöht, wird diese Krankheit Hypertonie genannt.

Der systolische Druck (der höhere Meßwert) gibt den Druck an, der entsteht, wenn sich das Herz zusammenzieht und das Blut durch die Arterien presst. Der diastolische Druck (der niedrigere Wert) gibt den Druck an, der vorliegt, wenn der Herzmuskel erschlafft. Ein normaler Blutdruck liegt bei 120 (systolisch) zu 80 (diastolisch). Von Bluthochdruck spricht man, wenn der Blutdruck höher ist als 140/90.

Welches sind die Ursachen für Bluthochdruck?

In der überwiegenden Mehrzahl der Fälle ist die Ursache für Bluthochdruck unklar. Zu den bekannten Risikofaktoren gehören eine stark salzhaltige Kost, Übergewicht, Rauchen und familiäre Vorbelastung. Männer leiden doppelt so häufig unter Bluthochdruck wie Frauen.

Wie wirken die Ergänzungsmittel?

Bei leichtem Bluthochdruck von 140–159 zu 90–99 empfiehlt sich zunächst eine Änderung der Lebensweise und die Zufuhr von Kalzium und Magnesium. Bei höheren Werten sollte vor der Einnahme von Ergänzungsmitteln der behandelnde Arzt befragt werden. Blutdrucksenkende Medikamente dürfen nie ohne ausdrückliche ärztliche Zustimmung abgesetzt oder in ihrer Dosis verringert werden.

In einigen Studien wurde nachgewiesen, dass **Kalzium** den Blutdruck senkt. Es spielt beim Zusammenziehen der Muskeln eine wichtige Rolle und übt daher auch auf das Herz und die Blutgefäße eine günstige Wirkung aus. **Magnesium** entspannt die Muskeln, die die Blutgefäße

Kalzium steuert die Nervenimpulse, die für die Muskelkontraktion verantwortlich sind und hilft so, Bluthochdruck zu senken.

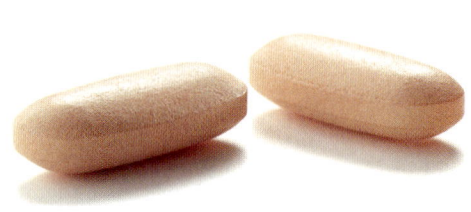
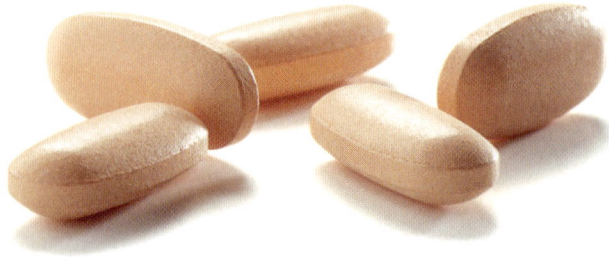

EMPFOHLENE ERGÄNZUNGSMITTEL

Kalzium/ Magnesium	**Dosis:** 1 000 mg Kalzium und 500 mg Magnesium/Tag. **Achtung!** Magnesium nicht bei Nierenerkrankungen einnehmen.
Vitamin C	**Dosis:** 2 x 500 mg/Tag. **Hinweis:** Bei Durchfall die Dosis verringern.
Fischöl	**Dosis:** 2 000 mg Omega-3-Fettsäuren/Tag. **Achtung!** Sprechen Sie mit Ihrem Arzt, wenn Sie gerinnungshemmende Medikamente einnehmen. **Hinweis:** Vegetarier nehmen statt Fischöl 1 EL Leinöl täglich.
Weißdorn	**Dosis:** 3 x 100–150 mg Extrakt/Tag. **Hinweis:** Standardisierten Extrakt mit 1,8 % Vitexin verwenden.
Knoblauch	**Dosis:** Täglich getrocknetes Konzentrat entsprechend einer Menge von 4 g frischem Knoblauch. **Hinweis:** Würzen Sie Ihre Speisen mit viel Knoblauch.
Coenzym Q10	**Dosis:** 2 x 50 mg/Tag. **Hinweis:** Zur besseren Verwertung zum Essen einnehmen.

Erst die blauen, dann die schwarzen Präparate probieren. Nehmen Sie bereits ein Ergänzungsmittel, kann die Dosis einiger Wirkstoffe abgedeckt sein (siehe S. 197).

(siehe S. 197)

kontrollieren. So ermöglicht es dem Blut, freier zu fließen. Auch Kalium hat blutdrucksenkende Eigenschaften, muss jedoch nicht zusätzlich aufgenommen werden, da frisches Obst und Gemüse für eine ausreichende Zufuhr sorgen.

Hat sich der Blutdruck nach einem Monat nicht gesenkt, können zusätzlich **Vitamin C** und **Weißdorn** eingenommen werden, die beide die Blutgefäße weiten. Weißdorn normalisiert darüber hinaus den Herzschlag. Diese Behandlung lässt sich mit **Knoblauch** ergänzen. Essenzielle Fettsäuren, wie in **Fischöl** (oder Leinöl) enthalten, regen die Durchblutung an. Der beruhigende Lindenblütentee kann bei nervösem Blutdruck lindernd wirken. Sollte sich nach 2 Monaten keine deutliche Besserung eingestellt haben, kann probeweise **Coenzym Q10** eingenommen werden. Kann der Bluthochdruck auch dadurch nicht gesenkt werden, muss der Arzt befragt werden.

Was können Sie noch tun?

☑ Nehmen Sie ab; jedes Pfund Übergewicht erhöht den Blutdruck.
☑ Gehen Sie oft spazieren. Betreiben Sie Sportarten, bei denen viel Sauerstoff verbraucht wird (zum Beispiel Aerobic).
☑ Essen Sie reichlich Obst, Gemüse und fettarme Milchprodukte. Schränken Sie den Verzehr von Salz und Fett ein.

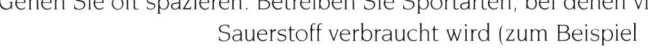
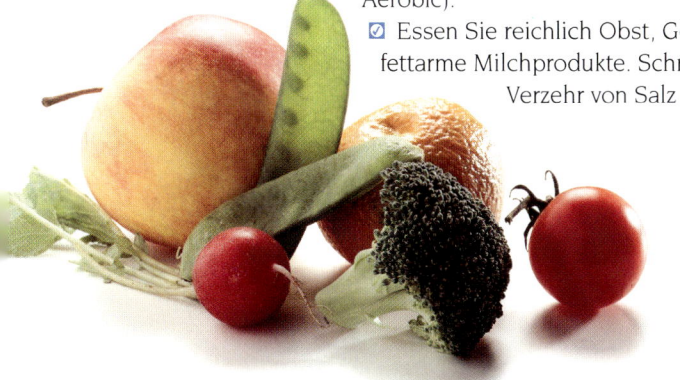

Bronchitis

Meist ist Bronchitis die Folge einer Erkältung oder einer Grippe. Vor allem für Raucher kann sie aber auch zu einem schweren chronischen Leiden werden. In jedem Fall aber lassen sich die Symptome mithilfe von Ergänzungsmitteln deutlich lindern.

Symptome

Akute Bronchitis

- *Husten mit weißlichem, gelblichem oder grünlichem Auswurf.*
- *Leichtes Fieber (bis 37,8 °C).*
- *Heisere Rasselgeräusche beim Atmen, die sich nach dem Husten bessern.*
- *Hustenbedingte Schmerzen im Brustmuskel.*

Chronische Bronchitis

- *Mindestens 3 Monate im Jahr über 2 Jahre hinweg anhaltender Husten mit weißlichem, gelblichem oder grünlichem Auswurf.*
- *Pfeifender Atem, Kurzatmigkeit.*
- *Unterschiedlich starker Hustenreiz bei körperlicher Belastung.*

SUCHEN SIE DEN ARZT AUF, ...

- **wenn anhaltender Husten Ihre Nachtruhe stört oder Sie sonst stark beeinträchtigt.**
- **wenn der ausgeworfene Schleim dunkler oder zäher wird oder mengenmäßig deutlich zunimmt.**
- **wenn Ihre Temperatur über 37,8 °C steigt.**
- **wenn Ihnen das Atmen zunehmend schwerer fällt oder Sie Blut husten.**
- **wenn die Beschwerden länger als 48 Stunden anhalten.**

Sprechen Sie bei Erkrankungen immer zuerst mit Ihrem Arzt, bevor Sie Ergänzungsmittel einnehmen.

Was ist Bronchitis?

Bei Bronchitis handelt es sich um eine Entzündung der unteren Atemwege. Luftröhre und Bronchien schwellen dabei an und verengen sich, was zur Lähmung der feinen Flimmerhärchen (Zilien) führt, die die Atemwege auskleiden und sie von Staub und Keimen reinigen. Der Schleim staut sich an und es kommt zum Husten. Man kann zwischen der akuten und chronischen Bronchitis unterscheiden. Die akute Verlaufsform ist gekennzeichnet durch leichtes Fieber, das einige Tage anhält, und Husten, der mehrere Wochen bestehen kann. Bei der chronischen Bronchitis kommt es zum trockenen Husten mit meist farblosem Auswurf, der mehrere Monate anhalten kann und häufig wiederkehrt.

Welches sind die Ursachen für Bronchitis?

Nach einer Erkältung oder Grippe kommt es oft zur akuten Bronchitis. Nur selten wird sie durch eine bakterielle Infektion ausgelöst und kann daher in der Regel nicht mit Antibiotika behandelt werden, die übrigens manchmal gerade die „guten" Bakterien bekämpfen und zudem einige Bakterienstämme resistent gegen dieses Medikament machen. Zur chronischen Bronchitis kommt es, wenn die Lunge über einen längeren Zeitraum hinweg ständig gereizt wird – Hauptursache ist das Rauchen.

Wie wirken die Ergänzungsmittel?

Wer täglich ein mit Mineralstoffen angereichertes Multivitaminpräparat einnimmt, unterstützt den Körper bei der Abwehr von Erkältungen und ähnlichen Infektionskrankheiten, die eine Bronchitis nach sich ziehen können. Andere Ergänzungsmittel stärken die Immunabwehr und fördern

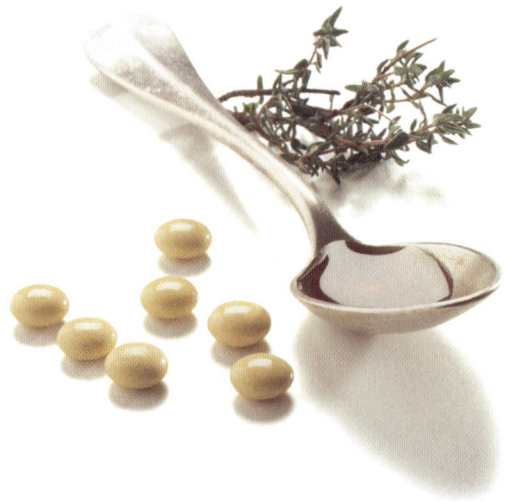

Thymianextrakt als Sirup oder in Weichgelatinekapseln fördert die Schleimlösung.

EMPFOHLENE ERGÄNZUNGSMITTEL

Vitamin C/ Flavonoide	**Dosis:** 2 x 500 mg Vitamin C und 2 x 250 mg Flavonoide/Tag. **Hinweis:** Bei Durchfall die Dosis verringern.
Thymian	**Dosis:** 3–4 Tassen Thymiantee/Tag. **Hinweis:** 1–2 TL Thymian auf 250 ml heißes Wasser geben; den Tee nach Belieben mit Honig süßen.
N-Acetylcystein	**Dosis bei akuter Bronchitis:** 1 x 600 mg/Tag. **Dosis bei chronischer Bronchitis:** 1 x 250 mg/Tag. **Hinweis:** Zwischen den Mahlzeiten einnehmen.
Echinacea	**Dosis bei akuter Bronchitis:** 4 x 200 mg Extrakt/Tag. **Dosis bei chronischer Bronchitis:** 2 x 200 mg Extrakt/Tag. **Hinweis:** Bevorzugen Sie Produkte mit mindestens 3,5 % Echinacosiden.

Erst die blauen, dann die schwarzen Präparate probieren. Nehmen Sie bereits ein Ergänzungsmittel, kann die Dosis einiger Wirkstoffe abgedeckt sein (siehe S. 197).

(siehe S. 197)

das Abhusten von Schleim. Alle Heilmittel sollten bei der akuten Bronchitis nur im tatsächlichen Krankheitsfall eingenommen werden, bei chronischer Bronchitis dagegen über einen längeren Zeitraum.

Vitamin C bekämpft besonders wirksam Viren, die die Atemwege angreifen, und unterstützt die Regeneration von Lungengewebe. Am besten sollte es zusammen mit **Flavonoiden**, hoch wirksamen Antioxidanzien mit virus- und entzündungshemmender Wirkung, eingenommen werden.

Bei einer akuten Bronchitis fördert Thymiantee die Schleimlösung. Statt **Thymian** können aber auch Spitzwegerich, Efeu, Huflattich oder Primelwurzel verwendet oder mit Thymian kombiniert werden. Auch der Aminosäureabkömmling **ACC** (N-**Ac**etyl**c**ystein) hat eine schleimlösende Wirkung und soll das Wiederauftreten einer Bronchitis verhüten. **Echinacea** besitzt antibakterielle, antivirale und immunstärkende Eigenschaften und empfiehlt sich zur Vorbeugung einer akuten Bronchitis. Zur Behandlung einer chronischen oder jahreszeitlich bedingten Bronchitis können die folgenden Heilpflanzen ausprobiert werden: Echinacea (2-mal 200 mg Extrakt pro Tag) und 1 500 mg Reishi- oder 600 mg Maitaikepilze täglich.

Was können Sie noch tun?

☑ Geben Sie das Rauchen auf! Meiden Sie Orte, an denen stark geraucht wird.

☑ Trinken Sie viel, vor allem verdünnte Fruchtsäfte und Kräutertees. Bei Austrocknung verdickt sich der Schleim und wird schlechter abgehustet.

☑ Meiden Sie aerosolhaltige Produkte (Haarspray, Deo, Insektenspray), denn diese reizen die Atemwege.

☑ Wenn Sie unter chronischer Bronchitis leiden, bleiben Sie bei schlechten Luftverhältnissen zu Hause.

WUSSTEN SIE, DASS...?

90% aller Menschen mit chronischer Bronchitis Raucher sind oder lange Zeit geraucht haben. Jeder zweite Raucher über 40 Jahren leidet an einer chronischen Bronchitis.

TIPPS & INFOS

■ Wer an Bronchitis leidet, hat beim Essen oft Schwierigkeiten mit dem Atmen. Deshalb sollten Nahrungsmittel wie Fleisch und Gemüse, die schwer zu kauen sind, vermieden werden.

■ Lungenleiden werden nicht mit Antihistaminika behandelt. Diese Medikamente können die Beschwerden nämlich eher verschlimmern, da sie den Schleim austrocknen und verhärten, sodass dieser schwerer abgehustet werden kann.

Brustspannen

Viele Frauen leiden vor dem 50. Lebensjahr unter schmerzenden Brüsten, besonders in der zweiten Zyklushälfte unmittelbar vor der Menstruation. Ergänzungsmittel und eine Ernährungsumstellung können diese Schmerzen deutlich lindern.

Symptome

- *Schmerzende oder nicht schmerzende Knoten in der Brust.*
- *Vergrößerung der Knoten oder Zunahme der Beschwerden etwa eine Woche vor der Menstruation.*

SUCHEN SIE DEN ARZT AUF, …

- **wenn sich ein neuer Knoten gebildet hat, vor allem wenn Ihre Brust sonst nicht knotig ist.**
- **wenn ein Knoten härter oder größer wird oder sich nach der Menstruation nicht wieder zurückbildet.**
- **wenn die Brustwarze Flüssigkeit absondert.**

Sprechen Sie bei Erkrankungen immer zuerst mit Ihrem Arzt, bevor Sie Ergänzungsmittel einnehmen.

Was ist Brustspannen?

Die weibliche Brust verändert im Lauf des Lebens der Frau ihre Festigkeit und Struktur. Vor den Wechseljahren enthält sie mehr Gewebe und weniger Fett (und fühlt sich darum fester an) als in den späteren Lebensjahren. Gelegentlich bilden sich mit Flüssigkeit gefüllte Zysten oder Knoten aus Bindegewebe, die unmittelbar vor der Menstruation druckempfindlich werden können. Fast jede Frau leidet von Zeit zu Zeit unter schmerzenden Brüsten. Bei manchen sind die Beschwerden jedoch sehr ausgeprägt.

Die Veränderungen der weiblichen Brust vor der Menstruation werden in der medizinischen Fachsprache auch fibrozystische Mastopathie genannt. Bei fibrozystischer Mastopathie ist das Krebsrisiko zwar nicht erhöht, aber in einer knotigen Brust kann man ein Krebsgeschwür schwerer erkennen. Gutartige Knoten unterscheiden sich von bösartigen dadurch, dass sie in der Brust „wandern" und sich mit dem weiblichen Zyklus verändern.

Welches sind die Ursachen für Brustspannen?

Fibrozystische Veränderungen der weiblichen Brust sind den Hormonschwankungen des weiblichen Zyklus unterworfen. So klagen etwa Frauen häufig über schmerzende Brüste, die nach dem Eisprung sehr viel

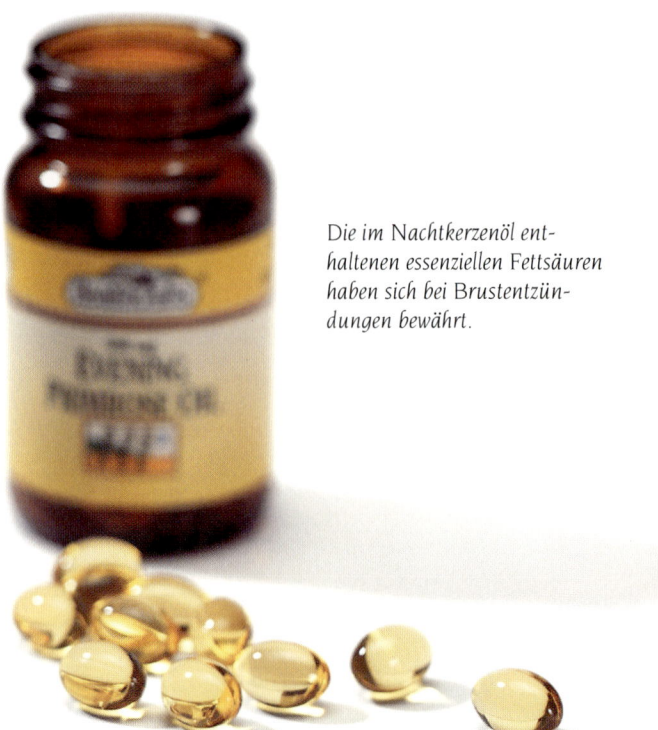

Die im Nachtkerzenöl enthaltenen essenziellen Fettsäuren haben sich bei Brustentzündungen bewährt.

EMPFOHLENE ERGÄNZUNGSMITTEL

Vitamin E	**Dosis:** 2 x 250 mg. **Achtung!** Sprechen Sie mit Ihrem Arzt, wenn Sie gerinnungshemmende Medikamente einnehmen.
Mönchspfeffer	**Dosis:** Morgens 225 mg standardisierten Extrakt. **Hinweis:** Standardisierten Extrakt mit 0,5 % Agnusid verwenden.
Essenzielle Fettsäuren	**Dosis:** 3 x 1 000 mg Nachtkerzenöl und 1 EL Leinöl/Tag. **Hinweis:** Statt Nachtkerzenöl 1 x 1 000 mg Borretschöl/Tag einnehmen.
Magnesium	**Dosis:** 350 mg/Tag. **Hinweis:** Zu den Mahlzeiten einnehmen; bei Durchfall die Dosis verringern.
Vitamin B$_6$	**Dosis:** Eine Woche 50 mg/Tag. **Hinweis:** Bei Langzeitgebrauch kann hoch dosiertes Vitamin B$_6$ (mehr als 100 mg pro Tag) das Nervensystem schädigen.

Erst die blauen, dann die schwarzen Präparate probieren. Nehmen Sie bereits ein Ergänzungsmittel, kann die Dosis einiger Wirkstoffe abgedeckt sein (siehe S. 197).

FALLBEISPIEL
Endlich schmerzfrei

Claudia H., eine Schulrektorin, fürchtete den zweiten Teil ihres Zyklus. Mit jedem Tag nahmen die Schmerzen in ihren verknoteten Brüsten zu, bis sie kaum noch einen BH tragen konnte. Ihr Arzt verschrieb ihr ein Hormonpräparat. Es wirkte, aber die Hitzewallungen, die sich nun einstellten, waren fast noch schlimmer als die Brustschmerzen.

Eines Tages riet ihr ihre Schwester, zu einer Ernährungsberaterin zu gehen, die auch ihr geholfen hatte. „Diese Frau wusste sofort, wovon ich rede", erinnert sich Donna. „Sie machte eine Menge Vorschläge und empfahl mir zum Beispiel Vitamin E. Als Erstes aber sollte ich auf Kaffee verzichten."

Nach mehreren Monaten merkte Donna, dass sie auf dem richtigen Wege war. Heute muss sie ihre „Tage" nicht mehr fürchten.

Östrogene, aber sehr wenig Progesteron produzieren. Oft wird auch zu viel Prolaktin ausgeschüttet, ein Hormon, das bei jungen Müttern die Milchbildung anregt, bei nicht stillenden Frauen aber Schmerzen verursacht. Umstritten ist, ob Koffein das Schmerzgeschehen beeinflusst.

Wie wirken die Ergänzungsmittel?

Alle aufgeführten Ergänzungsmittel können nach Bedarf eingenommen und miteinander kombiniert werden. **Vitamin E** konnte bei vielen Frauen das Brustspannen lindern, obwohl unklar ist, wie es wirkt.

Mönchspfeffer senkt den Prolaktinspiegel und normalisiert den Östrogen-Progesteron-Haushalt und empfiehlt sich daher besonders bei zyklusbedingten Brustschmerzen. **Essenzielle Fettsäuren** besitzen entzündungshemmende Eigenschaften, und sie fördern die Aufnahme von Jod (niedrige Jodspiegel werden in Zusammenhang mit fibrozystischen Veränderungen der weiblichen Brust diskutiert). **Magnesium** besitzt ebenfalls eine entzündungshemmende und schmerzlindernde Wirkung. **Vitamin B$_6$** empfiehlt sich, wenn die Schmerzen in der Brust vor allem nach der Menstruation auftreten (postmenstruelles Syndrom). Darüber hinaus unterstützt es die Leber beim Abbau von Östrogenen.

Was können Sie noch tun?

☑ Achten Sie auf eine ausgewogene Ernährung mit viel Vollkornprodukten, Obst und Gemüse.

☑ Verzichten Sie probeweise auf Koffein, und beobachten Sie die Wirkung auf Ihren Körper. Koffein ist in Kaffee und Tee, aber auch in Schokolade, Cola, vielen Energiedrinks und manchen rezeptfreien Medikamenten enthalten. Haben Sie aber etwas Geduld: Es dauert mindestens ein halbes Jahr, bevor sich eine Besserung einstellt.

Cholesterinprobleme

Sowohl Herzkrankheiten als auch Schlaganfälle werden durch erhöhte Cholesterinwerte im Blut begünstigt. Eine geänderte Ernährungsweise sowie die Einnahme der Vitamine C und E verringern das Erkankungsrisiko.

Symptome

- *Ein erhöhter Cholesterinspiegel verursacht in der Regel keine Symptome, ist aber ein Risikofaktor für andere Krankheiten wie beispielsweise Angina pectoris.*

- *Bei sehr hohen Cholesterinwerten können sich am Ellbogen, an den Knien oder unter den Augen gelbe Knötchen unter der Haut bilden.*

SUCHEN SIE DEN ARZT AUF, …

- um alle 5 Jahre Ihre Cholesterinwerte messen zu lassen. Liegt der Wert über 200 mg/dl, sollten Sie Ihre Werte häufiger kontrollieren lassen.

- wenn durch eine Eigenbehandlung der Cholesterinspiegel nach 2–3 Monaten nicht hinreichend gesenkt werden konnte. Sie müssen dann mit cholesterinsenkenden Medikamenten behandelt werden, die das Risiko für einen Herzinfarkt um 25 % reduzieren können.

Sprechen Sie bei Erkrankungen immer zuerst mit Ihrem Arzt, bevor Sie Ergänzungsmittel einnehmen.

Was ist ein erhöhter Cholesterinspiegel?

Cholesterin ist eine fettähnliche Substanz im Blut. Bis zu einer gewissen Menge benötigt der Körper dieses Blutfett beispielsweise zum Aufbau der Zellwände. Zuviel Cholesterin kann jedoch die Arterien verstopfen, den Blutfluss unterbinden und so einen Herzinfarkt auslösen. Im Blut wird das Cholesterin von zwei verschiedenen Proteinen (Eiweißen) in Form von HDL und LDL transportiert. LDL sind Lipoproteine geringer Dichte (**l**ow **d**ensity **l**ipoproteins), HDL sind Lipoproteine hoher Dichte (**h**igh **d**ensity **l**ipoproteins). Die LDL transportieren zwei Drittel des Cholesterins. Gemessen werden der Gesamtcholesteringehalt sowie noch einmal einzeln das LDL- („schlechtes" Cholesterin) und das HDL-Cholesterin („gutes" Cholesterin). Hohe LDL- und Gesamtcholesterinwerte sowie niedrige HDL-Werte erhöhen das Herzinfarktrisiko.

Welches sind die Ursachen eines erhöhten Cholesterinspiegels?

Die Forschung hat ergeben, dass die Cholesterinaufnahme durch die Nahrung eine eher untergeordnete Rolle spielt. Das in Lebensmitteln enthaltene Cholesterin wird vom Körper nämlich nur schlecht aufgenommen. Der Anteil von Cholesterin im Blut wird hauptsächlich von der körpereigenen Cholesterinproduktion bestimmt, die allerdings durch den Verzehr gesättigter Fettsäuren stimuliert wird. Übergewicht, Rauchen und Bewegungsmangel tragen ebenfalls zu erhöhten Cholesterinwerten bei. Auch eine erbliche Veranlagung spielt dabei eine Rolle.

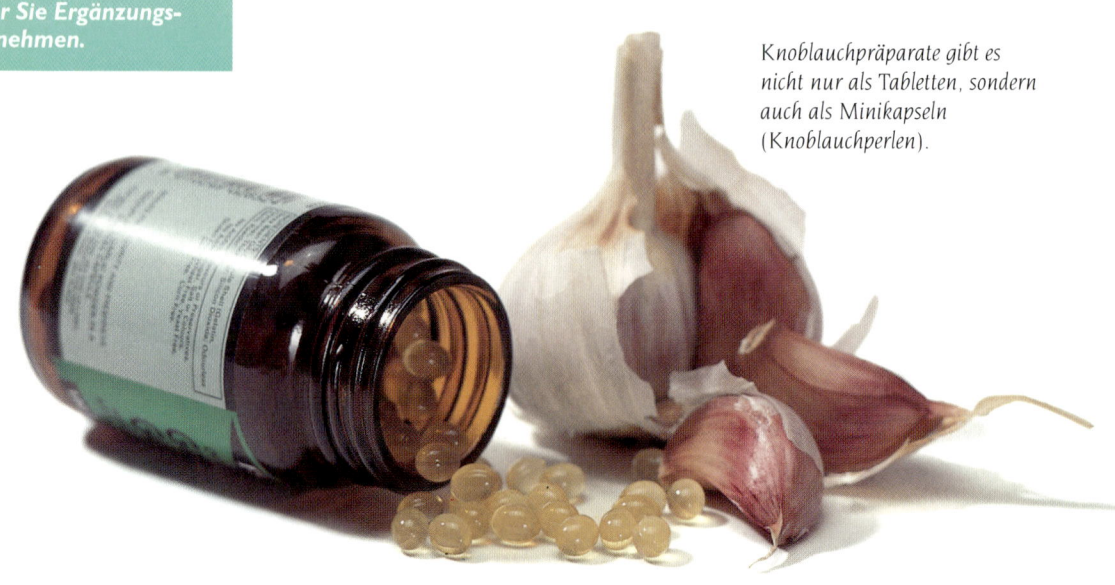

Knoblauchpräparate gibt es nicht nur als Tabletten, sondern auch als Minikapseln (Knoblauchperlen).

EMPFOHLENE ERGÄNZUNGSMITTEL

Vitamin E	**Dosis:** 2 x 250 mg/Tag. **Achtung!** Sprechen Sie mit Ihrem Arzt, wenn Sie gerinnungshemmende Medikamente einnehmen.
Vitamin C	**Dosis:** 2 x 500 mg/Tag. **Hinweis:** Bei auftretendem Durchfall die Dosis verringern.
Knoblauch	**Dosis:** 400–600 mg Trockenkonzentrat/Tag. **Hinweis:** Jede Tablette sollte 400 µg wirksames Allizin enthalten.
Chrom	**Dosis:** 200 µg/Tag. **Hinweis:** Leicht resorbierbare Formen wie Chrompicolinat verwenden.
Betasitosterin	**Dosis:** 2 x 300 mg/Tag. **Hinweis:** Evtl. als Langzeitbehandlung.
Artischocke	**Dosis:** 3 x 500 mg Extrakt/Tag. **Hinweis:** Standardisierten Extrakt mit 15 % Cynarin verwenden.
Flohsamen	**Dosis:** 1 EL Flohsamenpulver/Tag, in Wasser oder Fruchtsaft auflösen. **Hinweis:** Mind. 2 l Wasser/Tag trinken. Flohsamen wirkt abführend.

Erst die blauen, dann die schwarzen Präparate probieren. Nehmen Sie bereits ein Ergänzungsmittel, kann die Dosis einiger Wirkstoffe abgedeckt sein (siehe S. 197).

Wie wirken die Ergänzungsmittel?

Eine Reihe pflanzlicher Heilmitteln können den Cholesterinspiegel günstig beeinflussen. Zunächst sollten **Vitamin C** und **Vitamin E** zusammen mit Knoblauch eingenommen werden. Diese Wirkstoffe können bedenkenlos über einen längeren Zeitraum verwendet werden. Vitamin E senkt zwar nicht direkt den Cholesterinspiegel, erhöht aber das HDL-Cholesterin und hemmt die Ablagerung von Plaque in den Arterien, indem es das LDL-Cholesterin vor freien Radikalen (instabilen Sauerstoffmolekülen) schützt. Vitamin C steigert die Wirkung von Vitamin E und kann ebenso die Werte des HDL-Cholesterins verbessern.

Viele Ernährungswissenschaftler sind von der gesundheitsfördernden Wirkung von Knoblauch überzeugt. **Chrom** unterstützt vor allem bei einer Ernährung mit einem geringen Anteil naturbelassener Lebensmittel den Abbau von „schlechtem" Cholesterin und erhöht die Werte des „guten" Cholesterins. Bei ballaststoffarmer Kost helfen **Flohsamen** oder Haferkleie. **Betasitosterin** hemmt die Aufnahme von Cholesterin aus der Nahrung und der Gallenflüssigkeit. **Artischockenextrakt** hat sich als Alternative zu cholesterinsenkenden Medikamenten bewährt.

Was können Sie noch tun?

☑ Meiden Sie nach Möglichkeit gesättigte Fette. Essen Sie fettreichen Fisch anstelle von Fleisch, und nehmen Sie viel ballaststoffreiche Lebensmittel zu sich (Vollkornprodukte, Gemüse und Obst). Essen Sie Sojaprodukte (Tofu, Sojamilch), und verwenden Sie Olivenöl und statt Butter sparsam Diätmargarine.

☑ Treiben Sie regelmäßig Sport. Dies erhöht die HDL-Werte.

Chronische Erschöpfung

Über die Ursache des chronischen Erschöpfungssyndroms gibt es viele unterschiedliche Annahmen. Die Betroffenen fühlen sich oft unverstanden, aber die Einnahme von Ergänzungsmitteln ist hilfreich gegen die Beschwerden.

Symptome

- *Anhaltende oder häufig wiederkehrende Müdigkeit, die sich nach Ruhe oder Schlaf nicht bessert und seit mindestens 6 Monaten besteht.*

- *Gedächtnisschwund, Konzentrationsschwierigkeiten, Kopfschmerzen.*

- *Leichtes Fieber, Muskel- oder Gelenkschmerzen, Halsschmerzen, geschwollene Lymphknoten am Hals oder in den Achselhöhlen.*

SUCHEN SIE DEN ARZT AUF, ...

- wenn die Müdigkeit länger als 2 Wochen andauert oder mit plötzlichem Gewichtsverlust, Muskelschwäche oder anderen unerklärlichen Beschwerden einhergeht.

- wenn Sie Medikamente einnehmen. Müdigkeit ist eine häufige Nebenwirkung von Arzneimitteln. Ihr Arzt kann andere Ursachen ausschließen oder behandeln.

- wenn sich die Müdigkeit trotz Eigenbehandlung verschlimmert.

Sprechen Sie bei Erkrankungen immer zuerst mit Ihrem Arzt, bevor Sie Ergänzungsmittel einnehmen.

Was ist das chronische Erschöpfungssyndrom?

Kennzeichen des chronischen Erschöpfungssyndroms ist eine tiefe, anhaltende Erschöpfung. Die Betroffenen klagen häufig über Schlafstörungen und Konzentrationsschwierigkeiten. Ihren Alltag bewältigen sie oft nur mit größter Mühe, und viele leiden auch unter Depressionen. Die Mediziner sind sich uneins, ob es sich bei dem chronischen Erschöpfungssyndrom um ein eigenständiges Krankheitsbild handelt oder um eine Gruppe mehrerer unabhängig voneinander bestehender Symptome. Gelegentlich wird es fälschlicherweise als Fibromyalgie diagnostiziert. Die Fibromyalgie weist zwar eine ähnliche Symptomatik auf, ist aber zusätzlich durch Muskelschmerzen gekennzeichnet. Beide Krankheiten werden bei Frauen häufiger beobachtet als bei Männern.

Welches sind die Ursachen für das chronische Erschöpfungssyndrom?

Die genaue Ursache für das chronische Erschöpfungssyndrom ist noch nicht bekannt, man glaubt aber, dass eine Störung des Immunsystems eine Rolle spielt, da die Patienten häufig auch unter anderen Formen von Immunschwäche leiden. So sind etwa 65 % aller Betroffenen Allergiker. Viele Betroffene berichten zudem, vor dem Auftreten von CFS unter grippeähnlichen Beschwerden gelitten zu haben. In der Tat deuten die Symptome auf eine verdeckte Virusinfektion hin. Als mutmaßliche Erreger kommen das Epstein-Barr-Virus (Erreger des Pfeiffer-Drüsen-

Süßholzwurzel kann auch frisch gekauft und aufbereitet gegen chronische Erschöpfung helfen.

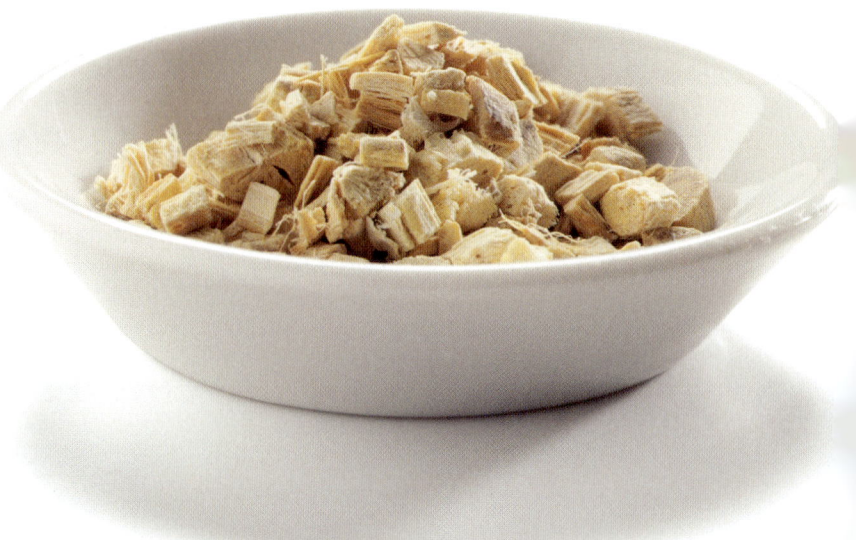

EMPFOHLENE ERGÄNZUNGSMITTEL

Vitamin C	**Dosis:** 2 x 500 mg/Tag. **Hinweis:** Bei Durchfall die Dosis verringern.
Karotinoide	**Dosis:** 2 Tabl. gemischte Karotinoide/Tag zu den Mahlzeiten. **Hinweis:** Mindestens 15 mg Karotinoide pro Tablette.
Johanniskraut	**Dosis:** 3 x 300 mg Extrakt/Tag.. **Hinweis:** Standardisierten Extrakt mit 0,3 % Hyperizin verwenden.
Echinacea	**Dosis:** 2 x 200 mg Extrakt/Tag. **Hinweis:** Extrakt mit mind. 3,5 % Echinacosiden verwenden.
Magnesium	**Dosis:** 350 mg/Tag zu den Mahlzeiten. **Hinweis:** Bei Durchfall die Dosis verringern.
Sibirischer Ginseng	**Dosis:** 2 x 100–300 mg/Tag. **Hinweis:** Standardisierten Ginseng mit mind. 0,8 % Eleutherosiden verwenden.
Süßholzwurzel	**Dosis:** 3 x 200 mg/Tag. **Achtung!** Kann den Blutdruck erhöhen. Sprechen Sie mit Ihrem Arzt, wenn Sie blutdrucksenkende Medikamente einnehmen.

Erst die blauen, dann die schwarzen Präparate probieren. Nehmen Sie bereits ein Ergänzungsmittel, kann die Dosis einiger Wirkstoffe abgedeckt sein (siehe S. 197).

fiebers) und Candida (Erreger von Soor) infrage. Bei Unterernährung oder Stress können diese Infektionen den Körper schwer schädigen.

Wie wirken die Ergänzungsmittel?

Nährstoffmangel in jeder Form kann die Müdigkeit verstärken. Zusätzlich zu den in der Tabelle aufgeführten Ergänzungsmitteln sollte daher täglich ein hochdosiertes Multivitaminpräparat mit Mineralstoffzusatz eingenommen werden. Eine Behandlung des chronischen Erschöpfungssyndroms mit Ergänzungspräparaten zielt in erster Linie auf die Stärkung des Immunsystems. Daher empfiehlt sich zunächst die Einnahme von **Vitamin C**, **Karotinoiden** und **Johanniskraut**. **Echinacea** stärkt die körpereigenen Abwehrkräfte. Gegen Muskelkrämpfe hilft **Magnesium**. **Sibirischer Ginseng** und **Süßholzwurzel** stimulieren die Nebenniere, regen die Ausschüttung des Antistresshormons Kortison an und verbessern die Energieausnutzung. Erste Wirkungen der Einnahme stellen sich nach etwa einem Monat ein.

Was können Sie noch tun?

☑ Achten Sie auf eine gesunde Ernährung. Essen Sie mindestens fünf Mal am Tag frisches Obst und Gemüse und nehmen Sie zwei Fischmahlzeiten pro Woche zu sich.

☑ Gegen Stress und Symptome von Depressionen helfen Entspannungsübungen wie Yoga oder Meditation.

☑ Achten Sie auf eine ausreichende Nachtruhe. Nehmen Sie bei Bedarf Baldrian.

Darmentzündungen

Kennzeichen dieser chronisch verlaufenden Krankheiten ist eine schmerzhafte Entzündung des Darms. Durch eine Änderung der Ernährung, durch Vitamine sowie lindernd wirkende Kräuter lassen sich die Beschwerden lindern.

Symptome

- *Anfänglich Verstopfung und häufiger Stuhldrang; nur wenig Blut oder Schleim wird dabei abgesondert.*

- *Später wechselweise Schübe von chronischem Durchfall und Blutungen aus dem Darm, Bauchschmerzen, leichtes Fieber, allgemeines Unwohlsein, Arthritis, Verschwommensehen, Schleimhautgeschwüre, Gelenkschmerzen, Appetitverlust, Schwäche und Gewichtsverlust.*

- *Bei einem schweren Schub können Übelkeit und Erbrechen, Austrocknung, starke Schweißausbrüche, hohes Fieber und Herzklopfen auftreten.*

SUCHEN SIE DEN ARZT AUF, …

- **wenn Sie einen schwarzen oder blutigen Stuhl haben oder unter schmerzhaftem, schleimigem Durchfall leiden.**

- **wenn sich die Beschwerden plötzlich verschlimmern.**

- **wenn Sie einen aufgetriebenen Bauch und starke Schmerzen haben (vor allem rechts unten). Dies könnten Anzeichen einer Blinddarmentzündung (Appendizitis) sein.**

- **wenn starke Bauchschmerzen zusammen mit Fieber über 38 °C auftreten.**

Sprechen Sie bei Erkrankungen immer zuerst mit Ihrem Arzt, bevor Sie Ergänzungsmittel einnehmen.

Was sind Darmentzündungen?

Der Begriff „entzündliche Darmkrankheit" bezeichnet Krankheitsbilder wie zum Beispiel Morbus Crohn und Colitis ulcerosa. In der Regel treten sie erstmalig zwischen dem 20. und dem 40. Lebensjahr auf. Typisch für diese Krankheiten ist eine Entzündung des Verdauungstraktes, in deren Verlauf sich kleine Geschwüre herausbilden. Schubweise Entzündungen und abklingende Beschwerden wechseln sich ab und können Wochen, manchmal sogar Jahre anhalten. Nach 10 Jahren tragen die Betroffenen ein erhöhtes Risiko für Dickdarmkrebs.

Welches sind die Ursachen für Darmentzündungen?

Die Ärzte sind sich noch nicht sicher, wie es zur Entstehung entzündlicher Darmkrankheiten kommt. Sicherlich spielt eine familiäre Vorbelastung eine Rolle: Bei mehr als einem Drittel der Betroffenen leiden auch andere Familienmitglieder an einer entzündlichen Darmkrankheit. Mögliche Ursachen sind Bakterien oder Viren, aber auch ein geschwächtes Immunsystem, seelische Belastungen, Angstzustände oder bestimmte Nahrungsmittel können akute Schübe auslösen.

Wie wirken die Ergänzungsmittel?

Bei entzündlichen Darmkrankheiten ist der Körper nicht mehr in der Lage, Nährstoffe richtig aufzunehmen. Es empfiehlt sich daher, täglich ein hochdosiertes Multivitaminpräparat einzunehmen. Aber auch andere Ergänzungsmittel, ob einzeln oder kombiniert, können vor allem bei akuten Schüben eine heilende Wirkung zeigen.

Viele Betroffene leiden an einem Mangel der B-Vitamine, vor allem an Vitamin B_{12} und Folsäure. Ein **Vitamin-B-Kombinationspräparat** ersetzt die fehlenden Vitamine und reguliert die Verdauung. Daneben empfiehlt sich die Einnahme von **Magnesium**, das bei vielen

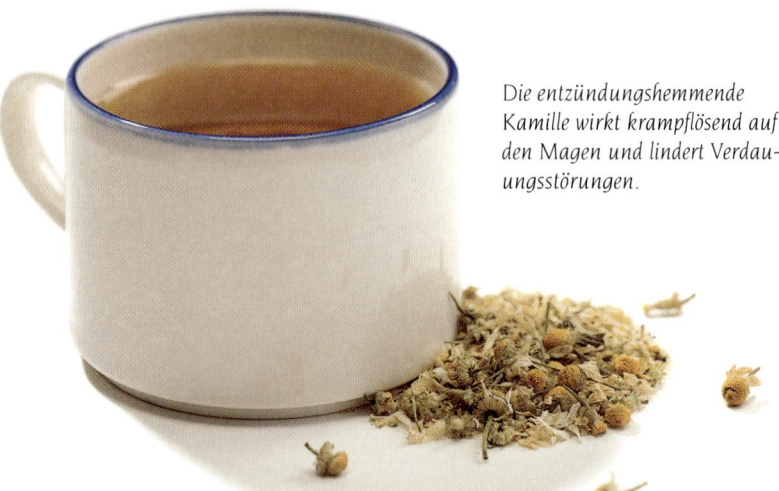

Die entzündungshemmende Kamille wirkt krampflösend auf den Magen und lindert Verdauungsstörungen.

EMPFOHLENE ERGÄNZUNGSMITTEL

Vitamin-B-Komplex	**Dosis:** 2 x I Tablette/Tag bei akuten Schüben; zur Langzeitbehandlung und Vorbeugung I Tablette zum Frühstück. **Hinweis:** Achten Sie auf ein Präparat, das 50 µg Vitamin B$_{12}$ und Biotin, 400 µg Folsäure und 50 mg der anderen B-Vitamine enthält.
Magnesium	**Dosis:** I x 300 mg/Tag. **Achtung!** Nicht bei bestehender Nierenkrankheit einnehmen.
Vitamin E	**Dosis:** 2 x 250 mg/Tag als Dauertherapie. **Achtung!** Sprechen Sie mit Ihrem Arzt, wenn Sie gerinnungshemmende Medikamente einnehmen.
Fischöl	**Dosis:** 2 000 mg Omega-3-Fettsäuren/Tag. **Achtung!** Sprechen Sie mit Ihrem Arzt, wenn Sie gerinnungshemmende Medikamente einnehmen. **Hinweis:** Vegetarier nehmen statt Fischöl I EL Leinöl/Tag.
Probiotika	**Dosis:** 3 x 2 Kapseln/Tag auf leeren Magen; alternativ: 2–3 Becher Bioghurt/Tag. **Hinweis:** Verwenden Sie Probiotika mit *L. acidophilus* und/oder *L. bifidus*.
Zink	**Dosis:** 30 mg/Tag. **Hinweis:** Wenn Sie ein Zinkpräparat länger als einen Monat einnehmen, brauchen Sie zusätzlich 2 mg Kupfer/Tag.
Kamille	**Dosis:** Bis zu 3 x I Tasse Kamillentee/Tag. **Hinweis:** 2 TL getrocknete Kamille mit I Tasse kochendem Wasser übergießen.

Erst die blauen, dann die schwarzen Präparate probieren. Nehmen Sie bereits ein Ergänzungsmittel, kann die Dosis einiger Wirkstoffe abgedeckt sein (siehe S.197).

Betroffenen ebenfalls in unzureichender Menge aufgenommen wird. **Vitamin E** besitzt heilende und entzündungshemmende Eigenschaften und kann auch nach Besserung der akuten Beschwerden zusammen mit anderen Antioxidanzien (zum Beispiel Quercetin, 400 mg täglich) im Rahmen einer Langzeitbehandlung eingenommen werden. **Vitamin C** (2-mal täglich 500 mg) verstärkt die Wirkung von Quercetin.

Darüber hinaus empfiehlt sich die regelmäßige Versorgung mit Omega-3-Fettsäuren (in **Fischöl** oder Leinöl enthalten). Milchsäurebakterien stellen die natürliche Darmflora wieder her. Wichtig ist auch die Versorgung mit **Zink**, da entzündliche Darmkrankheiten oft zu einem Zinkmangel führen. Auch das traditionelle Heilmittel bei vielen Verdauungsstörungen, der **Kamillentee,** kann einige Beschwerden lindern, und die Aminosäure Glutamin wirkt beruhigend auf den Darm.

Was können Sie noch tun?

☑ Finden Sie heraus, ob bestimmte Lebensmittel einen akuten Schub auslösen, und streichen Sie diese aus Ihrem Speiseplan.

☑ Legen Sie bei Krämpfen eine Wärmflasche auf Ihren Bauch.

☑ Yoga, Meditation und Sport bauen Stress ab.

Depressionen

Weltweit leiden rund 340 Millionen Menschen unter Depressionen und anderen seelischen Problemen. Neben Psychopharmaka weist die jüngste Forschung auch Ergänzungsmitteln bei der Behandlung dieser Beschwerden eine ganz wichtige Rolle zu.

Symptome

- *Anhaltendes Gefühl von Traurigkeit oder innerer Leere.*
- *Verlust von Freude an alltäglichen Aktivitäten, auch an Sex.*
- *Schlafstörungen, Antriebsarmut, Erschöpfung.*
- *Gesteigerter oder verminderter Appetit, Gewichtsverlust oder Gewichtszunahme.*
- *Gefühle von Schuld, Wertlosigkeit und Hilflosigkeit.*
- *Konzentrationsschwierigkeiten, Reizbarkeit, Weinkrämpfe.*
- *Chronische Schmerzen.*
- *Todes- oder Selbstmordgedanken.*

SUCHEN SIE DEN ARZT AUF, …

- **wenn Sie bei sich oder einem Ihnen nahe stehenden Menschen Anzeichen für eine Depression feststellen, die länger als zwei Wochen anhalten.**

- **wenn Sie oder ein Ihnen nahe stehender Mensch sich mit Selbstmordgedanken trägt. Wenden Sie sich unverzüglich an eine Beratungsstelle.**

Sprechen Sie bei Erkrankungen immer zuerst mit Ihrem Arzt, bevor Sie Ergänzungsmittel einnehmen.

Was sind Depressionen?

Eine Depression ist mehr als nur ein vorübergehendes Gefühl von Niedergeschlagenheit. Es handelt sich um eine zerstörerische Krankheit, die das körperliche, geistige und seelische Leben eines Menschen beeinträchtigt. Depressionen nehmen nicht nur Einfluss auf die Selbstachtung der Betroffenen und ihre Wahrnehmung der Mitmenschen, sie erschweren auch die Bewältigung alltäglicher Aufgaben. Depressionen können sowohl als anhaltende Melancholie auftreten, aber auch abwechselnde Zustände von Euphorie und Verzweiflung (bipolare oder manisch-depressive Depression) sind bekannt. Die schwerste Form ist gekennzeichnet durch absolute Lethargie und ständiges Kreisen der Gedanken um Tod und Selbstmord.

Welches sind die Ursachen für Depressionen?

Depressionen können viele verschiedene Ursachen haben. Manche Wissenschaftler sind der Meinung, eine Störung des Gleichgewichts der im Gehirn gebildeten Botenstoffe könne Depressionen hervorrufen. Ein depressiver Schub kann aber auch durch den Tod eines geliebten Menschen, durch Scheidung, eine lebensbedrohliche Krankheit, den Verlust des Arbeitsplatzes oder ein anderes schwerwiegendes Ereignis ausgelöst werden. Sogar Lebensmittelallergien, Nährstoffmangel, Arzneimittelnebenwirkungen, Stress, übermäßiger Alkoholkonsum und Rauchen kommen als Ursache in Frage. Daneben spielt auch der Umgang mit Gefühlen wie Schuld und Wut eine Rolle. Depressionen treten darüber hinaus im Rahmen der so genannten Winterdepression auf. Dieses Krankheitsbild wird gegen Ende des Jahres, wenn die Tage kürzer werden,

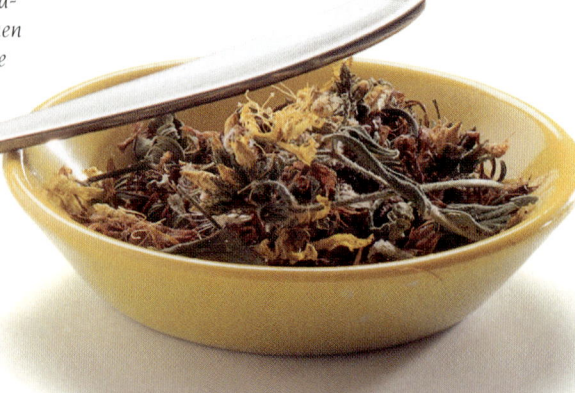

Johanniskrauthaltige Medikamente wirken bei Depressionen ebenso gut wie herkömmliche Psychopharmaka.

EMPFOHLENE ERGÄNZUNGSMITTEL

Vitamin-B-Komplex	**Dosis:** 1 Tablette zum Frühstück. **Hinweis:** Das Präparat sollte 50 µg Vitamin B$_{12}$ und Biotin, 400 µg Folsäure und 50 mg der anderen B-Vitamine enthalten.
Vitamin C	**Dosis:** 2 x 500 mg/Tag. **Hinweis:** Bei Durchfall die Dosis verringern.
Kalzium/Magnesium	**Dosis:** Je 1–2 x 500 mg Kalzium und 250 mg Magnesium/Tag. **Hinweis:** Als Einschlafhilfe eine Extradosis vor dem Schlafengehen einnehmen.
Johanniskraut	**Dosis:** 3 x 300 mg Extrakt/Tag. **Hinweis:** Extrakt mit 0,3 % Hyperizin verwenden.
Ginkgo	**Dosis:** 3 x 80 mg Extrakt/Tag. **Hinweis:** Extrakt mit mind. 24 % Flavonglykosid verwenden.
Kava-Kava	**Dosis:** 2–3 x 250 mg Extrakt/Tag. **Hinweis:** Extrakt mit mind. 30 % Kavalakton verwenden.

Erst die blauen, dann die schwarzen Präparate probieren. Nehmen Sie bereits ein Ergänzungsmittel, kann die Dosis einiger Wirkstoffe abgedeckt sein (siehe S. 197).

bei vielen Menschen beobachtet. Der Tageslichtmangel verursacht bei den Betroffenen Traurigkeit, Erschöpfung und Lethargie. Sie ziehen sich aus ihrem sozialen Umfeld zurück, bis die Tage wieder länger werden.

Wie wirken die Ergänzungsmittel?

Oft können Vitamine und Mineralstoffe eine Behandlung mit herkömmlichen Antidepressiva unterstützen. Auch einige Heilpflanzen können zusammen mit verschreibungspflichtigen Psychopharmaka eingenommen werden – jedoch nur unter ärztlicher Aufsicht. Medikamente gegen Depressionen dürfen nie ohne die ausdrückliche Zustimmung des behandelnden Arztes abgesetzt werden.

Depressionen werden häufig im Zusammenhang mit niedrigen Vitamin-B- und Vitamin-C-Spiegeln beobachtet. **Kalzium** und **Magnesium** wirken beruhigend auf die Nerven und empfehlen sich besonders bei depressionsbedingten Schlafstörungen. Auch Tees oder Tinkturen aus **Melisse** oder **Rosmarin** wirken entspannend. Haferextrakt hat sich als Nerventonikum besonders bei Erschöpfungszuständen bewährt.

Eine nebenwirkungsarme Alternative herkömmlicher Psychopharmaka ist **Johanniskraut**. Bei Menschen über 50 Jahren wirkt **Ginkgo** mitunter besser gegen Depressionen als herkömmliche Medikamente. Nach Absprache mit dem Arzt kann bei Angstzuständen **Kava-Kava** in Kombination mit Johanniskraut oder Ginkgo eingenommen werden.

Was können Sie noch tun?

☑ Treiben Sie regelmäßig Sport. Sport ist das beste natürliche Heilmittel gegen Depressionen.

☑ Meiden Sie Nikotin und schränken Sie den Genuss von Alkohol ein.

☑ Durch eine Psychotherapie lassen sich depressive Verhaltensmuster aufbrechen.

Diabetes

Ist die Zuckerkrankheit erst einmal aufgetreten, muss sie immer von einem Arzt behandelt werden. Allerdings tragen natürliche Heilmittel bei dieser zwar chronischen, aber doch beherrschbaren Krankheit zur Verhütung von Langzeitkomplikationen bei.

Symptome

- *Übermäßig gesteigerter Durst.*
- *Übermäßig häufiger und starker Harndrang.*
- *Extreme Erschöpfung und Schwäche.*
- *Unerklärlicher Gewichtsverlust.*
- *Langsames Abheilen von Wunden.*
- *Häufig wiederkehrende Infekte wie Harnwegsinfekte und Pilz- erkrankungen.*
- *Verschwommenes Sehen.*
- *Taubheit und Kribbeln in den Händen und Füßen.*

SUCHEN SIE DEN ARZT AUF, …

- **wenn Sie bei sich eines der oben beschriebenen Symptome feststellen.**

Sprechen Sie bei Erkrankungen immer zuerst mit Ihrem Arzt, bevor Sie Ergänzungsmittel einnehmen.

Was ist Diabetes?

Diabetes mellitus trägt auch den Namen Zuckerkrankheit. Dabei wird das den Zuckergehalt im Blut regulierende Hormon Insulin in zu geringer Menge gebildet oder nicht richtig verwertet, und der Blutzuckerspiegel steigt an. Im Laufe der Zeit führt dies zu Herz- und Nierenkrankheiten, Nervenschädigungen, Erblindung und anderen Komplikationen. Es gibt zwei Typen von Diabetes. Der seltenere Diabetes vom Typ I tritt in der Regel vor dem 30. Lebensjahr auf und bringt das lebenslange Spritzen von Insulin mit sich. Bei der überwiegenden Zahl der Fälle liegt jedoch der nicht insulinpflichtige Diabetes (Typ II) vor, auch Altersdiabetes genannt, der am häufigsten um das 40. Lebensjahr herum auftritt.

Welches sind die Ursachen für Diabetes?

Beim Typ-I-Diabetes produziert die Bauchspeicheldrüse kein Insulin mehr. Die genaue Ursache hierfür ist zwar noch unklar, doch vermuten einige Wissenschaftler, dass ein Virus oder eine Autoimmunkrankheit, bei der der Körper die Zellen der Bauchspeicheldrüse angreift, dafür verantwortlich ist. Typ-I-Diabetiker müssen ihr Leben lang Insulin spritzen. Ein Typ-II-Diabetes entsteht, wenn der Körper das gebildete Insulin nicht mehr verwerten kann. Die häufigste Ursache für Typ-II-Diabetes ist Übergewicht.

Wie wirken die Ergänzungsmittel?

Eine Zuckerkrankheit muss immer streng ärztlich überwacht werden. Die in der Tabelle aufgeführten Präparate können eine schulmedizinische Behandlung begleiten und eignen sich auch, wenn beide Typen gleichzeitig bestehen. Bei einigen Ergänzungsmitteln muss jedoch durch den behandelnden Arzt die Dosis für das Insulin oder die blutzuckersenkenden Medikamente bei Typ-II-Diabetes neu eingestellt werden.

B-Vitamine unterstützen den Körper bei der Produktion der Enzyme, die Traubenzucker (Glukose) in Energie umwandeln. Auf diese Weise beugen sie Nervenschädigungen vor. **Chrom** senkt bei Diabetikern

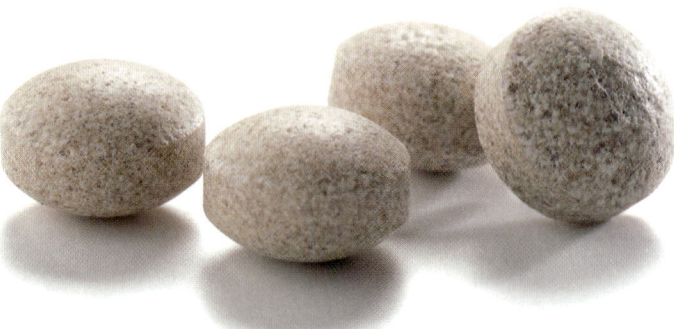

Chromhefetabletten senken bei Diabetikern den Blutzucker- und Cholesterinspiegel.

Vitamin-B-Komplex	**Dosis:** I Tablette/Tag zum Frühstück. **Hinweis:** Das Präparat sollte 50 µg Vitamin B_{12} und Biotin, 400 µg Folsäure und 50 mg der anderen B-Vitamine enthalten.
Chrom	**Dosis:** I x 200 µg/Tag zum Essen. **Hinweis:** Kann den Insulinbedarf beeinflussen; ärztlicher Rat!
Magnesium	**Dosis:** 2 x 300 mg/Tag. **Achtung!** Darf bei Nierenkrankheit nicht eingenommen werden.
Zink	**Dosis:** I x 30 mg/Tag. **Hinweis:** Achten Sie auf ein Präparat, das 2 mg Kupfer enthält.
Gymnema sylvestre	**Dosis:** 2 x 200 mg Extrakt/Tag. **Achtung!** Kann den Insulinbedarf beeinflussen; ärztlicher Rat!.
Fischöl	**Dosis:** 2 000 mg Omega-3-Fettsäuren/Tag. **Achtung!** Sprechen Sie erst mit Ihrem Arzt, wenn Sie gerinnungshemmende Medikamente einnehmen.
Antioxidanzien	**Dosis:** I 000 mg Vitamin C, 250 mg Vitamin E und 150 mg Alphaliponsäure jeden Morgen. **Achtung!** Alphaliponsäure kann den Blutzuckerspiegel beeinflussen. Sprechen Sie mit Ihrem Arzt.
Heidelbeere	**Dosis:** 2 x 160 mg Extrakt/Tag. **Hinweis:** Extrakt mit 25 % Anthozyanen verwenden.
Taurin	**Dosis:** 2 x 500 mg L-Taurin/Tag auf leeren Magen. **Hinweis:** Bei längerer Einnahme von über I Monat mit anderen Aminosäuren kombinieren.

Erst die blauen, dann die schwarzen Präparate probieren. Nehmen Sie bereits ein Ergänzungsmittel, kann die Dosis einiger Wirkstoffe abgedeckt sein (siehe S. 197).

(siehe S. 197)

Kalifornische Ernährungswissenschaftler haben Typ-II-Diabetikern täglich 500 mg Vitamin E empfohlen. Das Vitamin soll die freien Radikale neutralisieren und auch den Blutzuckerspiegel normalisieren, da es die Wirkung von Insulin verstärkt.

TIPPS & INFOS

■ Diabetiker sollten Sojaprodukte (zum Beispiel Sojamehl, Sojamilch und Tofu) in ihren Speiseplan aufnehmen. Soja beeinflusst den Zuckerhaushalt günstig, schützt das Herz und entlastet die Nieren.

■ Ginkgo beugt Nervenschäden und Durchblutungsstörungen in den Extremitäten vor – möglichen Folgeerscheinungen von Diabetes. Wenn sich bei Ihnen erste Anzeichen für diese Komplikationen einstellen oder Sie Probleme mit der Kontrolle Ihres Blutzuckerspiegels haben, nehmen Sie probeweise 3-mal täglich 40 mg Ginkgoextrakt ein.

sowohl den Blutzucker- als auch den Cholesterinspiegel. *Gymnema sylvestre*, eine Heilpflanze aus Indien, unterstützt die Normalisierung des Blutzuckers. Essenzielle Fettsäuren beugen einer Schädigung der Nerven vor und sorgen für elastische Arterien. Vor allem **Fischöl** steigert den Spiegel des („guten") HDL-Cholesterins im Blut. **Antioxidanzien** beugen Schäden an Nerven, Augen und Herz vor. Vitamin E hemmt die Bildung von Plaques, und die Alphaliponsäure regt den Zuckerstoffwechsel an.

Was können Sie noch tun?

☑ Treiben Sie regelmäßig Sport. Wer durch körperliche Betätigung mehr als 3 500 Kalorien in der Woche verbrennt, erkrankt statistisch gesehen nur halb so oft an einem Typ-II-Diabetes wie jemand, der nur 500 Kalorien auf diese Weise in der Woche verbrennt. Auch für Typ-I-Diabetiker ist körperliche Bewegung empfehlenswert.

☑ Beugen Sie dem Typ-II-Diabetes vor, indem Sie auf Ihr Gewicht achten.

☑ Essen Sie viel Vollkornprodukte, Obst und Gemüse, um Ihren Blutzucker unter Kontrolle zu halten.

Divertikel

Unter Darmdivertikeln leiden viele Menschen im Alter über 40 Jahren und fast die Hälfte aller über 70-Jährigen. Diese typische Zivilisationskrankheit wird durch ballaststoffarme Kost und Bewegungsmangel hervorgerufen. Schon ein paar einfache Maßnahmen können Abhilfe schaffen.

Symptome

Divertikulose

- *Oft symptomlos.*

- *Gelegentlich aufgetriebener Bauch, Blähungen, Übelkeit und Verstopfung im Wechsel mit Durchfall.*

Divertikulitis

- *Leibschmerzen, gewöhnlich in der linken unteren Hälfte des Bauches (bei Blinddarmentzündung schmerzt die rechte Seite).*

- *Fieber, Übelkeit, Verstopfung und Durchfall.*

- *Blut oder Schleim im Stuhl.*

SUCHEN SIE DEN ARZT AUF, …

- wenn Sie Fieber, Schüttelfrost und einen aufgetriebenen Bauch haben. Dies könnten die Anzeichen für ein aufgeplatztes Divertikel sein.

- wenn Sie Blut oder Schleim im Stuhl oder andere Symptome einer Divertikulitis feststellen.

- wenn die divertikelbedingten Schmerzen auch nach Eigenbehandlung nicht abklingen.

Sprechen Sie bei Erkrankungen immer zuerst mit Ihrem Arzt, bevor Sie Ergänzungsmittel einnehmen.

Was sind Divertikel?

Bei Divertikeln unterscheidet man zwischen einer Divertikulose und der schwerwiegenderen Divertikulitis. Bei der Divertikulose durchbricht die innere Schicht des Dickdarms die darüber liegende Muskelgewebeschicht und es entstehen Ausstülpungen (Divertikel). Obwohl eine Divertikulose oft keinerlei Beschwerden verursacht, können sich in den Ausstülpungen Speisereste ansammeln und entzünden.

Welches sind die Ursachen für Divertikel?

In den meisten Fällen ist die Ursache für eine Divertikulose eine ballaststoffarme Ernährung. Enthält die Nahrung wenig Ballaststoffe, dann fällt es dem Darm schwerer, den Speisebrei durch den Magen-Darm-Trakt zu transportieren. Eine ballaststoffarme Kost erhöht auch das Risiko für Divertikulitis, da Giftstoffe langsamer transportiert werden und sich Speisereste in den Ausstülpungen festsetzen und entzünden können. Bewegungsmangel lässt den Darm träge werden und auch eine erbliche Vorbelastung spielt bei dieser Krankheit eine Rolle.

Wie wirken die Ergänzungsmittel?

Haben sich Ausstülpungen gebildet, dann können auch ergänzende Präparate eine Divertikulose nicht mehr heilen. In Kombination mit einer Ernährungsumstellung ist es aber möglich, Infektionen vorzubeugen oder zu lindern. Flohsamen wirkt gegen Verstopfungen, da er dem Stuhl mehr Masse gibt. Auch geschroteter Leinsamen, der die Ausstülpungen von Speiseresten reinigt, beugt Infektionen vor. Um den Darm zu mobilisieren, können zusammen mit Milchsäurebakterien Floh-

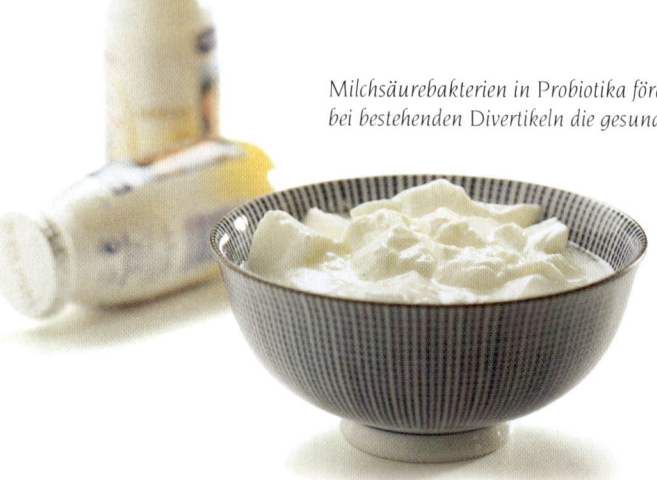

Milchsäurebakterien in Probiotika fördern nicht nur bei bestehenden Divertikeln die gesunde Darmflora.

EMPFOHLENE ERGÄNZUNGSMITTEL

Flohsamen	**Dosis:** 2 x I EL Flohsamenpulver/Tag aufgelöst in Wasser oder Fruchtsaft. **Hinweis:** Achten Sie auf eine ausreichende Flüssigkeitszufuhr.
Leinsamen	**Dosis:** 2 x 2 EL geschroteter Leinsamen/Tag mit je I Glas Wasser. **Hinweis:** Reichlich trinken.
Probiotika	**Dosis:** 3 x 2 Tabletten auf leeren Magen oder 2-3 Becher Bioghurt am Tag essen. **Hinweis:** Verwenden Sie *L. acidophilus* und/oder *L. bifidus*.
Aloe-vera-Saft	**Dosis:** 2 x I/2 Tasse Saft/Tag. **Hinweis:** Der Saft sollte 98 % Aloe vera, aber weder Aloin noch Aloeemodin enthalten.
Glutamin	**Dosis:** 2 x 500 mg L-Glutamin/Tag auf leeren Magen. **Hinweis:** Mit anderen Aminosäuren kombinieren, wenn es länger als einen Monat eingenommen wird (Anweisungen des Beipackzettels befolgen).
Rotulme	**Dosis:** Morgens 2 gehäufte TL der pulverisierten Rinde mit heißem Wasser zubereiten und wie Müsli essen. **Hinweis:** Alternativ 3 x tägl. als Tee trinken (I TL/I Tasse Wasser).
Kamille	**Dosis:** 3 x tägl. I Tasse Tee. **Hinweis:** 2 TL auf I Tasse heißes Wasser, nach 10 min. abseihen; alternativ: Zitronenmelisse oder Mädesüß.

Erst die blauen, dann die schwarzen Präparate probieren. Nehmen Sie bereits ein Ergänzungsmittel, kann die Dosis einiger Wirkstoffe abgedeckt sein (siehe S. 197).

samen oder auch geschroteter Leinsamen morgens eingenommen werden. Die Ballaststoffe schützen die Milchsäurebakterien vor der Magensäure und transportieren sie in den Darm, wo sie die Darmflora normalisieren. Milchsäurebakterien sind besonders dann wichtig, wenn ein entzündlicher Schub mit Antibiotika behandelt wird.

Ergänzungsmittel zur Behandlung eines akuten Krankheitsausbruchs nimmt man am besten 2 Stunden nach dem Flohsamen ein, da sie sonst schlechter vom Körper aufgenommen werden. **Aloe-vera-Saft** fördert die Heilung von Entzündungen im Magen-Darm-Trakt. Dieselbe Wirkung hat auch die Aminosäure **Glutamin**, die für die Regeneration der Zellen der Darmschleimhaut von größter Bedeutung ist. Beide Wirkstoffe können mit einer oder mehreren Heilpflanzen kombiniert werden. **Rotulme** wirkt mild abführend und beruhigt entzündete Divertikel. **Kamille** besitzt entzündungshemmende Eigenschaften. **Pfefferminze** wirkt krampflösend auf die Darmmuskulatur. **Baldrian, Zitronenmelisse** und **Mädesüß** beruhigen den Verdauungstrakt.

Was können Sie noch tun?

☑ Essen Sie viel frisches Obst und Gemüse und nehmen Sie täglich etwa 30 Gramm Ballaststoffe zu sich.

☑ Trinken Sie täglich etwa 2 l Wasser, verdünnte Säfte oder Kräutertee.

AKTUELLES

Wissenschaftler beobachteten rund 43 000 Männer zwischen dem 40. und 75. Lebensjahr. Sie fanden: Nur bei den Männern, die sich ballaststoffarm ernährt hatten, entwickelte sich in den späteren Lebensjahren eine Divertikulose.

WUSSTEN SIE, DASS ...?
Divertikulose in vielen Entwicklungsländern nahezu unbekannt ist. Ballaststoffreiche Kost und regelmäßige körperliche Bewegung gehören dort zum Alltag.

TIPPS & INFOS

■ Ballaststoffe können Blähungen und Völlegefühl hervorrufen, besonders wenn man nicht daran gewöhnt ist. Sie helfen jedoch gegen Blähungen und Völlegefühl im Rahmen einer Divertikulose, da sie die Passagezeit der Nahrungsreste durch den Darm beschleunigen. Viele Studien haben gezeigt, dass bei ballaststoffreicher Ernährung die Beschwerden nach fünf oder mehr Jahren nicht mehr auftreten.

■ Oft wird Menschen, die zu Divertikeln neigen, geraten, keine kleinen Samen zu essen. Nun haben Untersuchungen gezeigt, dass sich diese Vermutung nicht halten lässt.

■ Körperliche Bewegung schützt vor Verstopfung. Sollte es doch einmal zu einer Verstopfung kommen, helfen natürliche Abführmittel wie getrocknete Pflaumen.

Durchfall

Für Durchfall gibt es viele Bezeichnungen. Ob aber Montezumas Rache oder Durchmarsch: Der Körper entledigt sich schädlicher Giftstoffe. Die Behandlung hat zum Ziel, ein Austrocknen des Organismus zu verhindern und das Volumen des Darminhaltes zu steigern.

Symptome

- *Häufige, wässrige Stühle.*
- *Bauchkrämpfe.*
- *Übelkeit, Fieber oder Durst.*

SUCHEN SIE DEN ARZT AUF, …

- **wenn der Durchfall länger als 48 Stunden anhält.**
- **wenn das Fieber über 38° C steigt und von starken Bauchkrämpfen, Schwindel, Benommenheit und Harnverhalt begleitet ist.**
- **bei blutigem oder schwarzem Stuhl.**
- **wenn sich Anzeichen für eine Austrocknung einstellen (anhaltender Durst, trockene Lippen, eingesunkene Augen).**
- **wenn Sie sehr häufig unter Durchfall leiden. Dies kann ein Anzeichen für eine schwere Krankheit z. B. Darmkrebs sein.**

Sprechen Sie bei Erkrankungen immer zuerst mit Ihrem Arzt, bevor Sie Ergänzungsmittel einnehmen.

Was ist Durchfall?

Durchfall ist gekennzeichnet durch häufigen Stuhldrang, bei dem wässrige Stühle abgesondert werden. Dabei ist Durchfall selbst keine eigenständige Krankheit, sondern das Symptom für eine ganze Reihe meist harmloser Krankheiten. Durchfall entsteht in Folge einer Störung der Darmpassage im Dünndarm. Im Normalfall wird dort das im Speisebrei enthaltene Wasser durch die Wände des Dünndarms aufgenommen, sodass die Abbauprodukte den Körper als feste Masse verlassen können. Wird dieser Vorgang beschleunigt, wird zusätzlich auch Flüssigkeit ausgeschieden.

Welches sind die Ursachen für Durchfall?

Die Ursache für Durchfall ist eine Entzündung oder Reizung des Darms. Sie wird in der Regel durch eine bakterielle oder eine Virusinfektion ausgelöst oder durch infizierte Lebensmittel oder verunreinigtes Wasser hervorgerufen. Bei Reisen ins außereuropäische Ausland bedeutet dies, besondere Vorsicht walten zu lassen.

Aber noch andere Faktoren spielen eine Rolle: So kann etwa der Zuckeraustauschstoff Sorbit in zu großen Mengen Durchfall auslösen. Daneben wird Durchfall auch häufig bei Gaben von Vitamin C und Magnesium beobachtet; in diesen Fällen sollten die Dosen entsprechend verringert werden. Eine Milchzuckerunverträglichkeit, also die Unfähigkeit des Körpers, den in Milchprodukten enthaltenen Zucker Laktose zu verwerten, führt in der Regel ebenfalls zu Blähungen und Durchfall. Auch eine durch Antibiotika

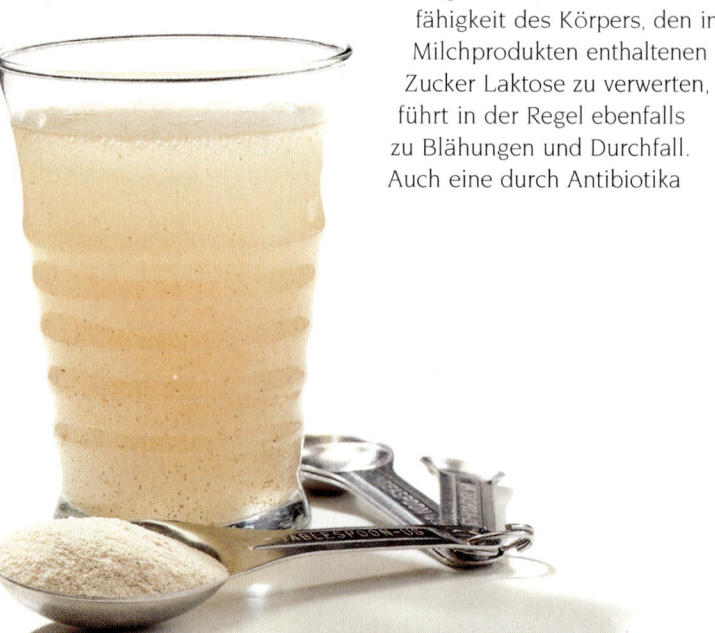

Flohsamen können in Wasser aufgelöst und getrunken werden.

Odermennig	**Dosis:** Bis zu 6 x 1 Tasse Tee/Tag. **Hinweis:** 1 TL der Blätter pro Tasse, 15 min. ziehen lassen und abseihen; den Tee über den Tag trinken.
Brombeer-/ Himbeer- blättertee	**Dosis:** Bis zu 6 x 1 Tasse Tee/Tag. **Hinweis:** 1 TL der Blätter auf 1 Tasse, 15 min. ziehen lassen und abseihen; den Tee über den Tag trinken.
Flohsamen	**Dosis:** 1–3 TL Flohsamenpulver/Tag, in Wasser oder Saft aufgelöst. **Hinweis:** Auf reichlich Flüssigkeitszufuhr achten.
Probiotika	**Dosis:** 2 x 3 Tabletten/Tag auf leeren Magen oder 2–3 Becher Bioghurt essen. **Hinweis:** Verwenden Sie *L. acidophilus* und/ oder *L. bifidus*.

Nehmen Sie bereits ein Präparat, kann die Dosis einiger Wirkstoffe abgedeckt sein.

geschädigte Darmflora kann mit Durchfall reagieren. Ebenso schlägt Stress „auf den Darm", und viele Krankheiten des Magen-Darm-Trakts wie etwa Colitis ulcerosa, Darmkrebs, Morbus Crohn, Reizdarm oder Krankheiten der Bauchspeicheldrüse gehen oft mit Durchfall einher.

Wie wirken die Ergänzungsmittel?

Das Mittel der ersten Wahl bei Durchfall ist Tee aus **Odermennig-, Brombeer-** oder **Himbeerblättern.** Die in diesen Pflanzen enthaltene Substanz Tannin versiegelt die Darmschleimhaut und unterstützt den Körper so bei der Flüssigkeitsbindung. Tee ersetzt darüber hinaus die Flüssigkeit, die dem Körper entzogen wurde und wirkt einer Austrocknung entgegen, die bei länger anhaltendem Durchfall auftreten kann.

Klingt der Durchfall nicht ab, kann versuchsweise auch **Flohsamen** eingenommen werden. Milchsäurebakterien (**Probiotika**) fördern die Wiederherstellung der Darmflora und wirken besonders gut, wenn der Durchfall durch Antibiotikagebrauch bedingt ist.

Ist der Durchfall auf eine Lebensmittelvergiftung zurückzuführen, sollte er nicht sofort behandelt werden, da der Körper ein paar Stunden braucht, um die Giftstoffe auszuscheiden. Ansonsten können die Mittel unmittelbar bei Auftreten der Beschwerden eingenommen werden.

Was können Sie noch tun?

☑ Trinken Sie viel Wasser und Mineralwasser, damit der Körper nicht austrocknet.

☑ Meiden Sie bei Durchfall ein oder zwei Tage lang Zitrusfrüchte, Milch und faserreiche Kost. Essen Sie stattdessen weiche Lebensmittel wie Bananen, Kartoffeln und gekochte Möhren.

☑ Wenn Sie sich in Ländern mit unzureichenden Hygieneverhältnissen aufhalten, essen Sie nur gekochte Lebensmittel. Meiden Sie Eiswürfel und verwenden Sie auch zum Zähneputzen nur abgekochtes Wasser.

Neueste Forschungsergebnisse lassen vermuten, dass Wein auch gegen Durchfall helfen kann. In einer jüngst durchgeführten Studie konnte gezeigt werden, dass sowohl Weißwein als auch Rotwein schädliche Darmbakterien wie Salmonellen und einige Stämme der Colibakterien wirksamer bekämpfen als eine Reihe frei verkäuflicher Durchfallmittel.

TIPPS & INFOS

■ Brombeerblättertee gilt als das stärkste pflanzliche Heilmittel gegen Durchfall. Lesen Sie aber immer genau die Angaben auf der Packung durch. Oft handelt es sich nämlich um schwarzen Tee, der mit Brombeerblättergeschmack aromatisiert ist, und nicht um echten Brombeerblättertee.

■ Meist ist Durchfall durch Bakterien, Viren oder andere Mikroorganismen verursacht, die sich in Lebensmitteln befinden. Dies kann durch entsprechende Vorsichtsmaßnahmen verhindert werden. Waschen Sie sich immer die Hände mit Seife und warmem Wasser, bevor Sie rohes Fleisch oder andere Lebensmittel anfassen. Tiefkühlkost sollte entweder im Kühlschrank oder in der Mikrowelle aufgetaut werden. Waschen Sie Teller und anderes Küchengerät sorgfältig, nachdem es mit rohem Fleisch oder rohem Geflügel in Berührung gekommen ist. Übrig gebliebene Speisen müssen sofort eingefroren werden.

Endometriose

Viele Frauen leiden während ihrer Periode unter heftigen Schmerzen und starken Blutungen, beides ernstzunehmende Beschwerden. Auch wenn die Medizin nicht immer helfen kann, hat die Natur eine Reihe an lindernden Mitteln parat.

Symptome

- *Starke Menstruationskrämpfe, die vor der Blutung einsetzen und danach ihren Höhepunkt erreichen.*

- *Starke Blutungen, oft mit Klumpen vermischt.*

- *Übelkeit und Erbrechen unmittelbar vor der Menstruation.*

- *Stechende Schmerzen beim Geschlechtsverkehr.*

- *Durchfall, Verstopfung oder Schmerzen beim Stuhlgang.*

- *Blut im Stuhl oder Urin während der Monatsblutung.*

- *Unfruchtbarkeit.*

SUCHEN SIE DEN ARZT AUF, …

- **wenn Sie bei sich eines der oben beschriebenen Symptome feststellen.**

Sprechen Sie bei Erkrankungen immer zuerst mit Ihrem Arzt, bevor Sie Ergänzungsmittel einnehmen.

Was ist Endometriose?

Bei Endometriose befinden sich Teile der Gebärmutterschleimhaut (des Endometriums) im Bauchraum, so beispielsweise in den Eierstöcken, im Bauchfell oder Darm. Wenn die Gebärmutterschleimhaut jeden Monat unter dem Einfluss von Östrogenen und anderen Hormone dicker wird, schwellen auch diese „verschleppten" Zellen an. Während die Schleimhaut der Gebärmutter im Rahmen der Monatsblutung jedoch abgestoßen wird, können die anderen Zellen das in ihnen angesammelte Blut nicht so einfach abgeben. Es bilden sich Zysten, Narben und Verwachsungen. Viele Frauen mit Endometriose haben keinerlei Beschwerden. Die Krankheit kann jedoch auch starke Schmerzen verursachen und ist zudem Hauptursache für die Unfruchtbarkeit bei Frauen.

Welches sind die Ursachen für Endometriose?

Es gibt zwar viele Erklärungsansätze, die genaue Ursache für die Entstehung der Endometriose ist jedoch unklar. Der „Rückflusstheorie" zufolge fließt bei der Menstruation Blut durch die Eileiter zurück in den Bauchraum und schleust Zellen der Gebärmutterschleimhaut in andere Bauchregionen ein, wo sie sich weiter vermehren. Einer anderen Theorie zufolge ist eine Endometriose angeboren. Demnach wurden einige Zellen des Endometriums bereits vor der Geburt außerhalb der Gebärmutter angelegt. Eine dritte Theorie besagt, dass Endometriose die Folge eines fehlerhaften Immunsystems ist, das die „fremden" Zellen nicht erkennt.

Welche Ergänzungsmittel können Ihnen helfen?

Alle empfohlenen Präparate lassen sich kombinieren und können zusammen mit den anderen, üblichen Medikamenten eingenommen werden. Eine Behandlung sollte zunächst mit einer Kombination aus **Mönchspfeffer** und **Traubensilberkerze**

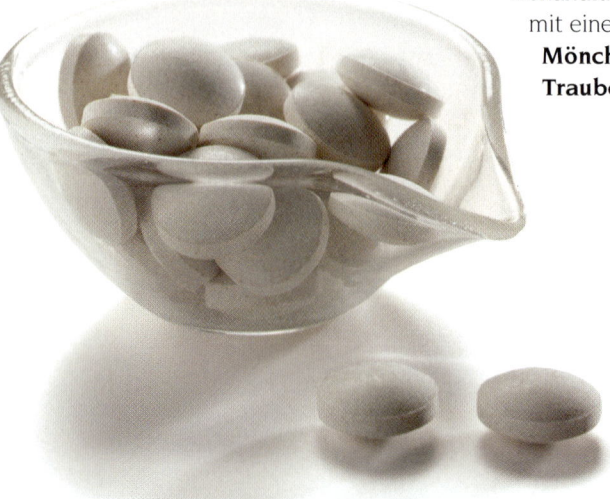

Die Traubensilberkerze enthält Wirkstoffe, die helfen, den Hormonhaushalt zu stabilisieren.

EMPFOHLENE ERGÄNZUNGSMITTEL

Mönchspfeffer	**Dosis:** 3 x 225 mg standardisierter Extrakt/Tag. **Hinweis:** Auch Keuschlamm genannt; sollte 0,5 % Agnuside enthalten.
Trauben-silberkerze	**Dosis:** 3 x 250 mg Extrakt oder 3 x 30 Tr. Tinktur/Tag. **Hinweis:** Extrakt sollte 5 % Deoxyacetin enthalten.
Leberpräparat	**Dosis:** 3 x 1–2 Tabletten/Tag. **Hinweis:** Sollte unter anderem Mariendistel, Cholin, Inositol, Methionin und Löwenzahn enthalten.
Kalzium/ Magnesium	**Dosis:** 1–2 x 500 mg Kalzium und 1–2 x 250 mg Magnesium/Tag. **Hinweis:** Während des ganzen Menstruationszyklus einnehmen.
Vitamin C	**Dosis:** 2 x 500 mg/Tag. **Hinweis:** Bei auftretendem Durchfall die Dosis verringern.
Vitamin E	**Dosis:** 2 x 250 mg/Tag. **Achtung!** Sprechen Sie mit Ihrem Arzt, wenn Sie gerinnungs-hemmende Medikamente einnehmen.
Fischöl	**Dosis:** 2 000 mg Omega-3-Fettsäuren. **Achtung!** Sprechen Sie mit Ihrem Arzt, wenn Sie gerinnungs-hemmende Medikamente einnehmen. **Hinweis:** Vegetarier nehmen alternativ 1 EL Leinöl.
Nachtkerzenöl	**Dosis:** 3 x 1 000 mg/Tag. **Hinweis:** Alternativ 1 500 mg Schwarzkümmelöl/Tag nehmen.

Erst die blauen, dann die schwarzen Präparate probieren. Nehmen Sie bereits ein Ergänzungsmittel, kann die Dosis einiger Wirkstoffe abgedeckt sein (siehe S. 197).

erfolgen. Diese Heilpflanzen bringen die Hormone ins Gleichgewicht, die für die starken Schmerzen verantwortlich sind, und wirken krampflösend auf die Gebärmutter. So genannte Leberpräparate unterstützen die Leber bei der Ausscheidung des überschüssigen Östrogens.

Diese Ergänzungsmittel sollten während des Menstruationszyklus eingenommen werden. Bei starken Menstruationskrämpfen helfen hohe Dosen **Kalzium** und **Magnesium**. Diese Mineralstoffe senken die kör-pereigene Produktion von Prostaglandinen, die von den Zellen der Gebärmutterschleimhaut abgegeben werden und Menstruationskrämpfe verursachen. Stellt sich nach einigen Monaten Behandlung noch keine Besserung ein, kann mithilfe von **Vitamin C** die Regeneration des durch Zysten und Narben geschädigten Gewebes beschleunigt werden. **Vitamin E** stabilisiert den Hormonhaushalt. **Fischöl**, **Nachtkerzenöl** und **Leinöl** wirken entzündungshemmend.

Was können Sie noch tun?

☑ Essen Sie reichlich Sojaprodukte. Diese enthalten viele pflanzliche Östrogene (Phytoöstrogene) und schwächen die Beschwerden ab, die durch die körpereigenen Östrogene hervorgerufen werden.

☑ Treiben Sie regelmäßig Sport. Studien haben gezeigt: Sport hilft gegen die typischen Beschwerden der Endometriose und kann sogar deren Entstehung unterbinden.

Epilepsie

Viele Menschen glauben, es sei ganz einfach, einen epileptischen Anfall zu beschreiben. Aber diese plötzlichen Veränderungen des Bewusstseins können sehr unterschiedlich aussehen. Sie kommen recht häufig vor und können das Leben der Betroffenen stark beeinträchtigen.

Symptome

Zu den vielen verschiedenen Symptomen zählen:

- *Kurzzeitige Geistesabwesenheit, Verwirrtheit oder Gedächtnisverlust.*
- *(Unter Umständen unbewusstes) Blinzeln, Kauen oder Schnalzen.*
- *Verlust der Aufmerksamkeit (ausdrucksloser Blick, allgemeine Reaktionslosigkeit).*
- *Bewusstseinsverlust, gelegentlich lautes Schreien, Muskelzuckungen, Kontrollverlust über den Blasen- oder Darmschließmuskel, oft gefolgt von einer tiefen Erschöpfung.*

SUCHEN SIE DEN ARZT AUF, …

- **wenn Sie bei sich eines der oben beschriebenen Symptome feststellen.**
- **wenn Sie das erste Mal einen Krampfanfall erlitten haben. Leiden Sie bereits länger an Epilepsie, müssen Sie einen Arzt aufsuchen, wenn Sie sich durch einen Sturz eine Verletzung zugezogen haben oder wenn die Anfälle sehr kurz hintereinander auftreten.**

Sprechen Sie bei Erkrankungen immer zuerst mit Ihrem Arzt, bevor Sie Ergänzungsmittel einnehmen.

Was ist Epilepsie?

Epilepsie ist auf eine gesteigerte elektrische Aktivität im Gehirn zurückzuführen. Normalerweise leiten die Nervenzellen elektrische Impulse nach einem geordneten Muster weiter. Bei Epilepsie kommt es jedoch zu Phasen, in denen viele Gehirnzellen gleichzeitig „feuern". Diese unkontrollierte Entladung von Impulsen ruft unterschiedliche Symptome hervor, die von einem ausdruckslosen Blick bis zu Bewusstseinsverlust mit Zuckungen reichen können. Solche Phasen nennt man einen epileptischen Anfall. Ein einziger Anfall muss nicht unbedingt ein Anzeichen für eine Epilepsie sein. Von einer Epilepsie spricht man erst, wenn mehrere solcher Anfälle aufgetreten sind.

Welches sind die Ursachen für Epilepsie?

Bei etwa der Hälfte aller Betroffenen ist die genaue Krankheitsursache nicht zu ermitteln, aber oft ist die Epilepsie auf eine Kopfverletzung, einen Schlaganfall, einen Gehirntumor oder auf entzündliche Prozesse im Gehirn zurückzuführen. Neurologen gehen davon aus, dass prinzipiell jeder Mensch epileptische Anfälle erleiden kann, und dass aus bestimmten Gründen einige Menschen dafür empfänglicher sind als andere. Dabei scheint eine erbliche Veranlagung eine Rolle zu spielen.

Bei manchen Epileptikern lösen ein niedriger Blutzuckerspiegel oder ein Mangel an bestimmten Nährstoffen wie etwa Magnesium solche Anfälle aus. Schlafmangel, übermäßiger Alkoholgenuss, Stress oder bestimmte Krankheiten können darüber hinaus auch bei Nichtepileptikern Krampfanfälle hervorrufen.

Welche Ergänzungsmittel können Ihnen helfen?

Unter keinen Umständen sollten Antikonvulsiva (Medikamente, die die Neigung zu Krampfanfällen herabsetzen) ohne ausdrückliche ärztliche Zustimmung abgesetzt oder in ihrer Dosis verringert werden. Die in der Tabelle aufgeführten Ergänzungsmittel sind kein Ersatz für rezeptpflichtige Medikamente. Vielmehr korrigieren diese Präparate bestehende anfallsfördernde Nährstoffdefizite oder setzen die Anfallsneigung bei denjenigen Betroffenen

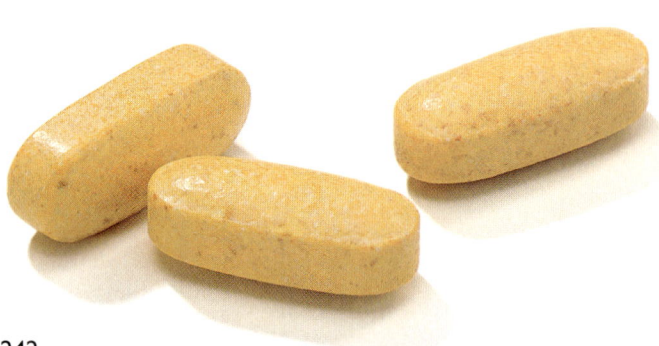

Für viele Epileptiker empfiehlt sich ein Vitamin-B-Kombinationspräparat, denn B-Vitamine schützen Nerven und Gehirn.

Vitamin-B-Komplex	**Dosis:** Eine Tablette oder Kapsel zum Frühstück. **Hinweis:** Das Präparat sollte 50 µg Vitamin B_{12} und Biotin, 400 µg Folsäure und 50 mg der anderen B-Vitamine enthalten.
Kalzium/ Magnesium	**Dosis:** Je 2 x 500 mg Kalzium und 2 x 150 mg Magnesium/ Tag zum Essen. **Hinweis:** Im Handel sind auch Kombinationspräparate erhältlich.
Kava-Kava	**Dosis:** 2 x 250 mg Extrakt/Tag. **Hinweis:** Standardisierten Extrakt mit 30 % Kavalakton verwenden.
Baldrian	**Dosis:** 1–2 x 300 mg Extrakt/Tag. **Hinweis:** Standardisierten Extrakt mit 0,5 % Valeriansäure verwenden.
Mangan	**Dosis:** 5 mg/Tag. **Hinweis:** Zu den Mahlzeiten einnehmen.
Taurin	**Dosis:** 3 x 500 mg L-Taurin/Tag auf leeren Magen. **Hinweis:** Wird Taurin länger als 1 Monat eingenommen, sollte es mit anderen Aminosäuren kombiniert werden.

Erst die blauen, dann die schwarzen Präparate probieren. Nehmen Sie bereits ein Ergänzungsmittel, kann die Dosis einiger Wirkstoffe abgedeckt sein (siehe S. 197).

herab, die trotz Medikation unter epileptischen Anfällen leiden. Die Einnahme von Ergänzungsmitteln kann es dem Arzt sogar erlauben, die Dosis antikonvulsiver Medikamente herabzusetzen.

Eine ausreichende Versorgung mit den B-Vitaminen, vor allem mit Vitamin B_6 und Folsäure, ist besonders wichtig, da diese für die Bildung der so genannten Neurotransmitter, die im gesamten Nervensystem für die Übertragung von Reizsignalen verantwortlich sind, eine wichtige Rolle spielen. Empfehlenswert ist die Einnahme eines **Vitamin-B-Kombinationspräparates.** Andere Nährstoffe, die die gesunde Funktion von Gehirn und Nerven unterstützen, sind **Kalzium, Magnesium, Mangan, Zink** und **Selen.** Eine ausreichende Versorgung mit Spurenelementen wird über die regelmäßige Einnahme eines Multivitaminpräparates mit Mineralstoffzusatz gewährleistet. **Kava-Kava** kann epileptische Anfälle zwar nicht direkt verhindern, baut aber Stress und Angst ab, die ihrerseits Anfälle begünstigen können. Auch **Baldrian** hat einen beruhigenden Effekt auf die Nerven. Daneben sollen niedrige Spiegel der chemischen Substanz GABA (**G**amma**a**mino**b**utter**s**äure; engl. -**a**cid) im Gehirn im Zusammenhang mit epileptischen Anfällen stehen. Sowohl Baldrian als auch die Aminosäure Taurin erhöhen den GABA-Spiegel.

Was können Sie noch tun?

☑ Achten Sie auf ausreichenden Schlaf. Müdigkeit setzt die Anfallsneigung herauf.

☑ Meiden Sie Alkohol. Alkohol beeinflusst die Wirkung antikonvulsiver Medikamente und kann ebenfalls die Anfallsneigung erhöhen.

Vitamin E scheint eine Epilepsie günstig zu beeinflussen. Einer wissenschaftlichen Hypothese zufolge werden epileptische Anfälle durch eine Schädigung der fetthaltigen Hülle, die die Nervenzelle umgibt, ausgelöst. Aufgrund seiner antioxidativen Eigenschaften hemmt Vitamin E die chemischen Prozesse, die im Körper zu einer Schädigung dieser Hüllzellen führen. Epileptiker können bedenkenlos täglich 250 mg Vitamin E als Einzel- oder Kombinationspräparat einnehmen.

TIPPS & INFOS

■ Versuchen Sie nicht, jemanden, der gerade einen epileptischen Anfall erleidet, festzubinden oder ihm einen Gegenstand in den Mund zu schieben, um zu verhüten, dass sich der Betreffende die Zunge abbeißt. Dies könnte Ihnen oder dem Betreffenden schwere Verletzungen zufügen. Vielmehr sollte man den Epileptiker abfangen wenn er stürzt. Nach dem Anfall sollte der Epileptiker in die stabile Seitenlage gedreht werden, um eine drohende Erstickung abzuwenden.

■ In Deutschland leiden 0,5–1 % der Bevölkerung an einer Form von Epilepsie. Bis zum Alter von 20 Jahren tritt bei etwa 5 % der Bevölkerung mindestens ein epileptischer Anfall auf.

Erkältungskrankheiten

Symptome

- *Geröteter Kopf- und Brustbereich.*
- *Schnupfen und Husten.*
- *Heiserkeit.*
- *Wässriger Ausfluss aus der Nase (laufende Nase).*
- *Muskelschmerzen.*
- *Fieber und Schüttelfrost.*
- *Kopfschmerzen.*
- *Müdigkeit.*

SUCHEN SIE DEN ARZT AUF, ...

- **wenn Sie länger als 3 Tage Fieber über 38 °C haben oder die Temperatur über 39 °C steigt.**

- **bei Heiserkeit in Kombination mit Fieber über 38 °C.** Vermutlich liegt dann eine Streptokokkeninfektion vor. Diese schwere Infektionskrankheit muss mit Antibiotika behandelt werden.

- **bei grünem, dunkelgelbem oder bräunlichem Auswurf.** Dann kann eine bakterielle Infektion der Nasennebenhöhlen oder der Lungen bestehen.

- **wenn Sie beim Atmen schwer Luft bekommen und dabei Schmerzen in der Brust verspüren.**

Sprechen Sie bei Erkrankungen immer zuerst mit Ihrem Arzt, bevor Sie Ergänzungsmittel einnehmen.

"Ein Schnupfen hockt auf der Terrasse, auf dass er sich ein Opfer fasse". Doch vor den Folgen solcher Übergriffe kann man sich schützen, mit dem bekannten – allerdings nicht dem einzigen – Heilmittel gegen Erkältungen: Vitamin C.

Was sind Erkältungskrankheiten?

Eine Erkältung, aber auch eine Grippe ist eine Infektion der Atemwege. Im Allgemeinen entwickelt sich eine Erkältung allmählich, eine Grippe dagegen entsteht plötzlich – wer sich am Morgen noch gut fühlt, kann am Nachmittag bereits krank sein. Die klassischen Symptome einer Erkältung wie etwa Husten, Schnupfen, Heiserkeit sind in der Regel nicht so stark ausgeprägt wie die einer Grippe, zu der sich noch Fieber, allgemeine Schwäche, Glieder- und Kopfschmerzen gesellen.

Die Genesungszeit ist bei beiden Infektionen unterschiedlich. Meist dauert eine Erkältung etwa eine Woche. Eine Grippe dauert dagegen bis zu 10 Tage und ein Gefühl allgemeiner Erschöpfung kann sogar ganze 2–3 Wochen anhalten. Eine Erkältung führt nur selten zu Komplikationen, aus einer Grippe kann dagegen eine Bronchitis oder eine Lungenentzündung entstehen.

Welches sind die Ursachen für Erkältungskrankheiten?

Sowohl Erkältungen als auch Grippe werden durch Viren ausgelöst, die sich an der Innenwand der Nase oder des Halses festsetzen und sich in den gesamten oberen Atemwegen ausbreiten, gelegentlich auch in der Lunge. Als Reaktion darauf überschwemmt das Immunsystem diese Region mit weißen Blutkörperchen, die Entzündungen bekämpfen. Die Symptome einer Erkältung oder Grippe sind also nicht durch das Virus selbst bedingt, sondern durch die Bemühungen des Körpers, die Infektion einzudämmen. Erkältungen und Grippe treten häufiger im Winter auf, wenn in geheizten Räumen trockene Luft vorherrscht. Dadurch trocknen die Nasenschleimhäute aus, und die Viren finden einen idealen Nährboden vor.

Echinacea gilt als das wirksamste natürliche Heilmittel gegen Infektionen.

EMPFOHLENE ERGÄNZUNGSMITTEL

Vitamin C	**Dosis:** 2 x 500 mg/Tag bis zum Abklingen der Beschwerden. **Hinweis:** Bei auftretendem Durchfall die Dosis verringern.
Echinacea	**Dosis:** 5 x 200 mg Extrakt/Tag. **Hinweis:** Extrakt mit mind. 3,5 % Echinacosiden verwenden.
Zink	**Dosis:** 3 x 1 Tablette/Tag **Hinweis:** Nicht länger als 5 Tage hintereinander einnehmen.
Knoblauch	**Dosis:** 4 x 400–600 mg Koblauchkonzentrat/Tag zu den Mahlzeiten. **Hinweis:** Jede Tablette sollte 4000 µg Allizin freisetzen.
Johanniskraut	**Dosis:** 3 x 300 µg Extrakt/Tag. **Hinweis:** Extrakt mit 0,3 % Hyperizin verwenden.

Nehmen Sie bereits ein Präparat, kann die Dosis einiger Wirkstoffe abgedeckt sein.

Wie wirken die Ergänzungsmittel?

Besonders im Winter schützt ein Multivitaminpräparat mit Mineralstoffzusatz das Immunsystem und hilft, Infektionen vorzubeugen. Manchmal kann eine frühzeitige Behandlung die Ausbildung einer Erkältung oder Grippe noch verhindern. Beginnen Sie mit der Einnahme der Ergänzungsmittel, sobald sich die ersten Symptome einstellen und setzen Sie die Behandlung solange fort, bis Sie vollständig genesen sind.

Im Gegensatz zur landläufigen Meinung kann **Vitamin C** Erkältungen nicht verhüten. Es beschleunigt aber die Heilung und lindert die Beschwerden. Die Heilpflanze **Echinacea** stimuliert das Immunsystem. Auch **Zinktabletten** wirken gegen Erkältungskrankheiten, vermutlich, indem sie das Virus selbst angreifen. Einige Tropfen Eukalyptusöl, auf heißes Wasser gegeben und den Dampf inhalieren, befreit Kopf und Atemwege. Ein Aufguss aus Holunderblüten wirkt hustenlösend und kräftigt die Atemwege. Lindenblüten- und Schafgarbetee unterstützen den Körper bei der Ausscheidung von Giftstoffen.

Wenn sich aus einer Erkältung oder Grippe häufiger eine bakterielle Infektion (z. B. Nasennebenhöhlenentzündung) oder eine Bronchitis, entwickelt, sollte viel **Knoblauch** gegessen werden, sobald sich die ersten Symptome ankündigen. Als Stoßtherapie für das Immunsystem eignet sich eine Kombination von **Johanniskraut** und Echinacea zur Behandlung (nicht zur Vorbeugung!) von Erkältungen und Grippe.

Was können Sie noch tun?

☑ Waschen Sie sich regelmäßig die Hände. So lässt sich das Risiko einer Infektion vermindern.

☑ Verwenden Sie im Winter einen Luftbefeuchter, um die Luft in geschlossenen beheizten Räumen feucht zu halten.

☑ Lassen Sie sich gegen Grippe impfen. Das Immunsystem braucht 8–10 Wochen, um einen Schutz gegen Virusinfektionen aufzubauen. Legen Sie den Impftermin also in den Herbst, bevor die eigentliche Grippesaison beginnt. Da jedes Jahr neue Erregerstämme entstehen, muss der Impfschutz jährlich erneuert werden.

Fußpilz

Fußpilz ist die häufigste Pilzerkrankung der Haut. In der Regel tritt er zuerst in den Zehenzwischenräumen auf, wo die Haut dann juckt, sich schält und gelegentlich schmerzhafte Risse aufweist. Für eine Behandlung stehen mehrere natürliche Heilmittel zur Verfügung.

Symptome

- *Sich schälende, gelegentlich auch eingerissene Haut zwischen den Zehen.*
- *Gerötete, juckende, sich schälende Haut und kleine Bläschen an den Fußsohlen.*
- *Weiche, schmerzende Haut.*
- *Dicke, verfärbte, brüchige Fußnägel.*

SUCHEN SIE DEN ARZT AUF, ...

- **wenn sich 10 Tage nach einer Behandlung mit Ergänzungsmitteln die Beschwerden nicht gebessert haben.**
- **wenn sich der Pilz am Fuß 4 Wochen nach einer Behandlung zu Hause nicht komplett zurückgebildet hat.**
- **wenn die Haut an den Füßen rot und geschwollen ist. Dann liegt vermutlich eine schwerere bakterielle Infektion vor.**

Sprechen Sie bei Erkrankungen immer zuerst mit Ihrem Arzt, bevor Sie Ergänzungsmittel einnehmen.

Was ist Fußpilz?

Fußpilz ist der umgangssprachliche Ausdruck für eine Pilzinfektion, die in der medizinischen Fachsprache Tinea pedis genannt wird. Normalerweise sind Pilze überall auf der Hautoberfläche eines Menschen angesiedelt, bei einer Pilzinfektion vermehren sie sich aber unkontrolliert. Am besten gedeihen diese Mikroorganismen an dunklen, feuchten Orten wie etwa in Schuhen oder Socken. Manchmal sind nur die Zehenzwischenräume von Fußpilz befallen. Dort wird die Haut dann rissig und fängt an sich zu schälen. Aber auch die Fußsohlen oder -nägel können betroffen sein.

Welches sind die Ursachen für Fußpilz?

Am häufigsten wird Fußpilz durch die Pilzart *Trichophyton* ausgelöst. Schlecht gelüftete Schuhe und verschwitzte Socken sind ein optimales Milieu für Fußpilz. Aber zum Glück ist er nicht besonders ansteckend. Man kann also ruhig barfuß in einer Umkleidekabine umherlaufen.

Wie wirken die Ergänzungsmittel?

In hartnäckigen Fällen helfen pilztötende Mittel (Fungizide). In leichteren Fällen sind Ergänzungsmittel bei der Bekämpfung dieser Infektion eine Alternative. Die Symptome sollten nach einer Woche abgeklungen sein.

Vitamin C stärkt das Immunsystem und unterstützt den Körper bei der Bekämpfung einer Pilzinfektionen. Es ist mit allen lokal anzuwendenden und in der Tabelle aufgeführten Präparaten kombinierbar.

Teebaumöl ist ein hochwirksames natürliches Antipilzmittel. Es verändert den pH-Wert der Haut, sodass die Mikroorganismen sich dort

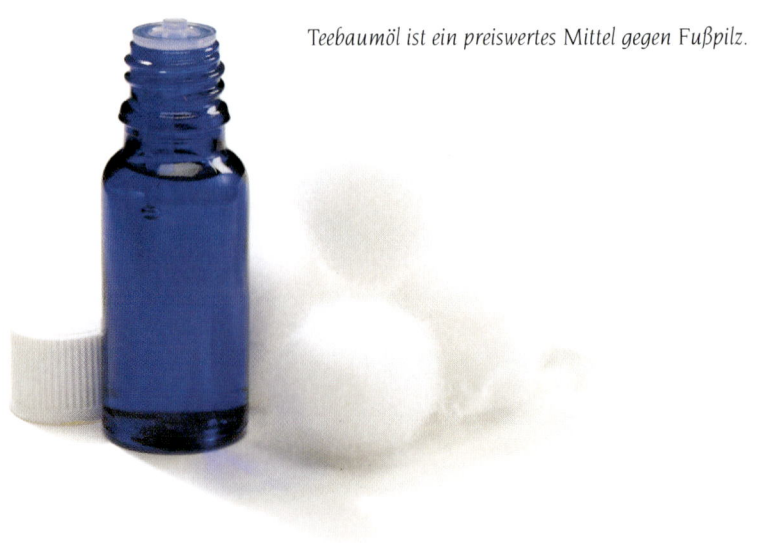

Teebaumöl ist ein preiswertes Mittel gegen Fußpilz.

EMPFOHLENE ERGÄNZUNGSMITTEL

Vitamin C	**Dosis:** 2 x 500 mg/Tag. **Hinweis:** Schützt bei Langzeitgebrauch vor Rückfällen; die Dosis bei auftretendem Durchfall verringern.
Teebaumöl	**Dosis:** 2 x tägl. auf die befallenen Hautbezirke auftragen. **Achtung!** Teebaumöl nur äußerlich anwenden.
Knoblauchöl	**Dosis:** 2 x tägl. eine mit Pflanzenöl verdünnte Lösung (1:4) auf die befallenen Hautbezirke auftragen. **Hinweis:** Kann anstelle von Teebaumöl verwendet werden.
Calendula	**Dosis:** 2 x tägl. Creme oder Lotion auf die befallenen Stellen geben. **Hinweis:** Das Produkt sollte 2 % Ringelblumenextrakt enthalten. Vorsicht bei bestehender Allergie gegen gänseblümchenähnliche Pflanzen.

Erst die blauen, dann die schwarzen Präparate probieren. Nehmen Sie bereits ein Ergänzungsmittel, kann die Dosis einiger Wirkstoffe abgedeckt sein (siehe S. 197).

nicht mehr ansiedeln können, und ist in vielen herkömmlichen Cremes oder Lotionen gegen Fußpilz enthalten. Beim Kauf sollte auf ein Produkt geachtet werden, bei dem dieser Wirkstoff an erster oder zweiter Stelle aufgeführt wird. Eine Teebaumöllotion kann man selbst herstellen, indem man zwei Teile Teebaumöl mit drei Teilen eines neutralen Pflanzenöls (etwa Mandelöl) mischt. Für ein fungizides Fußbad gibt man 20 Tropfen Teebaumöl in eine Schüssel mit heißem Wasser und badet die Füße darin 2- bis 3-mal pro Tag. Danach gut abtrocknen und die befallenen Stellen mit unverdünntem Teebaumöl betupfen.

Ein bewährtes Mittel gegen Fußpilz ist der in **Knoblauch** enthaltene natürliche pilztötende Wirkstoff Allizin. Die betroffene Haut kann mit Knoblauchöl (verdünnt mit Pflanzenöl im Verhältnis 1:4) eingerieben oder mit Knoblauchpulver gepudert werden. Ein weiteres natürliches Pilzmittel ist das aus der Ringelblume gewonnene Calendula. **Calendula** wirkt entzündungshemmend und beruhigend und ist in den meisten Reformhäusern erhältlich. Helfen diese Mittel nicht, kann unverdünnte Myrrhetinktur auf die befallenen Hautbezirke aufgetragen werden.

Was können Sie noch tun?

☑ Die Füße sollten immer sauber und trocken sein. Trocknen Sie die Füße nach dem Waschen mit einem Föhn auf niedrigster Stufe. Geben Sie die Handtücher nach einmaligem Gebrauch sofort in die Wäsche.

☑ Tragen Sie saubere, trockene Socken. Lüften Sie Ihre Schuhe nach dem Tragen gut aus, und wechseln Sie täglich die Schuhe.

☑ Gehen Sie barfuß, wann immer Sie dazu Gelegenheit haben. Tragen Sie Sandalen oder andere offene Schuhe, damit die Füße atmen können.

☑ Probieren Sie rezeptfreie pilzabtötende Lotionen aus. Achten Sie beim Kauf aber darauf, dass das Produkt kein Maismehl enthält, da dies das Pilzwachstum fördert.

☑ Schneiden Sie Ihre Fußnägel immer kurz. Dies beugt Pilzbefall vor.

Gallensteine

Unter Steinen in der Gallenblase, die wenige Stunden nach dem Essen schmerzhafte Krämpfe verursachen können, leiden etwa 10 % der Erwachsenen. Eine ballaststoffreiche Kost sowie Ergänzungsmittel können die Beschwerden deutlich lindern.

Symptome

■ Schubweise auftretende Schmerzen im rechten Oberbauch. Typischerweise setzen die Schmerzen nach einer Mahlzeit ein, halten 30 Minuten bis zu 4 Stunden an und können in Rücken, Brust oder rechte Schulter ausstrahlen.

■ Die Schmerzen können von Übelkeit und Erbrechen begleitet sein. Gelegentlich gesellen sich Verstopfung, Blähungen und Völlegefühl hinzu.

SUCHEN SIE DEN ARZT AUF, ...

■ wenn heftige Bauchschmerzen auftreten oder die Schmerzen mit Übelkeit, Erbrechen und Fieber einhergehen. Dies können Anzeichen einer Gallenblasenentzündung oder Gallenstauung sein. In beiden Fällen liegt ein Notfall vor, der unverzüglich ärztlich behandelt werden muss.

Sprechen Sie bei Erkrankungen immer zuerst mit Ihrem Arzt, bevor Sie Ergänzungsmittel einnehmen.

Was sind Gallensteine?

Gallensteine sind versteinerte Klumpen aus Cholesterin, Kalzium und anderen Stoffen, die sich in der Gallenblase bilden. Dieses birnenförmige Organ liegt in der oberen rechten Bauchregion genau hinter der Leber. Hier wird die in der Leber produzierte Gallenflüssigkeit – eine zähe, grüngelbe Flüssigkeit – gespeichert, konzentriert und durch den Gallengang in den Dünndarm abgegeben, wo sie die Fettverdauung unterstützt. Gallensteine bilden sich, wenn die Gallenflüssigkeit sehr viel Cholesterin, Gallensäure, Pigmente und andere Substanzen enthält. Sie können sehr klein sein, aber auch durchaus so groß wie ein Golfball. Oft verursachen die Gallensteine keinerlei Beschwerden und benötigen keine Behandlung. Gelegentlich verlegen sie jedoch den Gallengang oder rufen eine Entzündung der Gallenblase hervor, was dann zu heftigen Bauchschmerzen führt und unverzüglich behandelt werden muss.

Welches sind die Ursachen für Gallensteine?

Obwohl die genauen Ursachen für die Entstehung von Gallensteinen nicht bekannt sind, gibt es doch viele begünstigende Faktoren. Dazu zählen eine ballaststoffarme, fettreiche Ernährung, Darmoperationen, entzündliche Darmkrankheiten und andere Erkrankungen des Verdauungstraktes. Gallensteine treten in der Regel ab dem 40. Lebensjahr auf und werden bei Frauen 3-mal so häufig beobachtet wie bei Männern. Auch Übergewicht und starke Gewichtsabnahme begünstigen die Entstehung von Gallensteinen. Möglicherweise gibt es auch eine erbliche Veranlagung: Bei den amerikanischen Pimaindianern leiden etwa 70 % der Frauen ab dem 30. Lebensjahr an Gallensteinen.

Wie wirken die Ergänzungsmittel?

Alle in der Tabelle aufgeführten Ergänzungsmittel können die Entstehung von Gallensteinen verhindern oder auch bei rund dreimonatiger Behandlung deren Auflösung fördern. Im Rahmen einer Langzeitbehandlung können diese Präparate zur Vorbeugung von Gallensteinen auch länger

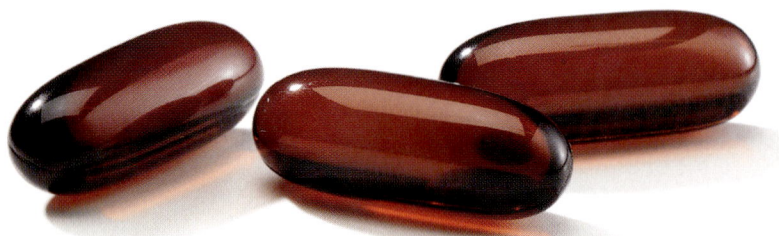

Leinöl, das die Entstehung von Gallensteinen hemmt, ist auch in Kapseln erhältlich.

EMPFOHLENE ERGÄNZUNGSMITTEL

Vitamin C	**Dosis:** 2 x 500 mg/Tag. **Hinweis:** Bei auftretendem Durchfall die Dosis verringern.
Leberpräparat	**Dosis:** 2 x 1–2 Tabletten oder Kapseln/Tag. **Hinweis:** Sollte 250 mg Mariendistelextrakt (bei Bedarf zusätzlich zuführen) sowie Cholin, Inositol, Methionin und Löwenzahn enthalten.
Lezithin	**Dosis:** 2 x 2 Kapseln (1 200 mg)/Tag. **Hinweis:** Statt Kapseln können auch 2 TL Granulat 2 x tägl. vor den Mahlzeiten eingenommen werden.
Leinöl	**Dosis:** 1 EL/Tag. **Hinweis:** Kann ins Essen gemischt werden; am besten morgens einnehmen.
Flohsamen	**Dosis:** 2 x 1 EL Flohsamenpulver/Tag in Wasser oder Saft auflösen. **Hinweis:** Tagsüber reichlich trinken (mindestens 2 Liter).

Erst die blauen, dann die schwarzen Präparate probieren. Nehmen Sie bereits ein Ergänzungsmittel, kann die Dosis einiger Wirkstoffe abgedeckt sein (siehe S. 197).

(siehe S. 197)

eingenommen werden. Wichtig ist eine zusätzliche Zufuhr an **Vitamin C**, das sich mit anderen Ergänzungsmitteln kombinieren lässt. Empfehlenswert ist vor allem ein Leberpräparat, das Mariendistel, Cholin, Inositol und Methionin enthält. Diese Inhaltsstoffe stärken die Leberfunktion und fördern eine gesunde Sekretion von Fett und Galle aus Leber und Gallenblase. Mariendistel wirkt auf die Zusammensetzung der Gallenflüssigkeit und fördert die Auflösung vorhandener Gallensteine. Cholin und Inositol (mit den B-Vitaminen verwandt) und die Aminosäure Methionin unterstützen ebenfalls die Aufnahme von Fetten und Cholesterin in den Stoffwechsel und stärken die Funktion von Leber und Gallenblase. Methionin trägt auch zur Erhöhung des Taurinspiegels bei, einer Aminosäure, die die Gallensekretion fördert und die Auflösung von Gallensteinen. Cholin und Inositol sind wichtig für die Bildung von **Lezithin**, das als Bestandteil der Gallenflüssigkeit einer Gallensteinbildung entgegenwirkt.

Die aufgeführten Ergänzungsmittel können mit anderen Präparaten kombiniert werden. **Leinöl** enthält essenzielle Fettsäuren, die der Bildung von Gallensteinen vorbeugen. Die tägliche Einnahme von **Flohsamen** regt die Darmtätigkeit an. Andere empfohlene Heilpflanzen sind Löwenzahnwurzel (aus einem Teelöffel der getrockneten Wurzel einen Tee zubereiten und 3-mal täglich trinken) und Artischocke (500 mg des standardisierten Extraktes mit einem Gehalt von 15 % Cynarin 3-mal täglich einnehmen).

Was können Sie noch tun?

☑ Essen Sie viele Ballaststoffe, aber wenig raffinierte Kohlenhydrate, Zucker und Fette. Obst und Gemüse, Haferflocken und Pektin (in Äpfeln, Bananen, Kohl, Karotten, Orangen und Erbsen enthalten) sind besonders wichtig für die Vorbeugung und Auflösung von Gallensteinen.

☑ Achten Sie auf Ihr Gewicht und trinken Sie viel Wasser.

AKTUELLES

Eine Kombination von Vitamin C und wenig Alkohol halbierte bei Frauen nach den Wechseljahren die Häufigkeit von Gallensteinen. Wissenschaftler vermuten, dass ein mäßiger Alkoholkonsum die cholesterinsenkende Wirkung von Vitamin C auf die Gallenflüssigkeit verstärken kann. Ein niedriger Cholesteringehalt wiederum senkt das Risiko für Gallensteine.

Patienten, die mit Mariendistel behandelt wurden, wiesen gegenüber anderen Patienten deutlich niedrigere Cholesterinspiegel in der Gallenflüssigkeit auf und besaßen ein niedrigeres Risiko für Gallensteine als vor der Behandlung.

WUSSTEN SIE, DASS ...?

Gallensteine keineswegs eine Erscheinung unserer Zeit sind. Auf der Röntgenaufnahme einer etwa dreieinhalbtausend Jahre alten Mumie einer ägyptischen Priesterin sind nämlich etwa 30 Gallensteine sichtbar.

TIPPS & INFOS

■ Die erste Gallenblasenoperation fand 1882 statt, und auch heute noch ist die chirurgische Entfernung von Gallensteinen die Therapie der Wahl. Dabei wird sowohl konventionell chirurgisch als auch nach der Schlüssellochmethode verfahren, bei der die Gallenblase durch einen kleinen Schnitt in der Bauchhöhle entfernt wird. Natürliche Präparate sind jedoch eine hervorragende Alternative zu dieser Behandlung.

Gewichts- abnahme

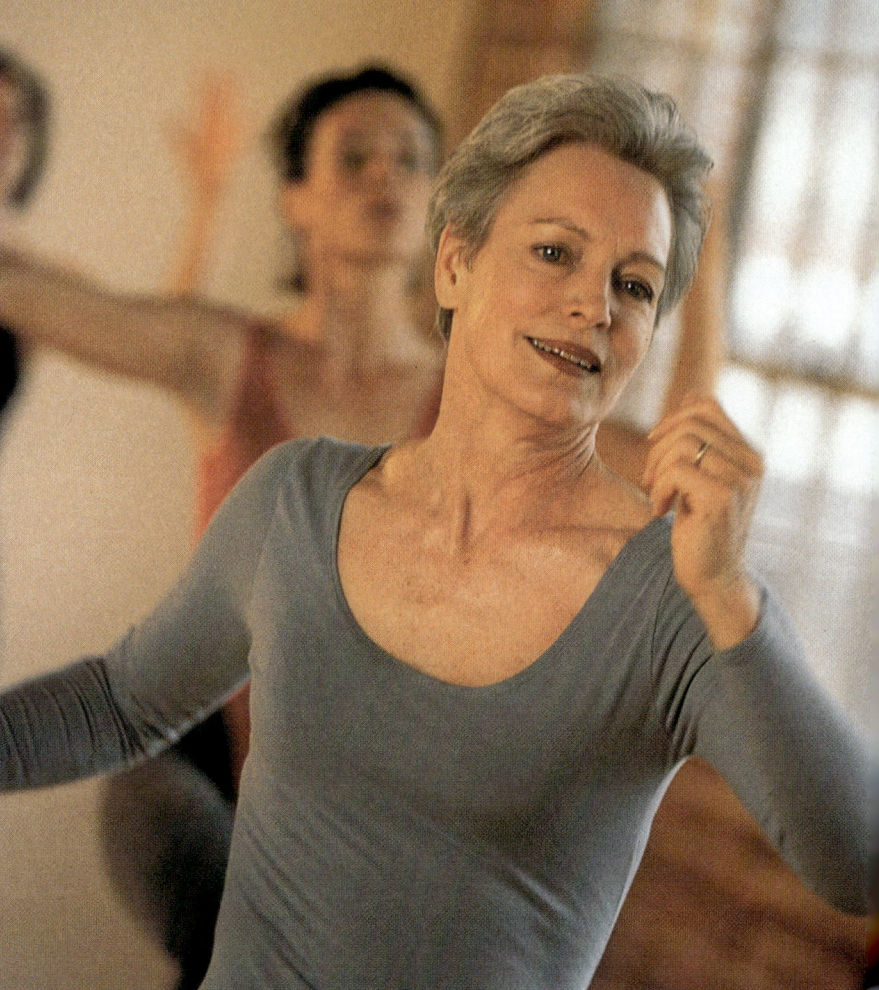

Einmal startet fast jeder den Versuch, sein Gewicht zu reduzieren – mit recht unterschiedlichem Erfolg. Aber wann sollte man auf sein Gewicht achten? Gibt es einen Weg, auf natürliche Weise gesund schlank zu werden?

DER ENERGIEBEDARF

■ Der Energiegehalt von Lebensmitteln wird in Kalorien gemessen. Empfohlen werden 2 500 Kilokalorien pro Tag für Männer und 2 000 pro Tag für Frauen.

■ Der individuelle Bedarf ist jedoch von Lebensalter, Lebensweise und Grundumsatz abhängig. Diese Faktoren bestimmen den Energiebedarf zu etwa 90 %.

■ Das richtige Gewicht ist ein Schlüssel zur Gesundheit.

■ Übergewicht steigert das Risiko für Krankheiten wie Herzinfarkt, Schlaganfall oder Krebs, die zu den häufigsten Todesursachen in Deutschland zählen. Übergewicht kann die Lebensqualität beeinträchtigen.

■ Daher steht Übergewicht in engem Zusammenhang mit Bluthochdruck, Diabetes, Gelenkverschleiß, Atemwegserkrankungen, Gallenerkrankungen, Unfruchtbarkeit, erhöhter Schweißneigung, Atemnot und Schlafstörungen.

■ Fast 70 % der Männer und über 50 % der Frauen in Deutschland sind Studien zufolge übergewichtig.

HABEN SIE ÜBERGEWICHT?

Es gibt eine einfache Methode, Gewicht und Figur zu überprüfen. Der Body Mass-Index (BMI) bewertet das Körpergewicht im Verhältnis zur Körpergröße. Ermittelt wird er, indem man das Körpergewicht (in kg) durch die Körpergröße (in Metern zum Quadrat) teilt. Gesund ist ein BMI zwischen 20 und 25. Ist Ihr BMI höher als 25, sollten Sie abnehmen. Wenn Ihr BMI über 30 ist, leiden Sie an Fettsucht (Adipositas) und sollten einen Arzt aufsuchen.

Der BMI kann zwar nicht zwischen Muskeln und Fettgewebe unterscheiden. Dennoch ist er ein gutes Maß für den Fettanteil am Körpergewebe.

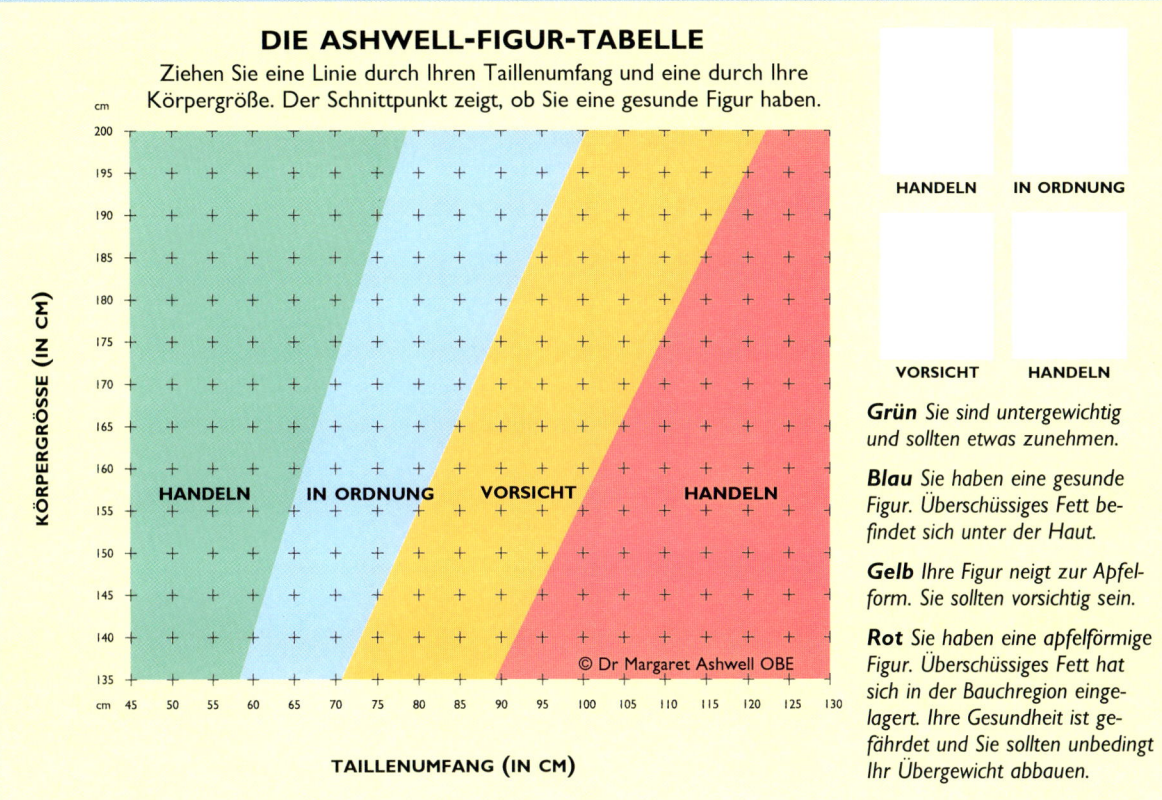

DIE ASHWELL-FIGUR-TABELLE

Ziehen Sie eine Linie durch Ihren Taillenumfang und eine durch Ihre Körpergröße. Der Schnittpunkt zeigt, ob Sie eine gesunde Figur haben.

KÖRPERGRÖSSE (IN CM)

HANDELN   IN ORDNUNG   VORSICHT   HANDELN

TAILLENUMFANG (IN CM)

© Dr Margaret Ashwell OBE

HANDELN   IN ORDNUNG

VORSICHT   HANDELN

Grün Sie sind untergewichtig und sollten etwas zunehmen.

Blau Sie haben eine gesunde Figur. Überschüssiges Fett befindet sich unter der Haut.

Gelb Ihre Figur neigt zur Apfelform. Sie sollten vorsichtig sein.

Rot Sie haben eine apfelförmige Figur. Überschüssiges Fett hat sich in der Bauchregion eingelagert. Ihre Gesundheit ist gefährdet und Sie sollten unbedingt Ihr Übergewicht abbauen.

Auch die Fettverteilung wirkt sich auf die Gesundheit aus. Ist das Köperfett gleichmäßig vor allem auf Hüften und Oberschenkel verteilt („birnenförmige" Silhouette), dann ist das Risiko für Herzkrankheiten, Diabetes und Schlaganfall geringer als bei einer „apfelförmigen" Verteilung .

WIE NIMMT MAN RICHTIG AB?
Der Schlüssel zum gesunden und erfolgreichen Abnehmen liegt in einer Verringerung der Kalorienzufuhr bei ausgewogener Ernährung (siehe S. 15–22) und gleichzeitiger körperlicher Bewegung. Setzen Sie sich zum Ziel, pro Woche 0,5 bis 1 kg abzunehmen. Blitzdiäten schaden nur Ihrer Gesundheit.

DIÄT UND PRÄPARATE
Wenn Sie abnehmen möchten, kann Sie die tägliche Einnahme eines Multivitaminpräparates mit Mineralstoffzusatz vor einem Mangel an Mikronährstoffen bewahren, der sich aufgrund des verringerten Verzehrs von energiereichen Nahrungsmitteln ergeben kann.

Zwar sollte der Fettverzehr reduziert werden, doch sind Omega-3-Fettsäuren und Omega-6-Fettsäuren notwendig für den Erhalt der Zellwände und des Immunsystems. Essen Sie daher mindestens 2-mal pro Woche fettreichen Fisch, oder nehmen Sie täglich ein Fischölpräparat oder Leinöl zu sich. Wenn Sie wenig Milchprodukte essen, sollten Sie auf eine aus-

reichende Versorgung mit Kalzium achten. Dies ist am besten über ein Knochenaufbaupräparat zu erreicht, das zusätzlich Magnesium und Vitamin D enthalten sollte.

Einige Ergänzungsmittel steigern den Grundumsatz während andere das Gefühl der Sättigung verstärken.

PRÄPARATE, DIE DEN GRUNDUMSATZ ERHÖHEN
Eine Reihe von Heilpflanzen regen den Stoffwechsel an, fördern die Durchblutung und unterstützen somit die Gewichtsabnahme.

■ Extrakte aus der Rinde von *Malabar tamarind* (*Garcinia cambogia*) enthalten Hydroxyzitronensäure. Forschungsergebnisse deuten darauf hin, dass diese Säure die Umwandlung von Kohlenhydraten in gespeichertes Fett hemmt.

■ Kelp empfiehlt sich bei Übergewicht, das auf eine Unterfunktion der Schilddrüse zurückzuführen ist. Obwohl seine Wirkung noch nicht bewiesen ist, setzen Naturheilkundler diese Pflanze zur Stimulierung der Schilddrüse ein.

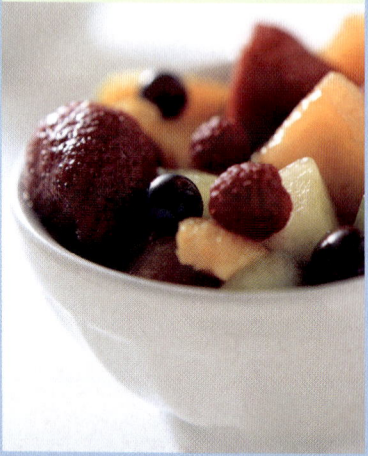

■ Chrom wird von den Körperzellen benötigt, um Insulin zu erkennen, und so muss der Körper ausreichend mit diesem Spurenelement versorgt werden. Klinische Studien haben Chrom eine positive Wirkung auf die Steuerung des Blutzuckerspiegels bei Diabetikern nachgewiesen.

Eine unzureichende Chromversorgung führt zu hohen Cholesterinwerten und einer schlechten Ausnutzung des Insulins. Bestimmte Multivitaminpräparate mit Mineralstoffzusatz enthalten etwa 200 µg Chrom, was ausreichend ist.

Mit zunehmendem Körpergewicht sprechen die Zellen weniger auf Insulin an, das den Blutzuckerspiegel steuert und der Glukose (Traubenzucker), also dem Blutzucker, den Eintritt in die Zellen ermöglicht, wo er in Energie umgewandelt wird. Ohne Insulin wird die Glukose von den Zellen nicht erkannt und in Fett umgewandelt. Ist die Empfindlichkeit der Zellen für Insulin hoch, wird die Glukose eher verbrannt, anstatt in Fett umgewandelt und im Körper gespeichert zu werden, was zur Gewichtsabnahme beiträgt. Die Reaktion des Körpers auf Insulin wird durch körperliche Bewegung gesteigert.

ERGÄNZUNGSMITTEL, DIE SATT MACHEN

Ballaststoffreiche Nahrungsmittel geben dem Speisebrei mehr Volumen. Dies trägt zu einem Sättigungsgefühl bei und kann Hungerattacken vorbeugen. Die gummiartigen pflanzlichen Substanzen, die als quellende Ballaststoffe bezeichnet werden, sind sehr wirkungsvoll, da sie Wasser stärker binden als Ballaststoffe aus Zellulose oder Kleie.

Ob quellende Ballaststoffe aufgrund eines besseren Sättigungsgefühls zu einer geringeren Kalorienaufnahme führen, ist noch unklar. Auf jeden Fall können Sie Heißhungerattacken vorbeugen, die bei Diäten häufig zu beobachten sind. Da quellende Ballaststoffe die Zuckeraufnahme im Körper verlangsamen, werden Schwankungen des Blutzuckerspiegels verhindert.

Guar, ein quellender Ballaststoff, der aus der Pflanze *Cyamopsis tetragonolba* gewonnen wird, besitzt auch hervorragende wasserbindende Eigenschaften.

Guarkernmehl kann eine Gewichtsabnahme unterstützen, da es Wasser bindet, auf diese Weise zu einem Gefühl der Sättigung beiträgt und den Glukosespiegel normalisiert. Guarkernmehl sollte aber nur in kleinen Mengen eingenommen werden, da es schnell Blähungen hervorrufen kann. Zudem sollte es nicht in Form von Tabletten oder Kapseln eingenommen werden, da diese im Hals aufquellen und dann auch die Speiseröhre verkleben können.

Zwei andere Arten löslicher Ballaststoffe besitzen eine ganz ähnliche Wirkung wie Guarkernmehl – Flohsamen und Glukomannan.

Flohsamen werden aus den Samenschalen des indischen

Spitzwegerichs hergestellt. Naturheilkundler wissen seit Jahrhunderten um die abführende Wirkung dieser Samen, die heute in vielen Abführmitteln verwendet werden, damit der Stuhl mehr Volumen erhält. Das aus den Hülsen zubereitete Pulver kann unter die Speisen gemischt oder auch mit Wasser oder Fruchtsaft getrunken werden.

Glukomannan ist ein quellender Ballaststoff, hergestellt aus der Wurzel der ostasiatischen Konjakpflanze. Er wird auf dieselbe Art eingenommen wie Flohsamen.

ESSSTÖRUNGEN

Magersucht (Anorexia nervosa) und Bulimie (Bulimia nervosa) sind der äußere Ausdruck von seelischen Konflikten. Die Betroffenen leiden meist unter Minderwertigkeitskomplexen und haben Schwierigkeiten, ihre Gefühle auszudrücken. Für sie ist das Essen der einzige Weg, sich der Umwelt mitzuteilen.

Eine Essstörung tritt in der Regel erstmals nach einer strengen Diät auf, die einst aus Sorge um die Figur begonnen wurde.

Magersüchtige unterschreiten in der Regel ein gesundes Minimalgewicht (das Durchschnittsgewicht von Magersüchtigen liegt etwa 15 % unterhalb des Normalgewichts). Auf geradezu dramatische Weise verlieren sie an Gewicht und haben panische Angst davor, zuzunehmen. Von dem Gedanken an Essen sind sie besessen und sie zeigen ein gestörtes Essverhalten.

In der Regel leiden Magersüchtige zudem unter Hormonstörungen. Bei Frauen hat dies unter anderem das Ausbleiben der Menstruation zur Folge, bei Männern Impotenz.

Typisch für Bulimie sind unkontrollierte Fressattacken, bei denen die Betroffenen wahllos alle verfügbaren Lebensmittel in sich hineinstopfen. Dem Fressanfall folgt eine Phase der Reinigung, in der die Betroffenen fasten, sich übergeben oder Abführmittel und Entwässerungsmittel verwenden.

Ähnlich wie Magersüchtige halten sich auch Bulimiekranke für zu dick. Manchmal sind sie tatsächlich übergewichtig, oft haben sie aber auch ein normales Gewicht. Beide Krankheiten treten in der Regel erstmals zwischen dem 15. und dem 20. Lebensjahr auf. Die Betroffenen zeigten meist schon vorher auffällige Essgewohnheiten, litten als Kinder unter Übergewicht oder unter auffälligen Gewichtsschwankungen.

ERGÄNZUNGSMITTEL UND ESSSTÖRUNGEN

Zink regt den Appetit an. Bei extrem geringer Nahrungsaufnahme kann Zink so vor einem Nährstoffmangel schützen.

Spurenelemente und Vitamine werden am besten über ein Multivitaminpräparat mit Mineralstoffzusatz aufgenommen. Kalzium und Magnesium sollten in Form eines Knochenaufbaupräparates zugeführt werden und es empfiehlt sich auch, zusätzlich Vitamin C und Vitamin E einzunehmen.

AKTIVER WERDEN

■ **Entwickeln Sie eine positive Einstellung zu körperlicher Aktivität. Nutzen Sie jede Gelegenheit, sich zu bewegen.**

■ **Spannen Sie mehrmals am Tag Ihre Muskeln an und lassen Sie diese anschließend locker.**

■ **Wenn Sie einer sitzenden Tätigkeit nachgehen, nutzen Sie jede Gelegenheit um aufzustehen.**

■ **Erledigen Sie auch zu Hause alle Gänge selbst. Möchten Sie das Fernsehprogramm umschalten, stehen Sie auf, anstatt die Fernbedienung zu benutzen.**

■ **Benutzen Sie immer die Treppe und nie den Fahrstuhl. Beim Treppensteigen werden viele Kalorien verbrannt.**

■ **Versuchen Sie, alle Aktivitäten des täglichen Lebens schneller zu erledigen als bisher. Laufen Sie schneller. Setzen Sie bei der Haus- und der Gartenarbeit maximale Körperbewegungen ein.**

■ **Laufen Sie oder fahren Sie Rad, so oft sich die Gelegenheit bietet. Lassen Sie das Auto stehen. Gehen Sie in der Mittagspause spazieren.**

■ **Eine der besten Fitnessübungen überhaupt ist ein Hund. Das regelmäßige Gassigehen ist ein guter Anlass, sich zu bewegen.**

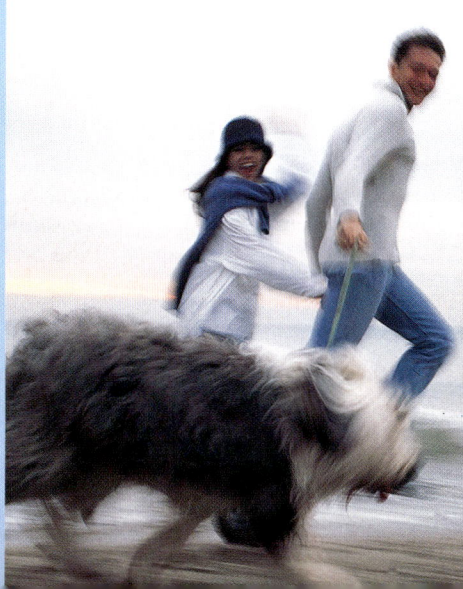

Gicht

Ohne Vorwarnung kann ein Gichtanfall mit heftigsten Schmerzen einsetzen. In der Regel verursacht diese Krankheit jedoch lange Zeit keinerlei Beschwerden. Etwa ein Prozent der Männer über 40 Jahren sind von Gicht betroffen, aber auch Frauen, vor allem nach den Wechseljahren.

Symptome

- *Plötzliche, heftige Gelenkschmerzen, in der Regel zunächst am großen Zeh, der Ferse, dem Fußknöchel oder dem Rist. Folgeanfälle treten bevorzugt am Knie, den Handgelenken, Ellbogen und Fingern auf.*

- *Rötungen und Schwellungen des betroffenen Gelenks.*

- *Gelegentlich bilden sich Nierensteine, die Fieber, heftige Schmerzen im Bereich der Lendenwirbelsäule, Übelkeit, Erbrechen und ein Gefühl des Aufgetriebenseins hervorrufen.*

SUCHEN SIE DEN ARZT AUF, ...

- **bei Anzeichen eines akuten Gichtanfalls.** Ihr Arzt wird Ihnen dann Medikamente gegen die Schmerzen verschreiben.

- **bei Nierenkolik** infolge des Abgangs eines Nierensteins.

Sprechen Sie bei Erkrankungen immer zuerst mit Ihrem Arzt, bevor Sie Ergänzungsmittel einnehmen.

Was ist Gicht?

Zur Stoffwechselkrankheit Gicht kommt es infolge eines zu hohen Harnsäurespiegels. Dieses Abbauprodukt verschiedener Stoffwechselvorgänge wird auch nach dem Verzehr bestimmter Lebensmittel gebildet und normalerweise über den Harn ausgeschieden. Wird jedoch zuviel Harnsäure gebildet oder kann sie nicht richtig ausgeschieden werden, steigt ihr Spiegel im Blut an. Die überschüssige Harnsäure bildet feine scharfe Kristalle, die sich unter anderem an den Gelenken ablagern.

Welches sind die Ursachen für Gicht?

Was genau einen Gichtanfall auslöst, das liegt noch im Dunkeln. Bekannt sind jedoch einige Faktoren, die das Risiko für Gicht erhöhen: Familiäre Belastung und erhöhte Blutfettwerte (Triglyzeride). Besonders Männer, die zwischen 20 und 40 Jahren stark zunehmen, sind gefährdet. Starker Alkoholkonsum, hoher Blutdruck, Nierenkrankheiten, längerer Kontakt mit Blei, Blitzdiäten und Medikamente (wie Antibiotika, Diuretika und Zytostatika) spielen eine Rolle. Bei einigen Menschen löst der vor allem in Leber und Sardellen enthaltene Stoff Purin Gichtanfälle aus.

Wie wirken die Ergänzungsmittel?

Harnsäure kann sich über die Jahre im Körper ansammeln, ohne Beschwerden zu verursachen. Ein akuter Gichtanfall setzt meist plötzlich ein und lässt sich mit den üblichen Medikamenten behandeln. Als Ergänzungsmittel eignet sich vor allem **Bromelain**. Die anderen Substanzen wirken in Kombination und eignen sich alle für den Langzeitgebrauch. Omega-3-Fettsäuren (in **Fisch- oder Leinöl**) senken den Anteil entzündungsfördernder Leukotrine, die bei gichtbedingter Gewebeschädigung stehen. Antioxidanzien wie die **Vitamine C** und **E** wirken Entzündungen

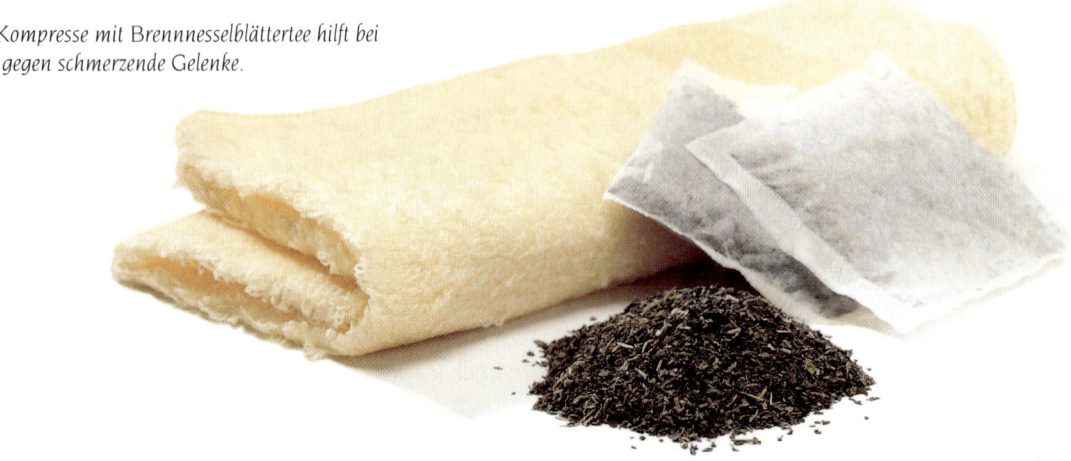

Eine Kompresse mit Brennnesselblättertee hilft bei Gicht gegen schmerzende Gelenke.

Bromelain	**Dosis:** 500 mg alle 3 Stunden während eines Gichtanfalls; zur Vorbeugung 2 × 500 mg/Tag. **Hinweis:** Möglichst auf leeren Magen einnehmen.
Fischöl	**Dosis:** 2 000 mg Omega-3-Fettsäuren einnehmen. **Achtung!** Sprechen Sie mit Ihrem Arzt, wenn Sie gerinnungshemmende Medikamente einnehmen. **Hinweis:** Vegetarier nehmen statt Fischöl 1 EL Leinöl.
Vitamin C	**Dosis:** 500 mg/Tag. **Hinweis:** Dosis alle 5 Tage um 100 mg bis zu einer Höchstdosis von 2 × 500 mg/Tag steigern; bei Durchfall die Dosis verringern.
Vitamin E	**Dosis:** 2 × 250 mg/Tag. **Achtung!** Sprechen Sie mit Ihrem Arzt, wenn Sie gerinnungshemmende Medikamente einnehmen.
Quercetin	**Dosis:** 2 × 125–250 mg/Tag. **Hinweis:** Zur Vorbeugung mit Bromelain kombinieren.
Kirschextrakt	**Dosis:** 3 × 1 000 mg/Tag nach einem akuten Gichtanfall. **Hinweis:** Bei Langzeitbehandlung nur 1 × 1 000 mg/Tag.
Brennnesselblätter	**Dosis:** 3 × 250 mg Extrakt/Tag. **Hinweis:** Wirkt auch als Tee; kann als Kompressen auf die schmerzenden Gelenke gelegt werden. Dafür 1–2 TL der Pflanze mit 250 ml heißem Wasser übergießen.

Erst die blauen, dann die schwarzen Präparate probieren. Nehmen Sie bereits ein Ergänzungsmittel, kann die Dosis einiger Wirkstoffe abgedeckt sein (siehe S. 197).

WUSSTEN SIE, DASS ...?

Gicht mit erhöhten Harnsäurewerten im Zusammenhang steht, aber nur wenige Menschen mit erhöhten Werten auch Gicht bekommen.

TIPPS & INFOS

■ Viele von Gicht Betroffene schwören auf frische oder eingemachte Kirschen (250 g pro Tag), da sie den Harnsäurespiegel senken. Schon eine vor Jahren durchgeführte Studie bestätigte: Der Verzehr von Kirschen kann tatsächlich den Harnsäurespiegel senken. Statt der frischen oder eingemachten Kirschen können jedoch auch 1 000 mg Kirschextrakt in Tablettenform eingenommen werden (erhältlich in Naturkostläden und in Reformhäusern). Eine ähnlich positive Wirkung haben auch die Extrakte aus Erdbeeren, Blaubeeren, Sellerie und Selleriesamen.

entgegen. Vitamin C unterstützt die Lösung von Harnsäure aus dem Gewebe. (Bei anfänglich hoher Dosis wird so viel Harnsäure freigesetzt, dass sich Nierensteine bilden können.)

Das in der Ananas enthaltene, entzündungshemmende Bromelain hat sich bei gichtbedingten Schmerzen bewährt. Wird es nicht zur Behandlung akuter Gichtanfälle eingesetzt, sollte die Dosis reduziert und Bromelain mit **Quercetin** kombiniert werden. Dieses Flavonoid senkt den Harnsäurespiegel und wird in Kombination mit Bromelain besser vom Körper aufgenommen. Kirschen enthalten ebenfalls viel Flavonoide und können den Harnsäurespiegel im Blut senken. **Kirschextrakt** (täglich 125 ml) ist in vielen Naturkostläden erhältlich. Saft oder Tee aus **Brennnesselblättern** unterstützen die Ausscheidung überschüssiger Harnsäure, Teekompressen verschaffen Linderung bei entzündeten Gelenken. Auch Sellerie und Heidelbeeren, oder Teufelskrallen- oder Olivenblättertee kann eine Senkung des Harnsäurespiegels bewirken.

Was können Sie noch tun?

☑ Trinken Sie mindestens 2 l Wasser pro Tag, um den Urin zu verdünnen und den Harnsäurespiegel zu senken. Meiden Sie Alkohol.

☑ Achten Sie auf Ihr Gewicht. Übergewicht begünstigt Gichtanfälle.

☑ Meiden Sie Fette, raffinierte Kohlenhydrate, zuviel Eiweiß und, wenn Sie auf Purine empfindlich reagieren, Speisen, die dieses enthalten (wie Fleisch, Anchovis, Hülsenfrüchte, Hafermehl, Spinat, Spargel, Pilze).

Grauer Star

Etwa die Hälfte aller Menschen leidet ab dem 50. Lebensjahr unter grauem Star, ab dem 75. Lebensjahr sind es sogar drei Viertel. Dabei muss es im Alter nicht zwangsläufig zu dieser Augenkrankheit kommen: Eine veränderte Lebensweise senkt das Risiko merklich.

Symptome

- *Allmähliches Verschwommensehen und Trübung des Bildes.*
- *Gesteigerte Empfindlichkeit gegenüber grellem Sonnenlicht oder Scheinwerfern (nachts).*
- *Wahrnehmung von einem Lichtkreis um Lichtquellen.*
- *Veränderte Farbwahrnehmung.*

SUCHEN SIE DEN ARZT AUF, ...

- **wenn Sie bei sich die ersten Anzeichen für grauen Star feststellen.**

Sprechen Sie bei Erkrankungen immer zuerst mit Ihrem Arzt, bevor Sie Ergänzungsmittel einnehmen.

Was ist grauer Star?

Die Augenlinse ist eine durchsichtige Scheibe, die das Licht bricht und so auf die Netzhaut projiziert, dass ein klares Bild entsteht. Bei grauem Star bilden sich auf der Linse dunkle Flecken, da in ihrem Innern Eiweiße zerfallen und verklumpen. Diese Flecken verringern die Lichtmenge, die auf die Netzhaut trifft, und rufen so eine getrübte oder verschwommene Wahrnehmung hervor. Die Beeinträchtigung der Sehkraft ist von der Größe und Dichte dieser Flecken und von ihrer Position auf der Linse abhängig.

Welches sind die Ursachen für grauen Star?

Grauer Star entsteht entweder durch eine Verletzung des Auges oder aufgrund altersbedingter Veränderungen im Körper. In ganz seltenen Fällen (1 von 10 000) ist er auch angeboren. Einige Mediziner vertreten die Auffassung, grauer Star werde in erster Linie durch eine lebenslange Einwirkung von UV-Licht oder durch Rauchen verursacht. Auch eine nicht ausreichende Versorgung des Körpers mit antioxidativen Wirkstoffen wie Vitamin C, Vitamin E, Betakarotin und Selen über die Ernährung spielt möglicherweise eine Rolle. Diese neutralisieren nämlich die freien Radikale (instabile Sauerstoffmoleküle), die die Linse schädigen können. Darüber hinaus haben Diabetiker und Übergewichtige ein erhöhtes Risiko für grauen Star, da beide Krankheiten durch einen hohen Blutzuckerspiegel gekennzeichnet sind. Dies kann möglicherweise den Abbau von Eiweiß in der Linse begünstigen.

Wie wirken die Ergänzungsmittel?

Ergänzungsmittel können die Entstehung eines grauen Stars und sein Fortschreiten im Frühstadium verzögern oder gänzlich verhindern. Eine endgültige Heilung kann aber nur durch eine Operation erzielt werden.

Die Antioxidanzien **Vitamin C** und **Vitamin E** schützen die Linse vor den schädlichen Einflüssen durch UV-Licht und Zigarettenrauch. Auch

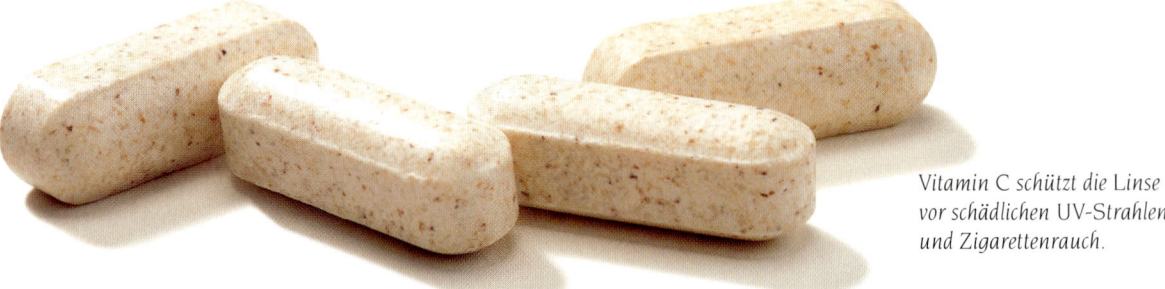

Vitamin C schützt die Linse vor schädlichen UV-Strahlen und Zigarettenrauch.

EMPFOHLENE ERGÄNZUNGSMITTEL

Vitamin C	**Dosis:** 2 x 500 mg/Tag. **Hinweis:** Die Dosis bei auftretendem Durchfall verringern.
Vitamin E	**Dosis:** 250 mg/Tag. **Achtung!** Sprechen Sie immer erst mit Ihrem Arzt, wenn Sie gerinnungshemmende Medikamente einnehmen.
Selen	**Dosis:** 200 µg/Tag. **Hinweis:** Dosis nicht überschreiten; höhere Dosen sind giftig. sind giftig.
Heidelbeere	**Dosis:** 3 x 80 mg Extrakt/Tag. **Hinweis:** Extrakt mit 25 % Anthozyanen verwenden; ist in einigen Ergänzungsmitteln für das Auge bereits enthalten.
Ginkgo	**Dosis:** 3 x 40 mg/Tag. **Hinweis:** Extrakt mit mind. 24 % Flavonglykosid verwenden.
Alphalipon-säure	**Dosis:** 150 mg/Tag. **Hinweis:** Am besten morgens nüchtern oder zum Frühstück einnehmen.
Fischöl	**Dosis:** 2 000 mg Omega-3-Fettsäuren/Tag. **Hinweis:** Sprechen Sie mit Ihrem Arzt, wenn Sie gerinnungshemmende Medikamente einnehmen.
Leinöl	**Dosis:** 1 EL/Tag. **Hinweis:** Kann dem Essen zugefügt werden; morgens einnehmen.

Erst die blauen, dann die schwarzen Präparate probieren. Nehmen Sie bereits ein Ergänzungsmittel, kann die Dosis einiger Wirkstoffe abgedeckt sein (siehe S. 197).

Selen unterstützt den Körper bei der Neutralisierung der freien Radikale. **Heidelbeeren** enthalten viele Flavonoide, also antioxidative Wirkstoffe, die die Ausscheidung von Giftstoffen (Toxinen) aus der Linse und der Netzhaut fördern. In einer wissenschaftlichen Untersuchung konnte die kombinierte Gabe von Heidelbeere und Vitamin E das Fortschreiten von grauem Star bei 48 von 50 Testpersonen aufhalten. Statt Heidelbeere eignet sich auch **Ginkgo,** da er die Durchblutung fördert und ebenfalls stark antioxidative Eigenschaften besitzt. Er empfiehlt sich vor allem für Betroffene, die Ginkgo bereits zur Unterstützung der Gedächtnisleistung einnehmen. **Alphaliponsäure** verstärkt die Wirkung von Vitamin C und Vitamin E und hat bei der Verhütung von grauem Star bereits viel versprechende Ergebnisse gezeigt.

Was können Sie noch tun?

☑ Geben Sie das Rauchen auf.

☑ Schützen Sie im Freien die Augen durch eine Sonnenbrille und einen breitkrempigen Hut vor UV-Strahlen.

☑ Essen Sie viel frisches Obst und Gemüse. Diese enthalten besonders viel Antioxidanzien.

Gürtelrose

Hatten Sie Windpocken? Der Erreger dieser Krankheit schlummert noch immer in Ihren Nervenzellen und kann jederzeit wieder aktiv werden. Er ruft dann schmerzhafte Bläschen hervor – die Gürtelrose. Natürliche Heilmittel helfen, die Beschwerden wirksam zu bekämpfen.

Symptome

- *Starkes Brennen und Kribbeln in einer Körperregion. Nach 1–3 Tagen dann Rötung der Haut. Gelegentlich auch Kopfschmerzen und erhöhte Temperatur.*

- *Gruppierte entzündete Bläschen, die in der Regel bandförmig am Brustkorb oder am Po, manchmal aber auch an den Armen oder im Gesicht auftreten.*

- *Heftige Schmerzen und starker Juckreiz im Bereich der Bläschen, die nach etwa 10 Tagen verschorfen. In der Regel lassen die Schmerzen nach 2–3 Wochen nach; sie können manchmal aber auch Monate oder Jahre anhalten.*

SUCHEN SIE DEN ARZT AUF, …

- **wenn Sie bei sich die oben beschriebenen Symptome beobachten. Gürtelrose kann nur durch rechtzeitige Einnahme virushemmender Medikamente behandelt werden.**

- **wenn Sie in einer Hälfte Ihres Gesichts oder Ihres Körpers eine kribbelnde Empfindung haben.**

- **wenn die Hautschädigungen auf die Augen überzugreifen drohen.**

- **wenn die Entzündung sich infiziert oder länger als 10 Tage anhält.**

- **wenn Sie unter unerträglichen Schmerzen leiden.**

Sprechen Sie bei Erkrankungen immer zuerst mit Ihrem Arzt, bevor Sie Ergänzungsmittel einnehmen.

Was ist Gürtelrose?

Gürtelrose, auch Herpes zoster genannt, ist eine Viruserkrankung. Sie wird durch denselben Erreger hervorgerufen wie die Kinderkrankheit Windpocken. Nach der Erkrankung stirbt das Virus nicht ab, sondern schlummert in den Nervenzellen weiter und kann wieder aktiv werden. Es bilden sich dann schmerzhafte Hautbläschen. Gürtelrose selbst ist nicht ansteckend. Kommen aber Kinder oder Erwachsene, die noch keine Windpocken hatten, in Kontakt mit den offenen Bläschen, kann das Windpockenvirus auf sie übertragen werden.

Welches sind die Ursachen für Gürtelrose?

Man glaubt, die Reaktivierung des Virus könne auf eine Schwächung des Immunsystems zurückzuführen sein. Dies geschieht zum Beispiel infolge des natürliches Alterungsprozesses, durch Stress, Grippe oder andere Krankheiten sowie durch Medikamente. Was aber genau das Virus veranlasst, wieder „aufzuwachen", ist nicht bekannt.

Wie wirken die Ergänzungsmittel?

Die Therapie bei Gürtelrose zielt auf die Behandlung akuter Schübe ab – die Ergänzungsmittel werden dann bis zum Abheilen der Bläschen eingenommen. Es sollen aber auch die Nervenschmerzen bekämpft werden, die noch Monate oder Jahre anhalten können. Die Ergänzungsmittel zur Behandlung eines akuten Schubs können in zwei Gruppen

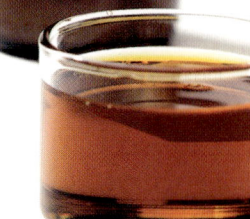

Flüssiges Vitamin E, sanft auf die betroffene Haut aufgetragen, lindert bei Gürtelrose die Nervenschmerzen.

Aloe-vera-Gel	**Dosis:** Je nach Bedarf großzügig auf die betroffene Haut auftragen. **Hinweis:** Frische Aloeblätter oder handelsübliches Gel nehmen.
Vitamin E	**Dosis:** Bei akuten Schüben das Öl auf die betroffene Haut auftragen. **Hinweis:** Bei Nervenschmerzen 2 x 250 mg/Tag einnehmen.
Vitamin C/ Flavonoide	**Dosis:** 2 x 500 mg Vitamin C und 2 x 250 mg Flavonoide/Tag. **Hinweis:** Bei auftretendem Durchfall die Dosis verringern.
Johanniskraut	**Dosis:** 3 x 300 mg Extrakt/Tag. **Hinweis:** Standardisierten Extrakt mit 0,3 % Hyperizin nehmen.
Echinacea/ Kanadische Gelbwurzel	**Dosis:** 4 x 200 mg Echinaceaextrakt und 4 x 125 mg Kanadische Gelbwurzel. **Hinweis:** Nur beim akuten Schub einnehmen.
Lysin	**Dosis:** 3 x 1 000 mg L-Lysin/Tag; nur beim akuten Schub. **Hinweis:** Auf leeren Magen, nicht zusammen mit Milch nehmen.
Selen	**Dosis:** 100 µg/Tag; nur bei einem akuten Schub einnehmen. **Achtung!** Ist in hoher Dosis giftig. Nie mehr als 200 µg/Tag nehmen.

Erst die blauen, dann die schwarzen Präparate probieren. Nehmen Sie bereits ein Ergänzungsmittel, kann die Dosis einiger Wirkstoffe abgedeckt sein (siehe S. 197).

unterteilt werden: Lokale Heilmittel werden direkt auf die betroffene Haut aufgetragen, die anderen Präparate werden eingenommen und sollen die Immunabwehr stärken sowie den Heilungsprozess bei Haut- und Nervenentzündungen beschleunigen. Lokal aufgetragenes **Aloe-vera-Gel** verschafft zusammen mit **Vitamin-E-Öl** Linderung. Die Haut wird weicher, Schmerzen und Juckreiz werden gelindert und einer Infekton vorgebeugt. Ähnlich wirken auch Melissen- oder Süßholzwurzelcreme.

Die Einnahme von **Vitamin C** und **Flavonoiden** hilft bei akuten Schüben, da diese aufgrund ihrer antioxidativen Eigenschaften die Zellen vor den Angriffen freier Radikale schützen. Zusammen mit **Echinacea** und **Kanadischer Gelbwurzel** stärken sie zudem das Immunsystem und unterstützen somit den Kampf des Körpers gegen das Herpesvirus und andere bakterielle Entzündungen der Haut. Johanniskraut besitzt ebenfalls stark virushemmende Eigenschaften und wird bei der Behandlung von Gürtelrose eingesetzt. Die Aminosäure **Lysin** und der Mineralstoff **Selen** fördern die Regeneration der Haut und beschleunigen die Wundheilung.

Bei anhaltenden Nervenschmerzen wird zu den Präparaten geraten, die sich in der akuten Krankheitsphase bewährt haben. Vitamin E schützt die Nervenzellen (2-mal täglich 250 mg). Vitamin B_{12} (morgens 1 000 µg zusammen mit 400 µg Folsäure) unterstützt die Ernährung der Myelinschicht um die Nervenzellen.

Was können Sie noch tun?

☑ Die betroffenen Hautbezirke sauber und trocken halten. Die Bläschen nicht aufkratzen, da dies eine bakterielle Infektion hervorrufen kann.

☑ Kalte, feuchte Kompressen oder Eisbeutel beruhigen die betroffene Haut und lindern die Schmerzen.

Haarprobleme

Schuppen, Haarausfall sowie sprödes oder graues Haar sind meist auf falsche Ernährung, erbliche Veranlagung oder natürliches Altern zurückzuführen. Natürliche Heilmittel können die Gesundheit des Haares verbessern.

Symptome

- *Verkrustete, schuppende oder gereizte Kopfhaut.*
- *Starker Haarausfall beim Waschen oder Kämmen.*
- *Veränderungen von Haarfarbe, Haarstruktur oder Haarwuchs.*

Was sind Haarprobleme?

Haar ist totes Gewebe und besteht aus Eiweißfaser, dem Keratin. Auch Finger- und Zehennägel sind aus Keratin aufgebaut. Gesundes Haar muss mit nährstoffreichem Blut versorgt werden, damit die Haarwurzel richtig ernährt wird. Pro Monat wächst ein Haar durchschnittlich einen Zentimeter. Es ist nicht ungewöhnlich, am Tag etwa einhundert Haare zu verlieren. Ausgefallene Haare wachsen zum Glück wieder nach. Problematisch wird es, wenn die Haare austrocknen und spröde werden, nicht mehr nachwachsen oder wenn es zu Schuppenbildung kommt.

Welches sind die Ursachen für Haarprobleme?

Stress, schlechte Ernährung und hormonelle Veränderungen können Haarausfall bedingen. Auch Umweltgifte, erbliche Faktoren, Störungen des Immunsystems, Schilddrüsenunterfunktion, Nährstoffmangel oder Medikamente, zum Beispiel die im Rahmen einer Chemotherapie eingesetzten Zytostatika (Zellgifte), können das Haar schädigen.

Wie wirken die Ergänzungsmittel?

Die empfohlenen Ergänzungsmittel, die zusammen mit einem Multivitaminpräparat mit Mineralstoffzusatz eingenommen werden sollten, fördern das Wachstum gesunder, kräftiger Haare, da sie die Haarwurzel ernähren. Kein Wundermittel kann über Nacht eine Löwenmähne zaubern. Aber nach etwa einem halben Jahr sollten in aller Regel deutliche Veränderungen sichtbar sein.

Ergänzungsmittel, die essenzielle Fettsäuren enthalten, wie **Fischöl, Leinöl** oder **Nachtkerzenöl** wirken auf mehrfache Weise. Fischöl enthält viele Omega-3-Fettsäuren, ohne die das Haar oft spröde und schlaff wirkt. Daneben spenden sie auch Feuchtigkeit, hemmen Juckreiz und Schuppenbildung und eignen sich für die Behandlung von Ekzemen und Schuppenflechte der Kopfhaut.

Vitamine und Mineralstoffe hemmen den Haarausfall. **Zink** regt die Schilddrüsenfunktion an und empfiehlt sich besonders bei sprödem, dünnem Haar infolge von Schilddrüsenunterfunktion. Zink muss aber in Kombination

Biotin und die anderen B-Vitamine ernähren das Haar von innen.

EMPFOHLENE ERGÄNZUNGSMITTEL

Fischöl	**Dosis:** 2 000 mg Omega-3-Fettsäuren/Tag. **Achtung!** Sprechen Sie mit Ihrem Arzt, wenn Sie gerinnungshemmende Medikamente einnehmen. **Hinweis:** Vegetarier nehmen statt Fischöl 1 EL Leinöl/Tag.
Nachtkerzenöl	**Dosis:** 3 x 1 000 mg/Tag. **Hinweis:** Alternativ 1500 mg Schwarzkümmelöl/Tag einnehmen
Zink	**Dosis:** 15 mg/Tag. **Hinweis:** Wenn Sie ein Zinkpräparat länger als einen Monat einnehmen, brauchen Sie zusätzlich 2 mg Kupfer.
Biotin	**Dosis:** 1 000 µg/Tag. **Hinweis:** Hilft auch gegen fettiges Haar und Schuppen; sollte zusammen mit dem Vitamin-B-Komplex eingenommen werden.
Vitamin-B-Komplex	**Dosis:** 2 x 1 Tablette/Tag zu den Mahlzeiten. **Hinweis:** Ein Präparat wählen, das 50 µg Vitamin B_{12} und Biotin, 400 µg Folsäure und 50 mg der anderen B-Vitamine enthält.
PABA	**Dosis:** 100 mg/Tag. **Hinweis:** Fördert die allgemeine Gesundheit von Haar und Kopfhaut.
Selen	**Dosis:** 1 x 200 µg/Tag. **Achtung!** 800 µg/Tag nicht überschreiten; höhere Dosen sind giftig.

Erst die blauen, dann die schwarzen Präparate probieren. Nehmen Sie bereits ein Ergänzungsmittel, kann die Dosis einiger Wirkstoffe abgedeckt sein (siehe S. 197).

(siehe S. 197)

mit Kupfer eingenommen werden, da sonst das Gleichgewicht des Mineralstoffhaushalts gestört wird. Kupfer ist ein Hauptbestandteil von Melanin, dem Pigment, das für die Farbe von Haut und Haaren verantwortlich ist. Daher kann seine Einnahme einem durch Kupfermangel bedingten vorzeitigen Ergrauen der Haare entgegenwirken. **Biotin** und **Vitamin B** kräftigen das Haar, ernähren die Kopfhaut und wirken übermäßigem Haarausfall entgegen. PABA (**P**ara**a**mino**b**enzoesäure; engl. -**a**cid) schützt die Haarfollikel und wirkt Haarausfall entgegen. Es wird bei vorzeitiger Ergrauung empfohlen, wenn diese auf einen PABA- oder Vitamin-B-Mangel zurückzuführen ist. Selen regt das gesunde Haarwachstum an.

Was können Sie noch tun?

☑ Achten Sie auf eine ausgewogene Ernährung. Meiden Sie sehr fetthaltige Speisen. Diese entziehen dem Körper lebenswichtige Nährstoffe.

☑ Waschen Sie Ihr Haar mit einem milden Shampoo. Trocknen Sie Ihr Haar vorsichtig mit einem Handtuch, und verwenden Sie eine Spülung. Meiden Sie scharfe Chemikalien (gechlortes Wasser in Schwimmbädern) und starke Hitze (Föhne und Lockenstäbe).

☑ Schützen Sie Haar und Kopfhaut mit einem Hut vor zu viel Sonne.

☑ Massieren Sie einmal in der Woche Ihre Kopfhaut, um den Blutfluss anzuregen und Stress abzubauen (der Haarausfall bedingen kann).

AKTUELLES

Brauchen Sie noch einen Grund, um mit dem Rauchen aufzuhören? Britische Wissenschaftler fanden jüngst heraus, dass Raucher unabhängig vom Lebensalter viermal so häufig graue Haare haben wie Nichtraucher.

WUSSTEN SIE, DASS ...?

man in der Jugend durchschnittlich etwa 100 000 Haare hat, aber etwa zwei Drittel der Erwachsenen ab 50 an Haarausfall und Glatzenbildung leiden.

TIPPS & INFOS

■ Das Haar reagiert empfindlich auf Störungen des Vitamin- und Mineralstoffhaushaltes. So kann Vitamin-A-Mangel Schuppenbildung provozieren. Zuviel davon (über 30 000 µg täglich) führt aber zu Haarausfall. Die in einem Multivitaminpräparat mit Mineralstoffzusatz enthaltene Dosis sollte daher nicht überschritten werden.

■ Haarausfall, der durch eine Unterfunktion der Schilddrüse bedingt ist, lässt sich unter Umständen mit dem rezeptpflichtigen Arzneimittel Thyroxin sehr wirksam behandeln.

■ Dünnes Haar kann auf eine Resorptionsstörung von Nährstoffen im Verdauungstrakt hinweisen. Durch die Einnahme von 1–2 Kapseln mit Probiotika kann die Fähigkeit des Körpers gestärkt werden, die für das Haar wichtigen Stoffe aus der Nahrung aufzunehmen.

Halsschmerzen

Vor allem Erkältungen und Grippe führen zu Halsinfektionen. Zum Glück lassen sich Halsschmerzen effektiv mit natürlichen Heilmitteln behandeln, die nicht nur die Schmerzen lindern, sondern auch entzündungshemmend wirken.

Symptome

- *Rötungen, Schmerzen oder Brennen im Hals, gelegentlich auch Ohrenschmerzen.*
- *Schluckbeschwerden.*
- *„Kloß im Hals".*
- *Heiserkeit.*
- *Geschwollene Lymphdrüsen am Unterkiefer.*

SUCHEN SIE DEN ARZT AUF, …

- **wenn starke Halsschmerzen plötzlich auftreten.** Es könnte dann eine bakterielle Infektion vorliegen.

- **wenn Sie Fieber über 38 °C haben,** aber keine anderen Symptome einer Erkältung.

- **wenn Sie unter sehr starken Schluckbeschwerden leiden.**

- **wenn sich ein Hautausschlag ausbildet.**

- **wenn leichte Halsschmerzen länger als eine Woche anhalten.**

Sprechen Sie bei Erkrankungen immer zuerst mit Ihrem Arzt, bevor Sie Ergänzungsmittel einnehmen.

Was sind Halsschmerzen?

Halsschmerzen treten als Symptom einer Krankheit auf. Brennende und kratzende Empfindungen, die gewöhnlich im Rachen beginnen und sich dann auf den ganzen Hals ausdehnen, werden durch eine Entzündung hervorgerufen. Entzündet sich der Hals oder wird er sonst gereizt, reagiert der Körper darauf, indem er den Hals stärker durchblutet. Im Blut befinden sich weiße Blutkörperchen und andere Stoffe, die eine Entzündung bekämpfen. Diese rufen dann Rötungen, Schwellungen und Schmerzen im Hals hervor.

Welches sind die Ursachen für Halsschmerzen?

Allergien, Bakterien oder Viren sowie Umweltreize wie Staub, trockene Luft und Zigarettenrauch sind die Hauptursachen für Halsschmerzen. Bei Allergien oder Virusinfektionen sind Halsschmerzen oft die Folge eines Rückflusses von überschüssigem Schleim aus der Nase oder den Nasennebenhöhlen in den Rachenraum. Viren, die Erkältungen hervorrufen, greifen den Hals direkt an. Virusbedingte Halsschmerzen bilden sich in der Regel allmählich aus und halten mehrere Tage an. Sie dauern zwar länger an, verursachen aber nicht ganz so starke Beschwerden wie eine bakterielle Infektion. Diese tritt häufig innerhalb weniger Stunden auf und geht mit starken Halsschmerzen, Schluckbeschwerden und Fieber einher.

Wie wirken die Ergänzungsmittel?

Durch die empfohlenen Ergänzungsmittel sollen das Immunsystem gestärkt, die Entzündung im Hals gehemmt sowie die Schmerzen gelindert werden. Sofern nicht anders angegeben, werden sie bis zum

Zinktabletten schützen vor Erkältungen und beugen Halsschmerzen vor.

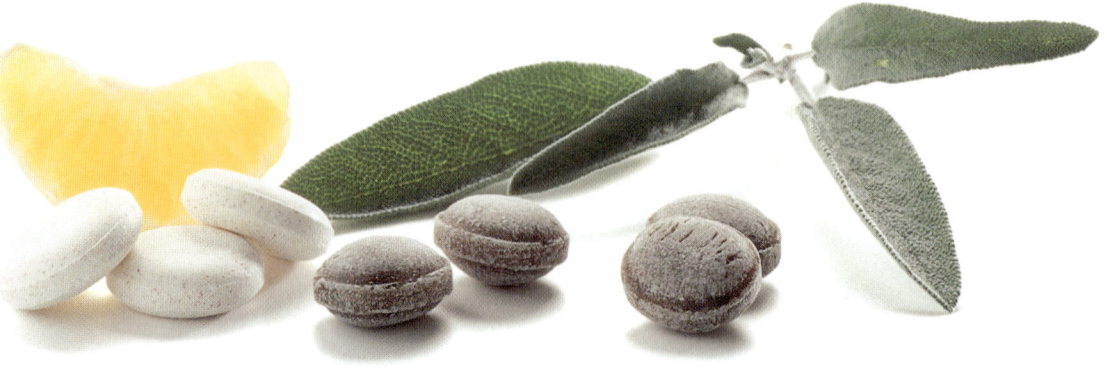

EMPFOHLENE ERGÄNZUNGSMITTEL

Vitamin C	**Dosis:** 2 x 500 mg/Tag. **Hinweis:** Bei auftretendem Durchfall die Dosis verringern.
Echinacea	**Dosis:** 4 x 200 mg Extrakt/Tag. **Hinweis:** Extrakt mit 3,5 % Echinacosid verwenden.
Knoblauch	**Dosis:** 4 x 400–600 mg Trockenkonzentrat. **Hinweis:** Zu den Mahlzeiten einnehmen.
Zink	**Dosis:** Alle 3–4 Stunden eine Tablette lutschen. **Achtung!** Nicht länger als fünf Tage hintereinander einnehmen.
Rotulme	**Dosis:** 1 TL getrocknete Pflanze auf 1 Tasse kochendes Wasser; Tee nach Bedarf trinken. **Hinweis:** Alternativ auch Eibischwurzeltee allein oder mit Rotulme kombiniert.

Nehmen Sie bereits ein Ergänzungsmittel, kann die Dosis einiger Wirkstoffe abgedeckt sein.

Abklingen der Beschwerden eingenommen. Sie können mit allen anderen Erkältungsmitteln, auch mit Antibiotika, kombiniert werden.

Vitamin C unterstützt den Körper im Kampf gegen eine Entzündung der oberen Atemwege, die oft zu Halsschmerzen führt. Es ist ein natürliches Antihistaminikum und kann bei Allergikern die Ausschüttung der körpereigenen entzündlichen Stoffe hemmen. Auch die Heilpflanzen **Echinacea** und **Knoblauch** besitzen pilz- und bakterienhemmende Eigenschaften und sollten bei den ersten Anzeichen einer Halsentzündung eingenommen werden.

Gegen Halsschmerzen, die im Rahmen einer Erkältung auftreten, helfen **Zinktabletten.** Studien haben gezeigt, dass sich durch Zink die Krankheitsdauer verkürzen lässt. Wer den Geschmack von Zink nicht mag oder nicht unter einer Erkältung leidet, kann auch **Rotulmen**- oder **Eibischwurzeltee** trinken. Diese Tees überziehen den Hals mit einem schützenden Film und lindern so Schluckbeschwerden und Schmerzen. In Rotulme sind oligomere Proanthozyankomplexe (OPC) enthalten, die gegen Entzündungen sowie allergische Reaktionen wirken. Eine zusätzliche Stärkung des Immunsystems lässt sich erzielen, wenn einige Tropfen Gelbwurzeltinktur in den Tee gegeben werden. Vor allem bei bakteriellen Infektionen ist dies zu empfehlen, da in Kanadischer Gelbwurzel der antibakterielle Wirkstoff Berberin enthalten ist.

Was können Sie noch tun?

☑ Schaffen Sie sich einen guten Luftbefeuchter an. Dies schützt den Hals vor dem Austrocknen.

☑ Rauchen Sie nicht. Halten Sie sich nicht in Räumen auf, in denen stark geraucht wird.

☑ Trinken Sie täglich mehr als 2 Liter Flüssigkeit. Vor allem warme Getränke wie Tee oder Suppe sind zu empfehlen.

TIPPS & INFOS

■ Mehrmaliges Gurgeln am Tag hilft gegen Halsschmerzen. Die folgende Gurgellösung sollten Sie einmal ausprobieren: Kanadische Gelbwurzel, Süßholzwurzel, Rotulme und Himbeerblätter zu je gleichen Teilen mischen und mit kochendem Wasser übergießen. Abkühlen lassen und mit der lauwarmen Lösung gurgeln.

■ Sie sollten sich vom Arzt bei Halsschmerzen keine Antibiotika verschreiben lassen, wenn nicht eindeutig geklärt ist, dass die Halsschmerzen im Zusammenhang mit einer bakteriellen Infektion stehen. Müssen Sie Antibiotika einnehmen, dann führen Sie sich möglichst zusätzlich probiotische Bakterien zu.

Hämorrhoiden

Über die Hälfe aller Menschen in Mitteleuropa leiden einmal im Leben unter Hämorrhoiden. Viele Betroffene wissen jedoch nichts davon, da sich die Hämorrhoiden häufig nicht bemerkbar machen. Beschwerden lassen sich mit natürlichen Heilmitteln behandeln.

Symptome

- *Blutspuren auf dem Toilettenpapier.*
- *Blutiger Stuhl, Schmerzen beim Stuhlgang.*
- *Juckreiz am After.*
- *Schmerzhafte Knoten um den After.*
- *Schleimabsonderungen aus dem After.*

SUCHEN SIE DEN ARZT AUF, ...

- **wenn Sie das erste Mal Blut auf dem Toilettenpapier bemerken.** Vermutlich leiden Sie unter Hämorrhoiden. Blutungen aus dem After können jedoch auch andere Ursachen haben, die abgeklärt werden müssen.

- **wenn die Blutungen unabhängig vom Stuhlgang auftreten** (auch bei bestehenden Hämorrhoiden).

- **wenn das Blut dunkelrot** (statt hellrot) ist.

- **wenn um den After herum pochende Schmerzen auftreten.** Eventuell hat sich dann ein Blutgerinnsel in den Hämorrhoiden gebildet.

- **wenn die Hämorrhoiden jeden Tag stark bluten.** Es besteht dann das Risiko einer Eisenmangelanämie.

Sprechen Sie bei Erkrankungen immer zuerst mit Ihrem Arzt, bevor Sie Ergänzungsmittel einnehmen.

Was sind Hämorrhoiden?

Hämorrhoiden sind vergrößerte Venen im Bereich des Afters oder des Mastdarms. Sind die Gefäße geschwächt, dann dehnen sie sich aus. Vor allem im Mastdarm und im After sind die Venen empfindlich, da sie in der unteren Körperhälfte liegen und die Venenklappen fehlen, die das Blut daran hindern, zurückzufließen.

Man unterscheidet zwei Formen der Hämorrhoiden. Innere Hämorrhoiden befinden sich im Mastdarm. Nach dem Stuhlgang können sie gelegentlich bluten, verursachen aber sonst keine Beschwerden. Große Hämorrhoiden neigen dazu, beim Stuhlgang aus dem After herauszutreten und müssen unter Umständen wieder hineingeschoben werden. Äußere Hämorrhoiden entstehen rings um den After. Sie können starke Schmerzen verursachen, bilden sich aber auch oft von selbst wieder zurück.

Welches sind die Ursachen für Hämorrhoiden?

Hauptursache für Hämorrhoiden ist starkes Pressen beim Stuhlgang. Dabei wird übermäßiger Druck auf die Venen im After und im Mastdarm ausgeübt. Die Venen können aber auch durch Übergewicht oder durch eine Schwangerschaft geschwächt werden. Es ist nicht klar, ob Verstopfungen in direktem Zusammenhang mit Hämorrhoiden stehen. Allerdings muss dabei in der Regel stark gepresst werden, und bestehende Hämorrhoiden können sich verschlimmern. Studien haben gezeigt, dass Durchfall ebenfalls das Entstehen von Hämorrhoiden begünstigen kann.

Auch langes Stehen oder Sitzen kann zur Ausbildung von Hämorrhoiden beitragen. Mit der Zeit verlieren die Muskeln, die in den Venen für den Bluttransport mit verantwortlich sind, an Spannkraft. Daher leiden besonders ältere Menschen unter Hämorrhoiden. Daneben scheint auch eine erbliche Veranlagung bei diesem Leiden eine Rolle zu spielen.

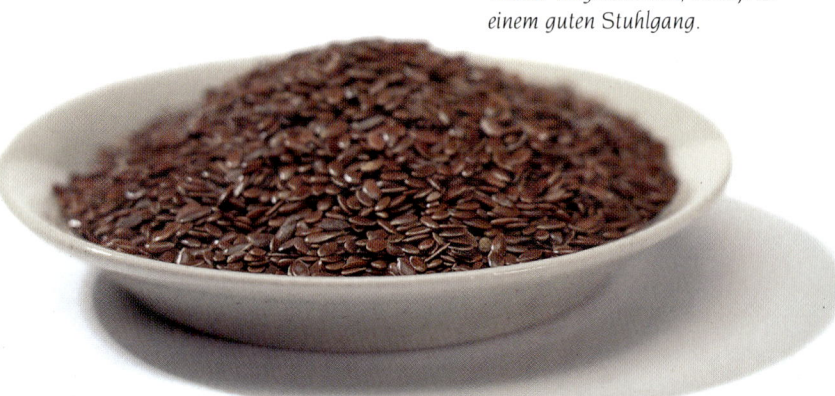

Leinsamen, zusammen mit Wasser eingenommen, verhilft zu einem guten Stuhlgang.

Vitamin C/ Flavonoide	**Dosis:** Je 2 x 500 mg Vitamin C und 2 x 250 mg Flavonoide/Tag. **Hinweis:** Bei auftretendem Durchfall die Dosis verringern.
Mäusedorn	**Dosis:** 3 x 150 mg Extrakt/Tag. **Hinweis:** Standardisierten Extrakt mit 9–11 % Ruscogenin verwenden.
Zink	**Dosis:** 15 mg/Tag. **Hinweis:** Wenn Sie ein Zinkpräparat länger als einen Monat einnehmen, brauchen Sie zusätzlich 2 mg Kupfer.
Flohsamen	**Dosis:** 1 EL Flohsamenpulver/Tag, in Wasser oder Fruchtsaft auflösen. **Hinweis:** Pro Tag mindestens 2 l Wasser trinken.
Leinsamen	**Dosis:** 1 EL geschroteten Leinsamen/Tag zusammen mit einem großen Glas Wasser. **Hinweis:** Pro Tag mindestens 2 l Wasser trinken.
Johanniskraut-öl (-salbe)	**Dosis:** Je nach Bedarf 3–4 x tägl. auf die betroffene Region auftragen. **Hinweis:** Wirkt am besten nach dem Stuhlgang.

Erst die blauen, dann die schwarzen Präparate probieren. Nehmen Sie bereits ein Ergänzungsmittel, kann die Dosis einiger Wirkstoffe abgedeckt sein (siehe S. 197).

Wie wirken die Ergänzungsmittel?

Die aufgeführten Präparate unterstützen eine ballaststoffreiche Ernährung und sollen durch regelmäßige körperliche Aktivität begleitet werden. Ballaststoffe verleihen dem Stuhl mehr Volumen und machen ihn weicher, sodass er den Darm leichter passieren kann. Bewegung erhält die Spannkraft der Muskeln und fördert eine regelmäßige Verdauung.

Anders als herkömmliche Salben kräftigen die empfohlenen Vitamine, Mineralstoffe und Heilpflanzen die Venen und wirken während des Heilungsprozesses lindernd auf die gereizte Afterregion. Eine Kombination aus **Vitamin C**, **Flavonoiden** und **Mäusedorn** fördert die Venenspannung und beschleunigt die Schrumpfung der Hämorrhoiden. **Zink** spielt bei der Wundheilung eine wichtige Rolle. Bei Langzeitgebrauch muss es jedoch mit Kupfer kombiniert werden, da Zink die Kupferresorption des Körpers hemmt. Bei ballaststoffarmer Kost empfiehlt sich zudem die Einnahme von **Flohsamen** oder geschrotetem **Leinsamen**. Beides erleichtert den Stuhlgang. Bei schmerzenden Hämorrhoiden hilft **Johanniskrautöl** oder **Hamamelissalbe**. Diese wird mehrmals täglich und nach jedem Stuhlgang aufgetragen.

Was können Sie noch tun?

☑ Achten Sie auf eine ballaststoffreiche Ernährung mit viel Obst, Gemüse, Vollkornprodukten und Hülsenfrüchten.

☑ Trinken Sie mindestens 2 l Wasser pro Tag. Flüssigkeit beugt Verstopfungen vor, die ihrerseits zu Hämorrhoiden führen können.

☑ Achten Sie beim Heben schwerer Gegenstände und beim Stuhlgang auf eine regelmäßige Atmung. Wenn Sie die Luft anhalten, erhöht sich der Druck im Bauch, was die Venen weiter schwächen kann.

TIPPS & INFOS

■ Wer unter Hämorrhoiden leidet, der sollte reichlich Zitrusfrüchte, Beeren, Kirschen und Zwiebeln essen. Diese Lebensmittel versorgen den Körper nicht nur mit Ballaststoffen, sondern enthalten auch viel Flavonoide. Diese Pflanzeninhaltsstoffe kräftigen die Venen.

■ Eine Packung aus Holunderblüten wirkt gut gegen geschwollene Venen und Hämorrhoiden. Dazu werden getrocknete Holunderblüten gemahlen und mit warmem Wasser gemischt, bis eine Paste entsteht. Diese wird zwischen zwei oder drei Lagen Gaze gestrichen, auf die Afterregion gelegt und dort für einige Stunden liegengelassen.

■ Auch Vitamin-E-Kapseln haben sich als Zäpfchen bei der Behandlung von Hämorrhoiden bewährt.

Harnwegsinfekte

Was Naturheilkundler schon lange wissen, hat nun die moderne Wissenschaft bestätigt: Die lästigen Harnwegsinfekte, unter denen vor allem Frauen leiden, lassen sich sehr gut mit Heilpflanzen und anderen natürlichen Heilmitteln behandeln.

Symptome

- Häufiger Harndrang.
- Trotz des häufigen Harndrangs werden nur geringe Mengen Harn ausgeschieden.
- Brennen oder Stechen beim Wasserlassen.
- Übel riechender, trüber oder ungewöhnlich dunkler Harn.
- Krämpfe oder ein Gefühl der Schwere im Unterleib.

SUCHEN SIE DEN ARZT AUF, ...

- wenn das Brennen, die Schmerzen oder andere Symptome auch 24–36 Stunden nach der Eigenbehandlung weiter bestehen.

- wenn das Brennen beim Wasserlassen mit Ausfluss aus Scheide oder Penis einhergeht.

- wenn die oben beschriebenen Symptome mit Rückenschmerzen, Schüttelfrost oder Fieber einhergehen.

Sprechen Sie bei Erkrankungen immer zuerst mit Ihrem Arzt, bevor Sie Ergänzungsmittel einnehmen.

Was sind Harnwegsinfekte?

Bei einer Harnwegsinfektion, umgangssprachlich auch Blasenentzündung (Zystitis) genannt, handelt es sich um eine Entzündung der Harnblase oder Harnröhre. Unter dieser Krankheit leiden vor allem Frauen, aber auch Männer sind davon gelegentlich betroffen. Eine Behandlung sollte unverzüglich erfolgen. Da häufig wiederkehrende Harnwegsinfekte schnell zur schwerwiegenderen Nierenentzündung führen können, sollte auch der Einsatz von Antibiotika erwogen werden.

Welches sind die Ursachen für Harnwegsinfekte?

Harnwegsinfekte werden durch Bakterien verursacht. Normalerweise ist der Harn steril, also frei von Bakterien, wenn er aus der Niere in die Blase abgeleitet wird. Beim Wasserlassen werden die Bakterien, die sich in geringer Anzahl in der Harnröhre befinden, mit dem Harn herausgespült. Manchmal überwinden die Bakterien jedoch die Abwehr des Körpers, sie vermehren sich unkontrolliert, und es kommt zur Infektion. Ursache hierfür ist meist mangelnde Körperhygiene. Aber auch eine Schwangerschaft kann Ursache hierfür sein, bei der sich die Blase nicht vollständig entleeren kann, weil der Fetus auf sie drückt.

Wie wirken die Ergänzungsmittel?

Die empfohlenen Ergänzungsmittel sollten bei den ersten Beschwerdeanzeichen eingenommen werden. Eine Behandlung beginnt am besten mit **Vitamin C** und **Cranbeeren**. Mithilfe von Vitamin C wird der Harn sauer – in diesem Milieu können sich die Bakterien nicht vermehren – und es stärkt die körpereigenen Abwehrkräfte. Auch Cranbeere lässt den Harn sauer werden und hindert darüber hinaus die Bakterien

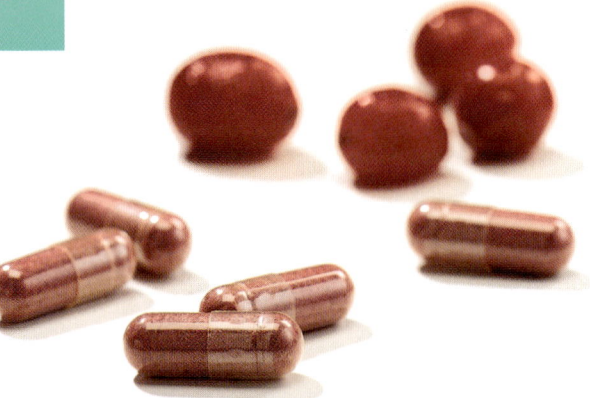
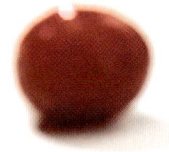

Cranbeerenextrakt bekämpft schädliche Erreger in den Harnwegen und eignet sich zur Vorbeugung und Behandlung von Harnwegsinfekten.

EMPFOHLENE ERGÄNZUNGSMITTEL

Vitamin C	**Dosis:** Alle 2 Stunden 250 mg, jedoch nicht mehr als 1 000 mg/Tag. **Hinweis:** Bei auftretendem Durchfall die Dosis verringern.
Cranbeere	**Dosis:** 2 x 400 mg Extrakt/Tag. **Hinweis:** Alternativ 300 ml reinen ungesüßten Cranbeersaft/Tag trinken.
Echinacea	**Dosis:** Mehrmals 1 Tasse Tee/Tag. **Hinweis:** Kann mit Kanadischer Gelbwurzel oder Brennnessel gemischt werden.
Probiotika	**Dosis:** 3 x 2 Kapseln auf leeren Magen. Alternativ: 2–3 Becher Bioghurt/Tag essen. **Hinweis:** Verwenden Sie Produkte mit *L. cidophilus* und/oder *L. bifidus*.

Nehmen Sie bereits ein Ergänzungsmitel, kann die Dosis einiger Wirkstoffe abgedeckt sein.

daran, sich in den ableitenden Harnwegen festzusetzen. Vitamin C und Cranbeere können zusammen mit **Echinacea** eingenommen werden, die das Immunsystem stärkt. Um die Bakterien und Giftstoffe aus dem Körper spülen zu können, muss man viel Flüssigkeit zu sich nehmen. Viele Naturheilkundler behandeln Harnwegsinfekte mit einer ganzen Reihe von Heilpflanzen, deren Wirkungsweise allerdings nicht immer bekannt ist. Zu diesen zählen beispielsweise Buchu, Wildmöhren, Quecke, Holunderblüten und Schachtelhalm. Sie können als Tee oder als Tinktur eingenommen werden. Ist der Harn vorwiegend alkalisch, wie zum Beispiel bei Vegetariern, empfiehlt sich dagegen Bärentraube.

Aus einer Harnwegsentzündung kann schnell eine Nierenentzündung entstehen. Die Eigenbehandlung mit natürlichen Heilmitteln darf daher maximal anderthalb Tage andauern. Haben sich die Symptome dann nicht deutlich gebessert, müssen Sie einen Arzt aufsuchen. In der Regel wird dieser Antibiotika verschreiben. Da diese nicht nur gegen die Krankheitserreger wirken, sondern auch die „gesunden" Bakterien töten, die den Verdauungstrakt und die Harnwege schützen, sollten dem Körper zusätzlich **Probiotika** (also „nützliche" Bakterien) zugeführt werden. Auch die anderen Heilpflanzen lassen sich mit Antibiotika kombinieren.

Was können Sie noch tun?

☑ Trinken Sie stündlich mindestens ein Glas Wasser. Dadurch wird die Harnmenge erhöht, mit der die schädlichen Bakterien aus dem Körper gespült werden. Gehen Sie bei jedem Harndrang sofort auf die Toilette.
☑ Achten Sie darauf, dass der Anal- und Genitalbereich immer sauber und trocken sind. Waschen Sie sich vor und nach jedem Geschlechtsverkehr. Wischen Sie mit dem Toilettenpapier immer von vorn nach hinten. So vermeiden Sie die Übertragung von Bakterien aus dem Analbereich in die Harnröhre.
☑ Tragen Sie immer Unterwäsche aus (luftdurchlässiger) Baumwolle. Ziehen Sie nach dem Schwimmen oder nach dem Sport sofort trockene Unterwäsche an.

AKTUELLES

Wissenschaftler der Universität Harvard fanden heraus: Die Häufigkeit von Harnwegsinfekten nahm bei älteren Frauen, in deren Harn sich eine erhöhte Menge gesundheitsschädigender Bakterien fanden, deutlich ab, nachdem sie über ein halbes Jahr lang täglich 300 ml Cranbeerensaft getrunken hatten.

WUSSTEN SIE, DASS ...?

es in vielen Apotheken Tests gibt, mit denen man zu Hause einen Harnwegsinfekt bestimmen kann. Bleiben die Beschwerden über 1 Tag, suchen Sie den Arzt auf.

TIPPS & INFOS

■ Dieser Kräutertee hilft gegen Blasenentzündung: 2 TL Buchu oder Wildmöhre (oder eine Mischung der Heilpflanzen) mit einer Tasse kochendem Wasser übergießen. Eine Viertelstunde ziehen lassen, dann abseihen und den Tee nach Belieben mit Honig süßen.

■ Buchu und Echinacea eignen sich nicht nur als Tee, sondern auch als Waschlotion. Diese empfiehlt sich besonders für Frauen, die häufiger unter Harnwegsinfekten leiden. Für die Lotion wird aus einer oder beiden Heilpflanzen ein Tee bereitet. Mit dem abgekühlten Tee kann man dann die Genitalregion waschen.

■ Verzichten Sie auf parfümierte Frauenduschen und Intimsprays. Diese können die Harnröhre reizen.

Hautkrankheiten

Viele Erkrankungen der Haut sind lästig, andere können sogar lebensbedrohlich sein. Dabei tragen viel frisches Obst und Gemüse, reichlich Flüssigkeit und der vernünftige Einsatz von Ergänzungsmitteln meist zu einer gesunden Haut bei.

Symptome

- *Juckende, gerötete oder entzündete Haut.*
- *Stumpfe, trockene, schuppende oder rissige Haut; braune Flecken oder Entfärbungen.*
- *Dicker oder dünner werdende Haut.*
- *Erhöhte Neigung zu blauen Flecken.*

SUCHEN SIE DEN ARZT AUF, …

- **wenn Sie häufig Probleme mit Ihrer Haut haben.**
- **wenn sie unter starkem anhaltenden Juckreiz leiden, vor allem, wenn die Haut erhitzt ist. Dies könnte ein Zeichen für Krätze sein, eine hoch ansteckende Hautkrankheit.**
- **wenn Sie unter anhaltendem Hautausschlag leiden. Möglicherweise haben Sie dann Gürtelrose.**

Sprechen Sie bei Erkrankungen immer zuerst mit Ihrem Arzt, bevor Sie Ergänzungsmittel einnehmen.

Was sind Hautkrankheiten?

Die Haut ist das größte Organ des Körpers. Sie hat viele Aufgaben und ist anfällig für eine Reihe von Reizfaktoren und Krankheiten. So leidet jeder Mensch gelegentlich unter Juckreiz und bekommt blaue Flecken. In manchen Fällen kann dies aber Anzeichen einer schweren Krankheit sein. Einige Hautkrankheiten sind auf eine Fehlfunktion des Drüsenapparates in der Haut zurückzuführen. Entzündungen werden oft durch Ekzeme (auch Dermatitis genannt), Lupus erythematodes, Akne oder Schuppenflechte hervorgerufen. Zu Hautkrankheiten zählen weiterhin Warzen, Grieben, Sonnenbrand, Hühneraugen, Schwielen, Stich- und Schnittverletzungen und ansteckende Krankheiten wie Eiterflechte oder Krätze.

Welches sind die Ursachen für Hautkrankheiten?

Stark verarbeitete Nahrungsmittel, Zucker und Fett hinterlassen ihre Spuren auf der Haut. Gleiches gilt für Umweltverschmutzung, Stress, Rauchen und UV-Strahlen. Trockene Haut ist in der Regel angeboren, kann aber durch Wind und Wetter sowie schlechte Ernährung verschlimmert werden. Sehr trockener Haut fehlt meist nur Fett und/oder Feuchtigkeit. Manchmal ist auch eine Unterfunktion der Schilddrüse die Ursache.

Auch einige Medikamente, Sonne und Rauchen trocknen die Haut aus. Wenn die Haut dünner wird, kann dies auf den Alterungsprozess, aber auch auf kortisonhaltige Medikamente zurückzuführen sein. Ekzeme und andere Ausschläge entstehen oft aufgrund von Allergien bedingt durch Metalle, Sonnenstrahlen, Kosmetika, Pflanzen, Nahrungsmittel oder andere Substanzen. Stress kann Schuppenflechte auslösen. Hautausschläge können infolge einer verminderten Ausscheidung von Giftstoffen durch die Leber oder die Niere entstehen. Eine erhöhte Neigung zu blauen Flecken kann auf Nährstoffmangel, Blutarmut (Anämie), gerinnungshemmende Medikamente (Antikoagulanzien) oder Übergewicht zurückzuführen sein. Manchmal ist sie auch als frühes Anzeichen einer Krebserkrankung zu deuten.

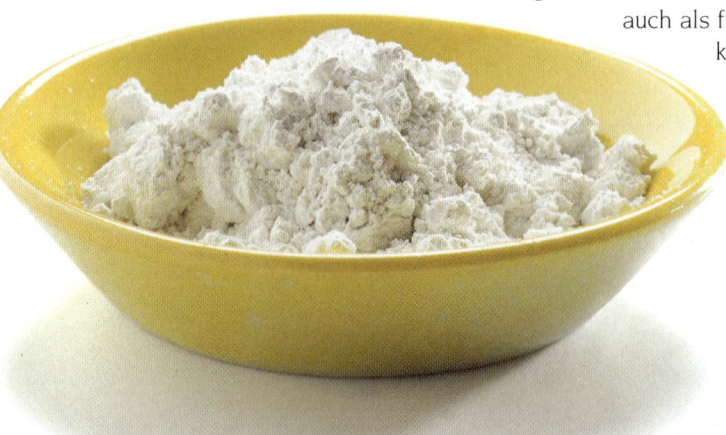

Kieselerde verbessert die Struktur von Haut und Haaren.

Fischöl	**Dosis:** 2 000 mg Omega-3-Fettsäuren/Tag. **Achtung!** Sprechen Sie mit Ihrem Arzt, wenn Sie gerinnungshemmende Medikamente einnehmen. **Hinweis:** Vegetarier nehmen statt Fischöl I EL Leinöl /Tag.
Vitamin C	**Dosis:** 500 mg/Tag. **Hinweis:** Bei auftretendem Durchfall die Dosis verringern.
Vitamin E	**Dosis:** 250 mg/Tag. **Achtung!** Sprechen Sie mit Ihrem Arzt, wenn Sie gerinnungshemmende Medikamente einnehmen.
Zink	**Dosis:** 15 mg/Tag. **Hinweis:** Wenn Sie ein Zinkpräparat länger als einen Monat ein nehmen, brauchen Sie zusätzlich 2 mg Kupfer.
Echinacea	**Dosis:** 3–4 x 200 mg/Tag. **Hinweis:** Bei akuter Infektion alle paar Stunden einnehmen.
Nachtkerzen-öl	**Dosis:** 2–3 x I 000 mg/Tag. **Hinweis:** Zu den Mahlzeiten einnehmen.

Erst die blauen, dann die schwarzen Präparate probieren. Nehmen Sie bereits ein Ergänzungsmittel, kann die Dosis einiger Wirkstoffe abgedeckt sein (siehe S. 197).

Wie wirken die Ergänzungsmittel?

Bei trockener Haut, Ekzemen und Hautausschlägen ist es wichtig, auf ein gesundes Gleichgewicht zwischen Omega-3- und Omega-6-Fettsäuren zu achten. Omega-3-Fettsäuren sind in **Fischöl**, Leinöl oder Rapsöl enthalten. Sie stillen den Juckreiz, hemmen Entzündungen und sollten zusammen mit den **Vitaminen C** und **E** eingenommen werden, die die Haut vor Umwelteinflüssen und vor freien Radikalen (zellschädigende, instabile Sauerstoffmoleküle) schützen. Alle genannten Vitamine helfen bei Hautausschlägen, Sonnenbrand, Schnitt- oder Schürfwunden.

Vor allem bei trockener Haut, bei Akne und Schuppenflechte sowie zur Regeneration der Haut hat sich **Zink** bewährt. Bei trockener Haut, Ekzemen und anderen Hautausschlägen sollte ein Multivitaminpräparat mit Mineralstoffzusatz, das Zink und Selen enthält, eingenommen werden. **Echinacea** stärkt das Immunsystem und schützt die Haut vor Infektionen. Es kann bei offenen Wunden, Hautausschlägen, Brandwunden oder -blasen auf die betroffene Haut aufgetragen werden. **Nachtkerzenöl** hat sich bei vielen entzündlichen Hautkrankheiten bewährt.

Teebaumöl und Lavendelöl können bei Insektenstichen sowie Schnitt- und Schürfwunden auf die betroffene Haut aufgetragen werden. Aloe vera beruhigt bei Sonnenbränden. Kieselerde fördert gesunde Haare, Nägel und Haut.

Was können Sie noch tun?

☑ Trinken Sie täglich mindestens 2 l Wasser. So kann der Körper Giftstoffe besser ausscheiden, was die Wundheilung fördert.

☑ Reduzieren Sie den Anteil von fettreichen Lebensmitteln, und essen Sie viel frisches Obst und Gemüse, vor allem Möhren, die das Antioxidans Betakarotin enthalten. Dies hilft vor allem bei Akne.

AKTUELLES

Nur ein Tag in der Sonne ohne ausreichenden Sonnenschutz kann die Hautzellen und vermutlich auch das Erbgut schädigen und zu Hautkrebs und vorzeitiger Hautalterung führen. Viele Menschen wissen dabei nicht einmal, wie stark sie sich jeden Tag der Sonne aussetzen.

TIPPS & INFOS

■ Trockener Haut kann man begegnen, indem man sich nicht übermäßig oft wäscht, und wenn, dann mit lauwarmem Wasser und unparfümierter Seife. Die Haut sollte nicht trocken gerieben sondern getupft werden.

■ Lebensmittelallergien – besonders gegen Eier, Milch, Weizen, Soja und Nüsse – sind meistens die Ursache für Hautausschläge bei Kindern. Mit einem Allergietest können diese Lebensmittel bestimmt werden. Untersuchungen lassen vermuten, dass sich Dermatitis (Hautentzündung) durch den Verzicht auf glutenhaltige Nahrungsmittel und Milchprodukte beeinflussen lässt.

■ Tees, die aus Löwenzahn, Brennnessel, Rotklee, Sarsaparilla, krausem Ampfer und Klette zubereitet werden, regen die Leber- und Nierenfunktion an. Die Ausscheidung von Giftstoffen wird gefördert und das Hautbild verschönert.

Herpes simplex

Hat das Herpesvirus den Körper einmal infiziert, können bei angeschlagenem Immunsystem immer wieder schmerzhafte Bläschen auftreten. Immunstärkende Präparate dämmen das Virus ein, und auch die Abheilung wird durch Ergänzungsmittel beschleunigt.

Symptome

- Erster Ausbruch: weiche, druckempfindliche Bläschen auf den Lippen oder um den Mund herum. Gelegentlich auch grippeähnliche Symptome und Schwellung der Lymphknoten in dieser Region.

- Rückfall: Jucken oder Kribbeln der Lippen. Nach ein oder zwei Tagen bilden sich Bläschen mit Flüssigkeit.

SUCHEN SIE DEN ARZT AUF, ...

- bei Schmerzen im Auge oder bei erhöhter Lichtempfindlichkeit. Das Virus hat möglicherweise auf das Auge übergegriffen, was zur Beeinträchtigung der Sehkraft führen kann.

- wenn der Herpes zwei Wochen oder länger anhält. Er sollte dann mit virenbekämpfenden Medikamenten (innerlich oder äußerlich) behandelt werden.

Sprechen Sie bei Erkrankungen immer zuerst mit Ihrem Arzt, bevor Sie Ergänzungsmittel einnehmen.

Die Aminosäure Lysin wirkt vorbeugend gegen Herpes. Im Handel sind Tabletten erhältlich, die sich leicht schlucken lassen.

Was ist Herpes?

Herpes ist eine Virusinfektion, bei der sich an den Lippen flüssigkeitsgefüllte Bläschen bilden. Es können jedoch auch Geschwüre auf dem Zahnfleisch oder auf der Innenseite der Wange, am Gaumen, um die Nasenflügel oder in der Nase selbst auftreten. Durch Kontakt kann das Herpesvirus auf die Schleimhäute der Augen, der Nase und der Genitalien sowie auf verletzte Haut übergreifen. Die Bläschen platzen auf und verschorfen anschließend.

Welches sind die Ursachen für Herpes?

Die Krankheit Herpes wird durch das so genannte Herpes-simplex-Virus-Typ-1 (HSV-1) ausgelöst, im Gegensatz zum Herpes-simplex-Virus-Typ-2, der Herpes genitalis, also Herpes an den Geschlechtsorganen, auslöst und nur durch sexuellen Kontakt übertragen werden kann. Das Herpesvirus schlummert in den Nervenzellen. Deshalb können die Herpesbläschen im Abstand von einigen Wochen, aber auch nur alle paar Jahre auftreten. Besonders häufig kommt es zum Ausbruch der Krankheit, wenn das Immunsystem durch Fieber oder eine Virusinfektion wie etwa eine Erkältung geschwächt ist. Auch Erschöpfung, Menstruation, Stress sowie Sonne, Wind oder Salzwasser kommen als Auslöser infrage.

Wie wirken die Ergänzungsmittel?

Nährstoffmangel kann das Immunsystem schwächen. Wer häufig unter Herpes leidet, sollte daher regelmäßig ein hochdosiertes Multivitaminpräparat mit Mineralstoffzusatz einnehmen. Die aufgeführten Ergänzungsmittel können einen Herpesausbruch verhindern und den Heilungsprozess beschleunigen. Die Einnahme sollte bei den ersten Anzeichen eines Ausbruchs beginnen und drei Tage fortgesetzt werden.

Die Aminosäure **Lysin**, eingenommen oder als Salbe aufgetragen, hemmt das Wachstum des HSV-1. Sie eignet sich für eine Langzeitbehandlung und kann die Bläschenbildung hemmen. Die aus der hochwirksamen Heilpflanze *Melissa officinalis* (Zitronenmelisse) hergestellte **Melissencreme** sollte beim ersten Anzeichen eines

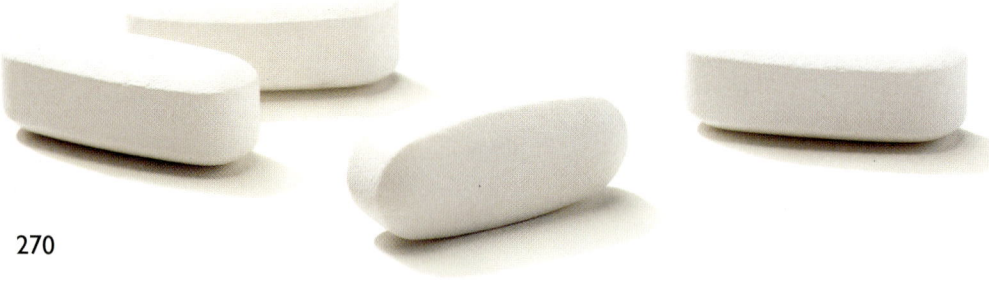

Lysin	**Dosis:** 3 x 1 000 mg/Tag bei akuten Ausbrüchen. **Achtung!** Nicht in Schwangerschaft und Stillzeit einnehmen. **Hinweis:** Auf nüchternen Magen einnehmen; für Kinder ungeeignet.
Melissencreme	**Dosis:** 2–4 x tägl. auf die Herpesbläschen auftragen. **Hinweis:** Melisse wird oft auch als Zitronenmelisse bezeichnet.
Vitamin C/ Flavonoide	**Dosis:** Je 2 x 500 mg Vitamin C; 2 x 200 mg Flavonoide/Tag. **Hinweis:** Im Akutstadium verwenden; bei Durchfall Dosis verringern.
Johanniskraut	**Dosis:** 3 x 300 mg Extrakt/Tag. **Hinweis:** Extrakt mit 0,3 % Hyperizin verwenden.
Echinacea/ Kanadische Gelbwurzel	**Dosis:** Je 4 x 200 mg Echinacea und 125 mg Kanadische Gelbwurzel/Tag. **Hinweis:** Im Handel als Einzelpräparate erhältlich.
Zink	**Dosis:** 15 mg/Tag. **Hinweis:** Wenn Sie Zink länger als einen Monat einnehmen, brauchen Sie as zusätzlich 2 mg Kupfer.

Erst die blauen, dann die schwarzen Präparate probieren. Nehmen Sie bereits ein Ergänzungsmittel, kann die Dosis einiger Wirkstoffe abgedeckt sein (siehe S. 197).

Wird Vitamin C aufgetragen, hat dies einen günstigen Effekt. Wissenschaftler tränkten Wattebäuschchen mit Vitamin-C-Lösung und legten diese auf die Herpesbläschen auf. Bei den behandelten Patients heilten die Bläschen schneller – innerhalb von 3 Tagen – ab als bei der Kontrollgruppe (6 Tage).

Der Saft von Frangipani (*Plumeria rubra*) gilt in Afrika als traditionelles Heilmittel gegen Herpesinfektionen. Er soll das Virus vollständig deaktivieren, wenn er auf die offenen Bläschen aufgetragen wird, die dann ohne Narben abheilen. Die Wirkung soll nach bereits 20 Minuten eintreten.

Kribbelns aufgetragen werden. **Vitamin C** und **Flavonoide** sind hochwirksame Antioxidanzien, die den Heilungsprozess fördern, indem sie die zellschädigenden so genannten freien Radikale neutralisieren. Beide Wirkstoffe stärken das Immunsystem. Auch **Johanniskraut** unterstützt die körpereigenen Abwehrkräfte und besitzt virushemmende Eigenschaften. Klinische Studien haben gezeigt, das auch **Zink** – vermutlich infolge einer allgemein immunstimulierenden Wirkung – den Selbstheilungsprozess fördert. Akute Herpesausbrüche lassen sich gut mit **Echinacea** und **Kanadischer Gelbwurzel** behandeln. Es empfiehlt sich, die beiden natürlichen virushemmenden und antibiotischen Heilpflanzen abwechselnd einzunehmen. Probeweise sollten zunächst eine Woche täglich 200 mg Echinacea eingenommen werden und in der folgenden Woche dann eine Mischung aus Reishi- (täglich 1 500 mg), Shiitake- (täglich 1 200 mg) und Maitakepilzen (täglich 600 mg).

Was können Sie noch tun?

☑ Tragen Sie Sonnenschutzcremes (Lichtschutzfaktor 15 oder höher) auf die Lippen auf, um Rückfälle zu vermeiden.

☑ Betasten Sie die Bläschen nicht. Das Herpesvirus kann sich dadurch ausbreiten. Dies ist auch durch das gemeinsame Verwenden von Handtüchern, Rasierapparaten, Gläsern oder Zahnbürsten möglich.

☑ Meditation, Yoga oder andere Entspannungsübungen bauen Stress ab, denn Stress begünstigt Herpes.

☑ Meiden Sie Schokolade, Gelatine, Nüsse und Vollkornprodukte. Diese Produkte enthalten in hohen Mengen die Aminosäure Arginin, die nach Meinung vieler Mediziner Herpes auslösen kann. Lysin soll diese Wirkung hemmen.

WUSSTEN SIE, DASS ...?
ein Eiswürfel, mehrmals am Tag auf die betroffene Stelle aufgelegt, Schmerzen lindert und die Herpesbläschen austrocknet.

TIPPS & INFOS

■ Statt kommerzieller Melissencreme kann auch ein Tee aus Zitronenmelisse örtlich aufgetragen werden, um die Herpesbläschen schneller zum Abheilen zu bringen. Geben Sie dazu 2–3 TL der getrockneten Pflanzen auf eine Tasse heißes Wasser. 15 Minuten ziehen lassen und die Bläschen 3-mal täglich betupfen.

■ Ergänzungsmittel können bedenkenlos mit virushemmenden Cremes kombiniert werden.

Herzkrankheiten vorbeugen

Mit einer gesunden Lebensweise und der richtigen Ernährung lassen sich viele Krankheiten vermeiden. Besonders gilt dies wohl für Herzkrankheiten. Jüngste Studien zeigen: Bestimmte Nährstoffe sind für ein gesundes Herz wichtig.

Symptome

- *Im Frühstadium zeigen Herzleiden keinerlei Symptome. Zu den Risikofaktoren zählen erhöhter Cholesterinspiegel und Bluthochdruck.*

- *Im fortgeschrittenen Stadium: Schmerzen hinter dem Brustbein, im Arm oder Kiefer (vor allem nach körperlicher Aktivität), Herzklopfen sowie Kurzatmigkeit.*

SUCHEN SIE DEN ARZT AUF, ...

- **um Blutdruck (alle 2 Jahre) und Cholesterinwerte (alle 5 Jahre) kontrollieren zu lassen.**

- **wenn Sie Symptome einer Herzkrankheit feststellen.**

- **wenn Sie aus unerklärlichen Gründen Schwindel, Schwäche oder Ohnmachtsanfälle plagen.**

- **wenn Sie Unregelmäßigkeiten im Herzschlag bemerken.**

- **wenn Sie hinter der Brust starke Schmerzen verspüren, die mit Schwindel, Übelkeit oder Atemnot einhergehen. Dies könnten Anzeichen eines Herzinfarkts sein. Rufen Sie sofort den Rettungsdienst.**

Sprechen Sie bei Erkrankungen immer zuerst mit Ihrem Arzt, bevor Sie Ergänzungsmittel einnehmen.

Was ist eine Herzkrankheit?

Herzkrankheiten sind zumeist auf die Ablagerung fetthaltiger Rückstände in den Arterienwänden (Plaque) zurückzuführen. Man bezeichnet diesen Vorgang auch als Arteriosklerose. Die Ablagerungen behindern den freien Blutfluss, das den Körper mit lebensnotwendigen Nährstoffen und Sauerstoff versorgt. Besonders anfällig für Plaque sind die kleinen Arterien im Herz. Ihre Blockade kann einen Herzinfarkt auslösen.

Welches sind die Ursachen für Herzkrankheiten?

Hauptursache für Arteriosklerose ist ein erhöhter Cholesterinspiegel im Blut. Etwa drei Viertel dieses Cholesterins wird von so genannten Lipoproteinen geringer Dichte (LDL oder **l**ow **d**ensity **l**ipoproteins) transportiert. Dieses „schlechte" LDL-Cholesterin lagert sich an den Arterienwänden als Plaque ab und vermindert deren Elastizität. Hoher Blutdruck, Übergewicht, Rauchen, Bewegungsmangel und Stress tragen zur Plaquebildung bei. In den mittleren Lebensjahren haben Männer ein höheres Risiko für Herzkrankheiten als Frauen, da dem weiblichen Hormon Östrogen eine herzschützende Wirkung zugeschrieben wird. Nach den Wechseljahren sind Frauen genauso anfällig für Herzkrankheiten wie Männer.

Wie wirken die Ergänzungsmittel?

Ergänzungsmittel sind weder Ersatz für eine gesunde Lebensweise, noch haben sie Einfluss auf die klassischen Risikofaktoren wie einen hohen Cholesterinspiegel. Wer aber bereits an einer Herzkrankheit leidet, kann von Ergänzungsmitteln profitieren. Mit Ausnahme von Vitamin E und Fischöl (es können sich Wechselwirkungen mit gerinnungshemmenden Medikamenten ergeben) können sie bedenkenlos mit rezeptpflichtigen Herzmedikamenten kombiniert werden.

Bei den ersten drei Präparaten in der Tabelle handelt es sich um Antioxidanzien, welche die zellschädigenden freien Radikale (instabile

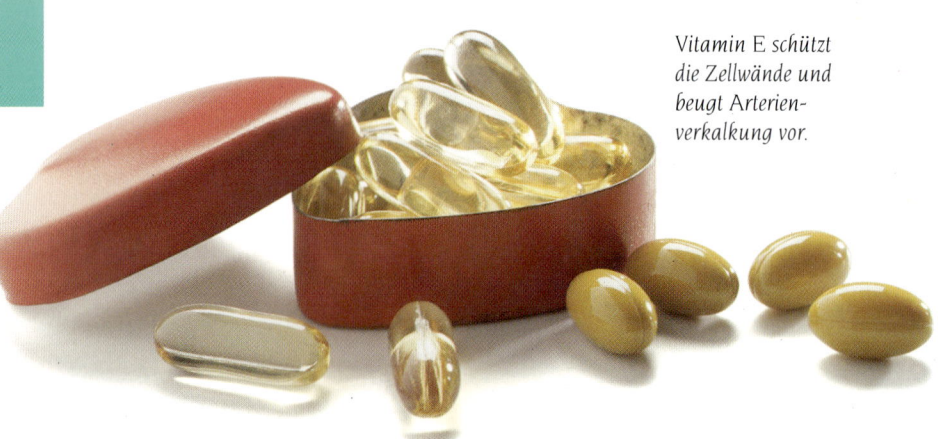

Vitamin E schützt die Zellwände und beugt Arterienverkalkung vor.

EMPFOHLENE ERGÄNZUNGSMITTEL

Vitamin E
Dosis: 250 mg/Tag.
Achtung! Sprechen Sie mit Ihrem Arzt, wenn Sie gerinnungshemmende Medikamente einnehmen.

Vitamin C
Dosis: 2 x 500 mg/Tag.
Hinweis: Bei auftretendem Durchfall die Dosis verringern.

Karotinoide
Dosis: 2 x 1 Kapsel gemischter Karotinoide/Tag zum Essen.
Hinweis: Jede Kapsel sollte 15 mg Karotinoide enthalten.

Vitamin B$_{12}$/ Folsäure
Dosis: 50–1 000 µg Vitamin B$_{12}$ und 400 µg Folsäure/Tag.
Hinweis: Im Handel auch als Kombinationspräparat erhältlich.

Vitamin B$_6$
Dosis: 50 mg/Tag.
Hinweis: 200 mg Vitamin B$_6$/Tag können das Nervensystem schädigen. Die empfohlene Dosis nicht überschreiten!

Fischöl
Dosis: 2 000 mg Omega-3-Fettsäuren/Tag.
Achtung! Sprechen Sie mit Ihrem Arzt, wenn Sie gerinnungshemmende Medikamente einnehmen.
Hinweis: Vegetarier nehmen alternativ 1 EL Leinöl/Tag.

Magnesium
Dosis: 350 mg/Tag.
Achtung! Nicht bei Nierenerkrankungen einnehmen.

Nehmen Sie bereits ein Ergänzungsmittel, kann die Dosis einiger Wirkstoffe abgedeckt sein.

Sauerstoffmoleküle) neutralisieren. Da jedes Präparat eine andere Wirkung hat, sollten diese kombiniert werden. Vitamin E hemmt die Bildung von Plaque, also dem oxidierten LDL-Cholesterin. **Vitamin C** unterstützt die Aufnahme von Vitamin E in den Stoffwechsel und sorgt für elastische Arterien. Die antioxidativen **Karotinoide** Betakarotin und Lycopin sollten als Kombinationspräparat eingenommen werden.

Neben den Antioxidanzien senkt auch **Folsäure** den Homozysteinspiegel. Hohe Werte dieses Aminosäureabbauproduktes werden oft bei Herzkrankheiten beobachtet. Auch die **Vitamine B$_{12}$** und **B$_6$** tragen zur Senkung des Homozysteinspiegels bei. Vitamin B$_6$ sorgt darüber hinaus für die Elastizität der Arterien. Die in **Fischöl** (oder Leinöl) enthaltenen Omega-3-Fettsäuren senken die Triglyzeride im Blut, also diejenigen Fette, mit denen Cholesterin verwandt ist. **Magnesium** normalisiert den Herzrhythmus.

Auch Knoblauch und Artischocke senken den Cholesterinspiegel. Andere Heilpflanzen mit günstiger Wirkung auf das Herz sind Weißdorn, Ginkgo und Flohsamen.

Was können Sie noch tun?

☑ Achten Sie auf eine fettarme Ernährung. Meiden Sie vor allem gesättigte Fettsäuren.
☑ Essen Sie mindestens 5-mal am Tag Obst und Gemüse und 2-mal in der Woche fettreichen Fisch.
☑ Nehmen Sie viel lösliche Ballaststoffe zu sich.
☑ Treiben Sie jeden Tag 30 Minuten Sport. Bewegung stärkt das Herz und steigert den Anteil des „guten" (weil fettärmeren) HDL-Cholesterins.
☑ Rauchen Sie nicht.

Herzrhythmusstörungen

Das Herz pumpt lebensspendendes Blut durch unseren Körper. Unregelmäßigkeiten des Herzschlags, so genannte Herzrhythmusstörungen, unterbrechen diesen Vorgang. Sie erfordern eine gründliche Untersuchung durch einen Arzt.

Symptome

- *Herzklopfen, Herzstolpern.*

- *Flattern im Brustbereich oder im Nacken.*

- *Atemnot, Schmerzen hinter der Brust, Ohnmachtsanfälle.*

- *Oft bestehen keine Symptome und die Herzrhythmusstörung wird im Rahmen einer Routineuntersuchung festgestellt.*

SUCHEN SIE DEN ARZT AUF, …

- **wenn Sie wissen, dass Ihr Herz unregelmäßig schlägt, Ihnen plötzlich schwindlig wird oder Sie plötzlich müde werden.**

- **wenn jemand plötzlich das Bewusstsein verliert, starke Schmerzen hinter der Brust hat oder keine Luft mehr bekommt. Rufen Sie in diesem Fall sofort den Rettungsdienst.**

Sprechen Sie bei Erkrankungen immer zuerst mit Ihrem Arzt, bevor sie Ergänzungsmittel einnehmen.

Was sind Herzrhythmusstörungen?

Unregelmäßigkeiten im Schlagrhythmus des Herzens werden Herzrythmusstörungen genannt. Dabei kann es sich um ein vorübergehendes, einmaliges Aussetzen des Herzschlags handeln oder um eine anhaltende Störung, bei der das Herz über einen längeren Zeitraum hinweg unregelmäßig, ungewöhnlich schnell oder ungewöhnlich langsam schlägt.

Welches sind die Ursachen für Herzrhythmusstörungen?

Häufig werden die Ursachen für Herzrhythmusstörungen (Arrhythmien) nicht erkannt. In einigen Fällen sind sie auf eine **k**oronare **H**erz**k**rankheit (KHK) zurückzuführen. Auch Schilddrüsen- oder Nierenkrankheiten, bestimmte Medikamente oder Störungen des Magnesium-Kalium-Gleichgewichts können Herzrhythmusstörungen auslösen. Eine Rolle spielen auch Koffein- oder Alkoholmissbrauch, Rauchen und Stress.

Wie wirken die Ergänzungsmittel?

Bitte denken Sie immer daran: Herzrhythmusstörungen sind in aller Regel sehr gefährlich. Die in der Tabelle aufgeführten Ergänzungsmittel sollen herkömmliche Medikamente ergänzen, aber nicht ersetzen. Setzen Sie daher niemals ein Herzmedikament ab, ohne vorher mit Ihrem Arzt gesprochen zu haben. Alle Präparate können zwar beliebig miteinander kombiniert werden, aber Ihr Arzt muss entscheiden, welche Sie in welcher Reihenfolge einnehmen sollten. Einige Mittel wirken sofort, andere dagegen müssen über einen längeren Zeitraum eingenommen werden.

Magnesiumpräparate empfehlen sich bei Herzrhythmusstörungen, da viele Betroffene unter Magnesiummangel leiden. Dieser Mineralstoff spielt bei der Koordinierung der Aktivität der Nerven (auch derjenigen, die den Herzschlag auslösen) und der Muskeln (also auch des Herzens) eine zentrale Rolle. **Weißdorn** wird schon seit Jahrhunderten als Herz-

Fischölpräparate haben sich bei der Behandlung von Herzrhythmusstörungen bewährt.

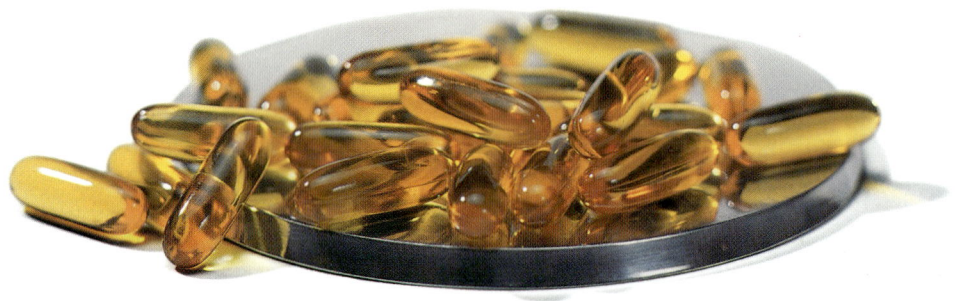

EMPFOHLENE ERGÄNZUNGSMITTEL

Magnesium	**Dosis:** 2 x 400 mg/Tag. **Achtung!** Nicht bei Nierenerkrankungen einnehmen.
Weißdorn	**Dosis:** 3 x 100–150 mg Extrakt/Tag. **Hinweis:** Standardisierten Extrakt mit 1,8 % Vitexin bevorzugen.
Coenzyme Q10	**Dosis:** 2 x 50 mg/Tag. **Hinweis:** Wird am besten zusammen mit den Mahlzeiten aufgenommen.
Fischöl	**Dosis:** 3 x 1 000 mg/Tag. **Achtung!** Diabetiker dürfen diese Dosis nie überschreiten. **Hinweis:** Nur bei weniger als zwei Fischmahlzeiten pro Woche einnehmen.
Mangan	**Dosis:** morgens 20 mg. **Hinweis:** Ist in einigen Multivitamin- und Mineralstoffpräparaten bereits enthalten.
Aminosäuren	**Dosis:** 2 x 1 500 mg L-Taurin/Tag. **Achtung!** Nicht in Schwangerschaft oder Stillzeit einnehmen. **Hinweis:** Bei Langzeitgebrauch eine Aminosäuremischung einnehmen.

Erst die blauen, dann die schwarzen Präparate probieren. Nehmen Sie bereits ein Ergänzungsmittel, kann die Dosis einiger Wirkstoffe abgedeckt sein (siehe S. 197).

(siehe S. 197)

tonikum eingesetzt: Es fördert die Durchblutung des Herzens, stärkt dessen Schlagkraft und normalisiert den Herzrhythmus. Auch das **Coenzym Q10** stabilisiert den Herzrhythmus und empfiehlt sich besonders für Personen, die an einer Herzkrankheit leiden. Besonders gut erforscht ist die Wirkung von **Fischöl** auf das kranke Herz.

Auch andere Ergänzungsmittel stabilisieren das Herz. So fördert das Spurenelement **Mangan** eine gesunde Nervenfunktion und die **Aminosäuren** Carnitin und Taurin erhöhen das Sauerstoffangebot für das Herz. Manche Ärzte verordnen zur Vorbeugung von Herzrhythmusstörungen Kaliumpräparate. Für die meisten Personen ist es jedoch besser, diesen Mineralstoff in Form von frischem Obst und Gemüse über die Nahrung aufzunehmen.

Was können Sie noch tun?

☑ Kaffee- und Alkoholkonsum einschränken oder ganz aufgeben.

☑ Geben Sie das Rauchen auf. Gegen die Langzeitschädigung des Herzens durch Nikotin kommt kein Ergänzungsmittel an.

☑ Treiben Sie regelmäßig Sport. Leichter Ausdauersport stärkt das Herz.

☑ Vermeiden Sie Stress. Entspannungstechniken helfen Ihnen dabei.

AKTUELLES

55 Teilnehmer einer dänischen Studie, die gerade einen Herzinfarkt erlitten hatten, nahmen Kapseln mit Fischöl und Kapseln mit Olivenöl (Placebo) ein. Nach 3 Monaten erzielten die Teilnehmer, die Fischölkapseln erhalten hatten, bei der Herzuntersuchung deutlich bessere Ergebnisse als die Placebogruppe. Ihr Risiko für die lebensbedrohlichen Herzrhythmusstörungen hatte sich verringert.

Im Rahmen einer Studie traten nach nur 3-wöchiger Zufuhr von Magnesium und Kalium bei 232 Studienteilnehmern deutlich weniger Herzrhythmusstörungen auf als vorher.

TIPPS & INFOS

■ Berberitze und die mit ihr verwandte Mahonie enthalten Berberine, die Herzrhythmusstörungen entgegenwirken – gleiches gilt auch für die Engelwurz. Weißdorn und Ginkgo fördern die Durchblutung des Herzens.

■ Viele Ärzte raten ihren Patienten zur Verhütung der lebensbedrohlichen Herzrhythmusstörung, mindestens zweimal in der Woche Lachs, Makrele, Hering oder Sardinen zu essen. Einen Rat, den man befolgen sollte: Denn Kaltwasserfische, die besonders viel Fett enthalten, liefern mehr der gesundheitsfördernden Omega-3-Fettsäuren als Fischölkapseln.

Heuschnupfen und Allergien

Millionen von Menschen läuft die Nase, beim Staubsaugen eines Teppichs oder wenn sie eine Katze streicheln. Die eigentliche Ursache dafür sind aber weder Hausstaub noch Katzenhaare, sondern ein überaktives Immunsystem.

Symptome

- *Gerötete, juckende oder verquollene Augen, gelegentlich mit dunklen Rändern.*

- *Niesreiz.*

- *Geschwollene Nasenschleimhäute.*

- *Klarer Ausfluss aus der Nase (laufende Nase).*

- *Kratzen im Hals.*

- *Müdigkeit.*

SUCHEN SIE DEN ARZT AUF, …

- **wenn beim Atmen pfeifende Geräusche auftreten oder Sie schwer Luft bekommen.** Dies könnten Anzeichen eines Asthmaanfalls sein, der unverzüglich von einem Arzt behandelt werden muss.

- **wenn sich Fieber oder Kopfschmerzen einstellen,** die sich durch Beugen des Kopfes verschlimmern, oder wenn Sie einen grünlich-gelblichen Ausfluss aus der Nase absondern. Es könnte sich um eine Infektion der Nasennebenhöhlen handeln.

- **wenn die allergiebedingten Beschwerden Sie stark beeinträchtigen** und sich mit natürlichen Heilmitteln keine Besserung erzielen lässt.

Sprechen Sie bei Erkrankungen immer zuerst mit Ihrem Arzt, bevor Sie Ergänzungsmittel einnehmen.

Was ist Heuschnupfen?

Alle Beschwerden der Nase, die auf eine Allergie gegen Partikel in der Luft zurückzuführen sind, werden in der Medizin „allergische Rhinitis", also allergischer Schnupfen genannt. Ein allergischer Schnupfen ist für manche Menschen nichts weiter als eine lästige Begleiterscheinung, Allergiker sind jedoch in ihrer Lebensführung schwer beeinträchtigt. Wer bei warmem Wetter die typischen Symptome bemerkt, der leidet wahrscheinlich an einer jahreszeitlich bedingten Allergie, dem Heuschnupfen. Dieser wird im späten Frühling und frühen Sommer durch Baum- oder Gräserpollen ausgelöst. Treten die Beschwerden das ganze Jahr über auf, sind sie vermutlich auf Tierhaare, Hausstaubmilben oder Schimmelpilze zurückzuführen. All diese so genannten Allergene rufen die gleiche Symptomatik hervor.

Welches sind die Ursachen für Heuschnupfen?

Wenn Bakterien, Viren oder andere Fremdkörper in den menschlichen Organismus eindringen, versucht das Immunsystem, diese zu zerstören. Harmlose Stoffe, wie zum Beispiel Blütenpollen, werden dabei normalerweise ignoriert. Bei Allergikern ist das Immunsystem jedoch nicht in der Lage, zwischen „gutartigen" und „bösartigen" Fremdkörpern zu unterscheiden. Der Körper wird deshalb dort, wo die Stoffe in den Körper eingedrungen sind, mit körpereigenen Substanzen wie etwa Histamin überschwemmt, und es kommt zu entzündlichen Erscheinungen.

Man weiß nicht, warum das Immunsystem in dieser Weise überreagiert. Einige Wissenschaftler vermuten eine Schwächung des

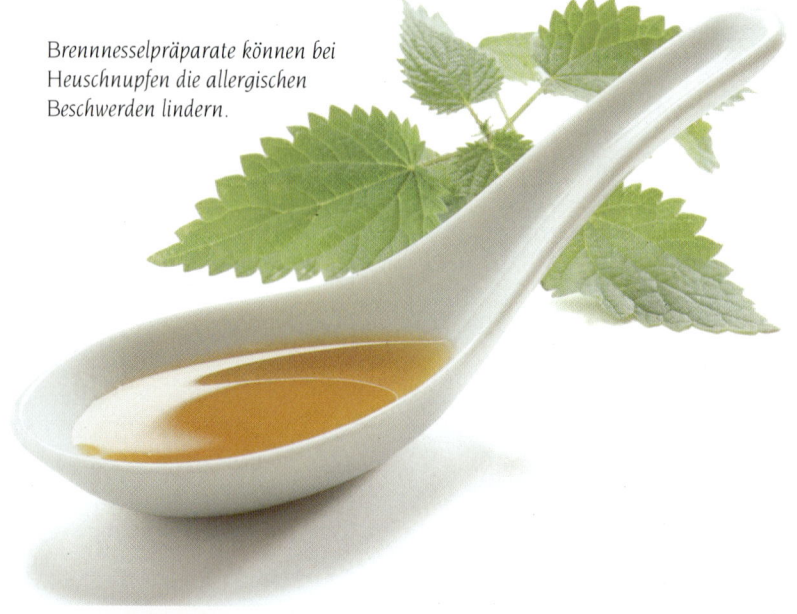

Brennnesselpräparate können bei Heuschnupfen die allergischen Beschwerden lindern.

EMPFOHLENE ERGÄNZUNGSMITTEL

Quercetin	**Dosis:** 2 x 500 mg/Tag. **Hinweis:** 20 min. vor dem Essen einnehmen. Wird im Handel oft in Kombination mit Vitamin C angeboten.
Brennnessel	**Dosis:** 3 x 250 mg/Tag. **Hinweis:** Auf leeren Magen einnehmen.
Vitamin C	**Dosis:** 2 x 500 mg/Tag. **Hinweis:** Bei auftretendem Durchfall die Dosis verringern.
Pantothen-säure	**Dosis:** 2 x 500 mg/Tag. **Hinweis:** Zu den Mahlzeiten einnehmen.
Fischöl	**Dosis:** 2 000 mg Omega-3-Fettsäuren/Tag. **Achtung!** Sprechen Sie mit Ihrem Arzt, wenn Sie gerinnungs-hemmende Medikamente einnehmen. **Hinweis:** Vegetarier nehmen alternativ 1 EL Leinöl.

Erst die blauen, dann die schwarzen Präparate probieren. Nehmen Sie bereits ein Ergänzungsmittel, kann die Dosis einiger Wirkstoffe abgedeckt sein (siehe S. 197).

Immunsystems durch schlechte Ernährung und Umweltverschmutzung. Aus diesem Grund sollte zusätzlich zu den in der Tabelle aufgeführten Präparaten immer auch ein Multivitaminpräparat mit Mineralstoffzusatz eingenommen werden.

Wie wirken die Ergänzungsmittel?

Bei jahreszeitlich bedingter Allergie sollten alle aufgeführten Ergän-zungsmittel zu Frühlingsbeginn eingenommen werden. Viele herkömm-liche Medikamente gegen Heuschnupfen können zum Beispiel durch das Flavonoid **Quercetin** ersetzt werden. In Kombination mit **Brennnessel** wirkt Quercetin auch gegen Niesen, Juckreiz und geschwollene Nasen-schleimhäute.

Vitamin C ist die wichtigste antioxidative Substanz in den Zellen der Atemwege. Es stärkt das Immunsystem, setzt die Entzündungsbereit-schaft herab und hemmt die Wirkung von Histamin. **Pantothensäure**, ein B-Vitamin, hilft bei verstopfter Nase.

Die in **Fischöl** (oder Leinöl) enthaltenen Omega-3-Fettsäuren eignen sich zum Langzeitgebrauch gegen entzündliche Beschwerden. Auch Kräutertees aus Kamille, Wegerich, Salbei, Augentrost und Holunder-blüten (einzeln oder gemischt) empfehlen sich.

Was können Sie noch tun?

☑ Bleiben Sie bei starkem Pollenflug zu Hause.

☑ Besorgen Sie sich eine neue Matratze und beziehen Sie diese mit einem milbendichten Bezug. Milben in Kopfkissen und Bettdecke können Sie entfernen, indem Sie das Bettzeug über Nacht in die Gefriertruhe stecken und anschließend bei 60 °C waschen.

☑ Entfernen Sie nach Möglichkeit alle Staubfänger wie Vorhänge und dicke Teppiche aus Ihrer Wohnung.

☑ Putzen Sie feuchte Stellen immer gründlich mit Essigreiniger, um die Bildung von Schimmelpilzen zu verhindern.

AKTUELLES

Hohe Waschtemperaturen töten zwar die allergieaus-lösenden Staubmilben in der Bettwäsche ab, greifen aber auch den Stoff an. Einer australischen Studie zufolge hat Eukalyptusöl die gleiche Wirkung wie eine Wäsche bei 60 Grad. Es werden 6 EL des Öls mit 3 EL flüssigem Geschirrspülmittel (sonst mischt sich das Öl nicht mit dem Wasser) vermengt. Die Bettwäsche dann eine halbe Stunde in einer Wanne ein-weichen, anschließend Wasch-pulver zugeben und ganz normal waschen.

WUSSTEN SIE, DASS ...?

Gartenblumen nur sel-ten Allergien auslösen, da ihre Pollen zu schwer sind, um in der Luft zu fliegen. Deren Pollen werden von Bienen und anderen Insekten transportiert.

TIPPS & INFOS

■ Einige Heilpflanzen wirken wie natürliche Antihistamine. Probieren Sie es einmal mit Anis-, Ingwer- oder Pfeffer-minztee, in kleinen Schlucken getrunken. Die Kräuter kön-nen einzeln verwendet oder gemischt werden. Ingwer und Pfefferminz besitzen darüber hinaus auch eine schleim-lösende Wirkung. Je nach Bedarf bis zu 4 Tassen täglich trinken.

■ Auch Knoblauch kann eine allergische Reaktion hemmen. Nehmen Sie 2–3 Kapseln täglich ein (400–600 mg pro Kapsel).

HIV und AIDS

Im Kampf gegen die Infektion mit HI-Viren und Aids geben neue Medikamente den Betroffenen Anlass zur Hoffnung. Aber auch verschiedene Ergänzungsmittel können eine wertvolle Ergänzung zur schulmedizinischen Therapie darstellen.

Symptome

- *Viele HIV-Infizierte haben keinerlei Symptome.*

- *Anhaltende Müdigkeit, Gelenk- oder Muskelschmerzen, häufig wiederkehrendes oder anhaltendes Fieber, unter Umständen mit Schüttelfrost und nächtlichen Schweißausbrüchen.*

- *Häufige Anfälle von Heiserkeit, geschwollene Lymphdrüsen, Husten, Erkältungen, Herpes, Pilz- oder andere Infektionen.*

- *Appetit- und Gewichtsverlust, häufiger Durchfall.*

- *Hautausschläge oder Hautverfärbungen, vor allem mit dunkelroten Flecken (Kaposisarkom).*

SUCHEN SIE DEN ARZT AUF, …

- wenn Sie bei sich eines der oben beschriebenen Symptome bemerken.

- wenn Sie vermuten, sich mit dem HIV-Virus, das Aids verursacht, angesteckt zu haben.

- wenn Sie HIV-positiv sind und sich die Symptome plötzlich verschlimmern.

Sprechen Sie bei Erkrankungen immer zuerst mit Ihrem Arzt, bevor Sie Ergänzungsmittel einnehmen.

Was sind und HIV und Aids?

Das erworbene Immunschwächesyndrom Aids (**a**quired **i**mmune **d**eficiency **s**yndrome) wird durch das humane Immunschwächevirus (HIV – **h**uman **i**mmunodeficiency **v**irus) verursacht. Nach der Ansteckung können Jahre vergehen, bevor das Immunsystem so geschwächt ist, dass es zum Krankheitsbild Aids kommt. Der Körper ist dann nicht mehr in der Lage, Krankheiten wie Lungenentzündung, Pilzinfektionen, Parasitenbefall oder Formen von Krebs abzuwehren. Bis heute gibt es gegen Aids oder das HI-Virus weder eine wirksame Therapie noch einen Impfschutz.

Welches sind die Ursachen für HIV und Aids?

Ist der Körper infiziert, findet sich das HI-Virus im Blut, Sperma, Vaginalsekret und der Muttermilch und kann durch Kontakt mit diesen Körperflüssigkeiten übertragen werden. Außerhalb des Körpers stirbt es aber schnell ab. Eine Ansteckung über die Luft, über Wasser, Husten oder das gemeinsame Verwenden von Geschirr ist daher nicht möglich.

Wie wirken die Ergänzungsmittel?

Alle in der Tabelle aufgeführten Päparate zielen auf eine Stärkung des Immunsystems und sollten zusammen mit einem mit Mineralstoffen angereicherten Multivitaminpräparat eingenommen werden. Sie können mit anderen Aids-Medikamenten kombiniert werden und eignen sich für den Langzeitgebrauch. Eine Wirkung stellt sich bereits nach einem Monat ein.

Eine antioxidative Behandlung – vor allem hohe Dosen **Vitamin C** – scheinen den Krankheitsverlauf aufhalten zu können und das Immunsystem zu stärken. Offensichtlich hemmt Vitamin C eine Infektion mit Viren oder Pilzen. Daneben besitzt es auch entzündungshemmende Eigenschaften. Der Nährstoff **Coenzym Q10** spielt beim Energiestoffwechsel eine Schlüsselrolle und stärkt beim Vollbild von Aids die Widerstandskraft des Patienten. Darüber hinaus besitzt es antioxidative Eigenschaften. Weitere empfehlenswerte Antioxidanzien sind **Vitamin E** und Alphaliponsäure.

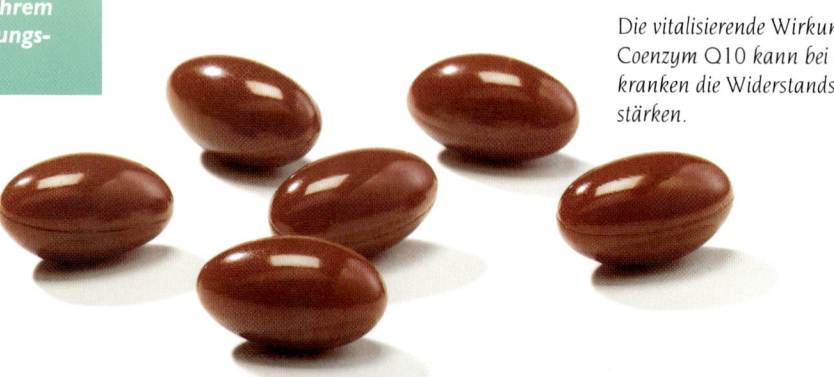

Die vitalisierende Wirkung von Coenzym Q10 kann bei Aidskranken die Widerstandskräfte stärken.

Vitamin C/ Vitamin E	**Dosis:** 2 x 500 mg Vitamin C/Tag, 250 mg Vitamin E/Tag. **Hinweis:** Vitamin C verstärkt die Wirkung von Vitamin E.
Coenzym Q10	**Dosis:** 3 x 30 mg/Tag. **Hinweis:** Zusammen mit den Mahlzeiten einnehmen.
Karotinoide	**Dosis:** 2 x 15 mg/Tag. **Hinweis:** Das Präparat sollte natürliches Betakarotin enthalten.
Zink	**Dosis:** 30 mg/Tag. **Hinweis:** Wenn Sie Zink länger als einen Monat einnehmen, brauchen Sie zusätzlich 2 mg Kupfer/Tag.
Aminosäure ACC	**Dosis:** 3 x 200 mg ACC/Tag; bei Aminosäuremischung Packungsanweisungen befolgen. **Hinweis:** Beide Wirkstoffe auf leeren Magen, aber nicht gleichzeitig einnehmen.
Kurkuma/ Bromelain	**Dosis:** Je 3 x 400 mg Kurkuma und 500 mg Bromelain/Tag. **Achtung!** Sprechen Sie mit Ihrem Arzt, wenn Sie gerinnungshemmende Medikamente einnehmen.
Fischöl	**Dosis:** 2 000 mg Omega-3-Fettsäuren/Tag. **Hinweis:** Vegetarier nehmen statt Fischöl 1 EL Leinöl/Tag. **Achtung!** Sprechen Sie mit Ihrem Arzt, wenn Sie gerinnungshemmende Medikamente einnehmen.
Reishi-/ Maitakepilze	**Dosis:** Je 3 x 500 mg Reishi und 200 mg Maitake/Tag. **Achtung!** Reishipilze nicht zusammen mit gerinnungshemmenden Medikamenten einnehmen.

Nehmen Sie bereits ein Ergänzungsmittel, kann die Dosis einiger Wirkstoffe abgedeckt sein.

Typisch für eine HIV-Infektion sind niedrige Karotinoidspiegel im Blut, die sich durch die Einnahme einer **Karotinoidkombination** erhöhen lassen. **Zink** ist wichtig für die Funktion des Immunsystems und wirkt Gewichtsverlust entgegen. Im Spätstadium von Aids wirkt es gegen Lungenentzündungen und Pilzinfektionen. Da Zink die Kupferreserven des Körpers aufbraucht, sollte es in Kombinaktion mit Kupfer eingenommen werden.

Wird die antioxidative Aminosäure ACC (**Ac**etyl**c**ystein) mit anderen Aminosäuren eingenommen, stimuliert sie das Immunsystem, unterstützt die Regeneration von Körpergewebe und wirkt Gewichtsverlust entgegen. Wichtig ist ACC, weil es die Vermehrung von Viren zu hemmen scheint. **Kurkuma** wird vom Körper am besten zusammen mit **Bromelain** aufgenommen und kann auch die Vermehrung des HI-Virus blockieren. Fischöl (oder Leinöl) stärkt die körpereigenen Abwehrkräfte. Extrakte aus **Reishi**, **Maitake** und anderen Pilzen können eventuell bei Aids-bedingten Krebsarten die Lebenserwartung steigern.

Andere empfehlenswerte Präparate sind Knoblauch (virushemmend), Johanniskraut, Probiotika, Glutamin (verdauungsfördernd) und Süßholzwurzel (unterstützt die Funktion der Nebennierenrinde).

Was können Sie noch tun?

☑ Treiben Sie regelmäßig Sport. Geben Sie das Rauchen auf.
☑ Vermeiden Sie Stress. Empfehlenswert sind Meditation oder Yoga.

Einige weitere Ergänzungsmittel scheinen neueren Studien zufolge die Lebenserwartung HIV-Infizierter zu erhöhen:

Niedrige Vitamin-B$_{12}$-Spiegel können den Verfallsprozess bei Aids beschleunigen. Ob eine Nahrungsergänzung mit diesem Vitamin die Krankheit aufhalten kann, müssen weitere Untersuchungen zeigen.

Ergebnisse von In-vitro-Studien geben zu der Vermutung Anlass, das Spurenelement Selen könne die Vermehrung des HI-Virus hemmen.

Einer Untersuchung zufolge kann die Einnahme von Multivitaminpräparaten den Gesundheitsstatus von HIV-positiven Müttern verbessern. Die Anzahl der Tot- und Frühgeburten nahm ab, das Geburtsgewicht stieg.

TIPPS & INFOS

■ Die Mediziner sind sich nicht einig, ob immunstärkende Heilpflanzen wie Echinacea und Kanadische Gelbwurzel auch bei HIV und Aids wirken. Es wird empfohlen, die verwendete Heilpflanze alle 2–3 Wochen zu wechseln. Dies ist vor allem deshalb wichtig, weil der Körper nach einer gewissen Zeit eine Toleranz gegenüber einem pflanzlichen Wirkstoff entwickeln kann.

■ Die Wirkung von Medikamenten und Ergänzungsmitteln kann durch eine über den Tag verteilte gesunde Ernährung gesteigert werden. Zu empfehlen ist eine vegetarische Kost. Alkohol, Koffein, Fastfood und Zucker sollten dagegen nach Möglichkeit vermieden werden.

Husten

Häufig lässt sich Husten gut zu Hause behandeln. Dabei wirken natürliche Heilmittel krampflösend auf die Muskulatur der Atemwege, unterstützen den Körper bei der Ausscheidung von Reizstoffen und beruhigen den entzündeten Hals.

Symptome

- *Bei Husten handelt es sich immer um ein Symptom für eine Krankheit. In der Regel deutet er auf eine Infektion der Atemwege oder eine Reizung des Halses, der Lunge oder der Atemwege hin.*

- *Man unterscheidet zwischen trockenem (unproduktivem) und feuchtem (produktivem) Husten.*

Was ist Husten?

Zu husten ist eine ganz normale Körperfunktion, mit deren Hilfe Fremdkörper aus den Atemwegen ausgeschieden werden. Problematisch wird Husten erst dann, wenn er durch Reizstoffe in der Umwelt oder durch eine Krankheit unkontrollierbar wird.

Beim trockenen Husten wird keine Flüssigkeit (Auswurf) abgehustet. Bei feuchtem oder produktivem Husten dagegen werden die Keime oder anderen Fremdkörper zusammen mit Schleim ausgeworfen.

Welches sind die Ursachen für Husten?

Wenn ein Fremdkörper in die Atemwege eindringt, bilden kleine Hustenrezeptoren im Hals, in der Lunge und den Atemwegen zusätzlich Schleim. Dadurch werden die Nervenenden angeregt, und eine Kette von Reaktionen in Gang gesetzt, die in einem kraftvollen Ausstoßen von Luft und Fremdkörpern durch den Mund endet – dem Husten. Diese Reaktion kann durch eine Reihe von Umständen ausgelöst werden: Einige Bakterien oder Viren wie etwa Grippeviren führen zu einer Überproduktion von Schleim, was zu Hustenreiz führt. Aber auch Asthma, Bronchitis, Heuschnupfen und Umweltgifte wie Zigarettenrauch oder bestimmte Chemikalien können Husten auslösen. Ein Hustenreiz kann auch bei Verstopfung entstehen, wenn Magensäure in die Speiseröhre zurückfließt und ein Brennen im Hals verursacht. Gelegentlich tritt Husten auch als Nebenwirkung bestimmter Medikamente wie etwa blutdrucksenkender Mittel auf. Chronischer Husten kann ein Zeichen für Tumore in der Lunge, im Hals oder im Mund sein oder durch eine Flüssigkeitsansammlung in der Lunge nach einem Herzversagen bedingt sein.

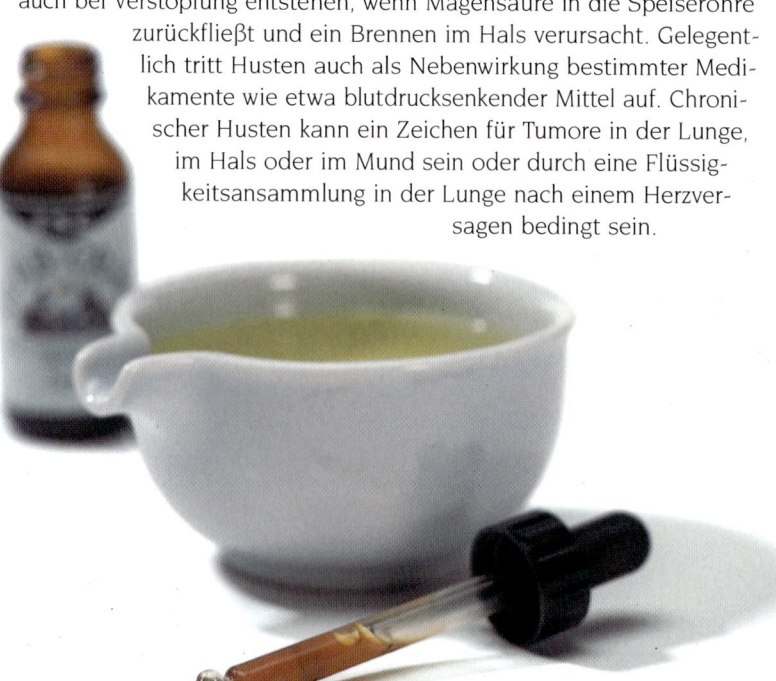

Eine Tinktur aus Süßholzwurzel erleichtert das Abhusten von Schleim.

EMPFOHLENE ERGÄNZUNGSMITTEL

Engelwurz/ Huflattich/ Thymian/	**Dosis:** Bis zu 3 x I Tasse Tee/Tag. **Hinweis:** I–2 TL der Pflanze mit I Tasse heißem Wasser übergießen; entweder einzeln oder als Mischung verwenden.
Süßholzwurzel	**Dosis:** Je 3 x 45 Tr. Tinktur oder I Tasse Tee. **Achtung!** Süßholzwurzel kann den Blutdruck erhöhen. Sprechen Sie mit Ihrem Arzt, wenn Sie zu Bluthochdruck neigen. **Hinweis:** Die Tinktur in Wasser geben oder I TL der Heilpflanze mit Rotulme oder Eibisch in I Tasse heißem Wasser ziehen lassen.
Rotulme	**Dosis:** Bis zu 3 Tassen Tee tägl. **Hinweis:** I TL der Heilpflanze mit I Tasse heißem Wasser übergießen.
Eibischblätter	**Dosis:** Je nach Bedarf bis zu 3 x I Tasse Tee/Tag. **Hinweis:** 2 TL mit I Tasse heißem Wasser übergießen. Eibisch kann mit Rotulme kombiniert werden.

Nehmen Sie bereits ein Präparat, kann die Dosis einiger Wirkstoffe abgedeckt sein..

Wie wirken die Ergänzungsmittel?

Je nach Art des Hustens hat eine Behandlung zwei Ziele im Auge: Produktiver Husten darf nicht unterdrückt werden. Hier sorgen auswurffördernde Mittel dafür, dass sich der Schleim verflüssigt und leichter abgehustet werden kann. Unproduktiver Husten sollte dagegen unter Umständen abgestellt werden, vor allem, wenn er Schmerzen verursacht oder die Nachtruhe stört.

Engelwurz, **Huflattich** und **Thymian** enthalten auswurffördernde Wirkstoffe. Dem Tee kann man zusätzlich **Süßholztinktur** beigeben, was die Bronchien entkrampft und den Schleim löst. Alle Heilpflanzen sind in verschiedenen Kombinationen in handelsüblichen Teemischungen erhältlich. Sie können aber auch als Tinktur verwendet werden.

Ein Tee aus **Rotulme** beruhigt im Hals und unterdrückt trockenen Husten. Man kann diesem Tee auch **Eibischblätter** zusetzen: In Wasser setzen sie *Muzilago* frei, eine gelartige pflanzliche Substanz, die den Hals mit einem schützenden Film überzieht und die Hustenrezeptoren beruhigt. *Muzilago* ist auch in Königskerzen enthalten. Anis-, Wildlattich- oder Wildkirschentinktur, mit etwas Wasser getrunken, unterdrückt ebenfalls trockenen Husten.

Ein Dampfbad mit ein paar Tropfen **Eukalyptus**- oder **Kamillenöl** befreit verstopfte Nasennebenhöhlen, reinigt die Atemwege und löst verkrampfte Bronchien. Hustentropfen oder Hustenbonbons mit Eukalyptus, Pfefferminz, Anis oder Fenchel regen den Speichelfluss an. Das verstärkte Schlucken unterdrückt den Hustenreflex.

Was können Sie noch tun?

☑ Trinken Sie viel Wasser, warme Suppen, Tee oder ungekühlten Frucht- oder Gemüsesaft, um den Schleim zu verflüssigen.
☑ Feuchten Sie die Luft mit einem Luftbefeuchter an.
☑ Rauchen Sie nicht und meiden Sie reizende Dämpfe.

FALLBEISPIEL
Rezept für einen Husten- und Erkältungstee

Vicky P. hatte den Eindruck, dass sie sich beinahe jeden Monat bei ihren kleinen Kindern mit einem Schnupfen oder Husten ansteckte. Als sie etwas über die Wirkung von Kräutertees las, beschloss sie, sich eine eigene Liste mit Heilkräutern anzulegen.

Nach vielen Versuchen fand Vicky endlich ein Rezept, auf das sie noch heute schwört. Bei einer Erkältung oder einem Husten bereitet sie jeden Morgen eine Kanne dieses Tees und trinkt davon drei Tassen täglich.

Vickys Tee:
I TL ROTULME
2 TL EIBISCH
I TL ISOP
45 TR. ECHINACEATINKTUR
5 TR. SÜSSHOLZTINKTUR
HONIG

Zubereitung:
DIE GETROCKNETEN KRÄUTER IN EINE TEEKANNE GEBEN UND MIT 250 ML SIEDENDEM WASSER ÜBERGIESSEN. 20 MINUTEN ZIEHEN LASSEN UND ANSCHLIESSEND ABGIESSEN. NACH BELIEBEN MIT HONIG ABSCHMECKEN.

Impotenz

Vor allem ältere Männer haben Schwierigkeiten, eine Erektion dauerhaft zu halten. Auch wenn psychische Gründe eine Rolle spielen, ist in den meisten Fällen diese Erektionsstörung auf organische Ursachen zurückzuführen und lässt sich ganz einfach beheben.

Symptome

- *Eine dauerhafte Unfähigkeit, eine für die Ausübung des Geschlechtsverkehrs ausreichende Erektion zu erreichen oder zu halten.*

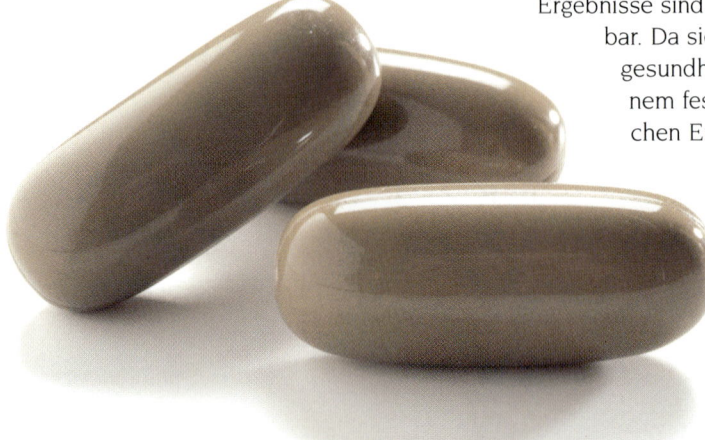

Bei Männern steigert Ginseng den Testosteronspiegel und kann daher gegen Impotenz helfen.

Was ist Impotenz?

Unter Impotenz versteht man das dauerhafte Unvermögen, eine Erektion zu erlangen oder zu halten. Zur Erektion kommt es, wenn sich die Blutgefäße im Penis mit Blut füllen. Dieser Vorgang wird durch eine sexuelle Erregung ausgelöst, die sowohl die Nerven im Gehirn als auch im Rückenmark veranlasst, Signale an die Penisarterien zu senden, damit sich diese weiten und den Blutfluss vergrößern. Die meisten Männer leiden gelegentlich unter Erektionsstörungen.

Welches sind die Ursachen für Impotenz?

Impotenz kann körperliche und/oder seelische Gründe haben. So können Angststörungen und eine Depression ebenso Ursachen sein wie etwa Nebenwirkungen von Medikamenten, die gegen Depressionen oder Bluthochdruck eingenommen werden. Häufigster Grund ist aber eine Arterienverkalkung, die die Blutversorgung des Penis verschlechtert. Auch chronische Erkrankungen wie Zuckerkrankheit oder multiple Sklerose sind Gründe für Impotenz. Wenn die Erektionsschwäche plötzlich auftritt und es dennoch zu nächtlichen Erektionen kommt, dann sind meist seelische Ursachen verantwortlich. Entwickelt sie sich allmählich, geht sie hauptsächlich auf körperliche Ursachen zurück.

Wie wirken die Ergänzungsmittel?

Eine Kombination mehrerer Ergänzungsmittel kann die Durchblutung des Penis verbessern. **Vitamin C** fördert die Elastizität der Arterien und erleichtert das freie Strömen des Blutes. Auch die in **Fischöl** oder Leinöl enthaltenen Omega-3-Fettsäuren wirken bei Langzeitgebrauch durchblutungsfördernd. **Ginkgo** fördert die Durchblutung des Gehirns und scheint im Penis eine ähnliche Wirkung zu entfalten. Alle Präparate entfalten ihre volle Wirkung erst, nachdem sie über einen längeren Zeitraum eingenommen wurden (mindestens ein halbes Jahr). Erste Ergebnisse sind aber bereits nach einem Monat sichtbar. Da sie im Körper noch auf andere Weise gesundheitsfördernd wirken, sollten sie zu einem festen Bestandteil zusätzlich zur täglichen Ernährung werden.

Ist die Impotenz nicht auf Durchblutungsstörungen

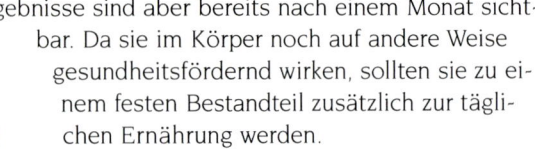

EMPFOHLENE ERGÄNZUNGSMITTEL

Vitamin C	**Dosis:** 2 x 500 mg/Tag. **Hinweis:** Bei auftretendem Durchfall die Dosis verringern.
Fischöl	**Dosis:** 2 000 mg Omega-3-Fettsäuren/Tag. **Achtung!** Sprechen Sie mit Ihrem Arzt, wenn Sie gerinnungs-hemmende Medikamente einnehmen. **Hinweis:** Vegetarier nehmen statt Fischöl 1 EL Leinöl täglich.
Ginkgo	**Dosis:** 3 x 80 mg Extrakt/Tag. **Hinweis:** Standardisierten Extrakt mit 24 % Flavonglykosid verwenden.
Ginseng	**Dosis:** 2 x 100–250 mg Extrakt/Tag. **Hinweis:** Standardisierten Extrakt mit mind. 7 % Ginsenosid verwenden; alle 2 Wochen mit sibirischem Ginseng abwechseln.
Sibirischer Ginseng	**Dosis:** 2 x 100–300 mg standardisierter Extrakt/Tag. **Hinweis:** Alle 2 Wochen mit Ginseng abgewechselt.
Damiana	**Dosis:** 3 x 1 Tasse Tee/Tag (1 TL Pflanze auf 1 Tasse Wasser). **Hinweis:** Kann mit anderen Heilpflanzen gemischt werden.

Erst die blauen, dann die schwarzen Präparate probieren. Nehmen Sie bereits ein Ergänzungsmittel, kann die Dosis einiger Wirkstoffe abgedeckt sein (siehe S. 197).

zurückzuführen, sollten andere Präparate eingenommen werden. Im Tierversuch hat sich gezeigt, dass sowohl **Ginseng** als auch **sibirischer Ginseng** (Taigawurzel) bei den Versuchstieren den Testosteronspiegel steigern und deren Paarungsbereitschaft heraufsetzen konnten. Unter Umständen haben sie bei Menschen eine ähnliche Wirkung. Stellt sich nach der Einnahme dieser Heilpflanzen keine Besserung ein, kann pro-beweise auf **Damiana** zurückgegriffen werden. Dieser aus Mexiko stam-menden Heilpflanze wird eine aphrodisierende Wirkung zugeschrieben. Sie wird zwar von vielen europäischen Naturheilkundlern eingesetzt, ist aber noch nie im Rahmen einer klinischen Studie untersucht worden.

Was können Sie noch tun?

☑ Regelmäßige Bewegung fördert die Durchblutung im gesamten Körper, gibt Energie und baut Stress ab.

☑ Trinken Sie Alkohol in Maßen. Rauchen Sie nicht. Beides kann eine Impotenz verstärken.

☑ Bei stress- oder angstbedingter Impotenz kann eine psychologische Beratung hilfreich sein.

☑ Lassen Sie sich von Ihrem Arzt über Viagra® (Sildenafil) informieren. Dieses Medikament ist zwar vom Hersteller nicht auf mögliche Wech-selwirkungen mit pflanzlichen Heilmitteln geprüft worden. Bis jetzt sind aber noch keine derartigen Wirkungen beobachtet worden.

Insektenstiche

An warmen Sommertagen lockt die Natur. Aber leider finden sich dort auch stechende und beißende Insekten, deren Aktivität bei den Menschen juckende und schwellende Hautpartien hinterlässt. Glücklicherweise hält die Natur dafür Heilmittel bereit.

Symptome

- Brennen, Juckreiz, Rötungen und Schwellungen im betroffenen Hautbezirk.

- Kreisrunde rote Hautausschläge, die sich einige Tage nach dem eigentlichen Insektenstich ausbilden.

- Eine allergische Reaktion (bei mehreren Insektenstichen auch eine nicht allergische Reaktion) mit schnellem Anschwellen von Augen, Zunge, Lippen und Hals, Übelkeit, unregelmäßigem Herzschlag und Atemnot.

SUCHEN SIE DEN ARZT AUF, ...

- wenn Sie mehrere Insektenstiche haben. Auch wenn Sie nicht allergisch auf Insektenstiche reagieren, können diese gefährlich sein.

- wenn sich erhabene, kreisförmige rote Hautausschläge herausbilden oder der betroffene Hautbezirk entzündet scheint.

- wenn Sie unter Atemnot, Fieber, starken Schmerzen oder steifen Gliedern leiden.

- wenn Sie auf Insektenstiche allergisch reagieren. Rufen Sie unverzüglich den Rettungsdienst. (Als Allergiker sollten Sie immer ein Notfallset mit sich tragen. Dieses verschreibt Ihr Arzt.)

Sprechen Sie bei Erkrankungen immer zuerst mit Ihrem Arzt, bevor Sie Ergänzungsmittel einnehmen.

Was sind Insektenstiche?

Mücken, Fliegen, Zecken, Ameisen, Bienen, Wespen und Hornissen stechen den Menschen während der Sommermonate, in manchen Klimazonen aber auch das ganze Jahr über. Insektenstiche jucken und tun weh. Obwohl sie in der Regel nicht gefährlich sind, müssen sie manchmal doch von einem Arzt behandelt werden. Wer im Ausland von einer Zecke gebissen wird, sollte unverzüglich einen Arzt aufsuchen (vor allem, wenn sich ein kreisrunder roter Fleck um den Stich bildet). In manchen Ländern können diese blutsaugenden Insekten nämlich gefährliche Krankheiten übertragen.

Etwa jede fünfzigste Person reagiert allergisch auf das Gift von Bienen oder anderen Insekten.

Welches sind die Ursachen für Insektenstiche?

Das Gift von Insekten enthält Substanzen, die um den Einstich herum Brennen, Schwellungen und Juckreiz verursachen. Mücken, Pferdebremsen und Zecken ernähren sich von dem Blut. Dagegen stechen Wespen und Bienen im Allgemeinen nur, wenn sie sich bedroht fühlen oder wenn sie den Menschen mit einer Blüte verwechseln. Wenn Sie versuchen, Insekten mit den Armen zu vertreiben, helle Kleidung tragen, Parfüm benutzen oder im Freien süße, klebrige Speisen verzehren, dann erhöhen Sie die Wahrscheinlichkeit, dass Sie gestochen werden.

Wie wirken die Ergänzungsmittel?

Zunächst sollte der Stachel entfernt und die betroffene Stelle mit Wasser und Seife gut gereinigt werden. Als Präparat zum Einnehmen empfiehlt sich das eiweißverdauende Enzym **Bromelain,** das aus frischer Ananas gewonnen wird und gegen Schwellungen wirkt. Bis zum Abklingen

Lavendelöl bringt nach einem Insektenstich Schwellungen zum Abklingen.

EMPFOHLENE ERGÄNZUNGSMITTEL

Bromelain	**Dosis:** 3 x 500 mg/Tag. **Hinweis:** Auf leeren Magen bis zum Abklingen der Symptome einnehmen.
Lavendelöl	**Dosis:** Mehrmals am Tag (oder nach Bedarf) ein paar Tropfen auf die betroffene Haut auftragen. **Hinweis:** Bei Bedarf jede Viertelstunde 1–2 Tr. verwenden.
Calendula-creme	**Dosis:** Mehrmals am Tag (oder nach Bedarf) eine kleine Menge auf die betroffene Haut auftragen. **Hinweis:** Sollte mindestens 2 % Calendula enthalten.
Vitamin C	**Dosis:** 2 x 500 mg/Tag. **Hinweis:** Bei auftretendem Durchfall die Dosis verringern.
Quercetin	**Dosis:** 3 x 500 mg/Tag, 20 min. vor dem Essen einnehmen. **Hinweis:** wirkt besonders gut in Kombination mit Bromelain.
Teebaumöl	**Dosis:** Mehrmals täglich (oder je nach Bedarf) 1 Tropfen auf die Haut geben. **Hinweis:** Bei auftretenden Hautreizungen absetzen

Erst die blauen, dann die schwarzen Präparate probieren. Nehmen Sie bereits ein Ergänzungsmittel, kann die Dosis einiger Wirkstoffe abgedeckt sein (siehe S. 197).

(siehe S. 197)

der Schwellung sollte es eingenommen werden. Örtlich aufzutragende Präparate lindern Schmerzen, stillen den Juckreiz und fördern den Heilungsprozess der Haut. **Lavendelöl** wirkt gegen Juckreiz. Die aus der Ringelblume gewonnene **Calendulacreme** lässt Schwellungen abklingen und stillt den Juckreiz. Darüber hinaus wirkt sie antiseptisch und somit Entzündungen entgegen. Statt Calendulacreme kann auch **Teebaumöl** verwendet werden.

Bei dem Stich einer Biene oder eines ähnlichen Insekts müssen eventuell zusätzliche Präparate eingenommen werden, um die Schwellung schneller abklingen zu lassen und die Schmerzen zu lindern. **Vitamin C** und das Flavonoid **Quercetin** sind Antihistamine. Sie hemmen die Ausschüttung von Histamin, einem entzündungsfördernden Wirkstoff, den der Körper als Reaktion auf das Insektengift bildet. Beide Ergänzungsmittel sollten so schnell wie möglich nach dem Insektenstich eingenommen werden und dies so lange, bis die Beschwerden abgeklungen sind. Auch Tinkturen aus Echinacea, Calendula, Myrrhe oder Johanniskraut können auf die betroffene Haut aufgetragen werden.

Was können Sie noch tun?

☑ Verwenden Sie ein Insektenschutzmittel, bevor Sie das Haus verlassen. Wirksam sind Citronellaöl und Teebaumöl, die direkt auf die Haut aufgetragen werden können.

☑ Benutzen Sie kein Aftershave, Haarspray, Parfum oder süß riechende Cremes. Ihr Duft zieht Insekten an.

☑ Versuchen Sie nicht, Insekten zu verscheuchen. Wenn sich Ihnen ein Insektenschwarm nähert, gehen Sie ruhig weiter oder legen Sie sich hin und bedecken Sie Ihren Kopf.

AKTUELLES

Einer neueren kalifornischen Studie zufolge ist es nicht entscheidend wie, sondern wie schnell ein Bienenstachel aus der Haut entfernt wird. Die Art der Entfernung hat keinen Einfluss auf die Größe der Schwellung. Wichtig ist es, den Stachel so schnell wie möglich zu entfernen.

TIPPS & INFOS

■ Die meisten ätherischen Öle sollten nicht direkt auf die Haut aufgetragen werden. Eine Ausnahme bildet Lavendelöl: Mit ihm kann die betroffene Stelle direkt eingerieben werden. Es darf jedoch nicht in die Augen gelangen.

■ Schnelle Abhilfe bei einem Insektenstich verschafft Bromelain, das statt Lavendelöl direkt auf die Haut aufgetragen werden kann. Dazu werden zwei Kapseln geöffnet und ihr Inhalt mit so viel Wasser vermischt, bis eine Paste entsteht. Diese kann dann auf die betroffene Haut gestrichen werden.

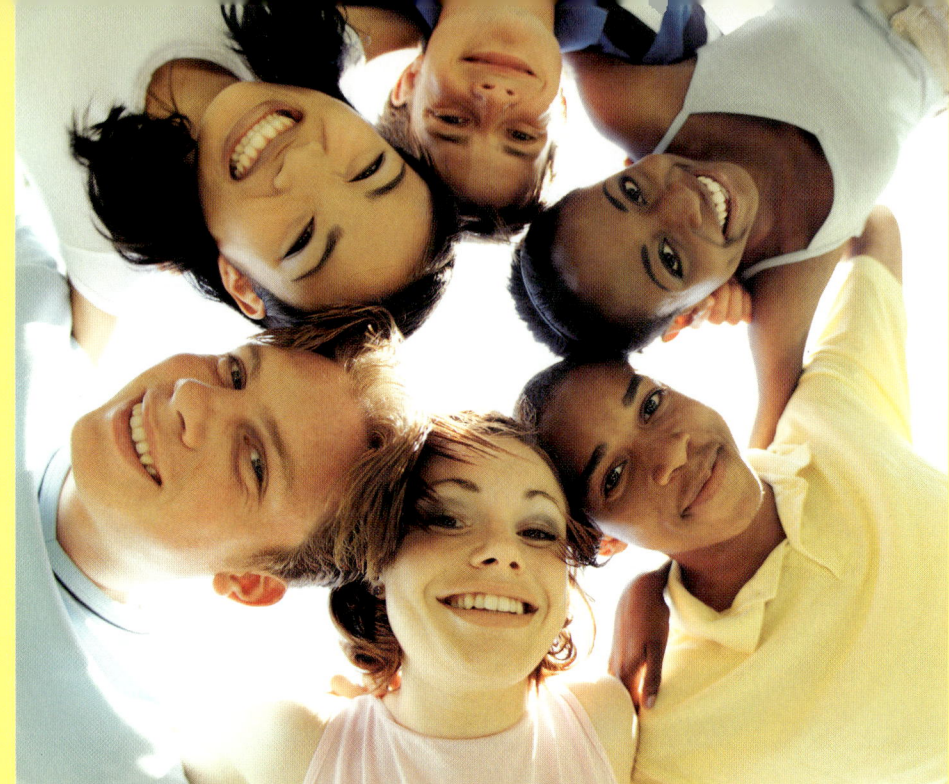

Jugendliche

Die Adoleszenz ist eine Zeit körperlicher und seelischer Veränderungen, und eine gesunde Ernährung spielt dabei eine entscheidende Rolle. Leider ist die Ernährung Jugendlicher auch Modeerscheinungen und Gruppendruck unterworfen.

■ Mädchen erleben meist zwischen dem 10. und 12. Lebensjahr einen Wachstumsschub, Jungen zwischen dem 12. und dem 15. Lebensjahr. Dabei haben die Jugendlichen hohen Nährstoffbedarf, und es kann zu einem Mangel an B-Vitaminen, Vitamin C, Kalzium, Eisen, Magnesium und Zink kommen.

DIÄTEN

Mehr als 15 % der Jugendlichen hierzulande sind untergewichtig. Dennoch halten viele Diät und setzen dabei die gesunde Entwicklung ihres Körpers aufs Spiel. Bei Mädchen kann dies zu Schwangerschaftskomplikationen führen.

Eine krankhafte Fixierung auf das Körpergewicht kann auch zu schwer wiegenden Essstörungen führen. Durch übermäßig viel Sport oder Ballett kann bei untergewichtigen Mädchen die Periode ausbleiben. Der damit einhergehende Östrogenmangel schwächt den Knochenbau.

VEGETARIER UND ERNÄHRUNG

Solange ausreichend eisenhaltige Lebensmittel wie etwa Vollkorngetreide, Bohnen, getrocknete Aprikosen, Eigelb, Blattgemüse und Nüsse zusammen mit Lebensmitteln gegessen werden, die viel Vitamin C enthalten, kann eine vegetarische Kost den Körper ausreichend mit Nährstoffen versorgen. Käse und Sahne sollten in Maßen verzehrt werden. Eine rein vegane Ernährung macht eine mangelhafte Versorgung mit Vitamin B_{12}, Folsäure und Eisen wahrscheinlich.

Vegetarier und Veganer sollten daher Vitamin-B_{12}-Präparate einnehmen.

NIKOTIN UND ALKOHOL

Nährstoffmangel kann auch durch Rauchen und durch übermäßigen Alkoholkonsum entstehen. Raucher benötigen zusätzlich die Vitamine des B-Komplexes sowie Vitamin C. Starke Trinker sollten Vitamin B_1, Vitamin B_2 und ein Multivitaminpräparat nehmen. Empfehlenswert sind auch hier die anderen Vitamine des B-Komplexes sowie Vitamin C.

WICHTIGE NÄHRSTOFFE FÜR JUGENDLICHE

NÄHRSTOFF	WIRKUNG	NAHRUNGSQUELLEN	MANGELERSCHEINUNGEN	TÄGLICHER BEDARF (JUNGEN/MÄDCHEN)
Vitamin-B-Komplex	**Energiestoffwechsel** (B_1, B_2); **Eiweißstoffwechsel** (B_6); **Blutbildung** (B_6, B_{12}, Folsäure); **Unterstützt Nervensystem** (B_{12})	Hefeextrakt, getrocknete Bierhefe, rotes Fleisch (vor allem Schweineleber und Schweinenieren), Weizenkeime, Nüsse, Vollkorngetreide, ungeschälter Reis, fettreicher Fisch. Sojamehl. Grünes Blattgemüse und Zitrusfrüchte sind gute Folsäurelieferanten	Müdigkeit, Muskelschwäche, Appetitverlust, Reizbarkeit, Verwirrtheit, schlechtes Gedächtnis, Depressionen, wunde oder rissige Haut, Minderwuchs, Haarausfall, Flüssigkeitsansammlung, Blutarmut	**Vitamin B_1**: 1,2–1,3 mg/1,0–1,1 mg **B_2**: 1,4–1,6 mg/1,2–1,3 mg **B_6**: 1,0–1,6 mg/1,0–1,4 mg **B_{12}**: 2–3 µg **Folsäure:** 400 µg
Vitamin C	Unterstützt die Wundheilung und die Eisenaufnahme. Schützt vor Schäden durch freie Radikale. Erhält die Gesundheit des Immunsystems	Obst und Gemüse. Die meisten Jugendlichen nehmen Vitamin C über Fruchtsäfte auf	Leichter Mangel: Müdigkeit, erhöhte Anfälligkeit für Infektionen. Schwerer Mangel: Skorbut	90–100 mg
Kalzium	Knochenbildung. In der Pubertät wird das spätere Knochengerüst zu 45 % angelegt.	Milch, Joghurt und andere Milchprodukte, Ölsardinen. Weniger gut: Hülsenfrüchte, Tofu, Mandeln, Vollkornbrot und grünes Gemüse	Entmineralisierung der Knochen. Führt in späteren Jahren zu Osteoporose	1 100–1 200 mg *HINWEIS: Zuerst den Verzehr von Milchshakes, Joghurt und Käse fördern, bevor an Ergänzungsmittel gedacht wird*
Eisen	Sauerstofftransport im Blut, Schutz vor Infektionen	Rotes Fleisch, Leber, fettreiche Fischsorten, Eigelb; wird aus pflanzlichen Nahrungsmitteln wie etwa Vollkorngetreideprodukte vom Körper schlechter aufgenommen. Vitamin C verbessert die Aufnahme	Blutarmut, besonders bei Mädchen, die bereits menstruieren und wenig Eisen aufnehmen	12 mg/15 mg *ACHTUNG! Selbst verordnete Eisenpräparate können die Gesundheit schädigen und sollten nur unter ärztlicher Überwachung eingenommen werden. Blutarmut muss immer von einem Arzt festgestellt und angemessen behandelt werden. Zusätzliches Eisen wird am besten in Form eines Multivitaminpräparates mit Mineralstoffzusatz eingenommen*
Magnesium	Knochenbildung, Übermittlung von Nervenimpulsen, Muskelkontraktion, Cofaktor bei vielen Schlüsselenzymen	Vollkornprodukte, z. B. Vollkornbrot, Fleisch, Fisch, Kartoffeln, viele Gemüsearten, Nüsse und Samen	Muskelkrämpfe, Übelkeit, Herzklopfen, Müdigkeit, Schwäche, prämenstruelles Syndrom, Nierensteine, Schlaflosigkeit	230–400 mg/250–350 mg *ACHTUNG! Darf bei Nierenkrankheiten nicht eingenommen werden. HINWEIS: Kann entweder als Einzelpräparat (150 mg) oder in Kombination mit anderen eingenommen werden. Zu viel Magnesium kann Durchfall verursachen*
Zink	Eiweiß-, Kohlenhydrat- und Fettstoffwechsel; sexuelle Reife, vor allem bei Jungen. Zink ist ein Bestandteil von über 200 Enzymen	Eiweißhaltige Lebensmittel wie Rind, Schwein, Leber, dunkles Geflügel und Eier; wird aus pflanzlichen Nahrungsmitteln wie etwa Bohnen, Weizenkeime, oder Nüsse vom Körper schlechter aufgenommen	Minderwuchs, schlechte Wundheilung, häufige Infekte, Hautveränderungen, Störungen des Wachstums von Haaren und Nägeln, Verlust des Tast- und Geschmackssinns, Schlafstörungen	9–10 mg/7 mg *ACHTUNG! Zinklutschtabletten nicht länger als fünf Tage hintereinander einnehmen. HINWEIS: Ist in vielen Multivitaminpräparaten bereits enthalten*

Karpaltunnelsyndrom

Wenn Sie vor Schmerzen im Handgelenk in der Nacht kein Auge schließen können oder Ihre Hände beim Autofahren einschlafen, leiden Sie möglicherweise unter dem Karpaltunnelsyndrom. Keine Sorge: Auch hier können Ergänzungsmittel helfen.

Symptome

- *Taubheitsgefühle oder Kribbeln in Daumen, Zeige-, Mittel- oder Ringfinger.*

- *Peitschenartige Schmerzen im Handgelenk und im Unterarm, die bis in die Schulter oder den Nacken ausstrahlen können.*

- *Schwäche des Handgelenks; Schwierigkeit beim Aufheben und Festhalten von Gegenständen.*

- *Subjektives Schwellungsgefühl in den Fingern, obwohl eine Schwellung nicht sichtbar ist.*

SUCHEN SIE DEN ARZT AUF, ...

- **wenn Ihre Finger steif sind und schmerzen. Möglicherweise leiden Sie dann unter Arthrose.**

- **wenn die Schmerzen im Handgelenk Sie beeinträchtigen.**

- **wenn die Taubheitsgefühle und Schmerzen trotz Behandlung mit Ergänzungsmitteln bleiben. Der Medianusnerv muss dann eventuell durch eine Kortisoninjektion oder einen kleinen chirurgischen Eingriff entlastet werden.**

Sprechen Sie bei Erkrankungen immer zuerst mit Ihrem Arzt, bevor Sie Ergänzungsmittel einnehmen.

Was ist das Karpaltunnelsyndrom?

Die Knochen und Bänder im Handgelenk bilden einen Hohlraum, den Karpaltunnel. In ihm verläuft der Medianusnerv, der auch für die Bewegungen und Empfindungen der Hand verantwortlich ist. Durch gebrochene oder gesplitterte Knochen, angesammelte Flüssigkeit oder geschwollene Bänder und Sehnen kann dieser Karpaltunnel verengt sein. Der nun auf den Medianusnerv ausgeübte Druck ruft Schmerzen, Taubheitsgefühle und Schwäche in den Fingern hervor.

Die Beschwerden können sich allmählich ausbilden, aber auch plötzlich auftreten. Vor allem nachts kommt es häufig zu Schmerzen. Manchmal halten die Beschwerden nur ein paar Tage an und verschwinden von selbst. Gelegentlich bestehen sie aber auch mehrere Monate und bedürfen ärztlicher Behandlung.

Welches sind die Ursachen für das Karpaltunnelsyndrom?

Beim Karpaltunnelsyndrom handelt es sich in der Regel um eine belastungsbedingte Erkrankung, die durch häufig wiederkehrende Bewegungen der Hand oder der Finger hervorgerufen wird. Durch eine Überbeanspruchung der Hände, etwa durch Tippen, Arbeit am Fließband oder das Spielen eines Instrumentes, können sich die Sehnen oder Bänder im Handgelenk entzünden, anschwellen und auf den Medianusnerv drücken.

Bei Hormonveränderungen durch die Pille, in der Schwangerschaft oder den Wechseljahren kann sich Wasser im Körper ansammeln. Dadurch können die Beschwerden ausgelöst oder verschlimmert werden. Vermutlich leiden aus diesem Grund dreimal mehr Frauen als Männer unter dem Karpaltunnelsyndrom. Besonders häufig trifft es übergewichtige Frauen zwischen dem 30. und 60. Lebensjahr, die Kinder geboren haben. Auch Verletzungen des Handgelenks, Diabetes, Schilddrüsenunterfunktion, die Raynaud-Krankheit oder Polyarthritis können ein Karpaltunnelsyndrom auslösen.

Vitamin B$_6$ wirkt beim Karpaltunnelsyndrom gegen Nervenschmerzen.

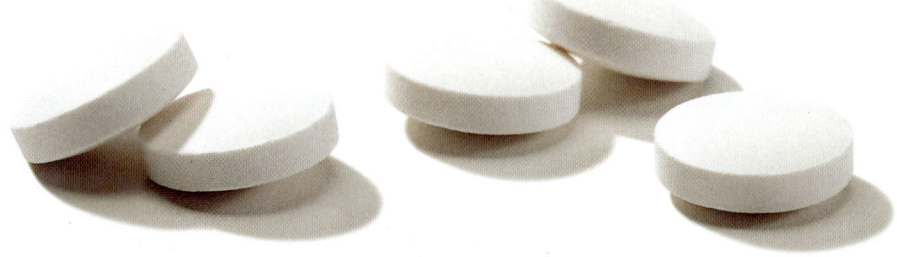

Vitamin B_6	**Dosis:** 3 x 50 mg/Tag bis zum Abklingen der Beschwerden. **Hinweis:** Die empfohlene Dosis nicht überschreiten; bei mehr als 100 mg/Tag kann das Nervensystem geschädigt werden.
Bromelain	**Dosis:** 2 x 1 000 mg/Tag in der akuten Phase; die Dosis bei Abklingen der Beschwerden auf 2 x 500 mg/Tag verringern. **Achtung!** Sprechen Sie mit Ihrem Arzt, wenn Sie gerinnungshemmende Medikamente einnehmen. **Hinweis:** Zwischen den Mahlzeiten einnehmen.
Kurkuma	**Dosis:** 3 x 400 mg/Tag. **Hinweis:** Möglichst standardisiertes Kurkuma mit 95 % Kurkumin verwenden; sollte immer in Kombination mit Bromelain eingenommen werden.

Nehmen Sie bereits ein Ergänzungsmittel, kann die Dosis einiger Wirkstoffe abgedeckt sein.

Wie wirken die Ergänzungsmittel?

Mehrere Studien kamen zu dem Ergebnis, dass ein Vitamin-B_6-Mangel unter Umständen die Entstehung von Taubheitsgefühlen und Schmerzen beim Karpaltunnelsyndrom fördern kann. **Vitamin B_6** schützt die Nerven, hemmt Entzündungen und fördert die Durchblutung. Es soll auch die Produktion von GABA (**G**amma**a**mino**b**uttersäure; engl. **a**cid) im Gehirn anregen, einer Substanz, die das Schmerzempfinden beeinflusst.

Haben sich nach dreiwöchiger Einnahme von Vitamin B_6 die Beschwerden noch nicht gebessert, kann alternativ P-5-P (Pyridoxal-5-Phosphat) in gleicher Dosis eingenommen werden. Diese Substanz entsteht beim Abbau von Vitamin B_6 und zeigt bei manchen Menschen eine stärkere schmerzlindernde Wirkung.

Auch das in Ananas enthaltene Enzym **Bromelain** hat sich als Mittel gegen Entzündungen und dadurch bedingte Schmerzen bewährt. Bromelain und Vitamin B_6 wirken am besten, wenn sie zusammen eingenommen werden. **Kurkuma**, ein Abkömmling der Ingwerfamilie, lässt Schwellungen abklingen. Es enthält Kurkumin, ein gelbes Pigment, das entzündungshemmende Eigenschaften besitzt. Dabei verstärkt Kurkuma die Wirkung von Bromelain und umgekehrt. Kurkuma ist auch bei Langzeitgebrauch unbedenklich. Die Dosis sollte aber halbiert werden, sobald sich die Beschwerden zu bessern beginnen.

Was können Sie noch tun?

☑ Machen Sie öfter eine Pause, wenn Sie mit den Händen häufig wiederkehrende Bewegungen ausführen (wie Stricken, Schreibmaschine schreiben). Unterbrechen Sie diese Tätigkeit mindestens einmal pro Stunde, spreizen Sie Ihre Finger, und schütteln Sie die Hände kräftig aus.

☑ Kühlen Sie Ihr schmerzenden Handgelenke mit Eis. Gegen Schmerzen und Entzündungen hilft auch eine flexible Eiskompresse (zum Beispiel ein Beutel Tiefkühlgemüse), mindestens 1-mal pro Stunde 10 Minuten lang auf das Handgelenk aufgelegt.

☑ Stützen Sie beim Schlafen Ihre Handgelenke mit einem Kissen ab.

Vitamin C kann Sie anfällig für ein Karpaltunnelsyndrom machen – wenn Ihr Körper nicht über genügend Vitamin-B_6-Reserven verfügt. Eine Studie mit 441 Teilnehmern, die unter Vitamin-B_6-Mangel litten, zeigte: Probanden, die täglich Vitamin C zu sich nahmen, bildeten eher ein Karpaltunnelsyndrom aus als andere.

TIPPS & INFOS

■ Salz bindet Wasser im Körper. Dies begünstigt die Entstehung von Schwellungen und kann so zu einer Verschlimmerung der Beschwerden beitragen. Durch salzarme Kost lässt sich das Karpaltunnelsyndrom somit günstig beeinflussen.

■ In einer 1998 an der Universität von Pennsylvania, USA, durchgeführten achtwöchigen Studie konnte gezeigt werden, dass Yogaübungen die Schmerzen aufgrund eines Karpaltunnelsyndroms wirksamer lindern konnten als eine operative Spaltung des Handwurzelknochens.

Kinder

In den ersten zehn Lebensjahren steht das gesunde Wachstum der Kinder im Mittelpunkt. Ergänzungsmittel können jedoch in verschiedenen Entwicklungsstufen durchaus empfehlenswert sein, vor allem wenn eine gesunde Ernährung nicht gewährleistet ist.

DIE ERSTEN SECHS MONATE

■ Die Muttermilch versorgt das Baby mit allen Nährstoffen, die es braucht, und mit so genannten Antikörpern, die es in den ersten Lebenswochen vor Krankheiten durch Bakterien und Viren schützen.

■ Frühgeborene haben einen erhöhten Nährstoffbedarf. Für sie sollte daher eventuell die Muttermilch mit einer Fertigmilchnahrung für Frühgeborene angereichert werden. So lassen sich Nährstoffmängel ausgleichen. Befragen Sie dazu aber in jedem Fall Ihren Kinderarzt.

■ Die Fertigmilchnahrung für Frühgeborene kann dem Neugeborenen auch nach der Entlassung aus dem Krankenhaus weiter verabreicht werden.

■ Fertigmilchnahrung (Säuglingsmilch) ist eine Alternative zur Muttermilch. Sie enthält alle Nährstoffe, die ein gesundes Baby, das mit der Flasche gefüttert wird, in den ersten Lebensmonaten benötigt. Die empfohlene Dosierung sollte nicht überschritten werden, da die Milch für das Verdauungssystem des Neugeborenen sonst zu konzentriert sein könnte.

■ In den ersten vier Lebensmonaten können das Verdauungssystem und die Nieren des Säuglings noch keine feste Nahrung verarbeiten. Babys sollen daher erst ab dem vierten bis sechsten Monat allmählich abgestillt werden.

VOM SECHSTEN MONAT BIS ZUM FÜNFTEN LEBENSJAHR

■ Babys, die gestillt werden, sollten ab dem sechsten Monat Vitamin-D-Präparate und Fluorid erhalten, da diese Vitamine nicht ausreichend in der Muttermilch enthalten sind.

■ Flaschenkinder sollten täglich etwa 500 ml Fertigmilch zu trinken bekommen, um eine angemessene Versorgung mit Vitaminen zu gewährleisten.

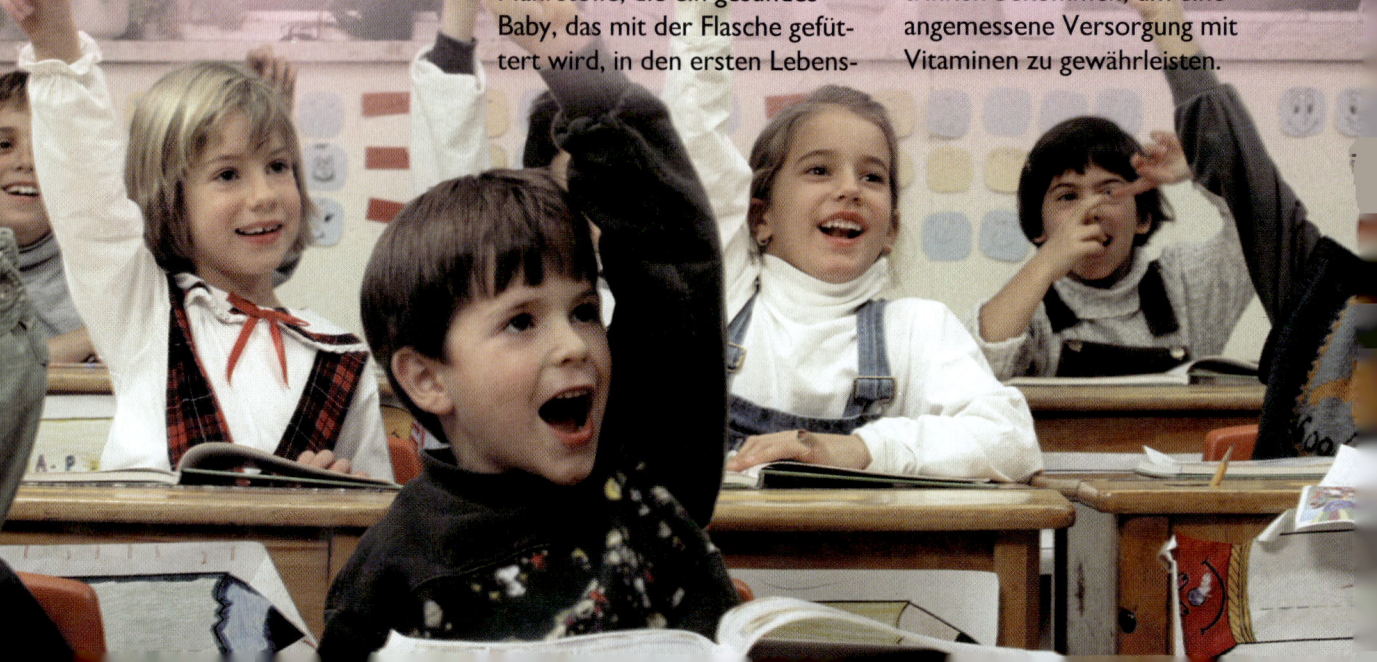

Sie sind dann auch ausreichend mit Fluorid versorgt.

■ Die Vitamin-D-Gehalte in der Säuglingsmilch entsprechen denen der Muttermilch. Zusätzliche Vitamin-D-Gaben sind somit nicht erforderlich.

■ Ab dem ersten Lebensjahr kann dem Kleinkind auch Kuhmilch gegeben werden. Verwenden Sie aber Vollmilch, da diese mehr Vitamin A und Vitamin D enthält als fettarme oder entrahmte Milch.

■ Sojamilch eignet sich gut für Kinder, die gegen Kuhmilch allergisch sind. Für allergische Säuglinge gibt es spezielle allergenfreie Milchnahrungen (so genannte Vollhydrolysate).

■ Nach dem ersten Lebensjahr können diese durch eine Säuglingsmilch auf Sojabasis ersetzt werden, die mit allen nötigen Nährstoffen angereichert ist.

■ Für die meisten Kinder zwischen dem ersten und fünften Lebensjahr empfehlen sich Vitaminpräparate, die 200 µg Vitamin A, 7 µg Vitamin D und 20 mg Vitamin C enthalten.

SCHULKINDER

■ Kinder haben im Verhältnis zu ihrer Körpergröße einen erhöhten Nährstoffbedarf. Oft fehlen ihnen die Vitamine C und D, Kalzium, Eisen und Zink. Es gibt auf die speziellen Bedürfnisse von Kindern ausgerichtete Multivitaminpräparate mit Mineralstoffzusatz.

■ Selbst eine geringfügige Vitamin-C-Unterversorgung erhöht die Anfälligkeit für Infektionen. Da Vitamin C vom Körper nicht gespeichert wird, sollten

NÄHRSTOFFEMPFEHLUNGEN FÜR KINDER *(Dosis pro Tag)*			
NÄHRSTOFF	1–3 JAHRE	4–6 JAHRE	7–10 JAHRE
Vitamin C	60 mg	70 mg	80 mg
Vitamin D	5 µg	*Wird in ausreichender Menge über das Sonnenlicht aufgenommen*	
Kalzium	600 mg	700 mg	900 mg
Eisen	8 mg	8 mg	10 mg
Zink	3 mg	5 mg	7 mg

Kinder mindestens 2-mal täglich Obst und Gemüse essen oder ein Präparat einnehmen.

■ Vitamin D ist für den Aufbau von Knochen und Muskeln nötig. Es wird durch Sonneneinstrahlung in der Haut gebildet und ist teilweise auch in tierischen Lebensmitteln enthalten. Vegetarier, die sich selten im Freien aufhalten, sind von einem Vitamin-D-Mangel bedroht.

■ Kalzium ist vor allem in Milchprodukten enthalten und sorgt für gesunde Knochen. Kinder, die gegen Milchprodukte allergisch sind, sollten ein Kalziumpräparat einnehmen.

■ Ungefähr 10 % aller Kinder haben zu wenig Eisen im Blut. Sie sind müde, appetitlos und konzentrationsschwach.

■ Eisenmangel verursacht Blutarmut (Anämie), die bei Kindern unter 6 Monaten häufig zu beobachten ist. In zu hoher Dosierung ist Eisen jedoch hochgiftig. Wenden Sie sich daher vor der Einnahme von Eisenpräparaten an einen Arzt.

■ Kinder bevorzugen weißes Fleisch (Hühnchen), das weniger Zink enthält als rotes. Nehmen sie deshalb zu wenig Zink auf, kann ihr Bedarf über Multivitaminpräparate mit Mineralstoffzusatz gedeckt werden.

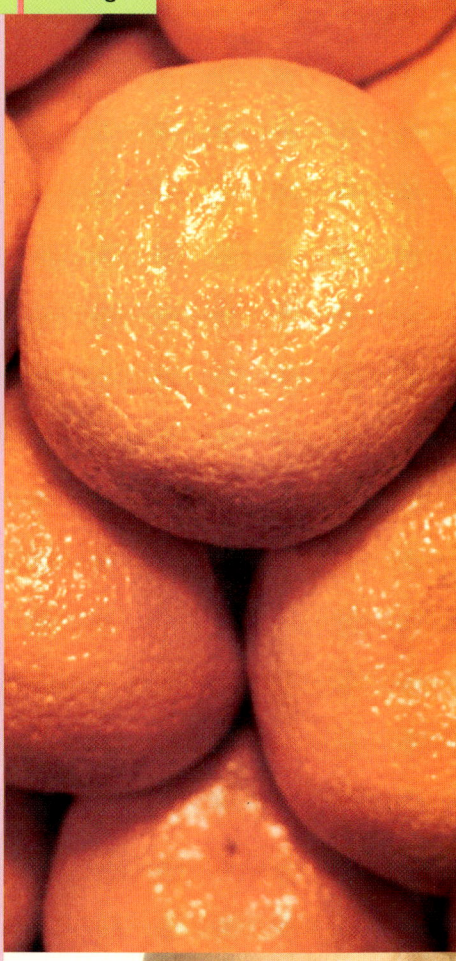

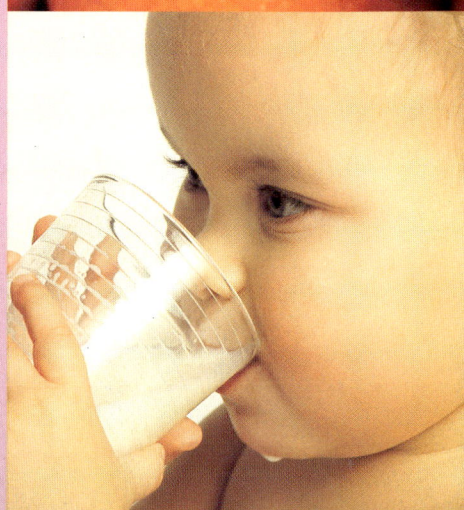

Kopfschmerzen und Migräne

Kopfschmerzen und Migräne sind sehr weit verbreitete Leiden. Dabei bietet der Arzneischrank der Natur ein reichhaltiges Angebot an nebenwirkungsfreien sanften Linderungs- und Heilmitteln.

Symptome

Spannungskopfschmerz

- Anhaltender Schmerz in einem Teil des Kopfes oder im gesamten Kopf.

- Schmerzen im Bereich der Hals- (Nacken) und Brustwirbelsäule.

Schwindel und Benommenheit.

- Intensiver pochender Schmerz in einer Kopfhälfte, der mehrmals am Tag über einen Zeitraum von mehreren Monaten hinweg auftritt.

Migräne

- Intensiver pochender Schmerz, zunächst neben einem Auge oder einer Schläfe, dann eine Kopfhälfte oder den gesamten Kopf betreffend.

- Übelkeit und Erbrechen.

- Schmerzhafte Lichtempfindlichkeit.

- Zu den Frühwarnzeichen gehören Sehstörungen, Kribbeln, Schwindel, Tinnitus, Schweißausbrüche, Schüttelfrost, Müdigkeit, aufgedunsenes Gesicht, erhöhte Reizbarkeit.

SUCHEN SIE DEN ARZT AUF, ...

- wenn sich plötzlich heftige Kopfschmerzen einstellen, vor allem, wenn diese zum ersten Mal auftreten und Sie älter als 35 Jahre sind.

- wenn die Kopfschmerzen von Fieber, einem steifen Nacken, Verwirrung, Sprachstörungen oder Schwäche einer Körperhälfte begleitet sind.

- wenn die Migräneanfälle häufiger werden.

Sprechen Sie bei Erkrankungen immer zuerst mit Ihrem Arzt, bevor Sie Ergänzungsmittel einnehmen.

Was sind Kopfschmerzen und Migräne?

In etwa 90 % der Fälle sind Kopfschmerzen auf Verspannungen zurückzuführen. Bei Migräne handelt es sich um einen starken, pochenden Schmerz, der in der Regel in einer Kopfhälfte seinen Ausgang nimmt und sich dann über den gesamten Kopf ausbreitet. Migräneanfälle können Stunden, aber auch ganze Tage andauern und kündigen sich meist durch bestimmte Vorzeichen an.

Welches sind die Ursachen für Kopfschmerzen und Migräne?

Kopfschmerzen sind meist durch Muskelverspannungen bedingt. Die genaue Ursache für Migräne ist zwar noch nicht bekannt, man geht aber davon aus, dass die Anfälle durch Krämpfe in den hirnversorgenden Arterien ausgelöst werden. Möglicherweise besteht ein Zusammenhang mit dem im Gehirn gebildeten Neurobotenstoff Serotonin. Migräne kommt familiär gehäuft vor; wobei Frauen häufiger betroffen sind als Männer.

Eine Reihe von Faktoren können wiederholte Kopfschmerzen oder Migräneanfälle begünstigen. Dazu zählen bestimmte Nahrungsmittel, Stress, Schlafmangel, Wetteränderungen oder grelles Licht. Andere Auslöser können sein: Schwankungen des Blutzuckerspiegels, Leberkrankheiten, Zahnschmerzen, hormonelle Veränderungen, Umweltgifte und Zigarettenrauch.

Wie wirken die Ergänzungsmittel?

Zwar können Präparate dem Auftreten von Beschwerden vorbeugen, aber einmal eingesetzte Kopfschmerzen lassen sich immer noch am besten mit Medikamenten behandeln. Wer zu Kopfschmerzen oder Migräne

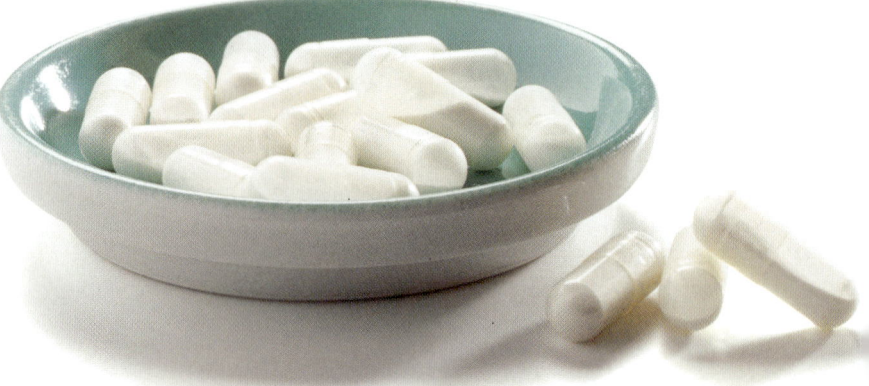

Mutterkrautkapseln helfen, die Beschwerden bei Kopfschmerzen und Migräne zu lindern.

Magnesium/ Kalzium	**Dosis:** Je 2 x 200 mg Magnesium und 2 x 500 mg Kalzium/Tag. **Hinweis:** Zum Essen einnehmen; auch in Kombination erhältlich. **Achtung!** Magnesium nicht bei Nierenerkrankungen einnehmen.
Mutterkraut	**Dosis:** Morgens 250 mg Extrakt. **Achtung!** Nicht während der Schwangerschaft einnehmen.
Riboflavin	**Dosis:** Morgens 200 mg. **Hinweis:** Empfiehlt sich besonders bei chronischer Migräne.
Kamille	**Dosis:** Bis zu 3 Tassen Tee/Tag. **Hinweis:** Auch als Kapsel oder Tinktur erhältlich.
Baldrian	**Dosis:** 2 x 250 mg Extrakt/Tag. **Hinweis:** Extrakt mit 0,8 % Valerensäure (oder Valeriansäure) verwenden.
Mönchspfeffer	**Dosis:** 2 x 1/2 TL Tinktur/Tag in Wasser aufgelöst oder 2 x 225 mg des pulverisierten Extraktes/Tag als Tablette oder Kapsel. **Hinweis:** Extrakt mit 0,5 % Agnusid verwenden.
Löwenzahn	**Dosis zur Kräftigung der Leber:** 3 x 500 mg Extrakt aus der pulverisierten Wurzel/Tag; **bei Verstopfung:** 3 x 1 Tasse Tee/Tag.

Erst die blauen, dann die schwarzen Präparate probieren. Nehmen Sie bereits ein Ergänzungsmittel, kann die Dosis einiger Wirkstoffe abgedeckt sein (siehe S. 197).

neigt, sollte im Rahmen einer Langzeitbehandlung verstärkt **Magnesium** und **Kalzium** zuführen. Häufig findet sich bei Patienten mit Migräne ein niedriger Magnesiumspiegel. **Mutterkraut** kann bei mehrmonatiger Einnahme die Intensität und Häufigkeit von Kopfschmerzen und Migräneanfällen senken.

Bei sehr häufig auftretenden Kopfschmerzen oder Migräneanfällen wirkt das B-Vitamin **Riboflavin** stärker als Mutterkraut. Hochdosiert scheint es den Energiestoffwechsel im Gehirn anzuregen. **Kamillentee** empfiehlt sich als allgemeines Nerventonikum. **Baldrian** fördert die Durchblutung und hilft bei Angstzuständen, Muskelverspannungen und Schmerzen. **Mönchspfeffer** wirkt gegen menstruationsbedingte Beschwerden wie etwa auch Kopfschmerzen. **Löwenzahnwurzel** lindert Beschwerden, die auf Verstopfung oder eine Leberfunktionsstörung zurückzuführen sind.

Hilft keines dieser natürlichen Heilmittel, empfiehlt sich ein Versuch mit Vitamin C und Pantothensäure. Beide Substanzen wirken Stress entgegen.

Was können Sie noch tun?

☑ Finden Sie heraus, was die Kopfschmerzen auslöst, und meiden sie nach Möglichkeit diese Faktoren.

☑ Stress kann durch Biofeedback oder Entspannungsübungen abgebaut werden.

☑ Trinken Sie täglich 1,5–2 l Wasser, und treiben Sie regelmäßig Sport.

☑ Tiefes Einatmen verbessert die Sauerstoffversorgung des Gehirns.

Eine Gabe von täglich 400 mg des B-Vitamins Riboflavin könnte einem Drittel der unter chronischer Migräne leidenden Patienten die Häufigkeit (nicht jedoch die Intensität oder Dauer) der Anfälle senken. Riboflavin könnte also besonders für Betroffene geeignet sein, die 4-mal im Monat oder häufiger unter Migräneanfällen leiden.

TIPPS & INFOS

■ Bestimmte Lebensmittel und Getränke sind bekannt für ihre migräneauslösende Wirkung. Wer unter häufigen Migräneanfällen leidet, sollte die folgenden Lebensmittel meiden: Alkoholische Getränke (Rotwein), gereifter Käse, Schokolade, Schinken, Nüsse, Tomaten, Erdbeeren, Zitrusfrüchte, Sauerkraut und anderes milchsauer vergorenes Gemüse, Spinat.

■ Der Verzehr von Fischöl mit einem hohem Anteil an Omega-3-Fettsäuren kann Migräne günstig beeinflussen. Omega-3-Fettsäuren scheinen sich auf die Zusammensetzung des Blutes auszuwirken und verringern das Risiko für Gefäßverkrampfungen.

WUSSTEN SIE, DASS …?

Medikamente wie etwa Aspirin mit der Zeit die Produktion körpereigener schmerzstillender Substanzen beeinträchtigen können.

Krampfadern

Bläuliche, hervortretende Krampfadern an den Beinen sehen nicht nur unschön aus, sondern schmerzen auch oft. Eine Operation lässt sich manchmal durch eine Umstellung der Ernährung und die Einnahme venenkräftigender Heilpflanzen umgehen.

Symptome

- *Geschwollene, sich windende Venen, in der Regel an der Wade, in der Kniekehle oder an der Innenseite der Oberschenkel.*

- *Schmerzen in den Beinen, vor allem nach langem Stehen.*

- *In schweren Fällen geschwollene Knöchel.*

SUCHEN SIE DEN ARZT AUF, ...

- wenn der Bereich um die Krampfadern herum rot wird. Dies könnte ein Anzeichen einer mitunter schwerwiegenden Venenentzündung sein.

- wenn die Schmerzen das Laufen beschwerlich machen.

- wenn sich die Haut um die Krampfadern herum verfärbt oder schält.

- wenn sich über einer Krampfader ein kleines dauerhaftes Geschwür bildet.

- wenn Ihre Fußknöchel angeschwollen sind. Wahrscheinlich hat sich dann Wasser im Gewebe angesammelt.

Sprechen Sie bei Erkrankungen immer zuerst mit Ihrem Arzt, bevor Sie Ergänzungsmittel einnehmen.

Was sind Krampfadern?

Venen sind die Blutgefäße, die das Blut zum Herzen transportieren. Damit das Blut nur in eine Richtung fließt, enthalten die Venen Klappen, die sich ventilartig öffnen und schließen. Werden die Venenklappen zu schwach oder können sie sich nicht mehr richtig schließen, dann fließt das Blut zurück, staut sich in den Venen, und diese beulen sich aus – eine Krampfader ist entstanden. Krampfadern bilden sich fast ausschließlich in den Beinen oder als Hämorrhoiden im Bereich des Afters.

Bei den meisten Menschen verursachen Krampfadern nur leichte Beschwerden. In schweren Fällen können jedoch Blut und andere Flüssigkeiten aus den Venen in das umliegende Gewebe übertreten. Die Haut fängt dort an zu jucken und schält sich. Flüssigkeit, die sich zuvor in den Beinen gestaut hat, sammelt sich an den Fußknöcheln, die anschwellen. Manchmal kommt es auch zu Schmerzen oder zu einem Gefühl der Schwere in den Beinen, vor allem nach langem Stehen. Ohne Behandlung verschlimmern sich Krampfadern stetig.

Welches sind die Ursachen für Krampfadern?

Bei der Entstehung von Krampfadern spielen erbliche und hormonelle Faktoren eine Rolle. Krampfadern kommen in Familien gehäuft vor, und Frauen sind viermal häufiger betroffen als Männer.

Andere mögliche Ursachen sind Übergewicht, Schwangerschaften und das häufige Heben schwerer Lasten. All dies übt zusätzlichen Druck auf die Venen aus. Im Rahmen einer Schwangerschaft kommt es zu hormonellen Veränderungen, die im Verdacht stehen, die Beinvenen zu schwächen. Krampfadern werden aber auch oft bei Personen beobachtet, die viel auf den Beinen sind, die Beine übereinander schlagen oder die sich zu wenig bewegen. Ein erhöhtes Risiko besteht ebenfalls bei Leberkrankheiten oder Durchblutungsstörungen.

Heidelbeerextrakt in Kapseln stärkt die Wände der Blutgefäße.

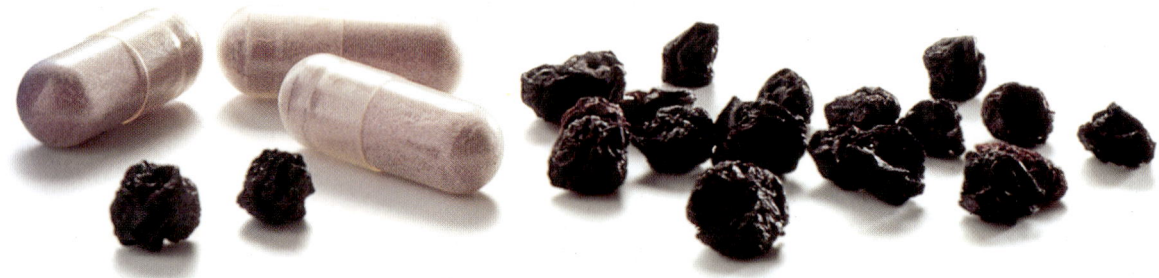

EMPFOHLENE ERGÄNZUNGSMITTEL

Vitamin C/ Flavonoide	**Dosis:** 2 x 500 mg Vitamin C und 2 x 250 mg Flavonoide/Tag. **Hinweis:** Bei auftretendem Durchfall die Dosis verringern.
Vitamin E	**Dosis:** 2 x 250 mg/Tag. **Hinweis:** Sprechen Sie mit Ihrem Arzt, wenn Sie gerinnungshemmende Medikamente einnehmen.
Heidelbeere	**Dosis:** 3 x 80 mg Extrakt/Tag. **Hinweis:** Standardisierten Extrakt mit 25 % Anthozyanen verwenden.
Rosskastanie	**Dosis:** 500 mg Extrakt/Tag morgens. **Hinweis:** Extrakt mit 16–21 % Aescin verwenden.
Mäusedorn	**Dosis:** 3 x 150 mg/Tag. **Hinweis:** Extrakt mit 9–11 % Ruscogenin verwenden.

Erst die blauen, dann die schwarzen Präparate probieren. Nehmen Sie bereits ein Ergänzungsmittel, kann die Dosis einiger Wirkstoffe abgedeckt sein (siehe S. 197).

Wie wirken die Ergänzungsmittel?

Bei Krampfadern empfiehlt sich zunächst die Einnahme von **Vitamin C** und **Flavonoiden**, welche die Aufnahme von Vitamin C unterstützen. **Vitamin E** fördert die Durchblutung und kräftigt die Wände der Venen und Kapillaren, also der kleinsten Blutgefäße.

Die Inhaltsstoffe der **Heidelbeere** fördern die Durchblutung, erhöhen die Spannkraft des Bindegewebes, das um die Venen liegt, und sorgen für deren Elastizität. Statt Heidelbeere kann aber auch **Rosskastanie** verwendet werden. Deren Wirkstoffe scheinen gegen Entzündungen und Schwellungen zu wirken und die Ansammlung von Wasser im Körper zu unterbinden. Rosskastanienextrakt ist im Handel erhältlich. Alternativ kann auch ein Behandlungsversuch mit **Mäusedorn** gestartet werden.

Alle Präparate eignen sich für eine Langzeitbehandlung und können über einen unbegrenzten Zeitraum eingenommen werden. Es kann jedoch bis zu 3 Monate dauern, ehe sich erste Wirkungen zeigen.

Was können Sie noch tun?

☑ Treiben Sie Sport, vermeiden Sie aber belastende Sportarten. Spazieren gehen, Rad fahren oder Schwimmen eignen sich eher als Joggen. Wenn Sie Krafttraining betreiben, trainieren Sie mit leichten Gewichten.

☑ Legen Sie die Beine so oft wie möglich hoch. Dadurch kann sich das Blut nicht so leicht in den Venen stauen.

☑ Vermeiden Sie langes Stehen oder Sitzen. Schlagen Sie die Beine nicht übereinander.

☑ Tragen Sie keine enge Kleidung, auch keine engen Schuhe, Strümpfe oder Gürtel. All diese Kleidungsstücke drücken die Beinvenen zusammen und erschweren es dem Blut, in die obere Körperhälfte zurückzufließen.

FALLBEISPIEL
Neues Leben für die Venen

Kurz nach ihrem 40. Geburtstag bemerkte Sandra K. die ersten Anzeichen für Krampfadern. Dieses Leiden hatte schon alle älteren Frauen in ihrer Familie geplagt. Nervös verglich sie ihre Besenreiser mit den großen schnurdicken Venen ihrer Mutter und ihrer Tanten, die zudem unter geschwollenen Beinen, blauen Flecken und offenen Geschwüren litten.

Eines Tages beschloss Sandra, ihren Krampfadern den Kampf anzusagen. Sie begann regelmäßig Sport zu treiben, trug Stützstrümpfe, änderte ihre Ernährung, mied langes Stehen, schlug ihre Beine nicht mehr übereinander, und nahm regelmäßig Heidelbeere und andere Präparate ein, die für gesunde Venen empfohlen werden.

Heute ist Sandra 45 Jahre alt und ihre Krampfadern sind verschwunden. Wenn sie in den Spiegel blickt, traut sie ihren Augen kaum. „Kein Zweifel", sagt sie, „ein paar kleine Veränderungen haben mir und meinen Venen ein neues Leben geschenkt."

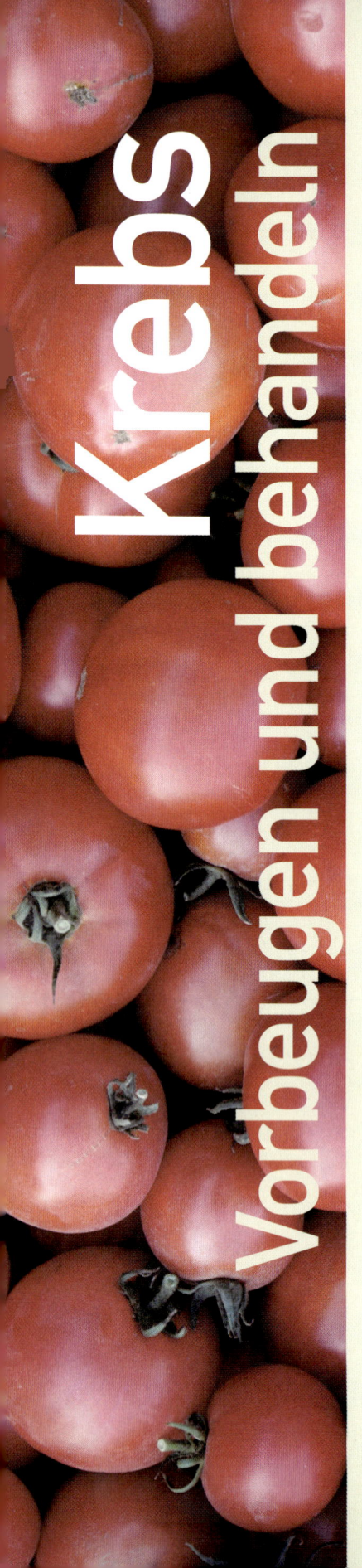

Krebs

Vorbeugen und behandeln

Den besten Schutz vor Krebs bietet noch immer eine gesunde Ernährung. Ergänzungsmittel können jedoch ausgleichend wirken sowie eine konventionelle Krebsbehandlung unterstützen und Nebenwirkungen lindern.

Mehr Menschen als je zuvor erkranken irgendwann an Krebs. Schätzungen zufolge kommt er aber bei rund 70 % aufgrund einer geänderten Lebensführung erst gar nicht zum Ausbruch (siehe S. 15–22).

UNKONTROLLIERTES ZELLWACHSTUM

Sind Zellvermehrung oder Zellerneuerung gestört, vermehren sich die Körperzellen unkontrolliert, greifen auf gesundes Gewebe über und schädigen es. Normalerweise erkennt das Immunsystem diese kranken Zellen und zerstört sie. Entkommt eine Zelle dem Überwachungssystem, kann aus ihr ein Tumor entstehen.

Tumore können zerfallen, sich über Blut oder Lymphe im ganzen Körper verteilen, und an anderen Stellen neue Tumore bilden. Erfolgt keine Behandlung, können die Krebszellen die Oberhand über die gesunden Körperzellen gewinnen – eine schwere, lebensbedrohliche Krankheit liegt dann vor.

FREIE RADIKALE

Man weiß noch nicht genau, welche Faktoren eine gesunde Körperzelle veranlassen, sich in eine Krebszelle zu verwandeln. Bekannt ist, dass bestimmte Moleküle – die freien Radikale – das Erbgut der Zelle schädigen, die Zellteilung stören und Krebs auslösen können. Normalerweise kontrolliert der Körper den Anteil der freien Radikale. Schlechte Ernährung, Rauchen, starker Alkoholkonsum und intensive Sonnenbestrahlung fördern jedoch die Bildung freier Radikale. Auch durch Viren, Stress oder familiäre Vorbelastung kann die Zellteilung gestört werden.

WIE KANN MAN DAS KREBS-RISIKO VERRINGERN? HANDELN SIE:

■ *Achten Sie auf ein gesundes Körpergewicht* (siehe S. 250). Nur ein Drittel der täglich zugeführten Kalorien sollte aus Fett bestehen.

■ *Essen Sie 5-mal am Tag frisches Obst und Gemüse* (Tomaten können auch gekocht werden), denn diese enthalten viele Antioxidanzien.

BODY-MASS-INDEX
Anhand des Body-Mass-Index können Sie Ihr Gewicht überprüfen. Das Körpergewicht in kg wird durch die Körpergröße in Metern im Quadrat geteilt. Der errechnete BMI sollte bei Erwachsenen zwischen 20 und 25 liegen.

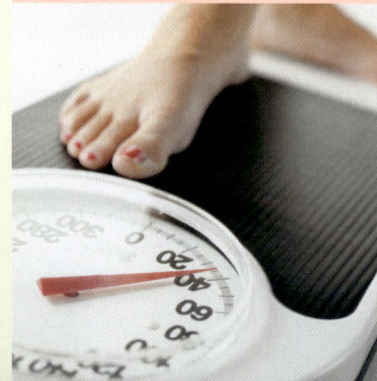

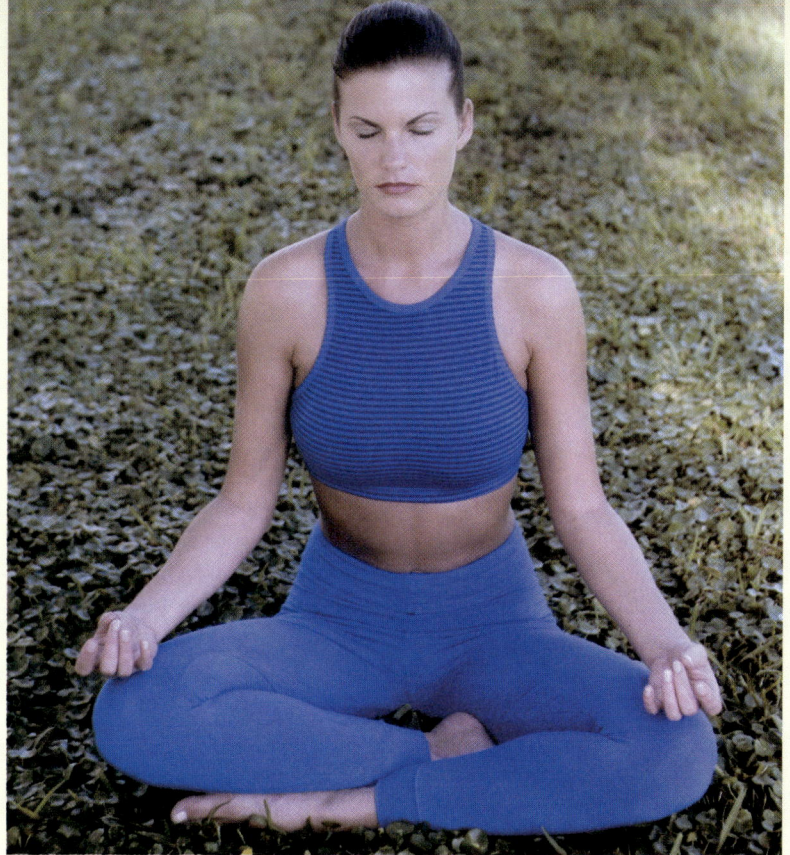

Essen Sie viele Ballaststoffe, die krebserregende Stoffe aus dem Körper entfernen.

VERMEIDEN SIE:

Rauchen. Rauchen ist die Hauptursache für Lungenkrebs und erhöht das Risiko für Speiseröhren-, Kehlkopf-, Blasen-, Magen-, Bauchspeicheldrüsen- oder Gebärmutterhalskrebs.

Sonnen ohne Schutz. Übermäßiges Sonnenbaden kann zu Hautkrebs führen.

Mehr als 80 g rotes Fleisch pro Tag, da es das Risiko für Darmkrebs erhöht.

Gepökelte oder gegrillte Lebensmittel. Eine stark salzhaltige Kost steht im Verdacht, Magenkrebs auszulösen. Verkohlte Lebensmittel enthalten krebserregende Stoffe.

Zuviel Alkohol. Halten Sie unbedenkliche Mengen ein.

WIE SCHÜTZEN ERGÄNZUNGSMITTEL VOR KREBS?

- Vitamin C und Flavonoide können vor Gebärmutterhals-, Lungen-, Mund-, Speiseröhren-, Bauchspeicheldrüsen- und Magenkrebs schützen.
- Vitamin E und Bestandteile von Leinöl, die Lignane, schützen vor Brust-, Darm- und Prostatakrebs.
- Selen und Extrakte aus grünem Tee besitzen eine gesundheitsfördernde Wirkung.
- Coenzym Q10 und natürliche Karotinoide unterstützen die Wirkung der in Lebensmitteln enthaltenen Antioxidanzien.

DIE KREBSBEHANDLUNG OPTIMIEREN

Operationen, Bestrahlung und Chemotherapie haben sich im Kampf gegen Krebs bewährt. Die Wirkung natürlicher Heilmittel konnte dagegen noch nicht bewiesen werden.

Viele Krebskranke leiden unter Appetitmangel. Ein hochdosiertes Multivitaminpräparat mit Mineralstoffzusatz stellt die Versorgung mit lebenswichtigen Mikronährstoffen sicher.

Röntgenstrahlen und Chemotherapie bekämpfen die Krebszellen, schädigen aber gesundes Körpergewebe. Vitamin A, die Antioxidanzien Vitamin C, Vitamin E, die Karotinoide (vor allem Betakarotin und Lycopin), Selen und Coenzym Q10 schützen die gesunden Körperzellen vor den aggressiven freien Radikalen und hemmen das Wachstum der Krebszellen.

Echinacea und Maitakepilze enthalten Wirkstoffe, die die Bildung von Leukozyten (entzündungshemmenden weißen Blutkörperchen) unterstützen.

FRÜHERKENNUNG VON KREBS

Eine Krebserkrankung rechtzeitig zu erkennen, kann lebensrettend sein. Beobachten Sie eines der folgenden Symptome länger als 2 Wochen, sollten Sie einen Arzt aufsuchen.

- Knoten unter der Hautoberfläche und Knoten in der Brust sollte immer der Arzt sehen.
- Veränderungen in Größe oder Form der Brustwarze.
- Wunden, Kratzer oder Geschwüre, die nicht abheilen.
- Zwischenblutungen.
- Plötzlicher Gewichtsverlust und Erschöpfungszustände.
- Ständiger Husten/Heiserkeit.
- Verändertes Verhalten von Blase oder Darm.

Leberkrankheiten

Einige Hepatitisviren rufen eine akute grippeähnliche Infektion hervor, andere verursachen eine chronische, bleibende Leberentzündung. Die Behandlung mit natürlichen Heilmitteln zielt auf den Schutz der Leber und eine Stärkung des Immunsystems ab.

Symptome

- *Müdigkeit und Schwäche, allgemeines Krankheitsgefühl.*
- *Erhöhte Temperatur.*
- *Übelkeit und Erbrechen, Appetitverlust, Gewichtsverlust.*
- *Muskel- oder Gelenkschmerzen.*
- *Gelbsucht (Gelbfärbung der Haut und der Augäpfel).*
- *Dunkler Urin, farbloser Stuhl.*

SUCHEN SIE DEN ARZT AUF, …

- wenn Sie glauben, sich mit einem Hepatitisvirus infiziert zu haben, zum Beispiel durch verunreinigte Lebensmittel, kontaminiertes Wasser oder Sexualkontakt mit einer infizierten Person.

- wenn sich bei Ihnen dauerhafte grippeähnliche Beschwerden einstellen. In der akuten Phase ähnelt die Symptomatik einer Hepatitis so stark der einer Grippe, dass sie oft falsch diagnostiziert wird.

- wenn Sie bei sich Gelbsucht oder andere Symptome einer Hepatitis feststellen.

Sprechen Sie bei Erkrankungen immer zuerst mit Ihrem Arzt, bevor Sie Ergänzungsmittel einnehmen.

Was sind Leberkrankheiten?

Zu den zahlreichen Funktionen der Leber zählen der Umbau von Kohlenhydraten, Fett und Eiweiß, der Abbau von Giftstoffen und die Speicherung bestimmter Nährstoffe. Häufigste Krankheit dieses Organs ist die Hepatitis, eine Entzündung. Es wird dabei zwischen einer akuten und einer chronischen Verlaufsform unterschieden, wobei die akute Hepatitis leichter zu behandeln ist. Hepatitis kann durch sechs verschiedene Erreger ausgelöst werden, und zwar durch die Viren A, B, C, D, E und G.

Alle Formen von Hepatitis beeinträchtigen die Fähigkeit der Leber, Eiweiß und Kohlenhydrate zu spalten, fettverdauende Gallenflüssigkeit abzusondern sowie Giftstoffe und andere Abbauprodukte auszuscheiden. Besonders gefährlich sind die chronischen Verlaufsformen, da diese ein totales Leberversagen herbeiführen können.

Welches sind die Ursachen für Leberkrankheiten?

Die eigentliche Ursache einer Leberentzündung ist fast immer eine Virusinfektion, egal ob die Hepatitis durch verunreinigte Lebensmittel oder Wasser (Typ A), durch Bluttransfusionen, infizierte Spritzen oder Geschlechtsverkehr (Typ B und C) übertragen wurde. Aber auch bestimmte Medikamente, giftige Chemikalien oder jahrelanger Alkoholmissbrauch können eine Hepatitis auslösen.

Wie wirken die Ergänzungsmittel?

Die empfohlenen Präparate sollten miteinander kombiniert werden und so lange neben den verschriebenen Medikamenten eingenommen werden, bis die Symptome abgeklungen sind. Eine Wirkung stellt sich mitunter bereits nach einer Woche ein. Alle Ergänzungsmittel eignen sich auch zur Langzeitbehandlung einer chronischen Hepatitis. **Vitamin C** und **Vitamin E** sind stark wirksame Antioxidanzien, die im Zusammenspiel die Leber vor einer Schädigung durch freie Radikale schützen. Auch **Alphaliponsäure** besitzt eine antioxidative Schutzfunktion

Löwenzahn unterstützt die Funktion der lebenswichtigen Leber.

Vitamin C	**Dosis:** 2 x 500 mg/Tag. **Hinweis:** Bei auftretendem Durchfall die Dosis verringern.
Vitamin E	**Dosis:** 250 mg/Tag. **Hinweis:** Sprechen Sie mit Ihrem Arzt, wenn Sie gerinnungs-hemmende Medikamente einnehmen.
Mariendistel	**Dosis:** 3 x 150 mg Extrakt/Tag. **Hinweis:** Extrakt mit mind. 70 % Silymarin verwenden.
Süßholzwurzel	**Dosis:** 3 x 1 Tasse Tee/Tag. **Achtung!** Süßholz kann den Blutdruck erhöhen..
Leberschutz-präparat	**Dosis:** 2 x 2 Tabletten/Tag (oder nach Anweisung des Herstellers). **Hinweis:** Sollte Mariendistel, Cholin, Inositol und andere Inhaltsstoffe enthalten.
Alphalipon-säure	**Dosis:** 3 x 200 mg/Tag **Hinweis:** Entweder zum Essen oder auf leeren Magen einnehmen.
Löwenzahn-wurzel	**Dosis:** 2 x 500 mg Extrakt/Tag. **Hinweis:** Kann in einem Leberschutzpräparat bereits enthalten sein.

Erst die blauen, dann die schwarzen Präparate probieren. Nehmen Sie bereits ein Ergänzungsmittel, kann die Dosis einiger Wirkstoffe abgedeckt sein (siehe S. 197).

---

und kann die Wirkung beider Vitamine unterstützen. Eine ähnliche Wirkung lässt sich mit **grünem Tee** (mindestens 4 Tassen grünen Tee am Tag) erzielen. **Mariendistel** schützt nicht nur die Leber, sie regt auch die Bildung neuer Leberzellen an und stärkt die Leberfunktion.

Zu den Heilpflanzen, die die Lebertätigkeit günstig beeinflussen, zählen die **Süßholzwurzel** mit ihren virushemmenden und antioxidativen Wirkstoffen und die **Löwenzahnwurzel.** Löwenzahnwurzeln wirken besonders gut im Rahmen eines so genannten leberreinigenden Leberschutzpräparates (das auch die B-Vitamine Cholin, Inositol und Mariendistel enthalten sollte). Eine optimale Leberfunktion ist darüber hinaus von einer ausreichenden Magnesiumzufuhr abhängig.

Was können Sie noch tun?

☑ Vorsicht bei Speisen und Getränken in Ländern, in denen schlechte hygienische Verhältnisse und eine hohe Krankheitsrate herrschen: Essen Sie nur gekochte Lebensmittel, und trinken Sie nur Wasser aus Flaschen. Begeben Sie sich nach Möglichkeit nicht in medizinische oder zahnmedizinische Behandlung.

☑ Trinken Sie keinen Alkohol, vor allem in der akuten Phase einer Krankheit und einen Monat danach. Warten Sie damit, bis Ihre Leberwerte sich wieder normalisiert haben.

☑ Achten Sie bei Akupunktur, beim Piercing, Tätowieren oder Ähnlichem darauf, dass nur Einmalnadeln oder sterilisierte Nadeln verwendet werden.

AKTUELLES

Neueste Forschungsergebnisse deuten an, dass Patienten mit einer Leberkrankheit über wenig Antioxidanzien verfügen. Vor allem einen Vitamin-E-Mangel scheinen Patienten mit schwerer Virushepatitis zu haben. Bei mehreren Patienten, die auf virushemmende Medikamente nicht ansprachen, konnten Vitamin-E-Gaben den Schwund von Leberzellen und damit den Vernarbungsprozess hemmen.

WUSSTEN SIE, DASS ...?
es Impfstoffe gegen Hepatitis A und B gibt. Fragen Sie Ihren Arzt nach einer Schutzimpfung.

TIPPS & INFOS

■ Die Schulmedizin hat vor allem bei der Behandlung der gefährlicheren, chronischen Verlaufsformen von Hepatitis nur mäßigen Erfolg erzielt. Daher ist ein Versuch mit Ergänzungsmitteln immer lohnenswert. Zu den schulmedizinischen Behandlungsmethoden zählen die Gabe des virushemmenden Medikamentes Interferon (das schwere Nebenwirkungen haben kann) sowie die Lebertransplantation.

■ Natürliche Heilmethoden weisen nur wenige der Nebenwirkungen auf, die bei herkömmlichen Medikamenten beobachtet werden. Aspirin®, Paracetamol und einige Antibiotika können die Leber schädigen, was vor allem bei einer bestehenden Hepatitis gefährlich ist.

Lupus erythematodes

Ein roter Fleck im Gesicht ist oft erstes Anzeichen dieser Autoimmunkrankheit, bei der das Immunsystem gesunde Zellen angreift. Verschiedene Heilmethoden lindern die Beschwerden und verzögern das Fortschreiten der Krankheit.

Symptome

- *Gelenkschmerzen und -entzündungen, Hautrötungen, Fieber, Müdigkeit, Brustschmerzen oder Husten, Haarausfall, erhöhte Sonnenbrandneigung, Sehstörungen, Anschwellung der Drüsen.*

- *Da Lupus erythematodes den gesamten Körper befallen kann, gibt es noch viele weitere Symptome. Die Beschwerden treten in der Regel erstmals zwischen dem 15. und dem 35. Lebensjahr auf. Oft wird die Krankheit nicht erkannt.*

SUCHEN SIE DEN ARZT AUF, ...

- wenn Sie länger an einer unklaren Krankheit leiden, besonders dann, wenn die Beschwerden Fieber, Gelenkschmerzen, Gewichtsverlust, Hautausschläge oder Atemnot umfassen. Suchen Sie so schnell wie möglich einen Arzt auf und bestehen Sie auf einer korrekten Diagnose, auch wenn Ihnen das Hartnäckigkeit abverlangen sollte.

Sprechen Sie bei Erkrankungen immer zuerst mit Ihrem Arzt, bevor Sie Ergänzungsmittel einnehmen.

Was ist Lupus erythematodes?

Lupus erythematodes ist eine chronische Entzündung, die schubweise auftritt und ganz unterschiedliche Symptome aufweist. Diese können am ganzen Körper auftreten, etwa an der Haut, den Gelenken, dem Herzen, dem Gehirn und den Nieren. Frauen sind deutlich häufiger betroffen als Männer.

Welches sind die Ursachen für Lupus erythematodes?

Bei Lupus erythematodes läuft das Immunsystem „aus dem Ruder" und produziert Zellen, die das körpereigene Gewebe angreifen. Die Gründe für diese Krankheit liegen noch im Dunkeln. Eine Rolle spielen aber wahrscheinlich erbliche Veranlagung, Geschlechtshormone und Infektionen. Ein Schub kann durch eine ganze Reihe von Faktoren ausgelöst werden, etwa durch Sonnenlicht, Stress und Medikamente.

Wie wirken die Ergänzungsmittel?

Eine Reihe von Ergänzungsmitteln können über einen längeren Zeitraum eingenommen und miteinander kombiniert werden. Sie können das Fortschreiten der Krankheit aufhalten und den Bedarf an herkömmlichen Medikamenten, die nicht selten schwere Nebenwirkungen haben, senken. Alle hier empfohlenen Präparate dürfen Sie neben herkömmlichen Medikamenten einnehmen. Da Lupus erythematodes eine sehr schwer wiegende Krankheit ist, sollte dies aber unter ärztlicher Aufsicht erfolgen. Eine Wirkung stellt sich bereits nach einem Monat ein.

Der **Vitamin-B-Komplex** wirkt im gesamten Körper und fördert die Gesundheit der Haut, der Schleimhäute, des Blutes, der Nerven und der Gelenke. Zusammen mit den Antioxidanzien **Vitamin C**, **Vitamin E** und dem Spurenelement **Selen** beschleunigen die B-Vitamine den Heilungs-

Das antioxidativ wirkende Selen kann Schädigungen der Gelenke, Nerven, Haut, des Herzens und anderer Körperregionen im Rahmen von Lupus erythematodes verhüten.

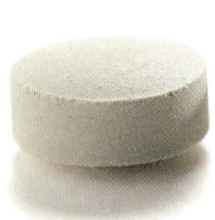
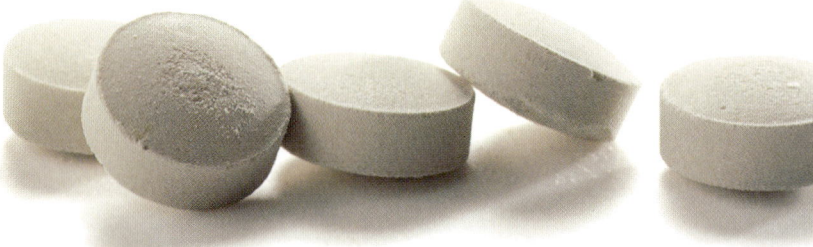

EMPFOHLENE ERGÄNZUNGSMITTEL

Vitamin-B-Komplex	**Dosis:** 1 Tablette/Tag zum Frühstück. **Hinweis:** Verwenden Sie ein Präparat mit 50 µg Vitamin B$_{12}$ und Biotin, 400 µg Folsäure und 50 mg der anderen B-Vitamine.
Vitamin C/ Vitamin E	**Dosis:** 2 x 500 mg Vitamin C; 1 x 250 mg Vitamin E/Tag. **Hinweis:** Vitamin C verstärkt die Wirkung von Vitamin E.
Fischöl	**Dosis:** 2 000 mg Omega-3-Fettsäuren/Tag. **Achtung!** Sprechen Sie mit Ihrem Arzt, wenn Sie gerinnungshemmende Medikamente einnehmen. **Hinweis:** Vegetarier nehmen statt Fischöl 1 EL Leinöl/Tag.
Nachtkerzenöl	**Dosis:** 3 x 1 000 mg/Tag. **Hinweis:** Alternativ 1 x 1 500 mg Schwarzkümmelöl einnehmen.
Selen	**Dosis:** 200 µg/Tag. **Achtung!** Diese Dosis nicht überschreiten; höhere Dosen sind giftig.
Zink	**Dosis:** 30 mg/Tag. **Hinweis:** Wenn Sie ein Zinkpräparat länger als 1 Monat einnehmen, brauchen Sie zusätzlich 2 mg Kupfer/Tag.

Erst die blauen, dann die schwarzen Präparate probieren. Nehmen Sie bereits ein Ergänzungsmittel, kann die Dosis einiger Wirkstoffe abgedeckt sein (siehe S. 197).

prozess und schützen das Herz, die Blutgefäße, die Gelenke, die Haut und andere Organe, die durch die entzündlichen Prozesse dieser Krankheit geschädigt werden. Vor allem bei Haut- und Gelenkschäden empfiehlt sich Vitamin E. Essenzielle Fettsäuren (in **Fischöl**, Leinöl und **Nachtkerzenöl**) besitzen ebenfalls eine gesundheitsfördernde Wirkung und können Entzündungen in den Gelenken, den Nieren, der Haut und anderen Organen hemmen. Darüber hinaus senken sie einen erhöhten Cholesterinspiegel. **Zink** fördert den Heilungsprozess und wirkt zusammen mit Vitamin C normalisierend auf das Immunsystem. Da Zink jedoch die Kupferreserven des Körpers aufbraucht, sollte es im Rahmen einer Langzeitbehandlung immer mit Kupfer kombiniert werden.

Lindenblüten und Klette können die Beschwerden von Lupus lindern. Alle Heilpflanzen können entweder einzeln oder als Mischung eingenommen werden. (Für einen Tee werden etwa 10 g der Droge mit 200 ml kochendem Wasser übergossen. Das Ganze 10 Minuten ziehen lassen und dann abseihen.) Treten kalte Händen und Füße (bei gleichzeitig bestehendem Morbus Raynaud) auf, kann Ginkgobaum helfen (3-mal täglich 80 mg Extrakt).

Was können Sie noch tun?

☑ Meiden Sie nach Möglichkeit das Sonnenlicht und verwenden Sie im Freien ein Sonnenschutzmittel mit hohem Lichtschutzfaktor.

☑ Gönnen Sie sich viel Ruhe. Versuchen Sie Stress abzubauen.

Magen-Darm-Geschwüre

Verletzungen der Magen- oder Darmschleimhaut verursachen Schmerzen und können sogar lebensbedrohlich sein. Natürliche Heilmittel, die im Verdauungstrakt ihre Wirkung entfalten, unterstützen eine sanfte Behandlung.

Symptome

Typische Symptome

■ Nagender oder bohrender Schmerz im Magen, entweder kurz vor den Mahlzeiten oder ein paar Stunden danach. Der Schmerz ähnelt manchmal Sodbrennen und kann mit Verdauungsstörungen, Übelkeit, Erbrechen und Gewichtsverlust einhergehen. Die Beschwerden mildern sich durch Medikamente, die Magensäure binden (Antazida), durch weiche Speisen oder Milch.

Symptome eines akuten Notfalls

■ Schwarzer oder blutiger Stuhl sowie kaffeesatzartiges oder blutiges Erbrochenes deuten auf innere Blutungen hin. Plötzliche, heftige Bauchschmerzen können infolge eines Darmdurchbruchs auftreten. Beide Fällen sind lebensbedrohliche Ereignisse, die sofortiger ärztlicher Behandlung bedürfen.

SUCHEN SIE DEN ARZT AUF, …

■ wenn Sie Symptome eines Magengeschwürs feststellen.

■ wenn sich Anzeichen für innere Blutungen, einen Magen- oder Darmdurchbruch einstellen (erbrochenes Blut, schwarze, teerfarbene Stühle, heftige Bauchschmerzen). Sie müssen sich dann sofort in ärztliche Behandlung begeben.

Sprechen Sie bei Erkrankungen immer zuerst mit Ihrem Arzt, bevor Sie Ergänzungsmittel einnehmen.

Was sind Magen-Darm-Geschwüre?

Ein Geschwür ist eine kraterartige Verletzung in der schützenden Schleimhaut, die Magen und Zwölffingerdarm (den ersten Abschnitt des Dünndarms) auskleidet. Die Drüsen im Magen sondern Stoffe zur Unterstützung der Verdauung ab, wie etwa Salzsäure und das Enzym Pepsin. Normalerweise ist die Schleimhaut von Magen und Zwölffingerdarm vor diesen aggressiven Verdauungssäften geschützt. Ist jedoch das Gleichgewicht gestört und die Verdauungssäfte beginnen, Magen oder Zwölffingerdarm anzugreifen und zu zersetzen, dann bilden sich Geschwüre.

Welches sind die Ursachen für Magen-Darm-Geschwüre?

Bis vor kurzem wurden eine hektische Lebensführung und fette, stark gewürzte Speisen für Geschwüre verantwortlich gemacht. Nun hat man aber herausgefunden, dass die meisten Geschwüre durch das Bakterium *Helicobacter pylori* ausgelöst werden. Ist der Verdauungstrakt einmal infiziert, schwächt dieser Erreger die Schleimhaut, und die Verdauungssäfte greifen die Darmwand an. Ein Geschwür kann durch Stress, falsche Ernährung, Alkohol, Koffein und Rauchen verschlimmert werden. Auch die familiäre Vorbelastung und die Einnahme leichter Schmerzmittel (Aspirin®, Ibuprofen®) spielen eine Rolle.

Wie wirken die Ergänzungsmittel?

Liegt ein Verdacht auf ein Magen- oder Darmgeschwür vor, wird zunächst von ärztlicher Seite ein Bluttest auf H. *pylori* durchgeführt. Ist der Befund positiv, werden Antibiotika verschrieben. Unabhängig von einer bak-

Aloe-vera-Saft enthält ein Gel, das aus den Blättern der Pflanze gewonnen wird und Magen-Darm-Geschwüre heilt.

EMPFOHLENE ERGÄNZUNGSMITTEL

Karotinoide	**Dosis:** 2 x 15 mg/Tag **Hinweis:** Die Dosis kann eine Woche lang auf bis zu 1 000 mg erhöht werden. Bei Durchfall die Menge reduzieren.
Vitamin C	**Dosis:** 2 x 500 mg/Tag. **Hinweis:** Die Dosis kann eine Woche lang auf bis zu 1 000 mg erhöht werden. Bei Durchfall die Menge reduzieren.
Zink	**Dosis:** 30 mg/Tag. **Hinweis:** Wenn Sie ein Zinkpräparat länger als einen Monat einnehmen, brauchen Sie zusätzlich 2 mg Kupfer/Tag.
Glutamin	**Dosis:** 3 x 500 mg L-Glutamin/Tag einen Monat lang einnehmen. **Hinweis:** Auf leeren Magen einnehmen.
Gamma-oryzanol	**Dosis:** 2 x 150 mg/Tag einen Monat lang auf leeren Magen einnehmen. **Hinweis:** Wird auch als Reiskleieöl bezeichnet.
Aloe-vera-Saft	**Dosis:** 3 x 300 ml Saft/Tag einen Monat lang **Hinweis:** Sollte 98 % Aloe vera und kein Aloin oder Aloeemodin enthalten.

Nehmen Sie bereits ein Ergänzungsmittel, kann die Dosis einiger Wirkstoffe abgedeckt sein.

teriellen Infektion können die in der Tabelle aufgeführten natürlichen Heilmittel den Heilungsprozess beschleunigen. Die Schmerzen klingen in der Regel nach einer Woche ab. Bis ein Geschwür vollständig abgeheilt ist, kann es jedoch bis zu 8 Wochen dauern. Der menschliche Organismus wandelt das in einer **Karotinoidkombination** enthaltene Betakarotin in Vitamin A um. Dieses schützt die Schleimhaut von Magen und Dünndarm und unterstützt das Abheilen der Geschwüre. **Vitamin C** hemmt zudem die Vermehrung von H. pylori.

Ein anderer heilungsfördernder Wirkstoff ist **Zink**. Dieser Mineralstoff sollte immer in Kombination mit Kupfer eingenommen werden. Auch die Aminosäure **Glutamin** unterstützt den Heilungsprozess, da sie die Zellen der Magen- und Darmschleimhaut ernährt. Ebenfalls positive Ergebnisse lassen sich mit **Gammaoryzanol** erzielen, einem Extrakt aus Reiskleieöl, der die Bildung von Verdauungssäften reguliert.

Viele Naturheilkundler setzen bei der Behandlung von Magen-Darm-Geschwüren Aloe-vera-Saft ein. Bei manchen Betroffenen hemmt er die Produktion von Magensäure und lindert Schmerzen. **Aloe vera** besitzt auch adstringierende Eigenschaften und schützt daher vor inneren Blutungen. Auch Kräutertees aus Kamille, Eibisch, Rotulme, Mädesüß oder Calendula wirken beruhigend auf die gereizte Magenschleimhaut.

Was können Sie noch tun?

☑ Achten Sie auf eine gesunde Ernährung mit reichlich Ballaststoffen, und meiden Sie alle Speisen, die Magen oder Darm reizen.

☑ Verzichten Sie auf Alkohol, Kaffee, Colagetränke und Säfte mit viel Fruchtsäure – sie alle reizen die Schleimhaut des Verdauungstraktes.

☑ Rauchen Sie nicht. Rauchen verzögert den Heilungsprozess.

Makuladegeneration

Etwa ab dem 50. Lebensjahr ist diese Krankheit, bei der es zum Abbau der Netzhaut kommt, die häufigste Ursache für Erblindung. Zellschützende Antioxidanzien nehmen bei der Verhütung dieses Leidens eine Schlüsselrolle ein.

Symptome

- *Ein verschwommener, grauer oder weißer Fleck im Zentrum des Gesichtsfeldes. Die Ränder dieses Flecks werden auf einem oder beiden Augen scharf wahrgenommen.*

- *Verzerrtes Sehen: Gerade Linien erscheinen wellenförmig, Gedrucktes verschwommen, Gegenstände nehmen die falsche Größe oder Form an.*

- *Verblasste oder verwaschene Farbwahrnehmung.*

Was ist eine Makuladegeneration?

Makula wird die lichtempfindliche Region in der Mitte der Netzhaut genannt, die das zentrale Gesichtsfeld und die Farbwahrnehmung steuert. Bei einer Makuladegeneration geht die Makula zugrunde, und es kommt zu Sehstörungen. Obwohl die periphere Sehkraft (der äußere Bildrand) intakt bleibt, erscheint die Mitte des Gesichtsfeldes verschwommen, grau oder es werden viele weiße Flecken wahrgenommen. In der Folge wird es unmöglich zu lesen, Auto zu fahren oder fernzusehen.

Es gibt zwei Formen der Krankheit: Bei der altersbedingten oder auch „trockenen" Makuladegeneration wird die Makula dünner, und unter ihr sammeln sich Abbauprodukte an. Diese Krankheitsform bildet sich langsam aus und liegt in 90 % der Fälle vor. Bei der hämorrhagischen oder „feuchten" Makuladegeneration bilden sich unter der Netzhaut neue Blutgefäße und reißen den Untergrund auf. Aus diesen zerbrechlichen Gefäßen treten Flüssigkeit und Blut aus, was zur Vernarbung des Gewebes und zum Verlust der Sehkraft führt.

Welches sind die Ursachen für eine Makuladegeneration?

Hauptursache eines Schwundes der Makula sind wohl Zellschädigungen durch die freien Radikale (instabile Sauerstoffmoleküle). Ein hoher Anteil an gesättigten Fettsäuren in der Nahrung, Nikotin sowie Sonnenlicht können zur Bildung freier Radikale in der Netzhaut beitragen. Weitere Faktoren sind hoher Blutdruck, Herzkrankheiten und Diabetes, alles Krankheiten, bei denen das Auge nicht ausreichend durchblutet wird.

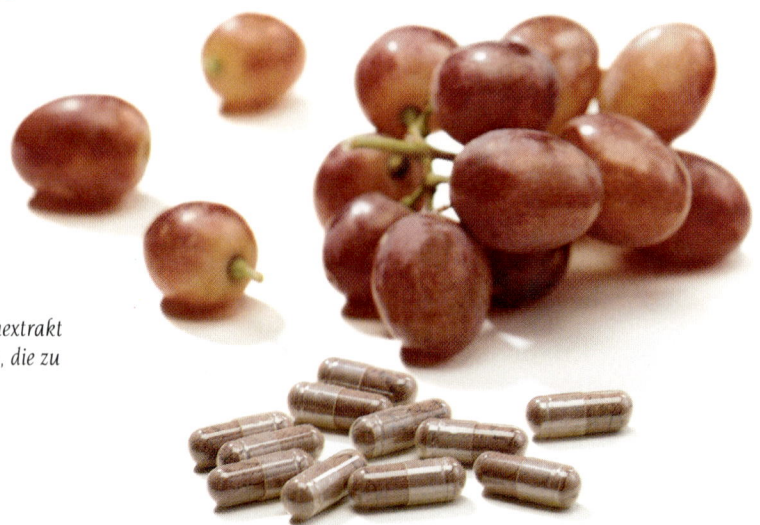

Die Antioxidanzien in Traubenkernextrakt schützen die Netzhaut vor Schäden, die zu Makuladegeneration führen.

EMPFOHLENE ERGÄNZUNGSMITTEL

Vitamin C	**Dosis:** 2 x 500 mg/Tag. **Hinweis:** Bei auftretendem Durchfall die Dosis verringern.
Vitamin E	**Dosis:** 2 x 250 mg/Tag. **Hinweis:** Sprechen Sie mit Ihrem Arzt, wenn Sie gerinnungs-hemmende Medikamente einnehmen.
Karotinoide	**Dosis:** 2 Kapseln gemischter Karotinoide/Tag zum Essen. **Hinweis:** Mind. 15 mg Karotinoide/Kapsel enthalten. Wählen Sie das Produkt mit dem höchsten Anteil an Lutein und Zeaxanthin.
Zink	**Dosis:** 30 mg/Tag. **Hinweis:** Wenn Sie ein Zinkpräparat länger als einen Monat ein-nehmen, brauchen Sie zusätzlich 2 mg Kupfer.
Heidelbeere	**Dosis:** 3 x 80 mg Extrakt/Tag. **Hinweis:** Extrakt mit 25 % Anthozyanen verwenden.
Traubenkern-extrakt	**Dosis:** 2 x 100 mg/Tag. **Hinweis:** Extrakt mit 92–95 % Proanthozyanen verwenden.
Ginkgo	**Dosis:** 3 x 40 mg Extrakt/Tag. **Hinweis:** Extrakt mit 24 % Flavonglykosid verwenden.
Selen	**Dosis:** 200 µg/Tag. **Achtung!** Dosis nicht überschreiten. Höhere Dosen sind giftig.

Erst die blauen, dann die schwarzen Präparate probieren. Nehmen Sie bereits ein Ergänzungsmittel, kann die Dosis einiger Wirkstoffe abgedeckt sein (siehe S. 197).

Wie wirken die Ergänzungunsmittel?

Aufgrund ihrer antioxidativen Eigenschaften können **Vitamin C** und **Vitamin E** sowie einige **Karotinoide** die schädigende Wirkung der freien Radikale neutralisieren. Wichtig sind vor allem die Karotinoide Lutein und Zeaxanthin: Sie schützen die Makula, indem sie die schädigenden UV-Strahlen der Sonne filtern. Auch **Zink** ist für die Funktion der Makula von Bedeutung. Eine angemessene Zinkversorgung kann das Fortschrei-ten einer Makuladegeneration verzögern. Zink sollte immer nur zusam-men mit Kupfer eingenommen werden, da es dessen Aufnahme hemmt.

Für einen optimalen Schutz sorgt zusätzlich **Heidelbeere**, die anti-oxidative Bestandteile enthält und die Durchblutung der Netzhaut fördert. Statt ihr können auch **Ginkgo** oder **Traubenkernextrakt** ein-genommen werden, obwohl diese nicht so gut wirken. Ginkgo empfiehlt sich besonders, wenn gleichzeitig Gedächtnisstörungen bestehen. **Selen** fördert im gesamten Organismus die antioxidative Aktivität.

Was können Sie noch tun?

☑ Schützen Sie Ihre Augen im Freien mit einer Sonnenbrille.
☑ Rauchen Sie nicht. Nikotin ist eine der Hauptursachen für Makula-degeneration.
☑ Essen Sie viel dunkelgrünes Gemüse (es enthält hohe Mengen der Karotinoide Lutein und Zeaxanthin) und Tomaten. Das in Tomaten ent-haltende Lycopin wird vom Körper gut aufgenommen.

Menopause

Weder Hitzewallungen noch nächtliche Schweißausbrüche sind unmöglich in dieser Lebensphase. Viele Frauen in den Wechseljahren haben mit natürlichen Heilmitteln gute Erfahrungen gemacht und ergänzen oder ersetzen so die gängige Hormontherapie.

Symptome

- Hitzewallungen.
- Nächtliche Schweißausbrüche.
- Unregelmäßige Menstruation.
- Trockenheit in der Scheide.
- Reizbarkeit, leichte Depressionen.

SUCHEN SIE DEN ARZT AUF, …

- wenn Ihre Menstruation unregelmäßig wird. Lassen Sie untersuchen, ob dies Anzeichen für die Wechseljahre sind oder die unregelmäßigen Blutungen auf eine andere Ursache zurückzuführen ist.

- wenn Sie ein hohes Risiko für Herzkrankheiten oder für Osteoporose besitzen.

- wenn Sie unter Beschwerden leiden, die sich durch natürliche Heilmittel nicht beheben lassen.

Sprechen Sie bei Erkrankungen immer zuerst mit Ihrem Arzt bevor Sie Ergänzungsmittel einnehmen.

Sojaisoflavone – in Sojamilch, -bohnen und Tofu – lindern die Beschwerden der Wechseljahre.

Was ist die Menopause?

Zwischen dem 40. und 45. Lebenjahr beginnt im Körper der Frau eine hormonelle Umstellung – die Wechseljahre. Die Eierstöcke setzen etwa ab dem 50. Lebensjahr keine Eier mehr frei und damit bleibt die monatliche Blutung aus. Die Wechseljahre können mit lästigen Beschwerden einhergehen. Fünf bis zehn Jahre vor der letzten Menstruation kommt es nicht selten zu unregelmäßigen Blutungen, Hitzewallungen und erhöhter Reizbarkeit. Nach den Wechseljahren trocknet die Scheide aus, die Knochenmasse nimmt ab (Osteoporoserisiko) und das Risiko für Herz-Kreislauf-Erkrankungen steigt.

Welches sind die Ursachen der Menopause?

Produzieren die Eierstöcke nicht mehr die Hormone Östrogen und Progesteron, stellen sich die für die Wechseljahre typischen Beschwerden ein, und das Risiko für Herzkrankheiten und Osteoporose nimmt zu. Um diesem zu begegnen, entscheiden sich manche Frauen für eine Behandlung mit Hormonen. Allerdings ist die Hormontherapie nicht ganz unumstritten, und natürliche Heilmittel stellen oft eine nebenwirkungs- und risikofreie Alternative dar. Diese Behandlung eignet sich auch für Frauen, die zwar noch monatliche Blutungen haben, aber bereits unter den für die Wechseljahre typischen Beschwerden leiden. Die meisten Ärzte lehnen eine Hormonbehandlung in diesem Stadium ab.

Wie wirken die Ergänzungsmittel?

Wie auch immer Sie sich entschieden haben: Die in der Tabelle aufgeführten Heilpflanzen helfen bei Hitzewallungen und anderen Beschwerden in den Wechseljahren. Eine optimale Wirkung entfalten sie, wenn sie miteinander kombiniert werden. Die Behandlung sollte mit **Traubensilberkerze** und **Mönchspfeffer** beginnen, die den Hormonhaushalt stabilisieren, gegen Hitzewallungen, Depressionen und

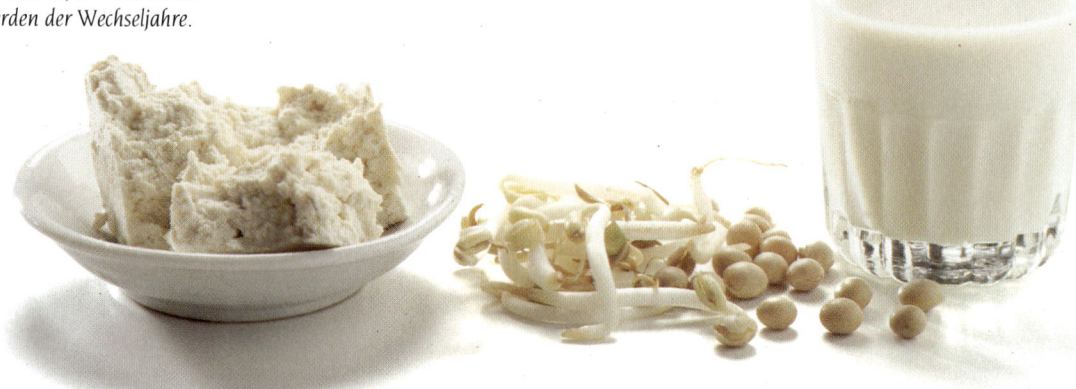

EMPFOHLENE ERGÄNZUNGSMITTEL

Mönchspfeffer **Dosis:** 100 mg standardisierten Extrakt/Tag.
Hinweis: Der Extrakt sollte 0,5 % Agnusid enthalten.

Traubensilberkerze **Dosis:** 2 x 40 mg Extrakt/Tag.
Hinweis: Extrakt mit mind. 2,5 % Triterpenen verwenden.

Sibirischer Ginseng **Dosis:** 100–300 mg Extrakt/Tag
Hinweis: Extrakt mit mind. 0,8 % Eleutherosid verwenden.

Kalzium/ Magnesium **Dosis:** 600 mg Kalzium/Tag und 300 mg Magnesium/Tag.
Hinweis: Achten Sie auf ein Präparat, das zusätzlich 10 µg Vitamin D enthält.

Dong quai **Dosis:** 3 x 200 mg oder 3 x 30 Tropfen Tinktur/Tag.
Hinweis: Extrakt mit 0,8–1,1 % Ligustilid verwenden.

Süßholzwurzel **Dosis:** 3 x 1 Tasse Tee/Tag.
Hinweis: Kann den Blutdruck erhöhen. Fragen Sie Ihren Arzt.

Sojaisoflavone **Dosis:** 50 mg/Tag.
Hinweis: Ein Präparat mit Genistein und Daidzen verwenden.

Vitamin E **Dosis:** 2 x 250 mg/Tag.
Hinweis: Sprechen Sie mit Ihrem Arzt, wenn Sie gerinnungshemmende Medikamente einnehmen.

Erst die blauen, dann die schwarzen Präparate probieren. Nehmen Sie bereits ein Ergänzungsmittel, kann die Dosis einiger Wirkstoffe abgedeckt sein (siehe S. 197).

(siehe S. 197).

Trockenheit der Scheide wirken. **Sibirischer Ginseng** (Taigawurzel) gilt als bewährtes Tonikum für Frauen.

Schaffen diese beiden keine Linderung, können **Dong quai** und **Süßholzwurzel** hinzugefügt werden. In der Süßholzwurzel sind pflanzliche Wirkstoffe enthalten (die so genannten Phytoöstrogene), die ähnliche Funktionen übernehmen wie die vom weiblichen Körper produzierten Östrogene. **Sojaprodukte** können Herzkrankheiten vorbeugen; auch werden Hitzewallungen und andere Beschwerden der Wechseljahre nur selten in Ländern beobachtet, in denen viel Sojaprodukte verzehrt werden. Wer den Sojageschmack nicht mag, kann Präparate wählen, die **Sojaisoflavone** enthalten. Sie machen die Schutzwirkung von Soja aus.

Vermutlich schützt **Vitamin E** vor Herzkrankheiten. Es verhindert, dass sich das schlechte LDL-Cholesterin an den Arterienwänden ablagert. Bei manchen Frauen wirkt hochdosiertes Vitamin E auch gegen Hitzewallungen. **Kalzium** und **Magnesium** sind für stabile Knochen unverzichtbar und beugen Osteoporose vor. Beide Mineralstoffe sollten zusammen mit Vitamin K eingenommen werden.

Was können Sie noch tun?

☑ Meiden Sie Alkohol, Schokolade, Kaffee und scharfe Gewürze. Diese Nahrungsmittel können Hitzewallungen verschlimmern.

☑ Treiben Sie regelmäßig Sport. Dadurch lassen sich Hitzewallungen reduzieren, Herzkrankheiten verhüten und die Knochen schützen.

☑ Nehmen Sie jeden Morgen ein lauwarmes Bad. Vielen Frauen hilft dies den ganzen Tag bei Hitzewallungen.

TIPPS & INFOS

■ Vitamin C und Flavonoide können die schweren Blutungen mildern, die oft die Wechseljahre einleiten. Diese Nährstoffe stärken die Wände der Kapillaren, die vor und während der Menstruation besonders schwach sind. Flavonoide wirken sich überdies auch günstig auf Hitzewallungen und Stimmungsschwankungen aus. Einige Ärzte empfehlen die Einnahme von 2-mal täglich 500 mg Vitamin C und von 250 mg Flavonoiden.

Menstruationsbeschwerden

Viele Frauen leiden jeden Monat ein oder zwei Tage lang unter leichten Krämpfen oder sogar unter heftigen Schmerzen. Nur die wenigsten haben während ihrer Menstruation keinerlei Probleme.

Symptome

- *Krämpfe oder stechende Schmerzen im Unterbauch und Rücken, die gelegentlich in die Beine ausstrahlen. Manchmal auch Übelkeit, Durchfall und Müdigkeit.*

- *Sehr starke monatliche Blutungen.*

- *Ausbleibende oder unregelmäßige Monatsblutung.*

SUCHEN SIE DEN ARZT AUF, ...

- **wenn die Krämpfe Sie stark beeinträchtigen, länger als 3 Tage anhalten oder zwischen den monatlichen Blutung auftreten.**

- **wenn Sie jede Stunde Tampon oder Binde wechseln müssen.**

- **wenn starke Krämpfe erstmals im Erwachsenenalter auftraten.**

- **wenn Sie unter starken Krämpfen leiden und die Pille nehmen.**

- **wenn Sie nicht schwanger sind, die Menstruation aber länger als 3 Monate ausgeblieben ist oder zwischen den Blutungen mehr als 45 Tage liegen.**

- **wenn Blutungen zwischen der Menstruation oder nach den Wechseljahren auftreten.**

Sprechen Sie bei Erkrankungen immer zuerst mit Ihrem Arzt, bevor Sie Ergänzungsmittel einnehmen.

Was sind Menstruationsbeschwerden?

Die häufigsten Menstruationsbeschwerden sind krampfartige Schmerzen (Dysmenorrhoe), starke oder sehr lange Blutungen (Menorrhagie) und unregelmäßige oder ausbleibende Blutungen (Amenorrhoe). In der Regel sind die Frauen in Zeiten hormoneller Schwankungen davon betroffen, also in der Pubertät oder kurz vor den Wechseljahren. Diese Menstruationsbeschwerden können aber auch zu allen anderen Zeiten auftreten.

Welches sind die Ursachen für Menstruationsbeschwerden?

Auslöser für Unterleibsschmerzen sind die Prostaglandine – hormonähnliche Wirkstoffe, die während der Menstruation von den Zellen der Gebärmutterschleimhaut (Endometrium) abgegeben werden. Bluten Frauen so stark, dass sie jede Stunde Tampon oder Binde wechseln müssen, oder dauert die Monatsblutung länger als 7 Tage an, spricht man von Menorrhagie. In den meisten Fällen ist die Ursache hierfür eine Hormonstörung oder ein Nährstoffmangel. Aber auch Geschwulste in der Gebärmutter (Fibrome) können heftige Blutungen auslösen, zumal die Blutgefäße in der Gebärmutter in der Regel sehr empfindlich sind und leicht platzen. Hormonstörungen, Leistungssport und bestimmte Diäten können zum vollständigen Ausbleiben der Menstruation (Amenorrhoe) führen.

Wie wirken die Ergänzungsmittel?

Die Wahl der geeigneten Präparate richtet sich nach der Art der Menstruationsbeschwerden. Alle in der Tabelle aufgeführten Präparate können mit rezeptpflichtigen oder rezeptfreien Medikamenten kombiniert werden. Bei Krämpfen helfen die in **Fischöl** oder Leinöl enthaltenen

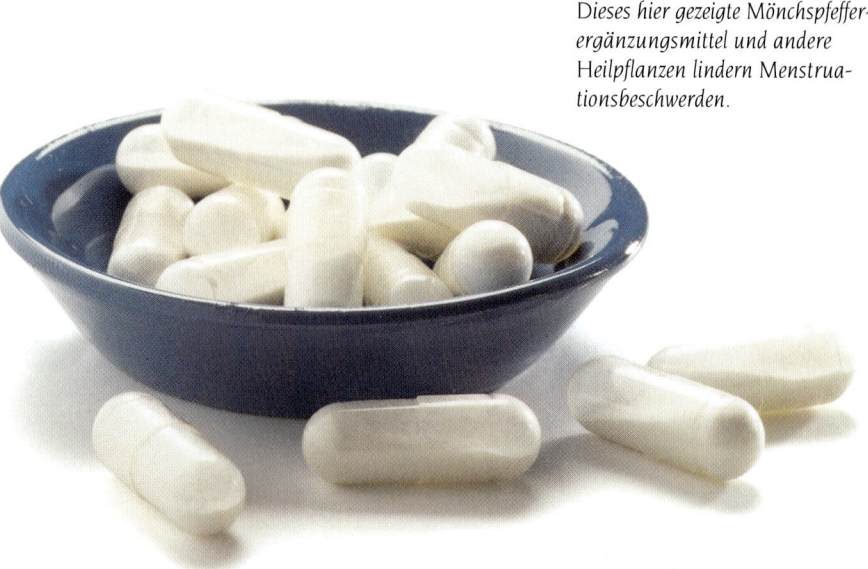

Dieses hier gezeigte Mönchspfefferergänzungsmittel und andere Heilpflanzen lindern Menstruationsbeschwerden.

Fischöl	**Dosis:** 2 000 mg Omega-3-Fettsäuren/Tag. **Achtung!** Sprechen Sie mit Ihrem Arzt, wenn Sie gerinnungshemmende Medikamente einnehmen. **Hinweis:** Vegetarier nehmen statt Fischöl 1 EL Leinöl/Tag.
Mönchspfeffer	**Dosis:** Morgens auf nüchternen Magen 100 mg standardisierten Extrakt oder 40 Tropfen Tinktur. **Hinweis:** Wird auch als Keuschbaum oder Keuschlamm bezeichnet. Der Extrakt sollte 0,5 % Agnusid enthalten.
Dong quai	**Dosis:** 3 x 200 mg oder 3 x 30 Tropfen Tinktur/Tag. **Hinweis:** Standardisierten Extrakt mit 0,8–1,1 % Ligustilid verwenden.
Hirtentäschel	**Dosis:** 3 x 3 ml/Tag. **Hinweis:** Besonders geeignet bei starken Blutungen oder Schmierblutungen.
Eisen	**Dosis:** 20 mg/Tag. **Hinweis:** Nach einem Bluttest kann der Arzt auch höhere Dosen verschreiben.
Vitamin C/ Flavonoide	**Dosis:** 2 x 500 mg Vitamin C und 2 x 250 mg Flavonoide/Tag. **Hinweis:** Im Handel sind auch Kombinationspräparate erhältlich.

Erst die blauen, dann die schwarzen Präparate probieren. Nehmen Sie bereits ein Ergänzungsmittel, kann die Dosis einiger Wirkstoffe abgedeckt sein (siehe S. 197).

Im Rahmen einer Studie, die den Zusammenhang von Vitaminen und Missbildungen untersuchte, wurde beobachtet: Frauen, die täglich ein Multivitaminpräparat zu sich nahmen, hatten regelmäßigere Zyklen als Frauen, denen ein Placebo verabreicht worden war.

Fischöl kann Menstruationsschmerzen lindern. Untersucht wurden junge Mädchen, die aufgrund hoher Hormonspiegel verstärkt zu Krämpfen neigen. Durch die Einnahme von Fischölpräparaten ließ sich bei ihnen der Verbrauch von Schmerzmitteln senken. Weitere Studien sind aber nötig, um diese Ergebnisse zu bestätigen.

TIPPS & INFOS

■ Kräutertees wirken bei Menstruationsbeschwerden. Bei starken Krämpfen hat sich Kamillentee bewährt. Hirtentäschel-, Himbeerblätter- oder Frauenmanteltee empfehlen sich bei starken Blutungen. Gegen eine unregelmäßige Periode hilft *Mitchella repens*. Für den Tee 2 Teelöffel der Pflanze mit 225 ml kochendem Wasser übergießen, 10–15 Minuten ziehen lassen, abseihen und trinken.

Omega-3-Fettsäuren, indem sie die Ausschüttung von Prostaglandinen hemmen. **Mönchspfeffer** lindert die Beschwerden des prämenstruellen Syndroms. **Dong quai** verstärkt die Wirkung von Mönchspfeffer, sollte jedoch nicht bei starken Blutungen eingesetzt werden.

Vor der Behandlung einer ausbleibenden Menstruation (Amenorrhoe) ist zunächst eine Schwangerschaft auszuschließen. Um wieder eine normale Regelblutung herzustellen, empfehlen sich zunächst Mönchspfeffer und Dong quai, zusammen mit einem Multivitaminpräparat mit Mineralstoffzusatz. Bis sich eine Wirkung zeigt, kann jedoch ein halbes Jahr vergehen.

Menorrhagie (eine ungewöhnlich heftige Monatsblutung) sollte mit **Hirtentäschel** behandelt werden. Einige Frauen benötigen zusätzlich **Eisen**, da starke Blutungen die Reserven des Organismus aufbrauchen. Paradoxerweise kann ein niedriger Eisenspiegel aber wiederum zu starken Monatsblutungen führen. Jede Behandlung mit Eisenpräparaten sollte immer zuerst mit dem Arzt abgesprochen werden. **Vitamin C** und **Flavonoide** stärken die kleinsten Blutgefäße der Gebärmutter.

Was können Sie noch tun?

☑ Nehmen Sie bei starken Unterleibskrämpfen ein heißes Bad, oder verwenden Sie ein Heizkissen, um die Gebärmutter zu entspannen.

☑ Treiben Sie Sport. Körperliche Bewegung setzt die körpereigenen Schmerzmittel, die so genannten Endorphine, frei.

Müdigkeit

Zu allen Zeiten wurde die Menschheit von ihr geplagt – gemeint ist die Müdigkeit. Bereits Hippokrates und Shakespeare haben sie beschrieben. Heute zählt sie zu den am häufigsten gestellten Diagnosen, und für viele Menschen rangiert sie als Gesundheitsproblem an erster Stelle.

Symptome

- *Länger als 2 Wochen andauernde latente Müdigkeit, die schubweise oder kontinuierlich auftreten kann.*

- *Persönlichkeitsveränderungen, vor allem gesteigerte Reizbarkeit, Ungeduld oder Niedergeschlagenheit aufgrund der anhaltenden Müdigkeit.*

- *Konzentrationsstörungen; Schwierigkeiten bei der Bewältigung des Alltags; Verlust des Interesses an Freizeitbeschäftigungen.*

SUCHEN SIE DEN ARZT AUF, ...

- **wenn die Müdigkeit länger als 2 Wochen anhält oder mit Fieber, Gewichtsverlust, Übelkeit, Heiserkeit oder Muskelschmerzen einhergeht.**

- **wenn Schläfrigkeit tagsüber die normale Lebensführung beeinträchtigt.**

Sprechen Sie bei Erkrankungen immer zuerst mit Ihrem Arzt, bevor Sie Ergänzungsmittel einnehmen

Was ist Müdigkeit?

Müdigkeit ist keine eigenständige Krankheit, sondern ein klassisches Symptom für andere Gesundheitsprobleme wie schlechte Ernährung, Überarbeitung, Bewegungsmangel (oder Überaktivität), Schlafstörungen und sonstige Krankheiten wie beispielsweise das **p**rä**m**enstruelle **S**yndrom (PMS) oder Depressionen. Es ist ein Gefühl allgemeiner Erschöpfung, das sich aber deutlich vom schwerer zu behandelnden chronischen Erschöpfungssyndrom unterscheidet. Bei diesem hält die Müdigkeit mindestens ein halbes Jahr lang an und geht oft mit Gedächtnisstörungen, Fieber und Muskelschmerzen einher.

Welches sind die Ursachen für Müdigkeit?

Häufig kann Müdigkeit auf Stress, Angst, Depressionen, ein geschwächtes Abwehrsystem oder chronische Infekte zurückgeführt werden. Auch ein Zusammenhang mit Diabetes, Störungen der Schilddrüsen- oder Nebennierenfunktion sowie Herz-, Leber- oder Nierenkrankheiten wurde beobachtet. Vitamin- oder Mineralstoffmangel führt zur Schwächung des Immunsystems und ruft Müdigkeit hervor. Ein Mangel an Nährstoffen (Eisen, Folsäure, Vitamin B_{12} und B_6), die an der Bildung der roten Blutkörperchen beteiligt sind, kann ebenfalls Müdigkeit zur Folge haben. Müdigkeit bei Frauen kann durch den schwankenden Hormonspiegel während der Schwangerschaft oder in den Wechseljahren sowie durch Blutarmut während der Menstruation bedingt sein.

Wie wirken die Ergänzungsmittel?

Die in der Tabelle aufgeführten Präparate sollten nur eingenommen werden, wenn andere Krankheiten, die zu

Die Vitamine in frischem Gemüse helfen gegen die Müdigkeit.

EMPFOHLENE ERGÄNZUNGSMITTEL

Vitamin-B-Komplex	**Dosis:** 2 x 1 Kapsel/Tag zu den Mahlzeiten. **Hinweis:** Verwenden Sie ein Präparat, das 50 µg Vitamin B_{12} und Biotin, 400 µg Folsäure und 50 mg andere B-Vitamine enthält.
Vitamin C	**Dosis:** 2 x 500 mg/Tag. **Hinweis:** Bei auftretendem Durchfall die Dosis verringern.
Ginseng	**Dosis:** 2 x 100–250 mg Extrakt/Tag **Hinweis:** Stand. Extrakt mit mind. 7 % Ginsenosid.
Sibirischer Ginseng	**Dosis:** 2 x 100–300 mg Extrakt/Tag. **Hinweis:** Extrakt mit mind. 0,8 % Eleutherosid verwenden.
Magnesium	**Dosis:** 2 Monate lang 400 mg/Tag zum Essen einnehmen. **Hinweis:** Bei Durchfall die Dosis verringern.
Fischöl	**Dosis:** 2 000 mg Omega-3-Fettsäuren/Tag. **Achtung!** Sprechen Sie mit Ihrem Arzt, wenn Sie gerinnungshemmende Medikamente einnehmen. **Hinweis:** Vegetarier nehmen statt Fischöl 1 EL Leinöl.

Erst die blauen, dann die schwarzen Präparate probieren. Nehmen Sie bereits ein Ergänzungsmittel, kann die Dosis einiger Wirkstoffe abgedeckt sein (siehe S. 197).

(siehe S. 197)

Müdigkeit führen, ausgeschlossen wurden. Die Behandlung startet am besten mit der Einnahme von Vitaminen und Ginseng oder sibirischem Ginseng. Nach 2 Monaten sollten sich die Beschwerden bessern. Bleibt die Müdigkeit, können Magnesium und Leinöl eingenommen werden. Die **Vitamine des B-Komplexes** unterstützen die Funktion des Nerven- und Immunsystems. Sie verstärken die Wirkung der weißen Blutkörperchen, die Bakterien und Viren bekämpfen und für die Vermehrung der roten Blutkörperchen notwendig sind. Wichtig ist auch **Vitamin C**, das die körpereigene Abwehr stärkt, die Gewebeheilung fördert und der Nebennierenrinde bei der Produktion körpereigener Stresshormone hilft.

Ginseng wird zur Steigerung der körpereigenen Energie verwendet – in Asien seit langer Zeit **Panax-Ginseng**. Auch in der **Taigawurzel** (Sibirischer Ginseng oder *Eleutherococcus senticosus*) sind Wirkstoffe enthalten, die Müdigkeit bekämpfen. Amerikanischer Ginseng (*Panax quinquefolius*) hat eine ähnliche, doch sanftere Wirkung. Bei einigen Personen führt bereits ein leichter **Magnesiummangel** zu Müdigkeit. **Fischöl** (oder Leinöl für Vegetarier) versorgt den Körper mit Omega-3-Fettsäuren, die die Zellwände schützen sowie das Immunsystem stärken.

Was können Sie noch tun?

☑ Nach der Arbeit ein halbstündiges Nickerchen machen.

☑ Frühstücken Sie. Meiden Sie vor dem Schlafengehen große, fetthaltige Mahlzeiten, Alkohol und koffeinhaltige Getränke.

☑ Gehen Sie immer zur selben Zeit schlafen.

☑ Werden Sie aktiv. Mäßige körperliche Aktivität ist ein Muntermacher.

☑ Zuckerhaltige Lebensmittel sind schlechte Energielieferanten. Geeigneter sind komplexe Kohlenhydrate (Nudeln, Reis), Obst und Gemüse.

☑ Schilddrüsenprobleme oder Blutarmut sollten ausgeschlossen werden.

TIPPS & INFOS

■ Müdigkeit ist oft ein Symptom für einen versteckten Vitamin-B_{12}-Mangel als Folge eines zu niedrigen Magensäuregehalts (Achlorhydrie). Die früher verabreichten Vitamin-B_{12}-Spritzen werden heute in der Regel durch hohe orale Dosen ersetzt, die der Arzt verschreibt.

AKTUELLES

Vor allem bei älteren Personen können medizinische Maßnahmen zur Behandlung und Vorbeugung von Müdigkeit lebensverlängernd wirken. Wissenschaftler, die über 1 000 Personen des Jahrgangs 1914 untersuchten, fanden heraus, dass lange Müdigkeitsphasen ein stärkerer Faktor zur Bestimmung der Lebenserwartung waren als Rauchen oder etwa Essgewohnheiten.

WUSSTEN SIE, DASS …?

koffeinhaltige Getränke auch noch nach 10 Stunden zu gravierenden Einschlafproblemen führen können.

Multiple Sklerose

Mit Müdigkeit, Sehstörungen und Bewegungsunfähigkeit kündigt sich die multiple Sklerose bei zuvor gesunden Menschen an. Mittlerweile ist es der Schulmedizin gelungen, diesem Krankheitsbild seinen Schrecken zu nehmen.

Symptome

- Die Frühsymptome von MS ähneln denen vieler anderer Krankheiten. Dazu zählen Sehstörungen (zum Beispiel Doppelbilder), Kribbeln in den Armen oder Beinen, allgemeines Unwohlsein und erhöhte Reizbarkeit, sowie motorische, visuelle oder sensorische Probleme.

- Die Krankheitsverläufe können sehr unterschiedlich sein. Je nach Schweregrad leiden manche MS-Patienten unter starker Müdigkeit, steifen Gliedern und Muskelzittern (Tremor), Koordinationsschwierigkeiten, Sprachstörungen und Inkontinenz. Oft treten die Beschwerden schubweise auf.

SUCHEN SIE DEN ARZT AUF, ...

- wenn Seh- oder Bewegungsstörungen auftreten. Ihr Arzt muss dann andere neurologische Erkrankungen (etwa einen Gehirntumor) ausschließen.

- wenn ein akuter Schub auftritt.

Sprechen Sie bei Erkrankungen immer zuerst mit Ihrem Arzt, bevor Sie Ergänzungsmittel einnehmen.

Was ist multiple Sklerose?

Bei **m**ultipler **S**klerose (MS) kommt es zum fortschreitenden Verfall des Nervensystems. Die Krankheit tritt meist im frühen Erwachsenenalter auf, wobei der Krankheitsverlauf sehr unterschiedlich ausfallen kann. Bei einigen Personen führen die Nervenschädigungen im Gehirn und Rückenmark zu Seh-, Geh- und Sprachstörungen, es kommt zum Kontrollverlust über Darm und Blase sowie zu Konzentrationsschwierigkeiten und Lähmungserscheinungen. Andere MS-Kranke dagegen leben lange Zeit ohne irgendwelche Behinderungen.

Welches sind die Ursachen für multiple Sklerose?

Viele Spezialisten vertreten die Auffassung, MS sei eine Autoimmunkrankheit, bei der der Körper gesundes Nervengewebe angreift. Was genau diese Reaktion auslöst, ist nicht bekannt. Möglicherweise handelt es sich um einen Virus (zum Beispiel den Erreger von Masern oder Herpes simplex), der bereits lange Zeit im Körper schlummerte.

Wie wirken die Ergänzungsmittel?

Sobald MS diagnostiziert wurde, sollte die Behandlung mit Ergänzungsmitteln beginnen. Es werden mehrere Ziele verfolgt: Stärkung der antioxidativen Aktivitäten des Körpers, um die Nervenzellen vor den so genannten freien Radikalen zu schützen. Anregung der Bildung von Fettsäuren und anderen Stoffen, die Bestandteil des Nervengewebes sind. Schließlich muss auch die Entzündung der Nerven selbst eingedämmt werden. Die Behandlung beginnt zunächst mit der Einnahme eines Multivitaminpräparates mit Mineralstoffzusatz. Anschließend werden die in der Tabelle aufgeführten Präparate eingenommen, die alle mit den

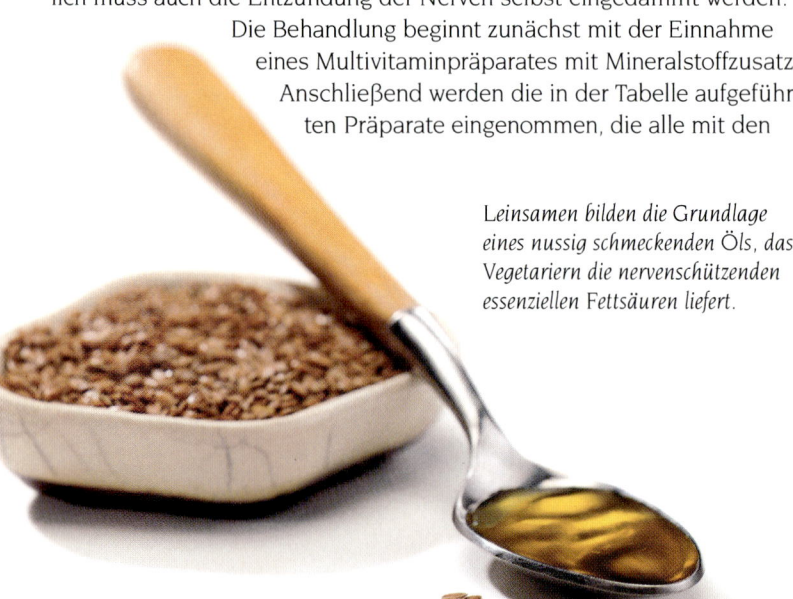

Leinsamen bilden die Grundlage eines nussig schmeckenden Öls, das Vegetariern die nervenschützenden essenziellen Fettsäuren liefert.

EMPFOHLENE ERGÄNZUNGSMITTEL

Vitamin C/Vitamin E
Dosis: 2 x 500 mg Vitamin C und 2 x 250 mg Vitamin E/Tag.
Hinweis: Vitamin C unterstützt die Wirkung von Vitamin E. Bei auftretendem Durchfall die Vitamin C-Dosis verringern.

Vitamin-B-Komplex
Dosis: 1 Tablette/Tag.
Hinweis: Verwenden Sie ein Präparat, das 50 µg Vitamin B_{12} und Biotin, 400 µg Folsäure und 50 mg andere B-Vitamine enthält.

Vitamin B_{12}
Dosis: 3 x 1 000 µg/Tag.
Hinweis: Am besten in Form von Methylkobalamin einnehmen.

Fischöl
Dosis: 2 000 mg Omega-3-Fettsäuren/Tag.
Achtung! Sprechen Sie mit Ihrem Arzt, wenn Sie gerinnungshemmende Medikamente einnehmen.
Hinweis: Vegetarier nehmen statt Fischöl 1 EL Leinöl/Tag.

Nachtkerzenöl
Dosis: 3 x 1 000 mg/Tag.
Hinweis: Alternativ 1 500 mg Schwarzkümmelöl/Tag.

Ginkgo
Dosis: 3 x 40 mg Extrakt/Tag.
Hinweis: Standardisierten Extrakt mit mind. 24 % Flavonglykosid verwenden.

Erst die blauen, dann die schwarzen Präparate probieren. Nehmen Sie bereits ein Ergänzungsmittel, kann die Dosis einiger Wirkstoffe abgedeckt sein (siehe S. 197).

verschriebenen Medikamenten kombiniert werden können. Erste Wirkungen stellen sich nach rund einem Monat ein. **Vitamin C** und **Vitamin E** eignen sich für eine Behandlung von MS aufgrund ihrer antioxidativen Eigenschaften. Die **Vitamine des B-Komplexes** und **Vitamin B_{12}** sind ebenfalls wichtig, da sie die Funktion und den Aufbau der Nerven schützen. Einige Studien haben gezeigt, dass der Vitamin-B_{12}-Spiegel bei MS-Patienten sehr niedrig ist oder das Vitamin B_{12} vom Körper nicht angemessen verwertet werden kann. Daneben ist auch die zusätzliche Aufnahme der in **Fischöl**, Leinöl oder **Nachtkerzenöl** enthaltenen essenziellen Fettsäuren von großer Bedeutung. Sie wirken entzündungshemmend und unterstützen auf lange Sicht den Aufbau gesunden Nervengewebes.

Die Heilpflanze **Ginkgo** besitzt ebenfalls antioxidative Eigenschaften und fördert die Durchblutung des Nervensystems. Empfehlenswert sind auch Johanniskraut (3-mal täglich 300 mg), Hafer, Ginseng und Ingwer. Naturheilkundler setzen diese Heilpflanzen mit einigem Erfolg ein.

Was können Sie noch tun?

☑ Mäßige Sonnenbestrahlung kann bei einigen MS-Patienten eine günstige Wirkung haben. Ausgiebige Sonnenbäder, große körperliche Anstrengung und sehr heiße Bäder verschlimmern jedoch die Beschwerden.
☑ Sprechen Sie mit Ihrem Arzt über eine Ernährungstherapie. Es gibt spezielle Diäten, die das Fortschreiten der Krankheit aufhalten könnten.
☑ Treiben Sie in den beschwerdefreien Phasen mäßig Sport, um die Muskulatur zu kräftigen und beweglich zu halten.
☑ Wenn Sie einer körperlich anstrengenden Arbeit nachgehen, sollten Sie eventuell eine Teilzeitbeschäftigung anstreben oder zu Hause arbeiten.

313

Mundgeruch

Auch wenn es keine Krankheit ist, leiden unter diesem Übel Millionen von Menschen. Strikte Mundhygiene und natürliche Heilmittel verschaffen meist Linderung. Wenn nicht, dann ist eine sorgfältige ärztliche oder zahnärztliche Untersuchung und Behandlung erforderlich.

Symptome

- *Verspüren Sie regelmäßig einen schlechten Geschmack im Mund, kann dies ein Zeichen für schlechten Atem sein.*

- *Schlechten Atem kann man selbst oft nicht riechen oder schmecken. Achten Sie deshalb auf das Verhalten Ihrer Mitmenschen – tritt beispielsweise jemand einen Schritt zurück, sobald Sie sprechen. Haben Sie einen Verdacht, dann bitten Sie eine Vertrauensperson um ihre ehrliche Meinung.*

- *Blutendes Zahnfleisch ist ein Anzeichen für eine Zahnfleischentzündung (Gingivitis), die manchmal mit Mundgeruch einhergeht.*

SUCHEN SIE DEN ARZT AUF, ...

- **wenn der Mundgeruch trotz Eigenbehandlung bestehen bleibt.** Ihr Arzt oder Zahnarzt kann Sie dann auf andere Ursachen hin untersuchen wie eine Zahnfleischerkrankung oder chronische Nasennebenhöhlenentzündung (Sinusitis).

Sprechen Sie bei Erkrankungen immer zuerst mit Ihrem Arzt, bevor Sie Ergänzungsmittel einnehmen.

Pfefferminztee hält den Mund feucht und sorgt zugleich für frischen Atem.

Was ist Mundgeruch?

Mundgeruch entsteht oft durch Rauchen, den Genuss von Alkohol oder bestimmten Lebensmitteln wie Knoblauch oder Zwiebeln. Ständiger Mundgeruch kann auch durch eine Grunderkrankung bedingt sein.

Welches sind die Ursachen für Mundgeruch?

Mundgeruch entsteht in der Regel aufgrund einer Vermehrung von geruchsbildenden Bakterien im Mund. Diese gedeihen umso besser, je trockener der Mund ist, und so kann alles, was die Speichelproduktion herabsetzt, Mundgeruch verursachen: fortgeschrittenes Lebensalter, Atmen durch den Mund, Blitzdiäten (je weniger gekaut wird, desto weniger Speichel wird produziert) und die Tageszeit (morgendlicher Mundgeruch ist zum Beispiel durch die verminderte Speichelproduktion in der Nacht bedingt). Die Bakterien siedeln sich auch auf der Zunge und in Speiseresten an, die sich an Prothesen und zwischen den Zähnen sammeln. Anhaltender Mundgeruch ist zumeist auf eine Zahnfleischerkrankung oder eine chronische Entzündung der Nasennebenhöhlen (Sinusitis) zurückzuführen. Viele Heilpraktiker glauben auch, dass Mundgeruch auf ein Ungleichgewicht der Darmflora hinweist.

Wie wirken die Ergänzungsmittel?

Natürliche Heilmittel wirken am besten im Zusammenspiel mit einer regelmäßigen gründlichen Zahnpflege, zur der neben dem Zähneputzen und dem Einsatz von Zahnseide auch das Reinigen der Zunge (besonders ihrer Unterseite) gehört. Dort siedeln sich nämlich besonders viele Bakterien an.

Ein paar Mal täglich ein oder zwei Tropfen **Pfefferminzöl** auf die Zunge (größere Mengen können Verdauungsbeschwerden hervorrufen)

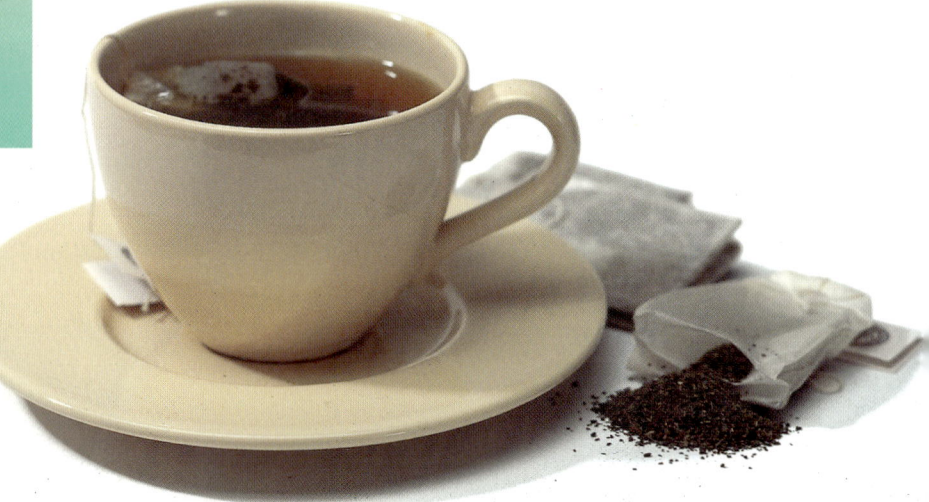

EMPFOHLENE ERGÄNZUNGSMITTEL

Pfefferminze	**Dosis:** Je nach Bedarf 1–2 Tr. Pfefferminzöl auf die Zunge träufeln. **Hinweis:** Größere Mengen können Verdauungsstörungen hervorrufen; gut wirkt auch Pfefferminztee.
Fenchel	**Dosis:** Je nach Bedarf eine Prise Fenchelsamen nach den Mahlzeiten kauen. **Hinweis:** Samen müssen gut durchgekaut werden; auch Anis oder Gewürznelken sind geeignet.
Petersilie	**Dosis:** Je nach Bedarf einen Stängel Petersilie nach den Mahlzeiten kauen. **Hinweis:** Einige natürliche Mundwässer enthalten Petersilienöl als Hauptbestandteil.
Spirulina	**Dosis:** Den Mund mit einem handelsüblichen chlorophyllhaltigen Energiedrink spülen (Herstellerangaben beachten). **Hinweis:** Eine Alternative sind Kautabletten.
L. acidophilus	**Dosis:** 2 x 1 Kapsel/Tag. **Hinweis:** Eine Alternative sind *Acidophilus*-haltige Joghurts.

Nehmen Sie bereits ein Präparat, kann die Dosis einiger Wirkstoffe abgedeckt sein.

TIPPS & INFOS

■ Aus mit Süßholzwurzel aromatisiertem Anis lässt sich schnell ein erfrischendes Mundwasser zubereiten. Mehrere Teelöffel Anis einige Minuten lang mit 250 ml Wasser aufkochen, den Sud ziehen und abkühlen lassen – fertig.

■ Zahnbürsten bleiben keimfrei, wenn man sie in einem Extrakt aus Grapefruitkernen oder in Wasserstoffperoxid aufbewahrt. Vor dem Gebrauch muss die Zahnbürste aber sehr gut gespült werden.

■ Herkömmliche Mundwässer reduzieren den Bakteriengehalt im Mund. Ihre Wirkung ist aber nur von kurzer Dauer, und so sind sie kein Ersatz für regelmäßiges Zähneputzen und Zahnseide.

■ Einige Ärzte empfehlen gegen Verstopfung den Zusatz von Ballaststoffen (zum Beispiel Flohsamen) und reichlich Wasser. Zur Normalisierung der Darmflora sind auch darmreinigende Heilkräuterzubereitungen hilfreich, die in vielen Reformhäusern erhältlich sind.

gegeben, schmeckt angenehm und tötet die Bakterien ab. Auch ein Tee aus Pfefferminze oder grüner Minze bekämpft schlechten Atem, da er den Mund feucht hält. Gekaute **Fenchelsamen, Anis** oder **Gewürznelken,** die sich bequem in einem Pillendöschen unterbringen lassen, erfrischen den Atem. Frische **Petersilie** hat eine ganz ähnliche Wirkung, denn sie enthält viel Chlorophyll. Dass dieser grüne Pflanzenfarbstoff den Atem erfrischt, ist seit langem bekannt.

Chlorophyll findet sich auch in handelsüblichen Energiedrinks, die **Spirulina**, Weizengras, Chlorella und Heilkräuter enthalten und vor dem Schlucken am besten im Mund hin und her bewegt werden, damit sie ihre Wirkung entfalten. Eine Alternative sind Kautabletten mit Spirulina. Neben ihrer Wirkung im Mund fördern sowohl die Heilkräuter als auch die chlorophyllhaltigen Energiedrinks das Wachstum der „guten" Bakterien im Dünndarm. Milchsäurebakterien wie **Lactobacillus acidophilus** und **L. _bifidus_** wirken regulierend auf die Darmflora. Sie sind als Kapseln erhältlich, aber auch manchen Joghurts zugesetzt. Im Gegensatz zu *Lactobacillus acidophilus* und L. *bifidus* beeinflussen die anderen in Joghurt enthaltenen Bakterien die Darmflora nicht ganz so günstig.

Was können Sie noch tun?

☑ Putzen Sie sich nach jeder Mahlzeit gründlich die Zähne. Verwenden Sie mindestens einmal am Tag Zahnseide.

☑ Reinigen Sie die Zunge mit einer angefeuchteten Zahnbürste, einem Zungenschaber (in Drogerien oder Naturkostläden erhältlich) oder einem umgedrehten Löffel. Die Zunge hinterher gründlich spülen.

☑ Vermeiden Sie stark riechende Lebensmittel und Alkohol. Rauchen Sie nicht.

☑ Essen Sie jeden Tag eine Orange. Die in Zitrusfrüchten enthaltenen Wirkstoffe normalisieren die Darmflora.

Mundgeschwüre

Kaum zu glauben, aber wahr: Diese winzigen Geschwüre können sehr große Schmerzen verursachen. Einfache Ergänzungsmittel zur Eigenbehandlung beugen den schmerzhaften Erscheinungen vor und können die Wundheilung beschleunigen.

Symptome

■ Kleine weißlich-gelbliche wunde Stellen mit rotem Kranz auf der Zunge, am Gaumen, am Zahnfleisch oder auf der Innenseite der Lippen oder Wangen.

■ Schmerzen beim Essen oder Sprechen, am stärksten in den ersten Tagen.

SUCHEN SIE DEN ARZT AUF, ...

■ wenn die Schmerzen Sie hindern, Flüssigkeit zu sich zu nehmen.

■ wenn sich mehr als vier Geschwüre im Mund befinden.

■ bei Fieber über 38,3 °C.

■ wenn die Geschwüre sich öfter als 2- oder 3-mal im Jahr bilden.

Sprechen Sie bei Erkrankungen immer zuerst mit Ihrem Arzt, bevor Sie Ergänzungsmittel einnehmen.

Was sind Mundgeschwüre?

Mundgeschwüre (Aphthen) sind kleine Geschwüre, die lästig sind und beim Sprechen, Essen, Trinken und auch beim Küssen starke Schmerzen verursachen können. Eine ernsthafte Krankheit sind sie jedoch nicht. Im Allgemeinen sind davon mehr Frauen als Männer betroffen. Die flachen Geschwüre treten im Mund einzeln oder in Gruppen auf. Sie können so klein wie ein Stecknadelkopf sein, aber auch so groß wie ein Fünfpfennigstück. Sie bilden sich recht plötzlich aus und heilen in der Regel innerhalb von 2–3 Wochen ab. Glücklicherweise lässt sich dieses lästige Übel leicht abstellen.

Welches sind die Ursachen für Mundgeschwüre?

Da in der Mundschleimhaut die Zellen sehr schnell nachwachsen, macht sich dort ein Nährstoffmangel oft zuerst bemerkbar. So können Mundgeschwüre etwa durch Stress entstehen, da als Folge starker seelischer Belastung das Immunsystem auf die normalerweise im Mund befindlichen Bakterien überempfindlich reagiert. Auch eine Reizung der Mundhöhle durch raue Zahnfüllungen, spitze Zahnkanten oder schlecht sitzende Prothesen können Geschwüre im Mund entstehen lassen. Auch durch unbewusstes Kauen auf der Innenseite einer Wange, durch eine sehr harte Zahnbürste oder infolge heftiger Bewegungen beim Zähneputzen können sich Aphthen bilden. Andere Faktoren sind sehr saure, salzige oder stark gewürzte Speisen (wie Tomaten, Zitrusfrüchte, Peperoni, Zimt, Nüsse, Kartoffelchips).

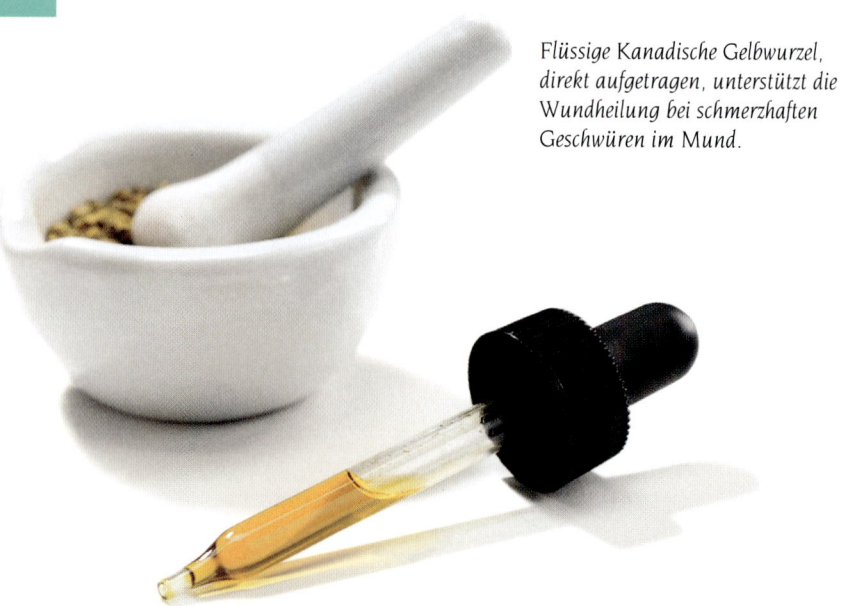

Flüssige Kanadische Gelbwurzel, direkt aufgetragen, unterstützt die Wundheilung bei schmerzhaften Geschwüren im Mund.

EMPFOHLENE ERGÄNZUNGSMITTEL

Vitamin C/ Flavonoide	**Dosis:** 3 x 350 mg Vitamin C und 3 x 250 mg Flavonoide/Tag. **Hinweis:** Bei auftretendem Durchfall die Dosis verringern.
Vitamin-B-Komplex	**Dosis:** 1 Tablette zum Frühstück. **Hinweis:** Verwenden Sie ein Präparat, das 50 µg Vitamin B_{12} und Biotin, 400 µg Folsäure und 50 mg andere B-Vitamine enthält.
Echinacea	**Dosis:** 2–3 x 200 mg Extrakt/Tag bei den ersten Anzeichen. **Hinweis:** Fangen Sie mit einer hohen Dosis an und reduzieren Sie diese, sobald die Aphthen abzuheilen beginnen. Zur Vorbeugung: 3 Wochen/Monat jeden Morgen 200 mg einnehmen.
Kanadische Gelbwurzel	**Dosis:** 3 x tägl. in flüssiger Form auf die Aphthen geben. **Hinweis:** Nach jeder Anwendung mind. 1 Stunde nichts essen.

Erst die blauen, dann die schwarzen Präparate probieren. Nehmen Sie bereits ein Ergänzungsmittel, kann die Dosis einiger Wirkstoffe abgedeckt sein (siehe S. 197).

Einige Naturheilkundler sind der Ansicht, dass häufig wiederkehrende Aphthen auf eine Allergie gegen Konservierungsmittel (zum Beispiel Benzoesäure, Methylparaben, E200, E210, E218, Sorbinsäure) oder andere Inhaltsstoffe in Lebensmitteln zurückzuführen sind. Auch das in Weizen und anderen Getreidearten enthaltene Gluten wird als eventueller Auslöser verdächtigt.

Wie wirken die Ergänzungsmittel?

Wer häufig unter Aphthen leidet, der sollte auf alle Fälle ein Multivitaminpräparat mit Mineralstoffzusatz einnehmen. Darüber hinaus ist die Einnahme folgender Ergänzungsmittel zu empfehlen: **Vitamin C** fördert die Regeneration der Mundschleimhaut. **Flavonoide** sind natürliche Wirkstoffe und verstärken die Wirkung von Vitamin C. Oft werden Aphthen in Zusammenhang mit einem Vitamin-B-Mangel beobachtet. Wenn sich durch das Multivitaminpräparat oder Vitamin C keine Besserung der Beschwerden erzielen lässt, sollte ein **Vitamin-B-Kombinationspräparat** eingenommen werden. **Echinacea** stärkt das Immunsystem und kann in niedriger Dosis Aphthen vorbeugen (3 Wochen pro Monat jeden morgen 200 mg einnehmen). Eine Tinktur aus **Kanadischer Gelbwurzel**, direkt auf das Geschwür gegeben, unterstützt ebenfalls die Wundheilung.

Was können Sie noch tun?

☑ Achten Sie auf Ihre Mundhygiene. Putzen Sie sich regelmäßig die Zähne mit einer weichen Zahnbürste, und benutzen Sie Zahnseide.
☑ Gehen Sie sofort zum Zahnarzt, wenn Ihnen ein Zahn Probleme bereitet.
☑ Vermeiden Sie es nach Möglichkeit, auf der Innenseite der Wange zu kauen.
☑ Wenn Sie anfällig für Aphthen sind, sollten Sie Kaffee, Kaugummi und andere reizende Speisen vermeiden.

WUSSTEN SIE, DASS …?
bereits die alten Griechen mit Mundgeschwüren zu kämpfen hatten. Schon im 4. Jh. v. Chr. prägte Hippokrates, der Vater der Medizin, den Begriff „Stomatitis aphthosa".

TIPPS & INFOS
■ Man könnte glauben, die geschmacksintensive Zwiebel reize die Mundschleimhaut und trage zur Entstehung von Mundgeschwüren bei. Das Gegenteil ist der Fall: Zwiebeln können Mundgeschwüren sogar vorbeugen, da sie Schwefelkomponenten mit antiseptischen Eigenschaften enthalten. Darüber hinaus sind sie der Hauptlieferant für Quercetin, das die Ausschüttung entzündlicher Substanzen als Reaktion auf ein Allergen hemmt.

Muskelschmerzen

Ob sie nun beim Hobby-gärtner, beim Jogging oder beim Spitzensportler auftreten: Muskelkrämpfe und Schmerzen nach einer körperlichen Anstrengung sind zwar keine ernsthafte Krankheit, können aber sehr unangenehm sein.

Symptome

- *Plötzliche Verhärtung der Muskulatur bei körperlicher Anstrengung.*
- *Schmerzende und steife Muskeln nach körperlicher Aktivität, oft erst nach 24–48 Stunden.*
- *Nächtliche Muskelkrämpfe, vor allem in der Wade.*
- *Harte Knoten im betroffenen Muskel.*
- *In schweren Fällen deutlich sichtbare Muskelzuckungen.*

SUCHEN SIE DEN ARZT AUF, …

- **wenn sich der Brustmuskel verhärtet oder verkrampft. Dies könnte das Anzeichen für einen Herzinfarkt sein.**
- **wenn die Schmerzen in Taubheitsgefühle übergehen oder in Arme und Beine ausstrahlen.**
- **wenn Sie sehr häufig unter Muskelschmerzen leiden.**
- **wenn die nächtlichen Wadenkrämpfe Ihre Nachtruhe stören.**

Sprechen Sie bei Erkrankungen immer zuerst mit Ihrem Arzt, bevor Sie Ergänzungsmittel einnehmen.

Weidenrinde hat sich als pflanzliches Schmerzmittel bei Muskelschmerzen bewährt.

Was sind Muskelschmerzen?

Man unterscheidet zwei Formen von Muskelschmerzen. Beim Muskelkater entstehen die Schmerzen und Versteifungen infolge körperlicher Aktivität – ob nun Marathonlauf, Gartenarbeit oder das Tragen einer schweren Einkaufstasche. Diese gemeinhin als Muskelkater bezeichneten Schmerzen setzen in der Regel 1–2 Tage nach der körperlichen Aktivität ein und können durchaus bis zu 1 Woche lang anhalten.

Bei der zweiten Form werden die Schmerzen hervorgerufen, weil sich der Muskel plötzlich zusammenzieht und nicht mehr entspannen kann. Solche Krämpfe kommen häufig im Oberschenkel, in den Waden oder in den Füßen vor und treten vor allem während das Schlafs auf.

Welches sind die Ursachen für Muskelschmerzen?

Selbst bei durchtrainierten Menschen kann ungewohnte körperliche Belastung zu Schmerzen in den betroffenen Gliedmaßen führen. So wird zum Beispiel ein leidenschaftlicher Jogger, der einem Freund beim Umzug hilft, danach durchaus unter Muskelkater in Armen und Schultern leiden. Diese Schmerzen werden durch Risse kleinster Muskelfasern hervorgerufen. Nach ein paar Tagen wachsen diese Muskelfasern aber wieder nach.

Muskelkrämpfe hingegen entstehen nicht durch Verletzungen. Die genaue Ursache dieses Leidens ist noch nicht gefunden. Möglicherweise spielt aber eine Störung des Gleichgewichts derjenigen Mineralstoffe eine Rolle, die die An- und Entspannung der Muskulatur steuern – also von Kalzium, Magnesium, Kalium und Natrium. Eine andere Ursache könnte Flüssigkeitsmangel sein. Wer sich am Tag überanstrengt, kann nachts unter starken und schmerzhaften Wadenkrämpfen leiden. Auch das Tragen hoher Absätze, Schlafen mit gestreckten Füßen

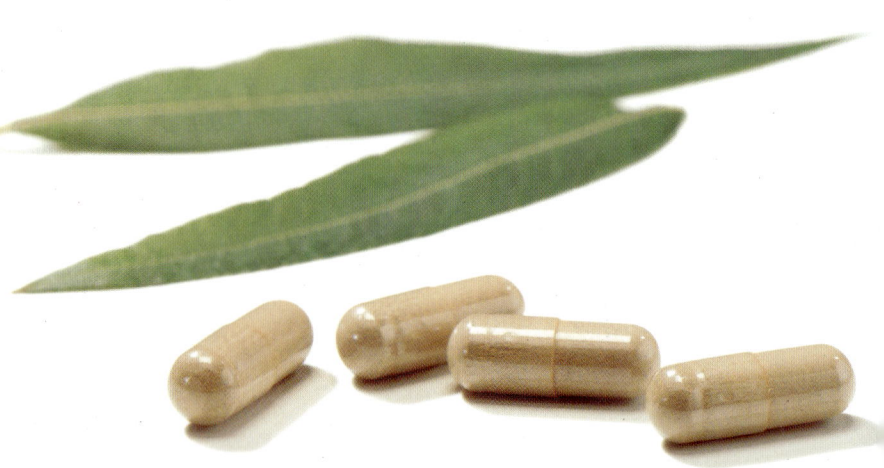

EMPFOHLENE ERGÄNZUNGSMITTEL	
Kalzium/ Magnesium	**Dosis:** 2 x 500 mg Kalzium und 2 x 200 mg Magnesium/Tag. **Hinweis:** Zum Essen einnehmen; auch in Kombination erhältlich.
Vitamin E	**Dosis:** 250 mg/Tag. **Achtung!** Sprechen Sie mit Ihrem Arzt, wenn Sie gerinnungshemmende Medikamente einnehmen.
Bromelain	**Dosis:** 3 x 500 mg/Tag. **Hinweis:** Zwischen den Mahlzeiten auf leeren Magen einnehmen.
Weidenrinde	**Dosis:** 3 x 1–2 Kapseln/Tag, je nach Bedarf zur Bekämpfung von Schmerzen (oder nach Anweisung des Herstellers). **Hinweis:** Extrakt mit 15 % Salizin verwenden.
Baldrian	**Dosis:** 250–500 mg Extrakt vor dem Schlafengehen. **Hinweis:** Mit niedriger Dosis beginnen und bei Bedarf steigern.

Erst die blauen, dann die schwarzen Präparate probieren. Nehmen Sie bereits ein Ergänzungsmittel, kann die Dosis einiger Wirkstoffe abgedeckt sein (siehe S. 197).

oder Bettzeug, das sich während des Schlafs um die Beine wickelt, kann nächtliche Wadenkrämpfe hervorrufen.

Wie wirken die Ergänzungsmittel?

Zum Ausgleich des Mineralstoffhaushalts, der für eine normale Muskelfunktion notwendig ist, sollten routinemäßig **Kalzium**- und **Magnesiumpräparate** eingenommen werden. **Natrium** wird zwar in der Regel genügend über die Nahrung aufgenommen, nicht aber Kalium. Durch den verstärkten Verzehr von frischem Obst und Gemüse kann diesem Mangel entgegengewirkt werden. Treten nach körperlicher Aktivität vermehrt Krämpfe auf oder kommt es oft zu nächtlichen Wadenkrämpfen, empfiehlt sich die tägliche Einnahme von **Vitamin E**.

Gegen Muskelschmerzen wirken **Bromelain** und **Weidenrinde**. Sie haben die gleiche Wirkung wie rezeptfreie Schmerzmittel wie Acetylsalicylsäure oder Ibuprofen und können deren Einnahme überflüssig machen. Ihre Wirkung auf den Organismus ist sanfter und zudem unterstützen sie den Selbstheilungsprozess der betroffenen Muskulatur. Das Enzym **Bromelain** besitzt entzündungshemmende Eigenschaften und fördert die Entwässerung des verletzten Muskels.

Weidenrinde wird oft als „natürliches Aspirin" bezeichnet und ist ein wirkungsvolles Schmerzmittel. Baldrian gilt als Schlafmittel und empfiehlt sich, wenn die Muskelschmerzen die Nachtruhe beeinträchtigen.

Was können Sie noch tun?

☑ Essen Sie reichlich frisches Obst und Gemüse, um eine ausreichende Versorgung mit Kalium und Antioxidanzien sicherzustellen. Magnesium ist in Vollkornprodukten, Nüssen und Samen enthalten.
☑ Trinken Sie vor und während Anstrengungen reichlich Flüssigkeit.
☑ Wärmen Sie sich vor dem Sport gut auf und machen Sie danach ausgiebig Dehnungsübungen, um die Muskulatur wieder zu entspannen.
☑ Bei starken Schmerzen wirken Eiswürfel gegen die Entzündung der betroffenen Muskulatur.

WUSSTEN SIE, DASS ...?
Frauen während der Schwangerschaft beim Sport besonders vorsichtig sein sollten, da sie verstärkt zu Muskelkrämpfen neigen.

TIPPS & INFOS

■ Muskelschmerzen lassen sich gut durch eine Massage mit Pflanzenölen behandeln. Dazu einen Teelöffel neutrales Öl (zum Beispiel Mandelöl) mit ein paar Tropfen Majoran-, Basilikum-, Rosmarin-, Eukalyptus-, Ingwer-, Lavendel-, Pfefferminz- oder Wintergrünöl vermengen. Den betroffenen Muskel sanft mit dieser Ölmischung einreiben.

■ Bei Wadenkrämpfen empfiehlt sich folgendes Vorgehen: Stehen Sie auf, verlagern Sie Ihr Gewicht auf das betroffene Bein und beugen Sie das Knie leicht. Oder strecken Sie im Liegen den Fuß, umfassen Ihre Zehen und Ballen und ziehen den Fuß leicht zu sich heran. Massieren Sie gleichzeitig die Wade, um den Muskel zu entspannen.

■ Dehnungsübungen nach körperlicher Anstrengung beugen Muskelkater vor. Stellen Sie sich etwa einen Meter entfernt von einer Wand auf, machen Sie einen Schritt nach vorn und stützen Sie sich mit den Unterarmen an der Wand ab. Die Ferse des hinteren Fußes hat Kontakt mit dem Boden. Halten Sie diese Position 10–20 Sekunden, um die Anspannung in der Wade zu lösen.

Muskelzerrungen

Plötzliches Umknicken, große Anstrengung oder ruckartige Bewegungen können Verstauchungen und Zerrungen auslösen, die mitunter sehr schmerzhaft sind und die Bewegungsfreiheit einschränken. Natürliche Heilmittel können zur Linderung beitragen.

Symptome

Verstauchungen

- *Leichte bis mittelstarke Schmerzen zum Zeitpunkt der Verletzung; druckempfindliche und geschwollene Gelenke, blaue Flecken.*

- *Gänzliche Bewegungsunfähigkeit des verletzten Gelenks oder starke Schmerzen bei Bewegungen.*

Muskelzerrungen

- *Steife, schmerzende Muskeln, Druckempfindlichkeit, Schwellungen.*

- *Leichte Hautverfärbungen, die nach ein paar Tagen abklingen.*

SUCHEN SIE DEN ARZT AUF, ...

- **wenn starke Schmerzen auftreten, das betroffene Gelenk stark anschwillt oder deutlich verformt ist. Möglicherweise ist ein Knochen gebrochen.**

- **wenn starke Schmerzen trotz Eigenbehandlung nicht nachlassen oder auf andere Bereiche des verletzten Körperteils übergreifen.**

- **bei starken blauen Flecken oder Hautverfärbungen.**

- **wenn der betroffene Körperteil sich nicht bewegen lässt oder die Körperlast nicht mehr tragen kann.**

Sprechen Sie bei Erkrankungen immer zuerst mit Ihrem Arzt, bevor Sie Ergänzungsmittel einnehmen.

Was sind Muskelzerrungen?

Sind einer oder mehrere Muskeln geringfügig verletzt, wird von einer Zerrung gesprochen. Zerrungen treten bevorzugt an den Waden, Oberschenkeln, Lenden oder der Schulterpartie auf und rufen dort Schmerzen und Versteifungen hervor. Eine Verstauchung betrifft die Gelenke, ist einer Zerrung im Grunde ähnlich, aber schwerwiegender, schmerzhafter und heilt langsamer ab als diese. Bei einer Verstauchung können zudem auch Bänder, Sehnen und Muskeln, die das Gelenk umgeben, verletzt sein.

Welches sind die Ursachen für Muskelzerrungen?

Verstauchungen und Zerrungen gehen auf eine Belastung der Muskulatur und anderer Gewebearten zurück. Zu Zerrungen kommt es zum Beispiel beim Heben schwerer Lasten, bei einer lang anhaltenden Beanspruchung der Muskulatur oder durch Überdehnung beim Sport. Eine Verstauchung dagegen wird durch eine plötzliche Krafteinwirkung auf Muskeln, Sehnen oder Bänder (zum Beispiel ein Sturz oder eine ruckartige Drehung) hervorgerufen, die diese Gewebe schädigt.

Wie wirken die Ergänzungsmittel?

Neben anderen Behandlungsmethoden unterstützen innerlich oder äußerlich angewendete Ergänzungsmittel die Regeneration von Gewebe, sie stärken die betroffenen Regionen und setzen die Entzündungsbereitschaft herab. Auch können sie die Beschwerden von Verstauchungen und Zerrungen nachhaltig lindern und müssen meist nur eine Woche lang angewendet werden, bis sich die Verletzung zurückbildet.

Viele der innerlich anzuwendenden Ergänzungsmitteln fördern den Heilungsprozess, und alle können zusammen mit den gebräuchlichen Schmerzmitteln eingenommen werden. Das aus Ananas gewonnene Enzym **Bromelain** lässt Schwellungen abklingen und wirkt entzündungshemmend. Daneben fördert es die Durchblutung und beschleu-

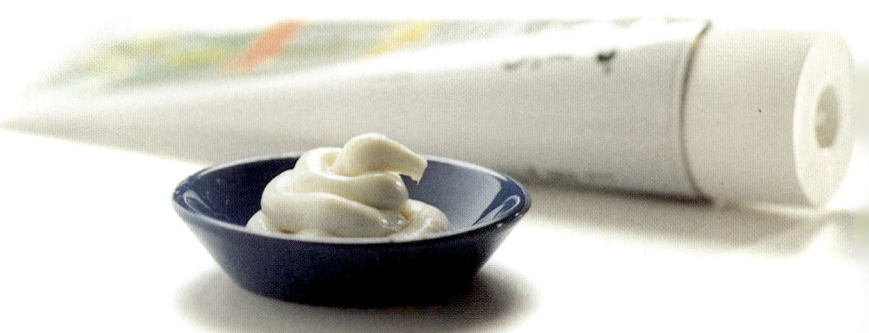

Arnikasalbe lindert die Beschwerden bei Verstauchungen und Zerrungen.

EMPFOHLENE ERGÄNZUNGSMITTEL

Bromelain	**Dosis:** 3 x 500 mg/Tag. **Hinweis:** Auf leeren Magen einnehmen.
Vitamin C/ Flavonoide	**Dosis:** 2 x 500 mg Vitamin C und 2 x 200 mg Flavonoide/Tag. **Hinweis:** Bei auftretendem Durchfall die Dosis verringern.
Arnika	**Dosis:** 4 x tägl. die betroffenen Körperteile mit Salbe einreiben. **Achtung!** Nicht zur inneren Anwendung und nicht auf offene Wunden aufgetragen.
Kurkuma	**Dosis:** Bis zu 3 x 300 mg Extrakt/Tag zum Essen einnehmen. **Hinweis:** Eignet sich auch zur äußeren Anwendung.
Rosskastanie	**Dosis:** 500 mg Extrakt morgens einnehmen. **Hinweis:** Extrakt mit 16–21 % Aescin verwenden.
Süßes Majoranöl	**Dosis:** Einige Tropfen auf eine Schüssel kaltes Wasser geben. **Hinweis:** Ein Handtuch mit der Lösung tränken, auswringen und auflegen.
Rosmarinöl	**Dosis:** Einige Tropfen auf eine Schüssel kaltes Wasser geben. **Hinweis:** Ein Handtuch mit der Lösung tränken, auswringen und auflegen.

Erst die blauen, dann die schwarzen Präparate probieren. Nehmen Sie bereits ein Ergänzungsmittel, kann die Dosis einiger Wirkstoffe abgedeckt sein (siehe S. 197).

(siehe S. 197)

nigt den Heilungsprozess. **Vitamin C** und **Flavonoide** unterstützen aufgrund ihrer antioxidativen Eigenschaften ebenfalls die Heilung und beugen weiteren Schädigungen von Binde- und Muskelgewebe vor.

Lokal angewendet lindert Salbe mit **Arnikaextrakt** Muskel- oder Gelenkschmerzen, lässt Schwellungen schneller abklingen und beschleunigt die Wundheilung.

Kurkuma gilt als ein traditionelles Heilmittel, das sowohl äußerlich als auch innerlich bei Entzündungen hilft. Mit etwas heißem Wasser gemischt entsteht eine Paste, die auf einen Gazeverband gestrichen und auf die verletzte Region aufgelegt wird. Diese Packung lässt Schwellungen und blaue Flecken schneller abklingen. Auch **Rosskastanie** hat sich bei der Bekämpfung von Entzündungen bewährt. Kompressen, die mit einer Mischung aus Wasser und **süßem Majoranöl** oder **Rosmarinöl** getränkt werden, haben eine beruhigende, schmerzstillende Wirkung und lassen Schwellungen abklingen.

Was können Sie noch tun?

☑ Stellen Sie den verletzten Körperteil ruhig und über Kopfhöhe. Legen Sie eine elastische Binde an, und kühlen Sie die verletzte Region – an den folgenden 2 Tagen alle 2–3 Stunden für 10–20 Minuten mit einer Eiskompresse. Es eignet sich auch ein Beutel Tiefkühlgemüse (zum Beispiel Erbsen), der sich dem Körper anpasst.

☑ Ist die Schwellung abgeklungen, kann eine heiße Kompresse oder ein Heizkissen die Durchblutung in der verletzten Region fördern.

☑ Hamameliswasser, Beinwellsalbe und Kohlsaft gelten als traditionelle Heilmittel, die bei äußerlicher Anwendung die Heilung beschleunigen.

AKTUELLES

Eine neuere wissenschaftliche Untersuchung an 59 Patienten mit Zerrungen und Bänderrissen zeigte: Wurde 3-mal täglich 500 mg Bromelain über 1–3 Wochen gegeben, reduzierten sich Schwellungen, Druckempfindlichkeit und Schmerzen (sowohl in Ruhe als auch bei Bewegung). Dies entspricht den Ergebnissen, die sich mit leichten Schmerzmitteln wie zum Beispiel Acetylsalicylsäure erzielen lassen.

WUSSTEN SIE, DASS ...?

eine Verstauchung die Bänder schwächt und neue Verletzungen nach sich ziehen kann. Vor dem Sport sollte man sich daher immer gut aufwärmen. Schwache Gelenke lassen sich gut mit elastischen Bandagen schützen.

TIPPS & INFOS

■ Verstauchungen und Zerrungen werden üblicherweise mit leichten Schmerzmitteln behandelt. Ergänzungsmittel sind eine gute Alternative, da sie keine oder nur wenige der Nebenwirkungen dieser Medikamente haben wie zum Beispiel Magenblutungen.

■ Obwohl die medizinische Forschung keinen Beweis für die Heilwirkung von Magneten erbracht hat, sind einige Menschen davon überzeugt, Schmerzen durch das Auflegen von Magneten auf die betreffende Region zu lindern. Vor allem in Japan wird mit Magneten therapiert.

Nagelprobleme

Nägel schützen Finger- und Zehenkuppen und gelten als Zeichen von Schönheit. Ihr Aussehen gibt nicht nur Aufschluss über die allgemeine Gesundheit, sondern verrät auch Krankheiten. Das Geheimnis schöner Nägel liegt dabei in einer gesunden Ernährung.

Symptome

- *Trockene, brüchige, splitternde, langsam wachsende Nägel, bedingt durch Nährstoffmangel.*

- *Dicke, gelb verfärbte Nägel (oft die Zehennägel) deuten auf eine Pilzinfektion hin. Durch Schmutz unter den Rändern können sich die Nägel vom Nagelbett lösen.*

- *Veränderungen von Farbe, Form oder Struktur der Nägel deuten auf eine Krankheit hin.*

SUCHEN SIE DEN ARZT AUF, …

- wenn Nagelprobleme eine schwerere Grunderkrankung vermuten lassen. Weiße Längsstreifen deuten auf eine Herzkrankheit hin. Bläuliche (statt rosafarbene) Nägel könnten auf Asthma oder ein Emphysem hinweisen.

Sprechen Sie bei Erkrankungen immer zuerst mit Ihrem Arzt, bevor Sie Ergänzungsmittel einnehmen.

Was sind Nagelprobleme?

Die aus Keratin, einem Eiweiß des Bindegewebes, bestehenden Nägel sind eines der härtesten Gewebe des Organismus. Aus verschiedenen Gründen können sie spröde und brüchig werden oder langsamer wachsen als normal. Die häufigste Ursache hierfür sind Pilzinfektionen.

Welches sind die Ursachen für Nagelprobleme?

Für Aussehen und Wachstum der Nägel spielt die Ernährung eine zentrale Rolle. Vitamin-B-Mangel etwa lässt in den Nägeln Rillen entstehen, während bei Kalziummangel die Nägel stumpf und brüchig werden. Niednägel entstehen unter anderem durch einen Mangel an Vitamin C und Folsäure. Verfärbungen der Nägel treten auf, wenn sich im Blut nicht ausreichend Sauerstoff befindet, wie etwa bei Asthma. Flecken unter den Nägeln können durch Zinkmangel verursacht sein. Bestimmte Chemikalien können die Nägel austrocknen und weich und brüchig werden lassen.

Fußpilz kann auch die Zehennägel befallen. Er gedeiht besonders in verschwitzten Schuhen und Socken. Durch kleine Risse kann er in die Nägel eindringen.

Wie wirken die Ergänzungsmittel?

Verschiedene Präparate eignen sich zur allgemeinen Stärkung der Nägel. Ein Behandlungserfolg stellt sich nach etwa acht Wochen ein. Im Zusammenspiel mit **Vitamin C** und **Vitamin E** unterstützen **Biotin** und andere Vitamine der **B-Gruppe** den Körper bei der Bildung von Keratin, die die Nägel kräftigen. Ein **Knochenschutzpräparat** versorgt den Organismus mit Kalzium und anderen Mineralstoffen, die gut für die Nägel sind.

Dragees mit den Vitaminen der B-Gruppe sorgen für gesunde, kräftige Nägel.

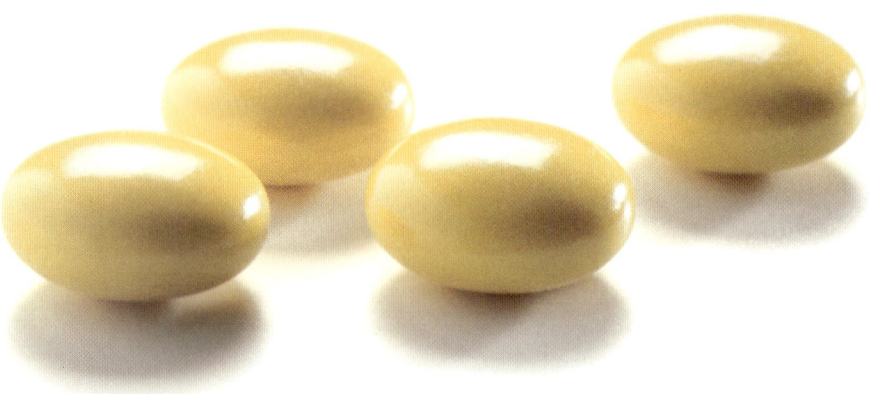

EMPFOHLENE ERGÄNZUNGSMITTEL

Biotin	**Dosis:** 2 x 600 µg/Tag über einen Zeitraum von 8 Wochen. **Hinweis:** Zum Essen einnehmen.
Vitamin-B-Komplex	**Dosis:** 1 Tablette zum Frühstück. **Hinweis:** Verwenden Sie ein Präparat, das 50 µg Vitamin B_{12} und Biotin, 400 µg Folsäure und 50 mg der anderen B-Vitamine enthält.
Vitamin C/ Vitamin E	**Dosis:** 2 x 500 mg Vitamin C und 1 x 250 mg Vitamin E/Tag. **Hinweis:** Vitamin C unterstützt die Wirkung von Vitamin E. Bei auftretendem Durchfall Dosis von Vitamin C verringern.
Knochen-schutzpräparat	**Dosis:** Folgen Sie den Anweisungen des Herstellers. **Hinweis:** Das Präparat sollte mind. 600 mg Kalzium, 250 mg Magnesium und 5 µg Vitamin D enthalten.
Fischöl	**Dosis:** 2 000 mg Omega-3-Fettsäuren/Tag. **Achtung!** Sprechen Sie mit Ihrem Arzt, wenn Sie gerinnungshemmende Medikamente einnehmen. **Hinweis:** Vegetarier nehmen statt Fischöl 1 EL Leinöl/Tag.
Nachtkerzenöl	**Dosis:** 3 x 1 000 mg/Tag. **Hinweis:** Alternativ 1 500 mg Schwarzkümmelöl/Tag.
Teebaumöl	**Dosis:** Bei Pilzinfektionen die betroffenen Nägel 2 x tägl. mit Teebaumöl einreiben. **Achtung!** Teebaumöl ist nur zur äußeren Anwendung bestimmt. **Hinweis:** Nur reines Teebaumöl verwenden.

Erst die blauen, dann die schwarzen Präparate probieren. Nehmen Sie bereits ein Ergänzungsmittel, kann die Dosis einiger Wirkstoffe abgedeckt sein (siehe S. 197).

Fischöl (bzw. Leinöl) und **Nachtkerzenöl** enthalten zwei unterschiedliche essenzielle Fettsäurearten, die die Nägel ernähren und diese vor dem Splittern schützen. Bei weißen Flecken unter den Nägeln empfiehlt sich die Einnahme eines **Zinkpräparates** (täglich 15 mg, kombiniert mit Kupfer). Manche Ärzte verschreiben bei weichen Nägeln Silikon. Die Wirkung von Silikon ist jedoch noch nicht wissenschaftlich bewiesen.

Schwerer zu behandeln ist ein Pilzbefall von Nägeln. Die Einnahme von Vitamin C, zusammen mit Vitamin E, ist immer zu empfehlen, da diese Vitaminkombination das Immunsystem stärkt und den Körper so bei der Bekämpfung von Infektionen unterstützt. Die befallenen Nägel können auch mehrere Monate lang zweimal täglich mit **Teebaumöl**, Knoblauchöl oder mit Calendulasalbe eingerieben werden.

Was können Sie noch tun?

☑ Die Nagelhaut sollte nie entfernt werden. Sie schützt die Nägel vor Pilzen und Bakterien.

☑ Tragen Sie bei der Hausarbeit oder beim Umgang mit Chemikalien immer Handschuhe. Reiben Sie die Nägel nach jedem Wasserkontakt mit Vaseline ein.

☑ Halten Sie Ihre Nägel kurz geschnitten. Lange Fingernägel brechen leichter ab. Weichen Sie die Nägel vor dem Schneiden ein. So verhindern Sie, dass diese splittern oder brechen.

AKTUELLES

In einer Vergleichsstudie zeigte sich, dass Teebaumöl und Clotrimazol (ein weit verbreitetes Mittel zur Pilzabtötung) bei Pilzbefall gleich gut wirken. Nach sechsmonatiger Behandlung stellte sich in beiden Gruppen bei 60 % der Patienten eine Besserung ein.

Schweizer Forscher beobachteten, dass dünne, weiche, splitternde Nägel nach täglich 2 500 µg Biotin um 25 % dicker wurden.

WUSSTEN SIE, DASS ...?

Tierärzte schon lange Biotin verwenden, um Pferdehufe zu kräftigen. Pferdehufe bestehen hauptsächlich aus Keratin. Biotin kräftigt auch die Nägel von Menschen.

TIPPS & INFOS

■ Täglich eine Tasse Haferstroh-, Schachtelhalm- oder Brennnesseltee ist gut für die Gesundheit der Nägel. Diese Pflanzen enthalten viel Kieselsäure und andere für den Nagelwuchs wichtige Mineralstoffe.

■ Teebaumöl ist billiger und hat weniger Nebenwirkungen als rezeptpflichtige Fungizide. Manchmal wirkt es allerdings auch nicht.

■ Entgegen anders lautender Behauptungen kräftigt Gelatine nicht die Nägel und fördert auch nicht deren Wuchs. Die Eiweiße der Gelatine enthalten nicht die richtige Zusammensetzung von Aminosäuren, die für die Nagelbildung notwendig sind.

Nebenhöhlenentzündung

In den Nebenhöhlen der Nase wird Schleim produziert, der die Atemwege feucht hält und vor Fremdkörpern schützt. Kann dieser Schleim infolge verstopfter Nasennebenhöhlen nicht abfließen, sind lästige Beschwerden die Folge.

Symptome

- *Kopfschmerzen im Stirnbereich oder über den Augen.*
- *Diffuses Druckgefühl im Gesicht.*
- *Schmerzen, die sich beim Vorbeugen des Kopfes verschlimmern.*
- *Druckempfindlichkeit über den Nasennebenhöhlen.*
- *Schwierigkeiten beim Atmen durch die Nase.*
- *Postnasaler Rückfluss (überschüssiger Schleim im hinteren Rachenbereich).*
- *Gelblichgrüner Ausfluss aus der Nase.*
- *Zahnschmerzen, fieberähnliche Beschwerden.*

SUCHEN SIE DEN ARZT AUF, …

- **wenn die Symptome länger als eine Woche anhalten oder die Nase blutigen Schleim absondert.**
- **wenn eine Nebenhöhlenentzündung mehr als 3-mal im Jahr auftritt.**
- **wenn die Augen gerötet sind, schmerzen, sich vorwölben oder Lähmungserscheinungen auftreten. Dies könnten die Anzeichen für Orbitalphlegmone sein. Bei dieser Krankheit kann es zur Schädigung der Augen und der Gesichtsnerven kommen. Suchen Sie unverzüglich einen Arzt auf.**

Sprechen Sie bei Erkrankungen immer zuerst mit Ihrem Arzt, bevor Sie Ergänzungsmittel einnehmen.

Was ist eine Nebenhöhlenentzündung?

Sind die Nebenhöhlen der Nase verstopft, kommt es zur Nebenhöhlenentzündung (Sinusitis). Die Nasennebenhöhlen sind vier Öffnungen in den Knochen an der Vorderseite des Schädels, die oberhalb der Augen und zu beiden Seiten der Nase liegen, direkt hinter dem Nasenbein und hinter den Wangenknochen. Sie sind mit einer schützenden Schleimhaut ausgekleidet, die ein Sekret absondert. Dieser Schleim gelangt durch die kleinen Öffnungen in die Nase, wo er Staub, Pollen und andere Fremdkörper abfängt. Anschließend fließt er in den Rachen, wird geschluckt, und im Magen tötet dann die Magensäure die meisten gefährlichen Keime.

Normalerweise arbeiten die Nasennebenhöhlen unauffällig und werden kaum wahrgenommen. Wird die Schleimhaut jedoch gereizt oder entzündet sich, kommt es zur vermehrten Produktion zähflüssigen Schleims, der die kleinen Öffnungen der Nasennebenhöhlen verstopft – der Schleim kann nicht mehr abfließen. Es kommt zu Kopfschmerzen, Druckgefühl im Gesicht, und überschüssiger Schleim fließt in den Rachen. Der angestaute Schleim ist ein idealer Nährboden für Bakterien.

Welches sind die Ursachen für Nebenhöhlenentzündungen?

Nebenhöhlenentzündungen können infolge einer Infektion der oberen Atemwege, zum Beispiel einer Erkältung oder Grippe, auftreten. Aber auch Zigarettenrauch, verschmutzte Luft oder Allergien können die Schleimhaut in den Nebenhöhlen reizen. Verformungen der Nase, wie eine schiefe Nasenscheidewand, oder Polypen in der Nase begünstigen ebenfalls Entzündungen in den Nasennebenhöhlen.

Wie wirken die Ergänzungsmittel?

Bei bakteriellen Infektionen muss eine Nasennebenhöhlenentzündung mit Antibiotika behandelt werden. Der universelle Einsatz dieses Arzneimittels wird jedoch auch zunehmend von der Schulmedizin in Frage gestellt, besonders bei chronischen Infektionen, die nicht durch Bakterien verursacht sind.

Vitamin C ist ein natürliches Antihistaminikum, das gegen die Entzündung im Rahmen einer Sinusitis wirkt.

EMPFOHLENE ERGÄNZUNGSMITTEL

Vitamin C/ Flavonoide	**Dosis:** 2 x 500 mg Vitamin C und 2 x 250 mg Flavonoide/Tag. **Hinweis:** Bei auftretendem Durchfall die Dosis verringern.
Fischöl	**Dosis:** 2 000 mg Omega-3-Fettsäuren/Tag. **Achtung!** Sprechen Sie mit Ihrem Arzt, wenn Sie gerinnungs-hemmende Medikamente einnehmen. **Hinweis:** Vegetarier nehmen statt Fischöl 1 EL Leinöl/Tag.
Echinacea	**Dosis:** 4 x 200 mg Extrakt/Tag. **Hinweis:** Extrakt mit mind. 3,5 % Echinacosid verwenden.
Reishi-/ Maitakepilze	**Dosis:** 3 x 500 mg Reishipilze und/oder 3 x 200 mg Maitakepilze/Tag. **Achtung!** Reishi nicht zusammen mit gerinnungshemmenden Medikamenten einnehmen.

Erst die blauen, dann die schwarzen Präparate probieren. Nehmen Sie bereits ein Ergänzungsmittel, kann die Dosis einiger Wirkstoffe abgedeckt sein (siehe S. 197).

Ergänzungsmittel unterstützen die Behandlung einer Entzündung, auch wenn parallel Antibiotika eingenommen werden. Da ein Mangel an bestimmten Vitalstoffen generell die Entzündungsbereitschaft des Körpers steigert, empfiehlt sich vor allem bei häufigen Nasennebenhöhlenentzündungen ein Multivitaminpräparat mit Mineralstoffzusatz. Die aufgeführten Vitamine und Heilpflanzen eignen sich zur Langzeitbehandlung bei chronischen Beschwerden und sind frei von Nebenwirkungen.

Nebenhöhlenentzündungen lassen sich am besten behandeln oder verhüten, indem man die körpereigenen Abwehrkräfte stärkt. Eine Behandlung sollte deshalb mit der Einnahme von **Vitamin C** und **Flavonoiden** beginnen. Diese wirken besonders bei Entzündungen der Nasennebenhöhlen im Rahmen einer Allergie, da sie die Wirkung der entzündungsfördernden Substanz Histamin hemmen, die der Körper als Reaktion auf das Eindringen eines Fremdkörpers ausschüttet. Unsere moderne Ernährungsweise macht den Körper anfälliger für Infektionen, da sie zu viel Omega-6-Fettsäuren, aber zu wenig Omega-3-Fettsäuren enthält. Die Omega-3-Fettsäuren in **Fischöl** oder Leinöl wirken entzündungshemmend und neutralisieren die Omega-6-Fettsäuren.

Zur Stärkung des Immunsystems empfiehlt sich der Einsatz von **Echinacea** sowie **Reishi- und Maitakepilzen**. Bei einem akuten Krankheitsschub sollte jeweils nur eine Heilpflanze oder eine Pilzart eingenommen werden. Bei einer chronischen Nebenhöhlenentzündung können sie probeweise im zweiwöchigen Zyklus miteinander abgewechselt werden. So lassen sich optimale Ergebnisse erzielen.

Was können Sie noch tun?

☑ Meiden Sie Zigarettenrauch und Staub.

☑ Trinken Sie viel Flüssigkeit. So wird der Schleim dünnflüssiger.

☑ Gegen trockene Zimmerluft hilft ein Luftbefeuchter.

☑ Warme Gesichtskompressen öffnen die Nasennebenhöhlen.

☑ Probieren Sie einmal eine Nasendusche aus. Dieses Gerät ist in vielen Naturkostläden oder Apotheken erhältlich. Man spült damit die Nase mit Salzwasser aus.

AKTUELLES

Oft wird Milch für die überschüssige Schleimproduktion verantwortlich gemacht. Manche Mediziner raten noch immer, während einer akuten Sinusitis auf Milch zu verzichten. In einer neueren Studie konnte jedoch beobachtet werden: Teilnehmer, die rund 1 Liter Milch pro Tag tranken, produzierten nicht mehr Schleim, und dieser war auch nicht zäher als gewöhnlich.

WUSSTEN SIE, DASS ...?

die Endung „-itis" (wie in Sinusitis) in der medizinischen Fachsprache „Entzündung" bedeutet.

TIPPS & INFOS

■ Gegen verstopfte Nasen hilft ein Dampfbad mit Eukalyptus. Dazu geben Sie ein paar Tropfen Eukalyptusöl in einen Topf mit Wasser. Das Wasser zum Kochen bringen und dann von der Herdplatte nehmen. Anschließend setzen Sie sich an einen Tisch, legen ein Tuch über Kopf und Topf und atmen den Dampf durch die Nase ein.

■ Einige Naturheilkundler glauben, bestimmte Gewürze (wie Meerrettich oder auch Knoblauch) könnten verstopfte Nasennebenhöhlen öffnen. Es sind jedoch noch keine größeren Studien durchgeführt worden, um den wissenschaftlichen Beweis für diese Vermutung erbringen zu können.

Nervenkrankheiten

Kribbelnde Füße und eingeschlafene Hände, wer kennt das nicht. Sie entstehen, wenn vorübergehend ein Druck auf die Nerven ausgeübt wird. Eine gesunde Ernährung und ergänzende Präparate können viel zur Gesundheit der Nerven beitragen.

Symptome

- *Taubheit, Kribbeln, Schmerzen oder Schwäche, in der Regel in Händen, Füßen oder Beinen.*

- *Empfindungsverlust in den Gliedmaßen.*

- *Stechende Schmerzen, in der Regel in den Beinen.*

SUCHEN SIE DEN ARZT AUF, ...

- wenn Sie häufig oder dauerhaft unter Taubheit, Kribbeln oder Schwäche leiden. Es kann sich dann um Anzeichen einer anderen Grunderkrankung handeln.

- wenn Taubheit und Kribbeln plötzlich auftreten und länger als eine halbe Stunde anhalten. Sind diese Symptome von Kraftlosigkeit vor allem in einer Körperhälfte begleitet, kann es sich um einen Schlaganfall handeln. Rufen Sie unverzüglich den Rettungsdienst.

Sprechen Sie bei Erkrankungen immer zuerst mit Ihrem Arzt, bevor Sie Ergänzungsmittel einnehmen.

Was sind Nervenkrankheiten?

Nervenkrankheiten können sowohl das zentrale Nervensystem befallen, also Gehirn und Rückenmark, als auch das periphere Nervensystem betreffen, das die Glieder, Haut und Eingeweide, das Herz und die Drüsen miteinander verbindet. Bei einer Überreaktion des zentralen Nervensystems auf Stress kommt es meist zu Angst und Schlafstörungen. Neuralgien, Gürtelrose und Taubheitsgefühle entstehen aufgrund von Störungen des peripheren Nervensystems.

Welches sind die Ursachen für Nervenkrankheiten?

Nervenzellen liegen in Gruppen zusammen und werden von einer fetthaltigen Schicht, dem Myelin, geschützt. Wird diese Schicht verletzt oder der Nerv selbst entzündet, gequetscht oder verletzt, dann entstehen anhaltende Taubheitsgefühle, Kribbeln oder Schmerzen.

Bei manchen Nervenkrankheiten treten Kribbeln und Taubheitsgefühle ohne ersichtlichen Grund auf. Kann eine Grunderkrankung ausfindig gemacht werden, handelt es sich oft um eine fortschreitende Nervenschädigung aufgrund erhöhter Blutzuckerwerte – der diabetischen Neuropathie. Taubheitsgefühle und Schmerzen in der Hand deuten auf das Karpaltunnelsyndrom hin. Taubheit und Schmerzen im Bein können durch einen Vorfall der Bandscheibe oder andere Schädigungen der Wirbelsäule verursacht sein.

Wie wirken die Ergänzungsmittel?

Die **Vitamine** des **B-Komplexes** schützen das Nervensystem. **Vitamin B$_6$** hat entzündungshemmende Eigenschaften, was besonders bei diabetischer Neuropathie oder dem Karpaltunnelsyndrom von Bedeutung ist. Die in Nachtkerzenöl enthaltene **GLS** (**G**amma**l**inolen**s**äure) kann eine diabetischen Neuropathie günstig beeinflussen. **Vitamin B$_{12}$** spielt eine wesentliche Rolle für den Erhalt der Myelinhülle. Vor allem ältere Men-

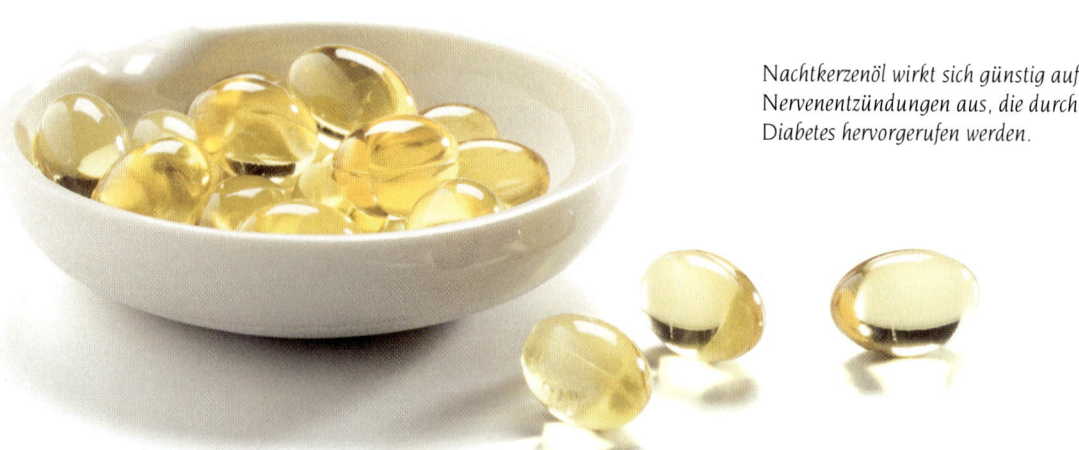

Nachtkerzenöl wirkt sich günstig auf Nervenentzündungen aus, die durch Diabetes hervorgerufen werden.

EMPFOHLENE ERGÄNZUNGSMITTEL

Vitamin-B-Komplex	**Dosis:** 2 x 1 Tablette/Tag zum Essen. **Hinweis:** Verwenden Sie ein Präparat, das 50 µg Vitamin B_{12} und Biotin, 400 µg Folsäure und 50 mg der anderen B-Vitamine enthält.
Nachtkerzenöl	**Dosis:** 3 x 1 000 mg/Tag. **Hinweis:** Alternativ 1 500 mg Schwarzkümmelöl einnehmen.
Vitamin B_{12}	**Dosis:** 2 x 1 000 µg/Tag. **Hinweis:** Wird unter die Zunge gelegt am besten vom Körper aufgenommen.
Fischöl	**Dosis:** 2 000 mg Omega-3-Fettsäuren/Tag. **Achtung!** Sprechen Sie mit Ihrem Arzt, wenn Sie gerinnungshemmende Medikamente einnehmen **Hinweis:** Vegetarier nehmen statt Fischöl 1 EL Leinöl/Tag.
Alphaliponsäure	**Dosis:** 2 x 200 mg/Tag. **Achtung:** Wirkt sich auf den Blutzuckerspiegel aus. Diabetiker sollten sie daher nur mit Vorsicht einnehmen.
Magnesium	**Dosis:** 2 x 200 mg/Tag. **Hinweis:** Zu den Mahlzeiten einnehmen.
Ginkgo	**Dosis bei Durchblutungsstörungen:** 120 mg Extrakt/Tag, auf 2–3 Dosen verteilt. **Dosis zur Verstärkung der Blutversorgung des Gehirns:** bis zu 240 mg/Tag. **Hinweis:** Standardisierten Extrakt mit 24 % Flavonglykosid verwenden.
Heidelbeere	**Dosis:** 2 x 100 mg Extrakt/Tag. **Hinweis:** Auch der Verzehr von Heidelbeeren ist zu empfehlen.

Erst die blauen, dann die schwarzen Präparate probieren. Nehmen Sie bereits ein Ergänzungsmittel, kann die Dosis einiger Wirkstoffe abgedeckt sein (siehe S. 197).

schen sollten auf eine ausreichende Versorgung mit diesem Vitamin achten. Auch die in **Fischöl** oder Leinöl enthaltenen essenziellen Fettsäuren schützen die fetthaltige Nervenhülle. Darüber hinaus ermöglichen sie auch die Übertragung von Signalen zwischen dem Gehirn und den Nervenzellen. **Alphaliponsäure** besitzt stark antioxidative Eigenschaften, die die Nerven schützen sollen. **Magnesium** ist für die Übertragung von Nerven- und Muskelimpulsen wichtig. **Ginkgo** wirkt ebenfalls günstig auf das zentrale Nervensystem, da es die Blutzufuhr (und damit auch die Sauerstoffversorgung) zum Gehirn und zu den Extremitäten verstärkt. Auch **Heidelbeere** fördert die Durchblutung. **Johanniskraut** wirkt am besten in Begleitung einer osteopathischen oder chiropraktischen Behandlung.

Was können Sie noch tun?

☑ Treiben Sie Sport, um die Durchblutung der Extremitäten und die Ernährung der Nervenzellen zu verbessern.

☑ Bewegungsmangel fördert Nervenschmerzen. Vermeiden Sie längere Phasen des Stillsitzens.

☑ Nervenschmerzen lassen sich gut mit Chilisalbe behandeln (dreimal täglich auftragen).

AKTUELLES

Die im Rahmen einer diabetischen Neuropathie geschädigten Nerven können sich nach der Gabe von Alphaliponsäure wieder regenerieren. Zu diesem Ergebnis kam eine deutsche Studie, die an 73 Patienten durchgeführt wurde. Sie litten an einer Schädigung der Neven, welche die unwillkürlichen Körperfunktionen wie den Herzschlag kontrollieren. Die Patienten erhielten entweder täglich 800 mg Alphaliponsäure oder ein Placebo. Nach 4 Monaten hatte sich die Nervenfunktion in der Alphaliponsäure-Gruppe verbessert, in der Kontrollgruppe aber verschlechtert. Weitere Studien müssen diese Ergebnisse nun bestätigen, und es muss geprüft werden, ob sich diese Wirkung auch mit niedrigeren Dosen erzielen lässt.

TIPPS & INFOS

■ Fisch und Nüsse enthalten hohe Mengen essenzieller Fettsäuren, die eine positive Wirkung auf die Nerven haben. Versuchen Sie, diese Lebensmittel mindestens 2-mal pro Woche in Ihren Speiseplan aufzunehmen.

■ Haferextrakt ist seit langem als anregendes und kräftigendes Nerventonikum bekannt, vor allem bei Depressionen und allgemeinen Erschöpfungszuständen. Es kann als Müsli, Saft (der aus der jungen Pflanze gewonnen wird) oder Tinktur eingenommen werden.

■ Eine Tinktur aus Passionsfrucht (Maracuja) lindert die neuralgischen Beschwerden bei Gürtelrose. Aus dem Extrakt lässt sich auch ein beruhigender Tee zubereiten.

Neurodermitis

Gerötete und stark juckende Hautausschläge können mit lindernden Cremes und Salben behandelt werden. Innerlich angewendet, beschleunigen einige Ergänzungsmittel den Heilungsprozess und beugen auch sehr häufigen und lästigen Rückfällen vor.

Symptome

- *Rote, trockene, schuppende, raue oder rissige Haut.*
- *Kleine pickelige Bläschen.*
- *Bei länger anhaltendem Ekzem verhornte, ausgetrocknete Hautflächen.*

SUCHEN SIE DEN ARZT AUF, ...

- **wenn das Ekzem sehr großflächig ist oder immer wieder auftritt.**
- **wenn sich nässende oder schorfende Wunden bilden. Dies könnten Anzeichen einer bakteriellen Infektion sein.**
- **wenn das Ekzem nach 3 oder 4 Tagen Eigenbehandlung nicht abklingt.**

Sprechen Sie bei Erkrankungen immer zuerst mit Ihrem Arzt, bevor Sie Ergänzungsmittel einnehmen.

Was ist Neurodermitis?

Bei Neurodermitis, auch atopische Dermatitis oder endogenes Ekzem genannt, bilden sich rote, schuppende Hautflächen (Ekzeme) im Gesicht, auf der Kopfhaut, an den Händen und Handgelenken, in den Ellen- und Kniebeugen oder in anderen Regionen des Körpers. Diese Ekzeme verursachen in der Regel starken Juckreiz. Kratzen verschlimmert dabei die Beschwerden.

Welches sind die Ursachen für Neurodermitis?

Neurodermits wird oft durch eine Allergie gegen Lebensmittel, Pollen, Tierhaare oder andere Stoffe ausgelöst und tritt häufig in allergisch vorbelasteten Familien auf. So leiden viele Betroffene gleichzeitig unter Heuschnupfen oder entwickeln dieses allergische Leiden in späteren Lebensjahren. Neurodermitiker haben erhöhte Histaminwerte im Körper. Histamin ist eine Substanz, die in der Haut eine allergische Reaktion hervorruft. Manchmal geschieht dies nach Kontakt mit so genannten Allergenen wie beispielsweise Schmuck aus Nickel oder Chrom, Farbstoffen, Kosmetika oder Waschmitteln. Auch trockene Luft, starke Sonnenbestrahlung oder seelische Belastung können einen akuten Neurodermitisschub auslösen oder ein bestehendes Ekzem verschlimmern.

Wie wirken die Ergänzungsmittel?

Ein akuter Schub der Neurodermitis lässt sich oft mit vielen Präparaten behandeln, die einzeln, miteinander kombiniert oder auch zusammen mit herkömmlichen Medikamenten verwendet werden können. Eine Besserung sollte sich nach 3 oder 4 Tagen eingestellt haben. Alle Ergänzungsmittel eignen sich aber auch für eine Langzeitbehandlung zur Verhütung weiterer Ekzeme.

Es stehen mehrere Präparate zur Verfügung, die innerlich angewendet Entzündungen hemmen und allergische Reaktionen dämpfen. Die jeweilige

Zink, das bei Langzeitgebrauch immer zusammen mit Kupfer eingenommen werden sollte, wirkt als Salbe bei roten, juckenden Hautausschlägen lindernd und vorbeugend.

EMPFOHLENE ERGÄNZUNGSMITTEL

Fischöl	**Dosis:** 2 000 mg Omega-3-Fettsäuren/Tag. **Achtung!** Sprechen Sie mit Ihrem Arzt, wenn Sie gerinnungshemmende Medikamente einnehmen. **Hinweis:** Vegetarier nehmen alternativ I EL Leinöl/Tag.
Nachtkerzenöl	**Dosis:** 3 x I 000 mg/Tag. **Hinweis:** Alternativ I x I 500 mg Schwarzkümmelöl/Tag.
Zink	**Dosis:** I5 mg/Tag. **Hinweis:** Wenn Sie Zinkpräparate länger als einen Monat einnehmen, benötigen Sie zusätzlich 2 mg Kupfer.
Vitamin E	**Dosis:** 250 mg/Tag. **Achtung:** Sprechen Sie mit Ihrem Arzt, wenn Sie gerinnungshemmende Medikamente einnehmen.
Kamille	**Dosis:** Creme oder Lotion 3–4 x tägl. auf das Ekzem auftragen. **Hinweis:** Kamillencremes oder -lotionen sind gebrauchsfertig zu kaufen.
Süßholzwurzel	**Dosis:** Creme 3–4 x tägl. auf das Ekzem auftragen. **Hinweis:** Wird auch als Glyzyrrhizinsäurecreme bezeichnet.

Erst die blauen, dann die schwarzen Präparate probieren. Nehmen Sie bereits ein Ergänzungsmittel, kann die Dosis einiger Wirkstoffe abgedeckt sein (siehe S. 197).

(siehe S. 197)

Wirkung sollte individuell ausprobiert werden. In **Fischöl**, **Nachtkerzenöl** und **Leinöl** sind essenzielle Fettsäuren enthalten, die zur Regeneration der Haut beitragen sowie Juckreiz und Entzündungen hemmen. Auch **Vitamin E** lindert den Juckreiz, wirkt aber auch der Austrocknung der Haut entgegen. Der Mineralstoff **Zink** fördert den Heilungsprozess und stärkt das Immunsystem. Bei einer Langzeitbehandlung oder in hohen Dosen sollte Zink allerdings immer mit Kupfer kombiniert werden, da es die körpereigenen Reserven aufbraucht.

Oft helfen auch **Kamillen**- oder **Süßholzwurzelcreme**. Beide pflanzliche Wirkstoffe besitzen entzündungshemmende Eigenschaften. Zur inneren Anwendung als Tee empfehlen sich die folgenden Heilpflanzen: Brennnessel, Rotklee, Sägepalmfrucht und Klettenwurzel, die einzeln oder als Mischung verwendet werden können. Dazu etwa 15 g der Heilpflanze mit 200 ml kochendem Wasser übergießen, 10 Minuten ziehen lassen und anschließend abseihen.

Was können Sie noch tun?

☑ Streichen Sie versuchsweise alle Lebensmittel aus Ihrem Speiseplan, die eine Allergie oder Pseudoallergie auslösen können wie etwa Milchprodukte, Eier, Nüsse, Krustentiere, Weizen, Schokolade, Tomaten und Erdbeeren.

☑ Tragen Sie lose sitzende Kleidung aus Baumwolle. Diese reizt die Haut weniger als andere Textilien.

☑ Vermeiden Sie häufiges Baden oder Duschen, um Ihre Haut vor dem Austrocknen zu bewahren. Verwenden Sie lauwarmes Wasser und verzichten Sie auf desodorierende Seifen, Schaumbäder und parfümierte Produkte. Die Haut trockentupfen, nicht reiben.

AKTUELLES

Viele Schulmediziner zweifeln an der Heilwirkung von Nachtkerzenöl. Eine neuere Studie hat jedoch gezeigt: Schon nach 6 Monaten milderte die Behandlung mit Nachtkerzenöl bei Kindern und Erwachsenen sowohl Juckreiz als auch Entzündungen.

TIPPS & INFOS

■ Kräutersäfte und -lotionen eignen sich am besten zur Behandlung nässender Wunden. Salben und Cremes dagegen werden am sinnvollsten bei trockenen Hautausschlägen angewendet.

■ Süßholzwurzelcreme ist vor allem im Zusammenhang mit kortisonhaltigen Medikamenten einzusetzen. Die in der Süßholzwurzel enthaltene Glyzyrrhizinsäure steigert die Wirkung von Kortison und lindert mögliche Nebenwirkungen wie Brennen oder Juckreiz.

■ Hamameliscreme soll bei der Behandlung von Ekzemen ebenso wirkungsvoll sein wie I%ige Hydrokortisoncreme.

■ Die traditionelle chinesische Medizin verschreibt bei Ekzemen einen Tee, der Süßholzwurzel und – abhängig von der Symptomatik – neun andere Kräuter enthält. Dieser Tee ist zwar sehr wirksam, Untersuchungen der in Großbritannien erhältlichen Produkte haben jedoch gezeigt, dass er in hohen Dosen das hochwirksame Steroid Dexamethason enthält.

Nierenkrankheiten

Die Nieren entfernen viele Abbauprodukte aus unserem Körper und können mit Giftstoffen, Medikamenten oder infolge von Krankheiten überlastet sein. Nierensteine und -infektionen sind potenziell gefährlich und müssen ärztlich behandelt werden.

Symptome

- *Wasseransammlung im Körper.*
- *Übelkeit oder Erbrechen.*
- *Appetitverlust.*
- *Schmerzen zwischen dem Bereich der Lendenwirbelsäule, dem Unterbauch und der Leistengegend.*
- *Eitriger oder blutiger Harn.*

SUCHEN SIE DEN ARZT AUF, …

- **wenn Sie häufigen Harndrang verspüren und das Harnlassen sehr unangenehm ist.** Dies könnten Anzeichen für einen Harnwegsinfekt sein.
- **wenn Sie starke Schmerzen im Bereich der Lendenwirbelsäule verspüren.**
- **wenn Sie Eiter oder Blut im Harn bemerken.**

Sprechen Sie bei Erkrankungen immer zuerst mit Ihrem Arzt, bevor Sie Ergänzungsmittel einnehmen.

Was sind Nierenkrankheiten?

Nierensteine werden durch eine Ansammlung von Mineralsalzen verursacht, die in den ableitenden Harnwegen in unterschiedlicher Größe auskristallisieren. Am häufigsten sind Kalziumoxalatsteine. Die anderen Formen bilden sich aus Harnsäure, aus der Aminosäure Zystin und aus Magnesiumammoniumphosphat.

Zu den Nierenkrankheiten zählen auch die Entzündung des Filterapparates dieses Organs (Glomerulonephritis) und die Infektion einer oder beider Nieren (Pyelonephritis), die schwerwiegende Krankheiten sind. Im Rahmen einer Glomerulonephritis können Eiweiße aus dem Blut in den Harn übertreten, was einen Bluteiweißmangel nach sich zieht. Zudem kann es zu Bluthochdruck und zur Wasseransammlung im Gewebe kommen. Da der Körper mit nur einer Niere funktionieren kann, ist eine Nierenerkrankung nicht lebensbedrohlich. Bei beidseitigem Nierenversagen ist das Leben des Betroffenen aber akut gefährdet.

Welches sind die Ursachen für Nierenkrankheiten?

Eine für die westliche Zivilisation typische Ernährung mit stark verarbeiteten Lebensmitteln und viel tierischem Eiweiß ist eine Hauptursache für Nierensteine. Daneben spielen aber auch erbliche Veranlagung, ein geschwächtes Immunsystem oder eine Unterfunktion der Drüsen, die den Kalziumhaushalt steuern, eine wichtige Rolle. Bei zu geringer Flüssigkeitszufuhr kann auch starkes Schwitzen oder Austrocknung den Harn so konzentrieren, dass die Harnsalze Steine bilden.

Wird nicht genügend Urin ausgeschieden oder ist der Harnsäurespiegel im Blut zu hoch, bilden sich Harnsäuresteine. Oft wird dies bei Gicht beobachtet. Zystinsteine sind auf eine angeborene Fehlfunktion des Körpers zurückzuführen. Magnesiumammoniumphosphat-Steine entstehen meist durch Infekte der ableitenden Harnwege. Vor der

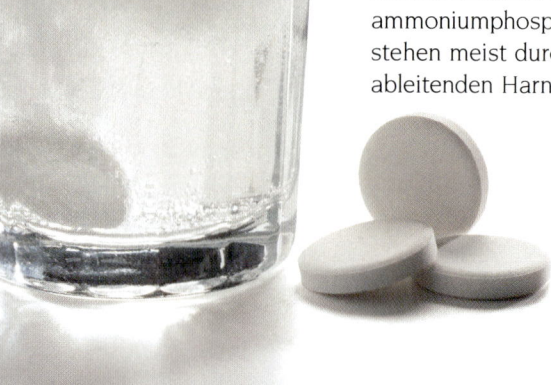

Magnesium unterstützt den Körper bei der Aufnahme von Vitamin B$_6$.

EMPFOHLENE ERGÄNZUNGSMITTEL

Magnesium	**Dosis:** 350 mg/Tag. **Achtung!** Nicht bei Nierenversagen einnehmen.
Vitamin B$_6$	**Dosis:** 2 x 50 mg/Tag. **Hinweis:** Kann mit Magnesium die Oxalatausscheidung fördern.
Löwenzahn-blätter	**Dosis:** 1 Liter Löwenzahnblättertee/Tag. **Hinweis:** Stimuliert die Ausscheidung von Harnsäure.
Vitamin C	**Dosis:** 2 x 500 mg/Tag. **Hinweis:** Bei Durchfall die Dosis verringern.
Vitamin E	**Dosis:** 250 mg/Tag. **Achtung!** Sprechen Sie mit Ihrem Arzt, wenn Sie gerinnungs-hemmende Medikamente einnehmen.
Ginkgobaum	**Dosis:** 3 x 80 mg Extrakt/Tag. **Hinweis:** Standard. Extrakt mit 24 % Flavonglykosid verwenden.

Nehmen Sie bereits ein Ergänzungsmittel, kann die Dosis einiger Wirkstoffe abgedeckt sein.

Behandlung mit natürlichen Heilmitteln ist es von entscheidender Bedeutung, die Art der Nierensteine zu bestimmen.

Eine Glomerulonephritis wird durch eine immunologische Reaktion auf eine Infektion hin verursacht. Die Nieren infizieren sich, wenn der Harnabfluss blockiert ist und sich die infektiöse Flüssigkeit von der Blase her ausbreitet. Probleme können auch durch Drogengebrauch, Diabetes oder Schock entstehen, wenn Eiweiß in den Harn übertritt. Bluthochdruck kann Ursache und Folge einer Nierenkrankheit sein.

Wie wirken die Ergänzungsmittel?

Bei Gaben von **Magnesium** und **Vitamin B$_6$** scheiden Patienten weniger Oxalat aus. Diese Wirkstoffe empfehlen sich daher bei Oxalatsteinen sowohl zur Vorbeugung als auch zu deren Auflösung. **Löwenzahnblättertee** fördert die Ausscheidung von Harnsäure und ist bei Harnsäurestei-nen angezeigt. Die Menge gesundheitsschädigender freier Radikale, wie sie im Rahmen einer Glomerulonephritis entstehen, kann durch die **Vitamine C** und **E** sowie durch **Ginkgo** verringert werden. Diese stark wirksamen Antioxidanzien unterstützen die Nierenfunktion. Ginkgo wirkt entzündungshemmend, durchblutungsfördernd und beugt Arterienverkal-kung vor. Artischockenextrakt wirkt reinigend und entgiftend.

Was können Sie noch tun?

☑ Bei Oxalatsteinen: Meiden Sie Spinat, Rhabarber, Kakaoerzeugnisse, rote Bete, schwarzen Tee und Pfefferminztee. Reduzieren Sie den Verzehr von tierischem Eiweiß. Essen Sie verstärkt Blattgemüse (außer Spinat), da das darin enthaltene Vitamin K eine Schutzwirkung besitzt.

☑ Bei Harnsäuresteinen: Reduzieren Sie den Anteil purinhaltiger Nah-rungsmittel, da Purin vom Körper in Harnsäure umgewandelt wird – Fleisch, Fisch, Meeresfrüchte, Innereien und Hülsenfrüchte.

☑ Bei Magnesiumammoniumphosphat-Steinen: Eine Behandlung mit Antibiotika ist unvermeidbar. Tees aus Holunderblüten und Eibischblatt oder einer Mischung dieser Kräuter können die Infektion eindämmen.

Ohrenschmerzen

Vor allem Kinder leiden unter Ohrenschmerzen, die sich bei ihnen meist als lästige und oft schmerzhafte Mittelohrentzündung im Ohrinnern bemerkbar machen. Unterstützende Heilmittel lindern die Beschwerden und beschleunigen die Heilung.

Symptome

- *Pulsierende oder anhaltende Schmerzen im Ohr. Schmerzen beim Ziehen am Ohrläppchen.*
- *Druck oder Juckreiz im Ohr.*
- *Blutiger, grünlicher, gelblicher oder klarer Ausfluss aus dem Ohr.*
- *Verstopfte Ohren, Knacken im Ohr.*
- *Fieber.*
- *Schwindel.*

SUCHEN SIE DEN ARZT AUF, …

- wenn zusätzlich Fieber über 38 °C, ein steifer Hals, starke Kopfschmerzen oder eitriger Ausfluss auftreten, oder wenn das Ohr oder die Region hinter dem Ohr rot oder geschwollen ist. Es liegt dann höchstwahrscheinlich eine Infektion vor, die mit Antibiotika behandelt werden muss.

- wenn starke Schmerzen oder Schwerhörigkeit sich trotz Eigenbehandlung nicht bessern oder sogar verschlimmern.

- wenn sich im Ohr ein Fremdkörper befindet oder sich Anzeichen für einen Riss im Trommelfell finden (plötzlicher heftiger Schmerz, teilweiser Hörverlust, Blutungen oder Ohrgeräusche).

Sprechen Sie bei Erkrankungen immer zuerst mit Ihrem Arzt, bevor Sie Ergänzungsmittel einnehmen

Was sind Ohrenschmerzen?

Ohrenschmerzen werden durch eine Entzündung, Infektion oder Schwellung im äußeren Gehörgang oder im Raum neben dem Trommelfell (einer dünnen Membran, die das äußere Ohr vom Mittelohr trennt) hervorgerufen. Über die Ohrtrompete, die sich vom Mittelohr bis in den Rachen erstreckt, laufen Flüssigkeiten ab und reinigen dadurch das Ohr. Eine Entzündung oder Infektion kann jedoch den Gehörgang reizen oder die Ohrtrompete blockieren. Eiter oder andere Flüssigkeiten können sich dann stauen und Schmerzen oder andere Beschwerden verursachen.

Welches sind die Ursachen für Ohrenschmerzen?

Ohrenschmerzen werden durch Bakterien, Viren oder Pilze ausgelöst. Meist geschieht dies nach einer Infektion der oberen Atemwege, einer jahreszeitlich bedingten Allergie oder durch Wasser im Ohr. Andere Ursachen sind Reste von Ohrenwachs, plötzliche Luftdruckveränderungen, ein geplatztes Trommelfell sowie der Einfluss ätzender Chemikalien wie etwa Haarfärbemittel oder chloriertes Wasser in Schwimmbädern.

Wie wirken die Ergänzungsmittel?

Die in der Tabelle aufgelisteten Präparate unterstützen den Heilungsprozess bei Ohrenschmerzen. Sie können zusammen mit Antibiotika, Schmerzmitteln und anderen Medikamenten zur kurzzeitigen Behandlung von leichten bis mittelschweren Schmerzen eingenommen werden. Starke, anhaltende oder immer wiederkehrende Ohrenschmerzen müssen jedoch von einem Arzt behandelt werden. Eine Behandlung sollte zunächst mit natürlichen Ohrentropfen aus **Knoblauchöl** oder **Königskerzenöl** erfolgen, die den Körper beim Kampf gegen Krankheitserreger unterstützen, Entzündungen entgegen-

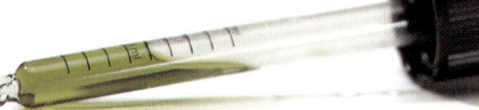

Ohrenschmerzen, die in Folge einer Erkältung oder Grippe auftreten, lassen sich mit Echinacea gut behandeln.

Knoblauchöl	**Dosis:** 1–2 Tr. auf einen Wattebausch geben und ins Ohr stecken. **Hinweis:** Auch mit Königskerzenöl mischen und direkt ins Ohr träufeln.
Königs-kerzenöl	**Dosis:** 2 x tägl. einige Tropfen ins Ohr träufeln. **Hinweis:** Kann auch mit Knoblauchöl gemischt werden.
Lavendelöl	**Dosis:** Einige Tropfen auf die Ohrmuschel und sanft einmassieren. **Hinweis:** Bei Bedarf den ganzen Tag über angewendet.
Eucalyptusöl	**Dosis:** Einige Tropfen auf einen Topf Wasser. **Hinweis:** Öl in kochendes Wasser geben, ein Handtuch über den Kopf legen und den Dampf durch die Nase einatmen.
Vitamin C/ Flavonoide	**Dosis:** Je 2 x 500 mg Vitamin C und 2 x 250 mg Flavonoide/Tag bis zur Abheilung des Infektes. **Hinweis:** Bei auftretendem Durchfall die Dosis verringern.
Echinacea	**Dosis:** 3 x 200 mg/Tag bis zum Abklingen der Beschwerden. **Hinweis:** Extrakt mit mind 3,5 % Echinancosiden verwenden.

Nehmen Sie bereits ein Ergänzungsmittel, kann die Dosis einiger Wirkstoffe abgedeckt sein.

wirken, Schmerzen lindern und Juckreiz stillen können. Bei starken Schmerzen, teilweisem Hörverlust oder eitrigem Ausfluss aus dem Ohr dürfen Tropfen allerdings nicht verwendet werden. Suchen Sie bei diesen Beschwerden einen Arzt auf, denn es könnte ein Trommelfellriss vorliegen. Ist das äußere Ohr gereizt, lässt sich mit **Lavendelöl** eine beruhigende Wirkung erzielen. Kräuteröle eignen sich jedoch nicht nur zur Anwendung vor Ort: Ein Dampfbad aus **Eukalyptusöl** öffnet die Ohrtrompete, was zur Druckentlastung beiträgt und den Abfluss infektiöser Flüssigkeiten aus dem Ohr erleichtert.

Ergänzungsmittel können auch innerlich angewendet werden. Immunstimulierende Substanzen wie **Vitamin C** spielen eine wichtige Rolle bei der Bekämpfung von Infekten und der Vorbeugung von Rückfällen. Vitamin C sollte zusammen mit **Flavonoiden** eingenommen werden. Daneben empfiehlt sich auch die Einnahme von **Echinacea**, besonders wenn die Ohrenschmerzen im Zusammenhang mit einer Infektion der oberen Atemwege stehen.

Viele Naturheilkundler setzen zur Behandlung von Ohrenschmerzen Holunder-, Königskerzen- und Kamillenblüten sowie Eibischblätter ein. Für einen Tee können diese Heilpflanzen einzeln verwendet oder gemischt werden: 10 g der Heilpflanze mit 200 ml kochendem Wasser übergießen, 10 Minuten ziehen lassen und dann abgießen.

Was können Sie noch tun?

☑ Legen Sie eine warme Kompresse auf das Ohr. Sie können dafür ein Heizkissen oder einen angewärmten Waschlappen verwenden. Wärme lindert die Schmerzen und fördert den Heilungsprozess.

☑ Reinigen Sie den Gehörgang nie mit Wattestäbchen. Dadurch kann das Trommelfell beschädigt werden. Säubern Sie das Ohr niemals mit Wasserstoffperoxid, denn dieses reizt den Gehörgang.

Eine neuere Studie, die den Zusammenhang zwischen Zigarettenrauch und Ohrentzündungen untersuchte, kam zu dem Schluss: Zigarettenrauch kann die Ohren reizen. Kinder, die in einem Haushalt mit zwei Rauchern lebten, erkrankten fast doppelt so häufig an einer Ohrenentzündung wie Kinder, die in einem Nichtraucherhaushalt lebten. Auch wenn andere Untersuchungen diesen Zusammenhang noch nicht bestätigt haben, ist es doch empfehlenswert, nicht zu rauchen und Orte, an denen viel geraucht wird, zu meiden, wenn man häufig unter Ohrenschmerzen leidet.

Eine jüngst veröffentliche finnische Studie kam zu dem Ergebnis, dass Kinder, die mit Xylit(-ol) gesüßten Kaugummi kauten, nur halb so oft Ohrenentzündungen bekamen wie Kinder, die andere Arten von Kaugummi bevorzugten. Xylitol (auch Birkenzucker genannt) ist ein natürlicher Zucker, der sich in vielen Kaugummis findet. Die Wissenschaftler vermuten, Xylitol hindere die Mikroorganismen, vom Rachenraum in die Ohren zu dringen, wo sie Infektionen hervorrufen können.

TIPPS & INFOS

■ Pflanzliche Ohrentropfen lindern Schmerzen oft schon 10 Minuten nach ihrem Einsatz. Die Anwendung ist angenehmer, wenn die Ohrentropfen vor der Anwendung unter fließend heißem Wasser angewärmt werden.

Osteoporose

Osteoporose ist eine fortschreitende Krankheit, bei der die Knochen entkalken. Es muss aber nicht zu Osteoporose kommen. Je früher eine vorbeugende Behandlung einsetzt, desto eher lassen sich Schmerzen und Knochenbrüche im späteren Lebensalter vermeiden.

Symptome

- Oft dramatische Frühwarnzeichen: starke Rückenschmerzen, erhöhte Neigung zu Knochenbrüchen (vor allem der Wirbelsäule, der Hüfte oder der Handgelenke).

- Klassische Symptome: Verringerung der Körpergröße, leichte Ausbildung einer gebeugten Haltung („Witwenbuckel").

- Im Frühstadium kann der Knochenverlust infolge Osteoporose anhand einer Röntgenaufnahme des Kiefers festgestellt werden.

SUCHEN SIE DEN ARZT AUF, ...

- **wenn Sie glauben, sich einen Knochen gebrochen zu haben.**

- **wenn plötzlich starke Rückenschmerzen auftreten. Es könnte ein Wirbel gebrochen sein.**

- **wenn Sie nach einer Verletzung starke Schmerzen in den Knochen der Wirbelsäule, den Rippen oder Füßen verspüren.**

- **wenn Sie keine Beschwerden haben, aber deutliche Risikofaktoren aufweisen. Bitten Sie Ihren Arzt um eine Knochendichtemessung.**

Sprechen Sie bei Erkrankungen immer zuerst mit Ihrem Arzt, bevor Sie Ergänzungsmittel einnehmen.

Was ist Osteoporose?

Osteoporose ist eine fortschreitende Krankheit, bei der die Knochenmasse (also deren Mineralstoffgehalt) abnimmt und die Knochenstruktur geschwächt wird. Dadurch steigt das Risiko für Knochenbrüche. Jede vierte Frau leidet nach den Wechseljahren unter Osteoporose. Aber auch viele Männer sind betroffen. Eine Behandlung mit Hormonen (Östrogenen) kann vorbeugen, wird aber von vielen Frauen abgelehnt. Keine Behandlungsmethode kann für sich allein wirksam vor dieser Krankheit schützen. Aber eine Reihe von Ergänzungsmitteln kann im Zusammenspiel mit einer veränderten Lebensweise die Beschwerden lindern.

Welches sind die Ursachen für Osteoporose?

Bei älteren Frauen steht Osteoporose in direktem Zusammenhang mit der reduzierten Produktion von Östrogenen nach den Wechseljahren. Diese weiblichen Sexualhormone unterstützen den Körper bei der Aufnahme von Kalzium und stärken die Knochen. Andere Risikofaktoren sind früh einsetzende Wechseljahre, Bewegungsmangel, eine kalziumarme Ernährung und ein Mangel an anderen Nährstoffen, die für die Knochenbildung wichtig sind. Das Risiko für Osteoporose nimmt auch bei leichtem Knochenbau, bei Untergewicht, nach den Wechseljahren, bei erblicher Veranlagung oder Langzeitgebrauch von kortisonhaltigen Medikamenten oder Arzneimitteln gegen Epilepsie zu.

Wie wirken die Ergänzungsmittel?

Die empfohlenen Präparate regen die Knochenbildung an. Zu diesem Zweck sollten sie mindestens ein halbes Jahr lang eingenommen werden. Sie lassen sich miteinander kombinieren und können problemlos zusammen mit

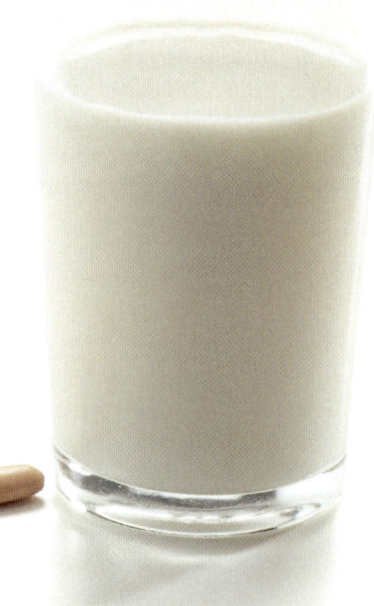

Milch oder kalziumhaltige Kapseln führen dem Körper den für die Knochenbildung wichtigen Mineralstoff Kalzium zu.

EMPFOHLENE ERGÄNZUNGSMITTEL

Kalzium	**Dosis:** 2 x 500 mg/Tag. **Hinweis:** Zu den Mahlzeiten einnehmen.
Vitamin D	**Dosis:** 2 x 10 µg/Tag. **Hinweis:** Zu den Mahlzeiten einnehmen.
Magnesium	**Dosis:** 2 x 200 mg/Tag. **Hinweis:** Zu den Mahlzeiten einnehmen.
Bor	**Dosis:** 3 mg/Tag. **Hinweis:** Reduziert den Kalziumverlust; steigert die Östrogen-wirkung.
Vitamin C	**Dosis:** 2 x 500 mg/Tag **Hinweis:** Bei auftretendem Durchfall die Dosis verringern.
Zink	**Dosis:** 15 mg/Tag. **Hinweis:** Wenn Sie ein Zinkpräparat länger als einen Monat einnehmen, brauchen Sie zusätzlich 2 mg Kupfer/Tag.
Mangan	**Dosis:** 2 x 10 mg/Tag. **Hinweis:** Ist am Knochenstoffwechsel beteiligt.

Nehmen Sie bereits ein Ergänzungsmittel, kann die Dosis einiger Wirkstoffe abgedeckt sein.

Medikamenten gegen Osteoporose oder mit Hormonen eingenommen werden. Eine bequeme und preiswerte Variante sind im Handel erhältliche Kombinationspräparate speziell für die Knochen. Personen, die gerinnungshemmende Medikamente einnehmen, sollten darauf achten, dass diese Produkte kein Vitamin K enthalten (es verändert die Gerinnungseigenschaften des Blutes).

Von Bedeutung für den Erhalt starker Knochen ist **Kalzium**. Die optimale Aufnahme von Kalzium wird durch **Vitamin D** sichergestellt. Die Mineralstoffe **Magnesium** und **Bor** unterstützen die Umwandlung von Vitamin D in eine für den Organismus verwertbare Form. Neuere wissenschaftliche Untersuchungen haben einen Zusammenhang zwischen dem Antioxidans **Vitamin C**, der Knochendichte und der Kollagenbildung beobachtet. Kollagen ist ein Eiweiß, das die Knochen und das Bindegewebe stärkt. Ebenfalls wichtig für die Resorption von Mineralstoffen und die Knochengesundheit sind die Spurenelemente **Zink**, Kupfer und **Mangan**. Weitere wichtige Vitamine und Mineralstoffe wie Fluorid, Silizium, Vitamin B_6 und Folsäure bieten zusätzlichen Schutz.

Was können Sie noch tun?

☑ Regelmäßiger Sport – spazieren gehen oder leichtes Hanteltraining.

☑ Nicht Rauchen. Nikotin schadet den Knochen und der Gesundheit.

☑ Trinken Sie am Tag nicht mehr als ein bis zwei Gläser Alkoholisches.

☑ Wenn Sie in den Wechseljahren sind, sollten Sie eine Behandlung mit Hormonen in Erwägung ziehen.

☑ Essen Sie viel kalziumhaltige Produkte wie fettarme Milchprodukte, Ölsardinen in Dosen und Lachs.

☑ Obst und Gemüse enthalten Vitamine und Spurenelemente. Sojaprodukte enthalten Isoflavone, die östrogenähnliche Eigenschaften besitzen.

Parkinsonkrankheit

Diese langsam fortschreitende Erkrankung des Gehirns ist zwar immer noch nicht heilbar, die Medizin hat aber die Lebensqualität der Betroffenen deutlich verbessern können. Eine frühzeitige Behandlung kann Zittern und Steifheit mildern.

Symptome

- *Zitternde Gliedmaßen und versteifte Muskulatur.*
- *Langsamer, schlurfender Gang.*
- *Gebeugte Haltung.*
- *Unbeteiligter, gleichgültiger Gesichtsausdruck; häufiges Augenzwinkern.*
- *Sprachstörungen und Schluckbeschwerden.*
- *Inkontinenz und Verstopfung.*
- *Angstzustände und Depressionen. In schweren Fällen Verwirrung und Gedächtnisverlust.*

SUCHEN SIE DEN ARZT AUF, …

- **wenn Sie bei sich Symptome der Parkinsonkrankheit feststellen.**

- **wenn bei Ihnen Parkinson diagnostiziert wurde und sie neue Symptome bemerken. Möglicherweise handelt es sich um Nebenwirkungen der Medikamente, die sich recht einfach abstellen lassen.**

Sprechen Sie bei Erkrankungen immer zuerst mit Ihrem Arzt, bevor Sie Ergänzungsmittel einnehmen.

Was ist Parkinson?

Die Parkinsonkrankheit wurde nach dem britischen Arzt James Parkinson benannt, der diese Krankheit zu Beginn des 19. Jahrhunderts erstmals beschrieb. Sie ist die häufigste Erkrankung des Nervensystems, bei der Nervenzellgewebe langsam zugrunde geht. In Deutschland leiden, je nach Region zwischen 50 und 180 von 100 000 Menschen an ihr. Die Zahl der weltweit erkrankten Personen geht in die Millionen, wobei es sehr ausgeprägte Unterschiede zwischen den Klimazonen gibt. Der Großteil der Erkrankten lebt in der nördlichen Hemisphäre, eine Erklärung für dieses Phänomen steht allerdings noch aus. In der Regel bricht die Krankheit erst nach dem 60. Lebensjahr aus, 5 % der Parkinsonpatienten sind jedoch jünger als 40 Jahre. Männer sind häufiger betroffen als Frauen. Anfänglich sind die Symptome zwar nur gering ausgeprägt, sie verschlimmern sich aber mit der Zeit.

Welches sind die Ursachen für Parkinson?

Bei Parkinsonpatienten sterben nach und nach die so genannten Basalganglien ab. Diese Gehirnzellen produzieren normalerweise die chemische Substanz Dopamin, die die Signalübertragung von einer Nervenzelle zur anderen ermöglicht. Der durch den Untergang der Nervenzellen entstehende Dopaminmangel verursacht die für Parkinson typischen Beschwerden wie etwa fortschreitende Versteifung der Gliedmaßen, Muskelzittern und Verlust der Kontrolle über die Körperkoordination. Nur bei wenigen Patienten ist bekannt, dass diese Symptome durch eine Virusinfektion des Gehirns, die Einnahme von Psychopharmaka sowie den Umgang mit Pflanzenschutzmitteln oder anderen Giftstoffen ausgelöst wurden. In den meisten Fällen liegt die Ursache im Dunkeln.

Vitamin E, beispielsweise in Weichgelatinekapseln, ist nur eines der Antioxidanzien, die das Fortschreiten von Parkinson verzögern können.

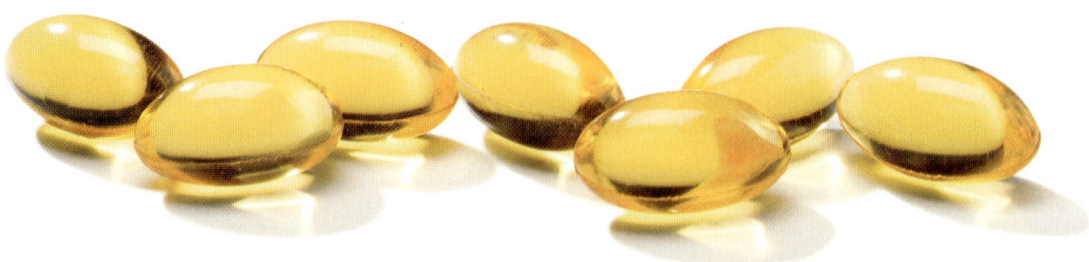

EMPFOHLENE ERGÄNZUNGSMITTEL

Vitamin B₆	**Dosis:** 50 mg/Tag. **Achtung!** Nicht verwenden, wenn das Medikament Levodopa (L-Dopa) ohne das Begleitmedikament Carpidopa eingenommen wird.
Coenzym Q10	**Dosis:** 3 x 50 mg/Tag. **Hinweis:** Bessere Verwertung bei Einnahme mit dem Essen.
Nikotinamid adenindinukleotid	**Dosis:** 5 mg/Tag. **Hinweis:** Am besten morgens oder zwischen den Mahlzeiten einnehmen.
Vitamin E	**Dosis:** 250 mg/Tag. **Achtung!** Sprechen Sie mit Ihrem Arzt, wenn Sie gerinnungshemmende Medikamente einnehmen.
Vitamin C	**Dosis:** 2 x 500 mg/Tag. **Hinweis:** Bei auftretendem Durchfall die Dosis verringern.
Fischöl	**Dosis:** 2 000 mg Omega-3-Fettsäuren/Tag. **Achtung!** Sprechen Sie mit Ihrem Arzt, wenn Sie gerinnungshemmende Medikamente einnehmen. **Hinweis:** Vegetarier nehmen statt Fischöl 1 EL Leinöl/Tag.
Ginkgo	**Dosis:** 3 x 80 mg Extrakt/Tag. **Hinweis:** Standardisiert auf mind. 24 % Flavonglykosid.

Erst die blauen, dann die schwarzen Präparate probieren. Nehmen Sie bereits ein Ergänzungsmittel, kann die Dosis einiger Wirkstoffe abgedeckt sein (siehe S. 197).

Wie wirken die Ergänzungsmittel?

Parkinsonpatienten müssen immer ärztlich überwacht werden. Ergänzungsmittel sollten daher nie ohne vorherige Absprache mit dem behandelnden Arzt eingenommen werden. Ebenso dürfen auf keinen Fall bereits verschriebene Medikamente eigenmächtig abgesetzt oder die Dosis verringert werden.

Was können Sie noch tun?

☑ Gehen Sie jeden Tag spazieren und dehnen Sie Ihre Muskeln, um sie zu kräftigen und die Spannkraft zu erhalten.

☑ Bleiben Sie geistig fit. Erschließen Sie sich neue Interessensgebiete und stellen Sie sich Herausforderungen. Neuere Untersuchungen haben belegt, dass tägliches Gehirntraining die Parkinsonsymptome bessern kann.

☑ Eine psychologische Beratung kann Ihnen beim Umgang mit seelischen Belastungen helfen. Schließen Sie sich zudem einer örtlichen Selbsthilfegruppe an.

☑ Bitten Sie Ihren Arzt um eine Überweisung an einen Physiotherapeuten und an einen Logopäden. Halten Sie sich über neue Medikamente auf dem Laufenden.

☑ Sorgen Sie dafür, dass die notwendigen Umstellungen in Ihrem Alltag rechtzeitig mit Bedacht und Sorgfalt erfolgen.

Prämenstruelles Syndrom

Den meisten Frauen ist das pämenstruelle Syndrom nur allzu gut bekannt. Es beeinträchtigt sowohl Körper als auch Psyche. Die Beschwerden setzen etwa eine Woche vor Beginn der Menstruation ein und klingen dann wieder ab.

Symptome

- *Gereiztheit, Stimmungsschwankungen, Angstzustände, Depressionen.*
- *Völlegefühl/aufgetriebener Bauch, geschwollene Hände oder Finger.*
- *Druckempfindliche oder schmerzende Brüste.*
- *Mattigkeit, Antriebsarmut, Schlaflosigkeit.*
- *Kopfschmerzen, Rückenschmerzen, Gelenk- und Muskelschmerzen.*
- *Verstopfung, Durchfall.*
- *Heißhunger auf bestimmte Lebensmittel, vor allem Kohlenhydrate.*

SUCHEN SIE DEN ARZT AUF, …

- **wenn PMS bei Ihnen sehr stark ausgeprägt ist und mit schweren Depressionen oder starken Brustschmerzen einhergeht.**

- **wenn die Symptome länger als einen Monat bestehen. Andere Krankheiten wie etwa klinisch manifeste Depressionen oder eine Schilddrüsenunterfunktion können ähnliche Beschwerden verursachen wie PMS.**

Sprechen Sie bei (psychischen) Erkrankungen immer zuerst mit dem Arzt, bevor Sie Ergänzungsmittel einnehmen.

Mönchspfeffer und Vitamin B_6 aus Kartoffeln können Unregelmäßigkeiten im Hormonhaushalt ausgleichen.

Was ist das prämenstruelle Syndrom?

Eine Woche vor Einsetzen der Menstruation erleben viele Frauen Weinkrämpfe, Wutausbrüche und Heißhunger auf Süßes. Dies und etwa 200 andere Symptome – von Abgeschlagenheit und Kopfschmerzen über Völlegefühl und schmerzende Brüste bis hin zu Depressionen – sind typisch für das prämenstruelle Syndrom, kurz PMS genannt. Jede Frau trifft es unterschiedlich. So leiden viele kaum unter Beschwerden und fühlen sich auch nicht beeinträchtigt. Bei etwa fünf bis zehn Prozent aller Frauen ist das PMS jedoch so stark ausgeprägt, dass es zu einer erheblichen Einbuße an Lebensqualität führt.

Welches sind die Ursachen für PMS

Warum einige Frauen unter PMS leiden, andere jedoch nicht, ist den Medizinern ein Rätsel. Möglicherweise ist PMS auf eine Störung im Haushalt der weiblichen Hormone Östrogen und Progesteron während der zweiten Hälfte des weiblichen Zyklus, also der Zeit nach dem Eisprung, zurückzuführen. Hohe Östrogen- und niedrige Progesteronwerte können das Gleichgewicht der chemischen Stoffe im Gehirn stören, die Gemütslage und Schmerzempfinden steuern. Die Folge sind Stimmungsschwankungen und Heißhunger auf Kohlenhydrate.

Einer anderen Theorie zufolge ist PMS auf eine verringerte Serotoninproduktion zurückzuführen. Dieser Neurobotenstoff übermittelt Impulse von einer Nervenzelle zur anderen. Eine Behandlung zur Normalisierung des Serotoninspiegels verbesserte bei vielen Frauen die Beschwerden.

Wie wirken die Ergänzungsmittel?

Eine Behandlung mit ergänzenden Präparaten kann die Beschwerden des PMS lindern. Miteinander kombiniert werden einige davon über den

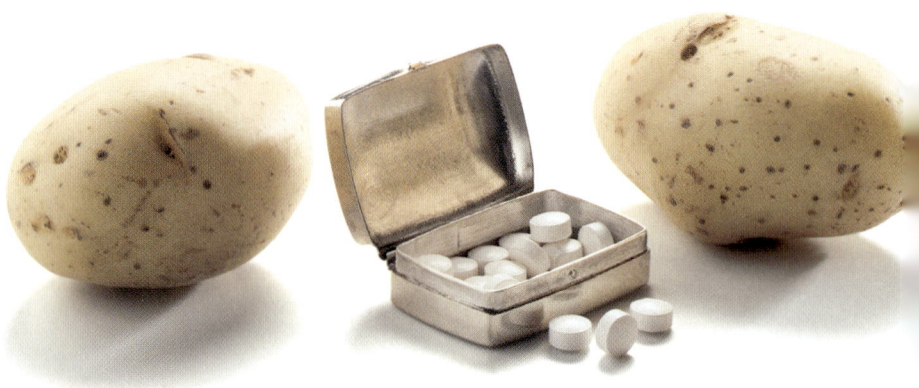

Mönchspfeffer	**Dosis:** 225 mg Extrakt/Tag außer an den Tagen der Menstruation. **Hinweis:** Wird auch als Keuschlamm bezeichnet. Der Extrakt sollte 0,5 % Agnusid enthalten.
Vitamin B$_6$	**Dosis:** 50 mg/Tag. **Achtung:** Hohe Dosen können die Nerven schädigen.
Nachtkerzenöl	**Dosis:** 3 x 1000 mg/Tag. **Hinweis:** Alternativ 1 500 mg Schwarzkümmelöl/Tag.
Magnesium	**Dosis:** 1–2 x 200 mg/Tag. **Hinweis:** Zu den Mahlzeiten einnehmen.
Johanniskraut	**Dosis:** 3 x 300 mg Extrakt/Tag. **Hinweis:** Standardisierten Extrakt mit 0,3 % Hyperizin verwenden.

Nehmen Sie bereits ein Präparat, kann die Dosis einiger Wirkstoffe abgedeckt sein.

gesamten Zeitraum des weiblichen Zyklus eingenommen, andere nur an bestimmten Tagen. Wenn Sie bereits Medikamente gegen PMS einnehmen, sollten Sie Ihren Arzt konsultieren.

Mönchspfeffer wirkt auf die Hypophyse (Hirnanhangsdrüse, eine Drüse im Gehirn, die die Ausschüttung von Östrogen und Progesteron steuert) und normalisiert den Hormonhaushalt. **Dong quai** (3-mal täglich 200 mg Extrakt) kann die Wirkung von Mönchspfeffer verstärken. Im Handel sind viele Kombinationsprodukte erhältlich, die auch andere pflanzliche Wirkstoffe enthalten, wie etwa Wanzenkraut.

Statt Mönchspfeffer kann auch **Vitamin B$_6$** verwendet werden. Vitamin B$_6$ unterstützt die Leber beim Abbau von Östrogenen, regt die Ausschüttung von Progesteron an und bewirkt im Gehirn, dass Serotonin vom Organismus verwertet werden kann. Die in **Nachtkerzenöl** enthaltenen essenziellen Fettsäuren wirken lindernd bei schmerzenden Brüsten und dämpfen den Heißhunger auf kohlenhydratreiche Speisen. Bei vielen Frauen mit PMS ist ein Magnesiummangel beobachtet worden. Daher kann die Einnahme eines **Magnesiumpräparates** hilfreich sein.

Oft wird bei PMS empfohlen, die Ergänzungsmittel vom Zeitpunkt des Eisprungs bis zum Einsetzen der Menstruation einzunehmen. Tatsächlich ist es besser, diese über den ganzen Zyklus hinweg täglich einzunehmen. Frauen, die hauptsächlich unter Angstzuständen und Depressionen leiden und denen die empfohlenen Präparate nicht helfen, können probeweise **Johanniskraut** einnehmen.

Was können Sie noch tun?

☑ Treiben Sie mehrmals in der Woche Sport. Dies hebt Ihre Stimmung und hilft dem Körper Wasser auszuscheiden.

☑ Schränken Sie den Konsum von Koffein, Alkohol und Salz ein. Diese Nahrungsmittel können PMS verschlimmern.

☑ Führen Sie Tagebuch über die Beschwerden. Dies gibt Ihnen ein Gefühl der Kontrolle und hilft Ihnen, Körper und Psyche besser zu verstehen. Daneben unterstützt es eine korrekte Diagnosestellung und die richtige Wahl der geeigneten Behandlung.

Mönchspfeffer ist bei der Behandlung von PMS-Symptomen besser geeignet als Vitamin B$_6$. Bei Frauen, die unter PMS-typischen Beschwerden wie schmerzenden Brüsten, Aufschwemmung, Anspannung, Kopfschmerzen und Depressionen litten, konnte Mönchspfeffer diese Beschwerden stärker lindern als Vitamin B$_6$.

Im Rahmen einer Studie zeigte sich: Bei einer Gabe von täglich 1 200 mg Kalzium besserten sich die für PMS typischen Symptome erheblich. Im Vergleich zu den Frauen, denen ein Placebo verabreicht worden war, ließen unter der Gabe von Kalzium Stimmungsschwankungen, Heißhungerattacken, Völlegefühl und Menstruationsbeschwerden deutlich nach. Niedrige Kalziumspiegel wirken sich also möglicherweise negativ auf den Hormonhaushalt aus, was wiederum als Ursache für PMS gilt.

TIPPS & INFOS

■ PMS hat auch positive Seiten: Wissenschaftler haben beobachtet, dass Frauen, die unter PMS leiden, eine hohe soziale Kompetenz besitzen und ein scharfes Gedächtnis haben – und das nicht nur während der Menstruation.

Prostatabeschwerden

Beschwerden mit der Prostata sind bei Männern ab 50 weit verbreitet. Meistens handelt es sich dabei um eine gutartige Vergrößerung der Vorsteherdrüse. Ergänzungsmittel lindern Beschwerden und begleiten die medizinische Therapie.

Symptome

- *Häufiger starker Harndrang, vor allem nachts.*
- *Schwierigkeiten beim Wasserlassen; Unfähigkeit, die Blase vollständig zu entleeren.*
- *Schwacher Harnstrahl, Tröpfeln.*
- *Brennen beim Wasserlassen, Fieber, Schüttelfrost, Schmerzen hinter dem Hodensack, Schmerzen bei der Ejakulation.*

SUCHEN SIE DEN ARZT AUF, ...

- **wenn Sie bei sich Symptome für eine Erkrankung der Prostata beobachten. Mit einer Untersuchung und dem PSA-Bluttest kann Prostatakrebs ausgeschlossen werden.**
- **wenn sich im Urin oder in der Samenflüssigkeit Blut findet.**

Sprechen Sie bei Erkrankungen immer zuerst mit Ihrem Arzt, bevor Sie Ergänzungsmittel einnehmen.

Was sind Prostataerkrankungen?

Erkrankungen der Prostata rufen in der Regel Beschwerden beim Wasserlassen hervor. Die Prostata ist eine walnussgroße Drüse unterhalb der Blase und umschließt die Harnröhre. Häufigste Erkrankung der Prostata ist eine gutartige Vergrößerung, kurz BPH genannt (**b**enigne, d. h. gutartige **P**rostata**h**yperplasie oder -hypertrophie). Sie tritt bei über der Hälfte der Männer ab dem 50. Lebensjahr auf und kann mehrere Jahre lang bestehen, ohne nennenswerte Beschwerden zu verursachen. Sie erhöht zwar nicht das Risiko für Prostatakrebs, sollte jedoch immer ärztlich untersucht werden, um eine schwer wiegendere Krebserkrankung oder eine Entzündung der Prostata (Prostatitis) auszuschließen.

Welches sind die Ursachen für Prostataerkrankungen?

Wenn Männer älter werden, vergrößert sich oft die Prostata. Je nach dem Grad ihrer Vergrößerung kann sie auf die Harnröhre drücken und den Harnfluss blockieren, was die typischen Beschwerden einer Prostatavergrößerung hervorruft. Seltener ist eine Prostataentzündung sowie Prostatakrebs. Bei diesen Krankheiten wird der Harnfluss durch eine Anschwellung der Prostata oder durch einen Tumor behindert.

Wie wirken die Ergänzungsmittel?

Die empfohlenen Ergänzungsmittel wirken am besten bei leichter bis mittlerer Prostatavergrößerung. Sie müssen einen Monat eingenommen werden, bis sich eine Besserung einstellt. Alle Präparate können über einen längeren Zeitraum angewendet werden und lassen sich mit ärztlich verordneten Medikamenten kombinieren. Gehen Sie halbjährlich zum Arzt, um die Wirkung der Medikamente überprüfen zu lassen. Prostata-

Die von der Zwergpalme stammende Sägepalmfrucht liefert einen wirksamen Extrakt für die Behandlung von Prostataerkrankungen.

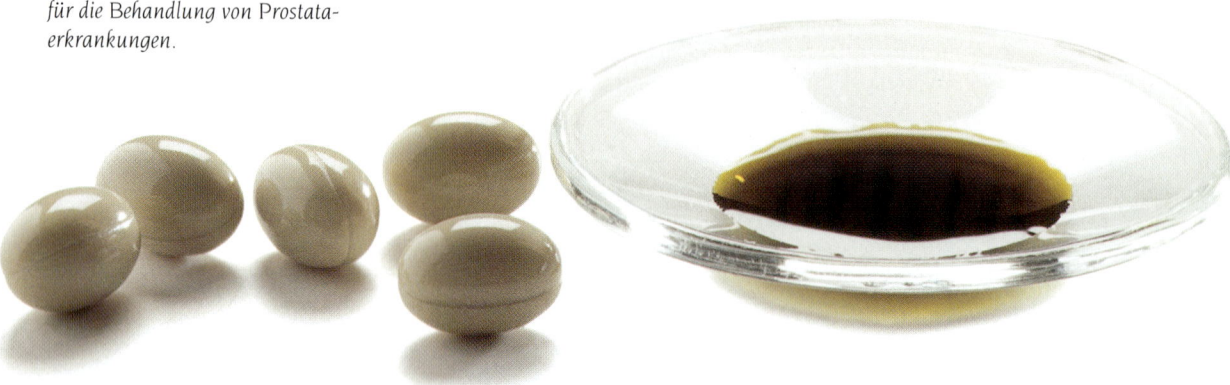

EMPFOHLENE ERGÄNZUNGSMITTEL

Zink	**Dosis:** 30 mg/Tag. **Hinweis:** Nehmen Sie ein Zinkpräparat länger als einen Monat ein, brauchen Sie zusätzlich 2 mg Kupfer/Tag.
Vitamin E	**Dosis:** 250 mg/Tag. **Achtung!** Sprechen Sie mit Ihrem Arzt, wenn Sie gerinnungshemmende Medikamente einnehmen.
Sägepalmfrucht	**Dosis:** 2 x 160 mg Extrakt/Tag zwischen den Mahlzeiten. **Hinweis:** Extrakt mit 85–95 % Fettsäuren und Sterinen nehmen.
Betasitosterin	**Dosis:** 3 x 20 mg/Tag. **Hinweis:** Auch in Sägepalme und Brennnesselwurzel enthalten.
Fischöl	**Dosis:** 2 000 mg Omega-3-Fettsäuren/Tag. **Achtung!** Sprechen Sie mit Ihrem Arzt, wenn Sie gerinnungshemmende Medikamente einnehmen. **Hinweis:** Vegetarier nehmen statt Fischöl 1 EL Leinöl/Tag.
Brennnesselwurzel	**Dosis:** 2 x 250 mg Extrakt/Tag. **Hinweis:** Extrakt mit mind. 1 % pflanzlicher Kieselsäure nehmen.
Aminosäuren	**Dosis:** Je 500 mg Glyzin, Alanin und Glutamin/Tag. **Hinweis:** Nach einem Monat zusätzlich eine Aminosäuremischung nehmen.

Erst die blauen, dann die schwarzen Präparate probieren. Nehmen Sie bereits ein Ergänzungsmittel, kann die Dosis einiger Wirkstoffe abgedeckt sein (siehe S. 197).

entzündungen und -krebs müssen unverzüglich behandelt werden. **Zink** reduziert die Vergrößerung der Vorsteherdrüse und lindert typische Beschwerden. Da es die Kupferaufnahme behindert, muss es immer in Kombination mit Kupfer eingenommen werden. Auch **Vitamin E** unterstützt die Funktion der Prostata. Dank seiner antioxidativen Eigenschaften neutralisiert es freie Radikale, die das Erbgut schädigen können.

Auch einige Heilpflanzen eignen sich zur Behandlung der durch Prostatavergrößerung hervorgerufenen Beschwerden. Die **Sägepalmfrucht** etwa ist sehr wirksam, indem sie Entzündungen und Schwellungen bei chronischer Prostatitis hemmt. Durch eine Kombination mit Brennnesselwurzel lässt sich ihre Wirkung steigern. In beiden Heilpflanzen ist der Wirkstoff **Betasitosterin** enthalten, der in reiner Form als Ergänzungsmittel erhältlich ist und die Beschwerden einer vergrößerten Prostata lindern kann. Die in **Fischöl** (oder Leinöl) enthaltenen essenziellen Fettsäuren lassen Schwellungen und Entzündungen abklingen. Eine Kombination der **Aminosäuren** Glyzin, Alanin und Glutamin, morgens auf nüchternen Magen genommen, träg zur Linderung der Beschwerden bei, kann aber das Wachstum der Prostata nicht aufhalten.

Was können Sie noch tun?

☑ Meiden Sie schleimlösende Medikamente oder andere rezeptfreie Erkältungsmittel. Diese können die Symptome verschlimmern.

☑ Beschwerden beim Wasserlassen bessern sich durch einen Verzicht auf koffein- und alkoholhaltige Getränke (vor allem Bier). Schränken Sie abends die Flüssigkeitszufuhr ein.

Rauchen

Es ist nie zu spät, um mit dem Rauchen aufzuhören, aber leider ist Nikotinabhängigkeit schwer zu überwinden. Eine Reihe von ergänzenden Heilmitteln hilft dabei, Rückfälle zu vermeiden und mit den oft als negativ empfundenen Entzugssymptomen besser umzugehen.

Symptome

Durch Rauchen verursachte Symptome:

- Anhaltender Husten, häufig wiederkehrende Bronchitis oder Lungenentzündung.

- Heiserkeit, Halsschmerzen, Mundgeruch, Gelbfärbung der Zähne.

- Vorzeitiges Ergrauen, Glatzenbildung und Faltenbildung der Haut.

- Bei Männern gelegentlich Impotenz.

Durch Nikotinentzug verursachte Symptome:

- Angstzustände, Depressionen, starkes Verlangen nach Zigaretten, Heißhungerattacken, Nervosität, Reizbarkeit.

- Schläfrigkeit, Erschöpfung, Kopfschmerzen, Husten mit Auswurf, Verstopfung.

SUCHEN SIE DEN ARZT AUF, ...

- wenn sich bei Ihnen Symptome für eine nikotinbedingte Erkrankung einstellen: Schmerzen in der Brust oder im Bereich der Brustwirbelsäule, anhaltende pfeifende Atmung oder chronischer Husten, rosafarbener und blutiger Auswurf, wunde Stellen oder weißliche Flecken im Mund, an der Zunge oder im Rachen.

- wenn Sie beim Aufhören mit dem Rauchen Unterstützung benötigen.

Sprechen Sie bei Erkrankungen immer zuerst mit Ihrem Arzt, bevor Sie Ergänzungsmittel einnehmen.

Was ist Rauchen?

Rauchen ist eine Gewohnheit, die schwere gesundheitliche Konsequenzen nach sich ziehen kann. Nur wenige Minuten nach dem Anzünden einer Zigarette, einer Pfeife oder Zigarre kommt es bei Rauchern zu einer Erhöhung des Blutdrucks, der Puls beschleunigt sich, und der verfügbare Sauerstoff im Körper nimmt rapide ab. Bereits nach einigen Monaten können sich Symptome wie Husten, Erschöpfung, Verstopfung der Nasennebenhöhlen und Atemnot einstellen. Rauchen kann Krebs, Lungenentzündungen, Herzleiden und Schlaganfall verursachen.

Welches sind die Ursachen für Rauchen?

Obwohl die Gefahren des Rauchens gut bekannt sind, rauchen Millionen von Menschen, denn Nikotin ist ein starkes Suchtmittel. Dabei hat der im Tabak enthaltene aktive Suchtstoff nicht nur unmittelbare Wirkungen auf den Körper. Er gelangt fast unverzüglich ins Gehirn und ruft dort eine vorübergehende Aufhellung der Stimmung hervor und beruhigt bei Ängsten. Auch das gesellschaftliche Ritual des Anzündens einer Zigarette bietet dem Raucher Sicherheiten.

Wie wirken die Ergänzungsmittel?

Wenn Sie mit dem Rauchen aufhören möchten, können Ihnen verschiedene Präparate helfen, Ihre gereizten Nerven zu beruhigen und das starke Verlangen nach einer Zigarette zu unterdrücken. Diese Ergänzungsmittel lassen sich über mehrere Wochen oder Monate hinweg einnehmen und können bedenkenlos mit anderen Mitteln zur Unterstützung der Nikotinentwöhnung kombiniert werden.

Zunächst sollten Sie sich verstärkt die **Vitamine der B-Gruppe** sowie **Vitamin C** zuführen, die Raucher viel benötigen. Die B-Vitamine schützen die Nerven und können Angstzuständen entgegenwirken. Vitamin C besitzt antioxidative Eigenschaften und kann den Anteil der freien Radikale (instabile Sauerstoffmoleküle) senken, die der Körper bei Rauchern im Übermaß produziert. Auch kann es das Verlangen

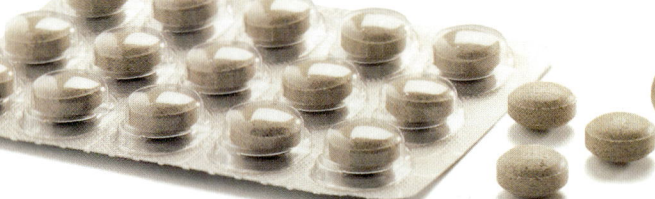

Kava-Kava kann Angstzuständen entgegenwirken, die bei Nikotinentzug auftreten können.

Vitamin-B-Komplex	**Dosis:** 2 x 1 Tablette/Tag zu den Mahlzeiten. **Hinweis:** Verwenden Sie ein Präparat, das 50 µg Vitamin B_{12} und Biotin, 400 µg Folsäure und 50 mg andere B-Vitamine enthält.
Vitamin C	**Dosis:** 2 x 500 mg/Tag.. **Hinweis:** Bei auftretendem Durchfall die Dosis verringern.
Vitamin E	**Dosis:** 400 mg/Tag. **Achtung!** Sprechen Sie mit Ihrem Arzt, wenn Sie gerinnungshemmende Medikamente einnehmen.
Haferextrakt	**Dosis:** 4 x 1/2 TL Tinktur. **Hinweis:** Dies ist ein Extrakt auf alkoholischer Basis, auch *Avena sativa* genannt.
Kava-Kava	**Dosis:** 3 x 250 mg/Tag. **Hinweis:** Extrakt mit mind. 30 % Kavalakton verwenden.
Pantothensäure	**Dosis:** 2 x 500 mg/Tag. **Hinweis:** Kalziumpantothenat ist die preiswerte Form.

Erst die blauen, dann die schwarzen Präparate probieren. Nehmen Sie bereits ein Ergänzungsmittel, kann die Dosis einiger Wirkstoffe abgedeckt sein (siehe S. 197).

Viele ehemalige Rauchen wissen, dass es beim Trinken von Alkohol besonders schwer fällt, auf Nikotin zu verzichten. So ist Alkoholgenuss vor allem in Gesellschaft oft ein Anlass für den Griff nach der Zigarette. Eine wissenschaftliche Studie hat jetzt auch die verstärkende Wirkung von Alkohol auf die Nikotinsucht nachweisen können.

~~~

Die Rückfallquote bei ehemaligen Rauchern nimmt nach 3 Monaten deutlich ab. Auch um diese schwierige Phase zu überbrücken, empfehlen sich Ergänzungsmittel.

nach Zigaretten dämpfen und andere Entzugserscheinungen lindern. Die Wirkung von Vitamin C wird durch **Vitamin E** unterstützt. Beide Vitamine senken das durch die freien Radikale bedingte Risiko für Herzleiden und Krankheiten der Arterien. Auch andere Ergänzungsmittel können einzeln oder miteinander kombiniert das Verlangen nach Zigaretten dämpfen. Haferextrakt etwa wird von vielen indischen Heilkundigen schon seit langem bei der Behandlung von Opiumsucht eingesetzt. **Haferextrakt** wirkt dabei auf die Botenstoffe im Gehirn, die für das Entstehen einer Sucht verantwortlich gemacht werden. Wer keine alkoholhaltige Tinktur einnehmen möchte, kann auch Hafersaft trinken.

Die beruhigende Heilpflanze **Kava-Kava** kann Angstzuständen entgegenwirken, wie sie im Rahmen eines Nikotinentzugs häufig beobachtet werden. Diese klingen etwa nach einem Monat ab. Daneben hat sich auch die Einnahme von **Pantothensäure** bewährt. Sie regt die Nebennierenrinde an und fördert die Ausschüttung von Antistresshormonen.

Was können Sie noch tun?

☑ Essen Sie reichlich Obst, Gemüse und Nüsse, um den gesundheitsschädigenden Wirkungen des Rauchens zu begegnen. Besonders empfehlenswert sind grünes Blattgemüse, Möhren, Beerenobst und alle Arten von Nüssen. Diese Nahrungsmittel schützen vor Krebs und beugen Augenschäden vor.

☑ Nikotinpflaster und -kaugummi, das Antidepressivum Bupropion sowie Akupunktur und Hypnose können die Nikotinentwöhnung unterstützen und das Verlangen nach Zigaretten dämpfen.

☑ Treiben Sie Sport, denn Sport baut Stress ab. Sollten Sie das akute Verlangen nach einer Zigarette verspüren – das übrigens oft nur ein paar Minuten anhält –, kann schon ein kurzer Spaziergang helfen.

schon nach 3 Monaten Nikotinentzug die Lungenkapazität eines Rauchers wieder zunimmt. Nach 15 Jahren entspricht das Krankheitsrisiko von Rauchern dem der Nichtraucher.

■ Das anregende Gefühl, das Rauchen vermittelt, ist auf bestimmte Wirkstoffe im Tabak zurückzuführen. Diese verhalten sich ähnlich wie die im Gehirn produzierte chemische Botenstoffsubstanz Azetylcholin, die ein Gefühl geistiger Wachsamkeit hervorruft. Eine ausgewogene Ernährung und die tägliche Einnahme eines hochdosierten Multivitaminpräparates regen die natürliche Produktion von Acetylcholin an und wirken damit dem Bedürfnis zu rauchen entgegen.

Raynaud-Krankheit

Stellen Sie sich vor, Sie gehen im Winter ins Freie oder Sie halten auf einem Sommerfest ein kaltes Getränk in der Hand – und plötzlich werden Ihre Finger taub. Genau dies passiert Menschen, die an dieser rätselhaften Durchblutungsstörung leiden.

Symptome

- *Vorübergehende Verfärbung der Haut (zunächst weiß, dann bläulich-rot) in den betroffenen Regionen als Reaktion auf Kälte oder Stress.*

- *Taubheit, Kribbeln oder Absinken der Hauttemperatur in den betroffenen Bezirken.*

- *Allmähliche Veränderung der Hautbeschaffenheit.*

- *Im fortgeschrittenen Stadium offene Wunden an den Fingerspitzen.*

SUCHEN SIE DEN ARZT AUF, ...

- **wenn sich Wunden in der Haut bilden oder die Haut sehr weich, glänzend oder straff wird.**

- **wenn die Krankheit die Beweglichkeit der Finger oder den Tastsinn beeinträchtigt.**

- **wenn die Symptome an Schwere oder Häufigkeit zunehmen.**

Sprechen Sie bei Erkrankungen immer zuerst mit Ihrem Arzt, bevor Sie Ergänzungsmittel einnehmen.

Was ist die Raynaud-Krankheit?

Die Raynaud-Krankheit ist nach dem französischen Arzt Maurice Raynaud benannt, der diese im Jahre 1862 das erste Mal beschrieb. Von ihr betroffen sind die kleinen Arterien (Arteriolen), die die Haut der Finger, Zehen, Nase und der Ohren mit Blut versorgen. Bei manchen Menschen verursacht Kälte eine Verkrampfung dieser Blutgefäße. Dadurch wird dieser Körperteil nicht mehr durchblutet, also auch nicht mehr mit Sauerstoff versorgt. In der Folge verändert sich die Farbe der Haut und es können Kribbeln oder Taubheitsgefühle auftreten. Die Raynaud-Krankheit ist zwar oft sehr unangenehm, geht aber normalerweise nicht mit schwer wiegenderen Durchblutungsstörungen einher.

Welches sind die Ursachen für die Raynaud-Krankheit?

Die Ursache für die Raynaud-Krankheit ist nicht bekannt. Manche Spezialisten sind der Auffassung, dass die Blutgefäße bei dieser Krankheit auf Kältereize überempfindlich reagieren, möglicherweise als Folge instabiler Nerven in den betroffenen Körperregionen. Frauen sind häufiger von der Raynaud-Krankheit betroffen als Männer.

Die Raynaud-Krankheit kann entweder allein auftreten oder zusammen mit anderen Krankheiten wie etwa Migräne, Polyarthritis, Lupus erythematodes, Arteriosklerose oder Schilddrüsenunterfunktion. Ist eine andere Erkrankung die Ursache, spricht man vom Raynaud-Syndrom. Oft treten die Symptome, die wenige Minuten bis mehrere Stunden anhalten können, beim Griff in den Kühlschrank, beim Betreten eines klimatisierten Raumes oder im Winter beim Hinaustreten ins Freie auf. Auch Stress kann sie auslösen. Daneben können diese Symptome auch Nebenwirkungen bestimmter schleimlösender Erkältungsmittel sowie Herz- oder Migränemedikamente sein.

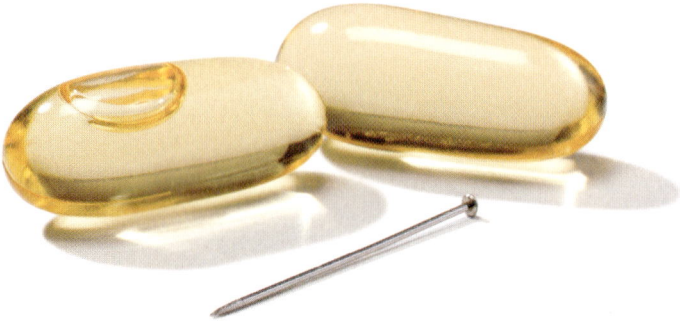

Die Symptome der Raynaud-Krankheit bessern sich, wenn man Nachtkerzenöl in die Finger massiert. Öffnen Sie die Kapsel mit einer Nadel und drücken Sie das Öl heraus.

EMPFOHLENE ERGÄNZUNGSMITTEL

Vitamin E	**Dosis:** 250 mg/Tag. **Achtung!** Sprechen Sie mit Ihrem Arzt, wenn Sie gerinnungshemmende Medikamente einnehmen.
Magnesium	**Dosis:** 2 x 200 mg/Tag. **Hinweis:** Zu den Mahlzeiten einnehmen; bei auftretendem Durchfall die Dosis verringern.
Ginkgo	**Dosis:** 3 x 40 mg Extrakt/Tag. **Hinweis:** Extrakt mit mind. 24 % Flavonglykosid verwenden.
Nachtkerzenöl	**Dosis:** Täglich den Inhalt von 1–2 Kapseln in die Fingerspitzen einreiben. **Hinweis:** Alternativ Schwarzkümmel verwenden.
Fischöl	**Dosis:** 2 000 mg Omega-3-Fettsäuren/Tag. **Achtung!** Sprechen Sie mit Ihrem Arzt, wenn Sie gerinnungshemmende Medikamente einnehmen. **Hinweis:** Vegetarier nehmen statt Fischöl 1 EL Leinöl/Tag.

Erst die blauen, dann die schwarzen Präparate probieren. Nehmen Sie bereits ein Ergänzungsmittel, kann die Dosis einiger Wirkstoffe abgedeckt sein (siehe S. 197).

Wie wirken die Ergänzungsmittel?

Die Raynaud-Krankheit ist eine chronische Krankheit. Daher empfiehlt sich eine Langzeitbehandlung mit Ergänzungsmitteln. **Vitamin E** fördert die Durchblutung der Arterien. Der Mineralstoff **Magnesium** wirkt günstig auf das Herz-Kreislauf-System. Aufgrund ihrer entspannenden Wirkung auf verkrampfte Gefäße eignen sich beide Präparate zur Behandlung dieser Krankheit. Alternativ dazu kann auch **Ginkgo** verwendet werden. Diese Heilpflanze weitet besonders die kleinen Blutgefäße. In einer Studie konnte belegt werden, dass die in Nachtkerzenöl enthaltene GLS (**G**amma**l**inolen**s**äure) die Beschwerden der Raynaud-Krankheit lindern kann, wenn Nachtkerzenöl in die Fingerspitzen einmassiert wird. Das Öl kann entweder allein oder zusammen mit anderen Ergänzungsmitteln eingenommen werden.

Helfen diese Behandlungsmethoden nicht, empfiehlt sich die Einnahme von **Fischöl**. Andere Heilpflanzen sind Knoblauch, Weißdorn und Ingwer. Alle bewirken eine Erweiterung der kleinen Blutgefäße in den Extremitäten.

Was können Sie noch tun?

☑ Meiden Sie Nikotin und Koffein. Diese Stoffe bewirken ein Zusammenziehen der Blutgefäße.

☑ Biofeedback und andere Entspannungstechniken bauen Stress ab.

☑ Beugen Sie Verletzungen in den betroffenen Regionen vor.

AKTUELLES

Frauen mit der Raynaud-Krankheit haben häufig niedrige Vitamin C- und Selenwerte im Blut, wie eine neuere Studie herausfand. Vor allem Raucher leiden oft unter Vitamin-C-Mangel. Es sind aber noch weitere Untersuchungen nötig, bevor Vitamin C und Selen zur Behandlung der Raynaud-Krankheit empfohlen werden können.

FALLBEISPIEL
Heilmittel für Raynaud

Der Winter war Anne D. verhasst. Dies änderte sich, als sie auf einen Artikel über die Heilwirkung von Ginkgo stieß. Denn obwohl sie bei Kälte immer dicke Handschuhe trug, veränderten ihre Finger die Farbe und wurden leichenblass. Ihr Arzt diagnostizierte bei ihr die Raynaud-Krankheit, war aber bezüglich einer Behandlung wenig optimistisch. „Ich merkte, dass er mir irgendetwas verschrieb, nur um mich zu beruhigen", erinnert sich Anne.

„Dann probierte ich Ginkgo aus", erzählt sie weiter. „Was für eine Wohltat war das für meine Finger. Vor allem, wenn ich noch ein bisschen Vitamin E hinzufügte." Sie musste zwar einen Monat warten, bis sich die ersten Wirkungen zeigten, aber ihre Geduld zahlte sich aus. Heute muss sie bei großer Kälte zwar immer noch vorsichtig sein. Aber sie schwört auf Ergänzungsmittel und teilt ihre Begeisterung mit vielen anderen Menschen.

„Viele Menschen leiden an der Raynaud-Krankheit", bemerkt Anne. „Sie wissen es nur nicht und leiden im Stillen. Ich kann Ginkgo als natürliches – und nebenwirkungsfreies – Heilmittel nur empfehlen."

Reisebeschwerden

Mit zunehmender Reisefreudigkeit wissen immer mehr Menschen auch um die unangenehmen Reise-Nebenwirkungen wie Jetlag, Magenverstimmung oder Reisekrankheit. In den meisten Fällen sorgen hier ergänzende Präparate für rasche Abhilfe.

Symptome

- *Übelkeit und Erbrechen.*
- *Benommenheit, Schwäche, Gangunsicherheit oder Ohnmachtsanfälle.*
- *Kalter Schweiß.*
- *Gähnen, Müdigkeit, Schläfrigkeit.*

SUCHEN SIE DEN ARZT AUF, ...

- **wenn Ihnen ständig übel ist.** Dies könnte auf eine Leberkrankheit hindeuten.
- **wenn der Schwindel von Taubheitsgefühlen, Herzklopfen, Ohnmacht, Seh- oder Sprachstörungen begleitet ist.**
- **wenn die Schwindelgefühle plötzlich auftreten,** vor allem zusammen mit Übelkeit oder Erbrechen.
- **wenn die Schwindelanfälle gehäuft auftreten oder lange anhalten.**

Sprechen Sie bei Erkrankungen immer zuerst mit Ihrem Arzt, bevor Sie Ergänzungsmittel einnehmen.

Frischer oder eingelegter Ingwer hilft gegen die Übelkeit bei Reisekrankheit.

Was sind Reisebeschwerden?

Die meisten Menschen kennen das Gefühl von Schwindel oder Übelkeit, das einen im Auto, im Flugzeug oder auf dem Schiff heimsuchen kann. Jeder, der schon einen Langstreckenflug hinter sich gebracht hat, weiß um die Müdigkeit und die Schlafstörungen, die einen Jetlag begleiten. Durchfall ist die Antwort des Körpers auf Giftstoffe, die er auf diesem Wege schnell ausscheidet. Anhaltende Gangunsicherheit, Ohnmachtsanfälle oder Schwindel können jedoch auch andere Ursachen haben, die nicht von einer Reisekrankheit herrühren.

Welches sind die Ursachen für Reisebeschwerden?

Zur Reisekrankheit kommt es, wenn man zum Beispiel aus dem Zugfenster blickt und einen Baum betrachtet. Das Auge versucht nun, diesen Baum in der sich ständig bewegenden Landschaft zu fixieren, während das für die Orientierung zuständige Innenohr derweil dem Gehirn meldet, es fände gar keine Bewegung statt (da es unsere Fahrt mit dem Zug nicht wahrnehmen kann). Ein Jetlag bildet sich, wenn der Biorhythmus des Körpers nicht mehr mit der tatsächlichen Zeit übereinstimmt. Bei der Reise durch verschiedene Zeitzonen wird nämlich das Muster der Zirbeldrüse durcheinander gebracht, die entsprechend den Lichtverhältnissen das Hormon Melatonin ausschüttet und so den Schlafrhythmus reguliert. Durchfall ist in der Regel das Resultat einer Infektion mit Viren oder Bakterien, die in verunreinigten Nahrungsmitteln enthalten sind.

Wie wirken die Ergänzungsmittel?

Frischer oder eingelegter **Ingwer** wirkt bei Übelkeit und leichtem Schwindel vorbeugend und heilend. Er entfaltet seine Wirkung unmittelbar und

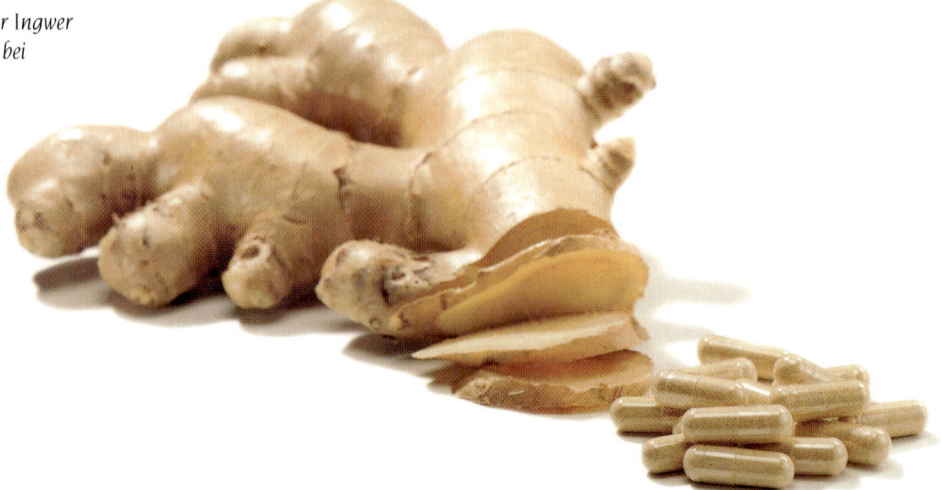

EMPFOHLENE ERGÄNZUNGSMITTEL

Ingwer	**Dosis bei Reisekrankheit:** 100–200 mg als Kapsel 3–4 Stunden vor der Abreise einnehmen, anschließend bei Bedarf jede Stunde. **Hinweis:** Besonders empfehlenswert sind Kapseln mit flüssigem Ingwer.
Magnesium	**Dosis bei Reisekrankheit:** 500 mg eine Stunde vor der Abreise. **Hinweis:** Zu den Mahlzeiten einnehmen.
Vitamin B$_6$	**Dosis bei Reisekrankheit:** 100 mg 1 Stunde vor der Abreise, 2 Stunden später nochmals 100 mg. **Dosis bei Schwindel:** 3 x 50 mg. **Achtung!** Nicht mehr als 100 mg auf einmal einnehmen. Vitamin B$_6$ kann in hoher Dosierung (ab 100 mg täglich) bei Langzeitgebrauch zur Schädigung der Nerven führen.
Ginkgo	**Dosis bei Schwindel:** 3 x 80 mg Extrakt/Tag. **Hinweis:** Standardisierten Extrakt mit mind. 24 % Flavonglykosid verwenden.

Nehmen Sie bereits ein Präparat, kann die Dosis einiger Wirkstoffe abgedeckt sein.

weist keine Nebenwirkungen auf. **Magnesium** ist ein generelles Nerventonikum und hat sich auch bei Reisekrankheit bewährt. Vitamin B$_6$ wirkt gegen Übelkeit. Mittel der ersten Wahl bei Reisekrankheit und Übelkeit ist **Pfefferminze.** Sie kann als Tee getrunken und als Öl auf die Zunge geträufelt werden.

Gegen die Müdigkeit beim Jetlag hat sich Ginseng bewährt. In einer Studie führte der durchblutungsfördernde **Ginkgo** zur Besserung des Schwindelgefühls. Diese Wirkung stellt sich allerdings erst nach 8–12 Wochen ein.

Was können Sie noch tun?

Bei Reisekrankheit:

☑ Halten Sie den Kopf möglichst ruhig und meiden Sie Reize über die Augen. Frischluft und tiefes Durchatmen sind ebenfalls zu empfehlen.

☑ Essen Sie leichte, fettarme Speisen. Meiden Sie alles, was den Magen reizen könnte. Bei Magenverstimmungen hilft Kamillentee.

Bei Jetlag:

☑ Inhalieren von Rosmarinöl lindert die Beschwerden.

☑ Stellen Sie Ihre Uhr gleich nach dem Abflug auf die örtliche Ankunftszeit um und passen Sie auch alle anderen täglichen Gewohnheiten (Essen, Schlafen) den örtlichen Zeitverhältnissen an.

☑ Trinken Sie keinen Alkohol, dafür aber viel Wasser und andere Flüssigkeiten. Meiden Sie nach Möglichkeit Koffein.

Bei Benommenheit und Schwindel:

☑ Meiden Sie plötzliche Veränderungen der Körperhaltung; vor allem ruckartiges Aufstehen nach dem Liegen und plötzliche Kopfdrehungen.

☑ Schränken Sie Ihren Konsum an Koffein, Nikotin, Salz und allen anderen Stoffen ein, die die Blutzufuhr zum Gehirn behindern.

WUSSTEN SIE, DASS ...?

sich Schwindelgefühle und Reisekrankheit durch Stress und Angst verschlimmern. Neben Ergänzungsmitteln helfen hier auch Yoga und Meditation.

TIPPS & INFOS

■ Reisekrankheit kann man zwar gut vorbeugen, aber schlecht behandeln. Die Heilmittel sollten daher möglichst vor dem Auftreten der Symptome eingenommen werden.

■ Nach nur vier Flugstunden steigt das Risiko einer Beinthrombose dramatisch. Dies liegt an der verschlechterten Durchblutung der Beine und der trockenen Luft im Flugzeug. Die regelmäßige Einnahme von Fischöl kann dem vorbeugen. Gut ist es auch, während des Fluges viel hin- und herzulaufen und viel Flüssigkeit zu trinken. Bei Schmerzen im Bein oder Schwellungen sollte man sich nach Möglichkeit sofort an einen Arzt wenden.

■ Bei sehr großer Müdigkeit können Nickerchen gegen den Jetlag helfen. Wer allerdings länger als 4 Stunden schläft, kann sich schlechter an die neue Zeitzone anpassen. Hält man sich nur kurz in einer Zeitzone auf, ist eine Anpassung jedoch nicht nötig.

Reizdarm

Menschen können gereizt regieren und ab und an eben auch ihr Darm. Etwa 20 % aller Erwachsenen leiden vor allem im Bereich des Dickdarms unter Verdauungsbeschwerden. Viele Betroffene berichten nach der Behandlung mit natürlichen Heilmitteln von einer Besserung.

Symptome

- *Im Wechsel Verstopfung und Durchfall (oft nach den Mahlzeiten) über einen Zeitraum von mehreren Monaten.*

- *Bauchkrämpfe, die sich oft nach Stuhlgang bessern.*

- *Schleimhaltiger Stuhl.*

- *Blähungen, aufgetriebener Bauch.*

SUCHEN SIE DEN ARZT AUF, ...

- **wenn die Bauchkrämpfe zusammen mit Veränderungen im Stuhlverhalten oder der Stuhlkonsistenz auftreten.**

- **bei anhaltenden oder starken Bauchschmerzen, vor allem im Zusammenhang mit Fieber.**

- **wenn sich Blut im Stuhl findet.**

- **bei unerklärlichem Gewichtsverlust.**

Sprechen Sie bei Erkrankungen immer zuerst mit Ihrem Arzt, bevor Sie Ergänzungsmittel einnehmen.

Was ist ein Reizdarm?

Rhythmische Kontraktionen der Darmmuskulatur transportieren die Nahrung durch den Verdauungskanal – Peristaltik wird dieser Vorgang genannt. Bei einem Reizdarm verkrampft sich die Darmmuskulatur, und die Muskeln ziehen sich unkoordiniert zusammen. Aufgrund dieser Störung wird der Speisebrei im Darm zu schnell oder zu langsam transportiert und es kommt zu Bauchkrämpfen, Durchfall und Verstopfung.

Welches sind die Ursachen für einen Reizdarm?

Es gibt viele Erklärungsversuche für die Entstehung eines Reizdarms. Bis jetzt ließ sich aber keiner dieser Ansätze wissenschaftlich bestätigen. Die Liste der mutmaßlichen Ursachen umfasst Infektionen durch Bakterien, Viren oder Parasiten, Antibiotika in zu hoher Dosis, Milchzuckerunverträglichkeit und Lebensmittelallergien (zum Beispiel gegen Weizen oder Brokkoli). Manche Wissenschaftler sind der Ansicht, Patienten mit Reizdarm hätten eine überdurchschnittlich empfindliche glatte Muskulatur, nicht nur im Verdauungstrakt, sondern im ganzen Körper. Andere nehmen an, die den Darm auskleidende Schleimhaut könnte entzündet sein. Fast immer ist Stress eine Ursache. Die Diagnose „Reizdarm" wird in der Regel gestellt, wenn andere Krankheiten mit ähnlichen Beschwerden ausgeschlossen werden wie eine Divertikulitis oder sonstige entzündliche Darmkrankheiten.

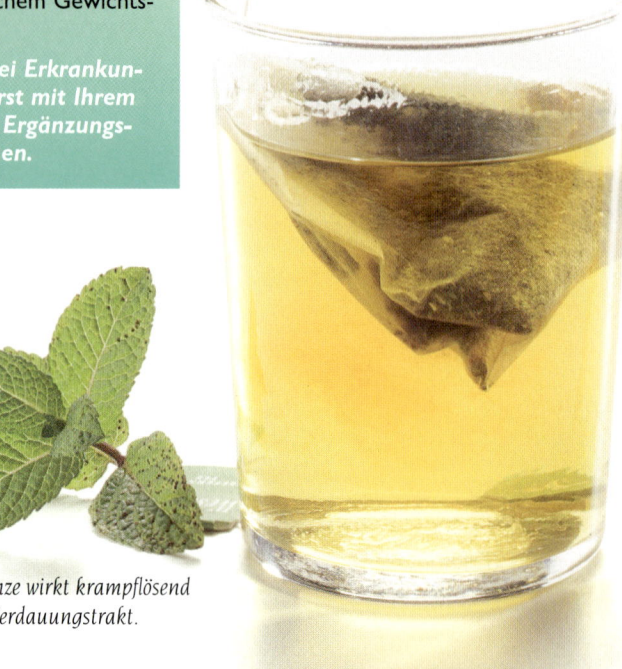

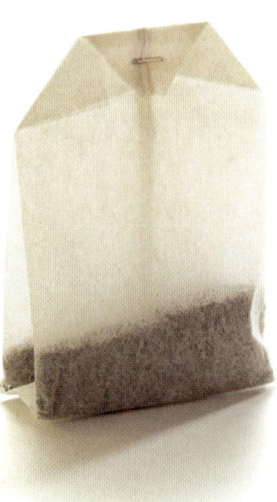

Pfefferminze wirkt krampflösend auf den Verdauungstrakt.

EMPFOHLENE ERGÄNZUNGSMITTEL	
Pfefferminze	**Dosis:** 3 x 1–2 Tassen Tee. **Hinweis:** Zwischen den Mahlzeiten trinken.
Flohsamen	**Dosis:** 1–3 EL Flohsamenpulver/Tag, in Wasser oder Fruchtsaft. **Hinweis:** Trinken Sie mindestens 2 l Wasser/ Tag.
Probiotika	**Dosis:** 3 x 2 Kapseln/Tag auf leeren Magen einnehmen; alternativ 2–3 Becher Bioghurt/Tag essen. **Hinweis:** Präparate mit *L. acidophilus* und/oder *L. bifidus* nehmen.
FOS	**Dosis:** 200 mg/Tag. **Hinweis:** Wirken bei Reizdarm nur in Kombination mit Milch- säurebakterien.

Nehmen Sie bereits ein Ergänzungsmittel, kann die Dosis einiger Wirkstoffe abgedeckt sein.

Wie wirken die Ergänzungsmittel?

Viele Ergänzungsmittel können die Beschwerden eines Reizdarms günstig beeinflussen. Die aufgeführten Substanzen können miteinander oder mit Medikamenten kombiniert werden. **Pfefferminze** wirkt gut gegen Bauchkrämpfe und lindert auch andere Beschwerden im Magen-Darm-Trakt. In einer Studie mit 110 Teilnehmern mit Reizdarm führte die Einnahme von Pfefferminzölkapseln bei 79 % zur Besserung der Beschwerden – ohne Nebenwirkungen.

Auch **Flohsamen** kann bei einigen Betroffenen die Beschwerden lindern. Meistens wird er bei Verstopfungen eingesetzt. Er wirkt aber auch bei Durchfall, da er im Darm Wasser bindet und dem Stuhl somit mehr Volumen gibt (was zur Besserung der Beschwerden beitragen kann). Flohsamen sollte immer mit reichlich Wasser eingenommen werden. Verschlimmern sich die Beschwerden, muss er allerdings sofort abgesetzt werden.

Probiotika sind „gute" Bakterien, die zur gesunden Darmflora gehören. Sie unterstützen die Verdauung und hemmen die Vermehrung schädlicher Bakterien. Gelegentlich sind den Probiotika auch so genannte **F**rukto**o**ligo**s**accharide (FOS) zugesetzt. Dabei handelt es sich um unverdauliche Kohlenhydrate, von denen sich die Bakterien ernähren. Fruktooligosaccharide sind aber auch einzeln erhältlich.

Lindernde Kräutertees können aus Eibisch, Rotulme und Odermennig zubereitet werden. Odermennig besitzt adstringierende Eigenschaften und fördert die Sekretion von Verdauungssäften. Gegen Entzündungen hat sich darüber hinaus auch die Aminosäure Glutamin bewährt.

Was können Sie noch tun?

☑ Essen Sie viel ballaststoffreiche Kost wie Obst, Gemüse, Vollkornprodukte und Hülsenfrüchte. Gehen Sie dabei aber allmählich vor, um Blähungen zu vermeiden.
☑ Essen Sie häufiger kleinere Mahlzeiten, und schränken Sie den Genuss von Alkohol, Koffein und fettreichen Speisen ein.
☑ Meiden Sie Stress. Entspannungsübungen und Biofeedback helfen.
☑ Treiben Sie täglich etwa 20 Minuten lang Sport. Das normalisiert die Verdauung und wirkt Stress entgegen.

Rheuma

Meist tritt Arthrose erst ab dem 50. Lebensjahr auf. Die durch die rheumatoide Arthritis hervorgerufenen schmerzhaften Gelenkentzündungen dagegen können auch schon jüngere Menschen plagen. Beide Krankheitsformen lassen sich durch hilfreiche Ergänzungsmittel merklich lindern.

Symptome

Arthrose

■ *Oft schleichender Beginn, gekennzeichnet durch leichte Gelenksteife und Schmerzen, vor allem morgens und nach Ruhephasen.*

Rheumatoide Arthritis

■ *Erschöpfungszustände, Gewichtsverlust, leichtes Fieber, Gelenksteife; nach einigen Wochen rote und schmerzhaft geschwollene Gelenke (Handgelenk, Finger, Knie, Knöchel, Füße), die sich gelegentlich warm anfühlen.*

SUCHEN SIE DEN ARZT AUF, ...

■ wenn die Schmerzen in den Gelenken mit Fieber einhergehen. Dann kann eine entzündliche Gelenkerkrankung vorliegen, die unverzüglich behandelt werden muss.

■ wenn sich Schmerzen und Gelenksteife sehr schnell ausbilden. Dies können Anzeichen für eine Polyarthritis sein.

■ wenn Sie eine leichte Arthrose bei sich selbst diagnostiziert haben.

Sprechen Sie bei Erkrankungen immer zuerst mit Ihrem Arzt, bevor Sie Ergänzungsmittel einnehmen.

Was ist Rheuma?

Bei Arthrose kommt es in den Gelenken zu einem allmählichen Schwund an Knorpelmasse, jener weichen, gallertartigen Substanz, die Stöße dämpft und verhindert, dass die Knochen aneinander reiben. Am häufigsten betroffen sind Finger, Kniegelenke, Hüften, Nacken und Wirbelsäule. Die rheumatoide Arthritis, auch chronische Polyarthritis genannt, ist eine Krankheit, bei der sich die Knorpelmasse und anderes Gewebe in und um die Knochen entzündet und abgebaut wird.

Welches sind die Ursachen für Rheuma?

Arthrose ist eine Verschleißerscheinung, die auf den jahrelangen Gebrauch der Gelenke zurückzuführen ist. Auch genetische Faktoren, Übergewicht und eine Störung der körpereigenen Fähigkeit, die Knorpelmasse zu reparieren, spielen eine Rolle. Bei der rheumatoiden Arthritis dagegen greift das körpereigene Immunsystem die Gelenke und das umliegende Bindegewebe an. Diesen Vorgang bezeichnet man als Autoimmunreaktion. Manchmal ist diese Entzündung, die oft zwischen dem 20. und 40. Lebensjahr auftritt, auf eine genetische Veranlagung zurückzuführen.

Wie wirken die Ergänzungsmittel?

Obwohl Arthrose und die rheumatoide Arthritis verschiedene Ursachen haben, gehen viele Naturheilkundler bei der Behandlung dieser beiden Störungen ganz ähnlich vor. Antioxidanzien wie **Vitamin C**, **Vitamin E** und **Zink** werden bei beiden Krankheitsformen eingesetzt, um die Zellen, also auch die Zellen der Gelenke, zu schützen. Bei beiden Krankheitsformen können alle Präparate über einen längeren Zeitraum eingenommen

Glukosamin ist bei Arthrose ein gutes Schmerzmittel und verzögert die Schädigung der Gelenke.

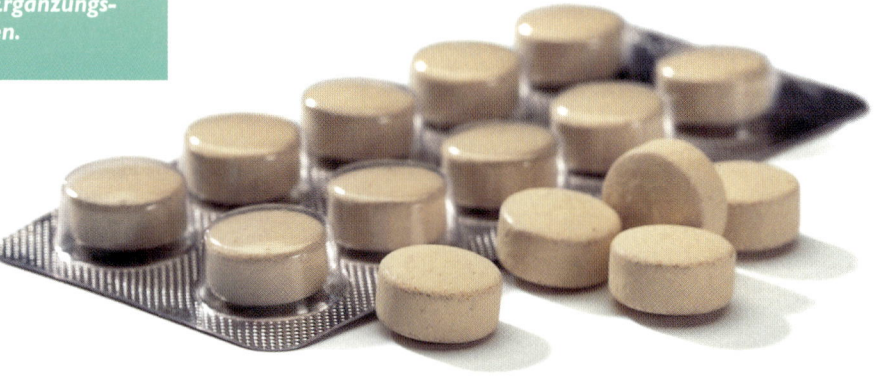

EMPFOHLENE ERGÄNZUNGSMITTEL

Vitamin C	**Dosis:** 2 x 500 mg/Tag. **Hinweis:** Bei auftretendem Durchfall die Dosis verringern.
Vitamin E	**Dosis:** 2 x 200 mg/Tag. **Achtung!** Sprechen Sie mit Ihrem Arzt, wenn Sie gerinnungshemmende Medikamente einnehmen.
Zink	**Dosis:** 15 mg/Tag. **Hinweis:** Wenn Sie ein Zinkpräparat länger als einen Monat einnehmen, brauchen Sie zusätzlich 2 mg Kupfer.
Fischöl	**Dosis:** 2 000 mg Omega-3-Fettsäuren/Tag. **Achtung!** Sprechen Sie mit Ihrem Arzt, wenn Sie gerinnungshemmende Medikamente einnehmen.
Chilisalbe	**Dosis:** Mehrmals täglich die betroffenen Gelenke einreiben. **Hinweis:** Standardisierten Extrakt mit 0,025-0,075 % Capsaicin verwenden.
Niacin	**Dosis:** 3 x 1 000 mg/Tag. **Achtung!** Nur unter ärztlicher Überwachung einnehmen, da schwere Nebenwirkungen auftreten können.
Weihrauch	**Dosis:** 3 x 1 Tablette oder Kapsel/Tag. **Hinweis:** Standardisierten Extrakt mit 150 mg Boswelliasäure verwenden.

Erst die blauen, dann die schwarzen Präparate probieren. Nehmen Sie bereits ein Ergänzungsmittel, kann die Dosis einiger Wirkstoffe abgedeckt sein (siehe S. 197).

und mit herkömmlichen Schmerzwirkstoffen wie Acetylsalicylsäure, Paracetamol oder Ibuprofen sowie dem Schmerzwirkstoff Glukosamin kombiniert werden.

Zu den Ergänzungsmitteln, die Sie mit Glukosamin kombinieren können, zählen beispielsweise **Niacin,** das besonders gut gegen Schmerzen im Knie hilft, **Weihrauch,** ein Baumharz mit entzündungshemmender und knorpelbildender Wirkung, sowie Teufelskralle, eine Heilpflanze aus Namibia (3-mal 300 mg Extrakt/Tag).

Vor allem bei Polyarthritis können Fischölkapseln die Entzündungsneigung herabsetzen. Bei Arthrose zeigt die Aminosäure Methionin, auch SAM (**S-A**denosyl**m**ethionin) genannt, eine ähnlich stark entzündungshemmende Wirkung wie Ibuprofen. Außerdem unterstützt sie die Neubildung von Knorpelgewebe. Empfohlen wird eine Dosis von zunächst zwei Wochen lang 2-mal täglich 400 mg, anschließend 2-mal täglich 200 mg. (Patienten mit manisch-depressiven Krankheiten dürfen SAM nicht einnehmen.) Alle Behandlungen können mit örtlich aufgetragener Chilisalbe zur Linderung der Schmerzen kombiniert werden.

Was können Sie noch tun?

☑ Treiben Sie gelenkschonenden Sport, wie etwa Spazierengehen oder Schwimmen, um Ihre Muskeln zu trainieren und den Zustand Ihrer Gelenke allgemein zu verbessern.

☑ Wärmen oder kühlen Sie zur Linderung der Gelenkschmerzen 3-mal täglich 20 Minuten lang die betroffenen Gelenke.

AKTUELLES

Patienten mit Polyarthritis litten nach der Einnahme von Fischölpräparaten weniger stark unter Gelenkschwäche und morgendlicher Gelenksteife. Eine Besserung der Beschwerden wurde in der Regel nach 12 Wochen beobachtet und nahm nach weiteren Wochen der Behandlung noch zu.

WUSSTEN SIE, DASS ...?

Kupferarmbänder gegen rheumatische Beschwerden helfen. Das entzündungshemmende Spurenelement wird über die Haut aufgenommen. Kupfer-Zink-Kombinationspräparate sorgen für eine kontinuierlichere Zufuhr.

TIPPS & INFOS

■ Bereits bei vielen 40-Jährigen sind Abnutzungserscheinungen an den Gelenkflächen auf dem Röntgenbild nachweisbar. Oft leiden die Betroffenen später unter schmerzenden und steifen Gelenken. Ergänzungsmittel können diesen Vorgang zumindest verzögern.

■ Der knorpelbildende Zuckerbaustein Glukosamin ist ein wirksames Mittel gegen Gelenkschmerzen. Bei Langzeitgebrauch scheint er darüber hinaus auch die Gelenke zu schützen. Die Wirkung von Glukosamin lässt sich duch Kombination mit den anderen aufgeführten Präparaten unterstützen. Glukosamin ist in Deutschland ein apothekenpflichtiges Medikament und darf nur nach Anweisung des Arztes eingenommen werden.

Rosazea

Viele hellhäutige Menschen leiden unter einer sehr häufigen Hautkrankheit, die auch Kupfer- oder Rotfinnen genannt wird. Für dieses chronische Leiden gibt es zwar keine Heilung, es lässt sich aber kontrollieren, und die Hautschäden können begrenzt werden.

Symptome

- *Häufige anhaltende Rötung der Wangen, der Nase, der Stirn und des Kinns.*

- *Das Gefühl, die Haut straffe sich stark über das Gesicht.*

- *Kleine rote Flecken und Papeln in den betroffenen Körperpartien.*

- *Pusteln, Rötungen und Schwellungen der Nase.*

- *Blutunterlaufene, brennende oder juckende Augen.*

SUCHEN SIE DEN ARZT AUF, ...

- **wenn Sie bei sich eines der oben beschriebenen Symptome feststellen.**

- **wenn Ihr Teint nach einem Erröten nicht wieder seine normale Farbe annimmt.**

Sprechen Sie bei Erkrankungen immer zuerst mit Ihrem Arzt, bevor Sie Ergänzungsmittel einnehmen.

Was ist Rosazea?

Die ersten Anzeichen von Rosazea (Kupferfinnen) sind wiederkehrende rote Flecken auf Wange, Nase, Stirn und Kinn und das Sichtbarwerden der kleinen Blutgefäße unter der Haut. Mit fortschreitendem Krankheitsverlauf wird die Rötung der Gesichtshaut immer stärker, und es kommt zu einer dauerhaften Entzündung, unter Umständen mit der Ausbildung von Pusteln. Auch die Augen können in Mitleidenschaft gezogen sein und brennen oder jucken. In schweren Fällen kann sich auf der Nase überschüssiges Hautgewebe bilden.

Etwa jeder zwanzigste Erwachsene leidet unter Rosazea, wobei hellhäutige Menschen davon besonders häufig betroffen sind. Obwohl die Krankheit bei Frauen dreimal häufiger auftritt als bei Männern, sind bei diesen die Symptome stärker ausgeprägt. Besonders anfällig sind Raucher, da Nikotin die Durchblutung hemmt. Ohne Behandlung verschlimmert sich die Krankheit stetig. Die schulmedizinische Therapie besteht in der Regel aus einer Langzeitgabe von Antibiotika.

Welches sind die Ursachen für Rosazea?

Zu Rosazea kommt es, wenn aufgrund unbekannter genetischer Faktoren und/oder Umwelteinflüssen die Blutgefäße der Haut ihre Elastizität verlieren und sich schneller als gewöhnlich, manchmal sogar dauerhaft, weiten. Eine mögliche Ursache sind auch fehlgebildete Blutgefäße. Die Schübe können durch Reize ausgelöst werden, die mit Erröten einhergehen. Dazu zählen beispielsweise der Genuss heißer oder scharf gewürzter Speisen oder Getränke, Alkohol, Kaffee, Stress, Wettereinflüsse, körperliche Anstrengungen und Hormonveränderungen wie in den Wechseljahren. Auch Medikamente, vor allem Nikotinsäure, eine Form des Niacins, die bei einigen Herzkrankheiten verschrieben wird, sowie blutdrucksenkende Medikamente können einen Schub auslösen.

Fischöl wirkt entzündungshemmend und kann bei Rosazea akuten Schüben vorbeugen.

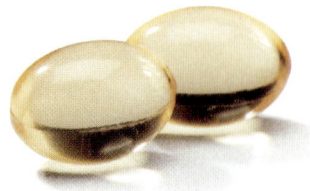
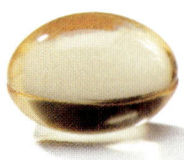
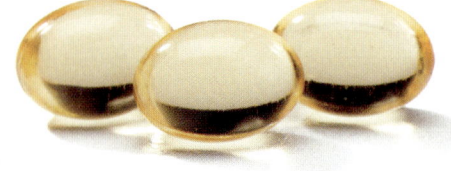

EMPFOHLENE ERGÄNZUNGSMITTEL

Vitamin-B-Komplex	**Dosis:** 1 Tablette/Tag zum Frühstück. **Hinweis:** Nehmen Sie ein Präparat, das 50 µg Vitamin B_{12} und Biotin, 400 µg Folsäure und 50 mg andere B-Vitamine enthält.
Riboflavin	**Dosis:** 50 mg/Tag zusätzlich zum Vitamin B-Komplex. **Hinweis:** Auch Vitamin B_2 genannt; kann Urin dunkel färben.
Vitamin C	**Dosis:** 2 x 500 mg/Tag. **Hinweis:** Bei auftretendem Durchfall die Dosis verringern.
Zink	**Dosis:** 30 mg/Tag. **Achtung!** Wenn Sie ein Zinkpräparat länger als einen Monat einnehmen, brauchen Sie zusätzlich 2 mg Kupfer.
Fischöl	**Dosis:** 2 000 mg Omega-3-Fettsäuren/Tag. **Achtung!** Sprechen Sie mit Ihrem Arzt, wenn Sie gerinnungshemmende Medikamente einnehmen. **Hinweis:** Vegetarier nehmen statt Fischöl 1 EL Leinöl/Tag.

Nehmen Sie bereits ein Ergänzungsmittel, kann die Dosis einiger Wirkstoffe abgedeckt sein.

Wie wirken die Ergänzungsmittel?

Da es sich bei Rosazea um eine chronische Erkrankung handelt, sollten die empfohlenen Ergänzungsmittel im Rahmen einer Langzeitbehandlung eingenommen werden. Es kann allerdings einen Monat dauern, bis eine erste Besserung der Symptome erzielt wird. Eine Behandlung sollte zunächst mit den B-Vitaminen beginnen. Bei Bedarf können dann Vitamin C, die Mineralstoffe und die essenziellen Fettsäuren hinzugefügt werden. Alle Präparate können zusammen mit Antibiotika eingenommen werden, die bei Rosazea oft verschrieben werden.

Die **Vitamine der B-Gruppe** sind vor allem deshalb nützlich, weil viele Menschen mit Kupferfinnen oft niedrige Vitamin-B-Spiegel im Blut aufweisen. Wichtig ist dabei die zusätzliche Zufuhr von Riboflavin, das die Schleimabsonderung anregt und die Zellentschlackung fördert. **Vitamin C** kräftigt die Wände der Körperzellen und des Bindegewebes zwischen den Hautzellen. Daneben hemmt es die Ausschüttung von Histamin, ein Wirkstoff, der als Reaktion auf eine allergieauslösende Substanz im Körper eine Weitstellung der Blutgefäße bewirkt. **Zink** unterstützt die Heilung der oberen Hautschicht (Epidermis) und normalisiert den Vitamin-A-Spiegel im Blut. Die in **Fischöl** oder Leinöl enthaltenen essenziellen Fettsäuren wirken entzündungshemmend, steuern die Nährstoffverwertung in den Zellen und sind an der Produktion der Prostaglandine (hormonähnliche Wirkstoffe) beteiligt. Diese regen das Zusammenziehen der Blutgefäße an.

Was können Sie noch tun?

☑ Verwenden Sie parfum- und ölfreie Make-ups und Reinigungsmilch. Benutzen Sie keine adstringierenden Gesichtswässer.

☑ Tupfen Sie Ihr Gesicht nach dem Waschen vorsichtig trocken.

☑ Benutzen Sie im Freien ein Sonnenschutzmittel mit mindestens Lichtschutzfaktor 15.

Rückenschmerzen

Der aufrechte Gang des Menschen belastet am stärksten die Wirbelsäule. Die Folge sind Rückenschmerzen, eine der häufigsten Erkrankungen hierzulande. Zur Vorbeugung wie zur Behandlung gilt es, die Rückenmuskulatur zu stärken.

Symptome

- *Schmerzen oder Versteifungen im Bereich der Wirbelsäule, vor allem bei Bewegungen.*

- *Stechender Schmerz im Bereich der Lenden- oder der Brustwirbelsäule oder im Bein.*

- *Unerträgliche Schmerzen nach Sport sowie nach belastenden oder anstrengenden Tätigkeiten.*

- *Schmerzen oder Beschwerden nach langem Sitzen oder Stehen.*

SUCHEN SIE DEN ARZT AUF, …

- **wenn die Schmerzen Sie stark beeinträchtigen oder mit Fieber und Übelkeit einhergehen.**

- **wenn Arme oder Beine kribbeln oder sich taub anfühlen oder heftige Schmerzen an der Hinterseite des Beines auftreten (Ischias).**

- **wenn Rückenschmerzen oder eine Versteifung der Wirbelsäule nach dem Aufwachen auftreten.**

- **wenn die Rückenschmerzen erstmals nach einem Sturz oder einem anderen Unfall auftreten.**

Sprechen Sie bei Erkrankungen immer zuerst mit Ihrem Arzt, bevor Sie Ergänzungsmittel einnehmen.

Was sind Rückenschmerzen?

Rückenschmerzen sind zwar unangenehm, stellen aber in der Regel keine bedrohliche Krankheit dar. Am häufigsten betroffen ist der Bereich der Lendenwirbelsäule, da auf ihm fast das gesamte Körpergewicht ruht. Die Schmerzen können aber auch durch eine Entzündung oder durch eine manchmal nur geringfügige Verletzung der Wirbelsäule, Muskeln, Knochenmasse, Nerven oder anderer Gewebearten, die mit der Wirbelsäule verbunden sind, hervorgerufen werden.

Welches sind die Ursachen für Rückenschmerzen?

Meist werden Rückenschmerzen durch eine Verspannung der Rückenmuskulatur ausgelöst. Aber auch Haltungsfehler, schwache Knochen oder Knorpel, eine vorgefallene Bandscheibe, ein eingeklemmter Nerv sowie Stress oder seelische Belastungen können dieses schmerzhafte Leiden auslösen. Bestimmte Krankheiten wie etwa Arthrose oder Osteoporose begünstigen das Auftreten von Rückenschmerzen.

Wie wirken die Ergänzungsmittel?

Wer anfällig für Rückenprobleme ist, sollte zunächst verstärkt auf die Zufuhr derjenigen Vitamine und Mineralstoffe achten, die den Aufbau von Knochen und Knorpelmasse fördern. Dazu zählen etwa **Kalzium, Magnesium, Vitamin C, Vitamin D** und **Mangan.** Aber auch andere Präparate, entweder einzeln oder miteinander kombiniert, eignen sich zur Behandlung von Rückenschmerzen. So wurde in einigen Kranken-

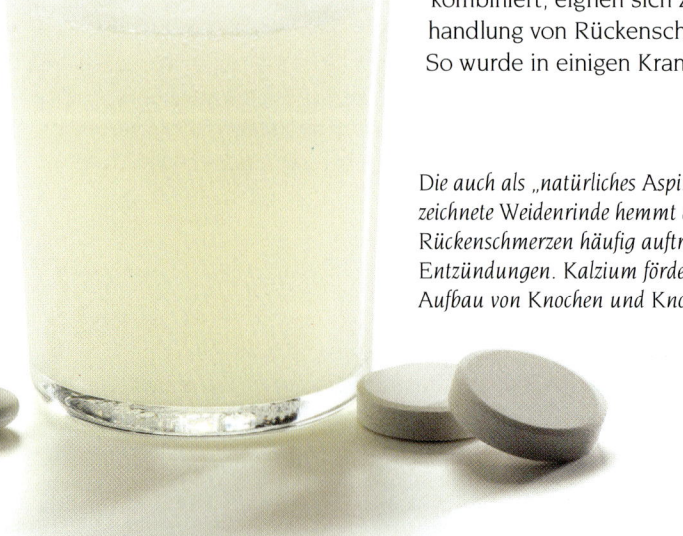

Die auch als „natürliches Aspirin" bezeichnete Weidenrinde hemmt die bei Rückenschmerzen häufig auftretenden Entzündungen. Kalzium fördert den Aufbau von Knochen und Knorpel.

Kalzium/ Magnesium	**Dosis:** Je 600 mg Kalzium und 200 mg Magnesium/Tag. **Achtung!** Im Handel als Knochenaufbaupräparat erhältlich.
Vitamin C	**Dosis:** 2 x 500 mg/Tag. **Hinweis:** Bei auftretendem Durchfall die Dosis verringern.
Vitamin D	**Dosis:** 10 µg/Tag. **Achtung!** Dosen über 25 µg pro Tag sind giftig.
Mangan	**Dosis:** 2 Wochen lang 20 mg/Tag. **Hinweis:** Die Dosis nach zwei Wochen auf 10 mg/Tag verringern.
Bromelain	**Dosis:** 3 x 500 mg/Tag. **Hinweis:** Morgens nüchtern und zwischen den Mahlzeiten einnehmen.
Weidenrinde	**Dosis:** 1–2 Tabletten oder Kapseln/Tag (nach Empfehlung des Herstellers). **Hinweis:** Standardisierten Extrakt mit 15 % Salizin verwenden; darf nicht mit herkömmlichen Schmerzmitteln kombiniert werden.
Fischöl	**Dosis:** 2 000 mg Omega-3-Fettsäuren/Tag. **Hinweis:** Vegetarier nehmen statt Fischöl 1 EL Leinöl. **Achtung!** Sprechen Sie mit Ihrem Arzt, wenn Sie gerinnungshemmende Medikamente einnehmen.

Erst die blauen, dann die schwarzen Präparate probieren. Nehmen Sie bereits ein Ergänzungsmittel, kann die Dosis einiger Wirkstoffe abgedeckt sein (siehe S. 197).

häusern das in Ananas enthaltene Enzym **Bromelain** erfolgreich zur Behandlung von Entzündungen und Schmerzen nach Operationen, Verletzungen, Sportunfällen und Arthrose eingesetzt. **Weidenrinde** besitzt eine ähnlich schmerzlindernde Eigenschaft wie Acetylsalicylsäure, hat aber weniger Nebenwirkungen. Auch das an Omega-3-Fettsäuren reiche **Fischöl** wirkt schmerzlindernd und entzündungshemmend und fördert den Heilungsprozess. Die genannten Wirkstoffe können den Verbrauch herkömmlicher Schmerzmittel senken und lassen sich – mit Ausnahme von Weidenrinde – mit diesen kombinieren.

Andere geeignete Präparate sind **S-A**denosyl**m**ethionin (SAM), eine Form der muskelstärkenden, kollagenbildenden Aminosäure Methionin (3-mal 200 mg/Tag) und Weihrauch (3-mal 150 mg Boswelliasäure/Tag). Teufelskralle hat sich besonders bei den entzündlichen Schmerzen im Rahmen einer Arthrose oder einer Spondylose (degenerative Wirbelsäulenerkrankung) bewährt.

Was können Sie noch tun?

☑ Tragen Sie zur Verbesserung Ihrer Haltung bequeme Schuhe, manchmal helfen auch Einlagen.

☑ Gegen Schmerzen wirken Massage, Chirotherapie, Akupunktur, Osteopathie oder TENS (**t**ranskutane **e**lektrische **N**erven**s**timulierung).

☑ Beugen Sie immer die Knie, wenn Sie sich bücken oder Lasten heben.

☑ Besorgen Sie sich einen Stuhl, der die Lendenwirbelsäule stützt. Gönnen Sie sich öfter eine Pause und räkeln Sie sich kräftig.

Teufelskralle ist eine wirkungsvolle Alternative zu herkömmlichen Schmerzmitteln. Einer Studie zufolge waren nach einem Monat alle Teilnehmer einer Studiengruppe, die Teufelskralle erhalten hatten, beschwerdefrei, aber nur ein Teilnehmer aus der Placebogruppe.

Rückenbeschwerden lassen sich durch Stärkung der Bauchmuskulatur verhindern. Dabei belasten Bauchmuskelübungen, bei denen nur der halbe Oberkörper gebeugt wird, während die Knie bei 90 Grad angewinkelt sind, die Muskulatur im Lendenwirbelbereich am wenigsten. Wird der ganze Oberkörper nach vorn gebeugt, kann dies dem Rücken dagegen schaden.

WUSSTEN SIE, DASS ...?
es immer noch Ärzte gibt, die bei Rückenschmerzen eine Woche Bettruhe verordnen. Untersuchungen zeigen dagegen, dass meist nur 1–2 Tage Bettruhe viel besser für den Rücken sind.

TIPPS & INFOS
■ Viele Schmerzmittel helfen zwar durchaus wirksam gegen Rücken- und Nackenschmerzen, sie können aber auch gefährliche Nebenwirkungen wie Magen- oder Darmblutungen haben. Natürliche Heilmittel sind eine sanftere Alternative und sie senken zudem den Bedarf an herkömmlichen Schmerzmitteln sehr deutlich.

Schilddrüsenkrankheiten

Erkrankungen der Schilddrüse treffen mehr Frauen als Männer. Häufig wird dieses Leiden nicht rechtzeitig erkannt, aber einmal diagnostiziert lässt sich eine Schilddrüsenerkrankung glücklicherweise gut behandeln.

Symptome

Schilddrüsenüberfunktion (Hyperthyreose)

- Stimmungsschwankungen, Ruhelosigkeit, Angstzustände, Schlafstörungen.

- Gewichtsverlust bei gesteigertem Appetit, Durchfall, Herzrasen, verstärktes Schwitzen, Hitzeempfindlichkeit.

- Kropf (schmerzlose Geschwulst am Hals), vorgewölbte, gereizte Augen, Muskelschwäche, schwache oder ausbleibende Menstruation.

Schilddrüsenunterfunktion (Hypothyreose)

- Müdigkeit, Lethargie, verlangsamte Bewegungen, Depression, Gedächtnisstörungen.

- Gewichtszunahme, Verstopfung, Kälteempfindlichkeit.

- Trockene Haare, trockene Haut, Kropf, Aufschwemmung der Augenpartie, starke Menstruationsblutungen.

Was sind Schilddrüsenkrankheiten?

Am unteren Halsende liegen beidseitig der Speiseröhre die zwei großen Schilddrüsenlappen. Die Schilddrüse produziert wichtige Hormone für Funktion und Erhalt der Zellen. Werden zuviel Schilddrüsenhormone produziert (Schilddrüsenüberfunktion), läuft der Stoffwechsel zu schnell, ähnlich einem Motor mit zu hoher Drehzahl. Wird zu wenig Schilddrüsenhormon erzeugt (Schilddrüsenunterfunktion), dann verlangsamt sich der Stoffwechsel. Bei beiden Krankheiten können die Symptome plötzlich auftreten oder sich auch sehr langsam ausbilden.

Welches sind die Ursachen für Schilddrüsenkrankheiten?

In den meisten Fällen sind Schilddrüsenkrankheiten auf eine mangelnde Jodzufuhr durch die Nahrung zurückzuführen. Andere mögliche Ursachen sind eine Autoimmunkrankheit, bei der das Immunsystem das Schilddrüsengewebe angreift, genetische Faktoren, Hormonstörungen in anderen Körperregionen sowie Operationen, Bestrahlung oder Medikamente.

Wie wirken die Ergänzungsmittel?

Die in der Tabelle aufgeführten Präparate eignen sich bei allen Formen von Schilddrüsenerkrankungen und können auch zusammen mit den üblichen Schilddrüsenmedikamenten eingenommen werden. Die Einnahme sollte aber immer erst nach Absprache mit dem behandelnden Arzt erfolgen, da sich einige Ergänzungsmittel auf die benötigte Dosis verschreibungspflichtiger Medikamente auswirken können.

Einige Nährstoffe sind für die Gesundheit der Schilddrüse von entscheidender Bedeutung. **Vitamin C, E** und die **Vitamine des B-Kom-**

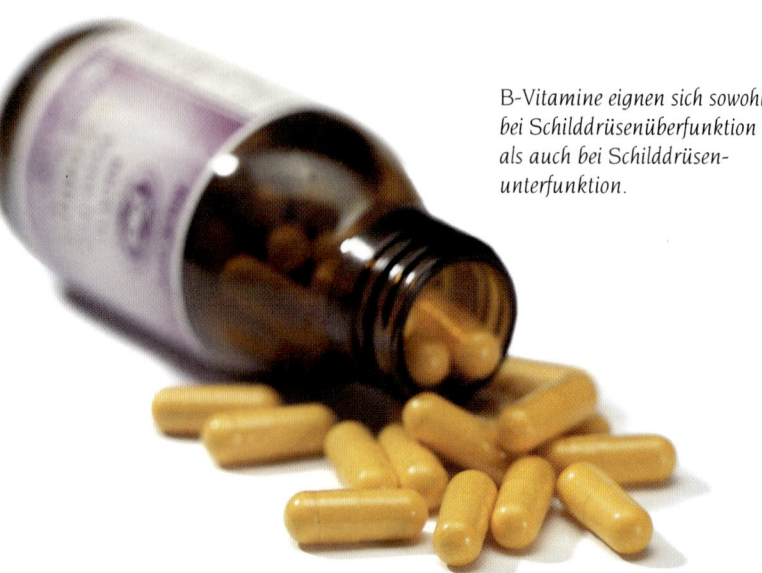

B-Vitamine eignen sich sowohl bei Schilddrüsenüberfunktion als auch bei Schilddrüsenunterfunktion.

Vitamin C	**Dosis:** 2 x 500 mg/Tag. **Hinweis:** Eignet sich bei Unter- und Überfunktion der Schilddrüse. Bei auftretendem Durchfall die Dosis verringern.
Vitamin E	**Dosis:** 250 mg/Tag. **Achtung!** Sprechen Sie mit Ihrem Arzt, wenn Sie gerinnungshemmende Medikamente einnehmen.
Vitamin-B-Komplex	**Dosis:** Eine Tablette morgens bei Über- und Unterfunktion der Schilddrüse. **Hinweis:** Verwenden Sie ein Präparat, das 50 µg Vitamin B_{12} und Biotin, 400 µg Folsäure und 50 mg andere B-Vitamine enthält.
Zink	**Dosis:** 30 mg/Tag. **Hinweis:** Wenn Sie ein Zinkpräparat länger als einen Monat einnehmen, brauchen Sie zusätzlich 2 mg Kupfer.
Selen	**Dosis:** 200 µg/Tag. **Achtung!** Ist in hoher Dosis giftig; die empfohlene Dosis nicht überschreiten.
Kelp	**Dosis:** 400–600 mg Kelppulver/Tag. **Hinweis:** Die Menge sollte 200 bis 300 µg Jod enthalten.

Erst die blauen, dann die schwarzen Präparate probieren. Nehmen Sie bereits ein Ergänzungsmittel, kann die Dosis einiger Wirkstoffe abgedeckt sein (siehe S. 197).

plexes können die Behandlung von Schilddrüsenüber- und -unterfunktion gleichermaßen unterstützen, da sie die Funktion der Schilddrüse und des Immunsystems anregen.

Eine Schilddrüsenunterfunktion muss immer ärztlich behandelt werden und erfordert die Einnahme bestimmter Medikamente. **Zink**-Gaben können die Schilddrüsenfunktion zusätzlich stärken. Da Zink aber die Aufnahme von Kupfer hemmt, muss es immer zusammen mit Kupfer eingenommen werden. Häufig wird bei einer Schilddrüsenunterfunktion auch ein **Selenmangel** beobachtet, weshalb über die Nahrung eine ausreichende Versorgung mit Selen sichergestellt werden sollte.

Ist Jodmangel Ursache des Schilddrüsenleidens, kann die Behandlung durch die jodhaltige Mikroalge **Kelp** ergänzt werden.

Was können Sie noch tun?

☑ Untersuchen Sie regelmäßig die Region unterhalb des Adamsapfels auf mögliche Vorwölbungen. Diese können Anzeichen einer Schilddrüsenkrankheit sein.

☑ Bei Schilddrüsenüberfunktion sollten Sie vermehrt Kohlsorten essen wie zum Beispiel Brokkoli, Rosenkohl, Weißkohl, Blumenkohl und Grünkohl. Meiden Sie jodiertes Speisesalz und jodhaltige Nahrungsmittel wie Seefisch und Krustentiere.

☑ Bei Schilddrüsenunterfunktion sollten Sie die oben erwähnten Kohlsorten meiden, jodiertes Speisesalz verwenden und viel jodhaltige Nahrungsmittel essen.

Schlafstörungen

Hundert Schäfchen schon gezählt und noch kein Schlaf – viele Menschen leiden unter Schlafstörungen. Ob Angstzustände oder ein unbequemes Bett die Ursache sind, das muss jeder selbst ermitteln. Natürliche Heilmittel können helfen, den Schlaf einzuleiten.

Symptome

- *Einschlafstörungen.*
- *Durchschlafstörungen.*
- *Häufiges zu frühes Aufwachen.*

SUCHEN SIE DEN ARZT AUF, …

- **wenn die Schlafstörungen ohne ersichtlichen Grund länger als einen Monat bestehen.**
- **wenn die Schlafstörungen erstmals nach einem traumatischen Erlebnis (z. B. Verlust des Arbeitsplatzes, Tod eines Angehörigen) auftraten.**
- **wenn Sie tagsüber fast immer müde sind und oft einnicken.**
- **wenn Ihre Müdigkeit Sie in Ihrem täglichen Leben stark beeinträchtigt.**

Sprechen Sie bei Erkrankungen immer zuerst mit Ihrem Arzt, bevor Sie Ergänzungsmittel einnehmen.

Was sind Schlafstörungen?

Viele Menschen glauben, bei Schlafstörungen handele es sich nur um Schwierigkeiten beim Einschlafen. Dabei versteht man darunter auch die Unfähigkeit, die Nacht durchzuschlafen, und/oder das häufige zu frühe Aufwachen. Schlafstörungen, die lediglich ein paar Nächte oder Wochen anhalten, sind in der Regel auf Stress oder Aufregung zurückzuführen. Die Störungen können jedoch auch chronisch werden und dann über Monate oder Jahre hinweg bestehen.

Welches sind die Ursachen für Schlafstörungen?

Schlafstörungen sind ein Symptom für mehrere, oft nur schwer zu ermittelnde Krankheiten oder Beschwerden. Ernährung und Lebensweise, eine schwere Krankheit, bestimmte Arzneimittel, Schmerzen, selbst eine schlechte Matratze – all dies kann zu Schlafstörungen führen. Meist liegen der Schlafstörung jedoch innere Anspannung, Angst oder Depressionen zugrunde. Die eigentliche Ursache zu ermitteln erfordert oft detektivische Kleinarbeit.

Wie wirken die Ergänzungsmittel?

Die in der Tabelle aufgeführten Präparate schaffen bei Schlafstörungen sofort nach Beginn der Einnahme Abhilfe und lassen sich beliebig kombinieren, sofern nicht anders angegeben. Zunächst sollte jedoch immer nur ein einziges Präparat eingenommen werden (etwa eine dreiviertel Stunde vor dem Zubettgehen) und auf seine Wirkung hin überprüft werden.

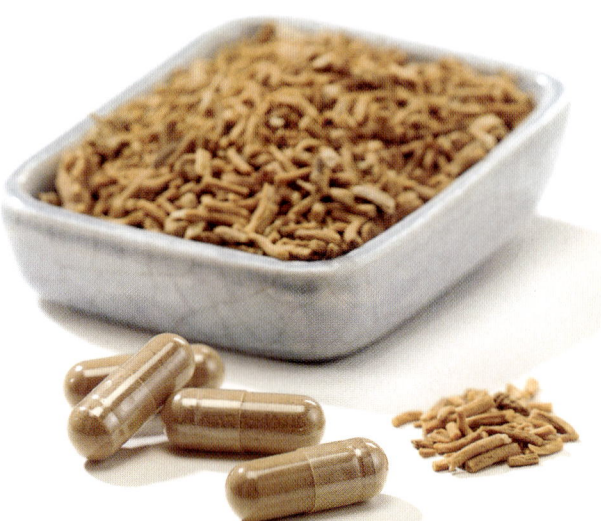

Tees oder Dragees mit getrockneter Baldrianwurzel wirken gegen Spannungszustände und fördern einen natürlichen Schlaf.

EMPFOHLENE ERGÄNZUNGSMITTEL

Baldrian	**Dosis:** 250–500 mg Extrakt. **Hinweis:** Vor dem Zubettgehen einnehmen; mit einer kleinen Dosis beginnen, die bei Bedarf gesteigert werden kann.
Kalzium/ Magnesium	**Dosis:** 500 mg Kalzium und 250 mg Magnesium. **Hinweis:** Vor dem Zubettgehen zusammen mit einer Mahlzeit einnehmen; auch als Kombinationspräparate erhältlich.
Vitamin B$_6$/ Niacin	**Dosis:** 50 mg Vitamin B$_6$ und 500 mg Nikotinamid (Niacin). **Hinweis:** Zusammen vor dem Zubettgehen einnehmen.
Kamille	**Dosis:** 2 TL getrocknete Kamille auf 1 Tasse heißes Wasser. **Hinweis:** Ist so mild, dass sie mit anderen beruhigenden Ergänzungsmitteln kombiniert werden kann.
Kava-Kava	**Dosis:** 250 mg Extrakt. **Hinweis:** Vor dem Zubettgehen einnehmen; standardisierten Extrakt mit mindestens 30 % Kavalakton verwenden.

Erst die blauen, dann die schwarzen Präparate probieren. Nehmen Sie bereits ein Ergänzungsmittel, kann die Dosis einiger Wirkstoffe abgedeckt sein (siehe S. 197).

Zahlreiche Studien bestätigten die schlaffördernde Wirkung von **Baldrian** (eines der bestuntersuchten pflanzlichen Heilmittel). Gelegentlich kann seine Wirkung durch die Kombination mit **Kamille**, **Kava-Kava** und **Passionsfrucht** optimiert werden. Alle pflanzlichen Heilmittel sind als Kapsel, Tablette, Tee oder Tinktur erhältlich und wirken schlaffördernd, da sie entspannen und Stress abbauen.

Auch ein Mangel an bestimmten Nährstoffen wie Kalzium, Magnesium oder Vitamin B$_6$ kann Schlafstörungen hervorrufen, wird durch deren Zufuhr aber gebessert. In Kombination mit Vitamin B$_6$ wirkt Niacin, ebenfalls ein B-Vitamin, unterstützend beim Abbau von Angstzuständen. (Niacin sollte in Form von Nikotinamid gekauft werden.)

Weitere schlaffördernde pflanzliche Heilmittel sind Hopfen, Zitronenmelisse, Lindenblüten, Eisenkraut und Wildlattich. Für einen Tee werden etwa 10 g mit 200 ml kochendem Wasser übergossen, 10 Minuten ziehen lassen, abseihen und vor dem Zubettgehen trinken.

Was können Sie noch tun?

☑ Halten Sie einen strengen Schlafrhythmus ein, auch am Wochenende.

☑ Benutzen Sie Ihr Bett nur zum Schlafen, nicht zum Lesen oder zum Fernsehen.

☑ Treiben Sie regelmäßig Sport (allerdings nicht am Abend), um Stress abzubauen.

☑ Meiden Sie Alkohol, Kaffee und Nikotin.

☑ Meditieren Sie tagsüber und vor dem Zubettgehen.

☑ Nehmen Sie vor dem Zubettgehen ein heißes Entspannungsbad mit 10 Tropfen Lavendelöl.

☑ Trinken Sie vor dem Zubettgehen heiße Milch mit Honig. Im Körper bildet sich dadurch vermehrt das schlaffördernde Hormon Serotonin.

☑ Kaufen Sie sich ein Kräuterkopfkissen mit entspannenden Kräutern.

Schnittverletzungen

Schnell können aus kleinen Wunden große werden, wenn die richtige Behandlung unterbleibt. Dabei beugen schon sehr einfache Hygienemaßnahmen und natürliche, antiseptische und entzündungshemmende Heilmittel einer Infektion vor.

Symptome

- *Schmale Schnitte in der Haut, die in der Regel bluten.*
- *Oberflächliche Hautabschürfungen, die gerötet sind oder bluten.*
- *Kanäle oder Löcher, die tief in die Haut reichen.*

SUCHEN SIE DEN ARZT AUF, ...

- wenn die Schnitt- oder Schürfwunde verschmutzt ist und nicht zu Hause gereinigt werden kann.
- wenn eine Schnittwunde nicht verheilt.
- wenn Sie bezüglich des Schweregrades der Wunde verunsichert sind.
- wenn Blut aus der Wunde spritzt oder eine Blutung nicht gestillt werden kann.
- wenn die ersten Anzeichen einer Entzündung sichtbar werden (Eiter, rote Streifen, die sich kreisförmig um die Wunde herum bilden, ungewöhnliche Absonderungen oder Fieber).
- wenn eine Schnitt-, Schürf- oder Stichwunde verschmutzt ist und Sie in den letzten 10 Jahren nicht gegen Tetanus (Wundstarrkrampf) geimpft wurden (oder sich an die letzte Impfung nicht mehr erinnern können).

Sprechen Sie bei Erkrankungen immer zuerst mit Ihrem Arzt, bevor Sie Ergänzungsmittel einnehmen

Was sind Schnittverletzungen?

Schnitt- oder Schürfwunden sind Verletzungen der äußeren Schutzschicht der Haut. Bei einer Schnittwunde ist die Haut aufgeschlitzt, bei einer Schürfwunde abgeschürft und gerötet.

Welches sind die Ursachen für Schnittverletzungen?

Scharfe Gegenstände, wie zum Beispiel Messer oder Rasierklingen, scharfe Papierkanten, Glas- oder Metallsplitter, können die obere Hautschicht verletzen. Bei einer Stichwunde handelt es sich um eine durch einen spitzen Gegenstand (Nagel, Bleistiftspitze, Nadel) verursachte kreisförmige Verletzung. Dagegen ist die Haut bei einer Schürfwunde abgeschürft, wie es beispielsweise durch einen Sturz auf einer rauen Oberfläche bei Kieswegen oder Bürgersteigen geschehen kann.

Wie wirken die Ergänzungsmittel?

Viele örtlich angewendete Präparate lindern Schmerzen, fördern den Heilungsprozess, verhüten Infektionen und beugen auch der Narbenbildung vor. Sie eignen sich jedoch wirklich nur zur Behandlung kleinerer Wunden. Größere Wunden, die sich nicht schließen oder sich entzünden, müssen immer von einem Arzt versorgt werden. Wurde die Blutung gestillt und die Wunde gründlich gereinigt, kann dann **Lavendel** direkt auf die frische Wunde aufgetragen werden. Er tötet die Krankheitserreger ab und beschleunigt die Wundheilung. Auch mit Wasser verdünntes **Teebaumöl** setzt die Entzündungsbereitschaft herab und wirkt einer Narbenbildung entgegen. Entzündungshemmend wirken zudem **Echinacea-, Calendula-** und **Myrrhentinktur. Beinwellsalbe** beschleunigt

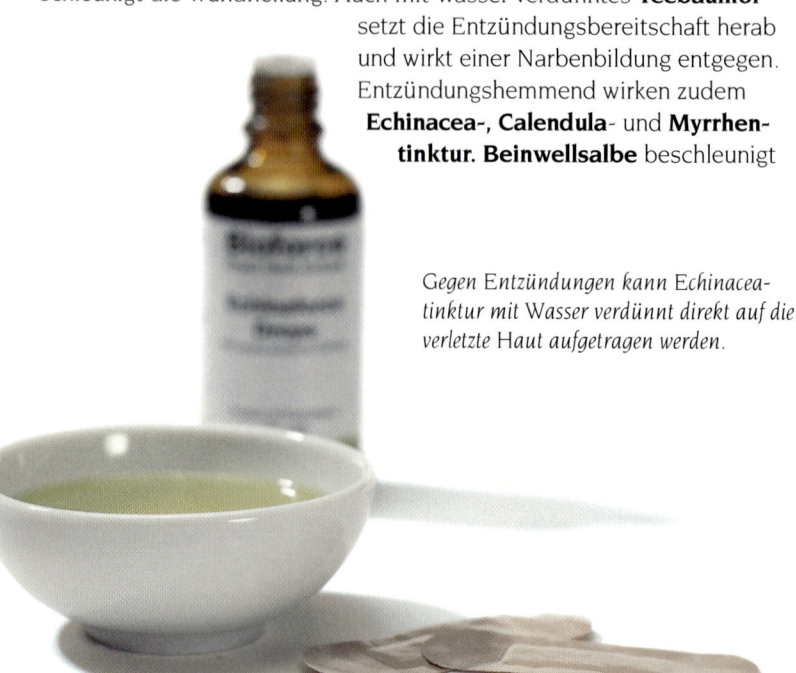

Gegen Entzündungen kann Echinaceatinktur mit Wasser verdünnt direkt auf die verletzte Haut aufgetragen werden.

EMPFOHLENE ERGÄNZUNGSMITTEL

Lavendelöl	**Dosis:** 1–2 Tr. auf die gereinigte Wunde geben. **Hinweis:** Kann direkt auf jede oberflächliche Wunde gegeben werden.
Aloe-vera-Gel	**Dosis:** 3–4 x tägl. die Wunde mit reichlich Gel einreiben. **Hinweis:** Frische Aloe-vera-Bätter oder handelsübliches Gel verwenden.
Vitamin C	**Dosis:** 5 Tage 2 x 500 mg/Tag. **Hinweis:** Bei Durchfall die Dosis verringern.
Teebaumöl	**Dosis:** 1–2 Tr. auf die gereinigte Wunde geben. **Hinweis:** Kann statt Lavendelöl verwendet werden.
Echinacea	**Dosis:** Verdünnte Tinktur (3 Tr./1 TL Wasser) auf die Wunde geben. **Hinweis:** Kann statt Teebaumöl verwendet werden. Eignet sich auch zur inneren Anwendung: 3 x 1 Tasse Tee/Tag aus Echinacea oder Kanadischer Gelbwurzel bis die Wunde verheilt ist.
Calendula- creme	**Dosis:** 3 x tägl. die Wunde einreiben. **Hinweis:** Gut wirkt auch Gelbwurzelcreme oder eine Kombination von Calendula und kanadischer Gelbwurzel.
Bromelain	**Dosis:** 5 Tage lang 3 x 500 mg/Tag nüchtern einnehmen. **Achtung!** Sprechen Sie erst mit Ihrem Arzt, wenn Sie gerinnungshemmende Medikamente einnehmen.

Erst die blauen, dann die schwarzen Präparate probieren. Nehmen Sie bereits ein Ergänzungsmittel, kann die Dosis einiger Wirkstoffe abgedeckt sein (siehe S. 197).

die Wundheilung. Nach diesen Erste-Hilfe-Maßnahmen muss die Wunde verbunden werden. Der Verband wird 3- bis 4-mal täglich gewechselt. Bei jedem Wechsel kann man die Wunde mit beruhigendem **Aloe-vera-Gel** oder mit **Calendulacreme** einreiben. So lassen sich Entzündungen verhüten oder lindern und der Heilungsprozess wird beschleunigt.

Ergänzungsmittel zur inneren Anwendung sollten nach der Verletzung 5 Tage lang eingenommen werden. **Vitamin C** setzt die Entzündungsbereitschaft herab und beschleunigt die Heilung. Das in frischer Ananas enthaltene Enzym **Bromelain** besitzt eine vergleichbare Heilwirkung. Tees aus **Echinacea** oder **Kanadischer Gelbwurzel** stärken das Immunsystem und senken das Infektionsrisiko.

Was können Sie noch tun?

☑ Eine Blutung lässt sich stillen, indem man ein paar Minuten lang mit einem sauberen Tuch einen anhaltenden Druck auf die Wunde ausübt. Stichwunden sollten einige Minuten ausbluten, damit der Wundkanal auf diese Weise von allen Krankheitserregern gereinigt wird.

☑ Bei Schnitt- oder Schürfwunden muss die Haut um den verletzten Bezirk herum gründlich gereinigt werden. Verbinden Sie die Wunde, vor allem, wenn sie sich erneut verschmutzen würde, wie beispielsweise an Fingern oder Knien. Antibiotika sollten erst dann eingesetzt werden, wenn die ersten Anzeichen einer Infektion sichtbar werden.

AKTUELLES

Bei Teilnehmern einer wissenschaftlichen Studie heilten die Narben besser ab, wenn sie nachts Silikonverbände mit Vitamin E trugen. Für eine endgültige Bewertung von Vitamin E bei der Narbenbildung müssen jedoch noch weitere Studien durchgeführt werden.

Auch an Tätowierungen wird geforscht. Im Rahmen einer kleinen Studie zeigte sich: Wer nach der operativen Entfernung seiner Hautkunst täglich 300 mg Vitamin C und 900 mg Pantothensäure (Vitamin B 5) zu sich nahm, bei dem heilten die Wunden schneller ab, als bei 1 000 mg Vitamin C und 200 mg Pantothensäure pro Tag.

WUSSTEN SIE, DASS ...?

während des Zweiten Weltkrieges in australischen Waffenfabriken dem Maschinenöl Teebaumöl zugesetzt wurde, damit die Arbeiter sich nicht infizierten.

TIPPS & INFOS

■ *Aloe vera* wächst auch auf dem Fensterbrett und hat sich bei kleineren Wunden als Hausmittel bewährt. Brechen Sie ein dickes Blatt ab, schneiden Sie es quer auf und schaben oder drücken Sie das klare Gel aus.

Schuppenflechte

Schuppenflechte ist eine chronische Hautkrankheit, die in Schüben verläuft. Sie ist zwar nicht lebensbedrohlich, verursacht bei vielen Betroffenen aber starke Schmerzen. Hilfreiche Ergänzungsmittel können den Verlauf der Krankheit günstig beeinflussen.

Symptome

- Rote, entzündete Hautstellen mit weißen, schuppenden Flechten.
- Juckreiz
- Lose, löchrige, weißliche Finger- und Zehennägel.
- Rissige oder blasige Haut, die in schweren Fällen schmerzt.
- Steife und schmerzende Gelenke.

SUCHEN SIE DEN ARZT AUF, ...

- **wenn sich ein Schub durch Eigenbehandlung nicht bessert.**
- **wenn sich der Hautausschlag ausbreitet oder an neuen Stellen auftritt.**
- **wenn sich ein ausgedehnter Hautausschlag zeigt, der von Gelenkschmerzen, erhöhter Temperatur und unter Umständen auch von Müdigkeit begleitet ist. Suchen Sie in diesem Fall unverzüglich einen Arzt auf.**

Sprechen Sie bei Erkrankungen immer zuerst mit Ihrem Arzt, bevor Sie Ergänzungsmittel einnehmen.

Die in Sojaöl und Walnussöl enthaltenen essenziellen Fettsäuren können Krankheitsschübe bei Schuppenflechte verhindern.

Was ist Schuppenflechte?

Bei Schuppenflechte (Psoriasis) handelt es sich um eine chronische Hautkrankheit, die gekennzeichnet ist durch erhabene, entzündete rote Flecken, die in der Regel mit silbrig-weißlichen Schuppen bedeckt sind. Diese Krankheit tritt meist im zweiten Lebensjahrzehnt oder nach dem 50. Lebensjahr auf. Der Hautausschlag ist normalerweise auf die Kopfhaut, die Ellbogen, die Knie, den Bereich der Lendenwirbelsäule oder das Gesäß begrenzt. Finger- und Zehennägel können gelb anlaufen oder löchrig werden. Obwohl die akuten Schübe die Betroffenen oft verunstalten, jucken sie meist nicht und sind nicht schmerzhaft.

Welches sind die Ursachen für Schuppenflechte?

Bei Schuppenflechte teilen sich die Zellen mancher Körperregionen schneller, als das normalerweise der Fall ist. Die Hautzellen entstehen in den tieferen Schichten der Haut und brauchen etwa 28 Tage, um bis zur Oberfläche vorzudringen, wo sie abgestoßen werden. Bei den von Schuppenflechte befallenen Hautbezirken dauert dieser Prozess nur acht Tage. Die neuen Zellen sammeln sich so schnell an, dass sie keine Gelegenheit haben, zu reifen. In der Folge wird die Haut rot und entzündet sich. Es bilden sich überlappende weiße schuppende Flechten.

Es ist nicht bekannt, warum die Haut sich in manchen Bezirken schneller erneuert als in anderen, eine erbliche Veranlagung wird angenommen. Auch verschiedene Reizfaktoren wie etwa Alkohol, Stress, Sonnenbrand, Kälte, trockene Luft, Hautverletzungen, Halsinfektionen und bestimmte Medikamente können Schuppenflechte auslösen oder bereits vorgeschädigte Haut verschlechtern.

Wie wirken die Ergänzungsmittel?

Alle in der Tabelle aufgeführten Präparate können normalisierend auf Schübe wirken und sind

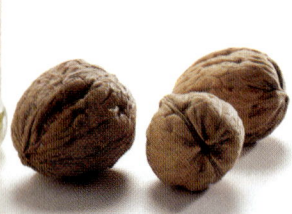

EMPFOHLENE ERGÄNZUNGSMITTEL

Fischöl	**Dosis:** 2 000 mg Omega-3-Fettsäuren/Tag. **Achtung!** Sprechen Sie mit Ihrem Arzt, wenn Sie gerinnungshemmende Medikamente einnehmen. **Hinweis:** Vegetarier nehmen statt Fischöl I EL Leinöl/Tag.
Vitamin C	**Dosis:** 2 x 500 mg/Tag. **Hinweis:** Bei auftretendem Durchfall die Dosis verringern.
Vitamin E	**Dosis:** 400 mg/Tag. **Achtung!** Sprechen Sie mit Ihrem Arzt, wenn Sie gerinnungshemmende Medikamente einnehmen.
Selen	**Dosis:** 100 µg/Tag. **Achtung!** Selen ist in hoher Dosis giftig; nicht mehr als 200 µg am Tag einnehmen.
Zink	**Dosis:** 30 mg/Tag **Hinweis:** Wenn Sie ein Zinkpräparat länger als einen Monat einnehmen, brauchen Sie zusätzlich 2 mg Kupfer.
Mariendistel	**Dosis:** 2 x 150 mg Extrakt/Tag. **Hinweis:** Extrakt mit mind. 70 % Silymarin verwenden.

Erst die blauen, dann die schwarzen Präparate probieren. Nehmen Sie bereits ein Ergänzungsmittel, kann die Dosis einiger Wirkstoffe abgedeckt sein (siehe S. 197).

miteinander kombinierbar. Die meisten Betroffenen verspüren bereits nach einem Monat eine Wirkung. Zusätzlich sollte bei Schuppenflechte ein **Multivitaminpräparat** mit Mineralstoffen eingenommen werden, das 200 µg Chrom und 75 µg Selen enthält. Die in **Fischöl** oder Leinöl enthaltenen Omega-3-Fettsäuren hemmen die Wirkung von Arachidonsäure, einer körpereigenen entzündungsfördernden Substanz. **Vitamin C** und **Vitamin E** sind stark wirksame Antioxidanzien, die eine Schädigung der Hautzellen verhüten helfen. In Kombination mit Vitamin E zeigt **Selen** eine entzündungshemmende Wirkung. **Zink** sorgt für die Gesundheit von Haut und Nägeln und fördert den Heilungsprozess. Da Zink die Kupferaufnahme behindert, muss es immer mit diesem kombiniert werden. **Mariendistel** kann normalisierend wirken und die Überproduktion von Hautzellen verlangsamen.

Was können Sie noch tun?

☑ Gehen Sie in die Sonne. Schon 15–30 Minuten Sonnenlicht am Tag können die Hautveränderungen in drei bis sechs Wochen günstig beeinflussen. Zum Schutz vor Sonnenbrand sollte ein Sonnenschutzmittel mit mindestens Lichtschutzfaktor 15 auf die gesunden Hautbezirke aufgetragen werden.

☑ Benutzen Sie im Winter einen Luftbefeuchter. Trockene Zimmerluft kann akute Schübe begünstigen.

☑ Cremen Sie sich am ganzen Körper mit Feuchtigkeitscreme ein, vor allem an den befallenen Hautpartien. So schützen Sie die Haut vor dem Austrocknen und vermindern den Juckreiz. Gut eignet sich Aloe-vera-Gel.

☑ Essen Sie oft Fisch (am besten Makrelen, Sardinen, Thunfisch, Lachs oder Hering) oder nehmen Sie Fischölkapseln ein.

Schwangerschaft

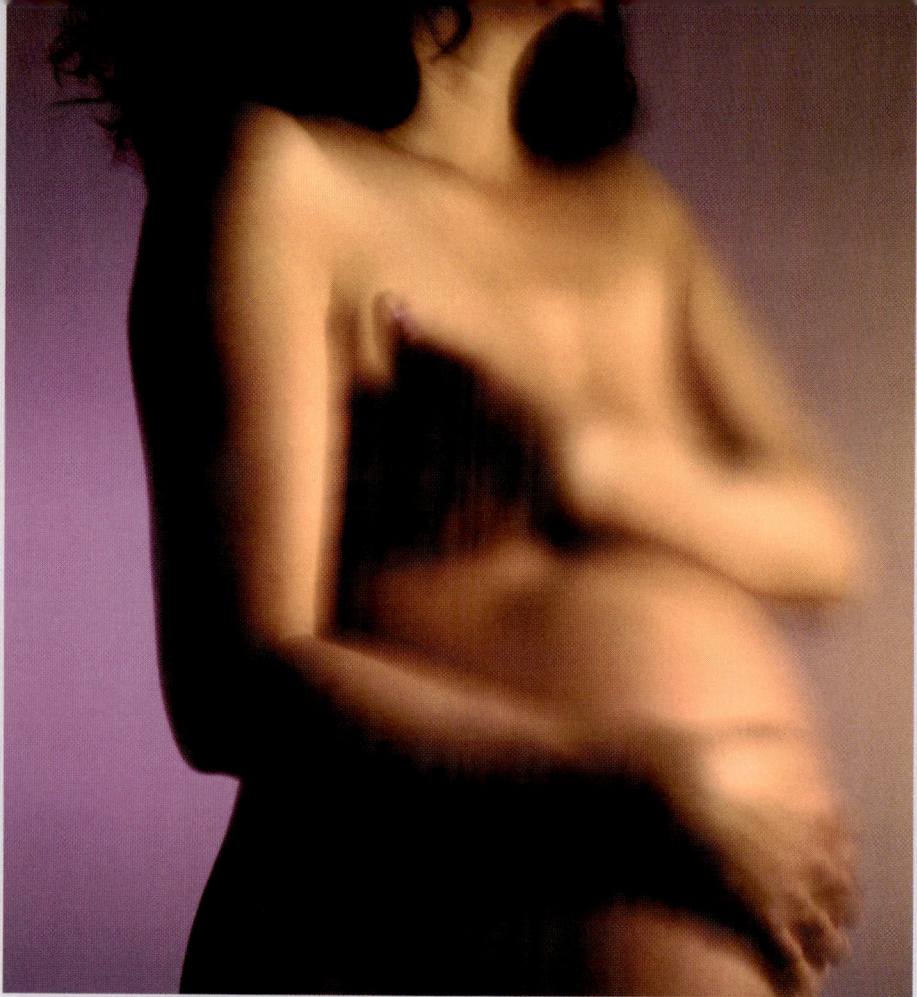

Die Ernährung der Frau während der Schwangerschaft beeinflusst Größe und Funktion der Plazenta, durch die der Fetus alles bekommt, was er für sein Wachstum und seine Entwicklung benötigt. Sie sollten aber alle Ergänzungsmittel mit Ihrem Arzt absprechen.

Die Hinweise häufen sich, wonach das Risiko, im späteren Leben an Herzerkrankungen, Bluthochdruck, Diabetes, Übergewicht oder Krebs zu erkranken, mit der Entwicklung im Mutterleib zusammenhängt. Manche Wissenschaftler glauben auch, zu klein oder untergewichtig geborene Säuglinge würden als Erwachsene eher an Herz-Kreislauf-Krankheiten leiden als andere Menschen.

Mittlerweile gibt es im Handel viele Präparate speziell für Schwangere. Diese enthalten Ergänzungsmittel in entsprechender Dosierung und sind besonders Frauen zu empfehlen, die sich nicht ausgewogen ernähren können.

Der Zusammenhang zwischen einer gesunden Ernährung während und vor der Schwangerschaft und einem gesunden Baby scheint ein komplexer Vorgang zu sein. Dies ist jedoch kein Grund zur Beunruhigung. Jährlich kommen Hunderttausende gesunder, normalgewichtiger Babys auf die Welt.

FOLSÄUREPRÄPARATE

Die regelmäßige Einnahme von Folsäurepräparaten vor und nach der Empfängnis senkt beim Neugeborenen das Risiko für Neuralrohrdefekte. Wird eine Schwangerschaft geplant, sollten täglich 400 µg Folsäure mindestens 4 Wochen vor

B-VITAMINE: REFERENZWERTE FÜR SCHWANGERE FRAUEN UND STILLENDE MÜTTER						
ACHTUNG! *Die Vitamine werden in mg/Tag angegeben* *und zusätzlich 400 µg synthetische Folsäure*	**THIAMIN** Muskelfleisch, Fisch, Vollkornprodukte, Hülsenfrüchte, Kartoffeln	**RIBOFLAVIN** Milch, Milchprodukte, Muskelfleisch, Fisch, Eier, Vollkornprodukte	**NIACIN** Fleisch und Geflügel, Müsli, Brot, Nudeln, Fisch, Kartoffeln	**VITAMIN B$_6$** Fleisch, Fisch, Gemüse, Vollkornprodukte, Kartoffeln, Bananen, Hülsenfrüchte	**VITAMIN B$_{12}$** Muskelfleisch, Fisch, Eier, Milch, Käse	**FOLSÄURE** Kohlarten, Spinat, Tomaten, Gurken, Orangen, Vollkornprodukte
SCHWANGERSCHAFT	1,2	1,5	13	1,9	3,5	600*
STILLZEIT	1,4	1,6	15	1,9	4,0	600

Beginn der Schwangerschaft und bis zum Ende des ersten Drittels der Schwangerschaft eingenommen werden. Gute Folsäurelieferanten sind Rosenkohl, grünes Blattgemüse, Brokkoli, Orangen, Müsli und Hefeextrakt.

EISEN

Schwangere bilden mehr Blut, um Fetus und Plazenta zu versorgen. Für die zusätzliche Produktion roter Blutkörperchen wird Eisen benötigt.

Während der Schwangerschaft kann der Körper Eisen besser aufnehmen. Für Frauen, die zum Zeitpunkt der Empfängnis nur geringe Eisenreserven haben, empfiehlt sich zur Verhütung von Blutarmut (Anämie) die Einnahme eines Eisenpräparates. Eine zu hohe Eisenzufuhr kann jedoch Verstopfung verursachen und auch die Zinkreserven im Körper angreifen.

Leicht verwertbares Eisen, auch Hämeisen genannt, findet sich in tierischen Lebensmitteln wie Niere, Herz, magerem rotem Fleisch, Truthahn, Hühnchen und Fisch in Dosen (zum Beispiel Ölsardinen). Der ausgezeichnete Eisenlieferant

Leber sollte während der Schwangerschaft nicht gegessen werden. Leber enthält nämlich sehr viel Vitamin A, das im Verdacht steht, Missbildungen des Fetus zu verursachen.

KALZIUM

Während der Schwangerschaft verbessert sich die Kalziumaufnahme. Wird das Kalzium in ausreichender Menge über die Nahrung zugeführt, dann sind Ergänzungspräparate überflüssig. Die empfohlene Dosis von 1 000 mg täglich kann durch

den Verzehr von reichlich Milchprodukten gedeckt werden. Auch Brokkoli und andere Gemüsesorten sowie kalziumreiches Mineralwasser steigern die Kalziumzufuhr.

Im Frühstadium einer Schwangerschaft wird der Kalziumvorrat aus den Knochen mobilisiert, um später wieder eingelagert zu werden. Schwangere Jugendliche sollten Kalziumpräparate einnehmen, da in ihren Knochen noch nicht genügend Kalzium eingelagert ist, um den gesteigerten Bedarf

ESSENZIELLE FETTSÄUREN

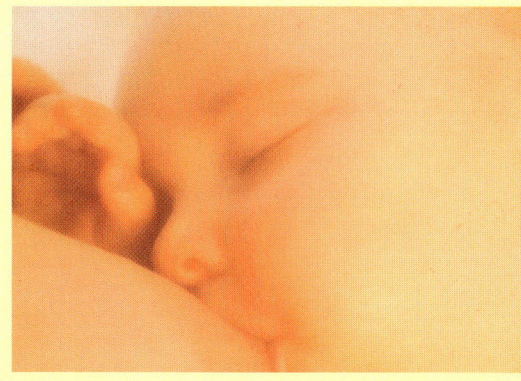

Essenzielle Fettsäuren benötigt der Körper das ganze Leben über. Wichtig ist eine ausgewogene Aufnahme von Omega-6-Fettsäuren (vor allem in Pflanzenöl) und Omega-3-Fettsäuren (vor allem in Fischöl). Unsere Ernährung beruht meist auf zu viel Omega-6-Fettsäuren und zu wenig Omega-3-Fettsäuren. Während der Schwangerschaft kann dieses Ungleichgewicht Komplikationen wie Gestose und Frühgeburten begünstigen. Die wichtigsten Omega-3-Fettsäuren wie Eicosapentaensäure (EPA) und Docosahexaensäure (DHA) sind für die Entwicklung des Gehirns und der Augen des Fetus unverzichtbar. Seinen Bedarf kann man am besten über den Verzehr von fettreichem Fisch decken.

im Rahmen einer Schwangerschaft zu decken, ohne auf lange Sicht die Knochen zu schädigen. Empfehlenswert ist ein Knochenaufbaupräparat mit einem Verhältnis von Kalzium zu Magnesium von 2 zu 1.

Während der Stillzeit benötigen junge Mütter täglich rund 1 000 mg Kalzium, um Muttermilch bilden zu können. Dieser Bedarf kann leicht durch Milch oder kalziumhaltige Milchprodukte abgedeckt werden.

MAGNESIUM

In der Schwangerschaft können die Magnesiumreserven der Knochen aufgezehrt werden, wenn nicht genügend davon in der Nahrung enthalten ist. Magnesiummangel ist an der Entstehung einer Gestose, einer gefürchteten Schwangerschaftskomplikation, beteiligt. Schwangere benötigen täglich 310 mg Magnseium, Stillende 390 mg. Magnesium ist in Vollkornprodukten, Milch und Milchprodukten, Geflügel, Fisch, Kartoffeln, vielen Gemüsesorten, Hülsenfrüchten und Bananen enthalten.

JOD

Jede vierte Schwangere hat hierzulande einen Jodmangelkropf und jeder fünfte Säugling weist eine vergrößerte Schilddrüse auf. Entwicklungsstörungen des Kindes können die direkte Folge sein. Der Arbeitskreis Jodmangel empfiehlt schwangeren und stillenden Frauen zusätzlich 200 µg Jod in Form von Ergänzungsmitteln aufzunehmen. Eine Untersuchung hat nämlich gezeigt, dass die Frauen in dieser Lebensphase nicht genug Jod über die Nahrung aufnehmen, um Ihren erhöhten Bedarf zu decken.

Insgesamt benötigen Schwangere 230 µg und Stillende 260 µg täglich. Jodreiche Lebensmittel sind Seefisch und andere Meerestiere, Jodsalz und unter Verwendung von Jodsalz hergestellte Lebensmittel.

ZINK

Ohne Zink ist weder ein gesundes Zellwachstum noch eine gesunde Entwicklung möglich. Frauen, die über die Nahrung nicht genug Zink aufnehmen, haben öfter Frühgeburten oder bringen Kinder mit zu niedrigem Geburtsgewicht zur Welt.

Frauen, die viel Fleisch, Nüsse, Krustentiere, Bohnen und Milch essen (Lebensmittel, die viel Zink enthalten), benötigen in der Regel kein Zinkpräparat.

Ergänzungsmittel sollten die täglich benötigten 10 mg Zink enthalten.

EIN GESUNDES BABY

ERNÄHRUNG

Die entscheidende Entwicklung von Fetus und Plazenta findet oft zu einem Zeitpunkt statt, an dem die Frau noch nichts von ihrer Schwangerschaft weiß. Wird eine Schwangerschaft geplant, dann sollte schon vor der Empfängnis auf die richtige Ernährung geachtet werden (siehe S. 15–23)

GEWICHT

Untergewichtige Frauen haben manchmal zu wenig Körperfett, um Östrogen zu bilden, ein Hormon, das für den normalen Menstruationszyklus entscheidend ist. Übergewichtige Frauen dagegen können Probleme mit dem Eisprung haben. Eine Gewichtsabnahme sollte vor der Schwangerschaft durchgeführt werden, da eine Diät während der Schwangerschaft zu einer Unterversorgung mit wichtigen Nährstoffen führen kann. Auf Seite 250–251 können Sie überprüfen, ob sich Ihr Gewicht in einem gesunden Rahmen bewegt.

NIKOTIN

Werdende Eltern sollten schon vor einer Schwangerschaft das Rauchen aufgeben. Rauchen kann zu niedrigem Geburtsgewicht, zu Kindstod und Schwangerschaftskomplikationen führen. Gegen die gesundheitsschädigende Wirkung von Nikotin gibt es keine Präparate.

ALKOHOL

Alkohol kann bei Männern und Frauen zu Fruchtbarkeitsstörungen führen. Vor einer geplanten Schwangerschaft sollte Alkohol nur in kleinen Mengen genossen oder gänzlich auf ihn verzichtet werden. Starker Alkoholkonsum während der Schwangerschaft kann den Fetus im Mutterleib schädigen, seine Entwicklung beeinträchtigen oder sogar eine Alkoholabhängigkeit bei ihm hervorrufen. Selbst kleinste Mengen können das Ungeborene schädigen. Verzichten Sie deshalb am besten ganz auf Alkohol.

VITAMIN A

Vitamin A wird für das Zellwachstum und die Entwicklung der Haut sowie der Schleimhäute benötigt. Schwangere Frauen benötigen 1,1 mg und stillende Mütter 1,5 mg am Tag. Diese Mengen lassen sich problemlos über die Nahrung aufnehmen. Vitamin-A-Präparate sind nicht empfehlenswert.

Schwangere sollten hohe Dosen Vitamin A in Form von Retinol vermeiden, da Retinol schon bei einer Dosis von 2,8 mg zu Missbildungen beim Ungeborenen führen kann. Da Leber viel Retinol enthält, sollte auf sie während der Schwangerschaft verzichtet werden. Die meisten Präparate enthalten heute das unbedenklichere Betakarotin, das vom Körper bei Bedarf in Vitamin A umgewandelt wird.

Betakarotin ist in den folgenden Obst- und Gemüsearten enthalten: Mangos, Papayas, Kantalupmelonen, Pfirsiche, Möhren, Süßkartoffeln und dunkelgrünem Gemüse. Vitamin A findet sich daneben in Milch, Butter, Käse, Joghurt, Eigelb und Nieren.

VITAMIN D

Während Schwangerschaft und Stillzeit wird Vitamin D benötigt, um das Kalzium bei der Bildung von Knochen und Zähnen zu unterstützen. Sein Bedarf wird zum größten Teil gedeckt, indem Sonnenlicht auf die Haut einwirkt. Sonst ist Vitamin D lediglich in fettreichem Fisch, angereicherter Margarine und in Eigelb enthalten.

Frauen, die wenig angereicherte oder tierische Nahrungsmittel verzehren, sind von Vitamin D-Mangel bedroht. Sie sollten daher während der Schwangerschaft und Stillzeit ein Ergänzungspräparat mit 5 µg Vitamin D einnehmen.

VITAMIN C

Vitamin C ist wesentlich für das Wachstum und die Regeneration von Gewebe. Während der Schwangerschaft werden täglich 110 mg benötigt und in der Stillzeit 150 mg. Wer viel Obst und Gemüse isst, kann diese Menge problemlos über die Nahrung aufnehmen. Ein Glas Orangensaft enthält bereits 80 mg Vitamin C. Eine Untersuchung an über 700 erstgebärenden Frauen zeigte einen Zusammenhang zwischen einer geringen Vitamin-C-Zufuhr, einer kleinen Plazenta sowie einem niedrigen Geburtsgewicht der Babys.

B-VITAMINE

Die Vitamine des B-Komplexes spielen bei der Umwandlung der Nahrung in Energie eine Rolle. Die Tabelle auf S. 365 zeigt die empfohlenen Referenzwerte während Schwangerschaft und Stillzeit für die Hauptvertreter dieser Gruppe sowie die Lebensmittel, in denen sie enthalten sind.

Bei Frauen, die sich ungesund ernähren, kann die Einnahme eines Präparates mit dem Vitamin-B-Komplex angeraten sein. In der Schwangerschaft ist jedoch nicht der Bedarf aller B-Vitamine erhöht.

DIE WERDENDE MUTTER UND DAS NEUGEBORENE

MORGENDLICHE ÜBELKEIT

Von allen traditionellen Heilmitteln gegen morgendliche Übelkeit ist die Ingwerwurzel wohl das älteste und auch wirksamste. Ingwer gibt es als Kapseln, Tabletten, Tee, als Ginger Ale (mit echtem Ingwer!) oder als frische Wurzel.

Bei Verstopfung helfen Flohsamen oder Leinsamen. Die Samen oder Hülsen geben dem Stuhl mehr Volumen und sollten mit viel Wasser eingenommen werden.

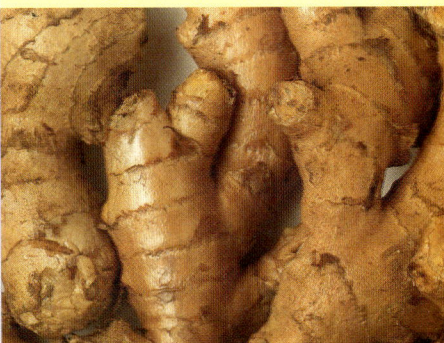

GEBURTSVORBEREITUNG

Einige Hebammen empfehlen zur Kräftigung der Gebärmutter Himbeerblätter. Sie sollen die Kontraktionen der Gebärmutter verstärken und so die Dauer der Wehen verkürzen. Erst ab der 34. Schwangerschaftswoche sollten sie genommen werden, da sonst eine Fehlgeburt ausgelöst werden kann.

VITAMIN K FÜR DAS NEUGEBORENE

Vitamin K wird routinemäßig bei und nach der Geburt in drei Portionen à 2 mg verabreicht, um lebensbedrohliche Blutungen beim Neugeborenen zu vermeiden. Neuerdings haben Befürchtungen über einen möglichen Zusammenhang zwischen diesen Injektionen und Leukämie dazu geführt, dass Vitamin K als Tabletten eingenommen wird.

Sonnenbrand

Wer liebt es nicht, sich bei warmem Wetter im Freien aufzuhalten oder den Tag am Meer zu verbringen. Doch selbst wer sich vor der Sonne schützt, ist nicht vor einem Sonnenbrand gefeit. Eine Reihe von Ergänzungsmitteln lindern Schmerzen und schützen die Haut.

Symptome

Leichter Sonnenbrand
- Leicht bis stark gerötete Haut, die sich warm anfühlt.

Mittlerer Sonnenbrand
- Gerötete Haut mit kleinen Blasen, die Flüssigkeit enthalten und jucken oder aufplatzen.

Starker Sonnenbrand
- Tiefrote Haut mit oder ohne Blasen; Schüttelfrost, Kopfschmerzen, Übelkeit, Schwindel, Fieber.

SUCHEN SIE DEN ARZT AUF, ...

- bei Schüttelfrost, Kopfschmerzen, Übelkeit, Schwindel oder Fieber.

- bei starker Blasenbildung. Die Blasen können sich möglicherweise entzünden.

- bei ungewöhnlich starkem Juckreiz oder Schmerzen.

Sprechen Sie bei Erkrankungen immer zuerst mit Ihrem Arzt, bevor Sie Ergänzungsmittel einnehmen.

Was ist ein Sonnenbrand?

Bei Sonnenbrand kommt es infolge starker Sonneneinstrahlung zu einer Rötung und Entzündung der oberen Hautschichten. Man unterscheidet leichte (leichte Hautrötung), mittelschwere (leichte Blasenbildung) und schwere Sonnenbrände (starke Hautrötung, Schüttelfrost, Fieber). Die Symptome bilden sich allmählich aus und können bis zu 24 Stunden nach der Sonneneinstrahlung auftreten. Sonnenbrände sollte man vermeiden. Sie sind schmerzhaft, können den Alterungsprozess der Haut beschleunigen und das Risiko für Krebserkrankungen steigern.

Welches sind die Ursachen für einen Sonnenbrand?

Wann ein Sonnenbrand auftritt, hängt von der Pigmentierung der Haut, den geografischen Gegebenheiten, der Jahreszeit, der Tageszeit und den Wetterbedingungen ab . Das in der Haut enthaltene Pigment Melanin absorbiert die UV-Strahlen der Sonne und bildet somit einen natürlichen Sonnenschutz des Körpers. Hellhäutige Menschen haben weniger Melanin als dunkelhäutige Menschen und neigen daher eher zu Sonnenbrand. Auch Antibiotika und andere Medikamente können die Haut empfindlicher gegen Sonnenstrahlen werden lassen.

Wie wirken die Ergänzungsmittel?

Ergänzungsmittel können einen Sonnenbrand nicht verhindern. Innerlich sowie äußerlich angewendet, lassen sich aber Schmerzen lindern und Hautschäden begrenzen. Die äußerlich angewendeten Präparate bringen unmittelbare Linderung. Bei leichtem Sonnenbrand können 10 Tropfen

Das klare Gel der Aloeblätter ist bei Sonnenbrand ein kühlender Balsam.

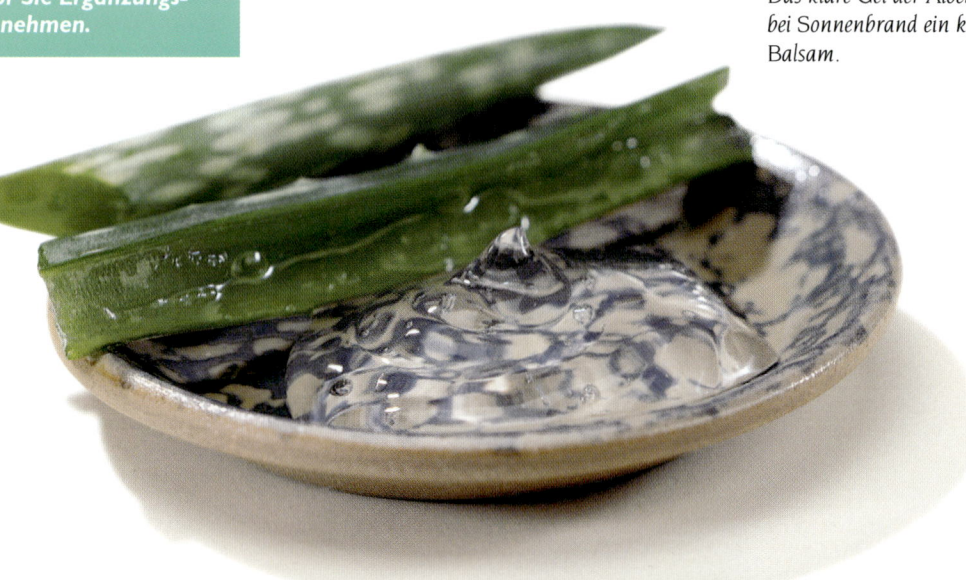

EMPFOHLENE ERGÄNZUNGSMITTEL

Kamillenöl	**Dosis:** Ein paar Tropfen ins Badewasser; oder mit 1 EL Mandelöl mischen und die betroffene Haut 2 x tägl. sanft einreiben. **Hinweis:** Evtl. mit Lavendelöl mischen. Kamillen- oder Calendulasalbe, mehrmals/Tag aufgetragen, fördern die Wundheilung.
Lavendelöl	**Dosis:** Ein paar Tropfen ins Badewasser; oder mit 1 EL Mandelöl mischen und die betroffene Haut 2 x tägl. sanft einreiben. **Hinweis:** Kann mit Kamillenöl gemischt werden.
Aloe-vera-Gel	**Dosis:** Je nach Bedarf auf die betroffene Haut auftragen. **Hinweis:** Frische Aloeblätter oder Gel verwenden.
Vitamin C	**Dosis:** 2 x 500 mg/Tag. **Hinweis:** Bei auftretendem Durchfall die Dosis verringern.
Vitamin E	**Dosis:** 2 x 250 mg/Tag, bei Bedarf auch als Creme verwenden. **Achtung!** Nicht mit gerinnungshemmenden Medikamenten einnehmen.
Fischöl	**Dosis:** 2 000 mg Omega-3-Fettsäuren/Tag. **Achtung!** Nicht mit gerinnungshemmenden Medikamente einnehmen. **Hinweis:** Vegetarier nehmen statt Fischöl 1 EL Leinöl/Tag.

Nehmen Sie bereits ein Ergänzungsmittel, kann die Dosis einiger Wirkstoffe abgedeckt sein.

Kamillen- oder Lavendelöl, auf ein kaltes Bad gegeben (Badezeit 30 Minuten), Beschwerden mindern und der Haut Feuchtigkeit zuführen. Sie können aber auch eine Tasse Backpulver in ein Bad mit lauwarmem Wasser geben. Bei mittlerem Sonnenbrand hilft eine Lotion aus einigen Tropfen **Kamillen-** und/oder **Lavendelöl** auf ein paar Tropfen neutrales Öl wie etwa Mandelöl. Diese Lotion 2-mal täglich auf die betroffene Haut auftragen. Auch **Aloe-vera-Gel** sowie Kamillen- oder Calendulacreme beruhigen die Haut und beschleunigen den Heilungsprozess.

Durch Sonneneinstrahlung bilden sich freie Radikale – instabile Sauerstoffmoleküle –, die auch die Haut schädigen können. Innerlich anzuwendende Antioxidanzien wie **Vitamin C** und **Vitamin E** neutralisieren diese freien Radikale. Sie eignen sich bei Bedarf für eine Langzeitbehandlung. Bei sehr starken Sonnenbränden unterstützt Vitamin-E-haltige Creme den Heilungsprozess und wirkt Narbenbildung entgegen. **Fischöl** (oder Leinöl) können ebenfalls eingenommen werden. Sie enthalten viele Omega-3-Fettsäuren, die Entzündungen entgegenwirken und die Regeneration der Haut fördern.

Was können Sie noch tun?

☑ Verwenden Sie immer Sonnenschutzmittel mit Lichtschutzfaktor 15. Halten Sie sich zwischen 10 Uhr und 15 Uhr nicht im Freien auf, wenn die Sonnenstrahlen am stärksten sind. Tragen Sie Kleidung, die den Körper vollständig bedeckt, und schützen Sie Ihr Gesicht mit einem Hut.

☑ Gegen Schmerzen bei starkem Sonnenbrand hilft ein mit kalter Milch getränktes Tuch, das auf die betroffene Haut gelegt wird.

Soor (Vaginalpilze)

Scheidenpilze verursachen ein unangenehmes Brennen und Jucken. Mögliche Auslöser sind die Ernährung, Hormonveränderungen oder synthetische Unterwäsche. Ergänzungsmittel stärken die Abwehrkräfte und hemmen das Wachstum der Hefepilze.

Symptome

- *Starker Juckreiz im Genitalbereich.*

- *Entzündungen und Rötungen des äußeren Genitalbereichs.*

- *Geruchloser oder nach Hefe riechender weißlicher, krümeliger oder zähflüssiger Ausfluss aus der Scheide.*

SUCHEN SIE DEN ARZT AUF, ...

- **wenn Sie eines oder mehrere der oben beschriebenen Symptome feststellen.**

- **wenn der Ausfluss stark riecht oder blutig ist.**

- **wenn die Symptome trotz Eigenbehandlung nach 5 Tagen nicht abgeklungen sind.**

- **wenn innerhalb von 2 Monaten erneut eine Hefepilzinfektion auftritt.**

Sprechen Sie bei Erkrankungen immer zuerst mit Ihrem Arzt, bevor Sie Ergänzungsmittel einnehmen.

Was ist Soor?

Scheidenpilze werden durch den Hefepilz *Candida albicans* hervorgerufen. Dieser Mikroorganismus findet sich in kleinen Mengen im Körper und ist normalerweise nicht gesundheitsschädigend. Unter bestimmten Bedingungen kommt es jedoch zu einer starken Vermehrung der Hefepilze, was zu Wundsein und Ausfluss führt. Wie die meisten Pilze gedeiht *Candida albicans* besonders gut im warmen, feuchten Scheidenmilieu.

Welches sind die Ursachen für Soor?

Alles, was das normale Gleichgewicht zwischen Hefepilzen und Bakterien stört oder den pH-Wert der Scheide verändert (sauer/alkalisch), schafft ideale Bedingungen für das unkontrollierte Wachstum von Hefepilzen. Das normale Scheidenmilieu kann etwa schon durch das Tragen enger Jeans oder durch synthetische Unterwäsche aus dem Gleichgewicht gebracht werden. Das Risiko für eine Pilzinfektion steigt auch bei hormonellen Veränderungen (Schwangerschaft, Pille), bei Verwendung spermizider Verhütungsmittel oder bei Diabetes.

Eine Schwächung des Immunsystems, etwa durch Krankheit, Stress, Schlafmangel oder im Rahmen einer HIV-Infektion oder Chemotherapie kann ebenfalls die Vermehrung von Pilzen begünstigen. Auch Antibiotika wie etwa Tetracyclin rufen häufig Pilzinfektionen hervor. Denn Sie töten nicht nur die krankheitserregenden Bakterien ab, sondern auch die „guten" Bakterien, die das Wachstum von Hefepilzen hemmen.

Wie wirken die Ergänzungsmittel?

Scheidenpilze können auf einen allgemeinen Nährstoffmangel hindeuten. Deshalb empfiehlt sich, zusätzlich zu den in der Tabelle aufgeführten Ergänzungsmitteln ein Multivitaminpräparat mit Mineralstoffzusatz einzunehmen.

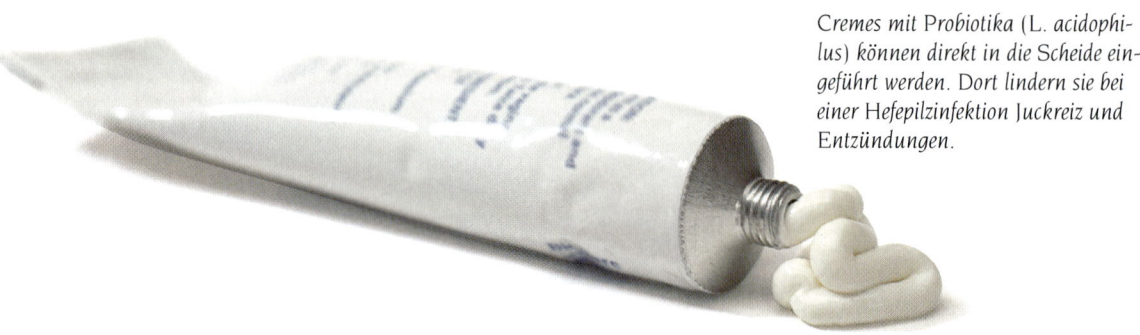

Cremes mit Probiotika (L. acidophilus) können direkt in die Scheide eingeführt werden. Dort lindern sie bei einer Hefepilzinfektion Juckreiz und Entzündungen.

Vitamin C	**Dosis:** 2 x 500 mg/Tag. **Hinweis:** Bei auftretendem Durchfall die Dosis verringern.
Echinacea	**Dosis:** 3 x 200 mg Extrakt/Tag. **Hinweis:** Bei häufigen Infektionen Echinacea als Kur 3 Wochen/Monat anwenden; eine Woche aussetzen, wieder aufnehmen. Extrakt mit mind. 3,5 % Echinacosid verwenden.
Probiotika	**Dosis:** 3 x 2 Kapseln/Tag auf leeren Magen einnehmen. Alternativ 2–3 Becher Bioghurt am Tag essen. **Hinweis:** Verwenden Sie Produkte mit *L. acidophilus* und/oder *L. bifidus*. Probiotika sind auch als Creme erhältlich, die 2 x tägl. in die Scheide eingebracht wird.
FOS	**Dosis:** 2 x 2 000 mg/Tag. **Hinweis:** Nur zusammen mit Probiotika einnehmen.

Nehmen Sie bereits ein Ergänzungsmittel, kann die Dosis einiger Wirkstoffe abgedeckt sein.

Die Ergänzungsmittel sollten vom ersten Auftreten der Symptome bis zum Abklingen der Beschwerden eingenommen werden. Sie können mit allen herkömmlichen Medikamenten gegen Hefepilze kombiniert werden und sollten nur bei der Verwendung eines Diaphragmas nicht genommen werden. **Vitamin C** und **Echinacea** stärken das Immunsystem und unterstützen den Körper beim Kampf gegen die Pilzinfektion. Echinacea scheint dabei die weißen Blutkörperchen bei der Zerstörung der Hefepilze zu unterstützen, Vitamin C hemmt das Pilzwachstum. Wer zu Pilzinfektionen neigt, der sollte zunächst 3 Wochen lang Echinacea einnehmen, dann eine Woche lang pausieren, und anschließend erneut mit der Einnahme beginnen.

Eine sechsmonatige Behandlung mit Echinacea, in Kombination mit Vitamin C und **Probiotika** gegeben, stärkt das Wachstum der körpereigenen „guten" Bakterien. Probiotika sind vor allem wichtig, wenn die Pilzinfektion im Rahmen einer Behandlung mit Antibiotika auftritt. Diese finden sich in so genannten Bioghurts, sind aber im Handel auch einzeln als Präparat zum Einnehmen oder als Creme erhältlich. **FOS** (**F**rukt**o**olig**o**saccharide) sind unverdauliche Kohlenhydrate, von denen die „freundlichen" Bakterien sich ernähren und die deren Wachstum anregen.

Was können Sie noch tun?

☑ Tragen Sie Slips aus Baumwolle und verzichten Sie auf Nylonstrumpfhosen.

☑ Benutzen Sie keine parfümierten Tampons, Intimsprays oder auch Intimduschen.

☑ Waschen Sie den Intimbereich mit einer milden, unparfümierten Seife.

Einer neueren Studie zufolge sind viele Frauen nicht in der Lage die Symptome einer Pilzinfektion zu erkennen. 90 % der Frauen, die noch nie Scheidenpilze hatten, und 65 % der Frauen, die bereits eine Pilzinfektion durchgemacht haben, waren nach der Lektüre einer medizinischen Beschreibung einer Pilzinfektion und anderer Frauenkrankheiten nicht in der Lage, eine Pilzinfektion festzustellen. Viele Teilnehmerinnen berichteten, dass sie rezeptfreie Cremes gegen Scheidenpilze auch bei schwer wiegenderen Krankheiten einsetzen würden. Gegen diese Krankheiten helfen solche Cremes aber nicht. Bevor Sie eine Pilzinfektion der Scheide behandeln, sollten Sie sich also von der korrekten Diagnose überzeugen.

TIPPS & INFOS

■ Auch Männer können an einer Pilzinfektion erkranken, vor allem, wenn sie nicht beschnitten sind. Dabei kann das einzige Symptom eine Entzündung der Eichel sein. Männer mit Hefepilzen können ihre Partnerin anstecken und müssen deshalb mit behandelt werden.

■ Dem Pilz kann man auch mit einer Spülung mit lauwarmen Tee aus Kanadischer Gelbwurzel zu Leibe rücken (2-mal täglich bis zu 7 Tage lang anwenden). Bei jeder Spülung sollten 2 Tassen Tee verwendet werden.

■ Entgegen der landläufigen Meinung erhöht eine kohlenhydrat- oder zuckerreiche Ernährung nicht das Risiko für Scheidenpilze. Auch eine „hefefreie" Ernährung bringt keine positiven Effekte.

Stress

Die natürlichen Körperreserven erschöpfen sich in unserer modernen Zeit – der Mensch wird anfälliger für Stress und damit einhergehende Gesundheitsprobleme. Es gibt Vitalstoffe, die uns bei der Bewältigung des Alltags helfen, sowie Heilpflanzen und Nahrungsergänzungsmittel.

Symptome

- *Erschöpfung, Schlaflosigkeit und Konzentrationsstörungen.*
- *Nervosität, innere Unruhe oder erhöhte Reizbarkeit.*
- *Appetitverlust, Übelkeit, Magenbeschwerden, Durchfall oder Verstopfung.*
- *Kopfschmerzen.*
- *Libidoverlust.*
- *Reizbarkeit, Ärger, Wut, Gleichgültigkeit oder Pessimismus.*

SUCHEN SIE DEN ARZT AUF, …

- **bei anhaltender oder stark ausgeprägter Stresssymptomatik. Stress schwächt das Immunsystem und erhöht das Risiko für bestimmte Krankheiten (zum Beispiel Herzkrankheiten, Bluthochdruck, Verdauungsbeschwerden, Magengeschwüre, Migräne und möglicherweise auch Krebs).**

- **wenn sich Stress auf die sozialen Kontakte, das Arbeitsleben oder die Freizeit auswirkt oder zur Abhängigkeit von Alkohol, Medikamenten oder Ähnlichem führt. Möglicherweise leiden Sie an einer behandlungsbedürftigen Depression.**

Sprechen Sie bei Erkrankungen immer zuerst mit Ihrem Arzt, bevor Sie Ergänzungsmittel einnehmen.

Was ist Stress?

Stress ist die Antwort eines jeden Menschen auf physische, emotionale oder intellektuelle Belastungssituationen. Der menschliche Körper kann mit kurzen Stressphasen umgehen, eine dauerhaft erhöhte Belastung schadet aber sowohl der körperlichen als auch der geistigen Gesundheit.

Welches sind die Ursachen für Stress?

Stress kann durch viele Faktoren ausgelöst werden wie familiäre Schwierigkeiten, finanzielle Belastungen, Probleme am Arbeitsplatz, Unfälle oder traumatische Erlebnisse. Als Reaktion auf derartige Ereignisse bereitet sich der Körper auf eine äußere Bedrohung vor: Die Nebennieren – zwei kleine Drüsen oberhalb der Nieren – schütten vermehrt Adrenalin und andere Stresshormone aus. Diese erzeugen einen Energieschub und ermöglichen die Auseinandersetzung mit einem Feind oder die Flucht.

Diese Reaktion ist ganz natürlich. Zu Problemen kommt es erst, wenn der Stress anhält. Chronisch erhöhte Stresshormonwerte zehren an den körpereigenen Energie- und Nährstoffreserven und führen zu einem Gefühl der Erschöpfung. Blutdruck und Cholesterinspiegel steigen, was zur Schädigung von Herz und Gefäßen führen kann. Der Magen produziert zuviel Magensäure, es werden weniger Sexualhormone ausgeschüttet, und es kommt zum Glukosemangel im Gehirn (dessen einziger Energielieferant) und somit zu einer verminderten geistigen Leistungsfähigkeit. All diese Wirkungen belasten das Immunsystem, und es kann den Körper nicht mehr richtig vor Infektionen schützen.

Wie wirken die Ergänzungsmittel?

Viele Nährstoffe spielen im menschlichen Organismus eine wichtige Rolle. In Zeiten starker Belastung ist die Einnahme eines Multivitaminpräparates mit Mineralstoffzusatz daher besonders wichtig. Die **Vitamine**

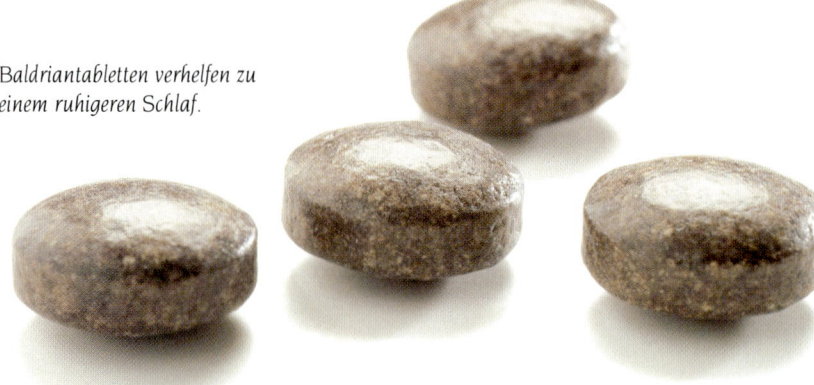

Baldriantabletten verhelfen zu einem ruhigeren Schlaf.

Vitamin-B-Komplex	**Dosis:** 2 x 1 Tablette/Tag zu den Mahlzeiten. **Hinweis:** Verwenden Sie ein Präparat mit 50 µg Vitamin B_{12} und Biotin, 400 µg Folsäure und 50 mg der anderen B-Vitamine.
Kalzium/ Magnesium	**Dosis:** 2 x 500 mg Kalzium und 2 x 200 mg Magnesium/Tag zu den Mahlzeiten. **Hinweis:** Auch als Kombinationspräparat erhältlich.
Sibirischer Ginseng	**Dosis:** 3 x 100–300 mg Extrakt/Tag. **Hinweis:** Extrakt mit mind. 0,8 % Eleutherosid verwenden.
Ginseng	**Dosis:** 2 x 100–250 mg Extrakt/Tag. **Hinweis:** Extrakt mit mind. 7 % Ginsenosid verwenden.
Kava-Kava	**Dosis:** 3 x 250 mg Extrakt/Tag. **Hinweis:** Extrakt mit mind. 30 % Kavalakton verwenden.
Baldrian	**Dosis:** 2 x 300 mg Extrakt/Tag. **Achtung!** Kann bei Schlafmangel zu Schläfrigkeit führen. **Hinweis:** Extrakt mit 0,5 % Valeriansäure verwenden.
Johanniskraut	**Dosis:** 3 x 300 mg Extrakt/Tag. **Hinweis:** Standardisierten Extrakt mit 0,3 % Hyperizin verwenden.

Erst die blauen, dann die schwarzen Präparate probieren. Nehmen Sie bereits ein Ergänzungsmittel, kann die Dosis einiger Wirkstoffe abgedeckt sein (siehe S. 197).

Ein amerikanischer Forscher glaubt, die Heilwirkung einiger noch wenig untersuchten alternativen Heilverfahren wie zum Beispiel der Kristalltherapie (bei der Kristalle auf bestimmte „Energiefelder" gelegt werden), sei auf den Abbau von Stress zurückzuführen. Stressabbau wirkt sich auf das Gehirn und das Immunsystem aus und fördert die Fähigkeit des Körpers, Krankheiten abzuwehren.

~~~

Bei Stress treten Erkältungen doppelt so häufig auf wie sonst. Schwierigkeiten am Arbeitsplatz, Wohnungswechsel und Beziehungsprobleme sind die größten alltäglichen Stressfaktoren.

WUSSTEN SIE, DASS …?
1984 das sowjetische Gesundheitsministerium meldete, sibirischer Ginseng steigere die Leistung von Telefonistinnen. Nach Einnahme des Wirkstoffs wurden Texte schneller und fehlerfreier gesprochen.

TIPPS & INFOS
■ Stress lässt sich bequem mit so genannten Antistresspräparaten abbauen, die in vielen Naturkostläden verkauft werden. Sie enthalten B-Vitamine, Süßholzwurzel, sibirischen Ginseng und andere beruhigende Wirkstoffe.

des B-Komplexes schützen die Nerven, stärken das Immunsystem und empfehlen sich vor allem bei Erschöpfungszuständen. **Kalzium** und **Magnesium** lösen verspannte Muskeln und stärken das Herz. **Ginseng** und **sibirischer Ginseng** können die Funktion der Nebennieren anregen. Diese stressabbauenden Heilpflanzen werden manchmal auch Adaptogene genannt (da sie dem Körper helfen, sich Herausforderungen anzupassen) oder Tonikum (da sie die innere Spannkraft und Widerstandsfähigkeit erhöhen). Mit Ausnahme von Ginseng und sibirischem Ginseng (Taigawurzel), die man nicht zusammen einnehmen sollte, können all diese Ergänzungsmittel beliebig miteinander kombiniert werden.

Bei stressbedingten Angstzuständen empfiehlt sich **Kava-Kava**. In Phasen starker Belastung sollte es 3 Monate lang eingenommen werden. **Baldrian** hilft, wenn Sorgen die Nachtruhe stören. Tritt Stress zusammen mit Depressionen auf, empfiehlt sich **Johanniskraut**.

Was können Sie noch tun?

☑ Treiben Sie regelmäßig Sport, und machen Sie Entspannungsübungen (wie Atemübungen, Yoga, T'ai-Chi, Meditation oder autogenes Training).
☑ Schränken Sie den Konsum von Kaffee und Alkohol ein, oder meiden Sie diese.
☑ Eine psychologische Beratung oder Psychotherapie kann Ihnen neue Wege für den Umgang mit seelischer Belastung aufzeigen.
☑ Pflegen Sie Ihren Bekanntenkreis. Familie, Freunde, selbst ein Haustier schützen die Gesundheit.

Tinnitus

Summen, Brummen, Pfeifen oder Klingeln im Ohr – fast jeder sechste Erwachsene leidet darunter. Gegen Tinnitus gibt es zwar noch kein Heilmittel, aber Vitamine, Mineralstoffe und Heilpflanzen können die Durchblutung fördern und somit die Nervenfunktion in Kopf und Ohren stärken.

Symptome

- *Anhaltendes Klingeln, Summen oder Pfeifen in einem oder beiden Ohren.*
- *Schlafstörungen, Stress, Angstzustände.*
- *Gelegentlich Hörverlust.*

SUCHEN SIE DEN ARZT AUF, …

- **wenn Sie in einem oder beiden Ohren ein ungewöhnliches oder andauerndes Geräusch hören, von dem Sie sich stark beeinträchtigt fühlen oder das Ihre Nachtruhe stört.**
- **wenn das Klingeln im Ohr mit Taubheitsgefühlen im Gesicht, mit Schwindel, Übelkeit oder Gleichgewichtsstörungen einhergeht.**
- **wenn das Klingelgeräusch nur in einem Ohr zu hören ist und über einen längeren Zeitraum hinweg anhält.**

Sprechen Sie bei Erkrankungen immer zuerst mit Ihrem Arzt, bevor Sie Ergänzungsmittel einnehmen.

Was ist Tinnitus?

In der Mehrzahl der Fälle führt ein Tinnitus nicht zur Beeinträchtigung des Lebens. Allerdings kann das Klingelgeräusch vor allem bei über 60-jährigen Betroffenen richtig aufdringlich werden, die Nachtruhe beeinträchtigen sowie Depressionen und Angstzustände auslösen.

Welches sind die Ursachen für Tinnitus?

In den meisten Fällen ist ein Tinnitus auf starken Lärm zurückzuführen (wie Rockmusik, Maschinengeräusche, Schüsse). Lärm schädigt die Nerven und die feinen Härchen im Innenohr, die für unser Hören verantwortlich sind. Andere Ursachen sind übermäßiger Einsatz von Oropax, Entzündungen des Ohrs, Alkoholmissbrauch, Durchblutungsstörungen sowie Nebenwirkungen von manchen Medikamenten (zum Beispiel Antibiotika oder Aspirin®).

Wie wirken die Ergänzungsmittel?

Die in der Tabelle aufgeführten Präparate sind beliebig miteinander kombinierbar und für eine Langzeitbehandlung gedacht. Erste Wirkungen können sich jedoch bereits nach einem Monat einstellen.

Da eine schlechte Durchblutung von Teilbereichen des Gehirns das Innenohr schädigen und Klingelgeräusche hervorrufen kann, ist in manchen Fällen **Ginkgo** angezeigt. Hier kann es jedoch einige Wochen bis Monate dauern, bis sich ein positiver Effekt einstellt. Auch **Knoblauchkonzentrat** (zusammen mit Ginkgo oder statt diesem eingenommen) fördert die Durchblutung. Andere Ergänzungsmittel

Magnesiumhaltiges Mineralwasser verbessert die Durchblutung und hilft so bei Tinnitus.

EMPFOHLENE ERGÄNZUNGMITTEL

Ginkgo	**Dosis:** 3 x 40 mg Extrakt/Tag. **Hinweis:** Extrakt mit mind. 24 % Flavonglykosid verwenden.
Knoblauch	**Dosis:** 4 x 400–600 mg Trockenkonzentrat/Tag. **Hinweis:** Zu den Mahlzeiten einnehmen.
Vitamin B$_6$	**Dosis:** 50 mg/Tag. **Hinweis:** Erübrigt sich bei einem Vitamin B-Komplexpräparat.
Vitamin B$_{12}$/ Folsäure	**Dosis:** 1 000 µg Vitamin B$_{12}$ und 400 µg Folsäure/Tag. **Hinweis:** Wird unter die Zunge gelegt am besten aufgenommen.
Magnesium	**Dosis:** 2 x 200 mg/Tag zum einnehmen. **Hinweis:** Bei auftretendem Durchfall die Dosis verringern.
Zink	**Dosis:** 30 mg/Tag. **Hinweis:** Wenn Sie ein Zinkpräparat länger als einen Monat einnehmen, brauchen Sie zusätzlich 2 mg Kupfer/Tag.

Nehmen Sie bereits ein Präparat, kann die Dosis einiger Wirkstoffe abgedeckt sein.

schützen die Nerven und somit auch die des Innenohrs wie zum Beispiel **Vitamin B$_6$** oder **Vitamin B$_{12}$**, das der Körper für die Myelinproduktion benötigt. Myelin ist eine fetthaltige Substanz, die schützend die Nervenzelle umgibt und für eine gesunde Nervenfunktion unentbehrlich ist. (Vitamin B$_{12}$ sollte jedoch immer zusammen mit Folsäure eingenommen werden, um einem Mangel an B-Vitaminen vorzubeugen.)

Auch **Magnesium** ist wichtig für eine gesunde Nervenfunktion. Bei einem niedrigen Magnesiumspiegel neigen die Blutgefäße dazu, sich zusammenzuziehen und die Durchblutung wird schlechter. Auch **Zinkmangel** kann zur Entstehung eines Tinnitus beitragen: Im Innenohr findet sich die höchste Zinkkonzentration des ganzen Körpers. Selbst ein geringfügiger Mangel kann eine bestehende Schwerhörigkeit verschlimmern. Da Zink die Kupferaufnahme behindert, sollte es jedoch immer zusammen mit Kupfer eingenommen werden.

Viele Naturheilkundler setzen bei der Behandlung eines Tinnitus auf Heilpflanzen, obwohl deren medizinische Heilwirkung wissenschaftlich bisher nicht bewiesen ist. Abhängig von der zugrunde liegenden Ursache werden unter anderem zur Verbesserung der Durchblutung und zur Unterstützung der Nerven eingesetzt: Traubensilberkerze, Cayenne (Chili), Echinacea, Mutterkraut und Weißdorn. Silberweidenrinde und Kanadische Gelbwurzel wirken entzündungshemmend.

Was können Sie noch tun?

☑ Verzichten Sie weitestgehend auf Koffein, Alkohol, Nikotin und Schmerzmittel mit Acetylsalicylsäure. Diese können das Klingelgeräusch im Rahmen eines Tinnitus verstärken.

☑ Fragen Sie Ihren Arzt nach Hilfsmitteln, die den Tinnitus überdecken. Auch leise Hintergrundgeräusche wie Fernseher oder Radio können helfen.

☑ Sport fördert die Durchblutung und kann daher auch unter Umständen die Ohrgeräusche zum Verschwinden bringen.

☑ Gelegentlich wirkt Akupunktur bei Ohrgeräuschen.

Übelkeit und Erbrechen

Übelkeit und Erbrechen sind eine unangenehme, aber natürliche Reaktion des Körpers auf verdorbene Speisen oder Krankheitserreger. Es kann aber auch dazu kommen, wenn die Gesundheit des Körpers nicht akut bedroht ist.

Symptome

- *Schweißausbrüche, Schüttelfrost.*
- *Übermäßiger Speichelfluss.*
- *Schwindel.*
- *Schwäche.*
- *Atemnot.*
- *Bauchschmerzen.*
- *Appetitverlust.*

SUCHEN SIE DEN ARZT AUF, …

- **wenn sich bei Ihnen deutliche Anzeichen einer Austrocknung bemerkbar machen.**
- **wenn Sie Blut oder eine schwarze kaffeesatzartige Masse erbrechen.**
- **wenn Sie unter Übelkeit und Fieber leiden.**
- **wenn Sie vermuten, dass die Übelkeit durch ein Medikament verursacht wird.**
- **wenn morgendliche Übelkeit Sie daran hindert, ausreichend zu essen.**

Sprechen Sie bei Erkrankungen immer zuerst mit Ihrem Arzt, bevor Sie Ergänzungsmittel einnehmen.

Was ist Übelkeit?

Übelkeit ist ein Gefühl allgemeinen Unwohlseins, das oft in Wellen einsetzt. Häufig geht dieses Gefühl mit Schweißausbrüchen, Schüttelfrost und vermehrtem Speichelfluss einher. Gelegentlich mündet Übelkeit in Erbrechen. Dabei entspannt sich die Magenmuskulatur und die Kontraktionen, die normalerweise den Speisebrei durch den Dünndarm transportieren, kehren sich um und transportieren den Speisebrei zurück in den Magen. Der Magen zieht sich daraufhin zusammen und drückt seinen Inhalt durch die Speiseröhre. Erbrechen ist eigentlich ein gesunder Vorgang, da der Körper auf diesem Wege Giftstoffe ausscheiden kann.

Welches sind die Ursachen für Übelkeit?

Übelkeit oder Erbrechen kann durch verdorbene Speisen (die schädliche Bakterien enthalten können), bestimmte Krankheiten wie etwa Grippe, einigen Medikamenten wie die zur Krebsbehandlung eingesetzten Zytostatika und zu viel Alkohol hervorgerufen werden. Weitere Ursachen sind üppige Mahlzeiten, starke Gerüche (Rauch, Parfüm, Küchengerüche), Stress, Angst und Reisekrankheit.

Manchmal senden die Nerven des Magens aber auch falsche Warnsignale an das Gehirn, wenn gar keine Gesundheitsgefährdung des Körpers vorliegt. Die hohen Hormonspiegel während einer Schwangerschaft sind beispielsweise nicht gesundheitsschädigend, verursachen aber das morgendliche Unwohlsein. Erhöhte Hormonwerte können auch die Übelkeit im Rahmen des PMS (**prä**menstruelles **S**yndrom) erklären.

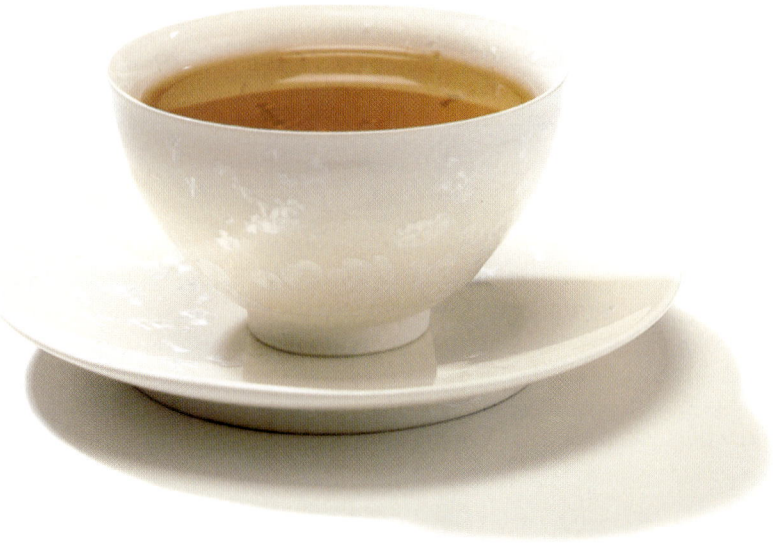

Oft kann schon eine Tasse Kamillentee gegen Übelkeit helfen.

EMPFOHLENE ERGÄNZUNGSMITTEL

Ingwer	**Dosis:** Je nach Bedarf alle vier Stunden 200 mg Extrakt. **Hinweis:** Die Dosis kann gesteigert werden.
Pfefferminze	**Dosis:** 3 x 1 Tasse Pfefferminztee/Tag. **Hinweis:** 1–2 TL getrocknete Minze auf 1 Tasse kochendes Wasser.
Kamille	**Dosis:** Bis zu 3 x tägl. 1 Tasse Tee. **Hinweis:** 2 TL getrocknete Kamille auf 200 ml kochendes Wasser.

Nehmen Sie bereits ein Ergänzungsmittel, kann die Dosis einiger Wirkstoffe abgedeckt sein.

Wie wirken die Ergänzungsmittel?

Wenn Ihnen schlecht wird und Sie glauben, sich übergeben zu müssen, können Sie meist nichts dagegen unternehmen. Leiden Sie an einer Lebensmittelvergiftung, ist es sogar besser, den Brechreiz nicht zu unterdrücken. In Fällen anhaltender Übelkeit oder Unwohlseins infolge von Schwangerschaft, Reisekrankheit, Stress, Medikamentengebrauch oder starken Gerüchen können natürliche Heilmittel Abhilfe schaffen.

Als Mittel der ersten Wahl empfiehlt sich **Ingwer,** entweder als Kapsel oder Tee. Seine Wirkung verdankt Ingwer ätherischen Ölen, die die Verdauung anregen, beruhigend auf gereizte Schleimhäute wirken und die Muskulatur des Verdauungstraktes kräftigen. Darüber hinaus regt Ingwer die Produktion von Gallenflüssigkeit in der Leber an, was für die Fettverdauung förderlich ist (besonders nach zu üppigen Mahlzeiten). Bei Reisekrankheit sollte die erste Dosis 3–4 Stunden vor Reisebeginn eingenommen werden. Ingwer kann in der Regel auch während der Schwangerschaft bei morgendlicher Übelkeit eingenommen werden. Schwangere sollten vorher unbedingt mit ihrem Arzt sprechen. Dieser ist auch zu konsultieren, wenn Ergänzungsmittel zur Bekämpfung von Übelkeit im Rahmen einer Chemotherapie eingesetzt werden sollen. Ingwer empfiehlt sich nicht, wenn im Blut zu wenig Blutplättchen vorhanden sind, da sich diese Heilpflanze auf die Blutgerinnung auswirkt.

Pfefferminze, als Öl oder Tee, wirkt krampflösend auf den Verdauungstrakt und empfiehlt sich, wenn Übelkeit mit Darmkrämpfen einhergeht. Während der Schwangerschaft ist Pfefferminztee vorzuziehen. Wenn Ingwer und Pfefferminze nicht helfen und die Übelkeit nicht in Zusammenhang mit einer Schwangerschaft steht, kann **Kamillentee** die Verdauungssäfte anregen und beruhigend auf Magen und Leber wirken.

Was können Sie noch tun?

☑ Legen Sie sich hin, wenn Ihnen übel wird, und legen Sie einen kalten Umschlag auf die Stirn. Konzentrieren Sie sich auf Ihre Atmung.

☑ Meiden Sie starke, unangenehme Gerüche wie Zigarettenrauch, Chemikalien, Putzmittel oder Parfum.

☑ Wenn Sie erbrochen haben, nehmen Sie 2 Stunden lang keine Nahrung zu sich, aber trinken Sie so viel wie möglich, um die verlorene Flüssigkeit zu ersetzen. Am besten eignen sich Wasser oder Saft. Müssen Sie sich öfter übergeben, lutschen Sie Eiswürfel.

TIPPS & INFOS

■ Kräutertees beruhigen nicht nur einen verstimmten Magen, sie ersetzen bei Erbrechen auch die dringend benötigte Flüssigkeit. Zu empfehlen sind 3–4 Tassen Ingwer-, Kamillen- oder Pfefferminztee täglich. Man kann auch eine Messerspitze Muskatnuss und einen Teelöffel gemahlenen Zimt in heißem Wasser auflösen, 10 Minuten ziehen lassen, abseihen, süßen und dann trinken.

■ Gegen Übelkeit kann auch Akupressur helfen. Legen Sie dazu Ihren rechten Daumen etwa zwei Finger breit vom Handgelenk entfernt auf die Innenseite Ihres linken Unterarms. Pressen Sie den Daumen etwa eine Minute lang fest gegen den Arm und legen Sie anschließend den Daumen eine halbe Fingerbreite näher ans Handgelenk. Halten Sie den Druck erneut etwa eine Minute lang. Wiederholen Sie den Vorgang nun mit dem rechten Unterarm.

Unfruchtbarkeit der Frau

Nicht schwanger werden zu können, ist für viele Frauen eine sehr schmerzhafte und belastende Erfahrung. Für manche Frauen sind Ergänzungsmittel eine wirksame Alternative zu medizinischen Behandlungsverfahren.

Symptome

- *Ausbleiben einer Schwangerschaft über einen Zeitraum von einem halben bis einem Jahr.*
- *Gelegentlich unregelmäßige oder ausbleibende Menstruation.*
- *Gelegentlich Chlamydien, Endometriose oder Beckenentzündungen.*

SUCHEN SIE DEN ARZT AUF, ...

- *wenn Sie vermuten, unfruchtbar zu sein. Ihr Arzt muss Sie untersuchen und die zugrunde liegende Ursache herausfinden. Auch Ihr Partner muss untersucht werden, denn Unfruchtbarkeit kann bei beiden Partnern auftreten.*

Sprechen Sie bei Erkrankungen immer zuerst mit Ihrem Arzt, bevor Sie Ergänzungsmittel einnehmen.

Was ist Unfruchtbarkeit?

Etwa 80 Prozent aller Paare, die es sich wünschen, bekommen innerhalb eines Jahres ein Kind, 90 Prozent innerhalb von 2 Jahren. Bei etwa der Hälfte aller Paare, die Schwierigkeiten mit der Empfängnis haben, geht dies auf die Unfruchtbarkeit der Frau zurück, bei einem Drittel der Paare liegen die Probleme beim Mann. Bei einigen Paaren wird keine Ursache gefunden. Die Fruchtbarkeit der Frau nimmt ab dem 35. Lebenjahr ab.

Welches sind die Ursachen für Unfruchtbarkeit?

Bei einem normalen Eisprung wird in der Mitte des weiblichen Zyklus ein Ei aus den Eierstöcken der Frau freigesetzt. Dieses Ei wandert dann von dem Eierstock in die Eileiter, wo es von einem Spermium befruchtet werden kann, wenn die Frau zu diesem Zeitpunkt Geschlechtsverkehr hat. Unfruchtbarkeit kann auf einen unregelmäßigen oder fehlenden Eisprung zurückzuführen sein. Gelegentlich sind aber auch die Eileiter nicht durchgängig. Die genaue Ursache für die Unfruchtbarkeit muss im Rahmen einer ärztlichen Untersuchung abgeklärt werden. Frauen mit unregelmäßiger Periode haben keinen regulären Eisprung. Manchmal lässt sich aber auch trotz ausgiebiger Untersuchungen keine Ursache feststellen.

Mit Ende dreißig wird bei Frauen der Eisprung unregelmäßig. Auch Hormonschwankungen wie etwa infolge von Übergewicht oder Leistungssport können sich negativ auf den Eisprung auswirken. Krankheiten wie eine Chlamydieninfektion, Endometriose oder Beckenentzündungen können zu Vernarbungen führen.

Wie wirken die Ergänzungsmittel?

Die meisten der aufgeführten Präparate können in Kombination mit einem Multivitaminpräparat mit Mineralstoffzusatz eingenommen werden. Sie können zudem auch neben medizinischen Behandlungsmethoden eingesetzt werden. Allerdings können drei bis sechs Monate vergehen, bevor sich eine Wirkung einstellt. Suchen Sie auf alle Fälle einen Spezialisten auf, wenn diese Ergänzungsmittel bei Ihnen nicht wirken.

Die in Fischöl enthaltenen essenziellen Fettsäuren sind wichtig für die Funktion der Gebärmutter.

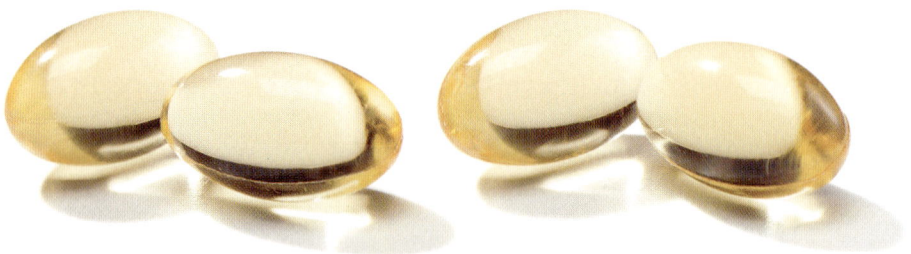

Vitamin-B-Komplex	**Dosis:** 1 Tablette/Tag zum Frühstück. **Hinweis:** Nehmen Sie ein Präparat, das 50 µg Vitamin B_{12} und Biotin, 400 µg Folsäure und 50 mg andere B-Vitamine enthält.
Vitamin E	**Dosis:** 2 x 250 mg/Tag. **Achtung!** Sprechen Sie mit Ihrem Arzt, wenn Sie gerinnungshemmende Medikamente einnehmen.
Zink	**Dosis:** 30 mg/Tag. **Hinweis:** Wenn Sie ein Zinkpräparat länger als einen Monat einnehmen, brauchen Sie zusätzlich 2 mg Kupfer.
Fischöl	**Dosis:** 2 000 mg Omega-3-Fettsäuren/Tag. **Achtung!** Sprechen Sie mit Ihrem Arzt, wenn Sie gerinnungshemmende Medikamente einnehmen. **Hinweis:** Vegetarier nehmen statt Fischöl 1 EL Leinöl/Tag.
Mönchspfeffer	**Dosis:** 2 x 1/2 TL Tinktur/Tag. **Achtung!** Bei Feststellen einer Schwangerschaft sofort absetzen.

Nehmen Sie bereits ein Ergänzungsmittel, kann die Dosis einiger Wirkstoffe abgedeckt sein.

Der **Vitamin-B-Komplex** unterstützt die gesunde Funktion der Fortpflanzungsorgane. Stellt sich eine Schwangerschaft ein, spielen diese Vitamine bei der Entwicklung des Fetus eine wesentliche Rolle. Vor allem **Folsäure** beugt Missbildungen des Fetus vor. **Vitamin E** ist ein stark wirksames Antioxidans, das den Anteil der freien Radikale (instabile Sauerstoffmoleküle) herabsetzt und so die gesunde Funktion von Eierstöcken und Gebärmutter unterstützt. **Zink** ist für die normale Zellteilung notwendig. Auch die in **Fisch-** oder **Leinöl** enthaltenen Omega-3-Fettsäuren fördern die Gesundheit von Eierstöcken und Gebärmutter.

Ist die Unfruchtbarkeit auf einen unregelmäßigen Eisprung zurückzuführen, kann **Mönchspfeffer** diesen herbeiführen. Mönchspfeffer wirkt auf den Spiegel der weiblichen Hormone Progesteron und Prolaktin. Ein niedriger Progesteronspiegel bei gleichzeitig hohem Prolaktinspiegel kann den Eisprung verhindern. Mönchspfeffer regt die Produktion von Progesteron an und hemmt die Produktion von Prolaktin.

Was können Sie noch tun?

☑ Achten Sie darauf, dass Ihre Ernährung viel Vollkornprodukte und fettreichen Fisch enthält. Essen Sie mindestens 5-mal am Tag frisches Obst und Gemüse.

☑ Rauchen Sie nicht. Nikotin setzt die Fruchtbarkeit herab und kann im Fall einer Schwangerschaft beim Fetus schwere Missbildungen hervorrufen.

☑ Halten Sie Ihr normales Körpergewicht (also weder Über- noch Untergewicht).

☑ Treiben Sie mäßig Sport. Starke körperliche Anstrengung hemmt den Eisprung.

☑ Verzichten Sie am besten ganz auf Alkohol. Trinken Sie nicht mehr als zwei Tassen Kaffee pro Tag.

Frauen, die mehr als eine halbe Tasse schwarzen oder grünen Tee pro Tag trinken, werden schneller schwanger. Wissenschaftler untersuchten die Auswirkungen von Koffein auf die Fruchtbarkeit. Da sowohl Kaffee als auch grüner und schwarzer Tee Koffein enthalten, scheint dieses nicht für die Wirkung verantwortlich zu sein. Die Wissenschaftler vermuten, dass die günstige Wirkung von Tee entweder auf seine Inhaltsstoffe zurückzuführen ist, oder aber auf das im Vergleich zu Kaffeetrinkern allgemein bessere Gesundheitsverhalten von Teetrinkern.

TIPPS & INFOS

■ Um ganz sicher zu gehen, bestimmen viele Frauen ihren Eisprung zu Hause selbst. Zu diesem Zeitpunkt kann es für eine Schwangerschaft aber bereits zu spät sein: Eine Studie kam zu dem Ergebnis, dass die Fruchtbarkeit fünf Tage vor dem Eisprung bis einen Tag nach diesem am höchsten ist. Dass Geschlechtsverkehr an anderen Tagen eine Schwangerschaft herbeiführen kann, ist eher unwahrscheinlich.

Unfruchtbarkeit des Mannes

Ob Mann oder Frau, das Thema Unfruchtbarkeit verteilt sich gleichmäßig auf beide Geschlechter. Zu 50 Prozent liegt die Ursache einer Unfruchtbarkeit beim Mann. Oft helfen auch hier natürliche Heilmittel.

Symptome

- *Länger als 1 Jahr bestehende Unfähigkeit, eine Schwangerschaft herbeizuführen.*

- *Eine Infektion der Fortpflanzungsorgane mit Chlamydien oder anderen Erregern kann bei einigen Männern zu einer Verklebung oder Vernarbung führen, die den Spermienaustritt verhindert.*

SUCHEN SIE DEN ARZT AUF, ...

- **wenn Sie vermuten, unfruchtbar zu sein. Ihr Arzt wird Sie untersuchen und nach der zugrunde liegenden Ursache fahnden. Auch Ihre Partnerin muss untersucht werden, da Unfruchtbarkeit bei beiden Partnern auftreten kann.**

Sprechen Sie bei Erkrankungen immer zuerst mit Ihrem Arzt, bevor Sie Ergänzungsmittel einnehmen.

Was ist Unfruchtbarkeit?

Wenn die Partnerin eines Mannes nach einem Jahr ungeschützten Geschlechtsverkehrs während der fruchtbarsten Tage ihres Zyklus nicht schwanger geworden ist, spricht man von Unfruchtbarkeit. Je höher die Anzahl der Spermien, desto größer ist die Wahrscheinlichkeit einer Schwangerschaft.

Welches sind die Ursachen für Unfruchtbarkeit?

Bei manchen Männern ist die Unfruchtbarkeit auf anatomische Defekte oder Vernarbungen infolge schlecht verheilter Infektionen der Fortpflanzungsorgane zurückzuführen. Oft lässt sich die Ursache jedoch nicht genau bestimmen. Viele unfruchtbare Männer produzieren zu wenig Samen aufgrund eines zu niedrigen Testosteronspiegels (Testosteron regt die Spermienproduktion in den Hoden an). Die Spermienanzahl ist aber nicht einziger Indikator für Fruchtbarkeit. Ein hoher Prozentsatz der Spermien muss auch gesund und beweglich sein, dabei sind sie sehr empfindlich und können durch natürliche freie Radikale leicht geschädigt werden. Viele Faktoren wirken sich auf den Testosteronspiegel und auf den Anteil der freien Radikale aus: Dazu zählen Alkohol, Nikotin, Ernährung und Stress. Auch einige Medikamente wirken sich negativ auf die Spermienbeweglichkeit aus und können Unfruchtbarkeit zur Folge haben.

Wie wirken die Ergänzungsmittel?

Anatomische Defekte lassen sich operativ beheben. In den anderen Fällen bietet sich ein Versuch mit Ergänzungsmitteln an. Diese wirken in jedem Alter, da die Fruchtbarkeit der Männer nicht vom Alter abhängig ist. Eine Studie an 240 Paaren, die sich einer In-vitro-Befruchtung unterzogen hatten, zeigte: Die Spermien 60-jähriger Männer unterschieden sich nicht von denen der 30-Jährigen. Bis sich eine Wirkung einstellt, müssen die Präparate jedoch einige Monate lang eingenommen werden.

Vitamin C, **Vitamin E** und die **Karotinoide** sind stark wirksame Antioxidanzien, die die freien Radikale neutralisieren und die Spermien schützen. Vitamin C steigert zudem die Beweglichkeit der Spermien. Vor allem Raucher sollten zusätzlich Vitamin C einnehmen, da sie oft

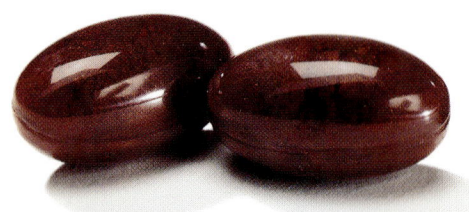

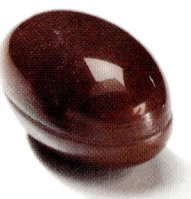

Karotinoidpräparate enthalten eine vielfältige Mischung spermienschützender Antioxidanzien.

EMPFOHLENE ERGÄNZUNGSMITEL

Vitamin C	**Dosis:** 2 x 500 mg/Tag. **Hinweis:** Bei auftretendem Durchfall die Dosis verringern.
Vitamin E	**Dosis:** 2 x 250 mg/Tag. **Achtung!** Sprechen Sie mit Ihrem Arzt, wenn Sie gerinnungs-hemmende Medikamente einnehmen.
Karotinoide	**Dosis:** 2 x 1 Kapsel einer Karotinoidmischung/Tag zum Essen. **Hinweis:** Jede Kapsel sollte 15 mg Karotinoide enthalten.
Zink	**Dosis:** 30 mg/Tag. **Hinweis:** Wenn Sie ein Zinkpräparat länger als einen Monat einnehmen, brauchen Sie zusätzlich 2 mg Kupfer/Tag.
Fischöl	**Dosis:** 2 000 mg Omega-3-Fettsäuren/Tag. **Achtung!** Sprechen Sie mit Ihrem Arzt, wenn Sie gerinnungs-hemmende Medikamente einnehmen. **Hinweis:** Vegetarier nehmen statt Fischöl 1 EL Leinöl/Tag.
Vitamin B$_{12}$	**Dosis:** 1 000 µg morgens einnehmen. **Hinweis:** Zusammen mit 400 µg Folsäure (hohe Dosen eines Wirkstoffs können den Mangel am anderen überdecken).
Ginseng	**Dosis:** 2 x 100–250 mg Extrakt/Tag; mit sibirischem Ginseng abwechseln. **Hinweis:** Stand. Extrakt mit mind. 7 % Ginsenosid verwenden.
Taigawurzel	**Dosis:** 2 x 100–300 mg Extrakt/Tag; mit Ginseng abwechseln. **Hinweis:** Stand. Extrakt mit mind. 0,8 % Eleutherosid nehmen.

Nehmen Sie bereits ein Ergänzungsmittel, kann die Dosis einiger Wirkstoffe abgedeckt sein.

unter einem Mangel leiden. **Zink** spielt für die männliche Fortpflanzung eine entscheidende Rolle – es erhöht den Testosteronspiegel und damit die Anzahl der Spermien. In hohen Dosen verhindert es jedoch die Aufnahme von Kupfer und sollte daher immer nur in Kombination mit einem Kupferpräparat eingenommen werden. Die in **Fischöl** oder Leinöl enthaltenen Omega-3-Fettsäuren fördern die Gesundheit der Spermien und der Fortpflanzungsorgane. Vitamin B$_{12}$ spielt eine wesentliche Rolle bei der Zellteilung. So kann ein Mangel an Vitamin B$_{12}$ die Spermienzahl reduzieren und deren Beweglichkeit verringern.

Die aufgeführten Präparate lassen sich mit pflanzlichen Heilmitteln kombinieren. **Ginseng** stimuliert die Testosteron- und Spermien-produktion. Alle 3 Wochen sollte Ginseng durch **sibirischen Ginseng** (Taigawurzel) ersetzt werden.

Was können Sie noch tun?

☑ Achten Sie auf einen Speiseplan mit viel Vollkornprodukten und fett-reichem Fisch. Essen Sie 5-mal am Tag frisches Obst und Gemüse.
☑ Meiden Sie Alkohol.
☑ Rauchen Sie nicht.
☑ Yoga und Entspannungstechniken bauen Stress ab.
☑ Essen Sie Sojaprodukte (Tofu, Sojamilch). Die pflanzlichen Sterine stärken die Funktion der Prostata und erhöhen die Spermienqualität.

Vitamin E steigert die männliche Fruchtbarkeit. Die Spermien von 30 Studienteilnehmern, die 3 Monate lang täglich 500 mg Vitamin E einnahmen, konnten sich im Reagenzglas besser an die weiblichen Eier binden und die Befruchtung einleiten als die Spermien der Männer aus der Placebogruppe.

~~~

Geben Sie Ihre Boxershorts und Ihre Unterhosen mit Eingriff nicht in die Altkleider-sammlung. Unterwäsche wirkt sich nicht, wie oft behauptet, auf die Fruchtbarkeit aus – dies wurde in zwei neueren Studien herausgefunden. Die Körpertemperatur im Bereich der Hoden erhöht sich beim Tragen dieser Unterwäsche nur um ein paar Grad und beeinträchtigt somit nicht die Spermienproduktion.

WUSSTEN SIE, DASS ...?
Vitamin E seit langen als Antisterilitätsvitamin bekannt ist. Sein chemischer Name, Tokopherol, leitet sich aus den griechischen Wörtern tokos (Nach-kommen) und phero (tragen) her.

TIPPS & INFOS
■ Versuchen Sie diesen Fruchtbarkeitsmix: Zu drei gleichen Teilen Damiana-, Sägepalmfrucht- und Hafer-extrakttinktur mischen. Damiana und Sägepalmfrucht werden von Naturheilkund-lern zur Steigerung der männlichen Fruchtbarkeit ein-gesetzt. Nehmen Sie 2-mal täglich 1 TL der Mixtur ein.

Verbrennungen

Oft können kleinere Verbrennungen zu Hause behandelt werden. Hier helfen beruhigende Salben, aber auch Vitamine, Mineralstoffe und andere unterstützende Substanzen können den Heilungsprozess fördern und Infektionen vorbeugen.

Symptome

Verbrennungen I. Grades (leichte Verbrennungen)

- Druckempfindliche, gerötete Haut.

- Möglicherweise Schwellungen.

Verbrennungen II. Grades (mittelschwere Verbrennungen)

- Schmerzhafte, gerötete Blasen.

- Leichte bis mäßige Schwellungen.

Verbrennungen III. Grades (schwere Verbrennungen)

- Aufgrund von Nervenschädigungen keine unmittelbaren Schmerzen oder Blutungen.

- Verkohlte, schwarze, weiße oder rote Haut.

- Keine Blasenbildung, aber starke Schwellungen.

SUCHEN SIE DEN ARZT AUF, ...

- wenn Sie eine Verbrennung III. Grades erlitten haben. Rufen Sie sofort den Rettungsdienst.

- wenn eine Verbrennung I. Grades auf eine größere Fläche ausgedehnt ist.

- wenn eine Verbrennung II. Grades im Gesicht oder an den Händen auftritt oder mehr als 5 cm² der Hautoberfläche bedeckt.

- wenn Fieber, Erbrechen, Schüttelfrost, geschwollene Lymphknoten, Eiterbildung in den Blasen auftreten.

- wenn Sie bezüglich des Schweregrades der Verbrennung im Unklaren sind.

Sprechen Sie bei Erkrankungen immer zuerst mit Ihrem Arzt, bevor Sie Ergänzungsmittel einnehmen.

Was sind Verbrennungen?

Bei einer Verbrennung wird die Haut durch Hitze, durch Chemikalien oder durch Elektrizität geschädigt. Viele Verbrennungen ereignen sich zu Hause und müssen, je nach Schweregrad, notfallmäßig im Krankenhaus behandelt werden. Man unterscheidet zwischen Verbrennungen I., II. und III. Grades. Ein Sonnenbrand z. B. ist eine Verbrennung I. Grades, bei der lediglich die äußere Schutzschicht der Haut in Mitleidenschaft gezogen ist. Verbrennungen II. Grades dehnen sich dagegen auch auf die nächsttiefere Hautschicht aus. Bei Verbrennungen III. Grades sind alle Hautschichten bis hin zu den darunter liegenden Muskeln, Knochen, Nerven und Blutgefäßen in Mitleidenschaft gezogen.

Welches sind die Ursachen für Verbrennungen?

In der Regel werden Verbrennungen I. und II. Grades durch kochendes Wasser, erhitztes Öl oder Fett, zu heiße Speisen oder durch intensive Sonnenbestrahlung verursacht. Offene Flammen, Dampf oder Chemikalien verursachen immer Verbrennungen III. Grades. Trügerisch ist mitunter ein elektrischer Stromschlag nach Kontakt mit defekten oder nicht isolierten Leitungen: Hier kann zwar die Haut kaum geschädigt sein, die tiefer liegenden Organe jedoch beträchtlich.

Wie wirken die Ergänzungsmittel?

Schwerere Verbrennungen müssen immer notärztlich versorgt werden. Kleinflächige leichte bis mittelschwere Verbrennungen lassen sich

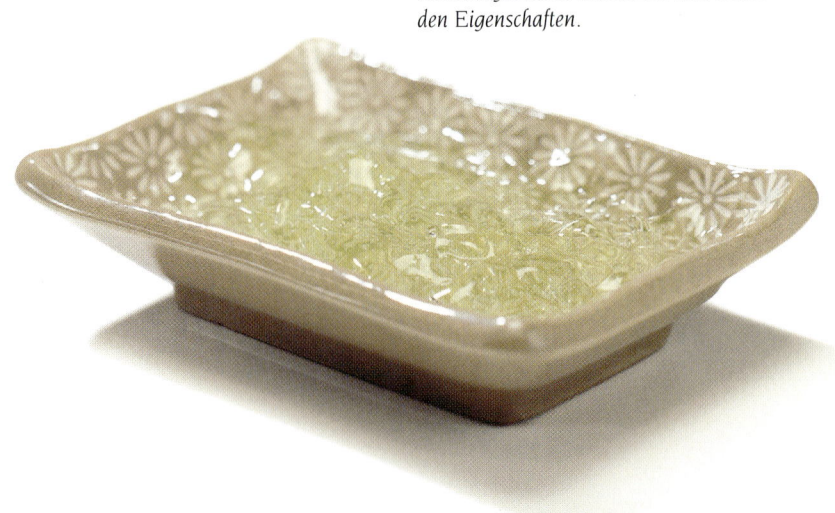

Aloe-vera-Gel entfaltet bei leichten Verbrennungen seine kühlenden und heilenden Eigenschaften.

EMPFOHLENE ERGÄNZUNGSMITTEL

Aloe-vera-Gel	**Dosis:** Nach Bedarf auftragen. **Hinweis:** Es können frische Aloe-vera-Blätter oder handelsübliches Gel verwendet werden.
Calendula-creme	**Dosis:** Auf die Brandwunde auftragen. **Hinweis:** Calendula wird auch als Ringelblume bezeichnet.
Vitamin C	**Dosis:** 2 x 500 mg/Tag, bis die Wunde abgeheilt ist. **Hinweis:** Bei auftretendem Durchfall die Dosis verringern.
Vitamin E	**Dosis:** 250 mg/Tag bis zur Abheilung der Wunde. **Hinweis:** Im Handel erhältliche Vitamin E-haltige Cremes beugen auch der Narbenbildung vor.
Zink	**Dosis:** 30 mg/Tag. **Hinweis:** Wenn Sie Zink länger als einen Monat einnehmen, brauchen Sie zusätzlich 2 mg Kupfer/Tag.
Kamille	**Dosis:** 2–3 TL auf 250 ml heißes Wasser geben, Sud im Kühlschrank oder mit Eiswürfeln kühlen. **Hinweis:** Für eine Kompresse ein sauberes, mit Tee getränktes Tuch etwa 15 min. auf die betroffene Hautregion aufgelegen.

Erst die blauen, dann die schwarzen Präparate probieren. Nehmen Sie bereits ein Ergänzungsmittel, kann die Dosis einiger Wirkstoffe abgedeckt sein (siehe S. 197).

dagegen zu Hause behandeln. Halten Sie dazu die verbrannte Fläche etwa 10 Minuten lang unter fließendes kaltes Wasser (achten Sie darauf, dass sich dabei eventuelle Blasen nicht öffnen) oder legen Sie kalte Kompressen auf. Sobald die Wunde gekühlt ist, geben Sie **Aloe-vera-Gel** direkt auf die betroffene Region oder legen Sie einen mit **Kamillentee** oder **Lavendelöl** getränkten Verband auf. Dies lindert die Schmerzen, hemmt die Entzündung und beruhigt die Haut. Offene Wunden werden mit entzündungshemmenden Cremes mit **Calendula** oder **Kanadischer Gelbwurzel** bedeckt und anschließend leicht verbunden. Während des Genesungsprozesses benötigt der Körper zusätzlich Nährstoffe. Diese sollten solange zugeführt werden, bis die Brandwunden abgeheilt sind (1–2 Wochen). **Vitamin C** und **E** sowie der Mineralstoff **Zink** stärken das Immunsystem, regenerieren die Haut und das darunter liegende Gewebe und wirken Narbenbildung entgegen.

Was können Sie noch tun?

☑ Reinigen Sie täglich die Brandwunde mit einer milden Seife. Blasen sollten sich nicht öffnen. Die Wunde gut spülen. Verwenden Sie sterile Gaze, um die Wunde trocken zu halten und vor Schmutz und Bakterien zu schützen.

☑ Nehmen Sie ausreichend Flüssigkeit zu sich.

☑ Schützen Sie die verbrannte Haut vor intensiver Sonnenbestrahlung und heißem Wasser.

Verdauungsstörungen

Oft lassen sich Verdauungsstörungen durch einfache Ernährungsumstellungen und veränderte Lebensweise beheben. Gegen die unangenehmen Symptome von Magenbeschwerden können natürliche Heilmittel schnell Abhilfe schaffen.

Symptome

- *Brennen hinter dem Brustbein, das ein paar Minuten bis mehrere Stunden anhalten kann.*

- *Brennen im Hals, Rückfluss von brennender, saurer Flüssigkeit im hinteren Halsbereich.*

- *Blähungen, Aufstoßen, Völlegefühl, Magengrimmen.*

- *Übelkeit oder Erbrechen.*

- *Bauchschmerzen; Unwohlsein, das sich im Liegen verschlimmert.*

SUCHEN SIE DEN ARZT AUF, …

- **wenn die Schmerzen mehr als 2-mal pro Woche auftreten. Dies kann auf ein Magengeschwür, eine Leber- oder Gallenerkrankung hinweisen.**

- **wenn Sie Probleme beim Schlucken haben oder Bissen in der Speiseröhre stecken bleiben.**

- **wenn Sie erbrechen müssen oder Ihr Stuhl schwarz ist.**

- **wenn Sie älter als 45 Jahre sind und die Beschwerden anhalten.**

- **wenn die Schmerzen in der Brust nicht brennender, sondern pressender Natur sind und in den Arm oder den Kiefer ausstrahlen, oder von Kurzatmigkeit, Schwindel oder Schweißausbrüchen begleitet sind. Möglicherweise handelt es sich um einen Herzinfarkt. Rufen Sie sofort den Rettungsdienst.**

Sprechen Sie bei Erkrankungen immer zuerst mit Ihrem Arzt, bevor Sie Ergänzungsmittel einnehmen.

Was sind Verdauungsstörungen?

Verdauungsstörungen, auch als Dyspepsie bezeichnet, sind von einer Reihe unangenehmer Symptome gekennzeichnet, die vor allem nach dem Essen auftreten: Aufstoßen, Magengrimmen, Bauchkrämpfe bis hin zu Blähungen, Übelkeit und Erbrechen. Viele Menschen leiden unter Sodbrennen. Zur Verdauung der Nahrung produziert der mit einer schützenden Schleimhaut ausgekleidete Magen mehr als einen Liter Salzsäure am Tag. Wenn die Säure in Kontakt mit dem empfindlichen Gewebe der Speiseröhre kommt, ruft dies eine brennende Empfindung hervor. Entzündet sich die Speiseröhre, sind heftige Schmerzen hinter dem Brustbein die Folge, die von einer Angina pectoris kaum zu unterscheiden sind.

Welches sind die Ursachen für Verdauungsstörungen?

Im Regelfall verbleibt die Magensäure im Magen. Dies hat sie einem Schließmuskel am unteren Ende der Speiseröhre zu verdanken, der sich entspannt, um den Speisebrei in den Magen passieren zu lassen und sich dann sofort wieder fest zusammen zieht. Manchmal schließt sich dieser Muskel nicht fest genug, sodass Mageninhalt in die Speiseröhre zurückfließen kann und Sodbrennen verursacht. Vor allem Übergewicht, Schwangerschaft und Rauchen können den Muskel schwächen. Getränke wie etwa heiße Schokolade, Pfefferminztee, Orangensaft und Kaffee sowie Arzneimittel lassen den Schließmuskel erschlaffen.

Enge Kleidung übt Druck auf den Bauch aus und drückt den Mageninhalt nach oben. Übermäßige Nahrungsaufnahme regt eine vermehrte Säureproduktion an. Stress oder Angst können sich negativ auf die Peristaltik, also die für die Verdauung notwendigen Muskelbewegungen von Magen und Darm, auswirken. Sprechen während des Essens oder

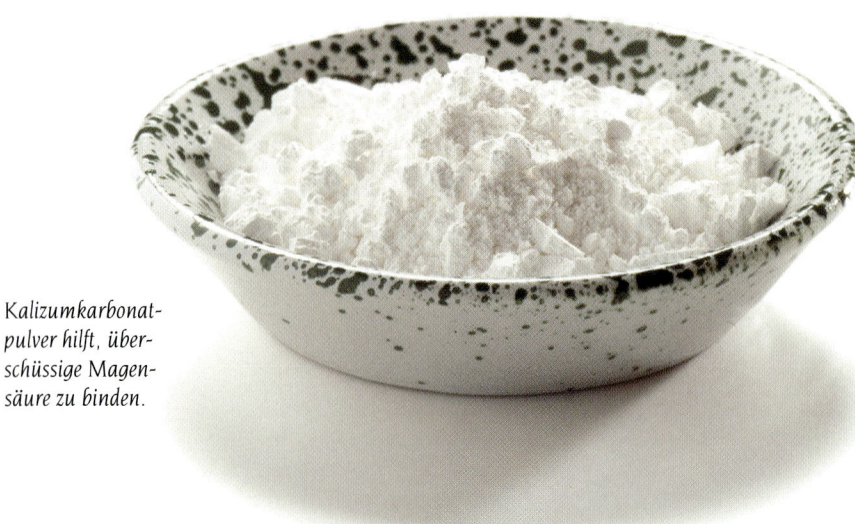

Kalizumkarbonatpulver hilft, überschüssige Magensäure zu binden.

EMPFOHLENE ERGÄNZUNGSMITTEL

Kalzium-karbonat	**Dosis:** 3 x 250–300 mg/Tag. **Hinweis:** Kautabletten wirken am besten.
Süßholzwurzel	**Dosis:** 3–4 x 1 Tasse Tee/Tag. **Achtung!** Nicht in der Schwangerschaft verwenden.
Aloe-vera-Saft	**Dosis:** 3 x 1/2 Tasse/Tag zwischen den Mahlzeiten. **Hinweis:** Sollte 98 % Aloe, aber weder Aloin noch Aloeemodin enthalten.
Gamma-Oryzanol	**Dosis:** 3 x tägl. 150 mg auf nüchternen Magen. **Hinweis:** Gamma-Oryzanol wird auch als Reiskleieöl bezeichnet.
Cholin	**Dosis:** 3 x tägl. 500 mg. **Hinweis:** Bei chronischem Sodbrennen kann Cholin einen Monat lang mit Pantothensäure und Thiamin kombiniert werden.
Pantothen-säure	**Dosis:** 2 x tägl. 1 000 mg. **Hinweis:** Bei chronischem Sodbrennen kann Pantothensäure einen Monat lang mit Cholin und Thiamin kombiniert werden.
Thiamin	**Dosis:** Täglich morgens 500 mg auf nüchternen Magen. **Hinweis:** Thiamin wird auch als Vitamin B_1 bezeichnet. Bei chronischem Sodbrennen einen Monat lang mit Cholin und Pantothensäure kombinieren.

Erst die blauen, dann die schwarzen Präparate probieren. Nehmen Sie bereits ein Ergänzungsmittel, kann die Dosis einiger Wirkstoffe abgedeckt sein (siehe S. 197).

das Kauen mit offenem Mund führt dazu, dass mehr Luft geschluckt wird, was zu Blähungen und anderen Verdauungsproblemen führt.

Wie wirken die Ergänzungsmittel?

Die Präparate sollten probeweise hintereinander eingenommen und auf ihre Wirkung geprüft werden. Sie lassen sich mit anderen Magenmitteln kombinieren. **Kalziumkarbonat** ist in vielen magensäurebindenden Medikamenten enthalten und wirkt beim Rückfluss des Nahrungsbreis in die Speiseröhre. **Süßholzwurzel** unterstützt die Heilung der Magenschleimhaut. **Aloe-vera-Saft** beruhigt die gereizte Speiseröhre.

Vor allem bei chronischen Verdauungsstörungen empfiehlt sich zur Anregung der Verdauung die Einnahme eines Reiskleieextraktes. Dieser scheint sich auf die Steuerung der Verdauung im zentralen Nervensystem auszuwirken. Es kann auch einen Monat lang eine Kombination aus **Cholin** sowie den B-Vitaminen **Pantothensäure** und **Thiamin** eingenommen werden. Bessern sich die Beschwerden nicht, muss ein Arzt konsultiert werden. Kamillentee wirkt entspannend.

Was können Sie noch für sich tun?

☑ Essen Sie öfters kleinere Mahlzeiten.

☑ Meiden Sie fettreiche Nahrung und zu große Portionen. Genießen Sie Alkohol in Maßen und verzichten Sie gänzlich auf Kaffee.

☑ Nehmen Sie die letzte Mahlzeit 3 Stunden vor dem Zubettgehen ein.

☑ Nutzen Sie die Schwerkraft und erhöhen Sie das Kopfende Ihres Bettes etwas; so fließt der Speisebrei zurück in den Magen.

Verstopfung

Wer sich regelmäßig bewegt, sich ballaststoffreich ernährt und auch viel trinkt, der muss sich um seine Verdauung nicht sorgen. Braucht der Körper einmal Unterstützung, dann können Ergänzungsmittel sanft und wirksam Abhilfe schaffen.

Symptome

- *Unregelmäßiger Stuhlgang.*
- *Harter, trockener Stuhl.*
- *Starkes Pressen oder Schmerzen beim Stuhlgang.*
- *Aufgetriebener Bauch.*

SUCHEN SIE DEN ARZT AUF …

- **wenn sich Ihre Verdauung plötzlich verändert.**

- **wenn die Verstopfung trotz Eigenbehandlung über 2 Wochen besteht oder mit einem Gewichtsverlust einhergeht.**

- **wenn die Verstopfung von Fieber und Schmerzen im Unterleib begleitet wird.**

- **wenn Sie starke Krämpfe oder Schmerzen haben.**

- **wenn Sie Blut im Stuhl bemerken.**

- **wenn sich aus einer Verstopfung Durchfall und Erbrechen entwickeln.**

- **wenn Sie vor kurzem mit der Einnahme eines Medikaments begonnen haben, das als Nebenwirkung Verstopfung aufführt.**

Sprechen Sie bei Erkrankungen immer zuerst mit Ihrem Arzt, bevor Sie Ergänzungsmittel einnehmen.

Was ist Verstopfung?

Die Verdauung ist von Mensch zu Mensch verschieden. Die Ärzte stimmen jedoch weitgehend darin überein, dass eine Verstopfung dann vorliegt, wenn der Stuhl hart wird und man nicht öfter als 3-mal in der Woche auf die Toilette gehen kann. Aber auch wer beim Stuhlgang stark pressen muss, kann durchaus von natürlichen Heilmitteln gegen Verstopfung profitieren.

Welches sind die Ursachen für Verstopfung?

Meist entsteht Verstopfung infolge einer ballaststoff- und flüssigkeitsarmen Ernährung. Aber auch eine Störung der Leberfunktion spielt eine wichtige Rolle. Die in der Leber produzierten Gallensalze wirken abführend und sind für eine normale Funktion des Verdauungssystems von größter Bedeutung. Andere Faktoren sind Bewegungsmangel, schwere Depressionen sowie bestimmte Krankheiten (erhöhter Kalziumspiegel im Blut, Darmkrebs, Diabetes, Reizdarm, Muskelkrämpfe oder Schilddrüsenunterfunktion). Aber auch Abführmittel, blutdrucksenkende Mittel, Antidepressiva oder Schmerzmedikamente können eine Verstopfung hervorrufen.

Wie wirken die Ergänzungsmittel?

Eine plötzliche Veränderung im Verdauungsmuster kann immer auch ein Anzeichen für eine schwere Krankheit (Krebs, Darmverschluss) sein und muss daher von einem Arzt begutachtet werden. Bei gelegentlichen Problemen mit der Verdauung können natürliche Heilmittel Abhilfe schaffen. Mit Ausnahme von Faulbaumrinde eignen sich alle folgenden Ergän-

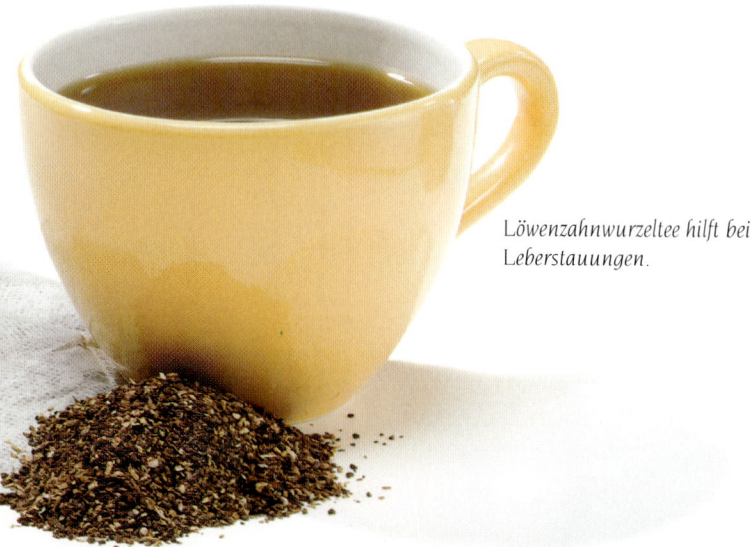

Löwenzahnwurzeltee hilft bei Leberstauungen.

EMPFOHLENE ERGÄNZUNGSMITTEL

Flohsamen	**Dosis:** 1–3 EL pulverisierte Flohsamen/Tag, aufgelöst in Wasser oder Saft. **Hinweis:** Alternativ 1–3 EL geschroteten Leinsamen oder 2 TL gemahlenen Bockshornklee einnehmen, dazu mind. 2 l Wasser täglich trinken.
Pflaumen	**Dosis:** 1/2 Tasse Pflaumensaft trinken oder 3–4 Pflaumen/Tag essen. **Hinweis:** Pflaumen können täglich verzehrt werden.
Löwenzahn-wurzel	**Dosis:** 3 x 1 Tasse Tee/Tag. **Hinweis:** 1 TL der pulverisierten Wurzel pro 1 Tasse.
Faulbaum-rinde	**Dosis:** 100 mg Extrakt vor dem Schlafengehen einnehmen. **Achtung!** Nicht in Schwangerschaft und Stillzeit einnehmen. **Hinweis:** Extrakt mit 25 % Hydroxyanthracenderivaten verwenden.
Magnesium	**Dosis:** 400 mg. **Hinweis:** Bei Durchfall die Dosis verringern.

Erst die blauen, dann die schwarzen Präparate probieren. Nehmen Sie bereits ein Ergänzungsmittel, kann die Dosis einiger Wirkstoffe abgedeckt sein (siehe S. 197).

zungsmittel für den Langzeitgebrauch: **Flohsamen**, geschroteter **Leinsamen** oder gemahlener **Bockshornklee** liefern Ballaststoffe, geben dem Stuhl mehr Volumen und machen ihn weicher. Sie eignen sich für den täglichen Gebrauch. Es sollte jedoch auf eine ausreichende Flüssigkeitszufuhr geachtet werden, damit das zusätzliche Volumen durch den Verdauungstrakt transportiert werden kann. Auch Pflaumensaft oder getrocknete **Pflaumen** liefern zusätzliche Ballaststoffe. Als Abführmittel wirken sie so sanft, dass sie problemlos mit anderen Ergänzungsmitteln kombiniert werden können. Löwenzahnwurzeltee stimuliert die Leber und besitzt daher schwach abführende Wirkung. **Magnesium** hat sich bei Krämpfen der Verdauungsmuskulatur bewährt.

Wenn eine Kombination dieser Mittel nach 1–2 Tagen noch keine Linderung verschafft hat, kann zuletzt auf **Faulbaumrinde** zurückgegriffen werden. Dieses pflanzliche Heilmittel wirkt stark abführend und sollte nicht länger als 2–3 Wochen verwendet werden.

Zur Vorbeugung von Verdauungsstörungen empfiehlt sich Weizenkleie. Sie ist ein hervorragender Lieferant für unverdauliche Ballaststoffe, bindet schnell Wasser und gibt dem Stuhl mehr Volumen.

Was können Sie noch tun?

☑ Sorgen Sie für eine ballaststoffreiche Kost, zum Beispiel mit frischem Obst und Gemüse, Hülsenfrüchten und Vollkornprodukten. Vor allem Orangen sind zu empfehlen.

☑ Trinken Sie täglich mindestens 2 l Wasser, verdünnten Fruchtsaft oder Kräutertee.

☑ Treiben Sie regelmäßig Sport. Gehen Sie nach Möglichkeit bei jedem Stuhldrang sofort auf die Toilette.

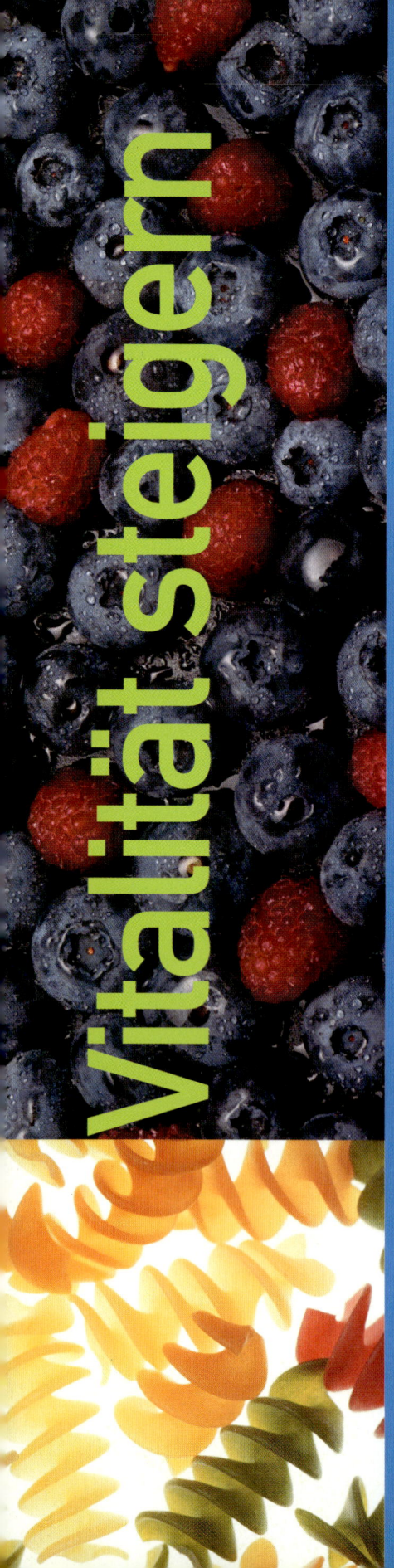

Vitalität steigern

Schnell verfügbare Energie und ein gesundes Immunsystem, das sind die Schlüssel zur Vitalität. Leiden Sie häufig unter Erkältungen und Müdigkeit, dann ist wahrscheinlich Ihr Immunsystem geschwächt. Um rundum gesund zu sein und zu bleiben, muss der Mensch alle nötigen Vitamine und Mineralstoffe in ausreichender Menge über die Nahrung aufnehmen. Manchmal ist das auch nur durch Ergänzungsmittel zu erreichen.

ERNÄHRUNG UND ENERGIE

■ Um aus der Nahrung die notwendige Energie bereitstellen zu können, benötigt der Körper die Vitamine des B-Komplexes und Magnesium.

■ Auch Eisen ist ein wichtiger Vitalstoff, da es Bestandteil des Hämoglobins im Blut ist. Das Hämoglobin transportiert den Sauerstoff, den der Körper für die Umwandlung von Nahrung in Energie benötigt.

■ Diese Nährstoffe sowie Antioxidanzien, Omega-3-Fettsäuren und pflanzliche Wirkstoffe sind für ein funktionierendes Immunsystem notwendig.

EIN STARKES IMMUNSYSTEM

■ Reichlich frisches Obst und Gemüse unterstützen unser Immunsystem. Sie schützen nicht nur vor Infekten, sondern auch vor anderen Erkrankungen.

■ Auch der Verzehr von Fisch- oder Leinöl stärkt das Immunsystem, da die enthaltenen Omega-3-Fettsäuren wichtig für eine gesunde Zellmembran sind. Die tägliche Einnahme eines Multivitaminpräparates mit Mineralstoffzusatz stärkt zudem die Abwehrkräfte.

■ Das Alter schwächt unser Immunsystem, weshalb vor allem ältere Menschen auf ihre Ernährung achten sollten: Antioxidanzien und B-Vitamine können das altersbedingte Nachlassen der körpereigenen Abwehrkräfte aufhalten.

■ Auch chronischer Stress kann das Immunsystem schwächen. Die Nebenniere schüttet dann vermehrt die Hormone Adrenalin und Kortison aus, für deren Produktion Vitamin B$_6$, Vitamin C, Magnesium und Pantothensäure gebraucht werden. Der Bedarf an diesen Nährstoffen kann sich in den Zeiten starker Belastung verdoppeln. Mit Entspannungsübungen und der täglichen Einnahme eines Multivitaminpräparates mit Mineralstoffzusatz kann man diesen Auswirkungen begegnen.

HEILPFLANZEN STÄRKEN DIE ABWEHR

■ In China wird seit Jahrtausenden zur Linderung der körperlichen Zeichen von Stress Ginseng eingesetzt, der Immunsystem und Nerven stärkt, aber nicht bei hohem Blutdruck eingenommen werden sollte.

■ Viele Naturheilkundler setzen auf Johanniskraut zur Stärkung der Vitalität. Seine virushemmenden Eigenschaften empfehlen dieses pflanzliche Heilmittel vor allem bei der Behandlung von Erschöpfungszuständen, wie sie häufig nach Virusinfektionen beobachtet werden.

HEILMITTEL GEGEN EXTREME ERSCHÖPFUNGSZUSTÄNDE

Wenn die Leber einmal „bummelt", sammeln sich giftige Abbauprodukte im Körper an. Folge sind Kopfschmerzen und Müdigkeit. Löwenzahn stärkt die Leberfunktion und Mariendistelsamen neutralisieren die unkontrollierten freien Radikale.

Auch Blutarmut kann ein Grund für Müdigkeit sein, weil der Körper dann nicht genügend mit Sauerstoff versorgt wird. Meist ist die Ursache hierfür Eisenmangel, der vor allem bei Frauen mit starker Menstruation beobachtet wird, sowie bei Vegetariern oder Veganern, die zu wenig Eisen über die Nahrung aufnehmen.

Konsultieren Sie einen Arzt, wenn Sie glauben, unter Blutarmut zu leiden. Eisenpräparate dürfen nur unter ärztlicher Aufsicht eingenommen werden. Eine ausreichende Versorgung mit Eisen lässt sich am besten durch Multivitaminpräparate mit Mineralstoffzusatz sicherstellen.

Wenn Sie länger als 6 Monate unter Müdigkeit leiden – ohne Schlafmangel –, dann sind Sie womöglich vom chronischen Erschöpfungssyndrom (CMS) betroffen. Zu den Symptomen zählen Konzentrationsstörungen, Gedächtnisstörungen, Fieber und Muskelschmerzen.

Betroffene sollten auf eine gesunde Ernährung achten und täglich ein Multivitaminpräparat mit Mineralstoffzusatz sowie Vitamin C und E einnehmen. Heilpflanzen, die das Immunsystem stärken, wie Johanniskraut und Echinacea, können die Behandlung unterstützen. Sind die Beschwerden nach 2 Monaten nicht besser, sollte man einen Naturheilkundler aufsuchen.

VITALITÄT UND SPORT

Regelmäßige Bewegung hat eine anregende Wirkung auf den Organismus und auf das Immunsystem. Bewegung sorgt aber auch für ein allgemeines Wohlbefinden, weil das Gehirn bei körperlicher Aktivität Endorphine und Serotonin ausschüttet.

Leistungssportler und Personen, die starker körperlicher Belastung ausgesetzt sind, verbrauchen mehr Energie und benötigen mehr Kalorien als Menschen, die viel sitzen.

Damit der Körper Spitzenleistungen erbringen kann, müssen Insulin und andere Hormone verfügbar sein, die zur Umwandlung von Glukose (Traubenzucker) in Energie notwendig sind. In Zeiten starker körperlicher Belastung ist dieser komplexe Prozess störanfällig. Für einen optimalen Energiestoffwechsel sind Mineralstoffe, vor allem Chrom, Magnesium und Zink sowie die Vitamine des B-Komplexes nötig.

Bei Belastung atmet der Mensch mehr Sauerstoff ein als im Ruhezustand, und es entstehen mehr freie Radikale, also instabile Moleküle, die die Zellen schädigen können. Ein Überschuss an freien Radikalen kann zu Muskelkater führen. Durch Antioxidanzien – Vitamin C- und Vitamin-E-Präparate – kann dem vorgebeugt werden.

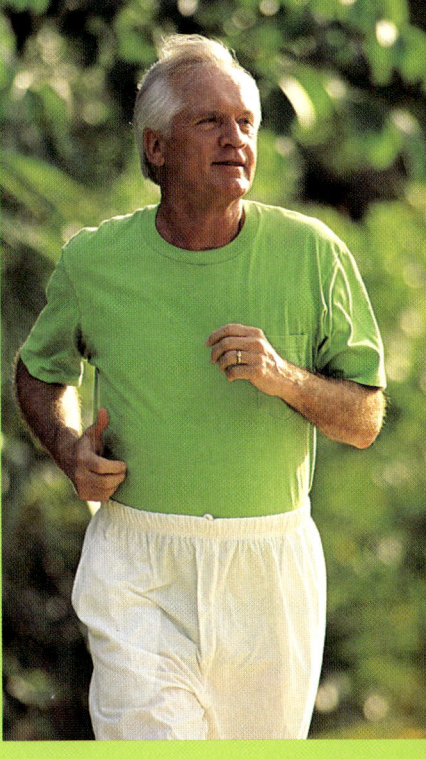

Warzen

Mindestens einmal in ihrem Leben machen rund 20 Prozent aller Menschen in Deutschland Bekanntschaft mit Warzen. Die unschönen und auffälligen Hautveränderungen verschwinden zwar oft von ganz allein, aber Ergänzungsmittel können den Heilungsprozess beschleunigen.

Symptome

Warzen treten vereinzelt oder in Gruppen auf. Manche Warzen jucken oder verursachen andere Beschwerden, meist sind sie aber schmerzlos.

- *Gemeine Warze: Eine flache oder erhabene Hautwucherung, die in der Regel etwas dunkler ist als die Haut, gewöhnlich an den Handtellern oder Fingern.*

- *Plantarwarze: Ein flacher oder leicht erhabener Dorn an der Fußsohle, der einem Hühnerauge ähneln kann.*

- *Feigwarzen: Gewöhnlich eine leicht bis stark gerötete Hautwucherung mit einem kleinen „blütenartigen" Kopf in der Genital- oder Analregion.*

SUCHEN SIE DEN ARZT AUF, …

- wenn Sie ungewöhnliche Hautwucherungen an sich feststellen, die Sie beunruhigen, oder wenn sich eine Hautwucherung in Größe oder Farbe verändert.

- wenn eine Warze erstmals nach dem 45. Lebensjahr auftritt.

- wenn eine Warze größer ist als ein Bleistiftradiergummi, blutet oder schmerzt, im Genitalbereich auftritt, oder Sie sich durch die Warze beeinträchtigt fühlen.

- wenn eine Warze nach 12 Wochen Eigenbehandlung nicht langsam abheilt.

Sprechen Sie bei Erkrankungen immer zuerst mit Ihrem Arzt, bevor Sie Ergänzungsmittel einnehmen.

Was sind Warzen?

Warzen sehen nicht schön aus, sind aber meist harmlos. Bei diesen Hautwucherungen handelt es sich um Hautbezirke, die schneller wachsen als die umliegende Haut, und sich verhärten. Es gibt unterschiedliche Warzentypen. Gemeine Warzen finden sich gewöhnlich an Fingern oder Handtellern, während Plantarwarzen die Fußsohlen befallen. Feigwarzen werden bedenklicher als andere Warzen angesehen, da sie in Zusammenhang mit Haut-, Gebärmutterhals- oder Peniskrebs stehen.

Welches sind die Ursachen für Warzen?

Warzen entstehen, wenn das Papillomavirus in die obere Hautschicht eindringt. Das Virus wird durch direkten Kontakt übertragen und dringt durch einen Riss oder eine Abschürfung in den Körper ein. Hat eine Infektion stattgefunden, kann es Monate, manchmal sogar Jahre dauern, bis sich eine Warze ausbildet. Dies bedeutet: Jemand, der das Papillomavirus in sich trägt und übertragen kann, muss nicht unbedingt selbst eine Warze haben. Bei der Aktivierung des Virus und dem Entstehen der Warze spielt ein geschwächtes Immunsystem eine Rolle. Feigwarzen zählen zu den häufigsten Geschlechtskrankheiten.

Wie wirken die Ergänzungsmittel?

Warzen entstehen oft, wenn die körpereigene Abwehr geschwächt ist. Es empfehlen sich daher Multivitaminpräparate mit Mineralstoffzusatz, zusammen mit Karotinoiden und Vitamin C. **Vitamin C** unterstützt die Rückbildung der Hautwucherung und kann bei Langzeitgebrauch ein Wiederauftreten der Warzen verhindern. Zusätzlich sollten lokal Heilmit-

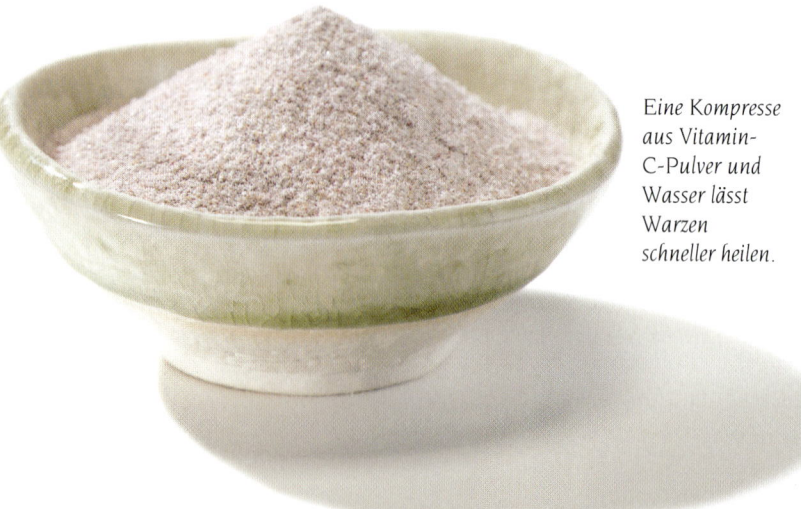

Eine Kompresse aus Vitamin-C-Pulver und Wasser lässt Warzen schneller heilen.

EMPFOHLENE ERGÄNZUNGSMITTEL

Karotinoide	**Dosis:** 2 x 15 mg/Tag. **Hinweis:** Verwenden Sie nur natürliches Betakarotin.
Vitamin C	**Dosis:** 2 x 500 mg/Tag. **Hinweis:** Bei Durchfall die Dosis verringern. Hautkompresse: 1/2 TL Vitamin-C-Pulver mit Wasser mischen, 2 x tägl. anwenden.
Vitamin E	**Dosis:** Vitamin-E-Kapsel öffnen, Öl auf eine Kompresse geben. **Hinweis:** Vor dem Schlafengehen auflegen und morgens abnehmen, so lange, bis die Warze abgeheilt ist.
Knoblauchöl	**Dosis:** Eine Hautkompresse mit dem Öl benetzen. **Hinweis:** Vor dem Schlafengehen auflegen und morgens abnehmen, so lange, bis die Warze abgeheilt ist.
Teebaumöl	**Dosis:** Mehrere Tropfen auf eine Hautkompresse geben. **Hinweis:** Vor dem Schlafengehen auflegen und morgens abnehmen, so lange, bis die Warze abgeheilt ist.
Kanadische Gelbwurzel	**Dosis:** Eine Hautkompresse mit Tinktur tränken. **Hinweis:** Vor dem Schlafengehen auflegen und morgens abnehmen, so lange, bis die Warze abgeheilt ist. Die Tinktur kann mehrmals tägl. direkt auf die Haut aufgetragen werden.
Aloe-vera-Gel	**Dosis:** Etwas Gel auf eine Kompresse geben. **Hinweis:** Frische Blätter oder handelsübliches Gel verwenden.

Erst die blauen, dann die schwarzen Präparate probieren. Nehmen Sie bereits ein Ergänzungsmittel, kann die Dosis einiger Wirkstoffe abgedeckt sein (siehe S. 197).

tel eingesetzt werden. Dazu empfehlen sich **Vitamin E, Knoblauchöl, Teebaumöl,** Tinkturen aus **Kanadischer Gelbwurzel** oder **Aloe-vera-Gel.** Auch Vitamin-C-Pulver, mit Wasser vermischt, kann auf die Warzen aufgetragen werden. Alle Wirkstoffe sollten als Kompresse aus Watte (Baumwolle) oder Gaze auf die Warzen aufgelegt werden. Die Heilpflanzen enthalten virushemmende Inhaltsstoffe, die Vitamine C und E fördern den Heilungsprozess . Bei Hautreizungen sollten die Wirkstoffe mit Wasser oder Pflanzenöl verdünnt werden. Die umgebende Haut wird mit Vaseline geschützt. Im Genitalbereich dürfen nur verdünnte Zubereitungen verwendet werden. Die Kompressen werden täglich gewechselt. Erste Wirkungen sollten sich nach 3–4 Tagen zeigen. Auch Rizinusöl, vermischt mit Natriumbikarbonat, und Gewürznelkenöl können verwendet werden, letztere im Genitalbereich nur nach Rücksprache mit dem Arzt.

Was können Sie noch tun?

☑ Tragen Sie in Turnhalle oder Schwimmbad immer Turnschuhe oder Badesandalen. Einige warzenverursachende Viren sind hochansteckend.
☑ Hartnäckige Warzen entfernt der Arzt mit einem rezeptpflichtigen Warzenmittel, durch Hitze-, Kälte- oder Laserbehandlung.
☑ Echinacea stärkt die körpereigenen Abwehrkräfte, vor allem, wenn das Immunsystem geschwächt ist. Echinacea wird direkt auf die betroffene Haut aufgetragen oder 3- bis 4-mal täglich eingenommen (je 200 mg).
☑ Hartnäckige Warzen vor dem Auftragen lokaler Heilmittel 20 Minuten in heißem Wasser einweichen. Die Wirkstoffe dringen so besser ein.

Zahnfleischerkrankungen

Drei von vier Erwachsenen leiden oder litten unter empfindlichem, geschwollenem oder blutendem Zahnfleisch. Dabei gibt es viele Wege, das Zahnfleisch zu behandeln und für gesunde Zähne zu sorgen.

Symptome

- *Zahnfleischbluten nach dem Zähneputzen.*
- *Rotes, geschwollenes oder empfindliches Zahnfleisch.*
- *Zahnschmerzen.*
- *Chronischer Mundgeruch, schlechter Geschmack im Mund.*
- *Wackelnde oder ausgefallene Zähne.*

SUCHEN SIE DEN ARZT AUF, ...

- **wenn Sie unter rotem, geschwollenem Zahnfleisch leiden oder Ihre Zähne wackeln.**

Sprechen Sie bei Erkrankungen immer zuerst mit Ihrem Arzt, bevor Sie Ergänzungsmittel einnehmen.

Was sind Zahnfleischerkrankungen?

Man unterscheidet zwischen Gingivitis und Parodontose. Eine Gingivitis ist gekennzeichnet durch empfindliches, entzündetes Zahnfleisch und entsteht, wenn die Bakterien im Mund einen dünnen klebrigen Film – die Plaque – bilden, der Zähne und Zahnfleisch überzieht. Wird dagegen nichts unternommen, bildet sich Zahnstein, der das Zahnfleisch angreift. Mit der Zeit entwickelt sich dann die schwer wiegendere Parodontose. Das Zahnfleisch geht zurück, und um die Zähne herum bilden sich so genannte Taschen, in denen sich Bakterien ansiedeln, die die Zahnhälse- und Zahnwurzeln angreifen. Zahnfleischbluten kann aber auch ein Symptom für eine andere Erkrankung sein.

Welches sind die Ursachen für Zahnfleischerkrankungen?

Hauptursache für Zahnfleischerkrankungen ist mangelhaftes Zähneputzen oder Spülen oder ungenügende Verwendung von Zahnseide. Andere Faktoren sind eine zuckerreiche Ernährung, enormer Vitamin-C-Mangel oder ein Mangel an anderen Nährstoffen und Rauchen. Medikamente, die den Speichelfluss hemmen, können eine Zahnfleischerkrankung verschlimmern, denn Speichel spült Bakterien und Zucker weg. Bei Frauen werden Zahnfleischerkrankungen oft durch Hormonveränderungen während der Schwangerschaft oder den Wechseljahren verursacht. Diabetes und chronische Krankheiten, die die Immunabwehr schwächen, begünstigen Zahnfleischerkrankungen.

Wie wirken die Ergänzungsmittel?

Eine Kombination verschiedener Präparate kann bei wundem, blutendem Zahnfleisch helfen. Da für die Gesunderhaltung des Zahnfleisches viele Faktoren eine Rolle spielen, sollte zunächst ein

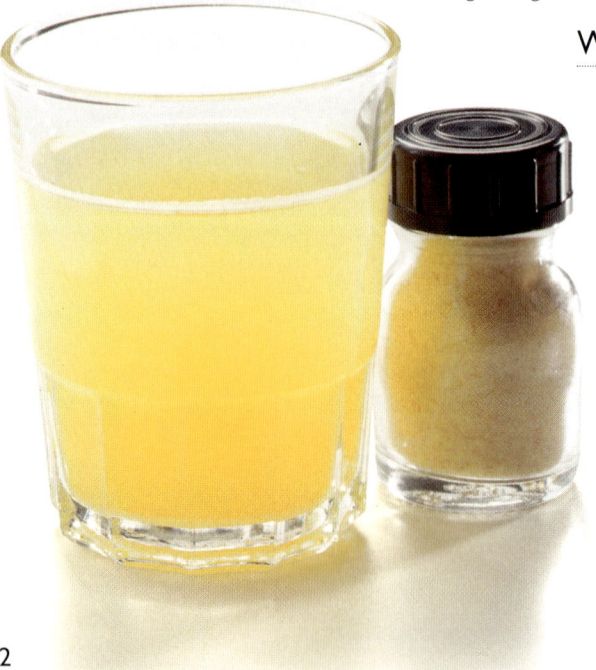

Bei Zahnfleischerkrankungen hilft Vitamin C. Zusätzlich sollte das Zahnfleisch mit Vitamin-C-Pulver behandelt werden. Danach den Mund aber gründlich spülen, um den Zahnschmelz nicht zu schädigen.

EMPFOHLENE ERGÄNZUNGSMITTEL

Vitamin C/ Flavonoide	**Dosis:** Je 2 x 500 mg Vitamin C und 2 x 500 mg Flavonoide/Tag. **Hinweis:** Bei auftretendem Durchfall die Dosis verringern.
Vitamin E	**Dosis:** 2 x 250 mg/Tag. **Achtung!** Sprechen Sie erst mit Ihrem Arzt, wenn Sie gerinnungshemmende Medikamente einnehmen. **Hinweis:** Das Öl der Kapsel auf das Zahnfleisch reiben; jeden zweiten Tag abwechselnd mit Folsäure durchführen.
Coenzym Q10	**Dosis:** 50 mg/Tag. **Hinweis:** Zur besseren Verwertung zum Essen aufnehmen.
Flüssige Folsäure	**Dosis:** Wattebausch damit tränken und das Zahnfleisch betupfen. **Hinweis:** Zähne danach mit Vitamin-C-Pulver putzen; die Behandlung jeden zweiten Tag mit Vitamin E abwechseln.
Vitamin-C-Pulver	**Dosis:** Zahnfleischrand jeden zweiten Tag mit 1/2 TL Vitamin-C-Pulver behandeln. **Hinweis:** Jeden zweiten Tag mit Vitamin E abwechseln.

Nehmen Sie bereits ein Ergänzungsmittel, kann die Dosis einiger Wirkstoffe abgedeckt sein.

Multivitaminpräparat mit Mineralstoffzusatz eingenommen werden. Die in der Tabelle aufgelisteten Präparate können hinzugefügt werden. Eine Besserung sollte sich nach 2 Wochen einstellen. Bei erhöhter Anfälligkeit für Zahnfleischentzündungen können alle Ergänzungsmittel zur Vorbeugung auch im Rahmen einer Langzeitbehandlung eingenommen werden.

Zur täglichen Einnahme eignen sich Antioxidanzien wie **Vitamin C**, **Flavonoide** und das **Coenzym Q10**. Sie schützen das Zahnfleisch vor Zellschädigungen, beschleunigen den Heilungsprozess und stärken das Immunsystem. Coenzym Q10 verringert die Tiefe der Taschen, die Zähne bekommen daher mehr Halt, und Wunden heilen nach Parodontosebehandlungen schneller. Andere Studien konnten nachweisen, dass Vitamin C und Flavonoide das Bindegewebe des Zahnfleisches stärken und die Entzündungsbereitschaft herabsetzen.

Einige Präparate wirken auch vor Ort gegen entzündetes und blutendes Zahnfleisch. Der ölige Inhalt von **Vitamin-E-Kapseln** kann auf das entzündete Gewebe gerieben werden. Dadurch wird die Entzündung gelindert und der Heilungsprozess beschleunigt. Entzündetes Zahnfleisch kann auch jeden zweiten Tag mit einem in flüssiger **Folsäure** getränkten Wattebausch betupft werden. **Vitamin-C-Pulver** lässt sich als Zahnputzmittel verwenden. Eine Behandlung mit Vitamin E oder C sollte 2-mal täglich nach dem regulären Zähneputzen erfolgen.

Was können Sie noch tun?

☑ Reinigen Sie Ihre Zähne mindestens einmal am Tag mit Zahnseide und täglich zweimal mit einer weichen Zahnbürste. Verwenden Sie fluoridhaltige Zahncremes.

☑ Essen Sie wenig Süßigkeiten oder andere klebrige, kohlenhydratreiche Speisen, und putzen Sie nach dem Essen die Zähne. Speisereste können sich in Zahnzwischenräumen und den Taschen ansammeln.

☑ Wenn Sie zu Plaque neigen oder andere Probleme mit Zähnen oder Zahnfleisch haben, sollten Sie den Zahnarzt öfter pro Jahr aufsuchen.

AKTUELLES

Gesundes Zahnfleisch und sorgfältige Zahnhygiene schenken nicht nur ein bezauberndes Lächeln. Mehrere Studien haben einen Zusammenhang zwischen den für die Entstehung von Plaque verantwortlichen Bakterien und der Entstehung von Herzkrankheiten bestätigt.

WUSSTEN SIE, DASS ...?

mit Fluorid angereichertes Wasser Zahnausfall vorbeugt. Das Spurenelement Fluorid härtet den Zahnschmelz. Dadurch wird das Risiko, einen Zahn zu verlieren, um 50–70 % gesenkt.

TIPPS & INFOS

■ Natürliche Zahncremes und Mundwasser, die Blutwurz enthalten, versorgen den Körper mit dem antibakteriellen Wirkstoff Sanguarin. Sanguarin hemmt die Plaquebildung und beugt somit direkt einer Zahnfleischerkrankung vor.

■ Die Kommission E, eine deutsche Expertengruppe, die die Wirkung von natürlichen Heilmitteln untersucht, erkennt Kamille offiziell als wirksame Gurgellösung oder Mundwasser gegen Gingivitis an. Für ein Mundwasser werden 2–3 Teelöffel der Pflanze mit einer Tasse heißem Wasser übergossen. Das Ganze 10 Minuten ziehen lassen und anschließend abseihen. Täglich mit dem abgekühlten Tee gurgeln. Statt der Kamille kann auch Salbei verwendet werden.

Wechselwirkungen

Die Einnahme von Vitaminen, Mineralstoffen und anderen Ergänzungsmitteln ist nicht immer ganz unbedenklich, da es zu Wechselwirkungen mit rezeptpflichtigen oder frei verkäuflichen Medikamenten kommen kann. Zudem kann auch die Wirkung der Medikamente gesteigert oder gesenkt werden.

In diesem Abschnitt werden die wichtigsten Arzneimittelgruppen und ihre möglichen Wechselwirkungen mit Ergänzungsmitteln beschrieben. Es sind bisher nur wenige Studien darüber durchgeführt worden. Daher ist immer Vorsicht geboten, wenn Ergänzungsmittel zusammen mit Arzneimitteln eingenommen werden. Nähere Informationen finden sich auf den Seiten 38 bis 195.

MÖGLICHE WECHSELWIRKUNGEN

Wenn Sie an einer bestimmten Krankheit leiden und ein Medikament einnehmen, sollten Sie in der alphabetischen Liste der Arzneimittel überprüfen, ob dieses Medikament mit einem Ergänzungsmittel Wechselwirkungen eingeht.

Die gebräuchlichsten Medikamente jeder Arzneimittelgruppe sind nach dem Namen ihres Wirkstoffs (nicht nach ihrem Produktnamen) aufgeführt. Da die Liste keineswegs vollständig sein kann, sollten Sie sich auf jeden Fall auch an Ihren Arzt oder Apotheker wenden. **Bedenken Sie:** Alle Medikamente innerhalb einer Arzneimittelgruppe weisen ähnliche Wechselwirkungen auf. Ist ein Medikament also einmal nicht namentlich aufgeführt, aber zu einer bestimmten Arzneimittelgruppe gehörend, so gelten die Angaben im Zweifelsfall für alle Medikamente dieser Gruppe.

RÜCKSPRACHE MIT DEM ARZT

Ohne ärztliche Zustimmung sollten Sie keine Arzneimittel und Ergänzungsmittel kombinieren, die die gleiche Wirkung haben. Wenn Sie etwa gegen Schlafstörungen Kava-Kava oder Baldrian einnehmen, kann die zusätzliche Einnahme eines herkömmlichen Schlafmittels oder eines anderen Medikamentes, das ebenfalls müde macht (wie Schmerzmittel, Antihistaminika) sowie Alkohol zu übermäßiger Schläfrigkeit führen.

Rezeptpflichtige Medikamente dürfen nie ohne ausdrückliche Zustimmung des Arztes abgesetzt werden. Wenn Sie aufgrund einer Krankheit Medikamente einnehmen, dürfen Sie ohne Rücksprache mit einem Arzt oder Apotheker keine Ergänzungsmittel oder Heilpflanzen einnehmen.

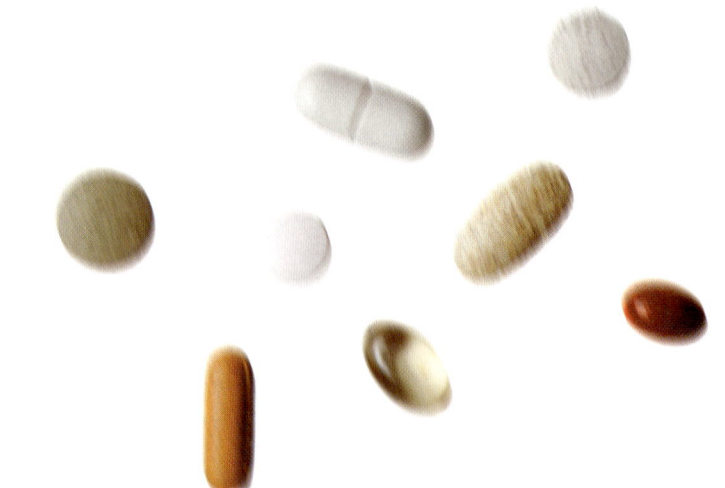

VORSICHTS-MASSNAHMEN

Nachfolgend aufgeführte Präparate dürfen nur unter besonderer Vorsicht mit anderen Medikamenten eingenommen werden.

■ **BALDRIAN** kann zusammen mit Beruhigungsmitteln oder anderen Medikamenten mit beruhigender Wirkung zu Schläfrigkeit führen.

■ **BETAINHYDROCHLORID** stimuliert die Produktion von Magensäure. Es darf nicht zusammen mit Aspirin® oder anderen nichtsteroidalen Antiphlogistika (leichten Schmerzmitteln) eingenommen werden.

■ **FLOHSAMEN** sollte 2 Stunden nach einem Medikament eingenommen werden, da sich die Aufnahme dieser Wirkstoffe sonst verzögert.

■ **GYMNEMA SYLVESTRE** kann sich auf die Wirkung von Insulin oder oralen Diabetesmedikamenten auswirken. Bei Diabetes darf diese Heilpflanze nur nach Rücksprache mit dem Arzt eingenommen werden.

■ **SÜSSHOLZWURZEL** erhöht den Blutdruck. Darf nicht mit blutdrucksenkenden Medikamenten oder Arzneimitteln, die sich auf den Blutdruck auswirken, eingenommen werden.

AKNEMITTEL

Isotretinoin
Andere Aknemittel
Wechselwirkungen mit Ergänzungsmitteln:

■ **VITAMIN A** kann in Kombination mit Aknemitteln zur Erhöhung des Vitamin-A-Spiegels im Blut führen.

ANTAZIDA

Alle Antazida
Wechselwirkungen mit Ergänzungsmitteln:

- **FOLSÄURE** Ihre Aufnahme wird durch Antazida gehemmt, daher 2 Stunden vor oder nach den Antazida einnehmen.

ANTIBIOTIKA
Alle oralen Antibiotika
Wechselwirkungen mit Ergänzungsmitteln:
- **EISEN** kann die Antibiotikawirkung herabsetzen, 2 Stunden vor oder nach den Antibiotika einnehmen.

Doxycyclin
Minocyclin
Tetracyclin
Wechselwirkungen mit Ergänzungsmitteln:
- **BROMELAIN** kann die Aufnahme von Amoxicillin steigern. Diese Wirkung muss nicht unbedingt negativ sein.
- **EISEN** kann die Wirkung von Antibiotika vermindern, 1–2 Stunden vor oder nach den Antibiotika einnehmen.
- **FLOHSAMEN** können die Antibiotikawirkung herabsetzen. Nur nach Rücksprache mit dem Arzt einnehmen.
- **KALZIUM** kann die Aufnahme der genannten Medikamente verschlechtern, daher 1–3 Stunden vor oder nach einem dieser Antibiotika einnhemen.
- **MAGNESIUM** kann die Wirkung von Antibiotika verschlechtern, daher 1–3 Stunden vor oder nach den Antibiotika einnehmen.
- **VITAMIN C** kann die Aufnahme von Tetracyclin steigern.
- **ZINK** kann die Wirkung von Antibiotika verschlechtern, daher 2 Stunden nach den Antibiotika einnehmen.

ANTIDEPRESSIVA
Fluctin
Andere Antidepressiva
Wechselwirkungen mit Ergänzungsmitteln:

- **GINSENG** sollte bei gleichzeitiger Einnahme von MAO-Hemmern nur nach Rücksprache mit dem Arzt eingenommen werden.
- **JOHANNISKRAUT** kann in Kombination mit herkömmlichen Antidepressiva unerwünschte Nebenwirkungen zeigen.
- **KAVA-KAVA** kann in Kombination mit Antidepressiva zu Schläfrigkeit führen.

ANTIEPILEPTIKA
(EPILEPSIEMITTEL)
Carbamazepin
Gabapentin
Phenytoin
Andere Antikonvulsiva
Wechselwirkungen mit Ergänzungsmitteln:
- **FOLSÄURE** In Kombination mit anderen Antikonvulsiva wurden bei Dosen von über 1 mg/Tag Nebenwirkungen beschrieben. Ärztlichen Rat einholen.

ANTIHISTAMINIKA
Wechselwirkungen mit Ergänzungsmitteln:
- **KAVA-KAVA UND BALDRIAN** können in Kombination mit beruhigenden Antihistaminika zu Schläfrigkeit führen.

ANTIKOAGULANZIEN
(BLUTGERINNUNGSHEMMER)
Enoxaparin
Warfarin
Andere Antikoagulanzien
Wechselwirkungen mit Ergänzungsmitteln:
- **BROMELAIN** Vorsicht bei der Einnahme. Es verstärkt die gerinnungshemmende Wirkung dieser Medikamente und kann zu starken Blutungen führen.
- **FISCHÖL** verstärkt die gerinnungshemmende Wirkung dieser Medikamente, kann zu inneren oder starken Blutungen führen.

- **JOHANNISKRAUT** stimuliert die Lebertätigkeit und kann die gerinnungshemmende Wirkung dieser Medikamente beeinträchtigen. Nur nach Rücksprache mit dem Arzt einnehmen.
- **KNOBLAUCH** kann die gerinnungshemmende Wirkung dieser Medikamente verstärken.
- **MUTTERKRAUT** Vorsicht bei der Einnahme. Es verstärkt die gerinnungshemmende Wirkung dieser Medikamente und kann zu starken Blutungen führen.
- **PILZE** können die gerinnungshemmende Wirkung dieser Medikamente verstärken. Nur nach Rücksprache mit dem Arzt einnehmen.
- **VITAMIN E** kann die gerinnungshemmende Wirkung dieser Medikamente verstärken. Nur nach Rücksprache mit dem Arzt einnehmen.
- **VITAMIN K** kann die gerinnungshemmende Wirkung dieser Medikamente sogar aufheben.

DIABETESMEDIKAMENTE
Insulin
Orale Diabetesmedikamente
Wechselwirkungen mit Ergänzungsmitteln:
- **ALPHALIPONSÄURE** kann bei Langzeitanwendung die Dosis von Insulin und anderen Diabetesmedikamenten beeinflussen.
- **CHROM** kann sich auf die Dosierung von Insulin und anderen Diabetesmedikamenten auswirken. Nur nach Rücksprache mit dem Arzt einnehmen.
- **GINSENG** kann bei Langzeitanwendung die Dosierung von Insulin und anderen Diabetesmedikamenten beeinflussen. Daher nur nach Rücksprache mit dem Arzt nehmen.

- **GYMNEMA SYLVESTRE** kann sich auf die Dosierung von Insulin und anderen Diabetesmedikamenten auswirken. Nur nach Rücksprache mit dem Arzt einnehmen.
- **GYMNEMA SYLVESTRE** kann sich auf die Dosierung von Insulin und anderen Diabetesmedikamenten auswirken. Nur nach Rücksprache mit dem Arzt einnehmen.
- **LÖWENZAHN** kann die blutzuckersenkende Wirkung von Glipizid verstärken.
- **SIBIRISCHER GINSENG** (Taigawurzel) kann die blutzuckersenkende Wirkung von Glipizid verstärken.

DIURETIKA
Amilorid
Spironolacton
Triamteren
(kaliumsparende Diuretika)
Wechselwirkungen mit Ergänzungsmitteln:
- **KALIUM** darf nicht zusammen mit Diuretika eingenommen werden. Es kann das Risiko für eine Hyperkaliämie erhöhen (Überschuss von Kalium im Blut).
- **PHOSPHOR** Diuretika können kombiniert mit kaliumhaltigen Phosphaten eventuell zu Hyperkaliämie (Überschuss von Kalium im Blut) führen und schwere Nebenwirkungen haben.

Bumetanid
Ethacrynsäure
Furosemid
Torasemid
(Schleifendiuretika)
Wechselwirkungen mit Ergänzungsmitteln:
- **GINSENG** kann die blutdrucksenkende Wirkung von Furosemid verstärken.
- **LÖWENZAHN** kann in hoher Dosierung die harntreibende Wirkung dieser Medikamente verstärken.

Chlorothiazid
Hydrochlorothiazid
Indapamid
(Thiazide)
Wechselwirkungen mit
Ergänzungsmitteln:

■ **KALIUM** kann bei gleichzeitiger Einnahme von Thiaziden zur Hyperkaliämie (Überschuss von Kalium im Blut) führen und möglicherweise schwere Nebenwirkungen hervorrufen. Das Medikament sollte nicht plötzlich abgesetzt werden.

■ **KALZIUM** kann sich im Körper in toxischen Mengen ansammeln und zu Nierenversagen führen. In Kombination mit Thiaziden nur nach Rücksprache mit dem Arzt einnehmen.

■ **LÖWENZAHN** kann in hoher Dosierung die wassertreibende Wirkung dieser Medikamente verstärken.

■ **SÜSSHOLZWURZEL** kann den Kaliumspiegel im Blut gefährlich senken.

■ **VITAMIN D** kann zu einer möglicherweise giftigen Anreicherung von Kalzium im Körper führen und unter Umständen Nierenversagen hervorrufen. Rücksprache mit dem Arzt.

HERZMEDIKAMENTE/ BLUTDRUCKSENKENDE MEDIKAMENTE
Alle Antihypertensiva
(blutdrucksenkende
Medikamente)
Wechselwirkungen mit
Ergänzungsmitteln:

■ **GINSENG/SIBIRISCHER GINSENG** Rücksprache mit dem Arzt.

■ **KALZIUMPRÄPARATE** können den Blutdruck senken. Nur nach Rücksprache mit dem Arzt einnehmen.

■ **KNOBLAUCH** kann die Wirkung blutdrucksenkender Medikamente verstärken. Rücksprache mit dem Arzt.

■ **SÜSSHOLZWURZEL** kann die Wirkung von blutdrucksenkender Medikamente aufheben.

■ **TRAUBENSILBERKERZE** kann die blutdrucksenkende Wirkung der Medikamente verstärken.

■ **VITAMIN D** kann den Blutdruck senken. Nur nach Rücksprache mit dem Arzt einnehmen.

■ **WEISSDORN** kann die blutdrucksenkende Wirkung dieser Medikamente verstärken. Nur nach Rücksprache mit dem Arzt einnehmen.

Amlodipin
Diltiazem
Verapamil
Andere Kalzium-
antagonisten
Wechselwirkungen mit
Ergänzungsmitteln:

■ **FLAVONOIDE** Bei gleichzeitiger Einnahme eines Kalziumantagonisten sollte kein Zitrusflavonoid eingenommen werden, das Naringin enthält (in Grapefruit, nicht in Orangen enthalten).

Benazepril
Enalapril
Fisonopril
Andere ACE-Hemmer
Wechselwirkungen mit
Ergänzungsmitteln:

■ **KALIUM** darf nicht zusammen mit ACE-Hemmern eingenommen werden. Es kann das Risiko für eine Hyperkaliämie (Überschuss von Kalium im Blut) erhöhen.

■ **PHOSPHOR** ACE-Hemmer können in Kombination mit Phosphaten, die Kalium enthalten, zu einer Hyperkaliämie (Überschuss von Kalium im Blut) führen. Dies kann schwere Nebenwirkungen nach sich ziehen.

Digitoxin
Digoxin

(Digitalismedikamente,
Herzglykoside)
Wechselwirkungen mit
Ergänzungsmitteln:

■ **KALIUM** kann in Kombination mit Digitalismedikamenten das Risiko für eine Hyperkaliämie (Überschuss von Kalium im Blut) steigern und Nebenwirkungen hervorrufen. Nur nach Rücksprache mit dem Arzt einnehmen.

■ **PHOSPHOR** Digitalismedikamente können in Kombination mit Phosphaten, die Kalium enthalten, zu einer Hyperkaliämie (Überschuss von Kalium im Blut) führen. Rücksprache mit dem Arzt.

■ **SIBIRISCHER GINSENG** (Taigawurzel) kann eine erhöhte Dosis dieser Medikamente erforderlich machen. Rücksprache mit dem Arzt.

■ **SÜSSHOLZWURZEL** kann die Wirkung blutdrucksenkender Medikamente aufheben.

■ **WEISSDORN** kann die blutdrucksenkende Wirkung dieser Medikamente verstärken und eine niedrigere Dosierung erforderlich machen. Nur nach Rücksprache mit dem Arzt einnehmen.

Amylnitrit
Isosorbidmononitrat
(ISMN)
Isosorbiddinitrat (ISDN)
Nitroglycerin
(Nitrate)
Wechselwirkungen mit
Ergänzungsmitteln:

■ **N-ACETYLCYSTEIN** darf nicht zusammen mit Nitraten eingenommen werden; kann Kopfschmerzen hervorrufen.

HORMONPRÄPARATE
Konjugierte Östrogene
Östrogen-Gestagen-
Produkte
Andere weibliche Sexual-
hormone
Wechselwirkungen mit
Ergänzungsmitteln:

■ **FLAVONOIDE ZITRUS-FLAVONOIDE** die Naringin enthalten, sollten zusammen mit Östrogenen nur mit Vorsicht eingenommen werden.

■ **JOHANNISKRAUT** kann die Leberfunktion stimulieren und den Östrogenspiegel im Blut senken. Nur nach Rücksprache mit dem Arzt einnehmen.

■ **TRAUBENSILBERKERZE** kann in Kombination mit weiblichen Sexualhormonen Nebenwirkungen hervorrufen. Nur nach Rücksprache mit dem Arzt einnehmen.

Orale Kontrazeptiva
(Östrogen-Gestagen-
Kombinationspräparate)
Wechselwirkungen mit
Ergänzungsmitteln:

■ **JOHANNISKRAUT** kann die Leberfunktion stimulieren und den Östrogenspiegel im Blut senken. Nur nach Rücksprache mit dem Arzt einnehmen.

■ **TRAUBENSILBERKERZE** kann in Kombination mit weiblichen Sexualhormonen Nebenwirkungen hervorrufen. Nur nach Rücksprache mit dem Arzt einnehmen.

LIPIDSENKER
Atorvastatin
Lovastatin
Simvastatin
Andere Statine
Wechselwirkungen mit
Ergänzungsmitteln:

■ **QUELLENDE BALLAST-STOFFE** können die Aufnahme dieser Medikamente verschlechtern. Übermäßigen Verzehr vermeiden.

MUSKELRELAXANZIEN
Carisoprodol
Cyclobenzaprin
Andere Muskel-
relaxanzien
Wechselwirkungen mit
Ergänzungsmitteln:

- **BALDRIAN UND KAVA-KAVA** können zusammen mit Muskelrelaxanzien zu Schläfrigkeit führen.

NICHTSTEROIDALE ANTIPHLOGISTIKA

Etodolac
Ibuprofen
Ketoprofen
Naproxen
Andere nichtsteroidale Schmerzmittel
Wechselwirkungen mit Ergänzungsmitteln:

- **BETAINHYDROCHLORID** darf nicht zusammen mit nichtsteroidalen Schmerzmitteln eingenommen werden.
- **KALIUM** kann in Kombination mit nichtsteroidalen Antiphlogistika das Risiko einer Hyperkaliämie (Überschuss von Kalium im Blut) erhöhen, was schwere Nebenwirkungen hervorrufen kann. Nur nach Rücksprache mit dem Arzt einnehmen.
- **PHOSPHOR** Bei der gleichzeitigen Einnahme von nichtsteroidalen Antiphlogistika und Phosphaten, die Kalium enthalten, besteht das Risiko einer Hyperkaliämie (Überschuss von Kalium im Blut). Dies kann Nebenwirkungen hervorrufen. Nur nach Rücksprache kombinieren.

Acetylsalicylsäure (Aspirin®)
Wechselwirkungen mit Ergänzungsmitteln:

- **BETAINHYDROCHLORID** darf nicht zusammen mit Acetylsalicylsäure eingenommen werden; lebensbedrohliche Magenblutungen sind möglich.
- **FISCHÖL** verstärkt bei Langzeitgebrauch von Acetylsalicylsäure dessen gerinnungshemmende Wirkung. Dies kann innere oder starke Blutungen hervorrufen.

- **GINKGO** verstärkt beim Langzeitgebrauch von Acetylsalicylsäure deren blutgerinnungshemmende Wirkung.
- **HEILPILZE, REISHIPILZE** können bei Langzeitgebrauch von Acetylsalicylsäure dessen gerinnungshemmende Wirkung verstärken. Nur nach Rücksprache mit dem Arzt einnehmen.
- **KNOBLAUCH** kann bei Langzeitgebrauch von Acetylsalicylsäure dessen gerinnungshemmende Wirkung verstärken. Rücksprache mit dem Arzt.
- **MUTTERKRAUT** verstärkt bei Langzeitgebrauch von Acetylsalicylsäure dessen gerinnungshemmende Wirkung und kann starke Blutungen hervorrufen.
- **VITAMIN E** verstärkt bei Langzeitgebrauch von Acetylsalicylsäure dessen gerinnungshemmende Wirkung. Es kann zu starken Blutungen kommen.
- **VITAMIN K** kann bei Langzeitgebrauch von Acetylsalicylsäure dessen gerinnungshemmende Wirkung aufheben.

PARKINSON-MEDIKAMENTE

Levodopa (L-Dopa)
Wechselwirkungen mit Ergänzungsmitteln:

- **VITAMIN B$_6$** kann die Wirkung von Levodopa beeinträchtigen.

PSYCHOPHARMAKA

Neuroleptika
Wechselwirkungen mit Ergänzungsmitteln:

- **GINSENG** darf in einer Kombination mit Neuroleptika nur nach Rücksprache mit dem Arzt eingenommen werden.
- **BUSPIRON** kann zusammen mit Neuroleptika zu Schläfrigkeit führen.

Acetylsalicylsäure (Anxiolytikum - angstlösendes Mittel)
Wechselwirkungen mit Ergänzungsmitteln:

- **KAVA-KAVA** kann in Kombination mit Buspiron zu Benommenheit führen.

SCHILDDRÜSEN-MEDIKAMENTE

Thiamazol
Propylthiouracil
Wechselwirkungen mit Ergänzungsmitteln:

- **JOD** kann die Wirkung von Schilddrüsenmedikamenten herabsetzen.
- **KELP** In sehr hoher Dosierung kann er dem Körper sehr viel Jod zuführen und so die Wirkung von Schilddrüsenmedikamenten beeinträchtigen.

SCHMERZMITTEL

Codein
Hydrocodon
Acetaminophen
Andere Schmerzmittel
Wechselwirkungen mit Ergänzungsmitteln:

- **BALDRIAN** und Kava-Kava können bei gleichzeitiger Einnahme von leichten Schmerzmitteln zu Schläfrigkeit führen.

SEDATIVA UND TRANQUILIZER

Schlafmittel
Andere Beruhigungsmittel
Wechselwirkungen mit Ergänzungsmitteln:

- **BALDRIAN, KAVA-KAVA, UND TRAUBENSILBERKERZE** können in Kombination mit anderen Beruhigungsmitteln zu Schläfrigkeit führen

STEROIDE (KORTISONHALTIGE MEDIKAMENTE)

Beclomethason
Methylprednisolon

Prednison
Andere orale Kortikosteroide
Wechselwirkungen mit Ergänzungsmitteln:

- **BETAINHYDROCHLORID** darf nicht zusammen mit Kortikosteroiden eingenommen werden.
- **GINSENG** In Kombination mit Kortikosteroiden können Wechselwirkungen auftreten. Bei der Einnahme von Ginseng ist Vorsicht geboten.

SYMPATHOMIMETIKA

Methylphenidat
Andere Sympathomimetika
Wechselwirkungen mit Ergänzungsmitteln:

- **FLAVONOIDE** Bei einer gleichzeitigen Einnahme von Methylphenidat sollte kein Zitrusflavonoid eingenommen werden, das Naringin enthält (ein Flavonoid, das in Grapefruit, nicht aber in Orangen enthalten ist).
- **GINSENG** kann zu einer Überstimulierung des Nervensystems und zu Magenverstimmungen führen.

TRANSPLANTATIONS-MITTEL

Cyclosporine
Andere Immunsuppressiva
Wechselwirkungen mit Ergänzungsmitteln:

- **FLAVONOIDE** Bei gleichzeitiger Einnahme eines Kalziumantagonisten sollte kein Zitrusflavonoid eingenommen werden, das Naringin enthält (ein Flavonoid, das in Grapefruit, nicht aber in Orangen enthalten ist).
- **JOHANNISKRAUT** kann die Leberfunktion steigern und den Spiegel immunsupprimierender Medikamente im Blut senken. Vor der Einnahme den Arzt befragen.

Hilfreiche Adressen

ABDA – BUNDESVEREINIGUNG DEUTSCHER APOTHEKER- VERBÄNDE
Carl-Mannich-Straße 26
D-65760 Eschborn
Tel.: (0 61 96) 92 81 84
www.abda.de
Hilft bei der Suche nach pflanzlichen Arzneimitteln.

AGV (ARBEITSGEMEINSCHAFT DER VERBRAUCHER- VERBÄNDE)
Heilsbachstraße 20
D-53123 Bonn
Tel.: (0 22 8) 64 89-0
Internet: www.agv.de
Bietet Informationen über Ernährung und Verbraucher- schutz.

AID – AUSWERTUNGS- UND INFORMATIONSDIENST FÜR ERNÄHRUNG
Landwirtschaft und Forsten e.V
Friedrich-Ebert-Straße 3
D-53177 Bonn
Tel.: (0 22 8) 84 99-0
Internet: www.aid.de
Vertreibt Informations- material zum Thema Ernährung und Warenkunde.

ALLGEMEINER PATIENTEN- VERBAND E. V.
Ludwig-Juppe-Weg 3b
D-35039 Marburg
Tel.: (0 64 21) 64 73 5

ANONYME ALKOHOLIKER
Postfach 46 02 27
D-80910 München
Tel.: (0 89) 31 64 34 3
www.anonyme-alkoholiker.de

ARBEITSGEMEINSCHAFT ALLERGIEKRANKES KIND
Nassaustraße 32
D-35745 Herborn
Tel.: (0 27 72) 92 87 0
www.aak.de

BUND DEUTSCHER CHIROPRAKTIKER E. V.
Fuggerstraße 33
D-10777 Berlin
Tel.: (0 30) 23 51 68 30
www.chiropraktik-bund.de
Vermittelt qualifizierte Chiropraktiker.

BUNDESANSTALT FÜR GESUNDHEIT
CH-3003 Bern
Tel.: (0 31) 32 22 11 1

BUNDESÄRZTEKAMMER
Arbeitsgemeinschaft der Deutschen Ärztekammern
Herbert-Lewin-Str. 1
D-50931 Köln

BUNDESINSTITUT FÜR ARZNEIMITTEL UND MEDIZINPRODUKTE
Friedrich-Ebert-Straße 38-40
D-53113 Bonn
Tel.: (02 28) 20 70
www.bfarm.de
Informiert über in Deutsch- land zugelassene Arznei- mittel.

BUNDESMINISTERIUM FÜR ARBEIT, GESUNDHEIT UND SOZIALES
Stubenring 1
A-1010 Wein
Tel.: (01) 71 10 06 12 7

BUNDESMINISTERIUM FÜR GESUNDHEIT E. V.
Am Probsthof 78a
D-53121 Bonn
Tel.: (0 22 8) 94 10
Fax: (0 22 8) 94 14 90 0

BUNDESSELBSTHILFEVERBAND FÜR OSTEOPOROSE E. V.
Kirchfeldstraße 149
40215 Düsseldorf
Tel.: (0 21 1) 31 91 65
www.bfo-aktuell.de

BUNDESVERBAND NEURO- DERMITISKRANKER IN DEUTSCHLAND E. V.
Oberstraße 171
D-56154 Boppard
Tel.: (0 67 42) 87 13 0
www.neurodermitis.de

BUNDESVEREINIGUNG FÜR GESUNDHEIT E. V.
Heilsbachstraße 30
D-53125 Bonn
Tel.: (02 28) 98 72 70

BUNDESZENTRALE FÜR GESUNDHEITLICHE AUFKLÄRUNG (BZGA)
Ostmerheimer Straße 220
D-51109 Köln
Tel.: (0 22 1) 89 92 0
Internet: www.bzga.de
Bietet Informationen zu den Themen Ernährung, Sucht und Essstörungen.

DACHVERBAND SCHWEIZER- SCHER PATIENTENSTELLEN
Hofwiesenstraße 3
CH-8042 Zürich
Tel.: (01) 36 19 25 6

DEUTSCHE ADIPOSITAS- GESELLSCHAFT
Auf'm Hennekamp 65
D-40225 Düsseldorf
Tel.: (0 21 1) 33 82 32 2
www.adipositas-gesell- schaft.de

DEUTSCHE ALZHEIMER GESELLSCHAFT E. V.
Büchsenstraße 34-36
D-70174 Stuttgart
Tel.: (0 71 1) 22 68 59 8
www.deutsche-alzheimer.de

DEUTSCHE ARTHROSE-HILFE E. V.
Postfach 110551
D-60040 Frankfurt a. M.
Tel.: (0 68 31) 94 66 77
www.arthrose.de

DEUTSCHE GESELLSCHAFT FÜR ERNÄHRUNG (DGE)
Im Vogelsang 40
D-60488 Frankfurt
Tel.: (0 69) 97 68 03 0
Fax: (0 69) 97 68 03 99
www.dge.de
Dachorganisation bezüglich aller Ernährungsfragen in Deutschland.

DEUTSCHE GESELLSCHAFT FÜR PRÄVENTION UND REHA- BILITATION VON HERZ-KREIS- LAUFERKRANKUNGEN E. V.
Friedrich-Ebert-Ring 38
D-56068 Koblenz
Tel.: (0 26 1) 30 92 31
www.dgpr.de

DEUTSCHE GESELLSCHAFT FÜR TRADITIONELLE CHINESISCHE MEDIZIN
Rohrbacher Straße 155
D-69126 Heidelberg
Tel.: (0 62 21) 37 45 46
www.dgtcm.de
Informiert über Therapeuten der traditionellen chinesi- schen Medizin.

BEKÄMPFUNG DER ERKRAN- KUNGEN VON MAGEN, DARM, LEBER (GASTRO-LIGA) E. V.
Liebigstraße 13
D-35390 Gießen
Tel.: (0 64 1) 97 48 10
www.gastro-liga.de

BERATUNGSSTELLE BEI VERGIFTUNGEN
Johannes-Gutenberg- Universität
Langenbeckstr. 1
D-55131 Mainz
Tel.: (0 61 31) 19 24 0

DEUTSCHE GESELLSCHAFT ZUR BEKÄMPFUNG VON FETTSTOFFWECHSEL- STÖRUNGEN UND IHREN FOLGEERKRANKUNGEN DGFF E. V. (LIPID-LIGA)
Waldklausenweg 20
D-81377 München
Tel.: (0 89) 71 91 00 1
www.lipid-liga.de

DEUTSCHE HAUPTSTELLE GEGEN SUCHTGEFAHREN E. V.
Westring 2
D-59065 Hamm
Tel.: (0 23 81) 90 15 0
www.dhs.de

DEUTSCHE HERZSTIFTUNG E. V.
Vogtstraße 50
D-60322 Frankfurt a. M.
Tel.: (0 69) 95 51 28 0
www.herzstiftung.de

DEUTSCHE KREBSGESELLSCHAFT E. V.
Paul-Ehrlich-Straße 41
D-60596 Frankfurt a. M.
Tel.: (0 69) 63 00 96 0
www.krebsgesellschaft.de

DEUTSCHE KREBSHILFE E. V.
Thomas-Mann-Straße 40
D-53111 Bonn
Tel.: (0 22 8) 72 99 90
www.krebshilfe.de

DEUTSCHE MULTIPLE SKLEROSE GESELLSCHAFT
Vahrenwalder Straße 205-207
D-30165 Hannover
Tel.: (0 51 1) 96 83 40
www.dmsg.de

DEUTSCHE RHEUMA-LIGA E.V.
Rheinallee 69
D-53173 Bonn
Tel.: (0 22 8) 95 75 00
www.rheuma-liga.de

DEUTSCHE TINNITUS-LIGA E. V.
Am Lohsiepen 18
D-42369 Wuppertal
Tel.: (0 20 2) 24 65 20
www.tinnitus-liga.de

DEUTSCHER ALLERGIE- UND ASTHMABUND E. V.
Hindenburgstraße 110
D-41061 Mönchengladbach
Tel.: (0 21 61) 81 49 4-0
www.daab.de

DEUTSCHER DIABETIKER-BUND
Danziger Weg 1
D-58511 Lüdenscheid
Tel.: (0 23 51) 98 91 51
www.diabetikerbund.de

DEUTSCHER NEURO-DERMITIKER BUND E. V.
Spaldingstraße 210
D-20097 Hamburg
Tel.: (0 40) 23 08 10
www.dnb-ev.de

DEUTSCHER PSORIASIS BUND E. V.
Selbsthilfe bei Schuppen-flechte
Oberaltenallee 20a
D-22081 Hamburg
Tel.: (0 40) 22 33 99
www.psoriasisbund.de

DEUTSCHER ZENTRALVEREIN HOMÖOPATHISCHE ÄRZTE
Römerstr. 73
D-53111 Bonn
Tel.: (02 28) 63 92 30

FACHVERBAND DEUTSCHER HEILPRAKTIKER E. V.
Maarweg 10
53123 Bonn
Tel.: (0 22 87) 61 10 49
www.heilpraktiker.org
Vermittelt qualifizierte Heilpraktiker.

GESUNDHEITSFORUM NIEDERÖSTERREICH
Wipplinger Straße 31/8
A-1010 Wien
Tel.: (01) 53 50 11 1

HOMÖOPATHIE-VERBAND SCHWEIZ (HVS)
Steinhauserstr. 51
CH 6300 Zug
Tel.: (041) 74 82 18 9

ÖSTERREICHISCHE GESELLSCHAFT FÜR ERNÄHRUNG (ÖGE)
Zaunergasse 1-3
A-1030 Wien
Tel.: (01) 71 47 19 3

www.univie.ac.at/oege
Bietet Informationsmaterial zum Thema Ernährung.

ÖSTERREICHISCHE KREBS-HILFE/KREBSGESELLSCHAFT
Theresiengasse 46
A-1180 Wien
Tel.: (01) 40 21 9 22

ÖSTERREICHISCHE MULTIPLE-SKLEROSE-GESELLSCHAFT
Währinger Gürtel 18-20
A-1090 Wien
Tel.: (01) 40 40 03 12 1

QUETHEB E. V. (INSTITUT FÜR QUALITÄTSSICHERUNG IN DER ERNÄHRUNGSTHERA-PIE UND ERNÄHRUNGSBERA-TUNG)
In den Kreuzäckern 16/1
D-72072 Tübingen
Tel.: (0 74 72) 79 87
www.pweb.uunet.de/
schwenk.tue/quetheb.htm
Vermittelt qualifizierte Fachkräfte für die Ernährungsberatung.

SCHWEIZERISCHE ARBEITS-GEMEINSCHAFT FÜR PATIENTENINTERESSEN
Haldenweg 10a
CH-3074 Muri
Tel.: (0 31) 95 26 65 6
Vermittelt Adressen von Beratungsstellen

SCHWEIZERISCHE KREBS-LIGA
Effingerstraße 40
CH-3001 Bern
Tel.: (0 31) 38 99 10 0

SCHWEIZERISCHE MULTIPLE SKLEROSE GESELLSCHAFT
Brinerstraße 1
CH-8036 Zürich
Tel.: (01) 46 66 99 9
Fax: (01) 46 66 99 0

SCHWEIZERISCHES TOXIKOLOGISCHES INFORMATIONSZENTRUM
Freiestr. 16
CH-8028 Zürich
Tel.: (01) 25 16 66 6

SCHWEIZERISCHE VEREINI-GUNG FÜR ERNÄHRUNG
Postfach 565
CH-3004 Bern
Tel.: (0 31) 38 18 58 1
www.sve.org
Bietet Informationsmaterial zum Thema Ernährung.

VERBAND DER DIÄT-ASSISTENTEN (VDD)
Bismarckstraße 96
D-40210 Düsseldorf
Tel.: (0 21 1) 16 21 75
www.vdd.de
Vermittelt Fachkräfte für die Ernährungsberatung.

VERBAND DER DIPLOM-OECOTROPHOLOGEN E. V.
Giershausener Weg 15A
D-50767 Köln
Tel.: (0 22 1) 79 93 43
www.vdoe.de
Vermittelt qualifizierte Fachkräfte für die Ernährungs-beratung.

VERGIFTUNGSINFORMATI-ONSZENTRALE ÖSTERREICH
Währinger Gürtel 18-20
A-1090 Wien
Tel.: (01) 40 40 02 22 2
Tel.: (01) 40 64 34 3 (Notruf)

ZENTRALVERBAND DER ÄRZTE FÜR NATURHEIL-VERFAHREN E. V.
Am Promenadenplatz 1
D-72250 Freudenstadt
Fax: (0 74 41) 91 85 82 2

Glossar

AKUT Kurz, heftig, nicht chronisch. Bezeichnet eine Krankheit, die normalerweise nicht länger als 1–2 Wochen andauert.

AMINOSÄUREMISCHUNG Eine ausgewogene Mischung (Komplex) aus Aminosäuren. Wird oft zusammen mit einzelnen Aminosäuren eingenommen.

AMINOSÄUREN Chemische Bausteine, aus denen Eiweiße (Proteine) gebildet werden. Sie werden vom menschlichen Organismus produziert, finden sich aber auch in Lebensmitteln.

ANTIBIOTIKUM Ein Arzneimittel, das krankheitsverursachende Bakterien tötet oder in ihrem Wachstum hemmt.

ANTIKOAGULANS Arzneimittel, das die Gerinnung des Blutes hemmt (z. B. Aspirin®, Warfarin®). Wird oft bei drohendem Herzinfarkt eingesetzt. Auch Gerinnungshemmer genannt.

ANTIKONVULSIVUM Ein krampflösendes Arzneimittel, das epileptische Anfälle verhütet. Wird bei der Behandlung von Epilepsie eingesetzt.

ANTIOXIDANS Substanz, die Zellen vor den schädlichen Einflüssen der freien Radikalen (hochreaktive Moleküle) schützt. Manche Antioxidanzien werden im Körper gebildet, andere werden über die Nahrung oder in Form von Ergänzungs-

mitteln aufgenommen (z. B. Vitamin C, Vitamin E).

ANTIPHLOGISTIKUM Ein Arznei- oder Ergänzungsmittel, das Entzündungen bekämpft. Eine Entzündung ist die Reaktion des Körpers auf eine Verletzung oder Reizung mit Rötungen, Hitze, Schwellungen und Schmerzen.

ANTISEPTIKUM Medikament, Heilpflanze oder ein anderer Stoff, der Krankheitskeime vernichtet.

ANTSPASMODIKUM/SPASMOLYTIKUM Arzneimittel oder Ergänzungsmittel, das Krämpfe (Spasmen) im Verdauungstrakt und anderen Organen verhütet.

ARTERIOSKLEROSE Ansammlung von Cholesterin und anderen Substanzen in den Wänden der Arterien (Arterienverkalkung), die u.a. zu Herzkrankheiten, Angina pectoris, Herzinfarkt oder Schlaganfall führt.

ÄTHERISCHES ÖL Leicht flüchtiges Öl, aus Kräutern und anderen Pflanzen gewonnen.

AUTOIMMUNKRANKHEIT Das Immunsystem des Körpers greift irrtümlicherweise gesundes körpereigenes Gewebe an (z. B. Lupus erythematodes, Polyarthritis).

BETABLOCKER Gruppe von Arzneimitteln, die u. a. auf Herz und Blutgefäße wirken. Häufig zur Behandlung von Bluthochdruck oder Angina pectoris eingesetzt.

CHOLESTERIN Fettartige Substanz, die im Blut zirkuliert und den Aufbau der Zellwand unterstützt. Ein hoher Cholesterinspiegel erhöht das Risiko für Herzkrankheiten (siehe HDL und LDL).

CHRONISCH Andauernd oder lang anhaltend. Bezeichnet eine Krankheit, die in der Regel über mehrere Monate oder Jahre hinweg behandelt werden muss.

COENZYM Eine Substanz, die im Zusammenspiel mit anderen Enzymen bestimmte chemische Reaktionen im Körper beschleunigt.

D-A-CH-REFERENZWERTE Diese Werte geben an, wie viel der Körper von bestimmten Nährstoffen für eine optimale Gesundheit benötigt. „D-A-CH" weist auf die Gemeinschaftsproduktion von Deutschland (D), Österreich (A) und Schweiz (CH) hin.

DEMENZ Verlust der geistigen Fähigkeiten als Folge der Alzheimerkrankheit oder einer anderen Erkrankung des Gehirns.

DIURETIKUM Arzneimittel, das dem Körper Wasser entzieht und die Gesamtharnmenge erhöht.

ENDORPHINE Körpereigene schmerzlindernde Substanzen, die von der Hirnanhangsdrüse (Hypophyse) ausgeschüttet werden und eine ähnliche Wirkung haben wie leichte Schmerzmittel.

ENZYM Ein Eiweiß, das chemische Reaktionen beschleunigt wie z. B. Verdauung oder den Energiestoffwechsel.

ESSENZIELLE FETTSÄUREN Bausteine, aus denen der Körper Fette herstellt. Um gesund zu bleiben, müssen dem Körper verschiedene essenzielle Fettsäuren über die Nahrung oder in Form von Ergänzungsmitteln (Fischöl, Leinöl) zugeführt werden.

EXPEKTORANZIEN Wirkstoffe, die das Abhusten von Schleim erleichtern.

EXTRAKT Tablette, Puder, Tinktur oder andere Form eines Heilkrautes, das eine konzentrierte und teilweise standardisierte Menge an arzneimittelwirksamen Bestandteilen enthält.

FLAVONOIDE Eine große Gruppe pflanzlicher Wirkstoffe. Die meisten Flavonoide sind farblos, einige sind jedoch Pigmente, die manchen Obst- und Gemüsesorten ihre Farbe verleihen.

FRAUENDUSCHE Spülung der Vagina mit verdünntem Kräutertee, Milchsäurebakterien o. Ä., empfiehlt sich bei gewissen Entzündungen.

FREIE RADIKALE Vom Körper produzierte, sehr reaktionsfreudige instabile Sauerstoffmoleküle, die die Zellen schädigen können und mögliche Auslöser für Herzkrankheiten, Krebs und andere Krankheiten sind. Antioxidanzien können die verursachten Schäden begrenzen.

FUNGIZID Ein Arzneimittel, das zur Behandlung von Fußpilz und anderen Pilzkrankheiten eingesetzt wird.

GALLE Eine fettverdauende Flüssigkeit, die in der Leber produziert, in der Gallenblase gespeichert und bei Bedarf in den Darm abgegeben wird.

GELBSUCHT Symptom für Hepatitis und andere Leberkrankheiten. Typische Kennzeichen sind Gelbfärbung der Haut und der Augäpfel.

HÄMOGLOBIN Bestandteil der roten Blutkörperchen, der Sauerstoff transportiert. Hämoglobin ist aus Eisen und Eiweißen zusammengesetzt und transportiert den Sauerstoff von der Lunge in die Zellen.

HDL (engl.: high density lipoproteins) Eine Art von Lipoproteinen im Blut, die Cholesterin im Körper transportieren. HDL transportieren weniger Fett als LDL (engl.: low density lipoproteins). Ein hoher HDL-Spiegel im Blut spricht für ein geringes Herzinfarktrisiko. Daher wird HDL-Cholesterin auch als „gutes" Cholesterin bezeichnet (siehe Cholesterin und LDL).

HEILPFLANZE Pflanze oder Teile einer Pflanze (Blätter, Stamm, Wurzel, Rinde, Knospen oder Blüten), die für medizinische oder für andere Zwecke verwendet wird (z. B als Gewürz).

HOMOZYSTEIN Abkömmling einer Aminosäure. Hohe Homozysteinspiegeln im Blut werden mit Herzkrankheiten in Verbindung gebracht.

HORMONE Chemische Botenstoffe, die in den Eierstöcken, Hoden, der Nebenniere, der Hirnanhangsdrüse, Schilddrüse und anderen Drüsen produziert werden

und im gesamten Körper weitreichende Wirkungen haben. So steuern Hormone z. B. das Wachstum, die Erneuerung von Gewebe, den Stoffwechsel, das Geschlechtsleben, den Blutdruck und die Reaktion des Körpers auf Stress.

HORMONSUBSTITUTIONS-THERAPIE Einsatz der weiblichen Sexualhormone (Östrogen und Progesteron) zur Behandlung von Begleiterscheinungen der Wechseljahre. Wird auch gegen Osteoporose eingesetzt.

IMMUNABWEHR Das natürliche Abwehrsystem des Körpers gegen krankmachende Mikroorganismen (z. B. Bakterien und Viren), aber auch gegen Krebszellen im Körper.

INSULINRESISTENZ Eine Krankheit, bei der die Körperzellen nicht auf das Hormon Insulin ansprechen. Sie führt zum erhöhten Blutzucker-(Glukose-)spiegel, einer erhöhten Insulinproduktion in der Bauchspeicheldrüse und eventuell sogar zu Diabetes.

INTERFERONE Virenbekämpfende Eiweiße (Proteine), die vom Immunsystem produziert werden.

INTERNATIONALE EINHEIT (I.E.) Dosis eines Vitamins, die eine standardisierte physiologische Antwort produziert, und zwar unabhängig von der chemischen Form, in der dieses Vitamin verabreicht wird. Die Maßeinheit wird meist für Vitamin E verwendet, das verschiedene chemische Formen hat.

KAPILLAREN Kleinste Blutgefäße, die Venen und Arte-

rien verbinden. In den Kapillaren werden Sauerstoff und Nährstoffe vom Blut in die Zelle transportiert und Abbauprodukte entfernt.

KERATINÜBERZUG Eine Schutzschicht, die Tabletten oder Kapseln die Magenpassage ermöglicht. Sie lösen sich dann erst im Dünndarm auf, wo die Wirkstoffe resorbiert werden können.

KNORPEL Dichtes, aber flexibles Gewebe in Gelenken, Wirbelsäule, Hals, Ohren, Nase und anderen Organen. Knorpel ist nicht so hart wie Knochen, bietet aber trotzdem Schutz und Halt.

KOLLAGEN Zähes, faseriges Eiweiß (Protein), das den Körper stabilisiert und am Aufbau von Knochen, Knorpel, Haut, Gelenken und anderem Gewebe beteiligt ist.

KOMPRESSE Mit Kräutertee oder einer anderen Flüssigkeit getränktes, weiches Baumwoll- oder Flanelltuch oder ein Stück Gaze, das auf die Haut gelegt wird, um Entzündungen oder Schmerzen zu lindern.

LDL (engl.: low density lipoproteins) Eine Art von Lipoproteinen, die Cholesterin im Körper transportieren. LDL befördern etwa zwei Drittel des Cholesterins im Blut. Ein hoher LDL-Spiegel erhöht das Risiko für Herzkrankheiten. Daher wird LDL-Cholesterin auch als „schlechtes" Cholesterin bezeichnet (siehe Cholesterin und HDL).

LEBERPRÄPARAT Mischung aus Cholin, Inositol, Methionin, Mariendistel und anderen Nährstoffen, die die

Leber stärkt und die Fettverdauung fördert; auch Leberschutzkomplex genannt.

MAKROPHAGEN Eine Art der weißen Blutkörperchen, die krankheitsverursachende Bakterien und andere feindliche Mikroorganismen „umzingeln" und verdauen.

MAO-HEMMER (Monoaminoxidasehemmer) Bestimmte Gruppe von Arzneimitteln, die bei der Behandlung von Depressionen eingesetzt wird. Häufig kommt es zu Wechselwirkungen mit Nahrungsmitteln, Medikamenten und Ergänzungsmitteln.

MIKROGRAMM (µg) Metrische Einheit zur Messung des Gewichts von Dosierungen. Wird manchmal auch in mcg angegeben. 1 000 µg sind ein Milligramm (mg).

MINERALSTOFF Eine anorganische Substanz, z. B. Kalzium, die in der Erdkruste vorkommt und im Menschen bei der Enzymherstellung, der Steuerung des Herzrhythmus, der Verdauung und anderen Vorgängen des Stoffwechsels wichtig ist.

NAHRUNGSERGÄNZUNGS-MITTEL Nährstoffe, die synthetisch hergestellt oder aus Pflanzen oder von Tieren gewonnen wurden und einen medizinischen oder gesundheitlichen Zweck erfüllen.

NEURALGIE Stechende, manchmal heftige Schmerzen, die infolge einer Schädigung der Nerven entstehen und oft in einer bestimmten Körperregion auftreten

NEUROTRANSMITTER Chemische Substanzen, die im

Gehirn und übrigen Körper Signale zwischen den Nervenzellen übertragen.

NICHTSTEROIDALE ANTI-PHLOGISTIKA Arzneimittel, die gegen Entzündungen und Schmerzen wirken, indem sie die Produktion von Prostaglandinen hemmen (siehe Prostaglandine)

OPC (OLIGOMERER PRO-ANTHOCYANKOMPLEX) Antioxidativer Wirkstoffkomplex (auch Proanthocyan genannt), der z. B. in der Schale der Ananas, grünem Tee und Rotwein enthalten ist und vor Herz-Kreislauf-Krankheiten schützt.

ÖSTROGENE sind weibliche Sexualhormone, die vor allem in den Eierstöcken produziert werden, die Menstruation, das Geschlechtsleben und andere Vorgänge steuern.

PHYTOÖSTROGENE Wirkstoffkomplexe, in Soja und anderen Pflanzen enthalten, die ähnlich wie Östrogene wirken. Bei Frauen können sie Beschwerden lindern, die auf eine Störung des Hormonhaushalts zurückzuführen sind. Schützen auch vor bestimmten Krebsarten.

PLACEBO Substanz, die keine medizinischen Wirkstoffe enthält. Wird in Untersuchungen eingesetzt, um die Wirkungen eines Medikamentes oder Ergänzungsmittels mit einem unbehandelten Organismus zu vergleichen.

PROBIOTIKA Kulturen „nützlicher" Bakterien im Darm. Probiotika (z. B. L. *acidophilus* und L. *bifidus*) fördern die Verdauung, indem sie das Wachstum „nützlicher" Darmbakterien anregen, die die Darmflora normalisieren und stabilisieren.

PROGESTERON Ein weibliches Sexualhormon, das vor allem in den Eierstöcken produziert wird und den weiblichen Zyklus steuert.

PROLAKTIN ist ein Hormon, das vor allem bei Stress von der Hirnanhangsdrüse (Hypophyse) ausgeschüttet wird. Darüber hinaus spielt es auch bei der Milchbildung eine Rolle.

PROSTAGLANDINE Hormonähnliche chemische Wirkstoffe, die vom Körper als Reaktion auf bestimmte Reize produziert werden. Sie fördern u.a. Entzündungen, stimulieren in den Wehen die Kontraktion der Gebärmutter und schützen die Magenschleimhaut.

RESORPTION Die Aufnahme eines Ergänzungsmittels, Medikamentes oder anderen Substanz über den Verdauungstrakt, die Haut oder die Schleimhäute.

SCHLEIMHAUT Die rosafarbene, feuchte, hautartige Schicht, die die Lippen, Mundhöhle, Vagina, Augenlider und andere Hohlorgane auskleidet.

SEKUNDÄRE PFLANZEN-STOFFE Wirkstoffe, die in Obst, Gemüse, Getreide, Kräutern und anderen Pflanzen enthalten sind und vor Krebs, Herzkrankheiten und anderen Leiden schützen können.

STANDARDISIERTER EXTRAKT Die konzentrierte Form einer Heilpflanze, die eine vorgegebene (standardisierte) Menge aktiver Wirkstoffe enthält. Diese Standardisierung garantiert eine gleichbleibende Wirkung einer Charge. Standardisierte Extrakte sind nur für bestimmte Heilpflanzen erhältlich. Übliche Darreichungsformen sind z.B. Tabletten oder Tinkturen.

STEROIDE Andere Bezeichnung für Kortikosteroide, also entzündungshemmende Medikamente, die zur Behandlung von Allergien, Asthma, Hautausschlägen, multipler Sklerose, Lupus erythematodes und anderen Krankheiten verschrieben werden.

STOFFWECHSEL Die Summe aller chemischen Veränderungen, die im lebenden Organismus stattfinden.

SUBLINGUAL Unter der Zunge liegend. Manche Ergänzungsmittel wie z. B. Vitamin B_{12}, sind so zusammengesetzt, dass sie sich schnell im Mund auflösen und rasch in die Blutbahn gelangen. Dadurch umgehen solche Substanzen den Leberstoffwechsel.

TANNIN Ein adstringierender pflanzlicher Wirkstoff, der ein Zusammenziehen der Blutgefäße und des Körpergewebes bewirken kann.

TESTOSTERON Das wichtigste männliche Sexualhormon. Wird in den Hoden produziert. Bewirkt die pubertätstypischen Veränderungen und ist an der Bildung von Knochen und Muskeln beteiligt. Auch Frauen produzieren geringe Mengen Testosteron in ihren Eierstöcken.

THERAPEUTISCHE DOSIS Die Menge eines Ergänzungsmittels oder Medikamentes, die benötigt wird, um eine gewünschte Heilwirkung zu erzielen.

TINKTUR Eine Flüssigkeit, die in der Regel durch das Tränken der ganzen oder zerkleinerten Heilpflanze in einer Wasser-Alkohol-Mischung (z. B. Wodka) hergestellt wird. Der Alkohol entzieht dabei der Droge die wirksamen Bestandteile, konzentriert diese und macht sie haltbar.

TRIGLYZERIDE Die chemische Bezeichnung für Fett. Menschen, die hohe Triglyzeridspiegel in ihrem Blut aufweisen, haben ein erhöhtes Risiko für Herzkrankheiten.

UMSCHLAG (warmer) Eine feuchte, weiche Masse, die zwischen zwei Lagen Stoff oder Gaze gestrichen und in der Regel erwärmt auf die Haut aufgelegt wird. Packungen können verwendet werden, um Schmerzen und Entzündungen zu lindern, blaue Flecken zu behandeln, die Wundheilung zu fördern und Eiter aus einer Wunde herauszuziehen.

VITAMINE Organische Substanzen, die bei der Regulierung der Zellfunktionen im gesamten Körper eine wichtige Rolle spielen. Die meisten Vitamine müssen dem Körper über die Nahrung oder als Ergänzungsmittel zugeführt werden, da er diese Stoffe nicht selbst bilden kann.

Register

H

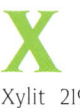

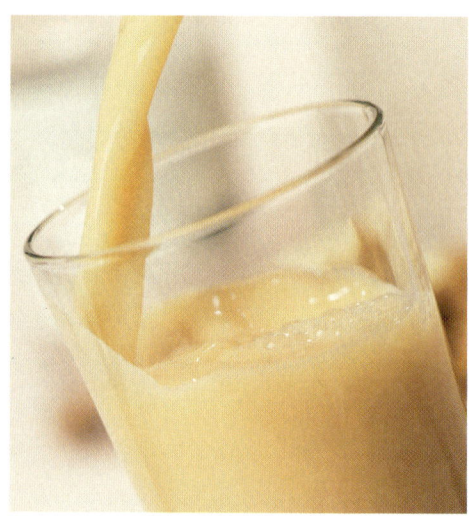

Bildnachweis

Ian Atkinson: 361
Martin Norris: 27BC, 28B, 30, 31, 34, 35, 59, 67, 88, 89, 104, 118, 122, 143, 156, 195, 212, 214, 224, 260, 262, 274, 280, 302, 314, 332, 350, 356, 360, 370, 416
Paul Williams: 16
Digital Vision: 10, 15, 389
GettyOne Photodisc: 13, 19, 20, 21, 22, 23, 24, 27C, 37, 46, 156, 157, 158, 202, 203, 252, 290, 291,296, 297, 364, 366, 388
GettyOne Stone/Augusta Butera 12, **GettyOne Stone/Dale Durfee** 118,
GettyOne Stone/Chris Thomaidis 365, **GettyOne Stone/David Madison** 250,
GettyOne Stone/Michelangelo Gratton 253,
Fridhelm Volk 42, 49, 52, 56, 60, 62, 64, 65, 66, 71, 74, 79, 80, 81, 85, 86, 90, 92, 95, 96, 99, 100, 102, 106, 109, 114, 116, 126, 128, 130, 132, 134, 136, 138, 140, 143, 144, 145, 146, 150, 152, 154, 155, 160, 162, 164, 166, 168, 170, 172, 174, 176, 180, 182, 184, 190, 192, 194, 198, 200, 204, 208, 210, 218, 220, 221, 222, 228, 232, 234, 236, 240, 244, 264, 268, 272, 276, 282, 284, 292, 294, 298, 300, 306, 308, 310, 320, 322, 326, 328, 330, 334, 338, 340, 342, 348, 354, 362, 372, 374, 384, 392
Stone 68, 70
Alle anderen Bilder von Lisa Koenig